日本医療史事典

トピックス 1722-2012

日外アソシエーツ編集部編

日外アソシエーツ

A Cyclopedic Chronological Table of Medicine in Japan 1722-2012

Compiled by

Nichigai Associates, Inc.

©2013 by Nichigai Associates, Inc.

Printed in Japan

本書はディジタルデータでご利用いただくことができます。詳細はお問い合わせください。

●編集担当● 高橋 朝子
装 丁：赤田 麻衣子

刊行にあたって

　江戸時代、華岡青洲が世界で初めて全身麻酔を用いた手術に成功する一方で、西洋の解剖書の正確さに驚くなど（『解体新書』の翻訳）、日本の医療の質はまだ均一ではなかった。明治維新前後から、欧米の思想や技術が流入し、医学・医療の分野も急速に近代化した。現代では結核や天然痘、ハンセン病の脅威はほぼ克服されたものの、がんやエイズの根本的な治療法はいまだ確立しておらず、脳死からの臓器移植や遺伝子治療といった新しい技術には医療の倫理という新たな問題も浮上している。近年では医療を題材にした小説や漫画、映画やドラマも多く発表され、注目されるようになってきている。

　本書は、1722年(享保7年)から2012年(平成24年)までの291年間における日本の医療に関する出来事を収録した年表形式の事典である。日本初の公設無料病院である「小石川養生所」の開設から、お雇い外国人による医学をはじめとする学術・技術の導入、病気の流行と予防接種、厚生省の設置と各種制度や法の整備、公害や薬害による健康被害と訴訟、医師不足と地域医療の危機、介護保険と後期高齢者医療制度、iPS細胞の開発と再生医療まで、公衆衛生・社会保険・社会福祉を含む幅広いテーマを収録し、近世以降の日本の医療史を概観できる資料を目指した。巻末には分野別索引、事項名索引を付し、利用の便をはかった。

　編集にあたっては誤りや遺漏のないよう努めたが、不十分な点もあるかと思われる。お気付きの点はご教示いただければ幸いである。

　本書が日本の医療史についての便利なデータブックとして多くの方々に活用されることを期待したい。

　2013年7月

　　　　　　　　　　　　　　　　　　　　　　　　日外アソシエーツ

目　次

凡　例 ……………………………………………………………… (6)

日本医療史事典―トピックス 1722-2012

本　文 ……………………………………………………………… 1

分野別索引 ………………………………………………………… 279

事項名索引 ………………………………………………………… 317

凡　例

1. 本書の内容

　　本書は、日本の医療に関する出来事を年月日順に掲載した記録事典である。

2. 収録対象

（1）医療に関する政策・制度・法律、病院や関係団体の設立、病気の流行と対策、医療技術・治療法の研究と発達、医療現場での事故・事件・裁判など、日本の医療に関する重要なトピックとなる出来事を幅広く収録した。

（2）収録期間は1722年（享保7年）から2012年（平成24年）までの291年間、収録項目は3,354件である。

3. 排　列

（1）各項目を年月日順に排列した。

（2）日が不明な場合は各月の終わりに、月日とも不明または確定できないものは「この年」として各年の末尾に置いた。

（3）旧暦が使用されていた明治5年までは月日は旧暦で記載し、年見出しも和暦年に西暦年を補記する形とした。

4. 記載事項

　　各項目は、分野、内容を簡潔に表示した見出し、本文記事で構成した。

5. 分野別索引

（1）本文に掲載した見出し項目を分野別にまとめた。

（2）分野構成は、索引の先頭に「分野別索引目次」として示した。

（3）各分野の中は年月日順に排列し、本文記事の所在は、本文見出しと年月日で示した。

6．事項名索引
 (1) 本文記事に現れる用語、テーマ、法令名、人名、団体名などを事項名とし、読みの五十音順に排列した。
 (2) 各事項の中は年月日順に排列し、本文記事の所在は、本文見出しと年月日で示した。

7．参考文献
　本書の編集に際し、主に以下の資料を参考にした。
『厚生省五十年史　資料篇』厚生省五十年史編集委員会編　厚生問題研究会　1988
『医制百年史　資料編』厚生省医務局編　ぎょうせい　1976
『日本医学百年史』日本医学百年史刊行会編　臨牀医学社　1957
『日本医療史』新村拓編　吉川弘文館　2006
『日本医療制度史』菅谷章著　原書房　1976
『現代日本医療史―開業医制の変遷』川上武著　勁草書房　1965
『戦後医療史序説―都市計画とメディコ・ポリス構想』川上武，小坂富美子著　勁草書房　1992
『医学近代化と来日外国人』宗田一也編　世界保健通信社　1988
『来日西洋人名事典　増補改訂普及版』武内博編著　日外アソシエーツ　1995
『医療白書 2011年度版』ヘルスケア総合政策研究所企画・制作・編　日本医療企画　2011
『医療白書 2012年度版』ヘルスケア総合政策研究所企画・制作・編　日本医療企画　2012
『社会保障総合年表』山野光雄編著　ぎょうせい　1981
『続 社会保障総合年表』山野光雄編著　ぎょうせい　1985
『近代日本総合年表 第4版』岩波書店編集部編　岩波書店　2001
「読売年鑑」読売新聞社
「朝日新聞縮刷版」朝日新聞社
「CD毎日新聞」毎日新聞社

享保7年
(1722年)

1.21　〔政策〕小川笙船、目安箱に貧民対策を投書　「赤ひげ先生」の愛称で知られる江戸の町医者小川笙船、将軍への訴願のための目安箱に貧民対策を投書する。8代将軍徳川吉宗は江戸町奉行の大岡忠相に命じて養生所の設立を検討させる。

12.4　〔団体〕小石川養生所設立　江戸幕府、町医者小川笙船の建議により、小石川薬園内に小石川養生所を設立。小川が肝煎、岡丈庵・林良適らが医師に任命された。窮民に治療を施すための施設で、床数は40、通院治療も行った。享保の改革での貧民対策の一つで、幕末まで貧民救済施設として機能した。なお、小石川白山御殿跡に開設されていた小石川薬園は、全国の薬草を栽培して薬の価格を引き下げるために、1721年8月に広さ約4万5000坪に拡充されていた。

享保8年
(1723年)

2月　〔法令〕「療養所養病令」発布　江戸幕府が「療養所養病令」を発布。小石川養生所の入所者資格を定めたもので、看護人のいない病人、貧しくて医薬を入手できない者が対象とされた。7月には入所手続きが簡略化され、療養所に直接入所を願い出ることとされた。

享保9年
(1724年)

7月　〔政策〕薬の売り惜しみを禁止　大坂町奉行が薬の売り惜しみや偽薬の販売を禁止。

この年　〔病気〕京都で疫痢流行　京都で疫痢が流行し、小児が多数死亡した。

享保10年
（1725年）

10月　〔団体〕小石川養生所の入所対象者を拡大　小石川養生所の入所対象者が拡大され、無宿および非人以外の病人を収容することとされた。

享保13年
（1728年）

2.1　〔病気〕江戸で天然痘流行　江戸で天然痘が流行。これを受け、江戸幕府が旗本に陰陽二血丸という薬を給付した。

12月　〔社会〕木村春徳、施薬・施療に努める　この月から翌年の12月にかけて、木村春徳が施薬・施療に努めた。

享保14年
（1729年）

この年　〔制度〕薬種問屋の制を制定　江戸幕府、薬種問屋の制を制定。

この年　〔団体〕小石川養生所の収容人員を増加　小石川養生所の収容人員が150人に増加された。

享保15年
（1730年）

2月　〔出版〕『普救類方』頒布　『普救類方』が諸国に頒布された。庶民への医療知識の普及を企図し、辺地の庶民でも入手可能な山野の薬草や簡単な治療法などを平易な文章と図版で紹介した書で、徳川吉宗の命により官医の林良適・丹羽正伯が編纂した。

11.26　〔病気〕麻疹流行　江戸で麻疹が流行。これを受け、江戸幕府が江戸市民に白牛洞を施薬した。10月以降は畿内諸国でも麻疹が流行していた。

この年　〔病気〕鍋かぶり病流行　江戸で鍋かぶり病と呼ばれる、鼻より上が黒くなる病気が流行した。

享保17年
（1732年）

この年　〔病気〕疫病流行　疫病と飢饉が大流行し、翌年正月までに西日本を中心に死者7400人余、飢人97万人弱を出した。同年、西国・中国では狂犬病が流行し、1735年には畿内・東海に達した。

享保18年
（1733年）

7月　〔病気〕江戸で風邪流行　この頃、江戸で風邪が流行し、罹病者は46万～47万人に達した。江戸幕府が窮民6～7万人に施薬した他、庶民の間で藁で疫神を作り送る風神送りが流行した。同じ頃、諸国でも疫病が流行した。

12月　〔団体〕小石川養生所の収容人員を削減　小石川養生所の収容人員が150人から117人に削減された。

享保20年
（1735年）

12月　〔病気〕天然痘流行　この頃、天然痘が流行し、二血丸が施薬された。

この年　〔団体〕唐人参座設置　江戸幕府、唐人参座を設置し、薬用とされる中国産人参の販売を規制した。

この年　〔病気〕各地で疫病流行　畿内・山陽・西海・北海道の各地で疫病が流行し、多数の死者を出した。

享保21年/元文元年
(1736年)

2月　〔病気〕天然痘流行　この頃、天然痘が流行し、御目見得以上に陰陽二血丸、庶民に象洞、極貧患者に朝鮮人参の茎葉が給された。また、偽薬の販売が禁じられた。

元文5年
(1740年)

1月　〔病気〕天然痘流行　この頃、天然痘が流行し、御目見得以上に陰陽二血丸が給された。

元文6年/寛保元年
(1741年)

この年　〔出版〕『人身連骨真形図』作成　眼科医根来東淑、烙刑(火あぶり)に処された遺体の骨格を模写して『人身連骨真形図』を作成。翌年には『眼目暁解』を著し、日本で初めて白内障が眼球中部の病気であることを明らかにした。

寛保4年/延享元年
(1744年)

1月　〔病気〕天然痘・風邪流行　この頃に天然痘が流行し、陰陽二血丸が給された。また、この年の夏から冬にかけて風邪が流行した。
この年　〔治療〕種痘が伝わる　中国人李仁山が長崎に到着し、種痘を日本に伝えた。長崎鎮台、医師柳隆・堀江道元に命じ、種痘法を学ばせた。

延享3年
（1746年）

この年　〔病気〕天然痘・赤痢流行　天然痘が流行した。秋には江戸近辺で赤痢が流行し、老人・小児を中心に多数が罹患した。
この年　〔治療〕李仁山が種痘を実施　李仁山、長崎で精力的に種痘を実施。

延享4年
（1747年）

10月　〔病気〕風邪流行　この月の上旬から、諸国で風邪が流行した。

延享5年／寛延元年
（1748年）

この年　〔社会〕若松の権内を表彰　施療に尽力した若松の権内が表彰された。

寛延3年
（1750年）

この年　〔政策〕天然痘患者の出仕を禁止　江戸幕府、天然痘患者らの出仕を遠慮させる。

宝暦3年
（1753年）

この年　〔病気〕麻疹流行　夏から秋にかけて、麻疹が流行した。

宝暦4年
(1754年)

2月 〔政策〕**麻疹・水痘患者の出仕を禁止** 江戸幕府、麻疹・水痘患者の出仕を遠慮させる。

閏2月 〔治療〕**人体解剖を実施** 春頃、医学者山脇東洋、京都所司代酒田忠用の許しを得て、斬首刑に処された刑死人の人体解剖を行う。その後、1758年に伊良子光顕、1759年には山脇の弟子である栗山孝庵など、日本各地で人体解剖が行われた。

宝暦6年
(1756年)

この年 〔団体〕**再春館設立** 熊本藩主細川重賢、医学校再春館を設立。村井見朴が筆頭教授を務め、熊本大学医学部の前身となった。

宝暦9年
(1759年)

8月 〔政策〕**病囚を非人宿に置くことを禁止** 病囚を浅草溜以外の非人宿に置くことが禁止される。

この年 〔出版〕**『蔵志』刊行** 山脇東洋著『蔵志』が刊行された。1754年に行った人体解剖の成果をまとめたもので、日本最初の解剖書。

宝暦10年
(1760年)

10.23 〔社会〕**華岡青洲が誕生** 華岡青洲、紀伊国上那賀郡平山の医家華岡直道の長男として生まれる。漢蘭折衷外科医として活躍し、動物実験や志願した実母や妻による人体実験を重ねて麻酔薬を完成し、1804年には世界で初めて全身麻酔を用いた手術（乳がん切除手術）を成功させた。

宝暦13年
(1763年)

この年　〔病気〕疫病流行　江戸で疫病が流行し、五苓散の煎じ薬が服用された。

宝暦14年/明和元年
(1764年)

この年　〔団体〕人参座設立　江戸幕府、神田紺屋町に人参座を設立。貧困者には入手困難な朝鮮人参を普及させるための措置で、各地での栽培・販売にも取り組んだ。
この年　〔出版〕『漫遊雑記』刊行　山脇東洋の弟子である医師永富独嘯菴が著した医事評論集『漫遊雑記』が刊行された。病理解剖の必要を説いたが、死後の解剖は治療に役立たないとの反対論も多かった。また、同書を読んだことが、華岡青洲が乳がん切除手術を行う契機になったともいわれる。

明和2年
(1765年)

5月　〔団体〕躋寿館設立　江戸幕府の奥医師医多紀安元、神田佐久間町に土地を給わり、12月、同地に日本最初の医学校である躋寿館を設立。1772年の明和の大火で焼失するが、1774年に再建され、1791年には医学館と改称して官立となった。

明和3年
(1766年)

この年　〔出版〕『産論』刊行　医師香川玄悦、『産論』を著し、世界に先駆けて胎児の倒立説（正常胎位）を説く。香川は多くの臨床体験を重ねる中で鉄製の産科鉗子などの産科器具を考案した他、好んで下層市民を診察して多いに敬慕されたという。

明和6年
（1769年）

1月 〔病気〕疫病流行　この頃から3月にかけて、畿内諸国で疫病が流行した。また、2月から10月にかけて畿内・江戸・佐渡・越後で風邪が流行して多数が死亡し、江戸幕府が煎薬を給した。

明和8年
（1771年）

3.4 〔出版〕『ターヘル・アナトミア』翻訳開始　杉田玄白・前野良沢・中川淳庵ら、江戸小塚原で刑死体の腑分け（解剖）を見学。翌日、ドイツ人医師ヨハン・アダム・クルムスの解剖書『Anatomische Tabellen』のオランダ語訳である『ターヘル・アナトミア』の翻訳に着手。1773年に『解体新書』の予告篇であるパンフレット『解体約図』、1774年に翻訳書『解体新書』を刊行。

明和9年／安永元年
（1772年）

4月 〔病気〕疫病流行　この頃から5月にかけて、諸国で腸チフスと思われる疫病が流行し、多数が死亡した。

安永2年
（1773年）

3月 〔病気〕疫病流行　この頃から5月にかけて、江戸をはじめ関東・東海を中心に疫病が流行した。死者は江戸だけでも約19万人に達し、江戸幕府が町民に朝鮮人参を施薬した。

9.25 〔社会〕吉益東洞が死去　漢方医吉益東洞が死去。古医方の大成者で、万病一毒論を唱え、華岡青洲の師でもある。著書に『類聚方』（1751年）や『薬徴』（1771年）な

どがある。

安永3年
（1774年）

8月　〔出版〕『解体新書』刊行　杉田玄白著『解体新書』全4巻が刊行された。ドイツ人医師ヨハン・アダム・クルムスの解剖書『Anatomische Tabellen』のオランダ語訳である『ターヘル・アナトミア』を翻訳したものだが、この他に多くの西洋医学書を参考にしており、和漢の説も引かれている。なお、1773年には同書の予告篇であるパンフレット『解体約図』が刊行されていた。

安永5年
（1776年）

2月　〔病気〕お駒風邪流行　この頃、畿内で風邪が流行。当時流行していた浄瑠璃から名付けて、お駒風邪と呼ばれた。
3月　〔病気〕麻疹流行　この頃から秋にかけて麻疹が流行し、多数が死亡した。

安永7年
（1778年）

1月　〔政策〕天然痘患者の出仕を禁止　江戸幕府が天然痘患者の出仕を遠慮させた。

安永8年
（1779年）

この年　〔社会〕義斎、施薬に努める　摂津の医師園井東庵（義斎）、麻田藩に藩医として仕えるほか貧民の治療・施薬に努め、仁医として慕われる。

安永10年/天明元年
（1781年）

9月　〔病気〕風邪流行　この頃から10月にかけて、風邪が流行した。
この年　〔団体〕京都医学校設立　京都の医師畑黄山、資財を投じて京都医学校を設立。

天明3年
（1783年）

4月　〔病気〕疫病流行　諸国で疫病と飢饉が流行し、多数が死亡。江戸でも風邪が流行した。

天明4年
（1784年）

この年　〔団体〕采真館設立　福岡藩、医学校采真館を設立。
この年　〔教育〕躋寿館で百日教育　江戸の躋寿館、百日教育（医生を100日間学舎に寄宿させて行う速成教育）と百日間施薬を実施。

天明6年
（1786年）

この年　〔団体〕医学館設立　秋田藩、医学館を設立。

天明7年
（1787年）

この年　〔団体〕博済館設立　豊後岡藩、医学校博済館を設立。

天明8年
（1788年）

2月　〔病気〕疫病流行　1月30日の京都の大火（天明の大火）後に腸チフスと思われる疫病が流行。荻野台州がはじめて附子を用いた治療を行い、数百人を治癒させた。

10月　〔社会〕医学館設立のため町医者が寄付　医学館設立のため、町医者らにも寄付させる。

天明9年／寛政元年
（1789年）

7.28　〔団体〕小石川養生所を修理　小石川養生所の修理が行われた。

寛政3年
（1791年）

10月　〔団体〕医学館に改称　躋寿館を医学館と改称し、官立とした。百日教育（医生を100日間学舎に寄宿させて行う速成教育）は廃止。

この年　〔治療〕木骨を製作　広島の蘭学者・医師星野良悦、藩の許可を得て刑死人2人の遺体を解剖。また、遺体の骨格を取り出し、これを模して、1792年に木骨（木製の骨格模型）を完成させた。精巧な骨格模型としては日本で最初のもの。

寛政4年
（1792年）

この年　〔団体〕**各地で医学校設立**　金沢藩が明倫堂、米沢藩が好生堂、佐倉藩が徳書院、和歌山藩が医学館を設立した。

この年　〔出版〕**『西説内科撰要』刊行**　宇田川玄随著『西説内科撰要』の刊行が開始された。オランダ人医師J.de ゴルテルの内科書を和訳したもので、玄随死後の1810年に全18巻が完結。1822年、宇田川玄真が増補した『増補重訂内科撰要』が刊行された。

寛政5年
（1793年）

7月　〔政策〕**堕胎を禁止**　江戸幕府、堕胎を禁止する。

8月　〔団体〕**小石川養生所改革案を答申**　多紀元真、江戸幕府の諮問を受けて小石川養生所の改革案を答申。

この年　〔出版〕**『産科発蒙』刊行**　片倉鶴陵著『産科発蒙』が刊行された。オランダやイギリスの産科書からの引用も多く、日本で初めて産科鉗子の使用法を紹介している。

寛政7年
（1795年）

この年　〔団体〕**医師学問所設立**　徳島藩、医師学問所および学園を設立。

この年　〔団体〕**絲漢堂設立**　大坂の蘭方医橋本曇斎（宗吉）、医学塾絲漢堂を設立。

この年　〔出版〕**『和蘭医事問答』刊行**　『和蘭医事問答』が刊行された。杉田玄白と陸奥国一関藩の藩医建部清庵の質疑問答集で、大槻玄沢・清庵の息子で玄白の婿養子である杉田伯元らが出版したもの。

寛政8年
（1796年）

5.4 〔政策〕唐薬の販売を奨励　大坂町奉行、保存されている唐薬の売り出し奨励および買い占めの処罰を示達。

10月 〔団体〕医学館の薬種料を増額　江戸幕府、収容患者の増加を受けて、医学館の薬種料を増額。

寛政11年
（1799年）

この年 〔病気〕疫痢流行　秋頃、疫痢が流行した。

この年 〔出版〕『泰西眼科全書』刊行　宇田川玄真著『泰西眼科全書』が刊行された。V.Plenk著『Doktrina de morbis oculorum』改訂第2版のオランダ語訳書を翻訳したもので、西洋眼科書の翻訳書としては日本最初のものとなる。1815年、杉田玄郷が増補した『眼科新書』全5巻が刊行された。

寛政13年/享和元年
（1801年）

この年 〔団体〕会津藩、医学館設立　会津藩、藩校日新館内に医学館を設立。その後、医学館が十全館として独立した時期もあるが、再度日新館に吸収された。

この年 〔病気〕風邪流行　年末以降、江戸で風邪が流行した。

享和2年
（1802年）

2月 〔病気〕お七風邪流行　この頃から4月にかけて、江戸で風邪が流行し、当時流行していた八百屋お七の唄に因んでお七風邪と称された。江戸幕府が士分に医薬を給し

た他、町会所では庶民29万6987人に米や銭などが配布された。

享和3年
（1803年）

4月　〔病気〕麻疹流行　この頃から5月にかけて、江戸で麻疹が流行し、多数が死亡した。江戸幕府が町会所に窮民救済を命じ、救済された町民は4万1020人に達した。6月にかけて、麻疹の被害が全国に拡大。

この年　〔出版〕『本草綱目啓蒙』刊行　本草学者小野蘭山、『本草綱目啓蒙』を脱稿。本草1882種を収録する日本最大の本草学書で、3年をかけて全48巻が刊行された。

享和4年/文化元年
（1804年）

10.13　〔治療〕全身麻酔手術に成功　華岡青洲、世界で初めて全身麻酔を用いた手術（乳がん切除手術）に成功。通仙散あるいは麻沸散と呼ばれる麻酔薬は華岡が自ら完成させたもので、志願した実母や妻による人体実験を重ねた結果、母が死亡し妻は失明したといわれる。

文化5年
（1808年）

8月　〔病気〕ネンコロ風邪流行　この頃から9月にかけて、畿内・東海・関東各地で風邪が流行し、当時流行していた小唄（江戸子守歌）に因んでネンコロ風邪と称された。

文化8年
（1811年）

4月　〔病気〕風邪流行　この月の初旬から、江戸で風邪が流行。町民らが風鬼を作り、町の外に送り出した。

文化9年
（1812年）

この年　〔社会〕**吉田長淑が開業**　蘭学者・蘭方医吉田長淑、和蘭内科を標榜して江戸で開業。日本最初の西洋内科医の開業で、吉田はこの他にも『泰西熱病論』全12巻を著し、私塾蘭馨堂を開設するなど、内科医学の発展に多いに貢献した。

文化12年
（1815年）

この年　〔出版〕**『蘭学事始』完成**　杉田玄白、手記『蘭学事始』を完成させる。『ターヘル・アナトミア』翻訳を決意してから『解体新書』刊行に至るまでの苦心談を中心に、戦国末期以来の蘭学草創期の歴史や自らの経験を綴った内容。

文化13年
（1816年）

この年　〔病気〕**疫病流行**　夏頃、江戸で腸チフスと思われる疫病が流行し、多数が死亡した。

文化14年
（1817年）

この年　〔病気〕**疫病流行**　秋頃、長崎で火災の後に腸チフスと思われる疫病が流行した。

文政2年
（1819年）

この年　〔病気〕赤痢・疫痢流行　5月から8月にかけて、江戸で赤痢が流行した。さらに夏からはコロリと称される疫痢が流行し、多数が死亡した。

文政3年
（1820年）

3月　〔政策〕和薬種の自由販売を許可　江戸幕府が和薬種の自由販売を許可した。
この年　〔団体〕有造館設立　津藩、藩校有造館を設立。裏門外に医学寮が併設されており、後に敷地内へ移転した。

文政4年
（1821年）

2月　〔病気〕ダンボ風邪流行　この頃から5月にかけて、江戸を中心に諸国で風邪が流行し、当時流行していたダンボサンという童謡に因んでダンボ風邪と称された。江戸幕府が士分に薬を給した他、町会所が窮民29万6987人に米と銭を、5万2810人に医薬を提供した。

文政5年
（1822年）

この年　〔病気〕三日コロリ流行　秋頃、大坂・安芸を中心に中国・近畿・東海でコレラが流行し、3日で死亡する者が相次いだことから三日コロリと称された。被害は10月下旬になって下火となった。

文政6年
（1823年）

8.11 〔教育〕シーボルト来日　ドイツ人医師フィリップ・フランツ・バルタザール・フォン・シーボルトがオランダ商館付き医官として長崎に到着した。1824年に長崎郊外鳴瀧に私塾兼診療所蘭学鳴瀧塾を開設し、1825年には長崎市中の楢林宗建邸で医学教授や患者治療を開始。また、弟子に命じて日本の病気、平均年齢、出産・死亡状況などを記録させた。1828年に離日。1859年に再来日し、1862年に帰国。多数の医学者を育てた他、『日本植物誌』『日本動物誌』などの著書を遺した。

この年　〔団体〕博采館設立　笠間藩、医学校博采館を設立。薬園も付設された。

文政7年
（1824年）

この年　〔病気〕麻疹・薩摩風邪流行　春から秋にかけて、麻疹が流行。その後、薩摩風邪と呼ばれる風邪が流行した。

この年　〔治療〕牛痘種痘法を実践　松前藩で天然痘が流行し、中川五郎治が牛痘種痘法を実践して成果をあげた。中川は元択捉島番人小頭で、1807年にロシアに捕らわれ、シベリアでジェンナー種痘法を修得し、1812年に帰国していた。

文政8年
（1825年）

この年　〔出版〕『瘍医新書』刊行　杉田玄白・大槻玄沢著『瘍医新書』が刊行された。日本最初の翻訳外科書とされる。

文政10年
（1827年）

5月　〔病気〕津軽風邪流行　この頃江戸で流行性感冒が流行し、津軽風邪と称された。

文政12年
（1829年）

6月　〔病気〕赤痢流行　この頃、江戸で赤痢が流行した。

この年　〔団体〕安懐堂設立　蘭医坪井信道、江戸深川に私塾安懐堂を設立。坪井は1832年には江戸冬木町に私塾日習堂を開くなど蘭医学の教授に力を尽くし、門下から緒方洪庵・広瀬元恭・青木周弼などを排出した。

文政13年/天保元年
（1830年）

この年　〔病気〕霍乱流行　南伊勢で大吐・大瀉し死亡率の高い霍乱が流行した。

この年　〔出版〕『ホルン産科書』刊行　蘭学者青地林宗著『訶倫（ホルン）産科書』が刊行された。スウェーデン人ホルンの産科書を翻訳したもので、日本最初の西洋産科書の和訳とされる。

この年　〔出版〕『瘍科新選』刊行　蘭方医杉田立卿著『瘍科新選』全5巻が刊行された。オーストリア人外科医師プレンクの外科書を翻訳したもので、日本最初の西洋外科書の全訳とされる。

天保2年
（1831年）

3月　〔病気〕風邪流行　この頃から4月にかけて、風邪が流行した。

天保3年
（1832年）

10.28　〔病気〕琉球風邪流行　江戸で風邪が流行し、琉球人が来朝中であったことから琉球風邪と称された。江戸幕府が小吏に医薬を給し、町民30万6038人に米を配布し

た。琉球風邪の被害は9月以降に西国、11月からは奥州に拡大した。
この年　〔病気〕コレラ流行　コレラが流行した。また、この頃に桂川甫賢著『酷烈弁』や佐々木中沢著『壬午天行病説』などにより、ヨーロッパにおけるコレラの実情が日本に紹介された。

天保5年
（1834年）

この年　〔団体〕好生館設立　佐賀藩、医学校好生館を設立。後の佐賀県立病院好生館。

天保6年
（1835年）

12月　〔病気〕風疹流行　この頃、江戸で風疹が流行した。

天保7年
（1836年）

7月　〔病気〕麻疹流行　この頃、麻疹が流行した。

天保8年
（1837年）

4月　〔病気〕疫病流行　この頃から秋にかけて、諸国で疫病が流行し、多数が死亡した。江戸幕府、1733年に公布した簡易救済（薬・食忌）の処方書を再頒布。
8月　〔政策〕薬救の方法を公布　江戸幕府が薬救の方法を公布した。

天保9年
（1838年）

10月 〔病気〕天然痘流行　この頃から翌年1月にかけて、大坂で天然痘が流行した。

この年 〔団体〕弘道館設立　水戸藩、医学館弘道館を設立。

この年 〔団体〕適塾設立　蘭学者・医者緒方洪庵、大坂瓦町に蘭学の私塾適々斉塾（適塾）を設立。大阪大学の源流の一つ。

この年 〔団体〕和田塾設立　外科医佐藤泰然、江戸両国薬研堀に医塾和田塾を設立。1843年には佐倉藩主堀田正睦の招きで同地に移住、和田塾も移転して病院兼医塾佐倉順天堂となる。後の順天堂大学。

天保10年
（1839年）

10月 〔団体〕小石川養生所の入所手続きを簡素化　江戸幕府、小石川養生所の入所手続きを簡素化するよう命じ、窮民病者には直ちに養生所に願い出させることとした。

この年 〔治療〕牛痘種痘法に失敗　オランダ商館の医師リシュール、牛痘苗を持参して長崎で牛痘種痘法を試みるが失敗に終わる。同じ頃、林洞海・大石良英らの蘭方医も子供12人に牛痘種痘法を試みるが、いずれも失敗。

この年 〔社会〕伊東玄朴が開業　伊東玄朴が江戸で開業した。鳴瀧塾でフィリップ・フランツ・バルタザール・フォン・シーボルトに学んだ蘭方医で、蘭学塾象先堂を開いて後進の育成に努め、1858年には戸塚静海とともに蘭方医として初めて江戸幕府奥医師に登用された。

天保11年
（1840年）

5月 〔政策〕蘭学取締り　江戸幕府、売薬の看板などに蘭学を使用することを禁じ、蘭書翻訳書の流布を取り締まる。1842年には蘭書翻訳書の刊行に町奉行の許可が必要になるなど、蘭学への圧迫が強まる。

この年 〔団体〕明倫館内に医学校設立　長州藩、藩校明倫館内に医学校を設立。本道（内

科)・外科・針治・口中科(歯科)からなり、後に好生館、次いで好生堂と改称。

天保12年
(1841年)

この年　〔病気〕赤痢など流行　夏の猛暑の後、秋から赤痢・湿疫・瘧疫などが流行した。

天保13年
(1842年)

10.23　〔治療〕医学館、困窮病者に施薬　老中水野忠邦の命により、医学館が医薬に窮する貧民に対する施薬・療養を開始。

11月　〔法令〕「堕胎禁止令」発布　江戸幕府、「堕胎禁止令」を発布。

この年　〔教育〕医書を講釈　大坂の医師三浦道斉、同地の医師らの要請を受けて甲斐町施薬所で医書の講釈を行う。医師だけでなく一般の聴講も許され、市民の医学知識向上が図られた。また、油薬を廉売した牢医師三宅立益・三宅元達が、大坂町奉行から表彰された。

天保14年
(1843年)

3.15　〔団体〕小石川養生所を改革　小石川養生所が改革される。町医師を医院に採用し、定員が本道(内科)本勤2人・外科2人・眼科1人の計5人となる。

この年　〔団体〕順天堂設立　外科医佐藤泰然、佐倉藩主堀田正睦の招きで同地に移住。江戸両国薬研堀で開いていた医塾和田塾も同地に移転し、病院兼医塾佐倉順天堂となる。後の順天堂大学。

この年　〔団体〕明義堂設立　盛岡藩、医学館明義堂を設立。

この年　〔出版〕『幼々精義』刊行　医師堀内素堂、ドイツ人C.W.フーヘランド著の小児科書を翻訳した『幼々精義』を刊行。以前に宇田川玄真が『小児諸病鑑法治全集』を翻訳したが出版に至らなかったため、これが日本最初の翻訳小児科書となる。

弘化3年
（1846年）

この年　〔団体〕大成館設立　長崎居住の佐賀藩医楢林宗建、医学教場大成館を設立。

この年　〔治療〕牛痘苗を輸入　福井藩医笠原良策、藩主松平春嶽に牛痘苗の輸入を建言。江戸幕府が長崎奉行に牛痘苗の輸入を命じた。

この年　〔出版〕『弘痘新法全書』刊行　医師小山肆成、牛痘種痘法を紹介した『弘痘新法全書』を刊行。清の邱熹が撰した『引痘略』を校訂したもの。

弘化4年
（1847年）

この年　〔病気〕天然痘流行　天然痘が全国的に流行した。佐賀藩主鍋島斉正、蘭医伊東玄朴の建言を容れ、藩医楢林宗建らにオランダ商館を通じて痘苗を輸入するよう命じる。

弘化5年/嘉永元年
（1848年）

6.15　〔社会〕モーニッケ来日　ドイツ人医師オットー・ゴットリープ・ヨハン・モーニッケがオランダ商館の医師として来日し、前年に佐賀藩から輸入を依頼されていた牛痘苗と聴診器をもたらした。この牛痘苗は移植に失敗したため、モーニッケは1849年にバダビアから再度牛痘苗を取り寄せた。また、この聴診器を元に、1850年に杉田成卿が『聴胸器用法略説』を著した。

この年　〔政策〕西洋医学研究禁止　江戸幕府、医官の西洋医学研究を禁止。また、翻訳出版の取締を強化した。

嘉永2年
（1849年）

3.15　〔政策〕**蘭方医登用禁止**　江戸幕府、外科・眼科以外で蘭方医を医官に登用することを禁止。

7月　〔治療〕**牛痘種痘法に成功**　佐賀藩医楢林宗建、オランダ商館を通じてバタビアから輸入した牛痘苗を自らの三男楢林建三郎に接種し、善感に成功。8月には佐賀藩内、9月には広島、10月には京都・福井、そのほか江戸で伝種に成功し、京都新町と大坂に除痘館が設立された。その後、牛痘種痘法が急速に全国に普及した。

9.26　〔政策〕**「蘭書翻訳取締令」**　江戸幕府、医書を出版する際には医学館の許可を受けるよう定める。

嘉永3年
（1850年）

12月　〔病気〕**風邪流行**　この頃から、風邪が流行した。

嘉永4年
（1851年）

この年　〔病気〕**感冒・疫病流行**　江戸で感冒が大流行し、9月以降は疫病も流行した。感冒は1852年になっても治まらず、お救米が給された。

嘉永6年
（1853年）

6.28　〔教育〕**ファン・デン・ブルック来日**　オランダ人医師ヤン・カレル・ファン・デン・ブルック、オランダ商館付き医師として来日。日本では医学よりも理化学教授で活躍し、ファン・デン・ブルックの指導により肥前・薩摩などで製鉄所・製銅所・大砲製作所・ガラス工場などが作られた。1857年10月1日に離日し、ジャワを経由

して帰国。

この年　〔出版〕『軍陣備要』『救急摘要』刊行　医師平野元良著の軍陣医学書『軍陣備要』『救急摘要』が刊行された。

嘉永7年/安政元年
（1854年）

1月　〔病気〕アメリカ風邪流行　この頃から2月にかけて江戸で風邪が大流行し、黒船来港に因んでアメリカ風邪と称された。

8月　〔出版〕『銃創瑣言』刊行　蘭方医大槻俊斎著『銃創瑣言』が刊行された。セリウスとモストの共著『創傷篇』の銃創部を抄訳したもので、日本最初の軍陣外科学書。大槻は1858年に伊東玄朴・戸塚静海らとともに種痘館（通称お玉ヶ池種痘所）を設立して所長となり、1860年に同館が公営の種痘所となった後は頭取を務めた。

この年　〔団体〕誠之館設立　福山藩、医学塾誠之館を設立。

この年　〔出版〕『医心方』校注・模写公刊　江戸幕府、半井家所蔵の『医心方』全帙を医学館に提出させ、医官多紀元堅らに校注・模写させて公刊。『医心方』は全30巻からなる平安時代の宮中医官丹波康頼撰による日本現存最古の医学書。半井家の所蔵本は正親町天皇から下賜されたもので、全帙揃いはこの一部のみとされていた。

安政3年
（1856年）

2.11　〔団体〕蕃書調所設立　江戸幕府、洋学の翻訳・教育・統制を行う機関として蕃書調所を設立。4月4日、教授職箕作阮甫・杉田成卿以下の教官を任命。6月13日、新たに翻刻・出版する洋書・翻訳書は全て蕃書調所に提出し、検閲を受けるよう示達。6月26日、個人所蔵洋書の書目を蕃書調所に届け出るとともに、翻訳完了分は各1部を提出するよう示達。

安政4年
（1857年）

1.18　〔団体〕蕃書調所開校　蕃書調所が開校した。入学許可は幕臣の子弟のみとされた。

7月	〔出版〕『扶氏経験遺訓』刊行	緒方洪庵著『扶氏経験遺訓』の刊行が開始された。ドイツ人フーフェランド著『Enchiridion Medicum (医学必携)』第2版のオランダ語版から内科学の部分を抄訳したもので、1861年に全30巻が完結。
8.5	〔教育〕ポンペ来日	オランダの海軍2等軍医ヨハネス・リディウス・カタリヌス・ポンペ・ファン・メールデルフォールト、長崎に到着。9月26日、長崎奉行所西役所に医学伝習所を設立し、松本良順とその弟子ら12人に最初の西洋医学講義を行なった。この日が長崎大学医学部の開講日、ポンペが開学の祖とされている。次いで松本良順を介して西洋式病院設立を建白、1860年に江戸幕府がこれを認可し、1861年に長崎養生所が設立された。1862年9月10日、離日。
8月	〔団体〕種痘館設立を出願	蘭医伊東玄朴・大槻俊斎・戸塚静海ら、種痘館設立を協議し、神田お玉ヶ池に建設することを江戸幕府に願い出た。1858年に認可され、同年私設の種痘館(通称お玉ヶ池種痘所)を設立。
この年	〔治療〕下肢切断手術	漢蘭折衷外科医本間棗軒、脱疽に対して大腿部での切断手術を実施。日本外科史上での肢切断の嚆矢とされる。
この年	〔出版〕『人身窮理』刊行	医師・蘭学者広瀬元恭著『人身窮理』が刊行された。

安政5年
(1858年)

5.7	〔団体〕種痘館設立	江戸幕府、伊東玄朴・大槻俊斎・戸塚静海らによる種痘館設立を正式に認可。同年、蘭方医82人が580余両を醵出して神田お玉ヶ池にあった勘定奉行川路聖謨の邸内に種痘館(通称お玉ヶ池種痘所)を設立し、大槻俊斎が所長となる。半年後に焼失して下谷に移転し、1860年に公営化されて種痘所と改称。その後も西洋医学所・医学所等と改称・改組を繰り返し、東京大学医学部の前身となった。
7.3	〔政策〕伊東玄朴・戸塚静海が奥医師に	漢方医青木春岱・遠田澄庵、蘭方医伊東玄朴・戸塚静海、将軍徳川家定の重症(脚気)を治療するため、江戸幕府奥医師に登用される。7月7日には伊東寛斎・竹内玄同が奥医師に登用された。蘭方医が奥医師となるのは初めてのことで、1849年の「蘭書翻訳取締令」解除の契機となった。
7.6	〔政策〕「蘭書翻訳取締令」解除	江戸幕府、「蘭書翻訳取締令」を解除し、医官に蘭方医学兼修を許可した。
7月	〔病気〕コレラ流行	長崎でコレラが流行した。中国から渡来したアメリカ軍艦の船員が原因。大坂・京都・東海道を経て、8月には江戸に到達するなど、被害は全国に拡大。1861年に沈静化したが、死者は30万人に達し、俗にコロリと称された。この間、長崎ではヨハネス・リディウス・カタリヌス・ポンペ・ファン・メールデルフォールトが1800人余を治療し、8月23日には老中間部詮勝が『暴瀉病予防法』を諸国に頒布。また、この年に緒方洪庵『虎狼痢治準』、新宮凉民・大村達吉・新宮凉閣『コレラ病論』などが刊行された。

この年　〔治療〕除痘館の種痘を官許　緒方洪庵、1849年に大坂に設立した除痘館（古手町種痘所）で慈善医療として種痘を実施し、貧民からは謝礼を受け取らなかった。また、大坂町奉行戸田伊豆守、除痘館での種痘を官許し、これを奨励した。

安政6年
（1859年）

4月　〔病気〕麻疹流行　この頃、江戸で麻疹が流行した。

9.22　〔社会〕ヘボン来日　3月15日にボストンを出港したアメリカ人医師・宣教師ジェームス・カーティス・ヘボン、長崎を経由して、この日に横浜に到着。成仏寺（1861年に宗興寺に移転）に神奈川施療所を設立して医療活動や教育活動を行い、1863年にはヘボン塾（明治学院の起源）を設立した。1892年に帰国。

10.13　〔社会〕フルベッキ来日　オランダ人法学者・神学者グイド・ヘルマン・フリドリン・フェルベック（フルベッキ）、宣教師として長崎に到着。明治維新後に政府の顧問となり、ドイツ医学の採用などを建議した。

11.2　〔社会〕メルメ、シモンズ夫妻が来日　フランス人神父ウジェーヌ・エマニュエル・メルメ・カション、函館に到着。仮教会堂（カトリック元町教会の起源）を設け、フランス語教育と医療活動に尽力した。同月、アメリカ人医師・宣教師デュアン・B.シモンズ夫妻が横浜に到着。1860年に宣教師を辞した後も日本で医学教育・医療活動を続け、一時帰国してドイツ・フランスで医学の研鑽を重ねた後、1869年に再来日。1870年春に大学東校教師となり、1871年に横浜病院（後の横浜十全病院）を設立。回虫駆除剤であるセメン円を創製したことでも知られる。1882年に帰国し、1886年に三度来日。1888年に日本で死去。

安政7年/万延元年
（1860年）

閏3月　〔病気〕麻疹・風邪流行　春頃、江戸で麻疹と風邪が流行し、江戸幕府が予防書を頒布した。同年、コレラの予防書も頒布した。

4.8　〔団体〕長崎養生所設立決定　江戸幕府、松本良順やヨハネス・リディウス・カタリヌス・ポンペ・ファン・メールデルフォールトらが願い出ていた西洋式病院設立を決定。1861年8月16日、長崎養生所が設立され医療活動を開始。同時に医学伝習所が移転・併設され、医学所と改称された。

7.13　〔政策〕種痘を指示　江戸幕府、江戸府内の幼児に下谷の種痘館で種痘を行うよう命じた。

10.14	〔団体〕**種痘館公営化**　江戸幕府、下谷にある私設の種痘館を公営化し、種痘所と改称。種痘館所長大槻俊斎が引き続き種痘所頭取に任ぜられた。
この年	〔治療〕**長崎で検梅**　松本良順ら、ヨハネス・リディウス・カタリヌス・ポンペ・ファン・メールデルフォールトの提言により、長崎で検梅を実施。ロシア艦の入港を受けてロシア人休息所が設けられたためで、同所の遊女を対象に行われた。
この年	〔出版〕**『医心方』復刻が完成**　丹波康頼撰『医心方』30巻の復刻が完成した。

万延2年/文久元年
（1861年）

4.3	〔社会〕**ウィリス来日**　イギリス人医師ウィリアム・ウィリス、長崎に到着。5月4日、イギリス公使館医官として江戸に着任。戊辰戦争で官軍の治療にあたり、1868年軍陣病院（仮事病院）長、1869年東京医学校教授、1870年鹿児島医学校長・附属病院長などを歴任した。
6.3	〔治療〕**クロロホルム麻酔を使用**　伊東玄朴、脱疽の右足切断手術に日本で初めてクロロホルム麻酔を使用。その後、伊東の建議により江戸幕府の二の丸製薬所で硫酸・硝酸・亜鉛華など21種の洋薬製造を開始。
7.1	〔団体〕**長崎養生所設立**　海軍伝習所付属病院である長崎養生所（小島養生所）の工事が完成。8月16日に開所式を挙行し、9月1日に診療を開始。最初の1年間で患者930人を診療し、740人を全治退院させた。本格的西洋式病院の嚆矢とされる。
10.28	〔団体〕**西洋医学所と改称**　江戸幕府、下谷の種痘所を西洋医学所と改称し、教授・解剖・種痘の3科を設置した。
この年	〔団体〕**神奈川施療所設立**　ジェームス・カーティス・ヘボン、春頃に成仏寺から宗興寺へ移転し、神奈川施療所を設立。
この年	〔団体〕**函館病院設立**　医師塩田順庵ら、函館病院を設立。

文久2年
（1862年）

| 1月 | 〔出版〕**『七新薬』刊行**　司馬凌海著『七新薬』が刊行された。師ヨハネス・リディウス・カタリヌス・ポンペ・ファン・メールデルフォールトの説に基づき、沃度・硝酸銀・酒石酸・キニーネ・サントニン・モルヒネ・肝油の効用を説いたもの。 |
| 2.15 | 〔団体〕**長崎養生所、種痘の官許を得る**　長崎養生所（小島養生所）、江戸幕府から種痘の官許を得る。 |

5.18　〔団体〕**洋書調所と改称**　江戸幕府、蕃書調所を一橋門外に移転し、洋書調所と改称。5月21日、授業を開始。1862年11月14日、昌平坂学問所および洋書調所の監督を担当する学問所奉行を設置した。

8.21　〔政策〕**緒方洪庵が奥医師に**　大坂の緒方洪庵、江戸幕府の度重なる要請を受け、江戸に出て奥医師に就任。閏8月4日、西洋医学所頭取を兼務。

9.6　〔教育〕**ボードウィン来日**　オランダ陸軍軍医アントニウス・フランシスカス・ボードウィンが長崎に到着。ヨハネス・リディウス・カタリヌス・ポンペ・ファン・メールデルフォールトの後任として長崎養生所（小島養生所）・医学所の教頭に就任し、眼科学・生理学などを講義。1867年に離日し、後に再来日。1869年に浪華仮病院で診療を開始した。1870年12月、離日。

9.10　〔社会〕**ポンペ帰国**　ヨハネス・リディウス・カタリヌス・ポンペ・ファン・メールデルフォールトが帰国した。日本滞在中の診療者数は1万3600人。これに先立ち、オランダ陸軍軍医アントニウス・フランシスカス・ボードウィンが長崎養生所（小島養生所）教頭を引き継いだ。

9.11　〔教育〕**伊東玄伯らがオランダ留学**　伊東玄伯・林研海、榎本武揚ら江戸幕府派遣のオランダ留学生に随行して長崎を出港。1863年4月18日、オランダに到着し、医学を学ぶ。医学留学のはじめとされる。

12.29　〔団体〕**ヘボン塾設立**　ジェームス・カーティス・ヘボン、横浜居留地39番に新築された宣教師館に転居。秋頃には住宅に付設した施療所を利用する教育活動も本格化してヘボン塾の名が生まれ、明治学院の起源となった。

この年　〔病気〕**麻疹・コレラ流行**　4月以降、江戸で麻疹が流行した。7月頃に最盛期に入り、続いて8月にはコレラも発生。町会所が窮民に米を施した他、芝増上寺が250両を醵出して8月11日と23日の2回にわたり窮民に施粥、下谷幡随院・湯島講安寺・麻布潮雲寺なども窮民救済に尽力した。また、洋書調所が『疫毒予防説』を頒布し、市中では『麻疹養生法』『麻疹心得草』などの一枚絵が売買された。

文久3年
（1863年）

2.24　〔団体〕**医学所と改称**　江戸幕府、西洋医学所を医学所と改称。同所を西洋医学の教育機関とし、漢方医の医学館と同格とした。6月10日、第2代頭取緒方洪庵が死去。7月に松本良順が第3代頭取に就任。1865年春頃、オランダの学則に準拠し、理化学・解剖学・生理学・病理学・薬剤学・内科・外科の7科を設置。

6.17　〔社会〕**箕作阮甫が死去**　蘭学者・医師箕作阮甫が死去。蕃書調所教授職を務め、『泰西名医伝』など多くの訳書を著した。

7月　〔病気〕**コレラ流行**　この頃、コレラが流行したが、死亡率は前年に比べて半減した。

8.29　〔団体〕開成所と改称　江戸幕府、洋書調所を開成所と改称し、名実ともに洋楽の教育・研究機関とする。

文久4年/元治元年
（1864年）

この年　〔出版〕『西医日用方』刊行　中川淡斎が西洋薬の処方を記した『西医日用方』を発表した。

この年　〔出版〕『養生法』刊行　松本良順・山内豊城、『養生法』を著して西洋衛生学を紹介。

元治2年/慶応元年
（1865年）

4月　〔団体〕精得館と改称　長崎奉行が長崎養生所（小島養生所）と医学所を統合し、精得館と改称した。

9月　〔団体〕小石川養生所、多紀家の預かりに　江戸幕府、小石川養生所を医員多紀安院・多紀安叔の預かりとする。同所の経費は設立当初の年額700両から840両に増加していた。

慶応2年
（1866年）

3.3　〔教育〕ハラタマ来日　オランダ人理学博士・医学博士G.K.ハラタマ、長崎に到着。分析究理所で、1869年からは舎密局で理化学を教授し、1871年に離日。

7.14　〔教育〕マンスフェルトが精得館教師に　江戸幕府の招聘により来日したオランダ人軍医コンスタント・ゲオルグ・ファン・マンスフェルト、アントニウス・フランシスカス・ボードウィンの後任として精得館教師に着任。1871年まで同館に務めた後、熊本医学校・京都府療病院・大阪病院に務め、1879年に帰国した。

この年　〔社会〕メーエルとヨングが来日　オランダ人軍医A.デ・メーエルおよびC.G.デ・ヨングが来日し、横浜のオランダ海軍病院に2年間勤務した。同病院は1868年11月25日に全焼・廃院となったが、ヨングはその後横浜で開業し、1891年頃まで日本に滞在した。

慶応3年
（1867年）

- 9月　〔病気〕風邪・熱病流行　この月初旬から、江戸で風邪と腸チフスと思われる熱病が流行した。
- 9月　〔治療〕ヘボンが下肢切断手術　ヘボンが脱疽を病んだ歌舞伎俳優3世沢村田之助の左足を切断した。
- 9月　〔社会〕横浜で遊女の検黴　イギリス人医師ニュートンの要請で、横浜吉原町会所で遊女の検黴が実施された。
- この年　〔団体〕海軍療養所設立　江戸幕府、浜御殿内に海軍療養所を設立し、海軍医隈川宗悦を所長に任命。江戸における西洋風病院の嚆矢とされる。
- この年　〔社会〕ニュートン来日　イギリス海軍軍医ジョージ・ブルース・ニュートンが来日。横浜・長崎に性病病院を設立するなど公娼の強制性病検診および組織的治療の体系化に貢献し、1870年末から1871年にかけて天然痘が流行した際にはイギリス人医師ジョセフ・バウアー・シドールとともに横浜およびその近郊で種痘を実施。これらの功績により、シドールとともに外国人として初めて旭日章を授与された。1871年8月26日、長崎で死去。

慶応4年／明治元年
（1868年）

- 2月　〔政策〕「西洋医法採用方」建白　典薬少允高階筑前介常由ら、「西洋医法採用方」を建白。
- 3.7　〔法令〕「西洋医学ノ所長ヲ採用ス」布告　明治政府、「西洋医学ノ所長ヲ採用ス」を布告し、西洋医学を公式に採用した。
- 3.8　〔政策〕「西洋医術採用方」を公許　2月の建白を受け、明治政府が「西洋医術採用方」を公許。
- 3.13　〔団体〕御親兵病院設立　明治政府、御親兵病院を京都に設立。のち軍務官病院、次いで兵部省病院と改称。
- 4.17　〔団体〕軍陣病院設立　東征大総督、軍陣病院（仮軍事病院）を横浜に設立。院長はイギリス人医師ウィリアム・ウィリス。傷病兵の治療にあたる病院で、初めて女性看護人が採用された。
- 閏4.19　〔政策〕阿片の有害性を諭告　明治政府、阿片煙草の有害性を諭告し、吸引・売

		買・授与を厳禁した。
6.26	〔団体〕**医学所設立**	明治政府、医学所を設立。旧幕府の医学所を接収・復興させたもの。1869年、医学校と改称。
6.29	〔団体〕**昌平学校設立**	明治政府、昌平学校を設立。旧幕府の学問所(昌平坂学問所・昌平黌)を接収・復興させたもの。
7.20	〔団体〕**東京府大病院設立**	東京府大病院が設立された。横浜の軍陣病院を東京下谷の医学所に移転・改称したもの。
8.2	〔団体〕**医学所・昌平学校移管**	医学所・昌平学校、東京府の所管となる。10月25日、医学所を軍務官に移管。
8.15	〔団体〕**種痘所と改称**	旧幕府の医学館、種痘所と改称され、医学所所管となる。また、小石川養生所、白山・九段・番町・駒場などの薬園も医学所所管とされた。
8.20	〔政策〕**西洋医を官軍に派遣**	明治政府、西洋医を諸道官軍に派遣。イギリス人医師ウィリアム・ウィリス、会津戦争に派遣されて負傷者の治療に従事。
9.12	〔団体〕**医学所移管**	医学所、東京府から鎮将府に移管される。
9.12	〔団体〕**開成学校設立**	明治政府、開成学校を設立。旧幕府の開成所を接収・復校させたもの。10月28日に東京府、次いで11月13日に行政官に移管。
10.17	〔団体〕**長崎府医学校・病院と改称**	長崎の精得館、長崎府医学校・病院と改称され、長崎府に移管される。校長は長與専斎、教頭はオランダ人軍医コンスタント・ゲオルグ・ファン・マンスフェルト。
11.17	〔団体〕**医学所移管**	医学所、軍務官から東京府に移管される。
12.7	〔法令〕**「医業取締及ビ医学ノ奨励ニ関スル布告」**	明治政府、太政官布告「医業取締及ビ医学ノ奨励ニ関スル布告」を府藩県に布告し、医師免許制度を導入する方針を示す。
12.24	〔法令〕**「産婆の売薬世話及び堕胎等の取締」布達**	太政官、「産婆の売薬世話及び堕胎等の取締」を布達し、産婆による堕胎取扱や堕胎薬販売を禁止。
12.25	〔団体〕**医学所移管**	医学所、東京府から昌平学校へ移管される。1869年1月17日、東京府の所管へ戻される。
この年	〔団体〕**上海に「精錡水」取次所を設置**	岸田吟香が上海に「精錡水」取次所を設置した。精錡水はアメリカ人宣教医ジェームス・カーティス・ヘボンに師事した岸田が1867年に発売した目薬(硫酸亜鉛水溶液)で、日本初の西洋式目薬とされる。
この年	〔教育〕**初の医学留学生**	長崎の医学校でオランダ医学を学んだ萩原三圭が、医学生のドイツ留学第1号としてドイツに渡った。
この年	〔治療〕**ヘボンが義足手術**	アメリカ人医師ヘボンが、1867年の江戸の俳優沢村田之助の壊死した右足を切断する手術に続き、アメリカから取り寄せた義足を取り付ける手術を行った。
この年	〔社会〕**シドール来日**	イギリス人医師ジョセフ・バウアー・シドール、イギリス公使館付医官として来日。軍陣病院(仮軍事病院)や東京の大病院に務め、1870年か

ら1872年まで横浜で開業した後に帰国。1870年末から1871年にかけて天然痘が流行した際には、イギリス海軍軍医G.B.ニュートンとともに横浜およびその近郊で種痘を実施。後に、ニュートンとともに外国人として初めて旭日章を授与された。

明治2年
(1869年)

1.22 〔教育〕岩佐純・相良知安が医学校取調御用掛に　福井藩医岩佐純（玄圭）・佐賀藩医相良知安（弘庵）が医学校取調御用掛および権判事に任ぜられた。

2.12 〔政策〕ドイツ医学採用　明治政府、相良知安らの進言を容れ、イギリス医学でなくドイツ医学採用の方針を決定。

2.17 〔団体〕浪華仮病院設立　大阪府、浪華仮病院を設立。オランダ陸軍軍医アントニウス・フランシスカス・ボードウィンが招かれて治療に従事。後の大阪大学附属病院。

2月 〔団体〕医学校兼病院と改称　春頃、医学所が旧津藩邸に移転、大病院と合併し、医学校兼病院と改称。医学校・病院・種痘館・黴毒院・薬園の5局が設置され、イギリス人医師ウィリアム・ウィリスが院長に任ぜられた。12月17日に大学東校と改称し、東京大学医学部の前身となった。

5.10 〔団体〕医学校兼病院が昌平学校管下に　医学校兼病院、昌平学校の所管となる。

5.23 〔治療〕和泉橋医学所で人体解剖　和泉橋医学所で、外国人医師の立会・指揮による初の人体解剖が行われた。

6.15 〔団体〕大学校設立　大学校の制度が制定された。昌平学校・開成学校・医学校兼病院を統合して大学校とし、昌平学校が本校、開成学校・医学校兼病院は分局とされた。7月8日、「大学校官制」が公布され、大学校が設立された。

8月 〔政策〕屍体解剖を許可　「病者ノ情願アルハ死後解剖ヲ許ス」こととされた。

11月 〔法令〕「医学校規則」制定　「医学校規則」が制定された。

11月 〔団体〕仮医学校設立　大阪に官立の仮医学校（大阪医学校）が設立された。

12.12 〔教育〕ウィリスが鹿児島医学校に着任　イギリス人医師ウィリアム・ウィリス、西郷隆盛・医師石神良策の招きにより鹿児島医学校に着任。ウィリスは明治政府がドイツ医学を採用したことを受け、医学校教授を自発的に辞任していた。

12.17 〔団体〕大学東校と改称　大学校を大学と改称。これに伴い、開成学校を大学南校、医学校兼病院を大学東校と改称。蘭方医佐藤尚中、大学東校の取締となる。

12月 〔出版〕『日講記聞』創刊　大阪医学校編『日講記聞』が創刊。医学雑誌の嚆矢とされる。

明治3年
（1870年）

2.14　〔教育〕ドイツ医学教師を雇い入れ　大学東校にドイツから医学教師を雇い入れる契約が成立した。

2.28　〔団体〕大阪・長崎の医学校・病院を移管　大阪府の仮医学校（大阪医学校）および浪華仮病院、長崎県医学校・病院、大学の所管となる。

3月　〔団体〕大学東校に種痘館設立　大学東校に種痘館が設立された。同月、「大学東校種痘館規則」が制定され、種痘医資格などが定められた。伝染病予防に関する最初の法令。

4.24　〔政策〕種痘の普及方を示達　明治政府、種痘の普及方を府藩県に示達。これを受けて、全国で種痘を実施。

6.23　〔教育〕ロイトル来日　オランダ人軍医F.J.A.デ・ロイトル、岡山に到着。岡山藩医学館で解剖学・外科学・生理学・包帯実習などを講義し、1872年1月23日に離日。

6月　〔教育〕エルメレンス来日　オランダ人医師C.J.エルメレンスが兵庫に到着。アントニウス・フランシスカス・ボードウィンの後任として大阪医学校教師となり、後に大阪軍事病院・大阪造幣寮診療所・府立大阪病院で講義や診療にあたった。1874年4月に帰国し、1875年2月に再来日。1878年に帰国。

7月　〔治療〕祇園に療病館設立　医師明石博高が京都祇園に私設の療病館を設立し、娼妓の検梅治療を実施した。

8.9　〔法令〕「販売鴉片烟律」・「生鴉片取扱規則」布達　「販売鴉片烟律」および「生鴉片取扱規則」が布達され、アヘン・アヘン煙草の販売・吸引に重刑を科すこと、薬用アヘン売買を届け出ること、在留清国人のアヘン吸引厳禁が定められた。

9.20　〔制度〕屍体解剖制度が確立　「死刑者或ハ獄中病死遺骸引受人ナキ者ハ解剖ヲ許ス」として、屍体解剖の制度が確立された。これに伴い、大学東校が申請した屍体解剖が許可された。

10.25　〔教育〕皇漢医道御用掛設置　大学に皇漢医道御用掛が設置された。

12.7　〔団体〕売薬取締局設置　大学東校に売薬取締局が設置され、売薬取締が大学東校の所管とされた。

12.23　〔法令〕「売薬取締規則」布達　「売薬取締規則」が布達され、売薬の免許制、発明者に7年間の専売権を認めることなどが定められた。

12.25　〔教育〕レーウェンが長崎医学校教授に　オランダ人軍医ウィレム・カレル・モーリッツ・レーウェン・バン・ドイベンボーデ、長崎医学校の医学本科教授に就任。1879年3月9日まで解剖学・組織学・生理学・病理学・内科学・外科学・眼科学・産科学などを講義し、その後間もなく帰国。

12月	〔団体〕金沢藩医学館に病院設立　金沢藩、金沢藩医学館内に病院を設立するとともに高岡・魚津・小松に貧病院を設立し、貧困者への施療を実施。
この年	〔団体〕蘭疇医院設立　松本良順、早稲田に蘭疇医院を設立。市立病院の嚆矢とされる。
この年	〔教育〕ホイーラー来日　イギリス人軍医エドウィン・ホイーラー（ウィーラ、ホフレル）、イギリス公使館付医官として来日。1871年より鉄道寮、次いで海軍省と関係を持つようになり、海軍病院教師となる。1874年3月14日に海軍省を解雇。横浜十全病院・横浜一般病院などを経て開業し、神奈川県の医学顧問も務めた。1923年、関東大震災に被災して死去。

明治4年
（1871年）

4.2	〔教育〕スロイス来日　オランダ人軍医P.J.A.スロイスが金沢に到着。金沢医学館教師に就任し、講義と診療にあたった。1874年10月1日に金沢を去り、横浜を経由して11月25日に帰国。
4月	〔社会〕パーセルが工部省雇医に　イギリス人医師テオバルト・アンドリュー・パーセルが工部省お雇い医師となる。駐日イギリス陸軍第10連隊第1大隊付軍医として来日した人物で、鉄道工事に従事するイギリス人など外国人の治療および健康管理を担当。1877年8月1日に解任、8月20日に死去。
6.21	〔団体〕セジュイックが横浜梅毒病院長に　イギリス海軍軍医ヘンリー・N.M.セジュイックがジョージ・ブルース・ニュートンの後任として横浜梅毒病院長に就任した。半年後に辞任。
7.8	〔教育〕ミュルレルとホフマンが来日　ドイツ陸軍軍医ベンジャミン・カール・レオポルト・ミュルレル、ドイツ海軍軍医テオドール・エデュアルト・ホフマン、横浜に到着。7月10日、最初のドイツ人お雇い医師として大学東校に着任。ミュルレルは解剖学・外科・婦人科・眼科を、ホフマンは内科学を担当した。また、両者は同校の制度改革にも尽力した。1874年8月17日、任期満了。ミュルレルは文部省との再契約はせず、宮内省との契約により1875年11月23日まで教鞭を執り、同年11月25日に離日。
7.21	〔団体〕東校と改称　大学東校が東校と改称され、文部省所管とされた。
11.10	〔団体〕東校に種痘局を設置　東校に種痘局が設置され、種痘医の免許や痘苗の分与などについて定められた。これに伴い、種痘館が廃止された。
11.12	〔政策〕長與専斎・田中不二麿らが渡欧　長崎県医学校・病院長長與専斎、文部大丞田中不二麿ら、岩倉使節団の一員として、欧米の医事制度を視察するため横浜港を出発。長與は1873年3月4日に帰国し、6月13日に文部省医務局長に任ぜられた。
11.14	〔団体〕長崎県病院移管　長崎県病院が文部省所管とされた。

この年　〔教育〕エルドリッジ来日　アメリカ人医師ジェームズ・スチュアート・エルドリッジ、ケプロン将軍の北海道開拓団一行に加わり来日。1872年、函館病院内に函館医学校が設立され、その教官となる。1874年、同校の閉鎖により、横浜に移り開業。1876年に横浜一般病院長となり、1884年横浜十全病院治療主任、1900年慈恵成医会副会長などを歴任。この間、中央衛生委員も務めた。1901年11月、横浜で死去。

この年　〔教育〕ブッケマ来日　オランダ人軍医T.W.ブッケマが来日し、アントニウス・フランシスカス・ボードウィンの後任として大阪軍事病院内医学校教頭兼医官に就任した。1872年、東京の陸軍軍医学舎教頭兼医官となり、軍陣外科学・包帯実習などを講義。その後、東京府病院・十全病院勤務を経て長崎県立長崎病院兼医学校教師となり、1887年末に退職。この間、日本中央衛生委員や「日本薬局方」編纂委員も務めた。

この年　〔社会〕楠本イネ、医師として開業　シーボルトの娘である楠本イネは父の門下の医師らから西洋医学を学び、東京・築地で日本人女性で初めて産科医として開業。宮内省御用掛になるなどその医学技術は高く評価されていた。

明治5年
（1872年）

1月　〔団体〕ヒルが横浜梅毒病医院長に　イギリス海軍軍医ジョージ・B.ヒルがヘンリー・N.M.セジュイックの後任として横浜梅毒病院長に就任した。1874年10月、横浜・兵庫・長崎の3梅毒病院長を兼任。1878年4月9日、横浜港から離日。

2.11　〔政策〕文部省に医務課設置　文部省に医務課が設置された。

5.3　〔政策〕鼠取蝿取薬の売買禁止　鼠取蝿取薬の売買を禁止する太政官布告が発せられた。

5.27　〔社会〕ベリー来日　アメリカン・ボードの宣教医として来日したアメリカ人宣教医ジョン・カッティング・ベリー、横浜・神戸を経て、この日に大阪に到着。京都を経て神戸に至り、同地に施療所恵済院を設立して布教と診療にあたった。1876年に衛生施設の改善など広範な内容の『獄舎報告書』を内務卿大久保利通に提出し、日本の監獄改良に貢献。1879年岡山県立病院顧問、1887年同志社病院長を歴任し、1884年に帰国した。

7.17　〔法令〕「売薬取締規則」廃止　「売薬取締規則」の廃止が布告された。

8.3　〔団体〕各医学校が改称　「学制」が発布され、東校が第一大学区医学校と改称された。8月18日、大阪医学校が第四大学区医学校、長崎医学校が第六大学区医学校に改称された。

9.19　〔制度〕種痘医師免許が地方官限りに　種痘医師の免許が地方官限りとされた。

9月　〔社会〕ゴードン来日　アメリカン・ボード派遣のアメリカ人宣教医マーキス・ラファイエット・ゴードンが来日した。大阪で梅本町公会（後の大阪協会）設立に尽力

し、布教・診療・英語教育などに従事。1879年、同志社に招かれ、神学の教授にあたった他、同志社病院顧問も務めた。1899年に帰国。

この年　〔団体〕**博愛社設立**　蘭方医佐藤尚中、日本橋に博愛社を設立。1873年、順天堂医院と改称。近代的私立病院の嚆矢とされる。

この年　〔教育〕**ヨンケル来日**　イギリス人麻酔医・軍医F.A.ヨンケル・フォン・ランゲックが来日した。京都府立療病院教師として医学教育と診療に従事し、入学生規則・療病院治療條則・療病院舎則などを制定。1876年3月に解雇され、帰国。

1873年
（明治6年）

1月　〔教育〕**ヴィダル来日**　フランス人医師ジャン・ポール・イシドル・ヴィダル、東京の迎義塾のフランス語教師として来日。1873年5月15日に新潟医学教場の医学教師となり、1874年5月に満期解任。同年7月から群馬県富岡町の大蔵省租税寮富岡製糸工場の診療所医師、1877年2月25日から1878年4月27日まで海軍省横浜造船所の診療所医師を務め、帰国。

2.15　〔治療〕**粟田口解剖場で屍体解剖**　京都舎密局所管の粟田口解剖場を京都府療病院に移管し、屍体解剖を実施。

2月　〔団体〕**順天堂医院設立**　佐倉順天堂、下谷練塀町九番地に移転し順天堂医院を設立。後の順天堂大学。

3.2　〔法令〕**「老死或ハ尋常病死禽獣ハ其皮ヲ剥取及骨肉ヲ培養ニ用フルヲ許ス」布告**　太政官布告「老死或ハ尋常病死禽獣ハ其皮ヲ剥取及骨肉ヲ培養ニ用フルヲ許ス」が布告され、病死獣畜の食用販売禁止、死獣畜の処理規程が定められた。

3.23　〔政策〕**文部省に医務局設置**　文部省医務課が医務局に昇格。3月24日、相良知安が初代局長に任ぜられた。

5.15　〔法令〕**「人家稠密ノ地ニ於テ牛豚類豢養禁止ノ件」**　太政官布告「人家稠密ノ地ニ於テ牛豚類豢養禁止ノ件」が布告され、牛豚類の飼育場所が制限された。

5.20　〔政策〕**薬剤取調之方法を上申**　文部省、薬剤取調之方法を正院に上申。内容は薬品検査機関の設置など。

6.15　〔法令〕**「医制」を研究**　太政官、文部省に「医制」の研究を命じる。

7.3　〔政策〕**温泉調査**　文部省、各府県に対し、管内の鉱泉について湧出の時代や年月日を調査するよう命じる。

7.3　〔団体〕**製薬学教場設置**　東京の第一大学区医学校に製薬学教場が附設され、製薬学教則が定められた。予科2年本科3年の全寮制で、9月に開校。日本最初の大学薬学教育機関で、東京大学薬学部の起源。

7.5　〔法令〕**「各寮に傭使する職工及び役夫の死傷賑恤規則」公布**　工部省、「各寮に傭

7.9	〔教育〕デーニツ来日	ドイツ人医師フリードリヒ・カール・ウィルヘルム・デーニツ、東校の解剖学組織学教師として来日。病理解剖学・生理学も担当した。1876年7月に警視庁専任、1879年8月に佐賀公立病院勤務となる。1880年2月に帰国するが同年11月に再来日し、1885年11月まで同病院で医学教育と診療に従事した。草創期のベンジャミン・カール・レオポルト・ミュルレルとテオドール・エデュアルト・ホフマンを除くと、最初の本格派御雇い医学教師とも言われる。
7.18	〔政策〕火葬を禁止	火葬の禁止が布告された。
7月	〔社会〕ラニング来日	アメリカ監督教会派遣のアメリカ人宣教医ヘンリー・ラニングが大阪に到着した。同地に診療所を設立し、1883年9月に聖バルナバ病院を設立。1915年に帰国した。
8月	〔団体〕軍医学校設立	陸軍省に軍医学校を設立。10月18日、「軍医学校規則並附録」を制定。
10.11	〔教育〕アンダーソン来日	イギリス人医師ウィリアム・アンダーソンが横浜に到着。海軍軍医寮で軍医教育にあたった他、海軍病院で診療にも従事。中央衛生会議議員やイギリス公使館医務嘱託なども歴任した。1880年1月に離日。
10.23	〔政策〕墓地新設を制限	墓地の新設ならびに拡張を制限する太政官布告が出された。
12.27	〔法令〕「医制」草案完成	「医制」の草案が完成し、文部省が太政官に医制施行方を上申した。
この年	〔出版〕『医事雑誌』創刊	坪井信長、『医事雑誌』を創刊。日本における医学雑誌の嚆矢とされる。

1874年
（明治7年）

1.1	〔社会〕テイラー来日	アメリカン・ボード派遣のアメリカ人宣教医ウォレス・テイラーが神戸に到着した。神戸や京都で布教と診療に従事した後、1882年から大阪の長春病院を拠点に医療活動を開始。日本滞在期間は38年に達した。
1.9	〔政策〕人口稠密地での家畜飼育を制限	市街地等人口稠密地での牛豚類の豢養を制限する太政官達が出された。
3.2	〔法令〕「医制」施行方について伺う	文部省医務局、「医制」施行方について太政官に伺う。
3.7	〔法令〕「医制」の3府先行施行を決議	左院、医制を東京・京都・大阪の3府で徐々に施行し、各地方では当分施行を見合わせることを決議。
3.12	〔法令〕「医制」の3府先行施行を許可	太政官、「医制」を東京府・京都府・大阪府

の3府で先行して施行することを許可。

3.27 〔団体〕司薬場設置　東京日本橋に司薬場が設置された。後の国立衛生試験場。8月、神田泉町に移転。11月12日、薬品巡回員を設置。

3月 〔社会〕フォールズ来日　スコットランド一致長老教会派遣のイギリス人宣教医ヘンリー・フォールズが来日した。東京築地で施療を行い、1875年に日本最初のミッション・ホスピタルである築地病院を設立。外科・眼科に長じた他、盲人救護組織訓盲社楽善会設立にも尽力した。1882年の帰国後に再来日し、1886年に帰国。

5.7 〔団体〕東京医学校と改称　第一大学区医学校が東京医学校と改称し、大学区から独立した。9月、長與專齋が校長に任ぜられた。

6.7 〔政策〕まじない・おはらいを取締　医療・服薬を妨害する禁厭（まじない）・祈祷（おはらい）の取締を命じる教部省達が出された。

6.24 〔団体〕牛痘種継所設立　文部省、東京馬喰町に牛痘種継所を設立し、各地の良苗を申請させた。

6.30 〔社会〕マクドナルド来日　カナダ人宣教医デビッドソン・マクドナルドがカナダメソジスト教会宣教医として横浜に到着した。静岡の私立英語学校賤機舎英語教師に招聘され、県立静岡病院設立と同時に同病院顧問となり診療にも従事。1878年3月27日の賤機舎との契約満了を機に帰国するが、1881年月に再来日。東京築地と麻布を拠点に伝道と診療にあたり、1904年に帰国した。

7月 〔病気〕天然痘流行　東京で天然痘が流行した。被害は長期化し、1874年12月1日から1875年3月22日までに3377人が死亡した。この間、1875年1月4日に東京府が「天然痘予防仮規則」を制定。

8.18 〔法令〕「医制」を達す　「医制」(76条)を東京府に達す。9月、京都府・大阪府に達す。一般衛生、医学教育、医術および薬舗開業試験などを規定したもので、近代的衛生行政制度の始まりとされる。

8.23 〔政策〕医務取締設置　文部省、医務取締（「医制」第7条）設置を東京府に布達。10月7日、京都府・大阪府に布達。

9.19 〔法令〕「毒薬劇薬取締方」布達　文部省、「毒薬劇薬取締方」を東京府に布達。10月、京都府・大阪府に布達。内容は医師・薬商以外の販売禁止、新薬・輸入薬に司薬場での毒性試験を課すことなど。

10.7 〔法令〕「種痘規則」布達　文部省、「種痘規則」を布達し、強制種痘制を導入した。

11.26 〔教育〕ローレツ来日　オーストリア人医師アルブレヒト・フォン・ローレツが横浜に到着した。オーストリア・ハンガリー公使館付医官として横浜外国人居留地で生活した後、1877年に愛知県雇いとなり、1880年に愛知県病院に我が国最初の精神病隔離室を設置。1880年5月に金沢医学校、同年9月に山形県公立病院・医学寮に赴任。1882年7月26日に山形を離れ、8月11日に横浜から離日。

11.26 〔社会〕アダムズ来日　アメリカン・ボード派遣のアメリカ人宣教医アーサー・H.アダムズが横浜に到着した。12月に大阪で診療を開始し、同地に医療協会を設立。1876年、松村診療所を設立。1878年10月に帰国。1879年11月23日、再来日のための太平洋航海途上で病死した。

11.27　〔団体〕長崎医学校廃校　長崎医学校が廃校となり、学生は東京医学校に転校となった。1876年6月20日、長崎病院内に私立の長崎医学場として復興。1878年1月8日、県立の長崎医学校に改組。

11月　〔教育〕ヘーデンが新潟病院に着任　オランダ人医師ウィルヘムス・フウベツス・ファン・デル・ヘーデン、新潟病院に着任。解剖学・生理学・病理学を担当し、1877年3月29日に辞任。その後神戸病院医学教師となり、1882年10月29日に契約満了により帰国。1883年12月2日に再来日し、1884年に東京大学医学部着任。1894年7月に離日。この間、1884年9月には中央衛生委員兼「日本薬局方」編纂委員に任命された。その後再来日して横浜に居住し、1900年に横浜万治病院に雇われ、1905年1月14日に離日。

12.8　〔法令〕「恤救規則」制定　太政官達「恤救規則」が制定された。救貧制度の始まりで、隣保共助の強調、無告の窮民に救済対象限定、中央集権的な届出主義などを規定する内容。

12.20　〔教育〕シュルツェ来日　ドイツ人軍医エミール・シュルツェが来日した。東京医学校教師として外科と眼科を担当し、1877年の東京大学への改組により同大学最初の外科担当外人教師となる。同年10月31日に契約を解除して帰国するが、1878年に再契約して再来日。1881年4月まで教師を務め、任期満了により帰国した。リスターの消毒法を日本に導入したことでも知られる。

12.25　〔法令〕「贋薬販売取締方」布達　太政官、「贋薬販売取締方」を東京府・京都府・大阪府に布達。不良医薬品販売の取締法について定めたもの。

12月　〔法令〕「医務条例」制定　京都府、「医務条例」を制定し、医師の開業試験について定めた。我が国最初の医師試験制度とされる。

この年　〔団体〕共立病院設立　三井組らの醵金により千葉本町に共立病院が設立された。千葉大学医学部の起源。

この年　〔社会〕パーム来日　イギリス人海外医療伝道師テオバルト・アドリアン・パーム、エジンバラ医療伝道会から派遣されて来日。1875年4月15日、新潟に着任。1883年9月30日に新潟を去り、10月18日頃に横浜を経由して帰国。この間、伝道・医療に従事する傍ら、日本人医師育成、大畑病院（通称パーム病院）建設、恙虫病の研究なども行った。

1875年
(明治8年)

1.23　〔法令〕「陸軍軍医条例」制定　「陸軍軍医条例」が制定された。

1.25　〔出版〕金原医籍店創業　金原寅作、金原医籍店を創業。丸善に次いで古い出版社で、医書の輸入出版を行った。その後、1908年3月18日に合名会社金原商店、1926年1月25日に株式会社金原商店、1944年7月27日に日本医書出版株式会社、1953年7

月8日に金原出版株式会社と改称。

2.10　〔制度〕医術開業試験施行について3府に達す　文部省、「医制」第37条に基づく医術開業試験の施行について東京府・京都府・大阪府に達す。理・化・解剖・生理・病理・薬剤・内外科の7科目の試験が実施されることになった。

2.15　〔団体〕京都司薬場設置　京都司薬場を設置する文部省布達が出された。オランダ人薬学者アントン・ヨハネス・コルネリス・ゲールツ（ヘールツ）が薬品試験監督に就任。

3.24　〔団体〕大阪司薬場設置　大阪司薬場を設置する文部省布達が出された。オランダ人薬剤師B.W.ドワルス（ドバルス）が薬品試験監督に就任。

3月　〔法令〕「薬舗試験規則」布達　京都府、文部省と協議し、「薬舗試験規則」を布達。

4.8　〔法令〕「悪病流行ノ節貧困ノ者処分概則」公布　太政官達「悪病流行ノ節貧困ノ者処分概則」が公布され、伝染病流行の際には地方技官（医員）を派遣し、貧民の治療を行うことが定められた。

4.9　〔法令〕「官役人夫死傷手当規則」制定　「官役人夫死傷手当規則」が制定された。

4.11　〔団体〕医学会社設立　松本良順・佐藤尚中・杉田玄端・長與専斎ら東京府下の医師50余名、西洋医学の学会である医学会社を設立。5月、『医学雑誌』（三宅秀編集）を創刊。

5.14　〔法令〕「医制」改正　文部省、「医制」を改正し、「医制」(55条)を東京府・京都府・大阪府に達す。改正点は医学教育と衛生行政の分離、公私病院の項の整備など。

5.23　〔政策〕火葬禁止を廃止　火葬禁止の布告を廃止する太政官布告が出された。6月24日「焼場取扱方」が公布された。

5月　〔教育〕東京医学校に別科を設置　医師速成のため、東京医学校に別科（通学生教場）が設置された。医学科3年・製薬学科2年で、日本語による医学教授が行われた。

6.28　〔政策〕衛生局移管　文部省衛生局が内務省に移管された。これに伴い衛生事務が内務省所管となり、医学教育と衛生行政が分離された。7月4日、内務省に衛生事務を所管する第7局が設置された。7月17日、第7局が衛生局と改称された。8月17日、衛生に関する事項は全て内務省に経由させることとされた。

7.3　〔法令〕「窮民恤救申請調査箇条」制定　「恤救規則」に基づく申請が殺到したため、内務省が「窮民恤救申請調査箇条」を制定。

7.12　〔法令〕「窮民一時救助規則」制定　「窮民一時救助規則」が制定された。

7.25　〔団体〕癲狂院設立　京都府、南禅寺の療病院管下に癲狂院を設立。我が国最初の公立精神病院で、初代院長真島利民・ドイツ人医師F.A.ヨンケル・フォン・ランゲックらが治療に携わった。

7.29　〔教育〕ホルトルマン来日　オランダ人開業医A.C.ホルトルマンが金沢に到着。P.J.A.スロイスの後任として金沢医学館教師に就任し、1879年5月に新潟病院医学所へ転任。同年8月に新潟を退去し、以後の消息は不明。

7月　〔制度〕薬舗開業試験実施　京都府、全国に先駆けて第1回薬舗開業試験を実施。

12.28 〔法令〕「薬舗開業試験施行ノ件」を達す　内務省、「薬舗開業試験施行ノ件」を東京府・大阪府に達し、「医制」に基づき開業試験を1876年1月1日より実施するよう命じる。

この年 〔社会〕ホイトニー来日　アメリカ人伝道医ウィリス・ノートン・ホイトニーが来日した。商学者である父の日本赴任によるもので、当時は20歳。東京大学医学部、次いで1880年に帰国してペンシルバニア大学医学部で医学を学び、1882年11月に再来日。1883年にアメリカ公使館付通訳官となり日本古医書の蒐集・研究に従事し、1885年発表の『Notes on the History of Medical Progress in Japan』は富士川游著『日本医学史』に先行する日本医学史の基本書として知られる。1886年、東京赤坂氷川町に赤坂病院を設立。特定の教派に属さず独立して伝道・診療にあたる傍ら、成医会の英文誌刊行を援助した。1911年に離日。

この年 〔社会〕小幡英之助が歯科医を開業　アメリカ人歯科医に学んだ小幡英之助、東京で歯科医を開業。西洋歯科医の嚆矢とされる。

1876年
（明治9年）

1.12 〔制度〕「医術開業試験法」を達す　内務省達「医術開業試験法」が各府県に達せられた。「医制」に基づくもので、1875年に東京府・京都府・大阪府に達せられたものと同一の内容。試験は西洋医学のみのため漢方医学のみを学んだものには著しく不利となり、洋医増加と漢方医減少が促進されることになった。

1.27 〔法令〕「売淫罰則」制定　東京警視庁、「売淫罰則」を制定。

2.5 〔法令〕「悪病流行医員派出ノ節施治患者等届出方」を達す　内務省、「悪病流行医員派出ノ節施治患者等届出方」を各府県に、死亡届書式（「医制」第24条と同趣旨）を各県に達す。

2.29 〔法令〕「疫牛処分仮条例」制定　内務省達「疫牛処分仮条例」が制定された。

3.7 〔法令〕「伝染牛疫予防法並斃死後処置」制定　内務省達「伝染牛疫予防法並斃死後処置」が制定された。

3.31 〔法令〕「官立公立私立病院の種別および公私立病院設立伺願書式」を達す　内務省、「官立公立私立病院の種別および公私立病院設立伺願書式」を達す。

4.5 〔法令〕「娼妓黴毒検査方法」を達す　内務省、「娼妓黴毒検査方法」を各府県に達し、全国的な娼妓検診を開始。

4.12 〔法令〕「種痘医規則」制定　内務省布達「種痘医規則」が制定された。「種痘規則」を改正したもの。

4月 〔団体〕済生学舎が開校　済生学舎が東京小石川春日町に開校した。長谷川泰が設立した私立医学校で、西洋医学を速成教授。

5.8	〔法令〕「製薬免許手続」を達す	内務省、「製薬免許手続」を達す。国内製薬業保護のため、製薬業者に製薬免許鑑札を交付し、新薬試験により良品を免許、不良品を指導することが定められた。
5.8	〔出版〕『内務省衛生局雑誌』創刊	『内務省衛生局雑誌』が創刊された。我が国最初の衛生行政雑誌。
5.18	〔法令〕「天然痘予防規則」制定	内務省布達「天然痘予防規則」が制定され、強制種痘が初めて導入された。
6.7	〔社会〕ベルツ来日	ドイツ人医師エルヴィン・フォン・ベルツが横浜に到着した。7月に東京医学校に着任して内科学・生理学・産科学などを講義し、1884年に一時帰国。1885年に再来日し、1902年まで医科大学教師を務めた。その後は宮内省御用掛を務め、1905年に帰国した。1882年3月に刊行した『内科病論』3巻は日本での経験に基づいて書かれたもので、当時出版されていた他の翻訳書とは一線を画しており、日本最初の内科書とも言われる。
7月	〔教育〕東京医学校第1回卒業生	東京医学校、最初の卒業生を出す。岡玄郷・宇野朗・三浦省軒ら25人。
8.12	〔団体〕京都司薬場廃止	京都司薬場が廃止された。大阪司薬場と近距離に設置されていたためで、同時に横浜・長崎の2港に司薬場を設置することが布達された。後に、オランダ人薬学者アントン・ヨハネス・コルネリス・ゲールツ（ヘールツ）が横浜司薬場試薬監督に、オランダ人薬学者ヨハン・フレデリック・エイクマンが長崎司薬場試薬監督に任ぜられた。
9.14	〔団体〕産婆教授所設置	東京府、東京府病院内に産婆教授所を設置し、免許試験について布達。1877年4月27日、開講日が5月15日であること、営業中の産婆にも傍聴を許すことが発表された。近代助産婦教育の嚆矢とされる。
11.27	〔団体〕東京医学校移転	東京医学校、下谷和泉橋の旧藤堂屋敷から本郷加賀屋敷跡の新築校舎に移転。
11月	〔団体〕プラッハが東京司薬場に着任	オランダ人薬学者P.C.プラッハ、東京司薬場教師に着任。1878年6月、任期途中で辞任し帰国。

1877年
(明治10年)

1.20	〔法令〕「売薬規則」布告	「売薬規則」が布告された。家方を以て調剤し販売するものを売薬と定義し、売薬業者・請売者に免許・鑑札を付与する内容で、免許期間は5年間。
1.20	〔教育〕ティーゲル来日	スイス人医師ヨハン・エルンスト・ティーゲル、東京医学校の生理学教師として来日。1879年からは病理学総論も講義。また、1878年9月から11月にかけて海陸軍警視衛生局東京府など衛生関係者に衛生学を臨時講義して

		おり、これが日本近代衛生学講義の嚆矢とされる。1883年1月26日、離日。
2.10	〔法令〕	「寄セ席取締規則」公布　警視庁令「寄セ席取締規則」が公布された。
2.13	〔法令〕	「旅人宿規則」公布　警視庁令「旅人宿規則」が公布された。
2.19	〔法令〕	「毒薬劇薬取扱規則」布達　太政官布告「毒薬劇薬取扱規則」が布達され、毒薬19種・劇薬46種が定められた。
4.12	〔団体〕	東京大学医学部設立　東京医学校・東京開成学校を合併して東京大学を設立し、法・理・医・文の4学部を設置。これに伴い、東京医学校を東京大学医学部に改称。東京医学校長池田謙斎が初代医学部綜理、東京医学校長心得長與専斎が初代医学部綜理心得に任ぜられた。
5.1	〔団体〕	博愛社設立　佐野常民・大給恒ら、西南戦争の傷病兵士治療を目的に、博愛社を設立。5月3日、認可。後の日本赤十字社。
6.7	〔制度〕	区医制度採用　東京府、区医制度を採用し、「区医職務心得施療券及牛痘施種券発行規則」を制定。
8.16	〔法令〕	「医術ヲ以ツテ奉職スル者ハ試験ヲ須ヒス免状交付」制定　内務省達「医術ヲ以ツテ奉職スル者ハ試験ヲ須ヒス免状交付」が制定され、一定の履歴を有する者には試験無しで医術開業免状を授与することとされた。
8.27	〔法令〕	「虎列刺病予防法心得」制定　内務省達「虎列刺病予防法心得」が制定された。コレラに関する初の統一予防法。
8月	〔病気〕	コレラ流行　コレラが全国で大流行し、特に長崎・熊本・鹿児島・兵庫・大阪・神奈川などで猖獗を極めた。7月に清国厦門でコレラが流行し、内務省が直ちに神奈川県・兵庫県・長崎県に入港船舶の検査を命じ、予防法を各地に告示するなど流行予防に努めたが、長崎・横浜から全国に蔓延。1877年中に1万3816人が罹患し、8027人が死亡した。
10.19	〔団体〕	長崎司薬場が開場　長崎司薬場が開場。内務省衛生局の招聘により来日したオランダ人薬学者ヨハン・フレデリック・エイクマンが試薬監督に任ぜられた。エイクマンは1878年6月に東京司薬場に転任。同司薬場最後の外国人教師として1881年5月まで務め、同年12月1日に東京大学医学部製薬学科に転任した。
10月	〔教育〕	ショイベ来日　ドイツ人医師H.B.ショイベが来日した。京都府立療病院教師として内科・眼科・婦人科の教育と診療に従事した他、脚気や寄生虫病の研究でも功績を残した。1882年12月1日に解雇され、離日。
12.8	〔病気〕	脚気病の実態調査　内務省、各府県に脚気病の実態調査報告を命じる。
12月	〔出版〕	『衛生局年報』創刊　『衛生局年報』(内務省衛生局編纂)が創刊された。1875年7月以来の死亡・疾病・伝染病などの統計を掲載。
この年	〔政策〕	トルコから阿片輸入　日本政府がトルコから医療用の阿片1万8000円分を購入した。
この年	〔教育〕	フォック来日　オランダ人医師コルネリス・ヘンドリクス・マティウス・フォックが来日。新潟病院教師として眼科・産婦人科・局処解剖学などを講義。1879年6月、長崎病院医学校教師に就任。1883年2月4日、長崎で没。

この年　〔治療〕**手術用腱線発明**　石黒忠悳、手術用腱線を発明。
この年　〔治療〕**人血糸状虫発見**　佐藤進、大阪陸軍臨時病院において人血糸状虫を発見。次いで、ドイツ人医師エルヴィン・フォン・ベルツが東京大学医学部でこれを発見。

1878年
（明治11年）

2.5　〔法令〕**「興業場取締規則」公布**　警視庁、「興業場取締規則」を公布し、興業場の清潔、観客の賭博行為の取締りなどを定めた。

4.18　〔法令〕**「アニリン其他鉱属製ノ絵具染料ヲ以テ飲食物ニ着色スルモノノ取締方」を達す**　内務省達「アニリン其他鉱属製ノ絵具染料ヲ以テ飲食物ニ着色スルモノノ取締方」が出され、有毒物質による飲食物着色を各府県が取り締まることとされた。食品衛生に関する最初の全国取締。

5.24　〔団体〕**京都盲唖院設立**　京都府、京都盲唖院を設立。我が国最初の盲唖学校。1879年、京都府立盲唖院と改称し、古河太四郎が院長に就任。1889年、京都市立盲唖院と改称。

5.28　〔制度〕**地方庁に衛生担当吏員設置**　地方庁に衛生担当吏員が設置された。

5月　〔法令〕**「飲料水注意法」を達す**　内務省、「飲料水注意法」を全国に達す。井戸水の汚染防止について注意を喚起したもの。

6.29　〔政策〕**医師薬舗の兼業を禁止**　東京府、医師が薬舗を兼ねること、薬舗が医師を兼ねることを禁止。1886年に廃止。

7.10　〔政策〕**産婆の器械使用を禁止**　産婆が器械を使用することが禁止された。

7.10　〔団体〕**脚気病院設立**　内務省、東京府に委託して脚気病院を神田神保町英語学校跡に設立。12月、本郷弥生町に移転。洋医部門を佐々木東洋・小林恒、漢方医部門を遠田澄庵・今村了庵が担当。明治維新以後、白米常食により都市・軍隊で脚気病が激増し、死亡率も10％を超えていたための措置。世間からは洋医と漢方医の治療成績を競わせる施設とみなされ、脚気相撲と称された。

8.9　〔法令〕**「薬用阿片売買並製造規則」布告**　太政官布告「薬用阿片売買並製造規則」が発せられ、アヘンの輸入・分配を内務省衛生局の所管とすること、薬用アヘン売捌特許薬舗制度を創設することなどを定めた。これに伴い、「生鴉片取扱規則」が廃止された。

9.19　〔法令〕**「売薬規則」改正**　「売薬規則」が改正され、売薬許可は地方庁が行うこととされた。

9.20　〔政策〕**製氷検査布達**　内務省、製氷営業人に氷の製造および販売の際に管轄庁の検査を受けさせることを布達。1877年のコレラ流行の原因の一つとして、氷による媒介が考えられたため。

9月	〔出版〕『脚気論』刊行	陸軍軍医監林紀著『脚気論』が刊行された。この年、樫村清徳著『脚気論』、石黒忠悳著『脚気論』、今村了庵著『脚気新論』も刊行された。
10月	〔社会〕ヘール来日	カンバーランド長老教会派遣のアメリカ人宣教医アレクサンダー・D.ヘールが大阪に到着した。1884年に同地にウィルミナ女学校（後の大阪女学院）を設立。1886年に一時帰国するが1888年に再来日。和歌山・三重でも巡回伝道・診療を行い、1893年に長崎に移り診療所を設立。晩年には大阪の外島保養院のハンセン病患者に伝道し、1923年に日本で死去。
11.17	〔法令〕「売薬検査心得書」制定	内務省、「売薬検査心得書」を制定し、有効無害の薬には免許を発行し、無効無害の薬は当分発売を許すこととした。
12.20	〔法令〕「医業取締規則」制定	東京府、「医業取締規則」を制定し、医業取締を任命。産婆の取締り、医者の義務などを定めた内容。
この年	〔団体〕ローレンソンが梅毒病医院長に	イギリス海軍軍医リチャード・C.P.ローレンソンがジョージ・B.ヒルの後任として横浜・兵庫・長崎の3梅毒病院長に就任した。1881年5月27日に帰国。
この年	〔病気〕ジフテリア流行	ジフテリアが流行し、3月26日に内務省が「実布垤利亜予防法心得」を制定した。
この年	〔治療〕肺ジストマ発見	ドイツ人医師エルヴィン・フォン・ベルツ、日本で初めて喀血患者の喀血中から肺ジストマの虫卵を発見。これを寄生虫喀血と命名。

1879年
(明治12年)

1.28	〔法令〕「市街掃除規則」・「厠囲構造並屎尿汲取規則」制定	警視庁、「市街掃除規則」および「厠囲構造並屎尿汲取規則」を制定。
2.1	〔法令〕「各庁技術工芸者就業上死傷手当内規」公布	太政官、「各庁技術工芸者就業上死傷手当内規」を公布。官営工場労働者に対する最初の業務上死傷扶助規則。
2.24	〔法令〕「医師試験規則」制定	内務省達「医師試験規則」が制定され、医師開業試験が全国的に統一された。試験期を春夏秋冬とし試験場を各府県下に設置するとともに、官立または欧米大学医学部卒業者には無試験で開業許可を与えることが定められた。
3.11	〔団体〕温知社設立	浅田宗伯・岡田昌春・河内全節・清川玄道・山田業広・森立之ら、温知社を設立。漢方医団体で、『温知医談』を発行。1889年1月20日、解散。
3.14	〔病気〕コレラ流行	松山でコレラが発生した。その後、全国的に大流行し、1879年中に16万2637人が罹患、10万5786人が死亡した。この間、明治政府は「虎列刺病予防仮規則」などの関連法令を制定、中央衛生会・地方衛生会を設置するなど対策に努め、各府県に臨時費で避病院が設立された。一方、愛知・石川・埼玉・新潟・群馬など各地で消毒・避病院設立・患者隔離に対する反対運動が頻発して暴動化、

コレラ一揆と称された。

4月 〔出版〕**南江堂創業** 小立鉦四郎、南江堂を創業。事業内容は医書の販売で、後に医書など専門書・専門誌の出版、洋書・洋雑誌の輸入を開始。1934年2月1日、株式会社に改組。1947年11月1日、株式会社南江堂と改称。

6.27 〔法令〕**「虎列刺病予防仮規則」制定** 太政官布告「虎列刺病予防仮規則」が制定された。

7.14 〔法令〕**「海港虎列刺病伝染予防規則」制定** 太政官布告「海港虎列刺病伝染予防規則」が制定された。

7.21 〔法令〕**「検疫停船規則」布告** 太政官、「検疫停船規則」を布告。中央衛生会の審議を経て、「海港虎列刺病伝染予防規則」を改正したもの。

7.22 〔団体〕**中央衛生会設置** 内務省に医事諮議機関として中央衛生会が設置された。コレラ流行対策を協議するため、臨時に内外の医師を招集したもの。

7.25 〔団体〕**癲狂室設置** 東京府、上野公園の養育院内に癲狂室を設置。精神病患者の収容施設で、費用は国庫補助された。10月10日、養育院の移転に伴い、東京府癲狂院に改組。1889年、東京府巣鴨病院と改称。後の東京都立松沢病院。

8.15 〔団体〕**本所病院設立** 東京府、本所に常設の虎列刺避病院である本所病院を設立。我が国最初の伝染病専門病院。続いて8月27日に大久保病院、9月9日に駒込病院など、避病院を相次いで設立。また、各府県でも臨時費で避病院が設立された。

8.25 〔法令〕**「虎列刺病予防仮規則」制定** 太政官布告「虎列刺病予防仮規則」が制定された。6月27日制定の「虎列刺病予防仮規則」を全面改正したもの。

10.3 〔法令〕**「湯屋取締規則」制定** 警視庁、「湯屋取締規則」を制定。

12.27 〔法令〕**「中央衛生会職制及事務章程」・「地方衛生会規則」を達す** 太政官、「中央衛生会職制及事務章程」および「地方衛生会規則」を達し、中央衛生会を恒久的機関とするとともに、各府県に地方衛生会を設置して地方官の補助機関とすることを定めた。森有礼、次いで佐野常民が中央衛生会会長に任ぜられた。

12.27 〔法令〕**「府県衛生課事務条項」・「町村衛生事務条項」を達す** 内務省、「府県衛生課事務条項」および「町村衛生事務条項」を達し、府県に衛生課、町村に衛生委員を設置することを定めた。

1880年
(明治13年)

1.5 〔団体〕**東京訓盲院が業務開始** 楽善会経営の東京訓盲院、業務を開始。2月13日、2名の入学を許可。1884年、訓盲唖院と改称。1885年、文部省直轄となる。1887年、東京盲唖学校と改称。

1.17 〔法令〕**「薬品取扱規則」布告** 太政官布告「薬品取扱規則」が発せられた。「贋薬

	販売取締方」と「毒薬劇薬取締規則」を統合したもので、注意薬・毒薬・劇薬の3種を定めた。2月15日、施行。
1月	〔出版〕『中外医事新報』創刊　中外医事新報社の原田貞吉、『中外医事新報』を創刊。同年、『福岡医事新誌』『弘医月報』も創刊された。
2月	〔教育〕ディッセ来日　ドイツ人医師J.H.V.ディッセ、東京大学医学部の解剖学教師として来日。1887年5月28日、離日。最後の本格派御雇い医学教師とも言われる。
7.9	〔法令〕「伝染病予防規則」制定　太政官布告「伝染病予防規則」が制定された。コレラ・腸チフス・赤痢・ジフテリア・発疹チフス・天然痘の6種を法定伝染病に指定し、その予防法について規定したもの。我が国最初の統一的かつ恒常的な伝染病予防対策。
7月	〔政策〕衛生事務年報、衛生統計の報告を命ず　内務省、各府県に対して衛生事務年報、衛生統計の報告を命じた。
8.12	〔政策〕外国人医者の死亡診断書が有効に　東京府知事松田道之が郡区役所・戸長役場に対し、外国人医者による死亡診断書を日本人医者の手による物と同等に扱うべきことを通達した。
9.10	〔法令〕「伝染病予防心得書」を達す　内務省、「伝染病予防心得書」を達す。「伝染病予防規則」制定に伴う措置で、急性伝染病対策を清潔法・摂生法・隔離法・消毒法の4種に整理し、それぞれの方法を記したもの。
9.15	〔法令〕「種痘医規則」改正　「種痘医規則」が改正された。
11.5	〔法令〕「日本薬局方」制定を委任　内務省、中央衛生会に「日本薬局方」制定を委任。10月に内務省衛生局長長與専斎が制定を建議したことを受けての措置。細川潤次郎（1884年4月まで）・土方久元（1885年7月まで）・芳川顕正（1885年7月から）の3代の編集総裁の下、松本良順・林紀・戸塚文海・池田謙斎・長與専斎・高木兼寛・柴田承桂・永松東海・アントン・ヨハネス・コルネリス・ゲールツ（ヘールツ）・ヨハン・フレデリック・エイクマン・アレクサンドル・ランガルトらが編集委員を務め、1886年に「日本薬局法」が制定された。
11.10	〔政策〕避病院存廃を調査　内務省、各地の避病院の存廃について調査。
12.14	〔法令〕「伝染病予防規則」改正　「伝染病予防規則」が改正され、腸チフス・赤痢・ジフテリア・天然痘に対し、流行時に限らず常時適用されることになった。
この年	〔団体〕精神病隔離室設置　ドイツ人アルブレヒト・フォン・ローレツ、各国の建築法を参酌し、愛知県病院に我が国最初の精神病隔離室を設置。

1881年
（明治14年）

3.17	〔法令〕「衛生委員通信手続」制定　「衛生委員通信手続」が制定され、各府県に達

4.19	〔法令〕「流行病アル節貧民救療費支弁方」を達す	太政官、「流行病アル節貧民救療費支弁方」を達し、「悪疫流行ノ節貧困ノ者処分概則」を廃止。貧困伝染病患者を地方税衛生費で救療することを定めたもので、負担が地方財政に転嫁された。
5.1	〔団体〕成医会講習所設立	海軍軍医高木兼寛ら、成医会講習所を設立。イギリス医学による夜間医学校で、後の東京慈恵会医科大学。
6.5	〔教育〕スクリバ来日	ドイツ人外科医ユリウス・スクリバが来日した。東京大学医学部で外科を教授。1901年9月の退職まで在任期間は20年に達し、日本外科学界の恩人といわれる。その後、聖路加病院外科主任となり、1905年1月3日に日本で死去。
7.8	〔団体〕明治生命保険会社設立	医師阿東玄得ら、明治生命保険会社を設立。資本金10万円。日本最初の生命保険会社で、我が国における保険医学の端緒となった。
7.22	〔団体〕長崎司薬場廃止	長崎司薬場が廃止された。
9.19	〔法令〕「監獄則」制定	太政官達「監獄則」が制定された。
12月	〔団体〕日本薬学会設立	日本薬学会が設立された。初代会頭は長井長義。1881年2月、東京薬学会に改称。12月、『薬学雑誌』を創刊。1892年1月、日本薬学会に改称。1948年、日本薬剤師会と合併し、日本薬剤師協会に改称。1962年、日本薬剤師会と分離し、日本薬学会に改称。

1882年
(明治15年)

2.15	〔法令〕「劇場取締規則」制定	警視庁、「劇場取締規則」を制定。
2.17	〔法令〕「医学校卒業生試験ヲ要セス医術開業免状下附」を達す	太政官、「医学校卒業生試験ヲ要セス医術開業免状下附」を達す。
2.28	〔法令〕「医師試験規則中修業履歴書ハ三年以上修業ノ実跡ヲ明記スルモノニ非レハ試験セス」を達す	内務省、「医師試験規則中修業履歴書ハ三年以上修業ノ実跡ヲ明記スルモノニ非レハ試験セス」を達す。
3.2	〔制度〕開業医子弟に無試験開業許可	内務省、開業医の子弟で助手であった者のうち、1882年6月に満25歳以上の者に限り、無試験で開業を許可。8月限りで廃止。
5.27	〔法令〕「医学校通則」制定	文部省達「医学校通則」が制定され、医学校を甲種(中卒、修業年限4年以上)と乙種(中卒、修業年限3年)の2種とした。
5.29	〔病気〕コレラ流行	東京神田でコレラが発生した。その後、関東・東北を中心に大流行し、1882年中に全国で3万3784人が死亡した。
6.15	〔教育〕東京大学医学部予科、予備門に合併	東京大学医学部予科を予備門に合併。従来の予備門を本黌、医学部予科を分黌とする。

6.23	〔法令〕「虎列刺病流行地方ヨリ来ル船舶検査規則」布告	太政官、「虎列刺病流行地方ヨリ来ル船舶検査規則」を布告。主に横浜港から他の国内港に入る船の検疫に適用された。
6月	〔団体〕脚気病院廃止	脚気病院が廃止され、東京大学医学部第一医院に脚気病室が設置された。
7.10	〔政策〕まじない・おはらいを禁止	医療服薬を行わず禁厭（まじない）・祈祷（おはらい）のみを治病の術とすることを禁じる内務省達が発せられた。
7.17	〔政策〕東京検疫局設置	コレラ対策として臨時に東京検疫局が設置され、各町村に隣保組織の衛生組合が結成された。
7.18	〔法令〕「薬学校通則」制定	文部省達「薬学校通則」が制定され、薬学校を甲種・乙種の2種とした。
8.11	〔法令〕「医師医業ニ関スル犯罪及不正ノ行為処分ニ関スル件」布告	太政官、「医師医業ニ関スル犯罪及不正ノ行為処分ニ関スル件」を布告。医師の職務に関する犯罪および不正行為があった場合、医業の停止または禁止に処するというもの。
9.30	〔法令〕「行旅死亡人取扱規則」制定	太政官布告「行旅死亡人取扱規則」が発せられ、「行旅人規則」が廃止された。11月17日、同規則の様式が定められた。
10.27	〔法令〕「売薬印紙税規則」制定	太政官布告「売薬印紙税規則」が制定された。1883年1月1日、施行。売薬に10％の印紙税を課し、間接的に売薬を抑制するもの。1882年10月30日、福沢諭吉が『時事新報』で売薬印紙税を論じ、売薬は無効につき課税も当然と主張。売薬業者より提訴されたが、1885年12月に上告審で福沢勝訴が確定した。
この年	〔病気〕肺病調査	東京・京都・神奈川の一部で肺病調査を実施した。

1883年
（明治16年）

1月	〔政策〕保健課・医事課を設置	内務省衛生局に保健課と医事課が設置された。
2.16	〔治療〕ハンセン病治療に来日	ハワイの貴族ギルベルトが後藤昌文によるハンセン病治療を受けるため来日、この日芝新堀町の起廃病院に入院した。同じ頃、イギリスの豪商ハフキルヘルド夫妻も同院に入院、5・6カ月で全快した。
2.18	〔団体〕大日本私立衛生会設立	大日本私立衛生会が設立された。会頭は佐野常民、副会頭は長與専斎、機関紙は『大日本私立衛生会雑誌』(1923年に『公衆衛生』と改題）。1931年12月26日、日本衛生会に改組。1951年1月30日、日本保健協会・日本公衆衛生学会と合併し、日本公衆衛生協会に改組。1971年10月、日本公衆衛生学会が分離独立した。
3.31	〔法令〕「府県連合衛生会規則」制定	内務省、「府県連合衛生会規則」を制定。

4.23	〔政策〕肺・肝の寄生虫病の報告を依頼	中央衛生会、各府県に対し肺・肝に寄生虫ある疾病の報告を依頼。ドイツ人医師エルヴィン・フォン・ベルツの意見に基づく措置。
5.5	〔団体〕衛生局試験所と改称	東京司薬場・大阪司薬場・横浜司薬場をそれぞれ内務省衛生局東京試験所・大阪試験所・横浜試験所と改称。
7.23	〔法令〕「鉱泉取調条項」制定	「鉱泉取調条項」が制定された。
9月	〔治療〕十二指腸虫・肝臓ジストマ発見	岡山県児島郡・都宇郡・安那郡などの風土病(肝臓地方病)が問題化。中浜東一郎・飯島魁ら、肝臓ジストマを発見。同月、ドイツ人医師エルヴィン・フォン・ベルツが東京で十二指腸虫を発見した。
10.23	〔法令〕「医術開業試験規則」・「医師免許規則」制定	太政官布達「医術開業試験規則」、太政官布告「医師免許規則」が制定された。1884年1月1日に施行され、開業医の医籍登録制度が発足。
10.29	〔制度〕第1回医術開業試験告示	第1回医術開業試験挙行の地方およびその期日が告示された。1884年以後、東京・大阪・長崎で春・秋の2回試験を実施。
11月	〔治療〕検温器を製作	山口県三田尻の薬局店主柏木幸助、日本で初めて検温器(水銀体温計)を製作。
12.10	〔制度〕医術開業試験の受験人心得を告示	医術開業試験の受験人心得が告示された。

1884年
(明治17年)

1.21	〔制度〕医籍編制を開始	内務省、従来地方庁で下附した医術開業許可証所持者に対し、さらに内務省が免状を下附することを達し、医籍編成を開始。
6月	〔制度〕仮免状下附の条件に関し通知	仮免状下附の条件に関して通知される。山間孤島など医師に恵まれず本免許医師の供給の見込みのない地域では、試験を経ずに府知事・県令の具状により履歴のみで仮免状を与える限地開業を認可。
7.2	〔社会〕鉱泉を発見	静岡県で初めて鉱泉が発見され、使用事務手続が定められた。
9月	〔制度〕女性の医術開業試験合格第1号	荻野吟子、医術開業受験の前期試験に合格。この年、初めて女性の医術開業試験受験が認められ、3人が前期試験を受験したが、合格は荻野1人。1885年3月、後期試験にも合格し、日本初の公許登録女性医師となる。5月、本郷湯島に産婦人科荻野医院を開業。
10.4	〔法令〕「墓地及埋葬取締規則」・「墓地及埋葬取締規則違背者ハ違警罪ヲ以テ処分」公布	「墓地及埋葬取締規則」および「墓地及埋葬取締規則違背者ハ違警罪ヲ以テ処分」が公布された。11月18日、「墓地及埋葬取締規則施行方法細目標準」が公布された。これらが長く墓地行政の基本となった。

10.17 〔教育〕看護法を講義　有志共立東京病院、アメリカ人看護婦リード女史を招聘し、週2日の看護法講義を開始。1886年、看護婦教育所を設置。近代看護教育の嚆矢とされる。有志共立東京病院はこの年に高木兼寛・戸塚文海らが設立したもので、貧病者の施療なども行った。

12月　〔教育〕初の女子医科大生　桜井女学校の英語教師であった岡見京子が絵画教師の夫とともに渡米した。アメリカではフィラデルフィアのペンシルバニア女子医科大学で医学を学び、日本初の女子医科大生となった。M・Dの学位を得て1889年に夫と共に帰国。その後は医院開業、看護婦養成などに尽力した。

この年　〔社会〕下水道を敷設　東京神田に下水道が敷設された。我が国の下水道の嚆矢とされる。

1885年
（明治18年）

2月　〔病気〕麻疹流行　この月から3月にかけて、麻疹が全国的に流行し、東京では芝居の子役が不足した。

3.23　〔法令〕「入歯歯抜口中療治接骨営業者取締方」を達す　内務省、「入歯歯抜口中療治接骨営業者取締方」を達す。

3.25　〔法令〕「鍼術灸術営業差許方」を達す　「鍼術灸術営業差許方」が達せられた。

3月　〔制度〕女性公許登録医師が誕生　荻野吟子、医術開業受験の後期試験に合格し、日本初の公許登録女性医師となる。5月、本郷湯島に産婦人科荻野医院を開業。

3月　〔法令〕「日本薬局方」草案が完成　「日本薬局方」の草案が完成した。

9.10　〔法令〕「鍼灸術営業取締規則」布達　東京府、「鍼灸術営業取締規則」を布達。

11.9　〔法令〕「種痘規則」制定　太政官布告「種痘規則」が制定された。1886年1月1日、施行。これに伴い「種痘医規則」および「天然痘予防規則」が廃止され、法制が一元化された。

12.20　〔団体〕東京医学会設立　岡田和一郎・北川乙治郎・多田貞一郎ら、東京医学会を設立。座長は石黒忠悳。

この年　〔団体〕乙酉会設立　石黒忠悳・長與専斎・佐々木東洋・池田謙斎ら日本医学界の元老、東京で乙酉会を設立し、「医制」について論議。

この年　〔教育〕初の看護婦学校設立　イギリスに留学し医学を学んだ高木兼寛が海軍軍医総監・軍医本部長となり、同年に有志共立東京病院内に日本初の看護婦学校を設立した。

この年　〔病気〕伝染病流行　多くの伝染病が流行した。赤痢患者は4万7183人で1万0627人が死亡、コレラ患者は1万3772人で9310人が死亡、腸チフス患者は2万7934人で6483人が死亡。

この年　〔社会〕スカッダー来日　アメリカン・ボード派遣のアメリカ人宣教医D.スカッダーが来日し、新潟の大畑病院（通称パーム病院）に着任した。新潟県立新潟医学校をはじめとする医学・医療機関が設立されるなど同地の医療レベルが向上していたことから、間もなく同病院を廃止し、跡地に宣教師館を設立。新潟第一基督教会（後の新潟教会）・新潟女学校・北越学館設立などに尽力し、1889年に帰国した。

1886年
（明治19年）

2.25　〔法令〕「薬種商営業規則」布達　東京府、「薬種商営業規則」を布達。

2.27　〔法令〕「各省官制」公布　勅令「各省官制」が公布され、通則および各省の官制が定められた。内務省には7局が設置され、衛生局には衛生課と医務課の2課が置かれた。1893年11月、衛生課を保健課と改称。

2月　〔教育〕看護婦教育所設置　有志共立東京病院、看護婦教育所を設置。4月には京都看病婦学校が設立されて6月に授業を開始し、11月には桜井女学校付属看護婦養成所が設立された。

3.2　〔団体〕帝国大学医科大学と改称　勅令「帝国大学令」が公布され、東京大学医学部を帝国大学医科大学と改称。医科大学長は三宅秀、教頭は大沢謙二。また、大学院が設置され、医科大学卒業生のうち7名が大学院学生となる。3月23日、帝国大学が大学院規程を定めた。大学院に関する最初の細則。

3.19　〔法令〕「売薬検査心得」制定　「売薬検査心得」が制定された。

4.23　〔教育〕帝国大学医科大学の修学年限が4ヶ年に　帝国大学文科大学の修学年限が定められ、帝国大学医科大学は4ヶ年とされた。また、学課課程が15科目に改められた。

4月　〔病気〕コレラ・天然痘・腸チフス流行　前年よりのコレラが再び蔓延し、各港に船舶検査所が設置された。夏から秋にかけて大阪・広島・愛媛・新潟・神奈川・東京・秋田・青森など全国的に大流行し、1886年中の患者数15万5923人、死者10万8405人に達した。また、この年は天然痘で1万8678人、腸チフスで1万3807人が死亡した。

6.5　〔法令〕「ジュネーブ条約」に加入　「ジュネーブ条約」（「国際赤十字条約」）に加入署名。11月16日、公布。

6.25　〔法令〕「日本薬局方」制定　内務省令「日本薬局方」が制定された。1887年7月1日、施行。基本的薬剤468種の標準判定法を記したもので、これにより医薬品使用の基礎が確立された。

7.20　〔法令〕「地方官官制」公布　勅令「地方官官制」が公布された。府県の事務を分掌させるために第一部と第二部が設置され、第二部に衛生課が置かれた。また、郡区の警察署で衛生事務を管掌することとした。

9.1　〔法令〕「虎列刺病流行ノ地ヨリ古着襤褸ヲ他ノ健康地方ニ輸送スルヲ禁スルノ件」

	布達　内務省、「虎列剌病流行ノ地ヨリ古着艦褸ヲ他ノ健康地方ニ輸送スルヲ禁スルノ件」を布達。
10.30	〔団体〕博愛社病院設立　博愛社、博愛社病院を東京麹町区飯田町に設立。1887年5月、日本赤十字社病院と改称。1941年1月、日本赤十字社中央病院と改称。1972年11月、日本赤十字社医療センターに改組。
11.6	〔法令〕「中央衛生会官制」公布　勅令「中央衛生会官制」が公布され、「中央衛生会職制」が廃止された。
11月	〔教育〕桜井女学校看護婦養成所設立　アメリカ人宣教師ツルー女史、桜井女学校に付属看護婦養成所を設立。
12.3	〔法令〕市街の清掃に関し訓令　内務省、市街地等における下水流通、厠圊改造、塵芥掃除の急施について訓令を発した。
12.3	〔教育〕精神病学教室設置　帝国大学医科大学、精神病学教室を設置。初代教授は榊俶。日本人による初めての精神医学講義とされる。
この年	〔団体〕東京医会設立　東京府知事の勧告により、東京在住の洋方医が東京医会を設立した。発起人は池田謙斎・長與専斎・石黒忠悳・戸塚文海・高木兼寛ら、会長は松本良順、副会長は長谷川泰。

1887年
(明治20年)

1.20	〔団体〕温知社が解散　漢方医団体の温知社が解散した。
3月	〔団体〕国政医学会設立　長谷川泰ら医家法律家が結集し、国政医学会を設立した。同年、『国政医学会雑誌』を創刊。
5.20	〔団体〕日本赤十字社と改称　博愛社が日本赤十字社と改称。前年に日本が「ジュネーブ条約」に加入したことに伴う措置。9月20日、国際赤十字に加入。
5.21	〔法令〕「学位令」公布　勅令「学位令」が公布された。学位を博士・大博士の2種とし、文部大臣を学位授与権者とする内容。ただし、大博士は実施されず。
6.1	〔法令〕「衛生試験所官制」公布　勅令「衛生試験所官制」が公布された。内務省衛生局東京試験所・大阪試験所・横浜試験所を内務大臣直轄の独立機関とし、東京衛生試験所・大阪衛生試験所・横浜衛生試験所と改称。
6.30	〔政策〕上下水道敷設促進を建議　中央衛生会、上下水道敷設推進を建議。コレラ予防のため、上水道布設を優先する内容。10月17日、横浜水道が通水。相模川から43キロを要して取水するもので、給水人口は10万人。鉄管を使用しており、近代的水道の嚆矢とされる。
7.23	〔教育〕看護婦留学の第1号　那須セイ・拝志よしねの二人が、初の看護婦留学として、東京慈恵医院看護婦生徒の身分でイギリスに渡った。イギリスではナイチン

ゲールが設立したイギリスのセント・トーマス病院看護婦学校に学んだ。

8.19 〔団体〕**高等中学校に医学部を設置** 文部省、各高等中学校に医学部を設置することとし、第二高等中学校医学部を仙台に、第三高等中学校医学部を岡山に、第四高等中学校医学部を金沢に設置。8月27日、第五高等中学校医学部を長崎に設置。9月27日、第一高等中学校医学部を千葉に設置。

9.30 〔教育〕**府県立医学校費用の地方税支弁を禁止** 勅令により、1888年以降に府県立医学校の費用を地方税をもって支弁することが禁じられた。以後、府県立医学校の廃校が相次ぎ、京都・大阪・愛知の3校を残すのみとなる。

10.5 〔団体〕**東京盲唖学校と改称** 訓盲唖院を東京盲唖学校と改称した。

10.13 〔法令〕**「宿屋営業取締規則」公布** 「宿屋営業取締規則」が公布された。

10月 〔教育〕**帝国大学医科大学附属病院看護婦養成所設置** 帝国大学医科大学附属病院看護婦養成所が設置された。教師はイギリス人看護婦アグネス・ヴェッチ。1889年、看護法講習科を設置。

この年 〔治療〕**日本の針治療にドイツが注目** 日本伝統の療法とその手技の研究のためか、ドイツのある医院から、針治療に精通したものを数名雇いたいとの申し出があったと言う。

この年 〔出版〕**『帝国大学紀要 医科』創刊** 『帝国大学紀要 医科』第一冊が刊行された。

1888年
(明治21年)

4月 〔政策〕**「日本薬局方」調査委員会設置** 「日本薬局方」を改正するため、日本薬局方調査委員会が設置された。

5.7 〔制度〕**医学博士が誕生** 前年公布の「学位令」に基づき、文部省が初めて博士号を授与。文学・法学・医学・理学・工学各5人の計25人で、医学博士は池田謙斎・橋本綱常・三宅秀・高木兼寛・大沢謙二。6月7日、25人に第2回目の博士号が授与された。医学博士は田口和美・佐藤進・緒方正規・佐々木政吉・小金井良精の5人。

7.15 〔社会〕**磐梯山が噴火** 会津磐梯山が噴火。山体が破裂する激甚なもので、444人が死亡した。負傷者治療のため帝国大学医科大学から大学院生徒が派遣され、日本赤十字社も医師を派遣した。

11月 〔団体〕**下谷牛痘種継所移管** 内務省衛生局所管の下谷牛痘種継所が大日本私立衛生会に移管され、弘田長が主管に就任した。

12.28 〔法令〕**「陸軍軍医学校条例」公布** 勅令「陸軍軍医学校条例」が公布され、1886年6月21日開校の陸軍軍医学舎が陸軍軍医学校に改組された。

この年 〔団体〕**東京医学会設立** 帝国大学医科大学教授が協同し、東京医学会を設立した。

この年　〔教育〕ドイツ初の日本人医学博士　ドイツ留学中の佐藤進が、ベルリン大学で日本人として初めて医学博士の学位を授与された。

この年　〔社会〕日本のハンセン病治療医、インドへ　衆済病院長荒井作はハンセン病治療で知られ、ハワイでも門下生が活躍している。インドのイギリス人が彼の治療で回復、カルカッタの知事より礼状が送られた。のちカルカッタから医師の派遣の要請があり、門下生児泉梅吉がまもなく派遣されることになった。

1889年
（明治22年）

3.16　〔法令〕「薬律」公布　内務省令「薬品営業並薬品取扱規則」（通称「薬律」）が公布された。1890年3月1日、施行。これに伴い「薬品取扱規則」を廃止。薬剤師・薬局制度を創設するなど、薬事制度の根幹となった。

3.27　〔法令〕「薬剤師試験規則」・「薬品巡視規則」制定　内務省令「薬剤師試験規則」が制定され、試験合格者のみ営業可能とされた。同日、「薬品巡視規則」も制定された。薬事監視員制度の先駆けとされる。1891年5月25日、大阪で第1回薬剤師試験を実施。5月29日、東京でも試験を実施。

5.7　〔法令〕「医術開業試験委員組織権限」公布　勅令「医術開業試験委員組織権限」が公布された。

5.16　〔団体〕神山復生病院設立　フランス人宣教師テストウィド、静岡県御殿場に神山復生病院を設立。我が国最初の本格的ハンセン病療養所。

6.26　〔法令〕「看守及監獄傭人分掌例」を発す　内務省訓令「看守及監獄傭人分掌例」が発せられ、監獄医の職務が定められた。

7.16　〔法令〕「監獄則施行規則」制定　「監獄則施行規則」が制定された。

8.12　〔団体〕須磨浦療病院設立　兵庫県須磨浦に須磨浦療病院が設立された。院長は鶴崎平三郎。我が国初の結核専門療養所。

9.26　〔法令〕「薬品監視員巡視施行及費用等支弁方並ニ証票雛形」を発す　内務省訓令「薬品監視員巡視施行及費用等支弁方並ニ証票雛形」が発せられた。

12.14　〔団体〕国家医学講習科設置　帝国大学医科大学、緒方正規・片山国嘉の発議により国家医学講習科を設置。当時あまり普及していなかった疾病予防・衛生・法医学などの知識向上を目的に、官公立医学校卒業生・開業医などに公衆衛生学・法医学・毒物学・精神病学・病理解剖・医制・臨床各科などを教授。

この年　〔政策〕死因別死亡者統計調査　死因別死亡者統計調査が開始された。

この年　〔治療〕破傷風菌の培養に成功　ベルリン大学に留学中の北里柴三郎、ハインリヒ・ヘルマン・ロベルト・コッホのもとでエミール・アドルフ・フォン・ベーリングとともに破傷風菌の純粋培養に成功。

1890年
（明治23年）

1.17　〔法令〕「湯屋取締規則」公布　警視庁、「湯屋取締規則」を公布。

1月　〔事件〕足尾鉱毒事件が問題化　この頃より足尾銅山の鉱毒により渡良瀬川の魚類が大量死し、足尾鉱毒事件が問題化し始めた。

2.13　〔法令〕「水道条例」公布　「水道条例」（明治23年法律第9号）が公布され、水道の敷設主体を市町村に限定すること、地方長官の監督権、貧困者のための共用水栓の設置義務などが定められた。

2月　〔病気〕インフルエンザ流行　インフルエンザが初めて日本に上陸し、全国的に流行した。12月にも再度流行。

4.1　〔社会〕第1回日本医学会開催　長與専斎ら日本医学界の元老が組織する乙酉会の発起により、第1回日本医学会が東京で開催された。参加者920人、演題総数49で、4月7日に閉幕。当初は個人会員制だったが、1902年に各種医学会の連合会となった。

4.7　〔団体〕日本薬剤師連合会設立　日本薬剤師連合会が設立された。医薬分業の請願運動を開始。

4.15　〔団体〕帝国医会設立　浅井国幹らの漢方医、帝国医会を設立。和漢医方の復興運動を展開。

6月　〔病気〕コレラ流行　長崎でコレラが発生した。その後全国に大流行し、1890年中に4万6019人が罹患、3万5227人が死亡した。

7.10　〔法令〕「汽車検疫心得」を発す　内務省訓令「汽車検疫心得」が発せられた。

8月　〔社会〕第10回国際医学会開催　第10回国際医学会がベルリンで開催された。臨時日本人代表として岡玄郷が祝辞を朗読し、小池正直・北里柴三郎も参列した。

9.26　〔法令〕「鉱業条例」公布　「鉱業条例」が公布され、初めて鉱夫保護規定が設けられた。これに伴い「日本坑法」を廃止。我が国労働保護立法の嚆矢とされる。

10.11　〔政策〕衛生事務が内務部第3課の所管　勅令「地方官官制」が全面改正された。新たに内務部が設置され、衛生事務は内務部第3課の所管とされた。

10.11　〔法令〕「伝染病予防心得書」廃止　「伝染病予防心得書」が廃止された。

10月　〔法令〕「医制」廃止時期について照会　内閣書記局、「医制」廃止の時期について内務省に照会。内務省衛生局、「今日ニテハ自然消滅之姿ニ有之」と回答。

12.4　〔治療〕血清療法発見　ベルリン大学に留学中の北里柴三郎、ハインリヒ・ヘルマン・ロベルト・コッホのもとでエミール・アドルフ・フォン・ベーリングとともにジフテリアおよび破傷風の血清療法を発見し、『Deutsch. med. Wochschr.』49号に発表。1901年、第1回ノーベル賞候補となる。

1891年
（明治24年）

2.19　〔治療〕**コッホ薬液の使用を制限**　内務省告示「フランス国教授ロベルト・コッホ氏ノ発明ニ係ル結核治療液ハ衛生試験所検査ヲ得スシテ販売授与スルコトヲ得ス」が出され、コッホ薬液の使用を制限し、中央衛生会の諮問を経て許可することとされた。

3月　〔治療〕**ツベルクリンが到着**　ツベルクリンが帝国大学医科大学に到着。新結核治療薬として入院患者に試用された。

4.1　〔団体〕**東京顕微鏡検査所設立**　遠山椿吉ら、東京顕微鏡検査所を京橋に設立。1892年4月、東京顕微鏡院と改称し、講習を開始。1894年7月21日、『顕微鏡』を創刊。

4.10　〔制度〕**医術開業試験実施**　医術開業試験が東京で実施された。4月15日には長崎、5月5日には京都で実施。

5.20　〔法令〕**改正「日本薬局方」公布**　内務省令「改正日本薬局方」が公布された。1992年1月1日、施行。収載数は445点で、初版のラテン名をドイツ式に改め、国内生産生薬類を収載する一方、本草関係薬品が大幅に減少。

6.22　〔法令〕**「海外諸港ヨル来ル船舶ニ対シ検疫施行方」公布**　勅令「海外諸港ヨル来ル船舶ニ対シ検疫施行方」が公布され、コレラ流行地以外でも内務大臣が指定する外国諸港から来航する船舶には検疫を実施することとされた。

8.18　〔法令〕**「地方衛生会規則」公布**　勅令「地方衛生会規則」が公布された。

9.23　〔制度〕**学校衛生事項取調嘱託設置**　文部省に学校衛生事項取調嘱託が設置された。学校衛生事務の嚆矢とされる。

10.10　〔教育〕**法医学と改称**　帝国大学医科大学の裁判医学教室を法医学教室と改称した。

10.19　〔法令〕**「東京府私立病院並産院設立規則」制定**　「東京府市立病院並産院設立規則」が制定された。内容は10人以上の入院施設の設置、無許可での病院・産院の名称の使用禁止など。

10.28　〔社会〕**濃尾大地震が発生**　濃尾大地震が発生した。死者7200人。帝国大学医科大学・陸軍軍医病会、救護員を派遣。12月1日、石井亮一が被災孤児を収容する聖三一孤女学院を東京に設立。1896年、滝乃川学園と改称。日本最初の知的障害児教育施設。

12.18　〔事件〕**田中正造が質問書提出**　田中正造、第2回衆議院議会で足尾鉱毒事件に関する質問状を提出。

この年　〔社会〕**マンロー来日**　イギリス人医師ニール・ゴードン・マンロー、外国人専門病院横浜ジェネラルホスピタルに入院するために来日。インド航路の貨客船で船医として勤務中に体調を崩したもの。1893年、同病院の院長に就任。後に日本に帰化

して満郎と名乗り、北海道沙流郡平取村二風谷に移住。アイヌの人々の無料診療やアイヌの文化・民俗の研究に没頭し、1942年に同地で死去した。

1892年
(明治25年)

1月	〔病気〕天然痘流行	5月頃まで、東京を中心に関東で天然痘が流行した。1892年中の全国の患者数は3万3779人、死者は8409人。
2.26	〔治療〕エフェドリン抽出	長井長義、麻黄からのエフェドリン抽出に成功し、『薬学雑誌』120号に発表。
6.28	〔法令〕「薬品営業並薬品取扱規則追加法律」公布	「薬品営業並薬品取扱規則追加法律」が公布され、高等中学校医学部薬剤科が薬剤師免許の無試験の範囲に加えられた。
9.27	〔法令〕「官吏療治料給与ノ件」公布	勅令「官吏療治料給与ノ件」が公布され、官吏の職務上の負傷に対する治療費支給について定められた。
11.30	〔団体〕伝染病研究所設立	大日本私立衛生会、附属施設として伝染病研究所を設立。ドイツ留学から帰国した北里柴三郎、主任に就任。
12.24	〔制度〕「疾病ノ保険法」発表	後藤新平、大日本私立衛生会で労工疾病保険法について演説した。
この年	〔病気〕赤痢流行	九州で赤痢が流行した。調査に赴いた緒方正規がバチルス原因説を唱え、アメーバ原因説を唱える北里柴三郎との間に論争が勃発。
この年	〔病気〕発疹チフス流行	東京で発疹チフスが流行した。
この年	〔出版〕『国家医学』創刊	山谷徳治郎、『国家医学』(1893年に『医界時報』、1894年に『医海時報』と改題)を創刊。同年、川上元治郎が『日本医事週報』を創刊。

1893年
(明治26年)

1月	〔政策〕伝染病研究所への国庫補助を建議	長谷川泰ら7人、衆議院に伝染病研究所に対する国庫補助について建議。
3月	〔政策〕伝染病研究所に国庫補助	伝染病研究所に対し国庫補助(創立費補助2万円、研究所費補助1万5000円)を出し、一部を内務大臣の監督下に置くこととした。
4月	〔政策〕第1回監獄医協議会開催	第1回監獄医協議会が東京で開催された。

4月	〔団体〕**大日本医会設立**	大日本医会が設立された。会長・理事長は高木兼寛、理事は長與専斎・長谷川泰・高松凌雲・佐藤進・鈴木万次郎。医師が全国的に団結した最初の組織で、会員は医術開業免状を持つ者に限られたが、3300人を擁する大組織に成長した。
6.11	〔団体〕**日本薬剤師会設立**	日本薬剤師連合会を改組し、日本薬剤師会が設立された。
7.3	〔出版〕**吐鳳堂創業**	田中増蔵、吐鳳堂を創業。事業内容は医書の出版。1907年9月、活版印刷所の杏林堂を設立。1910年3月、一般書の出版を行う聚精堂を創業して兼営。1944年7月、日本医書出版株式会社に合併。
8.11	〔教育〕**講座制を導入**	勅令「帝国大学令」が改正され、評議会権限の拡大、分科大学教授会の明文化、名誉教授制や講座制の導入が定められた。9月11日、講座制が実施され、帝国大学医科大学には医学科20講座・薬学科3講座が設置された。教授（医学科17人・薬学科3人）は全て日本人。
10.31	〔政策〕**衛生事務が警察部の所管に**	勅令「地方官官制」が全面改正され、衛生事務が警察部の所管、東京府では内務部第三課の所管とされた。
11.1	〔法令〕**入歯歯抜口中療治接骨業の事務を移管**	入歯歯抜口中療治接骨業に関する事務が郡役所から警察署に移管された。
11.9	〔政策〕**保健課と改称**	内務省衛生局衛生課を保健課と改称した。
この年	〔団体〕**共立富山薬学校設立**	富山の売薬業者らの寄付と富山市の補助金により、共立富山薬学校が設立された。1894年2月1日、開校式を挙行。1897年、富山市に移管し富山市立薬学校と改称。1900年、市立富山薬学校へ改組。1907年、富山県に移管し富山県立薬学校と改称。1910年、富山県立薬学専門学校に改組。1921年、官立富山薬学専門学校に改組。1949年、富山大学薬学部に再編。1975年、富山医科薬科大学新設に際し薬学部として参加。2005年、富山大学薬学部に再編。
この年	〔病気〕**天然痘・赤痢流行**	天然痘が流行し、4万1898人が罹患、1万1852人が死亡した。また、赤痢も流行し、16万7305人が罹患、4万1284人が死亡した。
この年	〔社会〕**アメリカ人女医に開業免許**	大阪府の菅沼メリーという女性が内務大臣より開業免許状を得、近々長崎で開業するという。メリーはアメリカオハイオ州クリーヴランド・ホメオパー医学校の卒業。

1894年
（明治27年）

2.7	〔法令〕**「伝染病予防上必要ノ諸費ニ関スル件」公布**	勅令「伝染病予防上必要ノ諸費ニ関スル件」が公布され、原則として市町村が費用を負担することが定められた。
4.24	〔法令〕**「医術開業試験委員組織権限」改正公布**	勅令「医術開業試験委員組織権限ニ関スル明治二十二年勅令第六十二号中改正ノ件」が公布され、委員の任期が4ヶ年

となり、再任も可とされた。

4.28 〔法令〕精神病患者の取扱に関して公布　警視庁令「精神病患者の届出ニ関スル件」および「精神病者取扱心得」が公布された。

5.26 〔法令〕「清国及ビ香港ニ於テ流行スル伝染病ニ対シ船舶検疫施行ノ件」公布　勅令「清国及ビ香港ニ於テ流行スル伝染病ニ対シ船舶検疫施行ノ件」が公布された。清国・香港で流行中のペスト対策。6月7日、ペスト患者の発生したアメリカ船ペリュー号が長崎に入港、住民の不安を呼んだ。

5月 〔病気〕北里柴三郎らを香港へ派遣　香港でペストが流行し、政府が北里柴三郎・青山胤通・宮本叔・石神亨・木下正中の派遣を決定。6月5日、北里らが香港へ向けて出発。青山・石神が現地でペストに罹患するも、九死に一生を得た。

6.25 〔法令〕「高等学校令」公布　勅令「高等学校令」が公布され、高等中学校を高等学校と改称。7月12日、第三高等学校(岡山)に法学部・医学部・工学部を、第一高等学校(千葉)・第二高等学校(仙台)・第四高等学校(金沢)・第五高等学校(長崎)に医学部・大学予科を設置。

6.25 〔法令〕「薬剤師試験委員組織権限」公布　勅令「薬剤師試験委員組織権限」が公布された。

7月 〔法令〕「汽車検疫心得」制定　「汽車検疫心得」が制定された。

8.1 〔社会〕日清戦争が勃発　日本が清国に宣戦布告し、日清戦争が勃発した。日本赤十字社、開戦に伴い現地に看護婦を派遣。従軍看護婦の嚆矢とされる。

8.25 〔治療〕ペスト菌発見　北里柴三郎、香港でペスト菌を発見。同じ頃、これとは別にフランス人医師アレクサンドル・イェルサンも香港でペスト菌を発見しており、ペストとペスト菌を最初に結びつけて考えたのはイェルサンとされる。

9.1 〔法令〕小学校における体育および衛生に関して訓令　文部省、小学校における体育および衛生に関して訓令。体育を重視し、子供の健康管理上の要点を指示する内容。

9.14 〔出版〕『精神病学集要』刊行　呉秀三著『精神病学集要』前編が刊行された。1895年8月23日、後編を刊行。

10.13 〔団体〕慰廃園設立　大塚正心夫妻ら、アメリカ人宣教師ケート・ヤングマン女史の協力によりハンセン病療養所である慰廃園を東京下目黒に設立。入所者は13名。

12月 〔治療〕ジフテリア血清療法を開始　伝染病研究所、ジフテリア血清療法を開始。1895年末までに322人を治療した。

この年 〔病気〕赤痢・天然痘流行　前年来の赤痢が流行し、3万8094人が死亡した。また、天然痘も前年に引き続いて流行し、多数が死亡した。

この年 〔社会〕第8回万国衛生会議開催　第8回万国衛生会議がブダペストで開催され、日本からは坪井次郎が出席した。同年にローマで開催された第11回国際医学会には山極勝三郎が出席。

1895年
(明治28年)

2.6 〔法令〕「医師免許規則」改正法案を否決　「医師免許規則」改正法案(漢方医継続案)が帝国議会に提出されるが否決され、漢方医の存続運動に終止符が打たれた。

4.16 〔法令〕「内務省ニ臨時検疫局設置ノ件」・「庁府県ニ臨時検疫部設置ノ件」公布　勅令「内務省ニ臨時検疫局設置ノ件」および勅令「庁府県ニ臨時検疫部設置ノ件」が公布された。当時流行していたコレラ・赤痢などに対処するため、内務省に臨時検疫局を、庁府県(東京は警視庁)に臨時検疫部を設置するもの。12月24日、臨時検疫局を閉鎖。

10月 〔社会〕大阪市水道が竣工　大阪市水道が竣工した。「水道条例」適用第1号。

11.12 〔団体〕回春病院設立　イギリス人宣教師ハンナ・リデルとグレース・ノット、熊本市外にハンセン病療養所である回春病院を設立。

この年 〔病気〕コレラ・赤痢・腸チフス流行　軍隊でコレラが発生して全国で流行し、4万0154人が死亡した。また、赤痢と腸チフスも流行し、それぞれ1万2959人・8401人が死亡した。

この年 〔病気〕回帰熱流行　広島において日清戦争帰還兵に回帰熱を発見。1896年に関西で流行した。

この年 〔治療〕日本産外部寄生性吸虫類の研究を発表　五島清太郎、日本産外部寄生性吸虫類に関する研究を『帝国大学紀要 理科』8冊1号において発表。

1896年
(明治29年)

3.29 〔法令〕「獣疫予防法」公布　「獣疫予防法」が公布された。1897年4月1日、施行。狂犬病・牛疫・炭疽など10疾病を獣疫に指定。

3.31 〔法令〕「痘苗製造所官制」・「血清薬院官制」公布　勅令「痘苗製造所官制」が公布され、帝国大学に痘苗製造所が設置された。粗製痘苗被害を無くすための措置。同日、勅令「血清薬院官制」が公布された。血清薬院はジフテリア血清の製造にあたる機関で、院長は高木友枝、顧問は北里柴三郎。1905年、痘苗製造所と血清薬院を伝染病研究所に吸収合併。

3.31 〔病気〕船員がペストにより横浜で死亡　アメリカの郵船で29日に香港から横浜へ来た中国人が船中で病気にかかり、横浜の支那病院で治療を受けたがペストだということがわからぬまま31日に死亡。横浜警察署検疫係の依頼で伝染病研究所が遺体

を調査したところペストと判明、充分に消毒を行った上で埋葬し直した。

4.7 〔法令〕「医術開業試験委員官制」・「薬剤師試験委員官制」公布　勅令「医術開業試験委員官制」および勅令「薬剤師試験委員官制」が公布され、「医術開業試験委員組織権限」および「薬剤師試験委員組織権限」が廃止された。

4.20 〔治療〕脾疳が脂肪欠乏症であることを発表　森正道、脾疳が牛乳・肝油などの内用で全治する脂肪欠乏症であることを『中外医事新報』386号において発表。ビタミンA説の先駆。

5.8 〔法令〕「文部省ニ学校衛生顧問及学校衛生主事ヲ置クノ件」公布　「文部省ニ学校衛生顧問及学校衛生主事ヲ置クノ件」が公布され、学校衛生の事項を審議する学校衛生顧問および学校衛生主事が設置された。

5.14 〔社会〕ジェンナー種痘発明百年記念式典　医師有志によりジェンナー種痘発明百年記念式典が上野公園で開催された。

6.30 〔法令〕「ジフテリア血清売下規則」制定　内務省令「ジフテリア血清売下規則」が制定された。7月1日、施行。

7.11 〔法令〕「痘苗売下規則」公布　内務省令・告示「痘苗売下規則」が公布された。7月25日、施行。当分の間は東京痘苗製造所に請求することとされ、仮事務所が設置された。

10.26 〔病気〕大阪痘苗製造所設置　大阪衛生試験所内に大阪痘苗製造所を設置する内務省令が公布された。11月25日、「痘苗売下規則」の規定に従い、西日本地区は大阪痘苗製造所に請求することとされた。

11.28 〔団体〕日本歯科医会設立　日本歯科医会が設立された。

この年 〔病気〕赤痢・腸チフス流行　赤痢が流行し、2万2356人が死亡した。また、腸チフスが流行し、9174人が死亡した。

この年 〔治療〕レントゲン装置を輸入　初めてレントゲン装置が輸入された。なお、ドイツ人物理学者ヴィルヘルム・コンラート・レントゲンがX線を発見したのは1895年11月8日。1896年3月、山川健次郎・水野敏之丞ら、『東洋学芸雑誌』174号でレントゲン装置を製作して写真撮影に成功したことを発表。

1897年
(明治30年)

1.11 〔法令〕「学校清潔方法」を発す　文部省訓令「学校清潔方法」が発せられ、学校衛生のため日常的・定期的・浸水後の各清潔方法が示された。

3.3 〔事件〕足尾鉱毒事件で請願　足尾銅山鉱毒汚染地域の被害者住民2000余人が徒歩で東京に向けて出発。館林・佐野・古河などで警官隊に阻止されたが、800余人が日比谷に集結。農商務省を取り囲み、操業停止を請願した。3月24日、内閣に足尾鉱

	毒事件調査委員会が設置され、法制局長官神鞭知常が委員長に任ぜられた。5月27日、東京鉱山監督所が鉱山主古河市兵衛に鉱毒排除を命令。
3.15	〔法令〕「学生生徒身体検査規程」制定　文部省、「学生生徒身体検査規程」を制定し、定期検査を年2回実施することとした。これに伴い「学生生徒の活力検査に関する訓令」を廃止。
3.30	〔法令〕「阿片法」公布　「阿片法」が公布され、アヘン製造の許可制導入、製造アヘンの政府買い上げ、アヘンの所持・処方によらぬ譲り受け禁止が定められた。これに伴い「薬用阿片売買並製造規則」を廃止。
3.31	〔法令〕「海軍省官制」改正　勅令「海軍省官制」が改正され、海軍省に医務局が設置された。
3月	〔法令〕「医士法案」提出　大日本医会、「医士法案」を帝国議会に提出。時代の推移に合致しなくなっていた「医師免許規則」(1883年制定)の改正案で、医士の資格や医士会などについて規定するものだが、審議未了により不成立に終わる。
4.1	〔法令〕「伝染病予防法」公布　「伝染病予防法」が公布された。5月1日、施行。コレラ・赤痢・腸チフス・天然痘・発疹チフス・猩紅熱・ジフテリア・ペストの8種伝染病を指定。また、各地に自主的に設置されていた衛生組合を法制化し、市町村に予防医院を、府県に検疫医院を設置。これにより国内防疫制度が完成した。
5.6	〔法令〕「伝染病予防法ニ依ル清潔方法並消毒方法」公布　内務省令「伝染病予防法ニ依ル清潔方法並消毒方法」が公布された。
5月	〔治療〕鼠の蚤によるペスト菌媒介を発見　緒方正規、ペスト菌が鼠に寄生した蚤を媒介として人間に伝染することを発見し、『東京医学会雑誌』11巻9号に発表。
6.4	〔法令〕「臨時検疫局官制」公布　勅令「臨時検疫局官制」が公布された。
6.5	〔法令〕「検疫委員設置規則」制定　内務省令「検疫委員設置規則」が制定された。
6.22	〔団体〕京都帝国大学設立　「帝国大学改称ニ件」・「京都帝国大学ニ関スル件」・「東京帝国大学官制」・「京都帝国大学官制」の4勅令が公布され、京都帝国大学が設立され、帝国大学が東京帝国大学と改称された。京都帝国大学には法・医・文・理工の4分科大学が設置され、8月13日に開学式が挙行された。
7.19	〔法令〕「汽車検疫規則」・「船舶検疫規則」制定　内務省令「汽車検疫規則」および内務省令「船舶検疫規則」が制定された。
8月	〔団体〕医術開業試験場設立　内務省、医術開業試験場を東京麹町に設立。1899年、東京医術開業試験附属病院(通称永楽病院)を附設。日本最初の官設施療病院。
9.21	〔法令〕「医療用薬品ノ検査証明ヲ業務トスル者取締ノ件」公布　内務省令「医療用薬品ノ検査証明ヲ業務トスル者取締ノ件」が公布された。
9.24	〔法令〕「海軍病院条例」・「海軍監獄条例」公布　勅令「海軍病院条例」および勅令「海軍監獄条例」が公布され、各軍港に病院・監獄が設置されることになった。
10.22	〔法令〕「海軍軍医学校条例」公布　勅令「海軍軍医学校条例」が公布され、海軍軍医学校が東京築地に設立された。

10.25	〔制度〕防疫課設置	内務省衛生局が改組され、防疫課が新設された。
10月	〔社会〕第1回国際癩会議開催	第1回国際癩会議がベルリンで開催された。日本からは土肥慶蔵・高木友枝・北里柴三郎が出席。
12.25	〔治療〕赤痢菌発見	志賀潔、赤痢が流行中の東京で赤痢菌を発見し、『細菌学雑誌』25号で発表。1900年、ボン大学のW.クルーゼも赤痢菌を発見。
この年	〔法令〕「医師会法案」諮問	内務省衛生局長後藤新平、中央衛生会に「医師会法案」を諮問。時期尚早として却下。
この年	〔病気〕赤痢・天然痘・腸チフス流行	赤痢・天然痘・腸チフスが流行した。赤痢で2万3763人、天然痘で1万2276人が死亡したが、1898年以降は死亡者数が急減。

1898年
(明治31年)

1.1	〔法令〕「葉煙草専売法」施行	1896年3月28日公布の「葉煙草専売法」が施行され、国産葉煙草が専売制に。1999年3月2日に改正法が公布され、8月15日の施行により輸入葉煙草も専売化された。
1.1	〔社会〕コルバン来日	英国教会伝道会社派遣のイギリス人宣教医ウィリアム・W.コルバンが函館に到着した。同地に病院を設立し、後に千葉県館山に移りサナトリウムを設立。1915年、同地にて死去。
1.12	〔法令〕「公立学校ニ学校医ヲ置クノ件」公布	勅令「公立学校ニ学校医ヲ置クノ件」が公布された。4月1日、施行。
2.26	〔法令〕「学校医職務規程」公布	文部省令「学校医職務規程」が公布され、学校医の資格について定められた。これにより公立学校の学校医制度が確立された。
4月	〔制度〕限地開業医制度の範囲を厳正化	限地開業医制度に関して、免許付与の範囲を厳正化することが布達され、絶海の孤島等の不便の地に限定されることになった。
7.8	〔法令〕「開港規則」公布	勅令「開港規則」が公布され、流行病および伝染病の発生地より来航した船舶の取り扱いについて定められた。
9.28	〔法令〕「学校伝染病予防及消毒方法」制定	文部省令「学校伝染病予防及消毒方法」が制定された。幼稚園にも準用。
10.19	〔団体〕徒労院設立	フランス人宣教師ジョン・メリー・コール、ハンセン病療養所である徒労院を熊本に設立。
10.22	〔制度〕衛生課設置	府県警察部に衛生課が設置された。
10.22	〔制度〕臨時検疫職員設置	臨時検疫職員が設置され、「臨時検疫局官制」が廃止された。
12.6	〔法令〕「医師会法案」提出	大日本医会、「医師会法案」を帝国議会に提出。衆議

院を通過するも、貴族院で却下された。

12.10 〔法令〕「学位令」改正　勅令「学位令」が改正された。大博士の学位を廃して博士に統一すること、学位の授与剥奪を審査する博士会を設置することなどが定められ、博士の種類に薬学・農学・林学・獣医学が追加された。

この年 〔団体〕日本外科学会設立　日本外科学会が設立された。会長は佐藤三吉。1899年4月1日、第1回大会を東京で開催。

1899年
（明治32年）

2.14 〔法令〕「海港検疫法」公布　「海港検疫法」が公布された。7月13日、「海港検疫法施行規則」を公布。8月4日、同法を施行。ペスト患者発生に備え、海外諸港および台湾から来航する船舶に対する恒常的検疫制度が確立された。

3.2 〔法令〕「北海道旧土人保護法」公布　「北海道旧土人保護法」が公布され、自費治療不能な「旧土人」(アイヌ民族) に救療・薬剤費を支給することが定められた。この頃の「旧土人」人口は約1万7000人。

3.22 〔法令〕「罹災救助基金法」公布　「罹災救助基金法」が公布された。4月11日、施行。これに伴い、7月1日に「備荒貯蓄法」を廃止。府県に罹災救助基金を設け、罹災者に避難所・食品・被服・治療費・就業資料を提供するもの。

3.27 〔制度〕薬学博士が誕生　1898年の改正「学位令」に基づき、4人が初の薬学博士号を授与された。

3.28 〔法令〕「水難救護法」公布　「水難救護法」が公布された。8月4日、施行。

3.29 〔法令〕「行旅病人及行旅死亡人取扱法」制定　「行旅病人及行旅死亡人取扱法」が制定された。7月1日、施行。これに伴い「行旅死亡人取扱規則」を廃止。

3.31 〔法令〕「伝染病研究所官制」公布　勅令「伝染病研究所官制」が公布された。4月1日、施行。伝染病研究所が大日本私立衛生会から内務省に移管され、北里柴三郎が所長に留任。

4.13 〔法令〕「海港検疫所官制」公布　勅令「海港検疫所官制」が公布された。横浜・神戸・長崎に内務省直轄の検疫所を設置するもの。

6.19 〔法令〕「行旅病人、行旅死亡人及同伴者ノ救護並取扱ニ関スル件」公布　内務省令「行旅病人、行旅死亡人及同伴者ノ救護並取扱ニ関スル件」が公布された。7月1日、施行。

6月 〔法令〕工場衛生調査について訓令　内務省、工場衛生調査に関する訓令を発す。

7.4 〔団体〕京都帝国大学医科大学設立　京都帝国大学医科大学が設立された。学長は坪井次郎。

7.19　〔法令〕「産婆規則」公布　勅令「産婆規則」が公布された。10月1日、施行。産婆に関する統一的な法規。

7.20　〔法令〕「私立病院産院規程」制定　東京府、「私立病院産院規程」を制定。

9.6　〔法令〕「産婆試験規則」・「産婆名簿登録規則」公布　「産婆試験規則」と「産婆名簿登録規則」の2つの内務省令が公布された。

11.5　〔病気〕ペスト患者が発生　日本初のペスト患者が発生。1899年中に大阪・兵庫・広島・福岡・和歌山・長崎・静岡で62人が罹患し、45人が死亡した。中央衛生会、調査のために緒方正規・中浜東一郎・北里柴三郎を派遣。その後。1900年にかけて大阪を中心にペストが流行した。

11.18　〔法令〕ペスト対策の3法令を達す　「伝染病予防ノタメ物件輸入禁止ニ関スル件」、「ペスト予防ノタメ家鼠駆除ノ件」、「ペスト予防ノタメ輸入禁止ノ物件」（ペスト媒介のおそれのある古綿・古着などの清国・インドからの輸入を禁止）が達せられた。

11.22　〔法令〕「船中の鼠駆除の件」を達す　「船中の鼠駆除の件」が達せられた。

12.13　〔法令〕「臨時ペスト予防事務局官制」公布　「臨時ペスト予防事務局官制」が公布された。

この年　〔団体〕関西連合医会設立　関西連合医会が設立された。

この年　〔団体〕明治医会設立　医師会法案反対同盟を改組し、明治医会が設立された。「医師法案」について同会案を発表。

この年　〔病気〕第1回肺結核死亡者数全国調査　第1回肺結核死亡者数全国調査が実施された。死亡者数は6万6408人で、人口1万人あたり15.3人、総死亡者数の7.1％。

この年　〔社会〕万国結核予防会議開催　万国結核予防会議が開催され、日本からも代表を派遣した。

1900年
（明治33年）

1.15　〔病気〕鼠を買い上げ　東京府、ペスト予防のために1匹5銭で鼠の買い上げを実施。

2.24　〔法令〕「飲食物取締法」公布　「飲食物其ノ他ノ物品取締ニ関スル法律」（「飲食物取締法」）が公布された。4月1日、施行。販売用の飲食物・飲食器・割烹具などを取り締まるもので、食品衛生に関する最初の法律。3月27日、内務省令「飲食物其ノ他ノ物品取締ニ関スル法律施行ニ関スル件」が公布され、食品衛生行政の一部が警察官署に委任された。

3.7　〔法令〕「汚物掃除法」・「下水道法」公布　「汚物掃除法」および「下水道法」が公布された。どちらも4月1日に施行。前者は主として都市とそれに準ずる町村の環境衛生を改善することを企図したもので、汚物処理に関する最初の法律。塵芥・汚泥・泥水・糞尿を汚物と定義し、市内の土地所有者使用者および市当局に汚物を掃

除する義務を課し、掃除と清潔保持の方法および施設については市当局の決定に委ねることとされた。後者は改良下水道の普及、土地所有者に雨水の排水施設設置を義務付けるなどの内容。汚物掃除法の付属法規として、3月8日に「汚物掃除法施行規則」、3月9日に「掃除監視吏員の組織権限」が公布された。

3.7 〔法令〕「産業組合法」公布　「産業組合法」が公布された。9月1日、施行。信用組合・販売組合・購買組合・生産組合の4種を定め、7人以上で地方長官の許可により設立可能とした。

3.7 〔法令〕「未成年者喫煙禁止法」公布　「未成年者喫煙禁止法」が公布された。4月1日、施行。3月26日、学生生徒の喫煙禁止に関し訓令。

3.10 〔法令〕「精神病者監護法」公布　「精神病者監護法」が公布された。7月1日、施行。精神病者の監護義務の順位を定め、監置についての行政庁の許可届出を規定するとともに、義務者以外の監置を禁止。6月30日、勅令「精神病者監護ニ関スル件」が公布された。公私立精神病院、公私立病院の精神病室の構造設備について、地方長官の許可制を規定するもので、こちらも7月1日に施行。

3.26 〔政策〕生理時の体操の取り扱いについて訓令　文部省、女子師範学校・高等女学校生徒の心理的生理的事情を考慮し、生理時には体操等を施行しないよう訓令を発した。

3.26 〔法令〕「学生生徒身体検査規程」制定　「学生生徒身体検査規程」が制定され、1897年制定の旧「学生生徒身体検査規程」が廃止された。

3.27 〔団体〕門司港に海港検疫所設置　門司港に海港検疫所が設置された。

3.28 〔法令〕「臨時海港検疫所官制」公布　勅令「臨時海港検疫所官制」が公布された。函館以下12港に検疫所を設置する内容で、9月25日に目的を達したとして廃止された。

3.30 〔法令〕「日本薬局方調査会官制」公布　「日本薬局方調査会官制」が公布された。4月1日、施行。内務省に日本薬局方調査会を設置し、改正に関する事項を調査。

3.31 〔法令〕「庁府県ニ臨時検疫官ヲ置クノ件」公布　勅令「庁府県ニ臨時検疫官ヲ置クノ件」が公布された。1912年4月30日、廃止。

4.4 〔政策〕学校衛生課設置　文部省に学校衛生課が設置された。

4.7 〔法令〕「牛乳営業取締規則」制定　内務省令「牛乳営業取締規則」が制定された。5月21日、内務省令「牛乳営業取締規則ニ依ル比重及脂肪量ノ検定方法」が制定された。

4.17 〔法令〕「有害性着色料取締規則」制定　内務省令「有害性着色料取締規則」が制定された。

5.24 〔法令〕「営業浴場ノ風紀取締ノ件」公布　内務省令「営業浴場ノ風紀取締ノ件」が公布され、満12歳以上の男女の混浴が禁止された。

6.2 〔法令〕「行政執行法」公布　「行政執行法」が公布された。第3条で密売淫の取り締まりおよび性病の検診制度について規定。

6.4 〔法令〕「鼠駆除ノ為メ燐及亜砒酸使用ノ件」を達　「鼠駆除ノ為メ燐及亜砒酸使用ノ件」が達せられた。

1900年（明治33年）

6.5	〔法令〕「清涼飲料水営業取締規則」公布　内務省令「清涼飲料水営業取締規則」が公布された。ラムネ、リモナーデ、ソーダ水などが対象。
6.15	〔法令〕「臨時検疫局官制」制定　勅令「臨時検疫局官制」が再度制定された。同官制は1897年6月に制定され、1898年10月に廃止されていた。1900年9月25日、同官制を廃止。
7.1	〔法令〕「看護婦規則」制定　東京府、「看護婦規則」を制定。
7.3	〔法令〕「氷雪営業取締規則」制定　内務省令「氷雪営業取締規則」が制定された。
7.23	〔法令〕「獣肉・山羊乳販売業ノ取締規則」制定　内務省、「獣肉・山羊乳販売業ノ取締規則」を制定。
7月	〔政策〕監獄事務を移管　監獄事務が内務省から司法省へ移管された。
8.3	〔法令〕「救恤又ハ学芸技術奨励寄附金等ノ保管出納ニ関スル件」公布　勅令「救恤又ハ学芸技術奨励寄附金等ノ保管出納ニ関スル件」が公布された。
9.3	〔法令〕「死亡診断書、死体検案書、死産証書、死胎検案書記載事項ノ件」公布　「死亡診断書、死体検案書、死産証書、死胎検案書記載事項ノ件」が公布され、医師による記載事項が定められた。
9.11	〔団体〕私立大阪盲唖院設立　盲人五代五兵衛、私立大阪盲唖院を設立。1907年4月、大阪市立盲唖学校に改組。
10.2	〔法令〕「娼妓取締規則」制定　内務省令「娼妓取締規則」が制定され、私娼の取り締まり、公娼制度を明確化して公娼の登録および検診を行うことなどが定められた。
10.12	〔法令〕「飲食物及布片中砒素及錫ノ試験方法」制定　内務省令「飲食物及布片中砒素及錫ノ試験方法」が制定された。
12.5	〔団体〕東京女医学校設立　吉岡弥生、11月に済生学舎が女子生徒の入学を拒絶したことをきっかけに、東京女医学校を飯田町に設立。1912年3月14日、東京女子医学専門学校に改組。後の東京女子医科大学。
12.13	〔法令〕「臨時ペスト予防事務局官制」公布　「臨時ペスト予防事務局官制」が公布された。ペスト流行を受け、大阪市に事務局を設置するもの。1903年7月29日、勅令「臨時ペスト予防事務局官制ハ之ヲ廃止ス」が公布された。
12.17	〔法令〕「飲食物用器具取締規則」制定　「飲食物用器具取締規則」が制定された。
12月	〔病気〕第1回癩患者実態調査　内務省、第1回癩患者実態調査を実施。患者数3万0359人。1899年3月に衆議院に「癩病患者及乞食取締ニ関スル質問」が提出されたことを受けての措置。
この年	〔病気〕性病対策を開始　全国的規模で性病対策が開始された。
この年	〔治療〕アドレナリン抽出　高峰譲吉、アメリカにおいて牛の副腎髄質から血圧亢進（血管収縮）を来す物質の結晶抽出に成功し、アドレナリンと命名。ホルモンの抽出に成功した世界最初の例。1901年7月15日、アドレナリンの特許を取得。1912年5月12日、アドレナリン発見の功により第2回帝国学士院賞を受賞。

− 68 −

1901年
（明治34年）

1.29 〔法令〕「未成年者禁酒法案」提出　「未成年者禁酒法案」が議員提出されるが、不成立に終わる。

3.6 〔法令〕「理髪営業取締規則」公布　警視庁、「理髪営業取締規則」を公布。「女髪結取締規則」を含む。

4.1 〔法令〕「文部省直轄諸学校官制」改正　勅令「文部省直轄諸学校官制」が改正された。第一・第二・第三・第四・第五各高等学校医学部が独立し、千葉医学専門学校（校長長尾精一）、仙台医学専門学校（校長山形仲芸）、岡山医学専門学校（校長菅之芳）、金沢医学専門学校（校長山崎幹）、長崎医学専門学校（校長田代正）が設立された。

4.13 〔法令〕「畜牛結核病予防法」公布　「畜牛結核病予防法」が公布された。ツベルクリン注射により畜牛の強制検査を行うもの。7月1日、輸入牛について施行。1903年7月1日、完全施行。

10.16 〔法令〕「人工甘味質取締規則」制定　内務省令「人工甘味質取締規則」が制定された。1902年10月1日、施行。「飲食物取締法」に基づく措置。

12.3 〔法令〕「日本赤十字社条例」公布　勅令「日本赤十字社条例」が公布された。12月9日、日本赤十字社を社団法人化。

12.10 〔事件〕田中正造が足尾鉱毒事件で直訴　10月23日に衆議院議員を辞した田中正造、帝国議会開院式より帰途の明治天皇に足尾鉱毒事件に関して直訴。警備の警官に取り押さえられて直訴は失敗に終わったが、直訴状の内容は広く知れ渡ることになった。12月20日に本郷中央会堂で木下尚江・田中正造らが足尾鉱毒地救助演説会を開催し、12月27日には数寄屋橋教会の牧師田村直臣らが足尾鉱毒地視察を計画して学生生徒700人が上野駅を出発するなど、これ以降、足尾鉱毒事件に関する運動が盛んになる。

12.25 〔法令〕「ペスト菌取扱取締規則」公布　内務省令「ペスト菌取扱取締規則」が公布された。ペスト菌の貯蔵・培養・動物実験などが地方長官の認可制とされ、ペスト菌の具体的な取り扱い方法などが定められた。

この年 〔団体〕精神病患者への拘禁具の強制使用を禁止　東京帝国大学教授呉秀三が東京府巣鴨病院の院長に就任。精神病患者に対する拘禁具の強制使用を禁止し、器具を焼却した。

1902年
（明治35年）

1.25　〔団体〕歯科医学会設立　歯科医学会が設立された。1903年10月、『歯科医学会会報』を創刊。

3.5　〔法令〕「救貧法案」提出　安藤亀太郎、2月25日に可決された「貧民救助労働者及借地人保護ニ関スル建議案」別紙の救貧法案に医療保護規定を加えて「救貧法案」として提出するも、不成立に終わる。

3.6　〔法令〕「癩患者取締ニ関スル建議案」提出　斉藤寿雄、「癩患者取締ニ関スル建議案」を帝国議会に提出。衆議院で可決されるが、貴族院審議未了で不成立となる。

3.17　〔法令〕「鉱毒調査委員会官制」公布　勅令「鉱毒調査委員会官制」が公布された。総理大臣の監督下に15人の鉱毒調査委員会の委員を置くもの。1903年12月5日、廃止。

3.21　〔教育〕歯科講座設置　東京帝国大学医科大学に歯科学講座が新設された。1903年、石原久が教授に任ぜられた。

3.28　〔法令〕「港務部設置ノ件」公布　勅令「港務部設置ノ件」が公布された。4月1日、施行。これに伴い「海港検疫所官制」を廃止。検疫所が地方庁の所管とされた。

4.2　〔団体〕第1回日本連合医学会開催　第1回日本連合医学会が東京で開催された。会頭田口和美、副会頭北里柴三郎。北里柴三郎が結核病の予防および撲滅について、高峰譲吉が自家発見の新止血薬アドレナリンについて講演。4月5日、閉幕。

4月　〔団体〕日本女医会設立　吉岡弥生ら、日本女医会を設立。

6.12　〔団体〕同仁会設立　片山国嘉・岡田和一郎・北里柴三郎ら、清国・韓国の医事・衛生改善を企図し同仁会を設立。会長は子爵長岡護美、副会長は片山国嘉。

9.12　〔法令〕関西連合医会が「医師法案」決定　関西連合医会、大阪で臨時総会を開催し、「医師法案」を決定。

10.6　〔病気〕ペストが発生　横浜でペスト患者が発生した。10月29日、発生地域の家屋12戸を焼却。12月24日、東京でペスト患者が発生。その後、1903年にかけて東京でペストが流行した。

この年　〔団体〕日本神経学会設立　呉秀三・三浦謹之助が主幹となり、日本神経学会を設立。同年、『神経学雑誌』を創刊。1935年、日本精神神経学会に改称。1963年、日本神経学会に改称。

この年　〔教育〕野口英世に研究費2000ドル　フィラデルフフィア医科大学名誉助手として渡米している野口英世は蛇毒に関する研究結果を発表、スミソニアン・インスティテュートから2000万ドルの研究費を支給されることになった。同研究はフィラデルフィア医科大学長ミッチェルとの連名でドイツ医学会にも発表される。

1903年
(明治36年)

1.20　〔病気〕警視庁に臨時防疫職員設置　ペスト予防のため警視庁に臨時防疫職員を設置する勅令が発せられた。

3.10　〔団体〕帝国連合医会設立　東京医会と関西連合医会が合同して帝国連合医会を設立し、京都で発会式を挙行した。会長は北里柴三郎。

3.20　〔法令〕「医術開業試験委員官制」・「薬剤師試験委員官制」改正　勅令「医術開業試験委員官制」および「薬剤師試験委員官制」が改正され、両試験が内務省から文部省に移管された。1929年、内務省に移管。

3.20　〔法令〕「監獄官制」公布　勅令「監獄官制」が公布され、勅令「集治監仮留監官制」が廃止された。監獄が司法大臣の管理下に置かれ、監獄に監獄医および薬剤師が設置された。

3.25　〔団体〕京都帝国大学福岡医科大学設立　京都帝国大学の第二医科大学として京都帝国大学福岡医科大学を設立する勅令が発せられた。4月1日、開設。福岡県立病院長大森治豊が学長に就任。

3.27　〔法令〕「専門学校令」公布　勅令「専門学校令」が公布された。これに伴い「医学校通則」を廃止。1886年公布の「帝国大学令」と併せて、大学・専門学校による二本建の医学教育が確立された。4月1日、千葉医学専門学校・仙台医学専門学校・岡山医学専門学校・金沢医学専門学校・長崎医学専門学校が官立専門学校となる。6月5日、文部省が私立東京慈恵医院医学校の私立東京慈恵医院医学専門学校への改組を認可。私立専門学校の初め。6月30日、京都府立医学校の京都府立医学専門学校への改組を認可。公立専門学校の初め。7月18日、愛知県立医学校の愛知県立医学専門学校への改組を認可。9月12日、大阪府立医学校の大阪府立高等医学校への改組を認可。

4.28　〔法令〕「畜犬取締規則」公布　「畜犬取締規則」が公布された。

4.29　〔事件〕足尾銅山に鉱毒除害命令　足尾銅山に鉱毒除害が命じられた。

6.24　〔法令〕「痘苗及血清其他細菌学的予防治療品製造取締規則」制定　内務省令「痘苗及血清其他細菌学的予防治療品製造取締規則」が制定された。7月1日、施行。

6.29　〔法令〕「伝染病予防法ニ依ル手当金ニ関スル件」公布　内務省令「伝染病予防法ニ依ル手当金ニ関スル件」が公布された。

7.13　〔法令〕「雇人口入営業取締規則」公布　「雇人口入営業取締規則」が公布された。

7.29　〔法令〕「臨時ペスト予防事務局官制ハ之ヲ廃止ス」公布　勅令「臨時ペスト予防事務局官制ハ之ヲ廃止ス」が公布された。8月1日、施行。

8.31　〔団体〕済生学舎が廃校　私立済生学舎が廃校になった。1904年4月、後身として私立東京医学校、私立日本医学校が設立された。1910年3月、私立東京医学校を私立

日本医学校に合併。1912年7月、私立日本医学専門学校に改組。1919年8月、日本医学専門学校に改称。1926年2月、日本医科大学に改組。

9.28 〔法令〕「飲食物防腐剤取締規則」制定　内務省令「飲食物防腐剤取締規則」が制定された。

9月 〔団体〕日本花柳病予防協会設立　日本花柳病予防協会が設立された。

11.7 〔病気〕神奈川県に臨時防疫職員設置　ペスト予防のため神奈川県に臨時防疫職員が設置された。

11.27 〔団体〕大日本歯科医会設立　大日本歯科医会が設立された。1907年4月、日本連合歯科医会に改称。1918年、日本連合歯科医師会に改称。1926年、日本歯科医師会に改組。

1904年
(明治37年)

2.4 〔法令〕「肺結核予防ニ関スル件」公布　内務省令「肺結核予防ニ関スル件」(「肺結核予防令」)が公布された。結核予防に関する最初の法令で、病院・旅館で患者が使用した部屋・物品の消毒、公共の場所への痰壷設置などが定められた。

2.9 〔団体〕私立熊本医学専門学校認可　私立熊本医学校、「専門学校令」による私立熊本医学専門学校として認可される。1891年10月に私立九州学院医学部として設立されたが、1896年9月に閉鎖。その後、熊本県の補助を受けて設立されたもの。1921年4月、県に移管され熊本県立医学専門学校に改称。1922年5月、熊本県立熊本医科大学に改組。1929年4月、熊本県立医科大学に改称。5月、官立となり熊本医科大学に改称。1949年5月31日、熊本大学発足に伴い熊本大学熊本医科大学に改組。1960年3月、廃校。その伝統は熊本大学医学部に引き継がれた。

4.1 〔法令〕「煙草専売法」公布　「煙草専売法」が公布され、製造も政府専属とされた。7月1日、施行。ただし、刻み煙草に限り1905年4月1日に施行。

4.4 〔法令〕「下士兵卒家族救助令」公布　勅令「下士兵卒家族救助令」が公布された。5月1日、施行。日露戦争勃発を受けての措置で、傷病兵・戦死者遺族の生活困難を救うための軍事援護法制の嚆矢とされる。

4.22 〔社会〕特志看護婦来日　アメリカの特志看護婦隊マギー婦人一行が来日した。

4月 〔団体〕日本衛生学会設立　日本衛生学会が設立された。同年、『日本衛生学会雑誌』を創刊。

8.13 〔治療〕日本住血吸虫発見　桂田富士郎、山梨県から持ち帰った猫の体内から日本住血吸虫を発見。同年、藤浪鑑が日本住血吸虫病の原因・本態・発生・予防法を明らかにした。

10.23 〔出版〕『日本医学史』刊行　富士川游著『日本医学史』(裳華房)が刊行された。

1912年5月12日、同書著述の功により第2回帝国学士院恩賜賞を受賞。

11月　〔法令〕帝国連合医会が「医師法案」発表　帝国連合医会、独自の「医師法案」を発表。医師法案をめぐり、明治医会と対立。

1905年
（明治38年）

2.26　〔病気〕脚気病調査を建議　帝国議会に脚気病調査に関する建議案が提出され、可決された。3月29日、陸軍が脚気増加対策として米麦7：3の混食奨励を訓令。

3.8　〔法令〕「医師免許規則」改正　「医師免許規則」が一部改正され、新たに文部大臣指定の私立医学専門学校卒業生に無試験で医師開業免許が授与されることとされた。

3.8　〔法令〕「鉱業法」公布　「鉱業法」が公布された。7月1日、施行。これに伴い「鉱業条例」を廃止。業務上傷病死の扶助規定が設けられた。

3.13　〔法令〕「伝染病予防法」改正　「伝染病予防法」が一部改正された。7月1日、施行。ペスト流行に対処するため、鼠駆除が市町村の義務とされ、汚染建物の処分や交通遮断等について定められた。

4.1　〔団体〕痘苗製造所・血清薬院移管　痘苗製造所および血清薬院が伝染病研究所に移管された。

4.3　〔団体〕日本花柳病予防会設立　土肥慶蔵・栗本庸勝ら、日本花柳病予防会を設立。1921年、財団法人日本性病予防協会に改称。

5.6　〔法令〕「売薬税法」公布　「売薬税法」が公布された。5月7日、施行。1926年3月27日、廃止を公布。

6.14　〔病気〕警視庁に防疫評議員設置　警視庁に防疫評議員が設置された。

7.1　〔法令〕「私立医学専門学校指定規則」制定　文部省令「私立医学専門学校指定規則」が制定された。

11.6　〔病気〕癩予防相談会開催　渋澤栄一・大隈重信ら、癩予防相談会を開催。熊本で回春病院を経営するハンナ・リデルが支援をもとめて大隈のもとを訪れたことが契機。1906年にも開催され、1907年に「法律第11号」（「癩予防法」）が制定される原動力となった。

11.30　〔病気〕大阪府・兵庫県に臨時防疫職員設置　大阪府・兵庫県に臨時防疫職員が設置された。

11月　〔政策〕スウェーデン体操採用方針を決定　体操遊戯調査会、スウェーデン式体操を採用する方針を決定。

12.29　〔病気〕山梨県に臨時防疫職員設置　山梨県に臨時防疫職員が設置された。

この年　〔病気〕ペスト流行　神戸市でペスト患者1人、大阪市でペスト菌保有鼠1匹が発見

された。その後、1909年にかけて両地域でペストが流行した。患者2163人、死者981人、ペスト菌保有鼠2万1353匹。特に1907年には最多となる320人が死亡した。

1906年
（明治39年）

1月 〔法令〕「癩予防法案」提出　山根正次、「癩予防法案」を初めて帝国議会に提出。衆議院で可決されるも貴族院で審議未了となる。

3.31 〔法令〕「日本薬局方調査会官制」改正　勅令「日本薬局方調査会官制」の改正が公布され、日本薬局方調査会が常置の機関とされた。4月1日、施行。

4.7 〔法令〕「廃兵院法」公布　「廃兵院法」が公布された。9月1日、施行。8月6日、勅令「廃兵院条例」が公布された。傷病兵救護のために廃兵院を設立し、所在地師団長の管轄とすることが定められた。1607年2月15日、東京廃兵院が旧陸軍予備病院渋谷分院跡に設立された。

4.11 〔法令〕「屠場法」公布　「屠場法」が公布された。屠場乱立防止のため、屠場設置が知事による許可制とされた。6月22日、内務省令「屠場法施行規則」が制定された。

5.2 〔法令〕「医師法」・「歯科医師法」公布　「医師法」および「歯科医師法」が公布された。10月1日、施行。開業許可制から身分許可制へ移行し、歯科医師が分離独立。

6.26 〔制度〕屠畜検査員設置　府県に屠畜検査員が設置された。

6.27 〔法令〕「屠場ノ構造設備標準」制定　内務省令「屠場ノ構造設備標準」が制定された。

7.2 〔法令〕第三次改正「日本薬局方」公布　内務省令「第三次改正日本薬局方」が公布された。1907年1月1日、施行。新たに消毒薬や衛生材料を収載。

9.3 〔法令〕「医師法施行規則」・「歯科医師法施行規則」公布　内務省令「医師法施行規則」および内務省令「歯科医師法施行規則」が公布された。

9.12 〔法令〕「医師法」の外国免許に関する勅令公布　「医師法」の外国免許に関する勅令が公布された。9月27日、同勅令に基づき、イギリスとの間で医師免許に関して相互主義を採用。

10.30 〔法令〕「公立私立歯科医学校指定規則」制定　文部省令「公立私立歯科医学校指定規則」が制定され、文部大臣指定の歯科医学校の基準が定められた。1907年、同規則に基づき私立東京歯科医学専門学校を指定。

11.17 〔法令〕「医師会規則」制定　内務省令「医師会規則」が制定された。医師団体を規制する最初の法令。同日、内務省令「歯科医師会ニ医師会規則ヲ適用スル件」が公布された。

12.3 〔法令〕「陸軍伝染病予防規則」制定　「陸軍伝染病予防規則」が制定された。

1907年
(明治40年)

3.19 〔法令〕「癩予防法」公布　「法律第11号」(「癩予防法」)が公布され、患者届出の義務化、消毒その他予防方法などが定められた。1908年4月1日、施行。

4.10 〔法令〕「官立医学専門学校規程」制定　文部省令「官立医学専門学校規程」が制定され、4年制の医学科と3年制の薬学科への分離、外国語を英語からドイツ語へ変更することなどが定められた。

4.10 〔法令〕「薬品営業並薬品取扱規則」改正　内務省令「薬品営業並薬品取扱規則」(「薬律」)が一部改正され、不正薬品の販売・貯蔵・陳列の禁止、指定薬品制度の導入、薬剤師・薬種商以外による指定薬品販売の禁止などが定められた。

4.17 〔法令〕「師範学校ノ規定改正ニ付注意事項」通知　文部省訓令「師範学校ノ規定改正ニ付注意事項」が発せられ、各府県師範学校附属小学校に心身発育不全児童のための特殊学級を設置することが奨励された。

4.22 〔法令〕「帝国鉄道庁職員救済組合規則」制定　逓信省公達「帝国鉄道庁職員救済組合規則」が制定された。5月1日、施行。同年公布の勅令「帝国鉄道庁現業員ノ共済組合ニ関スル件」に基づくもので、官業共済組合の始まりとされる。

5.10 〔法令〕「官役職工人夫扶助令」公布　勅令「官役職工人夫扶助令」が公布され、太政官達「官役人夫死傷手当規則」が廃止された。

7.20 〔法令〕「法律第11号施行規則」制定　内務省令「法律第11号施行規則」(「癩予防ニ関スル件施行規則」)が制定された。

7.22 〔法令〕「道府県癩患者療養所設置区域ニ関スル件」公布　内務省令「道府県癩患者療養所設置区域ニ関スル件」が公布され、全国を5区に区分し、区ごとに公立療養所を設置することが定められた。

9.13 〔団体〕東京歯科医学専門学校認可　東京歯科医学院、「専門学校令」による東京歯科医学専門学校として認可される。前身は1890年設立の日本最初の歯科医学校である高山歯科医学院で、1946年に東京歯科大学へ改組。

12.11 〔法令〕「何レノ薬局方ニモ記載セサル薬品又ハ製剤取締ニ関スル件」制定　内務省令「何レノ薬局方ニモ記載セサル薬品又ハ製剤取締ニ関スル件」が制定された。

この年 〔団体〕各地で医師会設立　1906年公布の「医師法」に基づき、各地で医師会が設立された。

1908年
(明治41年)

1.10	〔法令〕「宮内伝染病予防令」制定	皇室令「宮内伝染病予防令」が制定された。
1.16	〔治療〕田原結節発見	田原淳、心臓刺激伝導系の田原結節を発見。
1月	〔団体〕大阪慈善看護婦会設立	大阪慈善看護婦会が設立され、貧困家庭への看護婦無料派遣を開始。
2.27	〔病気〕「脚気及び伝染病予防法に関する質問」提出	帝国議会に「脚気及び伝染病予防法に関する質問」が提出された。
2.28	〔法令〕「宮中衛生会規程」制定	宮内省令「宮中衛生会規程」が制定され、宮内省に宮中衛生会が設置された。
3.28	〔法令〕「監獄法」公布	「監獄法」が公布され、太政官達「監獄則」が廃止された。在監者の衛生・医療が充実。
4.2	〔病気〕癌研究会設立	財団法人癌研究会が設立された。会頭は青山胤通、副会頭は本田忠夫、理事長は長與称吉。1909年、内閣総理大臣桂太郎が総裁、渋沢栄一が副総裁に就任。
4.13	〔法令〕「水利組合法」公布	「水利組合法」が公布され、水利組合が法人化された。これに伴い「水利組合条例」(明治23年法律第46号)を廃止。
6.1	〔法令〕「臨時脚気病調査会官制」公布	勅令「臨時脚気病調査会官制」が公布され、陸軍省に臨時脚気病調査会が設置された。8月29日、「臨時脚気病調査会規則」が制定された。会長は陸軍省医務局長森林太郎で、随時『臨時脚気病調査報告』を刊行。1924年11月25日、同調査会を廃止。
6.12	〔社会〕コッホ来日	ドイツ人医師・細菌学者ハインリヒ・ヘルマン・ロベルト・コッホが来日した。睡眠病に関する講演を行うなどした。
8月	〔社会〕フレンケル来日	ドイツ人細菌学者フレンケルが来日した。
10.7	〔団体〕中央慈善協会設立	中央慈善協会が設立された。会長は渋沢栄一。1921年3月、中央社会事業協会と改称。
この年	〔病気〕天然痘流行	神戸を中心に天然痘が流行し、4265人が死亡した。

1909年
(明治42年)

2.1 〔政策〕万国阿片委員会に参加　万国阿片委員会が上海で開幕した。アメリカ、イギリス、イラン、イタリア、オーストリア、オランダ、シャム、清国、ドイツ、日本、フランス、ポルトガル、ロシアの13ヶ国が参加し、主に清国におけるアヘンの問題について協議。2月26日、清国および採択国内におけるアヘン等の統制に関する議定書を採択して閉幕。

2.11 〔制度〕救済事業奨励費の下付を開始　私設社会事業に対する内務大臣の奨励金(救済事業奨励費)の下付が開始された。

3.11 〔法令〕「モルヒネ及びその注射器密輸入取締方」制定　「モルヒネ及びその注射器密輸入取締方」が制定された。

4.1 〔病気〕公立癩療養所設立　全国に5つの府県連合立癩療養所が設立された。第一区(関東・中部)は全生病院(東京)、第二区(東北)は松ケ丘保養園(青森)、第三区(近畿・中国)は外島保養院(大阪)、第四区(四国)は大島青松園(香川)、第五区(九州)は菊池恵楓園(熊本)。1910年3月12日、沖縄に療養所を追加設立する内務省令が公布された(4月1日施行)。

4.7 〔団体〕文部省立東京盲学校が開校　文部省立東京盲学校が開校した。東京盲唖学校とは別組織。1910年4月1日、東京盲唖学校が東京聾唖学校に改称し、盲教育と聾唖教育が分離された。

4.14 〔法令〕「種痘法」公布　「種痘法」が公布され、新生児の種痘義務化、種痘済否の戸籍への記入などが定められた。1910年1月1日、施行。

7.17 〔法令〕「医師法」・「歯科医師法」改正　「医師法」および「歯科医師法」が一部改正された。カルテの名称を診療簿に改めるなどの内容。

7.17 〔法令〕「病院医院其ノ他診療所治療所ノ広告ニ関スル件」制定　内務省令「病院医院其ノ他診療所治療所ノ広告ニ関スル件」が制定された。

7.17 〔団体〕富山県立薬学専門学校認可　富山県立薬学校、「専門学校令」による富山県立薬学専門学校として認可される。1910年4月、開学。

7.17 〔教育〕富山県立薬学専門学校、創設　富山県立薬学専門学校、「専門学校令」に基づき設立認可。1921年、官立富山薬学専門学校に改組。1949年、富山大学創設に伴い同大学薬学部となる。

8.14 〔団体〕私立日本歯科医学校認可　1907年設立の私立共立歯科医学校、「専門学校令」による私立日本歯科医学校として認可される。1919年12月、財団法人日本歯科医学専門学校に改組。1947年6月、日本歯科大学に改組。

9.21 〔団体〕日本薬剤師会設立　社団法人日本薬剤師会が設立された。

12.28 〔制度〕精神病調査票作成義務化　全国の公私立精神病院等に精神病者調査票の作

成を義務付ける内務省令が出され、1910年1月以降の精神病院退院者について基礎的な統計調査を実施することになった。

この年　〔団体〕**陸軍軍医団設立**　陸軍軍医学会を改組し、陸軍軍医団が設立された。団長は陸軍医務局長森林太郎。

1910年
（明治43年）

1.22　〔団体〕**私立九州薬学専門学校認可**　私立九州薬学校、「専門学校令」による私立九州薬学専門学校として認可される。1885年設立の私立熊本薬学校が1908年に改称したもの。1915年1月、財団法人化。1919年9月、九州薬学専門学校と改称。1925年、官立熊本薬学専門学校に改組。1949年、熊本大学の発足に伴い熊本大学熊本薬学専門学校に改組。1951年3月、廃校。その伝統は熊本大学薬学部に引き継がれた。

4.19　〔治療〕**サルバルサン発見**　ドイツ・ヴィースバーデンで開催された第27回内科学会において、秦佐八郎とドイツ人パウル・エールリヒが共同で梅毒治療薬サルバルサンを発見したことを発表。合成物質による世界最初の化学療法剤とされる。同年、サルバルサンの日本への輸入が開始された。

5.5　〔法令〕**「産婆規則」改正**　勅令「産婆規則」の改正が公布され、内務大臣指定の学校・講習所卒業生に無試験での産婆登録が認められた。

5.5　〔法令〕**「売薬部外品ノ免許手数料等ニ関スル件」公布**　勅令「売薬部外品ノ免許手数料等ニ関スル件」が公布され、道府県の手数料が改正された。

7.1　〔法令〕**「私立薬学専門学校指定規則」制定**　文部省令「私立薬学専門学校指定規則」が制定された。内務省令「薬品営業並薬品取扱規則」によるもの。

7.14　〔団体〕**娼妓病院設置**　勅令「風俗上取締ヲ要スル稼業ヲ為ス者及行政執行法第三条ノ患者ノ治療設備ニ関スル件」が公布され、道府県費で娼妓病院を設立することが定められた。1911年4月1日、施行。

この年　〔治療〕**オリザニン抽出**　鈴木梅太郎、米糠からオリザニン（ビタミンB1）の抽出に成功。1911年1月から1912年2月にかけて、『東京化学会誌』にてオリザニンの発見、オリザニンが脚気防止に有効であるのみならず、動物の生存に必須の栄養素であることを発表。

1911年
（明治44年）

2.11　〔政策〕**『済生勅語』を発す**　明治天皇、総理大臣桂太郎を召して『済生勅語』を発

す。2月14日、窮民施薬救療の資として御内帑金150万円を下賜。恩賜財団済生会設立の原資となった。

2月 〔団体〕日本白十字会設立　民間結核予防団体である日本白十字会が設立された。

3.22 〔政策〕官公立精神病院設立を建議　帝国議会、官公立精神病院設立に関する建議を可決。

3.29 〔法令〕「工場法」公布　「工場法」が公布された。1916年9月1日、施行。我が国最初の労働立法で、工場の安全衛生、業務災害の扶助、年少者・女子の労働時間制限、休日・休憩、病者・産婦の就業制限等が定められた。

3.29 〔法令〕「水道条例」改正　「水道条例」（明治23年法律第9号）が改正され、市町村に資力がない場合は企業に特許水道の敷設を許可すること、必要な場合は市町村が強制買収できることなどが定められた。

3.31 〔法令〕「九州帝国大学官制」公布　勅令「九州帝国大学官制」が公布され、京都帝国大学福岡医科大学が九州帝国大学医科大学に改組された。学長は大森治豊。

5.19 〔法令〕「薬学校通則」廃止　1882年制定の文部省達「薬学校通則」が廃止された。

5.30 〔団体〕恩賜財団済生会設立　貧困者への医療提供を目的とする恩賜財団済生会の設立が認可された。8月21日、発足。初代総裁は伏見宮貞愛親王、初代会長は総理大臣桂太郎、副総裁は平田東助、医務主任は北里柴三郎。1912年、深川診療所・本所診療所を東京に開設。1913年、神奈川県立病院を設立。以後、全国各地に施療病院・診療所を設立。1914年からは巡回診療も開始。

7.8 〔病気〕梅毒スピロヘータの純粋培養に成功　野口英世、『Jour.Amer.Med.Ass.』57巻2号において、梅毒スピロヘータの純粋培養に成功したこと、死滅病原体浮游体（ルエチン）を皮内に注射し梅毒患者に特異の炎症反応（ルエチン反応）を発見したことを発表。

7.21 〔病気〕パラチフスを指定伝染病に追加　パラチフスを指定伝染病に追加する内務省令が公布された。8月1日、施行。

8.4 〔団体〕大阪毎日新聞慈善団設立　財団法人大阪毎日新聞慈善団の設立が認可される。10月26日、診察自動車を利用した巡回病院による貧民施療を開始。

8.14 〔法令〕「按摩術営業取締規則」・「鍼術灸術営業取締規則」制定　「按摩術営業取締規則」・「鍼術灸術営業取締規則」の2つの内務省令が制定され、按摩・鍼・灸についての中央法制が確立された。1912年1月1日、施行。

9.5 〔団体〕実費診療所設立　加藤時次郎・鈴木梅四郎、社団法人実費診療所を設立し、東京京橋木挽町の加藤病院内に第1号医院を開設した。

9月 〔出版〕日新医学社創業　山谷徳治郎、日新医学社を創業、『日新医学』を創刊。1912年3月『医事公論』を創刊。

12.24 〔法令〕「按摩術鍼術又ハ灸術学校若ハ同講習所ノ指定標準ノ件」制定　内務省訓令「按摩術鍼術又ハ灸術学校若ハ同講習所ノ指定標準ノ件」が制定された。

1912年
(明治45年/大正元年)

1.23 〔法令〕「万国阿片条約」締結　ハーグにおいて「万国阿片条約」(「ハーグ阿片条約」)が締結された。1920年1月11日に公布・実施。

3.14 〔団体〕私立東京女子医学専門学校認可　私立東京女子医学専門学校、「専門学校令」により認可される。私立東京女医学校を改称したもの。

3.19 〔制度〕警察医を配置　警視庁、各府県に警察医を配置。東京警視庁では警察委員と称した。

4.30 〔法令〕「防疫職員官制」公布　勅令「防疫職員官制」が公布された。内務省に防疫官・防疫官補を設置し、必要に応じて各府県に機動的に定員を配置するもの。1913年6月13日、同官制の改正を公布・施行。伝染病に関する情報を収集するため、海外に駐在防疫官を設置。

5.10 〔法令〕「毒物劇物営業取締規則」制定　内務省令「毒物劇物営業取締規則」が制定された。これにより、毒物・劇物を医薬品から切り離し、独自の法令で取り締まることになった。

5.12 〔社会〕第2回帝国学士院恩賜賞　富士川游が『日本医学史』著述により第2回帝国学士院恩賜賞を受賞。また、高峰譲吉がアドレナリン発見により帝国学士院賞を受賞した。

5.28 〔法令〕「メチルアルコホル(木精)取締規則」制定　内務省令「メチルアルコホル(木精)取締規則」が制定された。「飲食物取締法」に基づくもの。

6.18 〔法令〕「私立産婆学校、産婆講習所指定規則」制定　内務省令「私立産婆学校、産婆講習所指定規則」が制定された。修業年限を2年以上とし、5回以上の臨産実験を課した。

7.11 〔団体〕私立日本医学専門学校認可　私立日本医学専門学校、「専門学校令」により認可される。

この年 〔出版〕『医事公論』創刊　山谷徳治郎、週刊『医事公論』を創刊。

1913年
(大正2年)

2.11 〔団体〕日本結核予防協会設立　北里柴三郎の主唱により、私設日本結核予防協会が設立された。

4.9	〔法令〕「臨時医術開業試験規定」制定	文部省令「臨時医術開業試験規定」が制定された。
5.14	〔法令〕「屠畜検査心得」公布	内務省訓令「屠畜検査心得」が公布された。獣肉の食用適否の判定基準を定めたもの。
6.13	〔団体〕横浜衛生試験所廃止	横浜衛生試験所を廃止し、東京衛生試験所に合併した。
7.5	〔社会〕第3回帝国学士院恩賜賞	上坂熊勝、脳神経起首の研究により第3回帝国学士院恩賜賞を受賞。また、五島清太郎が外部寄生性吸虫類の研究により帝国学士院賞を受賞した。
9.19	〔法令〕「医師試験規則」公布	文部省令「医師試験規則」が公布された。1914年10月1日施行。これに伴い「医術開業試験規則」を廃止。
9.19	〔法令〕「歯科医師試験規則」公布	文部省令「歯科医師試験規則」が公布された。1921年10月1日施行。
9.19	〔法令〕「薬剤師試験規則」公布	文部省令「薬剤師試験規則」が公布された。1922年10月1日施行。これに伴い1889年制定の旧「薬剤師試験規則」を廃止。
10.25	〔社会〕「女工と結核」発表	石原修、国家医学会例会で「女工と結核」と題する講演を行う。帰郷死亡者の7割が結核死であるなど、紡績女工の過酷な労働と罹病の関係が明らかに。
12月	〔法令〕「ペスト菌検査法指針」制定	内務省令「ペスト菌検査法指針」が制定された。
この年	〔治療〕日本住血吸虫の中間宿主を発見	宮入慶之助・鈴木稔、広島県深安郡片山で日本住血吸虫の中間宿主である貝を発見し、宮入貝と命名。この発見により、感染メカニズムが明らかにされた。
この年	〔出版〕『臨床医学』創刊	山谷徳治郎、『臨床医学』を創刊。

1914年
(大正3年)

2.20	〔法令〕「行政庁ヲシテ委嘱ニヨリ恩賜財団済生会ノ事務ヲ施行セシムルノ件」公布	勅令「行政庁ヲシテ委嘱ニヨリ恩賜財団済生会ノ事務ヲ施行セシムルノ件」が公布された。
2月	〔病気〕発疹チフス・ペスト流行	東京で発疹チフスが発生。被害は各地に拡大し、7309人が罹患、1234人が死亡した。医療従事者にも殉職者が続出。4月には東京でペストが流行し、年末までに41人が死亡した。
3.30	〔出版〕近世医学社創業	藤実人華、近世医学社を創業、『近世医学』を創刊。1926年1月1日診断と治療社と改称、1950年2月21日株式会社に改組。

3.31	〔法令〕「肺結核療養所ノ設置及国庫補助ニ関スル法律」公布	「肺結核療養所ノ設置及国庫補助ニ関スル法律」が公布された。1915年4月1日施行。
3.31	〔法令〕「売薬法」公布	「売薬法」が公布された。10月1日施行。これに伴い「売薬規則」を廃止。無効無害主義から有効無害主義へ転換する内容で、薬剤師・医師以外の売薬が禁止された。
3月	〔団体〕日本連合医師会設立	日本連合医師会創立総会が東京で開催された。
4.4	〔法令〕「医師法」第二次改正	「医師法」第二次改正。同年限りの医術開業試験が2年延長された。
5.1	〔出版〕克誠堂創業	今井甚太郎、吐鳳堂より独立し、東京市本郷区に克誠堂を創業、月刊誌「実験医方」、「グレンツゲビート」を発行するほか、医書を出版。1943年12月、戦時企業整備により日本医書出版株式会社に併合、1947年5月30日分離して克誠堂出版株式会社を設立。
7.5	〔社会〕第4回帝国学士院恩賜賞	田原淳が哺乳動物の心臓に於ける刺戟伝導筋系統の研究により第4回帝国学士院恩賜賞を受賞した。
8.27	〔法令〕「戦時中医薬品ヲ輸出セントスル者ノ内務大臣ノ許可ヲ受クベキ件」制定	内務省令「戦時中医薬品ヲ輸出セントスル者ノ内務大臣ノ許可ヲ受クベキ件」が制定された。
8月	〔社会〕医薬品価格高騰	第一次世界大戦の勃発によりドイツ帝国が医薬品の国外流出を禁止。このため輸入医薬品が不足し、価格が高騰した。
10.14	〔団体〕伝染病研究所移管	伝染病研究所、内務省から文部省に移管される。行政整理のために大隈重信内閣が北里柴三郎所長に無断で閣議決定したもので、これに反発した北里以下職員が総辞職。同研究所は1916年に東京帝国大学付設となり、1967年に東京大学医科学研究所に改組された。
11.5	〔団体〕北里研究所設立	伝染病研究所を辞職した北里柴三郎ら、北里研究所を設立。
12.4	〔政策〕臨時薬業調査委員会設置	臨時薬業調査委員会が設置される。医薬品の受給調節、製薬業の発達奨励などを目的とするもの。
12月	〔団体〕日本トラホーム予防協会設立	日本トラホーム予防協会が設立された。
この年	〔治療〕ワイル病原体発見	稲田竜吉・井戸泰、ワイル病の病原体であるスピロヘータ（黄疸出血性レプトスピラ）を発見。1915年2月13日、『東京医事新誌』1908号にて発表。1919年、ノーベル生理学・医学賞の候補となる。
この年	〔治療〕生体染色法の研究を発表	清野謙次が生体染色法の研究を発表。生理学・病理学研究に多大な貢献をなす。

1915年
（大正4年）

1.3 〔法令〕「医師、歯科医師、薬剤師取締規則」を発す　「医師、歯科医師、薬剤師取締規則」が発せられた。

4.8 〔法令〕「公立小学校教員疾病療治料給与に関する準則」制定　文部省令「公立小学校教員疾病療治料給与に関する準則」が制定された。肺結核など、児童の衛生上とくに考慮を要する疾病のために休職・退職を命ぜられた教員に治療費を支給するもの。

6.21 〔法令〕「染料医薬品製造奨励法」公布　「染料医薬品製造奨励法」が公布された。10月15日、施行。第一次世界大戦の影響による輸入杜絶対策として、染料医薬品製造会社に対し、損失補償と利益配当保証（年8分）を10年間供与するもの。

6.30 〔法令〕「看護婦規則」公布　内務省令「看護婦規則」が公布された。10月1日、施行。看護婦に関する全国統一的法規で、看護婦の資格を規定。1922年、1925年に改正。

7.14 〔団体〕東北帝国大学に医科大学設置　東北帝国大学に医科大学が設置された。9月11日、入学式を挙行。1919年4月25日、医学専門部を廃止。

7.15 〔社会〕第5回帝国学士院恩賜賞　野口英世、スピロヘータ・パルリーダの研究により第5回帝国学士院恩賜賞を受賞。また、外山亀太郎が蚕の遺伝研究により帝国学士院賞を受賞した。

7.20 〔政策〕市立肺結核療養所設置を命令　大浦兼武内相、東京・大阪・神戸の3市に市立肺結核療養所の設置を命じる内務省告示を発す。

8.28 〔法令〕「私立看護婦学校養成所指定標準」制定　内務省令「私立看護婦学校養成所指定標準」が制定された。

9.14 〔法令〕「伝染病研究所痘苗血清等販売規程」制定　文部省令「伝染病研究所痘苗血清等販売規程」が制定された。これにより旧売捌規則を廃止。

11.1 〔団体〕竹尾結核研究所設立　竹尾結核研究所の設立が認可された。1917年2月1日、開所式を挙行。所長は佐多愛彦。

12.11 〔団体〕北里研究所開所式　北里研究所開所式が東京芝白金で挙行された。

この年 〔政策〕寄生虫病予防に対し、改良便所等予防に関する研究を開始　内務省、寄生虫病予防に対し、改良便所等予防に関する研究を開始。1932年終了。

この年 〔治療〕鼠咬症スピロヘータ発見　二木謙三・高木逸磨・谷口腆二・大角真八、鼠咬症スピロヘータ感染症の原因菌を発見。1916年2月1日、『Jour, Exper, Med』23巻2号にて発表。

この年 〔出版〕『家庭医学叢書』刊行開始　新橋堂書店、『家庭医学叢書』の刊行を開始。

この年 〔社会〕不良医薬品が跋扈　第一次世界大戦の影響で外国医薬品の輸入が杜絶、不

良医薬品が市中に跋扈した。

1916年
(大正5年)

3.10	〔法令〕「癩予防法」一部改正	「癩予防法」が一部改正され、癩療養所長に入所患者に対する懲戒権が付与された。
3.31	〔法令〕「薬品又ハ其原料品ノ買入又ハ売渡ニ関スル随意契約ノ件」公布	勅令「薬品又ハ其原料品ノ買入又ハ売渡ニ関スル随意契約ノ件」が公布された。
4.1	〔団体〕伝染病研究所が東京帝国大学の附置に	伝染病研究所が東京帝国大学の附置とされ、衛生行政に関してのみ内務大臣の監督を受けることとされた。
4.13	〔法令〕「売薬部外品営業取締規則」公布	警視庁令「売薬部外品営業取締規則」が公布された。強壮剤・毛生え薬などを規制するもの。
5.30	〔団体〕済生会病院設立	恩賜財団済生会病院、東京芝赤羽に設立され、開院式を挙行。
6.15	〔法令〕「文部省官制」改正	勅令「文部省官制」が改正され、学校衛生官が設置された。学校衛生事務の専任担当官を復活させたもので、この頃から学校衛生が重視されるようになった。
6.28	〔法令〕「保健衛生調査会官制」公布	勅令「保健衛生調査会官制」が公布され、保健衛生調査会の設置、内務次官が会長を務めることなどが定められた。
7.2	〔社会〕第6回帝国学士院恩賜賞	稲田竜吉・井戸泰、黄疸出血性スピロヘータ病に関する研究により第6回帝国学士院恩賜賞を受賞した。
7.27	〔病気〕コレラ流行	横浜に入港した布哇丸の乗客にコレラが発生。全国に拡大し、この年の患者数1万0371人、死者7482人に達した。
9.1	〔法令〕「工場法」施行	「工場法」が施行された。内容は職工15人以上の工場での12歳未満者の就業禁止、15歳未満者と女子の12時間以上の労働禁止、職工の業務上傷病の工場主負担など。
9.9	〔法令〕「医師ノ歯科専門標榜其ノ他許可ニ関スル件」公布	内務省令「医師ノ歯科専門標榜其ノ他許可ニ関スル件」が公布された。
9.9	〔法令〕「歯科医師法」第二次改正	「歯科医師法」第二次改正。医師は内務大臣の許可を受けなければ、歯科専門を標榜することや歯科医業に属する行為を行うことを禁じられた。
9.22	〔法令〕「医師試験委員官制」・「歯科医師試験委員官制」公布	勅令「医師試験委員官制」および勅令「歯科医師試験委員官制」が公布された。
11.10	〔団体〕大日本医師会設立	大日本医師会創立総会が東京で挙行された。全国各地

の医師会の連合組織で、会長は北里柴三郎。1923年、日本医師会に改組。

11.11　〔制度〕学校衛生会設置　文部省に大臣の諮問調査機関として学校衛生会が設置された。

この年　〔治療〕人工がん発生に成功　山極勝三郎・市川厚一、タールを用いて人工がんの発生実験に成功。3月18日、『東京帝国大学医科大学紀要』15冊2号にて発表。

1917年
(大正6年)

3.26　〔団体〕私立東京薬学専門学校設立　私立東京薬学専門学校が設立認可された。4月1日、私立大阪薬学専門学校が設立認可された。

4月　〔団体〕結核療養所設置を命令　京都市・横浜市・名古屋市に結核療養所設置が命じられた。

5.12　〔法令〕「済世顧問設置規程」公布　岡山県訓令「済世顧問設置規程」が公布された。1918年10月7日、大阪府訓令「方面委員規程」が公布された。民生委員制度の源と言われる済世顧問制度・方面委員制度の誕生。

5月　〔団体〕大阪市立刀根山療養所設立　初の公立結核療養所である大阪市立刀根山療養所が設立された。これ以後、1920年5月の東京市立結核療養所など17都市に公立結核療養所が設立された。

6.30　〔政策〕精神病者全国調査　保健衛生調査会、精神病者の全国調査を実施。患者数は6万4941人で、人口1000人あたり1.18人。

7.1　〔社会〕第7回帝国学士院賞　西川正治、スピネルの原子配置並に歪を受けたる物体のレントゲン線検査に関する研究により第7回帝国学士院賞を受賞。

7.20　〔法令〕「軍事救護法」公布　「軍事救護法」が公布され、傷病兵とその家族、現役応召の下士兵卒の家族の救護について定められた。10月30日、勅令「軍事救護法施行令」が公布された。ともに1918年1月1日に施行。これに伴い勅令「下士兵卒家族救助令」を廃止。

8.14　〔法令〕「製薬用阿片売下ニ関スル件」公布　内務省令「阿片法施行規則」が改正され、内務省令「製薬用阿片売下ニ関スル件」が公布された。

8.25　〔制度〕内務省地方局に救護課設置　内務省地方局に救護課が設置された。課長は内務書記官田子一民。1919年12月24日、社会課に改称。1922年11月1日、内務省の外局として社会局に昇格。

この年　〔制度〕医師免許でメキシコと相互主義　医師免許に関してメキシコとの間で相互主義が採用された。

1918年
（大正7年）

- 4月 〔団体〕東京医学専門学校設立　東京医学専門学校の設立が認可された。
- 5.12 〔社会〕第8回帝国学士院賞　桂田富士郎・藤浪鑑、日本住血吸虫病の研究により第8回帝国学士院賞を受賞。
- 6.1 〔制度〕大阪府が救済課設置　大阪府、救済課を設置。府県における社会事業主管課の嚆矢とされる。
- 6.25 〔法令〕「救済事業調査会官制」公布　勅令「救済事業調査会官制」が公布された。1921年1月、救済事業調査会は社会事業調査会と改称。
- 7月 〔政策〕農村衛生調査　内務省、農村衛生状態の実地調査を開始。
- 10.7 〔法令〕「方面委員規程」公布　大阪府知事林市蔵、大阪府訓令「方面委員規程」を公布し、方面委員制度を導入。小河滋次郎の指導によりドイツのエルベフェルト制に範をとったもので、市井に調査委員を置いて庶民の生活調査・救済にあたった。1917年の岡山県の済世顧問制度とともに民生委員制度の源とされる。
- 10.25 〔法令〕「医薬品輸入取締ニ関スル件」公布　「医薬品輸入取締ニ関スル件」が公布され、キニーネなどの輸入が許可制とされた。1919年10月18日、廃止。
- この年 〔制度〕嘱託医制度を採用　逓信省簡易保険局、嘱託医制度を採用。被保険者に対する軽費診療制度だが、各府県医師会が業権侵害として強く反発。
- この年 〔団体〕回春病院癩研究所設立　回春病院癩研究所が設立された。
- この年 〔病気〕スペイン風邪流行　世界的にスペイン風邪が流行した。春頃に日本も上陸し、1919年にかけて全国で11万1810人が死亡した。

1919年
（大正8年）

- 3.27 〔法令〕「トラホーム予防法」公布　「トラホーム予防法」が公布され、医師らの患者への予防法指示義務、接客業態者の検診規程などが定められた。9月1日、施行。
- 3.27 〔法令〕「結核予防法」公布　「結核予防法」が公布された。内務省令「肺結核予防ニ関スル件」や「肺結核療養所ノ設置及国庫補助ニ関スル法律」などを統合したもので、一般的な結核予防法制が整備された。10月23日、勅令「結核予防法施行令」が公布され、内務省令「結核予防法施行規則」が制定された。いずれも11月1日に施行。
- 3.27 〔法令〕「精神病院法」公布　「精神病院法」が公布され、精神病院建設への国庫補

助（6分の1から2分の1）、市町村長による患者収容・保護措置などが定められた。8月10日、施行。

3.27　〔教育〕京都薬学専門学校認可　京都薬学専門学校が「専門学校令」により設立認可された。

4.10　〔法令〕「阿片法」改正　「阿片法」が改正され、アヘンの輸出入禁止、医薬用アヘンの売渡についての行政官庁の証明制度などが定められた。6月25日、内務省令「阿片法施行規則」が公布された。

4.11　〔法令〕「医師法」第三次改正　「医師法」が改正され、道府県郡市区医師会の強制設立に関する規定などが追加された。

4.16　〔教育〕慶応義塾医学科が授業開始　慶應義塾医学科本科が授業を開始した。これに先立つ1917年4月16日には医学科予科が授業を開始していた。

5.25　〔社会〕第9回帝国学士院賞　山極勝三郎・市川厚一、癌腫の人工的発生研究により第9回帝国学士院賞を受賞。

8.29　〔法令〕「学校伝染病予防規程」制定　文部省令「学校伝染病予防規程」が制定された。これに伴い文部省令「学校伝染病予防及消毒方法」を廃止。

9.25　〔法令〕「医師会令」公布　勅令「医師会令」が公布され、医師会の設立手続、会則、経費監督、郡市医師会の会員の懲戒権、議決が会員を拘束することなどが定められた。

9.25　〔法令〕「医師法施行規則」・「歯科医師法施行規則」改正　「医師法施行規則」および「歯科医師法施行規則」の2内務省令が改正され、医師・歯科医師の応召義務が明確化された。

10.19　〔法令〕「児童生徒及学生ノ近視予防ニ関スル注意」を発す　文部省、訓令「児童生徒及学生ノ近視予防ニ関スル注意」を地方に発した。児童・生徒・学生の近視者増加を受けて、その予防方法を示したもの。

11.22　〔団体〕大阪医科大学認可　大阪府立高等医学校、「大学令」による大阪府立大阪医科大学の設立を認可される。同令による最初の公立大学。

12.24　〔政策〕内務省改組　内務省衛生局に調査課が設置された。また、内務省地方局救護課が社会課と改称した。

この年　〔病気〕流行性感冒流行　流行性感冒が流行した。

この年　〔病気〕流行性脳膜炎流行　長野・新潟で流行性脳膜炎が小流行し、1920年春頃から東京・大阪で流行した。死者1392人。

この年　〔社会〕万国女医会に参加　アメリカで世界16か国が加盟して万国女医会が発足し、日本からは井上友子が設立会議に参加した。

1920年
（大正9年）

2.5 〔団体〕慶応義塾大学設立　慶応義塾と早稲田大学、「大学令」による初めての私立大学として設立認可を受ける。4月、慶応義塾大学が発足し、医学科が医学部に改組された。

2.21 〔法令〕「学校医ノ資格及職務ニ関スル規程」制定　文部省令「学校医ノ資格及職務ニ関スル規程」が制定された。4月1日、施行。

4.1 〔法令〕「歯科医師会規則」公布　内務省令「歯科医師会規則」が公布され、歯科医師会が「医師会規則」から独立した。

4.1 〔社会〕フローレンス・ナイチンゲール記章を受章　フローレンス・ナイチンゲール記章の第1回授与が行われ、日本人では萩原タケ・山本ヤヲ・湯浅うめの3人が受章した。

4.9 〔政策〕学校衛生事務に関して通達　文部省、学校衛生事務に関して通達。

4.21 〔法令〕「按摩術営業取締規則」改正　内務省令「按摩術営業取締規則」が一部改正された。柔道教師の整復術が公認され、マッサージ営業に免許制を導入。

4月 〔治療〕サントニンの蛔虫駆除作用を発見　三浦謹之助、『日本内科学会雑誌』7巻1号にてサントニンの蛔虫駆除作用を発見したことを発表。

6.18 〔団体〕愛知県立愛知医科大学設立　愛知県立愛知医学専門学校、「大学令」により愛知県立愛知医科大学の設立認可を受ける。

7.27 〔法令〕「学生生徒児童身体検査規程」制定　文部省令「学生生徒児童身体検査規程」が制定され、発育概評決定標準が定められた。10歳児の場合、男子が1.209メートル・22.87キロ、女子が1.187メートル・22.12キロ。

8.24 〔法令〕「内務省官制」改正　勅令「内務省官制」が改正され、社会局が設置された。第一課・第二課からなり、賑恤救済、軍人救護、失業救済防止、児童保護などを管掌。

8.24 〔法令〕「農商務省官制」改正　勅令「農商務省官制」が改正され、工務局に労働課が設置された。健康保険に関する調査研究を開始。

8.26 〔法令〕「学術研究会議官制」公布　「学術研究会議官制」が公布・施行された。理学・医学・工学に関する国家的な学術研究奨励機関で、文部大臣が管理。12月10日、創立総会を挙行。会長は古市公威、副会長は桜井錠二。

9.17 〔法令〕「栄養研究所官制」公布　勅令「栄養研究所官制」が公布・施行され、内務省附属機関として国立栄養研究所が設立された。

11.5 〔社会〕ムシ歯デー実施　日本歯科医師会が中心となり、ムシ歯デーが初めて実施された。内務省主催の児童展覧会開催を機会として催されたもの。

12.6 〔法令〕「モルヒネコカイン及其ノ塩類ノ取締ニ関スル件」制定　内務省令「モルヒネコカイン及其ノ塩類ノ取締ニ関スル件」が制定された。「万国阿片条約」(「ハーグ阿片条約」)の効力発生に伴う措置。

12.15 〔法令〕第四次改正「日本薬局方」公布　内務省令「第四次改正日本薬局方」が公布され、日本人の体格に応じた極量が改定された。

この年 〔病気〕流行性感冒・コレラ流行　流行性感冒が流行し、その予防について内務大臣が訓令を発した。病原体について学界で議論されるも、意見の一致を見ず。同年、コレラも流行した。

この年 〔出版〕『日本社会衛生年鑑』刊行開始　大原社会問題研究所、『日本社会衛生年鑑』の刊行を開始。

1921年
(大正10年)

1.1 〔出版〕歯苑社創業　今田見信、歯苑社を創業。事業内容は歯学関係書の出版。1929年1月1日、株式会社に改組。1944年、戦時企業整備により書籍部門は日本医書出版株式会社に、雑誌部門は日本医学雑誌株式会社に統合。1949年、書籍部門が日本医書出版株式会社から離脱し、歯苑社の事業を復興。1951年8月31日、今田が医歯薬出版株式会社を設立し、歯苑社を吸収。

1.6 〔法令〕「流行性感冒ノ予防要綱」を発す　内務省衛生局、訓令「流行性感冒ノ予防要綱」を庁府県に発す。

1.13 〔法令〕「社会事業調査会官制」公布　勅令「社会事業調査会官制」が公布・施行された。社会事業調査会は救済事業調査会を改組したもので、1924年に帝国経済会議社会部に吸収され廃止。

2.5 〔出版〕日本医事新報社創業　梅沢彦太郎、日本医事新報社を創業し、週刊誌『日本医事新報』を創刊。1955年6月1日、株式会社週刊日本医事新報に改組。

4.8 〔法令〕「水道条例」改正　「水道条例」(明治23年法律第9号)が改正され、小規模水道の敷設が内務大臣から地方長官の認可制に変更された。

4.11 〔法令〕「黄燐燐寸製造禁止法」公布　「黄燐燐寸製造禁止法」が公布された。

5.22 〔社会〕第11回帝国学士院恩賜賞　布施現之助、脳の解剖的研究により第11回帝国学士院恩賜賞を受賞。また、田原良純が河豚の毒素の研究により帝国学士院賞を受賞した。

6.3 〔法令〕「司法省官制」改正　勅令「司法省官制」が改正され、監獄衛生官制度が採用された。

6.23 〔制度〕文部省に学校衛生課設置　文部省に学校衛生課が設置された。

7.1 〔制度〕内務省に予防課設置　内務省衛生局に予防課が設置された。

10.19　〔団体〕京都府立医科大学・東京慈恵会医科大学認可　京都府立医学専門学校と東京慈恵会医院医学専門学校、それぞれ「大学令」による京都府立医科大学と東京慈恵会医科大学の設立を認可された。

11.12　〔法令〕「庁府県衛生職員制」制定　勅令「庁府県衛生職員制」が制定され、従来の警察医・屠畜検査技師技手を振り替えて、衛生技師・衛生技手専任者を各府県に配置することとされた。

この年　〔団体〕「日本性病予防協会」設立　財団法人日本性病予防協会の設立が認可された。日本花柳病予防会を改組したもの。

1922年
(大正11年)

3.10　〔社会〕サンガー夫人来日　アメリカの産児制限活動家マーガレット・ヒギンズ・サンガーが来日した。内務省から産児制限の公開講演禁止を条件に上陸を許可され、加藤シヅエとともに産児制限運動を展開した。

3.30　〔法令〕「未成年者飲酒禁止法」公布　「未成年者飲酒禁止法」が公布された。4月1日、施行。

3.31　〔法令〕「官立医科大学官制」公布　勅令「官立医科大学官制」が公布され、新潟医学専門学校が新潟医科大学に、岡山医学専門学校が岡山医科大学に昇格した。

3.31　〔団体〕満洲医科大学設立　「明治44年勅令第230号（南満洲鉄道株式会社ノ設置スル南満医学堂ニ関スル件）中改正」（「勅令第162号」）が発せられ、南満医学堂が「大学令」による満洲医科大学に昇格した。4月1日、施行。

4.10　〔法令〕「家畜伝染病予防法」公布　「家畜伝染病予防法」が公布・施行された。狂犬病・牛疫・牛結核など26疾病を対象とするもので、これに伴い「獣疫予防法」を廃止。

4.11　〔法令〕「伝染病予防法」改正　「伝染病予防法」の改正が公布された。10月1日、施行。パラチフス・流行性脳脊髄膜炎が法定伝染病に追加され、患者の就業禁止や昆虫駆除規定などが定められた。9月30日に内務省令「伝染病予防法施行規則」が制定され、10月10日に施行された。

4.22　〔法令〕「健康保険法」公布　「健康保険法」が公布された。1924年4月施行予定であったが、関東大震災の影響で延期。1926年7月1日、一部施行。1927年1月1日、全面施行。

5.4　〔法令〕「学校衛生調査会官制」公布　勅令「学校衛生調査会官制」が公布・施行され、文部省に学校衛生調査会が設置された。

5.21　〔社会〕第12回帝国学士院賞　清野謙次、生体染色法に就ての研究により第12回帝国学士院賞を受賞。

5.25　〔団体〕熊本医科大学設立　熊本県立医学専門学校、「大学令」による熊本県立熊本医科大学の設立を認可される。

9.8　〔法令〕「簡易保険健康相談所規則」制定　「簡易保険健康相談所規則」が制定された。1924年、各地に相談所が設立され、被保険者の健康相談にあたった。

9.18　〔法令〕「女教員ノ産前産後ニ於ケル休養ニ関スル件」を発す　文部省、訓令「女教員ノ産前産後ニ於ケル休養ニ関スル件」を発し、女教員・保姆に分娩予定日前2週間と分娩後6週間の有給休暇を認めた。

11.1　〔法令〕「社会局官制」公布　勅令「社会局官制」が公布・施行された。内務省の外局として社会局が設立され、健康保険の事務が農商務省から移管された。労働行政を担当する第一部、社会行政を担当する第二部、庶務課、統計課を設置。

11.1　〔法令〕「人口動態調査令」公布　勅令「人口動態調査令」が公布された。1923年1月1日、施行。

この年　〔団体〕医療利用組合が誕生　岡山・長野に「産業組合法」に基づく医療利用組合が誕生した。

この年　〔病気〕コレラ流行　コレラが流行し、10月上旬には東京魚河岸が5日間休業した。

この年　〔病気〕ペスト流行　ペストが流行し、67人が死亡した。日本国内では最後の流行。

1923年
（大正12年）

1.24　〔出版〕『性病学』刊行　土肥慶蔵著『性病学』（朝香屋書店）が刊行された。以後、花柳病に代えて性病の語が広まる。

3.19　〔法令〕「医師法」第四次改正　「医師法」第四次改正が公布され、日本医師会の任意設置が規定された。5月9日、勅令「医師会令」が改正され、日本医師会の設置に関する規定が設けられた。

3.30　〔法令〕「工場法」改正　「工場法」が改正された。15歳未満適用の16歳未満への引き上げ、妊産婦保護の強化、業務上災害扶助の雇用者責任の加重などが定められた。同日、「工場労働者最低年齢法」および「船員ノ最低年齢及健康証明書ニ関スル法律」が公布され、14歳未満者の就業が禁止された。いずれも1926年7月1日に施行。

3.31　〔法令〕「官立医科大学官制」改正　勅令「官立医科大学官制」が改正され、千葉医学専門学校・長崎医学専門学校・金沢医学専門学校がそれぞれ千葉医科大学・長崎医科大学・金沢医科大学に昇格した。4月1日、施行。

3.31　〔法令〕「廃兵院官制」公布　勅令「廃兵院官制」が公布され、関係事務が陸軍省から内務省社会局に移管された。同日、内務省訓令「廃兵院処務規程」を公布。ともに4月1日に施行。

4.3　〔団体〕日本結核病学会設立　日本結核病学会が設立された。

5.27	〔社会〕第13回帝国学士院恩賜賞　朝比奈泰彦が漢薬成分の化学的研究により、木下季吉が放射線に関する研究により、それぞれ第13回帝国学士院恩賜賞を受賞した。
6.1	〔制度〕内務省社会局に健康保険部設置　「健康保険法」施行の準備を進めるため、内務省社会局に臨時に健康保険部が設置された。1924年12月20日に廃止され、第2部に健康保険課が設置された。
6.30	〔法令〕「精神病院法施行令」・「精神病院法施行規則」公布　勅令「精神病院法施行令」および内務省令「精神病院法施行規則」が公布され、経費の補助率、病院の設備、入院手続きなどが定められた。
8.28	〔法令〕「盲学校及聾唖学校令」公布　勅令「盲学校及聾唖学校令」が公布された。「小学校令」から分離させ独立の規程としたもので、道府県に同学校の設置を義務付ける内容。1924年4月1日、施行。
9.1	〔事件〕関東大震災発生　午前11時58分44秒、関東大震災が発生した。マグニチュード7.9、死者9万1344人、全壊焼失46万4909戸。9月2日、勅令「臨時震災救護事務局官制」が公布された。内閣総理大臣の管理下で震災被害救護に関する事務を管掌するもの。1924年3月31日、廃止。罹災者救護のため、東京市内に簡易診療所15ヶ所、患者収容所3ヶ所、公衆浴場4ヶ所の他、簡易食堂や宿泊所などが設置された。また、各大病院内に傷病者収容所が設置された。
10月	〔出版〕鳳鳴堂書店創業　永井幸一郎、鳳鳴堂書店を創業。事業内容は医書の出版。1947年10月31日、株式会社に改組。
11.1	〔団体〕日本医師会設立　法定日本医師会が設立され、大日本医師会が解散した。会長は北里柴三郎。
この年	〔制度〕済生会が訪問看護婦事業を開始　済生会、訪問看護婦事業を開始。保健婦の嚆矢とされる。

1924年
(大正13年)

3.31	〔法令〕「陸軍伝染病予防規則」制定　「陸軍伝染病予防規則」が制定された。
3月	〔教育〕学校看護婦講習会　文部省主催の学校看護婦講習会が開催された。
6.8	〔社会〕第14回帝国学士院恩賜賞　佐々木隆興、蛋白質及び之を構成するアミノ酸の細菌に因る分解とアミノ酸の合成に関する研究により第14回帝国学士院恩賜賞を受賞。また、川村麟也が類脂肪体の研究により、鈴木梅太郎・高橋克己が副栄養素の研究により、田代四郎助が神経組織の炭酸発生並に炭酸の微量測定法に関する研究により、それぞれ帝国学士院賞を受賞した。
6.10	〔法令〕「地方学校衛生職員制」公布　勅令「地方学校衛生職員制」が公布・施行され、各府県に1人ずつ学校衛生技師が配置された。

6.10 〔団体〕東京帝国大学セツルメント設立　東京帝国大学セツルメントが本所柳島に設立された。1923年の関東大震災を契機に設立された東京帝国大学学生救護団が母胎。調査・労働者教育・市民教育・児童・相談・医療の6部を設置し、労働学校・法律相談・託児所・診療所・消費組合・児童問題研究会などの活動を行った。1938年、解散。

9.9 〔法令〕「学校伝染病予防規程」改正　文部省令「学校伝染病予防規程」が全面改正された。

10.25 〔法令〕「体育研究所官制」公布　勅令「体育研究所官制」が公布され、文部省直轄機関として体育研究所が設立された。

12.20 〔制度〕内務省改組　内務省衛生局が改組された。調査課を保健課に合併し、保健・予防・防疫・医務の4課となる。同日、臨時に設置されていた社会局健康保険部が廃止され、社会局第二部に健康保険課を設置。

12.20 〔法令〕「税関官制」改正　勅令「税関官制」の改正が公布され、海港検疫が各府県港務部から大蔵省の税関に移管された。検疫業務については内務大臣が指揮監督。

1925年
（大正14年）

2.11 〔法令〕「阿片条約第一阿片会議議定書」署名　「阿片条約第一阿片会議議定書」に署名。アヘン煙膏の製造、国内取引および使用に関する協定。2月19日、「阿片条約第二阿片会議議定書」に署名。

3.30 〔法令〕「刑務所伝染病予防心得」を発す　訓令「刑務所伝染病予防心得」が発せられ、刑務所内の伝染病予防、発生時の所長の措置などが定められた。

3.31 〔出版〕『医制五十年史』刊行　内務省衛生局、『医制五十年史』を刊行。

4.14 〔法令〕「歯科医師法」改正　「歯科医師法」が改正され、道府県歯科医師会の強制設立、日本歯科医師会・郡市区歯科医師会の任意設立が定められた。

4.14 〔法令〕「薬剤師法」公布　「薬剤師法」が公布され、薬剤師の資格、権利および義務、所属団体などが定められた。1926年3月20日、施行。

5.7 〔法令〕「収容者健康診査規程」を発す　司法省訓令「収容者健康診査規程」が発せられた。刑務所収容者の身体健康検査および精神健康診査について、その行うべき項目や準拠を定めたもの。

7月 〔団体〕行刑衛生会設立　犯罪者矯正の医学的な努力を目的に、行刑衛生会が設立された。

10.26 〔社会〕第6回極東熱帯医学大会開催　第6回極東熱帯医学大会が東京で開催された。日本における初の国際学術会議。

10.30 〔団体〕日本学術協会設立　日本学術協会開会式（第1回大会）が開催された。11月2

日、閉幕。1926年6月25日、『日本学術協会報告』を創刊。

1926年
（大正15年/昭和元年）

1.1　〔出版〕広川書店創業　広川源治、広川書店を創業。事業内容は薬学を中心とする自然科学書の出版。1951年10月3日、有限会社に改組。1958年7月24日、株式会社に改組。

2.5　〔団体〕日本医科大学設立　日本医学専門学校、「大学令」による日本医科大学に昇格。

3.18　〔法令〕「歯科医師会令」公布　勅令「歯科医師会令」が公布・施行された。

3.18　〔法令〕「歯科医師法第一条第三号ノ資格ニ関スル件」公布　勅令「歯科医師法第一条第三号ノ資格ニ関スル件」が公布された。歯科医師免許について相互主義を採用するもので、イギリス・メキシコが対象。

3.18　〔法令〕「薬剤師会令」公布　勅令「薬剤師会令」が公布・施行された。

3.18　〔法令〕「薬剤師法第二条第二項第三号ノ資格ニ関スル件」公布　勅令「薬剤師法第二条第二項第三号ノ資格ニ関スル件」が公布された。

3.29　〔法令〕「健康保険法」改正　「健康保険法」の改正が公布された。7月1日、施行。保険料徴収および保険給付については1927年1月1日に施行。1926年7月1日、内務省令「健康保険法施行規則」を公布。

4.21　〔制度〕内務省社会局保険部設置　内務省社会局の健康保険課が保険部に昇格した。5月12日、大阪に社会局保険部出張所を設置。10月1日、全国50ヶ所に健康保険署を設置。

5.16　〔社会〕第16回帝国学士院賞　勝沼精蔵がオキシダーゼの組織学的研究により、島薗順次郎・緒方知三郎がビタミンB欠乏症に就ての実験的研究により、それぞれ第16回帝国学士院賞を受賞。

6.4　〔法令〕「地方官官制」改正　勅令「地方官官制」が改正され、内務大臣の指定する枢要な道府県に衛生部を設置し得ることになった。7月1日、施行。

6.30　〔法令〕「健康保険法施行令」公布　勅令「健康保険法施行令」が公布された。

6月　〔法令〕「国際衛生条約」署名　パリで「国際衛生条約」に署名。1935年、批准。

7.1　〔法令〕「鉱夫労災法」公布　「鉱夫労災法」が公布された。

7.9　〔政策〕小児保健所指針を答申　保健衛生調査会、小児保健所指針と花柳病予防法案を内務大臣に答申。これを受け、政府が地方に対し小児保健所設置を勧奨。

8.7　〔法令〕「健康保険署官制」公布　勅令「健康保険署官制」が公布された。10月1日に施行され、全国50ヶ所で準備事務が開始された。

11.4	〔政策〕**日本医師会と診療契約** 政府、日本医師会と団体自由選択主義による健康保険診療契約を締結。
11.10	〔団体〕**日本歯科医師会設立** 日本歯科医師会が設立され、日本連合歯科医師会が解散した。
11.16	〔団体〕**日本薬剤師会設立** 日本薬剤師会が設立された。
11月	〔社会〕**健康保険反対闘争** 日本労働組合評議会、加盟組合に健康保険反対闘争を指令し、政府・資本家による保険料全額負担などを要求。
12.15	〔社会〕**大正天皇の病状放送** 日本放送協会は大正天皇の病状を伝えるために時間延長し、「聖上御容体(宮内省発表)」の臨時ニュースを放送した。16日以降「子供の時間」などの娯楽演芸番組の放送を中止し、24日夜以降は一般講演放送も中止となった。
12.17	〔政策〕**日本薬剤師会と薬剤支給契約** 政府、日本薬剤師会と薬剤支給契約を締結。
12.26	〔政策〕**日本歯科医師会と診療契約** 政府、日本歯科医師会と診療契約を締結。
12.28	〔政策〕**健康保険代行の官業共済組合を指定** 健康保険代行の官業共済組合が指定された。内閣印刷局・大蔵省専売局など10組合。
12.29	〔政策〕**健康保険組合設立を認可** 健康保険組合319組合の設立が認可された。
この年	〔政策〕**公立病院と診療契約交渉を開始** 秋頃から、政府と全国約80の公立病院との間で、健康保険の診療契約締結交渉が開始された。

1927年
(昭和2年)

1.1	〔法令〕**「健康保険法」全面施行** 「健康保険法」が全面施行され、給付が開始された。
1.20	〔法令〕**「食肉輸移入取締規則」制定** 食肉が外国から輸入されるようになったことを受け、「食肉輸移入取締規則」が制定された。
4.5	〔法令〕**「花柳病予防法」公布** 酌婦や芸妓など、娼妓以外の接客業者の売淫対策の始めとなる「花柳病予防法」が公布された。9月1日に一部施行され、全面施行は1938年4月1日。
4.30	〔制度〕**「健康保険の保健施設方針」を指示** 「健康保険の保健施設方針」を指示した。疾病・災害に関する注意書の配布や、結核、性病に関する予防施設、健康診断、体育の省令、伝染病や地方病の予防、衛生思想の普及などを内容とする。
5.12	〔団体〕**日本産婆会設立** 全国各府県の産婆組合の連合により日本産婆会が設立された。
5.20	〔社会〕**第17回帝国学士院賞** 加藤元一が神経に於ける不減衰伝導に関する研究に

より、土肥慶蔵が黴毒の起源に就ての研究により、それぞれ帝国学士院賞を受賞。

5月 〔制度〕**健康保険診療契約**　政府は、公立病院との健康保険の診療契約を逐次締結した。

7.7 〔政策〕**人口食料問題調査会設置**　食料増産を検討するため、人口食料問題調査会が設置された。

8.5 〔法令〕**「航空検疫規則」公布**　内務省は、日本国外から来航する航空機に対し、ペスト、コレラ、天然痘を対象とする「航空検疫規則」を公布した。9月1日に施行。

9.10 〔法令〕**病院等の取締規則制定**　東京府は病院、産院、診療所の開設、管理、構造や設備に関する監督規定、「病院産院取締規則」ならびに「診療所取締規則」を制定した。

10.11 〔法令〕**「国立癩診療所官制」公布**　「国立癩診療所官制」が公布された。

この年 〔団体〕**大阪高等医学専門学校開校**　日本で最初の5年制医学専門学校として大阪医学高等専門学校（現在の大阪医科大学）が創立された。

この年 〔治療〕**ジフテリア毒素の精製に成功**　細谷省吾、宮田重雄がジフテリア毒素の精製に成功した。

この年 〔出版〕**『明治大正日本医学史』刊行**　田中祐吉が『明治大正日本医学史』（東京医事新誌局）を著した。

1928年
(昭和3年)

1.1 〔病気〕**狂犬病予防事務を移管**　閣議は、狂犬病予防事務を農林省から内務省へ移管することを決定した。狂犬病予防は家畜防疫から公衆衛生の問題とされたことになる。翌年4月に実施された。

1月 〔病気〕**流行性感冒が猛威**　前年から患者が増加した流行性感冒が1月にさらに増加。37万人が罹患した。

3.24 〔法令〕**天然痘予防のため中国からの輸入を制限**　内務省令「痘瘡予防のため、襤褸、古綿、古著類、古敷物類を支那より輸入することを得さる件」が公布された。

3月 〔団体〕**日本医史学会設立**　1892年に設立された私立奨進医会を前身とする日本医師学会が正式に設立された。

4.14 〔社会〕**第18回帝国学士院賞**　近藤平三郎、本邦産植物に含まるゝ数種のアルカロイドに関する研究により帝国学士院賞を受賞。

4月 〔病気〕**天然痘流行**　東京から大阪にかけて天然痘が流行し、全国で723人が感染、100人が死亡し、1944年までの間で最悪の数字となった。

5.4 〔政策〕**体育運動行政を一元化**　文部省は学校衛生課を体育課に改め、体育運動行

6.15	〔法令〕「飲食物防腐剤漂白剤取締規則」制定　これまでの「飲食物防腐剤取締規則」に漂白剤を追加し、「飲食物防腐剤漂白剤取締規則」が制定された。
7.3	〔教育〕大阪女子高等医学専門学校認可　大阪女子高等医学専門学校が「専門学校令」により設立認可された。
9.1	〔法令〕「鉱夫労役扶助規則」改正　内務省は「鉱夫労役扶助規則改正」を公布。女性、年少者の坑内作業、深夜作業が禁止された。1933年9月1日に施行された。
9.24	〔団体〕日本癩学会創設　日本癩学会が創設され、第1回総会を東京で開催した。
10月	〔団体〕東京高等歯科医学校設立　官立歯科医学専門学校として東京高等歯科医学校が設立された。
11.1	〔社会〕ラジオ体操始まる　御大礼記念事業として、のちのラジオ体操、国民保健体操が始まった。
11.8	〔法令〕職業病補償に関する条約批准　10月8日に批准登録していたILO5号、「労働者職業病に関する条約」が公布された。
12.4	〔法令〕「健康保険診療方針」制定　内務省社会局は歯科を除く「健康保険診療方針」を制定した。健保診療は必要の範囲内で、経済的に最も適切なことを要求する。
この年	〔制度〕メキシコとの医師免許相互主義破棄　メキシコとの間の医師免許、歯科医師免許に関する相互主義を破棄した。
この年	〔団体〕医学専門学校4校創立　東京に昭和医学専門学校（現在の昭和大学）、久留米市に九州医学専門学校（現在の久留米大学）、盛岡市に岩手医学専門学校（現在の岩手医科大学）、枚方市に大阪女子高等医学専門学校（現在の関西医科大学）が開校した。
この年	〔団体〕医道会結成　漢方医復活を期して医道会が結成された。
この年	〔病気〕農村結核予防に関して諮問　内務大臣は日本中央結核予防会に対し、農村結核予防への対策について諮問した。
この年	〔治療〕ツツガムシ病の病原体命名　長与又郎らの研究により、ツツガムシ病の病原体の名前がリケッチア・オリエンタリスと命名された。
この年	〔治療〕ペニシリン発見　イギリスの微生物学者アレクサンダー・フレミングが、ペニシリンを発見。日本では1944年に朝日新聞が初めて伝えた。
この年	〔出版〕『世界医学史』刊行　富永孟が『世界医学史』（カニヤ書店）を執筆した。

1929年
(昭和4年)

| 3.1 | 〔社会〕全国に健康増進運動展開　「東京日日新聞」（のちの毎日新聞）は "先ず健 |

康"の標語で全国的に健康増進運動を展開する。初のプレスキャンペーンであった。

3.16　〔団体〕帝国看護婦協会設立　帝国看護婦協会が設立された。

3.19　〔法令〕「学校医幼稚園医及青年訓練所医令」公布　「学校医幼稚園医及青年訓練所医令」が公布された。

3.28　〔法令〕女性・年少者の深夜業禁止　「工場法」が改正公布された。女性と年少者の深夜労働を禁止する。

3.28　〔法令〕「癩予防法」改正　「癩予防法」が改正された。国立療養所を規定に加えるほか、救護費規定の中に患者本人以外に同伴者、同居者を加える内容。

4.1　〔制度〕医師などの試験事務を内務省へ移管　医師試験、歯科医師試験、薬剤師試験の試験事務が文部省から内務省に再度移管された。

4.2　〔法令〕「救護法」公布　「救護法」が公布された。老齢者、幼児、妊産婦、障害者、貧困者に対する公的扶助制度で、国が半分を負担、残る半分を道府県と市町村が半分ずつ負担する。1932年1月1日に施行された。

4.10　〔団体〕ハンセン病の研究を開始　大阪帝国大学に大阪皮膚病研究所が設置され、ハンセン病の研究が開始された。

4.26　〔社会〕第19回帝国学士院賞　二木謙三・高木逸磨・谷口腆二・大角真八が鼠咬症の研究により、石原喜久太郎・太田原豊一が鼠咬症の実験的研究により、それぞれ帝国学士院賞を受賞。

6.20　〔法令〕「工場危害予防及衛生規則」制定　「工場危害予防及衛生規則」が制定され、9月1日に施行された。

7.19　〔社会〕社会政策審議会設置　「社会政策審議会官制」が公布され、内閣に社会政策審議会が設置された。12月7日に「労働組合法制定に関する件」を答申、12月29日に廃止された。

7.31　〔政策〕「健康保健署官制」廃止　健康保健署を廃し、事務を内務省社会局から地方庁に移管、東京は警視庁、北海道は道庁、府県は警察部に健康保健課を設置した。

10.29　〔制度〕学校看護婦の設置を省令　文部省は学校看護婦に関する件を制定し、資格基準や職務内容について統一した。

11.18　〔社会〕「空気の衛生展覧会」開催　東京市衛生試験所で「空気の衛生展覧会」が開催され、煤煙による大気汚染に対する関心が高まった。

この年　〔事件〕八王子事件　八王子市で、南多摩郡医師会は、格安な価格で診察をおこなっていた八王子相互診療組合診療所に勤務する医師を懲戒処分にした。

この年　〔出版〕『西洋医学史』刊行　真島隆輔の『西洋医学史』(東京医事新誌局)が刊行された。

この年　〔出版〕『日本医薬随筆集成』刊行　小泉栄次郎が『日本医薬随筆集成』(富倉書店)を編集した。

1930年
（昭和5年）

1月 〔団体〕大崎無産者診療所開設　東京府大崎に大崎無産者診療所が開設された。

5.19 〔法令〕「麻薬取締規則」制定　第2阿片会議条約の効力発行に伴い、内務省は「麻薬取締規則」を制定した。

5.30 〔社会〕第20回帝国学士院恩賜賞　足立文太郎、日本人動脈系統の研究により第20回帝国学士院恩賜賞を受賞した。

5月 〔社会〕浜口首相狙撃事件を機に輸血が普及　浜口御幸首相狙撃事件を契機に、輸血が普及した。

7.3 〔法令〕「理容術営業取締規則」公布　警視庁は、「理容術営業取締規則」を公布した。営業許可、衛生措置、理容師の資格などを規定する。

11.20 〔病気〕国立癩療養所開所　岡山県長島に最初の国立癩療養所が開設された。翌年3月3日、長島愛生園と命名される。

11.26 〔教育〕専門学校設立　東京女子薬学専門学校、共立女子薬学専門学校、昭和女子薬学専門学校が「専門学校令」により設立認可された。

11.30 〔団体〕日本民族衛生学会設立　生理学者永井潜らによって日本民族衛生学会が設立された。

12.17 〔法令〕「有害避妊用器具取締規則」制定　「有害避妊用器具取締規則」が制定され、翌年1月10日に施行された。

この年 〔団体〕日本精神衛生協会設立　三宅鉱一東京大学教授を会長として日本精神衛生協会が設立された。

この年 〔出版〕『日本薬園史の研究』刊行　上田三平『日本薬園史の研究』が刊行された。

この年 〔社会〕不況と社会事業　経済不況を受け、私設社会事業の休止や廃止が続出した。

1931年
（昭和6年）

1月 〔団体〕日本産児調節連盟結成　日本産児調節連盟が結成された。

3.3 〔団体〕名称を長島愛生園に　岡山県長島の国立癩療養所の名称を長島愛生園と定めた。

3.8 〔病気〕癩予防協会設立　貞明皇后がハンセン病予防事業に対し下賜金、財団法人

癩予防協会が設立された。後の藤楓協会、ふれあい福祉協会。

4.1 〔法令〕「阿片委員会官制」制定　「阿片委員会官制」が制定された。

4.2 〔法令〕「寄生虫病予防法」公布　寄生虫病の蔓延を受け、回虫、十二指腸虫、住血吸虫、肝臓ジストマを対象とし、「寄生虫病予防法」を公布した。1932年7月に施行。予防対策の法的根拠となった。

4.2 〔法令〕労働者災害扶助に関する2法　「労働者災害扶助法」、「労働者災害扶助責任保険法」が公布された。土木建築労働者、鉄軌道交通労働者等の業務上の傷病、廃疾、死亡に対する事業者の扶助責任に関する法で、扶助法で事業主の扶助責任を定め、扶助責任保険法で国家管掌の保険制度で代行することを定める。1932年1月1日に施行された。

4.2 〔病気〕「癩予防法」改正　「癩予防に関する法律」を改正した「癩予防法」が公布された。隔離主義を採用し、入所患者の公費負担などを規定する。

5.14 〔社会〕第21回帝国学士院賞　三宅速、日本に於ける胆石症の研究により第21回帝国学士院賞を受賞。

6.1 〔団体〕東京市立大塚健康相談所開設　結核予防対策の一つとして、東京市立大塚健康相談所が開設された。

6.23 〔法令〕「学校歯科医及幼稚園歯科医令」公布　「学校歯科医及幼稚園歯科医令」が公布された。

6月 〔病気〕流感蔓延　流行性感冒が蔓延し、東京で83万人が罹患した。

6月 〔社会〕児童栄養週間実施　毎月1日を欠食児童保護デーとする児童栄養週間の第1回。

7.13 〔法令〕麻薬の製造・分配に関する条約に署名　「麻薬の製造制限及び分配取締に関する条約」に署名。

11.2 〔団体〕温泉治療学研究所設置　「温泉治療学研究所官制」が制定され、九州帝国大学に温泉治療学研究所が設置された。

11.4 〔制度〕歯科診療方針制定　「健康保険歯科診療方針」が制定された。

11.27 〔法令〕「阿片吸食防止に関する協定」に調印　日本はバンコクで「阿片吸食防止に関する協定」に調印した。

11.28 〔治療〕日赤が満州に看護婦派遣　日本赤十字社（日赤）が、満州事変の傷病者救済のため看護婦を派遣する。

この年 〔出版〕『医家人名辞書』編纂　竹岡友三が『医家人名辞書』を編集、刊行した。

この年 〔出版〕『歯科医学史』刊行　川上為次郎が『歯科医学史』（金原商店）を著した。

この年 〔社会〕日本初の女性医学博士誕生　西村庚子が日本で初めての女性医学博士となった。

1932年
(昭和7年)

1.8 〔法令〕「供給労働者扶助令」公布　「供給労働者扶助令」が公布された。

2.1 〔法令〕「学校医職務規程」「学校歯科医職務規程」制定　「学校医ノ資格及職務ニ関スル規程」を改め、「学校医職務規程」「学校歯科医職務規程」を制定。

2.24 〔制度〕結核予防相談所開設へ　内務省は、日本放送協会ラジオ納付金を財源に、結核予防相談所の開設について通達した。

3.31 〔教育〕神戸女子薬学専門学校認可　神戸女子薬学専門学校が「専門学校令」により設立認可された。

3月 〔政策〕農業衛生思想啓発について通知　内務省社会局が農業衛生思想啓発について通知した。

5.10 〔社会〕第22回帝国学士院賞　平井毓太郎が本邦乳児に於て屡々見らるる脳膜炎様病症の原因に就ての研究により、松山基範が重力偏差及岩石磁性に関する地球物理学的研究により、それぞれ帝国学士院賞を受賞。

6.25 〔法令〕第5改正「日本薬局方」公布　「第5改正日本薬局方」が公布され、10月1日に施行された。

6.27 〔法令〕薬品指定毒薬劇薬設定　内務省令「薬品営業並薬品取扱規則に依り薬品指定劇薬毒薬設定」が公布され、10月1日に施行された。

7.22 〔法令〕「売薬部外品取締規則」制定　内務省は「売薬部外品取締規則」を制定、滋養強壮剤、体臭・脱毛防止剤の販売についても地方長官の免許を必要とした。

7.23 〔法令〕「寄生虫病予防法施行規則」公布　内務省令「寄生虫病予防法施行規則」が公布され、8月1日に施行された。

7.23 〔法令〕欠食児童20万人　文部省は、農漁村における欠食児童が20万人と発表し、9月7日に「学校給食臨時施設方法」を発布した。

7月 〔治療〕肝臓がんの人工発生に成功　佐々木隆興、吉田富三が、肝臓がんの人工発生に成功した。1936年、「オルトアミドツォトルオールの経口的投与に因る肝臓癌の実験的研究」で第26回帝国学士院恩賜賞を受賞した。

8.20 〔制度〕学校給食に関し訓令　文部省は学校給食に関して訓令を発した。

8.20 〔社会〕農山村への出張巡回診療　農山漁村貧困者救済費として300万円が下賜され、これにより時局匡救医療事業として農山村への出張巡回診療が開始された。

12.14 〔法令〕医薬品研究に奨励金　内務省令「医薬品及歯科材料製造研究奨励金交付規則」が公布された。

この年 〔団体〕日本ロシュ設立　スイスに本社をおくロシュが医薬品製造業として日本ロ

シュを設立した。

1933年
（昭和8年）

1.21　〔政策〕保健衛生調査会設立　保健衛生調査会が設立された。

1.21　〔法令〕「特殊飲食店営業取締規則」公布　警視庁は「特殊飲食店営業取締規則」を公布した。

4.1　〔法令〕「児童虐待防止法」公布　「児童虐待防止法」が公布された。14歳未満の児童の酷使、虐待を禁じる。10月1日に施行された。

4.5　〔法令〕「医師法」一部改正　「医師法」が一部改正され、医師の絶対的欠格条件に精神病者を追加し、医師でないものの診療所開設に地方長官の許可を必要とした。11月1日に施行された。

4.5　〔法令〕「歯科医師法」一部改正　「歯科医師法」が一部改正され、歯科医師の絶対的欠格条件に精神病者を追加し、歯科医師でないものの診療所開設に地方長官の許可を必要とした。11月1日に施行された。

5.5　〔法令〕「少年教護法」公布　少年の不良化防止と保護観察機能を充実させた「少年教護法」が公布された。施行は1934年10月10日。これにより「感化法」が廃止された。

5.11　〔社会〕第23回帝国学士院賞　小口忠太が小口氏病の研究により、古武弥四郎がトリプトファーンの中間代謝に就ての研究により、それぞれ帝国学士院賞を受賞。

10.4　〔法令〕「診療所取締規則」制定　内務省は「診療所取締規則」、「歯科診療所取締規則」を制定した。医師でない者の診療所開設だけでなく、管理・構造設備などについても規定する。11月1日に施行された。

10.31　〔法令〕「牛乳営業取締規則」改正　内務省は「牛乳営業取締規則」を改正した。低温・高温による牛乳の殺菌や、冷却保存の基準などを内容とする。1934年5月1日に施行された。

10月　〔団体〕人口問題研究会設立　財団法人人口問題研究会が設立された。

11月　〔政策〕運動医事相談部設置　文部省は体育研究所に運動医事相談部を設けた。

この年　〔治療〕ビタミンの脚気治療を確認　島薗順次郎が、ビタミンB1で脚気が治療できることを確認した。

この年　〔事件〕土呂久鉱山ヒ素汚染　宮崎県土呂久鉱山付近で、2年間で住民一家7人中5人が次々と死亡したことが判明。1971年5月、土呂久で鉱害問題の再検証が開始され、被害証明の署名が集められ法務局へ提出された。11月13日、宮崎県教研集会で土呂久の鉱害が告発され、西日本新聞で報道された。11月28日、宮崎県による土呂久住民の一斉検診が実施された。1972年1月16日、宮崎県高千穂町で地元の小学校教諭

が住友金属鉱山旧土呂久鉱業所の廃坑周辺地区の住民が無水亜砒酸による慢性ヒ素中毒にかかり、うち101名（平均39歳）が死亡、74名が呼吸器系疾患などに悩まされていると発表。8月に労働省が元作業員1名の労働災害補償を、1973年1月24日に環境庁が同地域のヒ素中毒症を公害病にそれぞれ認定。1980年には認定患者は総数134人となった。

この年　〔出版〕『日本医学史綱要』刊行　富士川游の『日本医学史綱要』（克誠堂書店、日本医史学会）が刊行された。

1934年
（昭和9年）

2.27　〔政策〕結核予防について答申　保健衛生調査会が、結核病床の増加、予防相談所の拡充などを内容とする結核予防の根本対策を内務大臣に答申した。

3.13　〔団体〕母子愛育会設立　皇太子の誕生に際しての皇室からの下賜金を基本金とし、恩賜財団母子愛育会が設立された。愛育調査会を設置し、母子保健の基本調査を開始した。

3.26　〔法令〕傷痍軍人救済範囲を拡大　「廃兵院法」を「傷兵院法」とし、一部を改正して傷痍軍人救済の適用範囲を拡大した。

5.3　〔法令〕「土石採取場安全及衛生規則」公布　内務省令「土石採取場安全及衛生規則」が公布された。

5.11　〔社会〕第24回帝国学士院賞　今裕、細胞の銀反応の研究により帝国学士院賞を受賞。

5月　〔団体〕癌研究所設立　癌研究所および附属康楽病院が大塚に設立された。

7月　〔制度〕国民健康保険制度要綱案　国民健康保険制度要綱案が非公式に発表された。

9.17　〔団体〕阪大微生物研究所設立　大阪大学に微生物研究所が設立され、癩治療研究部が設けられた。

9.29　〔法令〕少年教護院を設置　「国立少年教護院官制」が公布され、「国立感化院令」が廃止された。

10.1　〔制度〕健康相談所設置　健康保険健康相談所が全国12カ所に設置された。

11.18　〔社会〕全国常食調査実施　内務省衛生局は全国常食調査を実施、全国の182の村で米が常食とされていないことが明らかになった。

11月　〔政策〕医療制度調査会設置　内務省衛生局に医療制度調査会が設置された。

この年　〔事件〕八王子事件大審院判決　1929年の八王子事件に対し、控訴院差戻の大審院判決が出た。

この年　〔出版〕『日本漢方医薬変遷史』刊行　小泉栄次郎の『日本漢方医薬変遷史』（藤沢友

吉商店）が刊行された。
この年　〔社会〕結核石油療法　民間に流行していた石油を飲むと結核が治るという結核石油療法に対し、内務省衛生局が対策委員会を設けて取締に乗り出した。
この年　〔社会〕第15回赤十字国際会議開催　第15回赤十字国際会議が東京で開かれた。

1935年
（昭和10年）

1.1　〔制度〕保健館開設　東京市特別衛生地区保健館が京橋区に開設された。都市型模範衛生実習地区の中心機関としての役割を持つ。また埼玉県には所沢町を中心とする40あまりの町村を農村型模範衛生実習地区として農村保健館が開設された。
7.27　〔法令〕「社会保険調査会官制」公布　社会保険調査会官制が公布され、労働保健調査会が廃止になった。
9.21　〔法令〕「日本薬局方調査会官制」公布　「日本薬局方調査会官制」が公布された。人工甘味料などの衛生試験方法についても審議する。公布に伴い1906年の日本薬局方調査会官制が廃止された。
10.3　〔法令〕国際衛生条約批准　「国際衛生条約」を批准した。
10.19　〔団体〕村松晴嵐荘設立　日本結核予防協会は療養所村松晴嵐荘を設立した。
この年　〔病気〕川崎で赤痢が流行　神奈川県川崎市で赤痢が大流行した。

1936年
（昭和11年）

1.20　〔制度〕救急車での活動開始　警視庁消防部は、救急車による救急活動を開始した。
2.2　〔団体〕大日本傷痍軍人会結成　大日本傷痍軍人会が結成された。
2.15　〔病気〕らい病20年根絶計画決定　内務省、官公立らい療養所長、所属府県衛生課長会議は「らい病20年根絶計画」を決定した。
6.1　〔社会〕第26回帝国学士院恩賜賞　佐々木隆興、吉田富三、オルトアミドツォトルオールの経口的投与に因る肝臓癌の実験的研究により第26回帝国学士院恩賜賞を受賞。また、冨田雅次が胎生化学に就ての研究により、浅野三千三が地衣脂肪酸並にプルヴィン酸系色素に関する研究により、それぞれ帝国学士院賞を受賞した。
6.26　〔法令〕「危険薬品の不正取引の防止に関する条約」調印　「危険薬品の不正取引の防止に関する条約」に署名した。

7.6　〔社会〕全国医師大会開催　衛生省設立を促進していた全国医師大会が東京で開催された。

8.13　〔事件〕長島愛生園で騒擾事件　国立らい療養所長島愛生園で患者が作業慰労金の値下げ反対と待遇改善を求める騒擾事件が発生、28日に解決した。

10.20　〔病気〕第1回結核予防国民運動振興会週間　第1回結核予防国民運動振興会週間が開催された。この頃、結核患者増加が問題となっていた。

11.14　〔法令〕「方面委員令」公布　「方面委員令」が公布された。各地の方面委員制度を国が法制化するもので、1937年1月15日に施行された。

この年　〔制度〕柔道整復術と健康保険で協定　被保険者の打撲、ねんざ等について、柔道整復術業者の団体と健康保険について協定を結んだ。

この年　〔治療〕エックス線間接撮影法発見　古賀良彦、エックス線間接撮影法を発見、結核の早期発見の基礎を作った。

この年　〔治療〕レントゲン集光照射法考案　中泉正徳がレントゲン線集光照射法を考案した。

この年　〔事件〕大福餅中毒事件　静岡県浜松市の中学校の運動会で2201人に食中毒事件が発生。サルモネラ菌によるもので、44人が死亡した。

この年　〔出版〕『西洋医学歴史』刊行　太田千鶴夫の『西洋医学歴史』（西洋医学歴史）が刊行された。

この年　〔出版〕『内科学』刊行完結　1917年に刊行を開始した入沢達吉監修による『内科学』（南山堂書店）が、全10冊で完結した。

1937年
（昭和12年）

1.27　〔法令〕「学校身体検査規程」制定　「学生生徒児童身体検査規程」を改正し、「学校身体検査規程」が制定された。学校職員も検査対象となる。

3.11　〔制度〕健康保険健康相談所設置　内務省社会局保険部は、東京と大阪に健康保険健康相談所を設置した。

3.29　〔団体〕財団法人全日本方面委員連盟へ　全日本方面委員連盟が財団法人化された。

3.31　〔法令〕「軍事救護法」改正　「軍事救護法」が改正されて「軍事扶助法」と改められた。扶助範囲も拡大する。7月1日に施行された。

3.31　〔法令〕「母子保護法」公布　「母子保護法」が公布された。13歳以下の子のいる母子家庭の母が貧困のため養育不能の時の扶助を規定する。12月4日施行令および施行規則を定め、1938年1月1日に施行された。

4.5　〔法令〕「結核予防法」改正　「結核予防法」が改正された。患者届出、道府県の療

養所設置、患者の貧富に関わらず入所させるなどを内容とする。

4.5　〔法令〕「保健所法」公布　「保健所法」が公布された。1937年から10年間で、全国に550の保健所、1100の支所を設置する保健所網の整備計画を策定する。7月15日施行された。

4.14　〔制度〕「保健所法」による国庫補助の件制定　「保健所法」による国庫補助について、創設費の3分の1、経常費の2分の1と制定された。

5.6　〔政策〕国民の体力調査について建議　日本学術振興会が、国民体力の向上対策について、全国民の体力の定期調査することを建議した。

5.14　〔政策〕陸軍省、衛生省案を提出　国民体力向上のための衛生行政の主務官庁構想として、陸軍省医務局は衛生省案を提出した。

6.15　〔政策〕陸軍省、保健社会省案を提出　国民体力向上のための衛生行政の主務官庁構想について、衛生省案の代案として、陸軍省医務局は保健社会省構想を政府に提出した。

6.23　〔法令〕「国立結核療養所官制」　「国立結核療養所官制」が公布・施行された。村松晴嵐荘が日本初の国立結核療養所となった。

7.9　〔政策〕保健社会省設置を決定　労働局、社会局、体力局、衛生局、衛生局と保険院の5局1院からなる保健社会省の設置が閣議決定された。12月、奏請を受けた枢密院は省名を厚生省とするよう勧告した。

8.2　〔法令〕「診療用エックス線装置取締規則」　内務省は「診療用エックス線装置取締規則」を制定した。

9.1　〔病気〕大牟田市で赤痢流行　大牟田市で、水道汚染が原因で赤痢が大流行し、死者が200名に達した。

9月　〔治療〕BCGの総合研究に着手　日本学術振興会はBCGの総合研究を開始した。

11.10　〔政策〕国民の体位向上に関する具体策　日本医師会は国民の体位向上に関する具体策について答申した。

12.29　〔政策〕厚生省設置正式決定　7月に保健社会省として設置が閣議決定されていた厚生省の設置が、正式に閣議決定された。

この年　〔団体〕日本血液学会結成　日本血液学会が結成された。

この年　〔団体〕日本耳鼻咽喉科医会結成　日本耳鼻咽喉科医会が結成された。

この年　〔団体〕臨床外科学会結成　臨床外科学会が創立され、初代会長に近藤次繁が就任した。

この年　〔社会〕医学雑誌を整備　東京医学会は入沢達吉の斡旋により国内の医学雑誌を整備した。

1938年
（昭和13年）

1.11 〔政策〕**厚生省設置**　内務省社会局、衛生局に代わり、厚生省が設置された。官房、体力局、衛生局、予防局、社会局、労働局、臨時軍事援護部、保険院から成る。初代厚生大臣には木戸幸一が就任。

1.15 〔法令〕**「傷痍軍人保護対策審議会官制」**　傷痍軍人保護対策審議会官制が公布・施行された。

3.26 〔法令〕**「商店法」公布**　商店従事者の保護のため、「商店法」が公布された。10月1日に施行された。

3.29 〔法令〕**「公衆衛生院官制」公布**　「公衆衛生院官制」が公布・施行された。

4.1 〔制度〕**一宮保健所開設**　愛知県に一宮保健所が開設され、年度内に49の保健所が業務を開始した。

4.1 〔法令〕**「国民健康保険法」公布**　「国民健康保険法」が公布された。任意組合で加入も任意だった。7月1日施行。

4.1 〔法令〕**「社会事業法」公布**　民間社会事業に対する国の補助制度と指導・監督について定める「社会事業法」が公布された。7月1日施行。

4.18 〔法令〕**「傷兵保護院官制」公布**　「傷兵保護院官制」が公布された。傷兵保護院は厚生省の外局として傷痍軍人の療養・厚生対策を担当する。

4月 〔団体〕**日本厚生協会設立**　国民の健全な心身の保全を図ることを目的とし、6大都市と大日本体育協会などの団体による日本厚生協会が組織された。

5.13 〔社会〕**第28回帝国学士院賞**　清水多栄、胆汁酸の化学的及生理学的研究により帝国学士院賞を受賞。

6.22 〔法令〕**国民健康保険法に関する諸規則公布**　「国民健康保険法施行規則」、「国民健康保険委員会規程」、が公布され、それぞれ7月1日に施行された。また、「国民健康保険国庫補助金交付規則」が制定された。

6.30 〔法令〕**「医薬制度調査会官制」公布**　厚生大臣の諮問機関として医薬制度調査会について、官制が制定・公布された。7月1日施行。

7.11 〔政策〕**現行医薬制度について諮問**　木戸幸一厚生相が医薬制度調査会に「国民医療ノ現状ニ鑑ミ現行医薬制度改善ノ方策如何」を諮問した。

8.23 〔法令〕**「医療関係者職業能力申告令」公布**　「国家総動員法」に基づき、「医療関係者職業能力申告令」が公布・施行された。

9月 〔政策〕**健康保険医療企画調査会発足**　医療給付の合理化と統制の企画を担当するため、保険院社会保険局に健康保険医療企画調査会が発足した。

11.7　〔政策〕「保険院保険制度調査会官制」公布　「保険院保険制度調査会官制」が公布・施行され、社会保険調査会が廃止された。職員健康保険制度要綱案について諮問を受けた。

12.6　〔法令〕「国民体力管理制度調査会官制」公布　「国民体力管理制度調査会官制」が公布・施行された。16日、国民体力管理制度について諮問。

12月　〔団体〕全国医薬品原料配給統制会設立　全国医薬品原料配給統制会が設立された。

この年　〔病気〕関西で小児マヒ流行　関西阪神地方で小児マヒが流行した。

この年　〔出版〕『シーボルト研究』刊行　日独文化協会から『シーボルト研究』が刊行された。

この年　〔出版〕『医学思想史』刊行　巴陵宣祐の『医学思想史』(三笠書房)が刊行された。

この年　〔社会〕化学療法研究会設立　結核の化学療法研究を目的とする化学療法研究会が、三井報公会の寄付により市川市に建てられた。初代理事長には林春雄が就任。

1939年
(昭和14年)

3.25　〔病気〕近視予防の啓蒙　近視予防思想普及について訓令が出された。

3.31　〔法令〕「工場就業時間制限令」公布　「工場就業時間制限令」が公布された。機械・金属、船舶、車両工場において、16歳以上の男子職工の1日12時間以上の修業を禁止する。5月1日に施行された。

4.1　〔政策〕厚生省予防局結核課設置　厚生省予防局に結核課が設置された。

4.6　〔法令〕「職員健康保険法」公布　物品販売、金融業、保険業、倉庫業などに従事する職員を対象とする「職員健康保険法」が公布され、1940年6月1日、7月1日に施行された。一部負担制、療養費払い制とする。

4.6　〔法令〕「船員保険法」公布　「船員保険法」が公布され、1940年3月1日に一部、6月1日に前面施行された。

4.28　〔団体〕結核予防会設立　皇后より結核予防と治療のための施設資金として50万円が下賜され、日本結核予防協会を吸収して結核予防会が設立された。

5.11　〔社会〕第29回帝国学士院恩賜賞　呉建、脊髄副交感神経に関する研究により第29回帝国学士院恩賜賞を受賞。

5.15　〔教育〕医学専門部を設置　医師の需要の増加に対応するため、7つの帝国大学と6つの官立医科大学に臨時付属医学専門部を設置した。

5月　〔制度〕職員健康保険組合設立認可　59の職員健康保険組合が設立認可された。

7.8　〔法令〕「国民徴用令」公布　「国民徴用令」が公布された。7月15日に施行され、8月1日に初の出頭要求書が発行された。

7.15	〔法令〕「軍事保護院官制」公布	「軍事保護院官制」が公布・施行され、傷兵保護院、臨時軍事援護部が廃止された。
7.28	〔法令〕「国民体力審議会官制」公布	国民体力管理制度調査会、体育運動審議会を統合し、国民体力審議会を設立。
7.28	〔団体〕傷痍軍人医療委員会設置	傷痍軍人医療委員会が設置された。
8.23	〔法令〕「戦時薬局方」公布	第五次「日本薬局方」改正、「戦時薬局方」が公布された。
8.25	〔法令〕「人口問題研究所官制」公布	「人口問題研究所官制」が公布・施行された。のち、人口問題研究所は1942年に厚生科学研究所に統合された。
8月	〔病気〕厚生省、農村での結核予防へ	厚生省は農村での結核予防対策に着手、結核予防生活指導要項を発表した。
9.8	〔政策〕医療制度改善策について発表	日本医師会は医療制度の改善策について発表した。
10.1	〔社会〕体力章検定実施	厚生省は初の体力章検定を実施した。15〜25歳の男子に義務化され、走・跳・投・運搬・懸垂の5種について、初・中・上級を判定する。
10.3	〔制度〕国民体力管理制度について諮問	木戸幸一厚生相は国民体力審議会に対し、国民体力管理制度案要綱を諮問した。
12.27	〔法令〕「国民優生法」案要綱について答申	国民体力審議会は国民優生法案要綱について答申した。

1940年
(昭和15年)

2.1	〔法令〕「青少年雇入制限令」公布	「青少年雇入制限令」が公布され、3月1日に施行された。12歳以上30歳までの男子青少年、12歳から20歳までの女子の雇用を制限する。
2.22	〔団体〕国立結核保養所を移管	国立結核療養所を傷兵保護院に移管した。
4.8	〔法令〕「国民体力法」公布	「国民体力法」が公布された。17歳〜19歳の男子に対して身体検査を義務づける。体力手帳を公布し、ツベルクリン反応、X線間接撮影を中心とする集団検診を実施する。9月26日施行。
4.30	〔法令〕「学校給食奨励規程」制定	「学校給食奨励規程」が制定された。
5.1	〔法令〕「国民優生法」公布	「国民優生法」が公布された。優生手術を認める他、優生結婚相談所を開設。1941年7月1日に施行された。
6.20	〔事件〕厚生省体力局火災で類焼	航空局に落雷で火災が発生、バラック建ての厚生省体力局が類焼し、医籍、歯科医籍の一部が焼失した。

7月	〔病気〕本妙寺らい部落解散　熊本の本妙寺らい部落が解散し、患者は各地の療養所に修養された。
8月	〔政策〕焼失の医籍復元に免許提出を告示　6月20日の落雷火災により焼失した医籍、歯科医籍、薬剤師名簿を整理復元するため、当該免許所持者に対し、免許証を所轄警察署長に提出するよう告示した。
10.28	〔政策〕医薬制度改善方策答申　医薬制度調査会は医薬制度改善方策を答申した。医療機関分布を是正するための開業の制限、学校教育機関中の実習制度の採用、専門科名の標榜についての国家検定制度の創設、医師会の改組などを内容とする。
12.2	〔法令〕「政府職員共済組合令」公布　「政府職員共済組合令」が公布され、1941年1月1日に施行された。のち1948年国家公務員共済組合となる。
12.5	〔法令〕「厚生科学研究所官制」公布　公衆衛生院、栄養研究所を合併して厚生科学研究所とする「厚生科学研究所官制」が公布・施行された。
12.14	〔法令〕「教員保養所令」公布　「教員保養所令」が公布・施行された。
この年	〔病気〕保健所に小児結核予防所併設　6大都市の保健所に小児結核予防所を併設した。

1941年
(昭和16年)

1.8	〔政策〕文部省体育局設置　文部省体育課が昇格して体育局となった。
1.22	〔政策〕「人口政策確立要綱」閣議決定　国民の資質、体力の向上、人口増加に関する基本国策要綱として、人口政策確立要綱が閣議決定された。1950年までに内地人口を1億人とすることを目標とした出生増加の方策、死亡減少の方策、また国民の精神的・肉体的素質の向上のための方策を掲げる。
2.5	〔法令〕「医薬品統制規則」公布　「医薬品統制規則」が公布された。
3.6	〔法令〕「医療保護法」公布　「救護法」、「母子保健法」の医療扶助と助産を統合する「医療保護法」が公布された。10月1日施行。
3.7	〔法令〕「国民労務手帳法」公布　「国民労務手帳法」が公布された。雇用時に手帳を提出する義務を規程する。
3.11	〔法令〕「労働者年金保険法」公布　「労働者年金保険法」が公布された。常時10人以上を雇用する工場等の男子を対象に、労働者年金保険を創設する。1942年1月1日に一部、6月1日に全面施行された。
3.27	〔団体〕「結核研究所官制」公布　「結核研究所官制」が公布された。京都帝国大学に結核研究所を附設する。
3.29	〔政策〕傷痍軍人委員会等廃止　阿片委員会、傷痍軍人委員会の廃止について公布

		され、4月1日に施行された。
3.30	〔制度〕	国民健康保険施行効果発表　国民健康保険施行効果について、死亡率の減少、乳幼児死亡率の低下、保健衛生状態の向上等が発表された。
5.7	〔法令〕	「医薬品及衛生材料生産配給統制規則」制定　医薬品及衛生材料生産配給統制規則が制定・施行された。127品目の重要薬品を重点的に生産し、配給の中央機関として医薬品中央配給会を設置する。7月1日、医薬品購入券制を実施した。
5.13	〔社会〕	第31回帝国学士院恩賜賞　久野寧、人体発汗の研究により第31回帝国学士院恩賜賞を受賞。また、石原忍が色神及色盲に関する研究により帝国学士院賞を受賞した。
5.26	〔政策〕	医事に関する専門委員会設置　医事に関する専門委員会が設置された。
6.21	〔法令〕	「社会保険審査会規程」公布　労働者災害責任保険審査会、国民健康保険委員会を廃止し、社会保険審査会設置について公布された。7月1日施行。
6月	〔病気〕	石川県結核特別対策実施　石川県結核特別対策が実施された。
7.1	〔団体〕	国立癩療養所発足　1909年に設立された公立癩療養所7カ所を厚生省に移管、国立癩療養所として発足した。
7.10	〔法令〕	「保健婦規則」公布　保健婦の資格を統一化する「保健婦規則」が公布された。
7.16	〔法令〕	保健婦学校・講習所の規則　厚生省は「私立保健婦学校保健婦講習所規則」を制定した。
7.19	〔団体〕	日本医薬品生産統制株式会社設立　日本医薬品生産統制株式会社が設立された。
7.27	〔団体〕	日本医薬品配給統制株式会社設立　日本医薬品配給統制株式会社が設立された。
8.1	〔法令〕	「厚生省官制」改正施行　「厚生省官制」が公布・施行された。厚生省は人口局、衛生局、予防局、生活局、労働局、職業局の6局となり、人口涵養、国民保健、社会事業その他国民生活の保護・指導および労務に関する事務を行う。
9.11	〔法令〕	「体育調査会規程」制定　文部省は体育調査会規程を制定した。
11.29	〔制度〕	保健指導網の確立に向け通達　保健所を中心とする保健指導網を確立するため、保健所網の整備拡充と保健婦の普及を内容とする通達が出された。
11.29	〔団体〕	日本保健婦協会設立　日本保健婦協会が設立された。
12.11	〔制度〕	薬業整備に関する方針　配給組織の整備と配給業者の整理統合を図る薬業整備に関する方針概要が決定した。
12.15	〔政策〕	検疫所を移管　検疫所が逓信省海務局の所管になった。
12.16	〔法令〕	「医療関係者徴用令」公布　「医療関係者徴用令」が公布・施行された。
12.16	〔団体〕	抗酸菌病研究所設置　東北帝国大学に抗酸菌病研究所が附設された。
12.17	〔法令〕	「防空従事者扶助令」公布　「防空従事者扶助令」が公布された。

12.22 〔法令〕「国民徴用扶助規則」制定　厚生省は、国民徴用扶助規則を制定・施行した。徴用により家族の生活が困難となったり、徴用された人の傷病により家族・本人の生活が困難となった場合に生活扶助等を支給する。

この年　〔病気〕私立のらい療養所が解散　1941～42年にかけて、イギリスなどから援助を受けていた病院を中心とする私立のらい療養所、回春病院、聖バルナバ病院が経営困難となり解散した。

1942年
(昭和17年)

1.19　〔法令〕「医療関係者徴用扶助規則」制定　厚生省は「医療関係者徴用扶助規則」を制定した。「医療関係者徴用令」に基づいて徴用されたものの関係者について生活を保護する。

2.1　〔制度〕厚生省に技監制度　厚生省に技監制度が設けられた。

2.18　〔政策〕「売薬営業整備要綱」を通知　企業合同による売薬生産の合理化と、統制機関を通した販売の詠歌塚を目的に、売薬営業整備要綱が通知された。

2.21　〔法令〕「健康保険法」中改正法公布　「健康保険法の一部を改正する法律」が公布された。職員健康保険を統合、法の適用範囲の拡大、家族給付の法定化・結核の延長給付等保険給付の拡充、一部負担金制度の採用、保険医の強制指定等を内容とする。1943年4月1日に施行された。

2.21　〔法令〕「国民健康保険法」中改正法公布　「国民健康保険法の一部を改正する法律」が公布された。特別組合の強制設立、組合員の強制加入、保険医の強制指定、診療報酬額の公定、代行組合の制限撤廃を内容とする。5月1日に施行された。一部は1943年1月1日に施行された。

2.21　〔法令〕「国民体力法」改正　「国民体力法改正」が公布された。体力検査対象者の範囲を乳幼児等まで拡大した他、体力検査の強化を図る。

2.25　〔法令〕「国民医療法」公布　医療関係法規を統合し、病院・診療所の設立許可、日本医師会への医師の強制加入、日本医療団設立等を内容とする。

2.25　〔法令〕「戦時災害保護法」公布　戦時災害の被災者、その家族、遺族に応急救助・扶助を行うための、「戦時災害保護法」が公布された。4月30日施行。

4.1　〔病気〕子供にBCG接種　国民学校を卒要した児童にBCGの接種を行った。

4.16　〔法令〕「日本医療団令」公布　結核療養所や農村医療施設等の医療機関の全国的整備と一元的運営のため、「日本医療団令」が公布され、17日に施行された。公立結核療養所を移管。

6.20　〔政策〕国民保健指導方策要綱決定　保健所を中心とする保健指導の徹底を図り国民保健指導方策要綱が決定された。

7.13	〔法令〕「妊産婦手帳規程」公布	厚生省は妊産婦手帳規程を公布した。妊娠の届出時に妊産婦手帳を公布し、妊産婦および乳幼児の保健指導等の徹底を図る。
8.21	〔政策〕結核対策要綱閣議決定	結核対策要綱が閣議決定され、1943年1月に実施された。
8.22	〔法令〕「医師会及歯科医師会令」公布	「医師会及歯科医師会令」が公布された。
10.28	〔法令〕「国民医療法施行令」公布	国民医療法施行令が公布された。また、30日には「国民医療法施行規則」が制定された。これまでの「医師法」・「歯科医師法」とこれに基づく勅令や省令、「保健婦規則」、「看護婦規則」などが廃止となった。
11.1	〔政策〕厚生科学研究所設置	「厚生省研究所官制」が公布された。厚生省の人口問題研究所、厚生科学研究所、産業安全研究所を統合して厚生科学研究所を設置する。
11.1	〔政策〕厚生省組織変更	「厚生省官制」が改正公布、施行された。行政事務の簡素化を図り、人口局、衛生局、生活局、勤労局、保険局の5局となった。簡易保険に関する事務を通信省に移管した。
11.1	〔法令〕地方衛生を内政部に移管	「地方官官制」が改正された。地方衛生関係の事務を、警察部から内政部に移管する。
11.6	〔団体〕日本医師会解散	日本医師会解散総会が開かれた。
11.16	〔団体〕日本放射線技術学会結成	京都で日本放射線技術学会が結成された。
11.25	〔政策〕結核療養所を軍事保護院所管へ	村松晴嵐荘ほか2カ所の国立結核療養所が軍事保護院の所管とされ、傷痍軍人療養所が33カ所になった。
12.23	〔制度〕健民指導地区設置	全国に43カ所の健民指導地区が設置された。
この年	〔法令〕結核検診の徹底へ	「学校身体検査規則」、「工場法施行規則」の改正により、結核検診の徹底が図られた。
この年	〔病気〕長崎でデング熱流行	長崎でデング熱の患者が発生し、流行した。

1943年
(昭和18年)

1.16	〔政策〕結核予防対策を答申	大政翼賛会は結核予防対策について答申した。
1.18	〔法令〕「国立健康保険療養所官制」公布	健康保険の被保険者の療養のために、健康保険療養所を設置する、国立健康保険療養所官制が公布・施行された。
1.28	〔団体〕日本医師会設立	日本医師会が設立された。
1.28	〔団体〕日本歯科医師会設立	日本歯科医師会が設立された。
2.2	〔法令〕「保険医及び保険薬剤師の指定に関する件」公布	「保険医及び保険薬剤師の指定に関する件」が公布された。

3.12 〔制度〕「健康保険保険医療養担当規程」告示　保険医制度の法定化に伴い、健康保険保険医、保険歯科医および保険薬剤師の療養担当規程が改正され、告示された。

3.12 〔法令〕「薬事法」公布　薬事関係法規を統合し、「薬事法」が公布された。11月1日施行。

3.31 〔制度〕船員保険等を地方庁に移管　船員保険、労働者災害扶助責任保険の事務と職員を地方庁に移管した。

3.31 〔治療〕BCG接種有効と発表　日本学術振興会は、BCG接種が結核の予防に有効であるとの研究成果を発表した。

4.1 〔制度〕点数単価方式を採用　健康保険の診療報酬支払で、請負方式を廃止し、点数単価方式が採用された。

5.5 〔制度〕健康保険組合連合会設立　社団法人健康保険組合連合会、職員健康保険組合連合会が解散し、健康保険法に基づく公法人として公法人健康保険組合連合会が設立された。

5.13 〔社会〕第33回帝国学士院恩賜賞　古畑種基、血液型の研究により第33回帝国学士院恩賜賞を受賞。また、田村憲三・石館守三・木原玉汝が樟脳の強心作用の本態に関する研究により、菅沢重彦がDibenzo-chinolizin並にDibenzo-indolizin誘導体の合成研究により、それぞれ帝国学士院賞を受賞した。

8.13 〔政策〕「医薬品製造整備要綱」発表　「医薬品製造整備要綱」が発表された。

8.24 〔政策〕国民衛生対策について上申　大政翼賛会が、国民衛生対策について上申した。

10.6 〔法令〕「薬剤師会令」公布　「薬事法」に基づき薬剤師会令が公布され、11月1日に施行された。

10.23 〔政策〕医薬品の生産、小売の統制　医薬品及衛生材料配給機構要綱および小売薬業整備要綱が決定した。

11.1 〔政策〕厚生省組織改組　「厚生省官制」改正公布・施行された。人口局を健民局と改称、社会局を廃止し、健民局と勤労局に事務を移管した。厚生省は健民局、衛生局、勤労局、保険局の4局となった。

12.1 〔法令〕「国民医療法施行規則」改正・公布　「国民医療法施行規則」改正が公布・施行された。医師大量養成計画実行のため、医師試験および歯科医師試験を年1回以上行うことを定めた。

12.3 〔政策〕衛生物資確保対策要綱　衛生物資確保対策要綱が閣議決定された。

12.10 〔団体〕日本薬剤師会設立　国の機関として日本薬剤師会が設立された。会長は内閣が任命し、他の中央、地方薬剤師会役員は厚生大臣あるいは地方庁知事の任命による。

この年 〔病気〕結核死亡率過去最高に　結核による死者が人口10万人に対し235.3で最高となった。

1944年
(昭和19年)

2.16　〔法令〕「健康保険法」改正公布　納付期間1年を2年に延長する「健康保険法改正法」が公布された。

2.16　〔法令〕「労働者年金保険法」中改正法公布　「労働者年金保険法の一部を改正する法律」が公布された。労働者年金保険を厚生年金保険と改め、適用範囲を事務職員、女子、5人以上を使用する事業所の従業員に拡大する。6月1日施行。

3.7　〔政策〕衛生局防空課設置　救護衛生医薬資材を掌理するため、厚生省衛生局に防空課が設置された。

3.29　〔団体〕家庭薬生産統制会社設立　家庭薬生産統制会社が設立された。

4.5　〔法令〕「官立医学専門学校規程」制定　「官立医学専門学校規程」が制定された。

5.1　〔政策〕社会保険診療報酬算定協議会設置　厚生大臣の諮問機関として、社会保険診療報酬算定協議会が設置された。

5.10　〔社会〕第34回帝国学士院恩賜賞　緒方知三郎、唾液腺の内分泌に関する研究により第34回帝国学士院恩賜賞を受賞。また、落合英二が芳香族複素環塩素に関する研究により帝国学士院賞を受賞した。

5.17　〔法令〕「学校身体検査規程」制定　「学校身体検査規程」が制定・施行された。

8.30　〔政策〕「家庭薬(売薬改称)処方整理実施要綱」制定　「家庭薬(売薬改称)処方整理実施要綱むが制定された。

9.1　〔政策〕製薬監理官事務所設立　東京と大阪に、製薬監理官事務所が設立された。

10.1　〔制度〕保健所網が完成　既存の保健指導施設、簡易保険健康相談所・公立健康相談所・健康保険健康相談所・小児結核予防所を統合して303カ所の保健所とし、161カ所の保健所を新設して、770カ所の保健所網を管制した。

10.13　〔制度〕哺育手当の支給を規程　「健康保険附加給付規程」が告示された。哺育手当の支給を定める。

12.15　〔団体〕軍事保護院駿河療養所設立　傷痍軍人の癩療養所、軍事保護院駿河療養所が設立された。

1945年
（昭和20年）

2.19　〔法令〕「船員保険法」改正公布、遺族年金の創設　「船員保険法改正法」を公布、4月1日施行。船員保険について適用範囲を拡大。遺族年金、葬祭料制度を創設。死亡手当金制度の廃止など。

3.28　〔団体〕戦時国民協助義会を改組、戦災援護会を結成　財団法人戦時国民協助義会を改組し、戦災援護会を結成した。1946年3月軍人援護会と合併して同胞援護会に。その後、社会福祉協議会の設立に際し、吸収された。

4.2　〔政策〕医療戦時措置要綱を閣議決定　医療戦時措置要綱を閣議決定。主要都市の医療機関は医療団の運営となった。

4.6　〔法令〕「医師免許の特例に関する件」公布　「医師免許の特例に関する件」が公布、施行される。歯科医師から医師への転換を認められる。

4.13　〔法令〕「栄養士規則」を公布、施行　栄養士の身分と業務を規定した「栄養士規則」を公布、施行。

4.31　〔法令〕「保健婦規則」を制定、公布　「国民医療法」に基づき「保健婦規則」を制定、公布。6月1日施行。

6.12　〔社会〕第35回帝国学士院賞　真下俊一、循環器系疾患の機能検査により帝国学士院賞を受賞。

6.16　〔法令〕健康保険に関する行政事務簡素化　「健康保険に関する行政事務簡素化のための施行令」を改正し、公布。

6.27　〔法令〕「保健婦養成所指定規定」を制定　厚生省は、「私立保健婦養成所指定規則」を廃止し、「保健婦養成所指定規定」を制定。

8.6　〔社会〕広島被爆　午前8時15分、米軍機（B29）エノラ・ゲイ号から投下されたウラニウム型原子爆弾（リトルボーイ）が広島市の上空580mで炸裂、熱線と爆風により市内の建物の90％が一瞬にして全焼、全壊した。また、爆心地から500m以内にいた人たちのほとんどがその日のうちに死亡し、2km以内の人の8割が2週間以内に死亡した。数km離れた地点でも、高度の放射線を浴びた人は2週間前後で容態が急変し、下痢、脱毛、紫斑を含む出血、白血球の減少などの放射線障害が現れた。初期の症状が回復した人も、内臓や骨髄に浸透した放射線の影響で、強度の疲労感、めまい、白血病、肝臓障害、がんなどの原爆症の症状に長く苦しんだ。原爆の犠牲者は投下から4カ月たった12月末までに死者15万9000人、5年後の1950年には死者24万7000人に達した。

8.9　〔社会〕長崎被爆　午前11時2分、米軍機（B29）ボックス・カー号から投下されたプルトニウム型原子爆弾（ファットマン）が長崎市上空500mで炸裂、市内の約38％を破壊、約27万人が被曝、うち7万4000人が早期に死亡、12月までに死者は8万人に達

した。当初、原爆投下の目標は小倉市であったが、天候不順のため第二目標の長崎に変更された。広島と同じく、被爆者は戦後も長く原爆症に苦しんだ。

8.21 〔政策〕軍関係の医療品を厚生省に引継　第二次大戦終結に伴い、軍関係の医療施設及び医療品を厚生省に引き継ぐことが決定。一般国民に開放した。

9.22 〔政策〕公衆衛生対策に関する覚書発表　連合軍総司令部（GHQ）は、公衆衛生対策に関する覚書を発表。衛生制度、施設の現状など、当面において着手すべき事項を指令した。

9.24 〔政策〕戦争処理のための厚生省顧問設置　厚生省は、戦争処理のための顧問を設置した。

10.27 〔法令〕「厚生省官制」改正・公布・施行　「厚生省官制」を改正し、公布、施行。厚生省を健民局、衛生局、社会局、労政局、勤労局、保険局、臨時防疫局の7局制とした。

11.20 〔法令〕塩酸ヂアセチルモルヒネ所有禁止　厚生省は、「塩酸ヂアセチルモルヒネ及其ノ製剤ノ所有等ノ禁止及没収ニ関スル件」を制定（麻薬に関するポツダム省令）。

11.21 〔法令〕「医師会及び歯科医師会令」改正　「医師会及び歯科医師会令」を改正、公布。12月1日施行。

11.22 〔法令〕「花柳病予防法特例」制定　「花柳病予防法特例」を制定、12月1日施行。医師に性病患者の患者の届出義務を課し、地方長官による健康診断書を持たないものの売春を禁止する伝染対策を行った（ポツダム省令）。

11.27 〔法令〕「地方引揚援護局官制」を公布　「地方引揚援護局官制」を公布、施行。浦賀、舞鶴、呉、下関、博多、佐世保、鹿児島に地方引揚援護局を新設した。

12.1 〔法令〕「医療局官制」を公布　「医療局官制」を公布、施行。厚生省の外局として医療局を設置、初代長官に塩田広重博士が就任した。軍事保護院を廃止し、陸軍病院、傷痍軍人療養所を厚生省に移管。国立病院、国立療養所が設立されたほか、旧陸海軍病院119か所、分院27か所、傷痍軍人療養所51か所、保育所2か所が厚生省に移管され、国民に開放された。

12.9 〔社会〕原爆症を指摘　九州大学医学部の桝屋冨一教授は、回復・復興に向かうように思われた被爆者について「白血病があらたな脅威として取り上げられなくてはならない」と指摘した。広島や長崎では被爆直後には救護所が設置されたが、戦時災害法によって2カ月後には閉鎖され、戦後に原爆症で苦しむ被爆者の救済は立ち遅れていた。

12.24 〔政策〕地方庁の社会保険事務を内政部に　地方庁は、社会保険事務を警察部から内政部（のち民生部）へ移管した。

12.31 〔政策〕救済福祉に関する計画書を提出　日本政府は、連合軍総司令部（GHQ）に対し、救済福祉に関する覚書に関する計画書を提出した。1946年2月27日GHQは、国家責任、無差別平等、最低生活保障の社会救済を回答した。

1946年
（昭和21年）

1.12 〔政策〕社会局に物資課を設置　厚生省社会局に物資課を設置し、救済援護に必要な物資関係事務を担当する。

1.21 〔政策〕GHQ、公娼廃止を命令　連合軍総司令部（GHQ）は、日本における公娼を容認する一切の法規撤廃を命令し、公娼廃止を命令した。

1.23 〔政策〕朝鮮・台湾の医師に国内法特例　「朝鮮総督又ハ台湾総督ノ医師免許又ハ歯科医師免許ヲ受ケタル者ニ付テノ国民医療法施行令ノ特例ニ関スル件」を公布。朝鮮・台湾の医師、歯科医師にも日本での免許を与えることを定めた。1947年1月21日には旧満州の医師・歯科医師を加えた。

1.26 〔政策〕保険局に国民保険課を設置　厚生省保険局に国民保険課を新設した。

1.30 〔法令〕「有毒飲料物等取締令」を制定　「有毒飲料物等取締令」を公布し、メタノール、4エチル鉛含有食品の所有・販売を禁止した。

2.8 〔政策〕健民局、保護院を廃止　厚生省健民局、保護院を廃止し、事務を社会局、勤労局に移管した。

2.22 〔団体〕大日本傷痍軍人会を解散　財団法人大日本傷痍軍人会を解散。その資産の寄附により財団法人協助会が設立された。

3.13 〔法令〕「引揚援護院官制」を公布　「引揚援護院官制」を公布。厚生省の外局として引揚援護院を設置した。

3.28 〔法令〕「社会保険制度調査会官制」を公布　「社会保険制度調査会官制」公布に伴い、社会保険制度調査会を設置、森徳次郎が会長に就任。社会保障制度問題の審議を行った。

3月 〔事件〕神通川流域の奇病　富山県婦中町の萩野昇医師が、神通川流域の奇病（後にイタイイタイ病と命名）患者を診察、原因究明の研究を開始した。

4.1 〔政策〕生活困窮者緊急生活援護要綱　生活困窮者緊急生活援護要綱を施行。

4.1 〔法令〕「健康保険法施行令」改正　「健康保険法施行令中改正」を公布。標準報酬の引き上げ、保険給付費の増額、健保組合に自治制が認められた。

4.2 〔法令〕「国立衛生院官制」を公布　「国立衛生院官制」を公布。1947年4月1日国立衛生院が発足した。

4.5 〔病気〕広東からの引揚船にコレラ発生　広東からの引揚船にコレラが発生し、2ヶ月間海上隔離された。この他にも、引揚者による天然痘、ジフテリア、発疹チフスなどが流行し、DDTが強制散歩された。発疹チフスには3万2366人が罹患、3351人が死亡したとされる。

4.16 〔政策〕児童保護等の応急措置実施を通達　厚生省社会局長は、浮浪児その他の児

童保護等の応急措置実施を通達。児童保護相談所が設立された。

4.23　〔出版〕寧楽書房創業　吉村徳之、寧楽書房を創業。事業内容は医学・保健関係書などの出版。1956年4月有限会社に改組。

5.1　〔法令〕「公衆衛生院官制」を公布　厚生省は、「公衆衛生院官制」を公布し、1947年4月1日発足。栄養研究所は公衆衛生院の国民栄養部の所管となった。また、「厚生省研究所官制」を廃止し、「人口問題研究所官制」を公布した。

5.1　〔教育〕国立病院で医学生の実地修練　国立東京第一病院など16か所の国立病院にて、医学生の実地修練を開始した。

5.5　〔出版〕協同医書出版社創業　木下英一、協同医書出版社を創業。事業内容は医学書の出版。

5.11　〔政策〕厚生行政機構改正指示　連合軍総司令部（GHQ）は、日本政府の保健及び厚生行政機構の改正に関する件を指示。これにより、各府県に民生部、衛生部が設置された。

5.13　〔法令〕「傷兵院法」を廃止する勅令を公布　「傷兵院法」を廃止する勅令を公布（ポツダム勅令）。「傷兵院官制」を廃止。

5.28　〔政策〕労働省設置を閣議決定　労働省の設置を閣議決定した。

6.13　〔社会〕第36回帝国学士院賞　平井金三郎、小児腸管内細菌による毒物生成の実験的研究により帝国学士院賞を受賞。

6.19　〔法令〕按摩及び鍼灸営業取締規則特例　「公衆衛生院養成訓練規定」を制定、5月1日より適用。その中で、「按摩術営業取締規則及び鍼術灸術営業取締規則の特例に関する件」を制定し、海外引揚者は履歴審査で免許授与を定めた。

6.19　〔法令〕「麻薬取締規則」を制定　「公衆衛生院養成訓練規定」を制定、5月1日より適用。その中で、「麻薬取締規則」を制定、麻薬取扱者以外の麻薬取扱い禁止など麻薬取締制度の基礎を固める。

7.9　〔病気〕日本脳炎を「伝染病予防法」に適用　日本脳炎の流行に伴い、日本脳炎を「伝染病予防法」による予防方法を施行すべき伝染病に指定。

8.30　〔法令〕「国民医療法施行令」を改正　「国民医療法施行令」を改正し、医師、歯科医師のインターン制度や全面的な国家試験制度の採用を定めた。9月1日施行。それに伴い、「医師国家試験審議会官制」、「医師国家試験委員会官制」、「歯科医師国家試験審議会官制」、「歯科医師国家試験委員会官制」が公布、施行された。

9.9　〔法令〕「生活保護法」を公布　「生活保護法」を公布。生活困窮者の生活、医療、助産の保護を国家の責任において無差別平等に行われる最低生活保障の原則が樹立された。10月1日施行。

9.27　〔法令〕「労働関係調整法」を公布　労働関係の公正な調整を図り、労働争議を予防又は解決し、産業の平和を維持し、もって経済の興隆に寄与することを目的とした「労働関係調整法」を公布。

9.30　〔政策〕検疫所を厚生省に移管　厚生大臣、運輸大臣の協定により、検疫所を厚生省に移管することを決定。1947年4月26日「検疫所官制」公布・施行により、検疫所

は厚生省所管となった。

10.25 〔出版〕永井書店創業　永井秀一、大阪にて永井書店を創業。事業内容は医学書の出版。

11.1 〔制度〕第1回医師国家試験を実施　厚生省は、第1回医師国家試験を実施し、320名が受験した。

11.3 〔法令〕「日本国憲法」を公布　ポツダム宣言を受諾した日本政府は事実上憲法改正の法的義務を負ったため、連合軍総司令部（GHQ）の監督の下、「憲法改正草案要綱」を作成。「大日本帝国憲法」73条の憲法改正手続に従って、1946年5月16日第90回帝国議会の審議を経て若干の修正を受けた後、11月3日「日本国憲法」として公布され、1947年5月3日施行。国民主権、永久平和、基本的人権の尊重の3原則を謳う。第25条により国家の医療保障義務が確立した。

11.5 〔法令〕「厚生省官制」等を改正、公布　「厚生省官制」等を改正し、公布。厚生省の医療局を廃止し、衛生局を公衆衛生、医務、予防の3局に分けた。また、引揚援護院の医務局も検疫局に改称し、病院調査官を配置した。

11.18 〔政策〕「地方官官制」を改正　「地方官官制」の改正に伴い、内務大臣の指定した12府県に衛生部、民生部を設置した。

11.23 〔団体〕日本産婆看護婦保健婦協会が発足　日本産婆看護婦保健婦協会が発足し、初代会長に井上なつゑが就任。これが、日本看護協会の母体となった。

12.14 〔団体〕全国立病院職員組合が結成　全国立病院職員組合（全病）が結成された。

12.27 〔政策〕医務局出張所を設置　厚生省は、医務局出張所を全国8か所に設置した。

12.29 〔法令〕「柔道整復術営業取締規則」制定　「柔道整復術営業取締規則」を制定した。

1947年
（昭和22年）

1.15 〔法令〕婦女に売淫させた者への処罰　「婦女に売淫させた者等の処遇に関する勅令」を公布、施行（ポツダム勅令）。

1.17 〔法令〕死因不明死体の死因調査の件制定　「死因不明死体の死因調査に関する件」を制定。

1.24 〔団体〕日本医療団の解散を閣議決定　日本医療団の解散及び医療制度審議会の設置を閣議決定。結核療養施設の国への移管も決定。2月4日には医療制度審議会が設置され、厚生大臣は、日本医療団解散後における同団の一般医療施設の処理方針、医療機関の設備改善方策を諮問。4月1日、日本医療団が解散した。

2.6 〔治療〕肺結核に合成樹脂充填術を発表　肺結核の治療法として、合成樹脂充填術を発表した。

2月	〔団体〕児童養護施設を設立	三菱財閥の創始者岩崎弥太郎の孫娘沢田美喜が、財産税として物納されていた岩崎家大磯別邸を、募金を集めて買い戻し、混血児の孤児院としてエリザベス・サンダース・ホームを設立。1948年2月1日発足した。ホームの名前は、ホーム設立後に最初の寄付をしてくれた聖公会の信者エリザベス・サンダースにちなんだもの。
3.5	〔政策〕「生活保護法」による医療施設を指定	「生活保護法」による医療施設を公立学校附属病院、診療所に指定した。12月16日、日本赤十字経営の医療施設も指定。
3.5	〔法令〕「伝染病届出規則」を制定	「伝染病届出規則」を制定。医師に対し、法定伝染病以外の13種の伝染病についても届出義務を課すことを定めた。
3.6	〔政策〕国民食糧栄養対策審議会を設置	「国民食糧及び栄養対策審議会官制」を公布、施行し、3月7日国民食糧栄養対策審議会を設置した。
3.17	〔政策〕結核対策強化に関する覚書発令	連合軍総司令部（GHQ）は、結核対策強化に関する覚書を発令した。
3.19	〔法令〕「厚生省官制」を改正	「厚生省官制」を改正し、厚生省に児童局を新設した。
3月	〔社会〕原子爆弾調査委員会、被爆者の調査研究開始	アメリカ学士院とアメリカ学術会議の原子爆弾調査委員会が、広島の日赤病院で被爆者の血液学的調査・研究を開始した。
4.1	〔政策〕結核療養所が国に移管	日本医療団の解散に伴い、同団の93結核療養所が国に移管され、その他は地方に移管された。「国立栄養研究所官制」を公布。
4.1	〔制度〕第1回歯科医師国家試験を実施	第1回歯科医師国家試験を実施した。
4.1	〔法令〕「健康保険法」改正法を公布	「健康保険法」改正法を公布。6月1日一部施行、9月1日全面施行。業務上傷病に対する給付の廃止、賃金の高低による職員の被保険者資格の制限撤廃、家庭埋葬料給付の創設や一部負担金制度の任意制が定められた。
4.2	〔政策〕厚生省医務局に麻薬課を新設	厚生省医務局に麻薬課を新設。これにより医務局は、医務、薬務、製薬、麻薬、病院、療養の6課制となった。
4.7	〔政策〕保健所拡充に関する覚書を発令	連合軍総司令部（GHQ）は、保健所拡充強化に関する覚書を発令した。
4.7	〔法令〕「労働基準法」を公布	「労働基準法」を公布。9月1日一部施行、11月1日全面施行。また、「労働災害扶助責任保険法」を廃止し、「労働者災害補償保険法」を公布、9月1日施行。
4.15	〔法令〕「埋火葬の認許可に関する件」制定	厚生省は、「埋火葬の認許可に関する件」を制定した。
4.30	〔法令〕医業類似行為取締に関する件制定	「医業類似行為をなすことを業とする者の取締に関する件」を制定。同日国会法を公布した。
4月	〔出版〕医書同業会設立	医学・薬学・歯学書などを出版・販売する業者により医書同業会を設立。

5.2	〔法令〕「飲食物営業取締規則」を制定	厚生省は、「飲食物営業取締規則」を制定。営業の許可制、衛生上有害飲食物の販売禁止を定めた。
5.3	〔政策〕食品衛生監視員を設置	食品衛生監視員を設置し、食品衛生行政を警察行政より分離した。
5.21	〔団体〕「予防衛生研究所官制」を公布	「予防衛生研究所官制」を公布し、施行。
6.5	〔政策〕健康保険の保険料率告示	政府管掌の健康保険の保険料を告示。保険料率を1000分の36に引き上げた。
6.5	〔団体〕日本助産婦看護婦保健婦協会設立	社団法人日本助産婦看護婦保健婦協会を設立した。1951年7月10日日本看護協会と改称。
6.17	〔法令〕「健康保険法施行令」を改正	「健康保険法施行令」を改正。健康保険の基準月額報酬を100円～2000円の20等級に改正した。
7.1	〔法令〕「飲食物緊急措置令」公布	「飲食物緊急措置令」の公布、施行により、新たな飲食営業の開業は原則として禁止された。
7.1	〔出版〕中央医書出版社創業	武藤亀吉、中央医書出版社を創業。事業内容は医学書の出版。
7.3	〔法令〕「保健婦助産婦看護婦令」の公布	「保健婦助産婦看護婦令」が公布され、学校、養成所には同日施行。看護婦には1949年9月1日施行。その他は昭和25年7月3日施行。また保健婦規則、助産婦規則、看護婦規則は廃止された。
7月	〔団体〕日本放射線技師会を設立	診療放射線技師によって日本放射線技師会が設立された。放射線療法に関する啓蒙、啓発活動や診療放射線技師の利益を守るための社会的活動などを行う。
8.7	〔政策〕アメリカの社会保障制度調査団来日	連合軍総司令部（GHQ）より派遣されウィリアム・ワンデルを団長とするアメリカ社会保障制度調査団が来日。日本における社会保障や生活保護の実態を調査。
9.1	〔政策〕労働省を設置	厚生省の労働行政部門を分割し、労働省を設置、初代労相に米窪満亮が就任した。
9.5	〔法令〕「保健所法」を改正、公布	「保健所法」を全面的に改正、公布。1948年1月1日施行。保健所業務の拡大、栄養士の配置を定めた。設置主体は、都道府県及び政令指定都市。
9.22	〔法令〕「大学等へ死体交付に関する法律」	「大学等へ死体交付に関する法律」を公布、施行。
10.9	〔政策〕社会保障制度要綱を答申	社会保険制度調査会は、社会保障制度要綱を答申。最低生活保障、全国民対象の総合的な制度を提言した。
10.18	〔法令〕「災害救助法」を公布	罹災者の保護と社会の秩序の保全を図ることを目的に「災害救助法」を公布。10月20日施行。災害救助体系の整備を図った。
10.31	〔法令〕「女子年少者労働基準規則」公布	「女子年少者労働基準規則」を公布。
10.31	〔法令〕日本医療団解散等に関する法律	「医師会、歯科医師会及び日本医療団の

	解散等に関する法律」を公布。11月1日施行。	
11.1	〔団体〕日本医師会、日本歯科医師会発足　高橋明を会長とする社団法人日本医師会、佐藤運雄を会長とする社団法人日本歯科医師会の設立認可を受ける。両医師会は、この日を設立記念日としている。	
11.4	〔法令〕「保健婦助産婦看護婦養成所指定規則」　厚生省は、「保健婦助産婦看護婦養成所指定規則」を制定した。	
11.11	〔法令〕「医薬品等配給規則」制定　「医薬品等配給規則」を制定。当初は135品目を対象とした。	
11.24	〔法令〕「医薬部外品等取締法」公布　「医薬部外品等取締法」を公布。1948年1月1日施行。医薬部外品に駆除剤などを追加した。	
12.12	〔法令〕「児童福祉法」を公布　児童に対する総合的福祉立法として「児童福祉法」を公布。1948年1月1日一部施行、4月1日全面施行。	
12.18	〔法令〕「毒物劇物営業取締法」を公布　毒物劇物営業取締規則を法律化し、「毒物劇物営業取締法」を公布。1948年1月1日施行。	
12.20	〔法令〕「柔道整復等営業取締法」を公布　「あん摩、はり、きゅう、柔道整復等営業取締法」を公布、1948年1月1日施行。	
12.24	〔法令〕食品衛生法などを公布　「食品衛生法」を公布、1948年1月1日施行。これにより、従来の関係法は廃止され、食品衛生調査会が設置された。また、「理容師法」を公布、1948年1月1日施行。理容師、美容師、の資格・営業を規定した。	
12.28	〔出版〕メヂカルフレンド社創業　太田千鶴夫、メヂカルフレンド社を創業。事業内容は医学・看護学書の出版。1949年合資会社、1959年6月株式会社に改組。	
12.29	〔法令〕「栄養士法」を公布　「栄養士法」を公布し、1948年1月1日施行。栄養士、管理栄養士全般の職務・資格などに関して規定した。	

1948年
(昭和23年)

1.16	〔政策〕社会保険中央診療報酬算定協議会開催　第1回社会保険中央診療報酬算定協議会が開催された。	
2.10	〔団体〕官立医学専門学校が医科大に昇格　各官立医学専門学校が医科大学に昇格した。	
2.20	〔団体〕食糧配給公団が発足　1947年12月30日「食糧管理法」が改正された。食糧営団に変わり、23年2月20日食糧配給公団が設立され、復興金融金庫より運営資金を借り入れ、引き続き配給を行った。	
3.31	〔団体〕日本国立私立療養所患者同盟結成　全日本患者生活擁護同盟と国立療養所	

全国患者同盟を統合し、日本国立私立療養所患者同盟を結成。のちに日患同盟に発展した。

3月　〔政策〕東京都杉並区に保健所を設置　モデル保健所として東京都杉並区に保健所を設置した。これに倣い、各県に1か所のモデル保健所を設置した。

4.2　〔法令〕「保健所法施行令」改正　「保健所法施行令」を改正。保健所を設置すべき市として、人口15万人以上の30市を指定した。4月8日同規則を制定、公布、施行した。

4.7　〔法令〕「柔道整復師学校養成所認定規則」制定　「あん摩、はり師、きゅう師、柔道整復師学校養成所認定規則」を制定、公布、施行。

4.14　〔法令〕「学校清潔方法」訓令　「学校清潔方法」を訓令。これが発展し、現在の学校保健の骨格が形作られた。

5.12　〔政策〕厚生省、母子手帳の配布を開始　「児童福祉法」施行に伴い、厚生省は、妊産婦手帳を改め、母子手帳の配布を開始。

5.13　〔政策〕医務局に管理課を設置　厚生省医務局に管理課を設置。

5.31　〔法令〕「墓地埋葬に関する法律」公布　「墓地埋葬に関する法律」が施行された。

6.4　〔政策〕学校衛生統計調査規則規定　学校衛生統計調査規則を規定。

6.20　〔法令〕「国家公務員共済組合法」を公布　「国家公務員共済組合法」を公布し、7月1日施行。現業職員と非現業職員の組合を統一整備した。

6.23　〔出版〕中山書店創業　中山三郎平、中山書店を創業。事業内容は医学関係書の出版。

6.30　〔法令〕「国民健康保険法」一部改正　「国民健康保険法」を一部改正し、公布。7月1日施行。保険者を市町村とし、市町村ごとに保険組合をつくるという原則を定めた。

6.30　〔法令〕「予防接種法」を公布　天然痘、ジフテリア、腸チフス、パラチフス、百日咳、結核、発疹チフス、コレラ、ペスト、しょう紅熱、インフルエンザ、ワイルス病を予防接種対象疾病と定め、その扱いを規定する「予防接種法」を公布。7年1月施行。

7.10　〔法令〕「温泉法」を公布　温泉を湧出させるための土地の掘削の許可、温泉源からの温泉の採取の許可、温泉の利用の許可を規定した「温泉法」を公布し、8月10日施行。中央温泉審議会が設置された。

7.10　〔法令〕「社会保険診療報酬支払基金法」公布　「社会保険診療報酬支払基金法」を公布し、8月1日施行。財団法人社会保険協会と健保連の審査支払事務代行を定めた。同時に「厚生年金保険法」改正法、「健康保険法」改正法、「船員保険法」改正法を公布した。

7.10　〔法令〕「麻薬取締法」ほかを公布　「阿片法」と4つのポツダム省令など麻薬取締法規をまとめた「麻薬取締法」を公布・施行。同時に、「大麻取締法」を公布・施行。

7.12　〔法令〕「へい獣処理場等に関する法律」公布　「へい獣処理場等に関する法律」を公布、7月15日施行。各都道府県の警察命令から全国的な法律となった。

7.12　〔法令〕「興行場法」ほかを公布　「興行場法」、「旅館業法」、「公衆浴場法」を公布

した。各都道府県の警察命令から全国的な法律となった。

7.13　〔政策〕アメリカ社会保障制度調査団の報告書　アメリカ社会保障制度調査団が、日本の社会保障制度に関する報告書と覚書を連合軍総司令部（GHQ）を通じて日本政府に手交。

7.14　〔法令〕「厚生省官制」改正　「厚生省官制」改正を公布、施行。厚生省を、公衆衛生局、医務局、予防局、薬務局、社会局、児童局、保険局の7局制となった。

7.15　〔法令〕「性病予防法」を公布　性病から国民の健康と心身を守り、子孫を守るため「性病予防法」を公布。9月1日施行。

7.15　〔法令〕「優生保護法」公布　「国民優生法」を廃止し、「優生保護法」を公布。9月11日施行。

7.16　〔法令〕「柔道整復営業法」の特例に関する法律　試験及び免許に関する経過措置として、「あん摩、はり、きゅう、柔道整復営業法の特例に関する法律」を公布・施行。

7.20　〔法令〕「国民医療法施行令特例法」を公布　「国民医療法施行令特例法」を公布。医師国家試験、歯科医師国家試験の受験資格範囲を、旧朝鮮、樺太、南洋庁、台湾、満州国に拡大した。

7.20　〔法令〕「民生委員法」を公布　民生委員の選任やその職務について規定した「民生委員法」を公布。

7.29　〔法令〕「薬事法」を公布　「薬事法」を公布し、10月27日施行。医薬品製造業の登録義務、薬事監視員制度の採用を定めた。また、「医薬部外品等取締法」は廃止された。

7.30　〔法令〕「医師法」、「歯科医師法」を公布　医師全般の職務・資格などを規定する「医師法」及び歯科医師全般の職務・資格などに関して規定した「歯科医師法」を公布。10月27日施行。

7.30　〔法令〕「医療法」を公布　病院基準の引上げ（10床→20床）や、総合病院制度、診療所の患者収容制限、人員諸施設の基準、助産所の規定などを定めた「医療法」を公布。10月27日施行。公的な医療機関制度の確立を図った。

7.30　〔法令〕「保健婦助産婦看護婦法」などを公布　「保健婦助産婦看護婦法」を公布。看護婦については、1950年9月1日施行。保健婦・助産婦については、1951年9月1日施行。また、「歯科衛生士法」を公布、10月27日施行。

8.3　〔政策〕アメリカ医師会調査団来日　アメリカ医師会調査団が来日。

8.9　〔法令〕「国民健康保険運営協議会令」を公布　「国民健康保険運営協議会令」を公布し、翌年7月1日施行。

9.7　〔政策〕浮浪児の収容保護の徹底　浮浪児の収容保護の徹底を図るため、浮浪児根絶緊急対策要綱を閣議決定。

9.15　〔政策〕母子衛生対策要綱実施　厚生省は、母子衛生対策要綱の実施を通知した。

9.27　〔出版〕金芳堂創業　小林鉄夫、京都にて金芳堂を創業。事業内容は医学書の出版。1951年株式会社に改組。

9.30　〔政策〕環境衛生監視員設置要綱決定　環境衛生監視員設置要綱を閣議決定した。
10.8　〔法令〕「動物用医薬品等取締規則」制定　「動物用医薬品等取締規則」を制定し、「細菌学的予防治療品及び診断品取締規則」は廃止された。
10.25　〔団体〕日本薬剤師協会が設立　日本薬剤師会と日本薬学会が合併し、会員の入退会自由の社団法人日本薬剤師協会を設立した。
11.16　〔事件〕ジフテリア注射禍事件発生　京都、鳥取において、無毒化の不完全なジフテリアのワクチン接種により、68名が死亡する事件が発生した。
12.13　〔法令〕「社会保険診療報酬請求書審査委員会規定」公布　「社会保険診療報酬請求書審査委員会規定」を公布、施行。8月1日より適用となった。
12.23　〔法令〕「社会保障制度審議会設置法」公布　社会保険制度調査会を廃止し、「社会保障制度審議会設置法」を公布。1949年5月19日第1回総会が開催された。
12.29　〔法令〕「特別未帰還者給与法」を公布　「特別未帰還者給与法」を公布し、ソ連地域に抑留中の一般邦人に対し、未復員者給与法に基づく給与などの支払いを定めた。1949年1月1日施行。
この年　〔事件〕百日ぜきワクチン禍事件発生　この年の秋、百日ぜきワクチン禍事件が発生し、65人が障害を受けた。

1949年
(昭和24年)

1.26　〔病気〕病人の栄養所要量を決定　病人栄養に関する協議会は、病人の栄養所要量を決定した。
2.15　〔教育〕第1回栄養士試験実施　第1回栄養士試験を実施した。
2.21　〔法令〕「生物学的製剤製造規則」公布　「生物学的製剤製造規則」を公布。3月1日施行。
2月　〔政策〕厚生省、ペニシリン使用方針決定　厚生省保険局は、ペニシリンの使用方針を決定した。ただし、その使用が健康保険経済に及ぼす影響が懸念された。
3.19　〔政策〕学校身体検査規程を制定　文部省は、学校身体検査規程を制定した。
4.30　〔法令〕「健康保険法」改正法を公布　「健康保険法」改正法を公布。を5月1日施行。一部負担金制度の復活、標準報酬等級区分の改正、保険料率を1000分の50に引上げたほか、健康保険審議会を設置した。
5.1　〔制度〕全国の病院に病院給食を導入　全国の10床以上の病院に対し、病院給食を導入することを定めた。
5.14　〔法令〕「医師法」、「歯科医師法」改正法公布　「医師法」改正法、「歯科医師法」改正法を公布・施行。病院や診療所の広告規制を緩和したほか、公衆衛生上重大な危

害を生ずる場合の医師、歯科医師に対し、厚生大臣の指示権を認めた。

5.19　〔制度〕第1回社会保険制度審議会総会　社会保険制度審議会の第1回総会を開催し、初代会長を大内兵衛を定めた。

5.20　〔法令〕保健婦等の養成所規定制定　「保健婦助産婦看護婦学校養成所指定規定」を制定した。

5.31　〔法令〕「厚生省設置法」公布　「厚生省設置法」を公布。6月1日施行。厚生省は、大臣官房、公衆衛生局、医務局、社会局、児童局、保険局の6局及び、外局引揚援護庁からなるものとする。また、病院管理研究所を新設。

6.1　〔団体〕地区駐在防疫事務所を設置　全国9カ所に地区駐在防疫事務所を設置した。

6.10　〔法令〕「死体解剖保存法」公布　「死体解剖保存法」を公布した。

6.14　〔政策〕医薬品広告基準を通知　厚生省は、医薬品広告基準を通知した。

7.1　〔政策〕アメリカ薬剤師協会使節団来日　アメリカ薬剤師協会使節団が来日。9月13日使節団は、薬事勧告書を提出し、医薬分業の実施を勧告した。

7.5　〔法令〕「保健体育審議会令」公布　「保健体育審議会令」を公布、施行。

8.1　〔政策〕人口問題審議会設置　人口問題審議会を設置。10月には、人口調節に関する建議を提出し、産児調節知識の普及を述べた。1950年3月31日廃止。

8.7　〔政策〕衛生統計部を設置　厚生省に衛生統計部を設置。

9.6　〔法令〕「特定医薬品検定規定」を制定　「特定医薬品検定規定」を制定、公布。9月10日施行。医薬品の国家検定品目として、スルファチアゾールなど8品目を始めて指定した。

9.15　〔政策〕シャウプ勧告、社会保障税を勧告　コロンビア大学の財政学者カール・シャウプを団長とする税制調査団が、連合軍最高司令官ダグラス・マッカーサーに1949年第一次、1950年第二次報告書を提出し、社会保障税を勧告するなど、日本の税制の根本的な改正と建直しを勧告。

9.21　〔法令〕「看護規則」一部改正　「看護規則」を一部改正し、広東州、朝鮮、樺太、台湾、満州ほか外国において看護婦の免許を得たものに対して、看護婦免許の交付を行うことを定めた。

9.22　〔政策〕ストレプトマイシン国内生産確保　医薬品ストレプトマイシンの国内生産確保要綱を閣議決定した。

10.27　〔法令〕覚せい剤製造の全面的中止　ヒロポン禍問題に伴い、厚生省は、医薬品製造業者に対し、覚せい剤製造の全面的な中止を通知した。

12.16　〔法令〕医師試験予備試験受験資格の特例　「医師国家試験予備試験の受験資格の特例に関する法律」を公布。

12.26　〔法令〕「身体障害者福祉法」を公布　「身体障害者福祉法」を公布。1950年4月1日施行。18歳以上の障害者に身体障害者手帳・補装具の交付、更生援護などを定めた。

この年　〔政策〕ワクチン等の国家買い上げ　この年、ワクチン等の国家買い上げを開始した。

この年　〔政策〕避妊薬の製造許可　この年、避妊薬の製造が許可された。
この年　〔病気〕山形県上ノ山温泉で性病感染　この年、山形県上ノ山温泉の共同浴場において、少女84人に性病が感染し、社会問題化した。
この年　〔社会〕性病予防週間始まる　都道府県が主体となり、性病予防の啓蒙活動を行う性病予防週間が全国的に展開された。

1950年
（昭和25年）

1.9　〔法令〕国立病院の看護婦の勤務時間省令　厚生省は、「国立病院・療養所勤務看護婦及び助産婦の勤務時間に関する省令」を公布した。

2.1　〔出版〕永末書店創業　永末英一、京都にて永末書店を創業。事業内容は医学書の出版。1962年8月株式会社に改組。

2.9　〔政策〕医療機関整備中央審議会答申　医療機関整備中央審議会は、医療機関全般の体系的整備を目指した医療機関整備計画を答申。

3.31　〔法令〕「厚生年金保険法」の一部改正　「厚生年金保険法等の一部改正法」を公布。4月1日施行。任意継続被保険者の暫定保険料率の設定を定めた。

3.31　〔法令〕社会保険審査官・審議会設置　社会保険診療協議会、社会保険診療報酬算定協議会を廃止し、「社会保険審議会、社会保険医療協議会、社会保険審査官及び社会保険審査会の設置に関する法律」を公布。4月1日施行。

3.31　〔法令〕「食料品配給公団解散令」を公布　「食料品配給公団解散令」を公布、4月1日施行。

5.1　〔法令〕「医療法」改正法を公布　医療法人制度を採用することを定めた「医療法」改正法を公布。8月1日施行。

5.1　〔法令〕「精神保健法」を公布　「精神保健法」を公布・施行。発生予防の見地から、精神衛生相談所、訪問指導を新設。私宅監置は1年経過後に廃止。また、仮入院、仮退院制度の新設を定めた。

5.4　〔法令〕「生活保護法」を公布　「生活保護法」を公布、施行。旧法を廃止し、憲法第21条に基づく最低生活の保障、自立助長、不服申立制度等を確立した。

5.27　〔法令〕「クリーニング業法」を公布　「クリーニング業法」を公布。7月1日施行。

5.30　〔法令〕「児童福祉法」改正法公布　「児童福祉法」改正法公布。児童保護費の地方団体の支弁区分、療育施設を虚弱児施設と肢体不自由児施設とに明確化した。

5.30　〔法令〕「予防接種法」による国庫負担の特例　地方財政平衡交付金法施行による調整のため「予防接種法等による国庫負担の特例に関する法律」を公布、施行。

6.12　〔政策〕社会保障制度要綱を作成　社会保障制度審議会は、社会保障制度要綱を作

成。連合軍総司令部（GHQ）は、同要綱を13項目にわたり批判した。

7.10 〔政策〕医薬分業問題で公開状発表　連合軍総司令部（GHQ）サムス准将は、医薬分業問題で公開状を発表した。

7.18 〔制度〕臨時医薬制度調査会等を設置　医薬分業問題を調査するため、臨時医薬制度調査会、臨時診療報酬調査会設置を公布。7月26日発足。

8.5 〔政策〕「生活保護法」による診療方針告示　「生活保護法」による診療方針及び診療報酬を告示。5月1日適用。

8.23 〔政策〕「生活保護法」による医療機関告示　「生活保護法」による指定医療機関担当規程を告示。8月23日適用。

8.24 〔法令〕歯科医師予備試験の受験資格特例　「歯科医師国家試験予備試験の受験資格の特例に関する法律」を公布・施行。引揚特別試験の受験資格を認められた終戦以前の朝鮮、満州、中国での歯科医師試験の第1部試験合格者に対し、予備試験の受験資格を認めた。

8.26 〔法令〕「狂犬病予防法」を公布　狂犬病多発に伴い、「家畜伝染病予防法」から分離独立した「狂犬病予防法」を公布・施行。

9.1 〔制度〕病院の完全看護、完全給食の実施　医療保険指定病院に対し、完全看護と完全給食の実施を定めた。

9.21 〔制度〕国立病院に総看護婦長制度　国立病院・国立療養所に総看護婦長制度を採用した。

9.22 〔法令〕「抗菌性物質製剤検定規則」制定　厚生省は「抗菌性物質製剤検定規則」を制定した。

9.26 〔政策〕公衆衛生局に結核予防課　厚生省組織規定を改正し、公布・施行。公衆衛生局に結核予防課を新設した。

9.27 〔政策〕結核対策本部設置要綱　結核対策本部設置要綱を決定し、11月16日同本部を設置した。

10.16 〔制度〕社会保障制度に関する勧告　社会保障制度審議会は、社会保障制度に関する勧告を提出した。

10.28 〔治療〕ストレプトマイシン国内製造許可　厚生省は、結核の治療に用いられた抗生物質であるストレプトマイシンの国内製造を許可した。

10月 〔制度〕薬価基準発表　健康保険、船員保険の規定による、医療に要する費用の額の算定方法での使用内用薬、使用外用薬及び使用注射薬の購入価格に関する基準を発表した。

11.16 〔政策〕結核対策本部を設置　厚生省は、結核の流行に伴い結核対策本部を設置した。

12.5 〔制度〕医薬分業に関する特別委員会　臨時診療報酬調査会に、医薬分業に関する特別委員会を設置した。

12.22 〔法令〕「健康保険法」改正法を公布　「健康保険法」改正法を公布。1951年1月1日

施行。保険料率を1000分の60に引き上げたほか、継続給付等に受給資格期間を設けた。

この年　〔病気〕狂犬病が多発　この年、犬及び人間に、狂犬病が多発した。

1951年
（昭和26年）

1.11　〔団体〕中央社会福祉協議会設立　日本社会事業協会、同胞援護会、全日本民生委員連盟を合併した中央社会福祉協議会を設立。1952年社会福祉法人全国社会福祉協議会連合会（略称・全社協）となり、1955年社会福祉法人全国社会福祉協議会に改称した。

1.24　〔制度〕医薬分業に関する診療費算定　臨時診療報酬調査会は、医薬分業に関する診療費算定の基礎方式を答申。医療報酬を物の報酬と医療技術の報酬に分離した。

2.11　〔政策〕保健所の整備と結核病床新設　厚生大臣は、保健所の整備と結核病床1万7000床の新設を発表した。

2.28　〔制度〕医薬分業の強制実施を答申　臨時医薬制度調査会は、1955年からの医薬分業強制実施を答申。

3.29　〔法令〕「社会福祉事業法」を公布　「社会福祉事業法」を公布。6月1日施行。社会事業法の廃止及び、社会福祉法人制度を定めた。10月26日民生安定所が改組され、「社会福祉事業法」に基づく福祉事務所が発足した。

3.31　〔法令〕「結核予防法」を全面改正　「結核予防法」を全面改正し、公布。結核健康診断の整備や結核患者の登録、医療費公費負担の規定を定めた。同日、厚生省保険局長は、結核治療方針を通知。また、結核予防法が制定されたため「予防接種法」を改正し、結核の規定が削除された。

3.31　〔法令〕国民健康保険税を創設　国民健康保険税を創設した「地方税法」が改正公布・施行された。1951年度分地方税から適用された。

4.1　〔法令〕柔道整復師等営業を身分法に　「あん摩、はり、きゅう、柔道整復等営業法」を身分法に改正した。

4.14　〔法令〕「保健婦助産婦看護婦法」改正法公布　「保健婦助産婦看護婦法」改正法を公布。9月1日施行。乙種看護婦を廃止し、准看護婦学校養成所が発足した。

4月　〔制度〕厚生科学研究補助金扱が厚生省に　厚生科学研究補助金の取り扱いが、文部省から厚生省に移管された。

5.1　〔法令〕「4エチル鉛危害防止規則」を制定　有機金属化合物の一つ4エチル鉛は、自動車ガソリン、航空ガソリンなどのアンチノック剤として添加されていたが、猛毒で呼吸または皮膚接触により神経系の障害をひき起こすため「4エチル鉛危害防止規則」が制定された。

5.11	〔法令〕「診療エックス線技師法」を公布	「診療エックス線技師法」を公布。6月11日施行。診療エックス線技師制度を創設した。
5.16	〔社会〕世界保健機関（WHO）に加盟	第4回世界保健機関（WHO）の保健総会において、日本の加盟が承認された。
6.6	〔法令〕「検疫法」の公布	「海港検疫法」が廃止され、「検疫法」が公布された。1952年1月1日施行。
6.14	〔法令〕「医師法」、「歯科医師法」の改正	「医師法」、「歯科医師法」を改正。引き揚げ者の特例範囲を拡張した。
6.20	〔法令〕「医薬分業法」を公布	「医師法、歯科医師法及び薬事法の一部を改正する法律（医薬分業法）」を公布。1955年1月1日施行。
6.24	〔団体〕日本病院協会創立総会	日本病院協会創立総会を開催。1975年法人化。51年社団法人日本病院会、2011年4月一般社団法人日本病院会と組織及び名称を変更した。
6.30	〔法令〕「覚せい剤取締法」を公布	、覚せい剤の濫用による保健衛生上の危害を防止するため、覚せい剤及びその原料の輸入、輸出、所持、製造、譲渡、譲受及び使用に関して必要な取締りを行うことを目的とし「覚せい剤取締法」を公布。
8.10	〔法令〕保健婦助産婦看護婦学校指定規則	「保健婦助産婦看護婦学校養成所指定規則」を制定した。
10.20	〔制度〕社会保障制度推進に関する勧告	社会保障制度審議会は、社会保障制度推進に関する勧告を提出。
10.30	〔治療〕アメリカ歯科医師会使節団、金歯廃止を勧告	アメリカ歯科医師会使節団は、厚生省に対し、金歯の廃止を勧告した。
11.2	〔法令〕同一患者の収容時間の制限	「診療所における同一患者の収容時間の制限に関する医療法の特例に関する法律」を公布。施行から3年間、24時間から48時間まで認めることとした。
12.8	〔政策〕厚生省、新医療費単価を告示	厚生省は、新医療費単価を、甲地12円50銭、乙地11円50銭とすることを告示した。日本歯科医師会は、直ちに受諾し、日本医師会は12月9日暫定措置として受諾した。
この年	〔病気〕結核が死因の2位に下がった	この年、死因の第1位が脳溢血、第2位が結核となった。

1952年
（昭和27年）

1.1	〔団体〕国立精神衛生研究所設置	1月1日厚生省の付属機関として、国立精神衛生研究所が設置された。2月19日内部組織が定められ正式に発足。

1.11 〔政策〕結核医療への公費拡大　厚生省は、結核医療への公費拡大を決定した。4月1日施行。

1.18 〔治療〕BCGの有効無害を再確認　厚生省は、結核予防ワクチンBCGの有効無害を再確認した。

1.29 〔政策〕国立病院の整理を閣議決定　国立病院60か所を、地方に移管することを閣議決定。それに伴い、反対運動がおきた。

2.14 〔治療〕アメリカより鉄の肺1基を寄贈　アメリカの在日米軍共済組合より、国立東京第1病院に鉄の肺1基が寄贈された。

3.1 〔政策〕肢体不自由児の実態調査　厚生省は、肢体不自由児の実態調査を実施した。

3.28 〔法令〕医薬品配給規則を廃止　厚生省は、「医薬品配給規則を廃止する省令」を公布した。

4.8 〔制度〕国鉄に身体障害者運賃割引規定　国鉄は、「身体障害者旅客運賃割引規定」を告示。4月15日施行。

4.10 〔団体〕日赤初の血液銀行を開設　日本赤十字社中央病院は、日赤初となる血液銀行を開設した。

4.30 〔法令〕「戦傷病者戦没者遺族等援護法」公布　軍人軍属等の公務上の負傷・疾病・死亡に関して、国家補償の精神に基づき「戦傷病者戦没者遺族等援護法」を公布。4月1日に遡及適用。軍人軍属、その遺族に年金等を支給。戦傷病者には厚生医療の給付が行われた。

5.20 〔法令〕国民健康保険、長期資金貸付制度　「国民健康保険再建整備資金貸付法」を公布・施行。長期資金貸付制度を創設した。

5.28 〔病気〕結核死亡半減記念式典　結核で死亡する患者の半減を記念して、結核死亡半減記念式典及び結核対策推進大会が開催された。

6.13 〔法令〕歯科医師予備試験の特例法改正　歯科医師国家試験予備試験の特例法を改正し、受験回数2回を撤廃した。

6.13 〔団体〕癩予防協会を改称　1931年に内務大臣安達謙蔵、渋沢栄一が設立した財団法人癩予防協会を、財団法人藤楓協会と改称した。1951年に死去した貞明皇后の遺金の一部を基金とした。

6.18 〔法令〕外国軍用艦船の検疫法特例　「外国軍用艦船等に関する検疫法特例」を公布・施行した。

6.23 〔制度〕国立療養所の診療報酬告示　国立療養所の診療報酬を定める告示。4月1日に遡及適用した。

6.23 〔治療〕輸血に際し、準拠すべき基準　輸血に際し、医師・歯科医師の準拠すべき基準を告示。

7.1 〔法令〕「児童福祉法」の改正　児童の街頭労働等の禁止を定めた「児童福祉法」改正を公布。措置費の国庫負担を図り、また児童福祉司の福祉事務所駐在制を規定した。

7.5　〔事件〕ヒドラジッド投与患者死亡　静岡県磐田市で結核治療用の新薬ヒドラジッドを不正投与された患者が死亡し、問題になった。

7.15　〔社会〕第1回全国保育事業大会を開催　7月15日〜7月17日第1回全国保育事業大会を松江市で開催した。この大会から幼稚園と保育所は分離した。

7.31　〔政策〕全国の無医町村調査を実施　厚生省は、全国の無医町村調査を実施し、1038の無医町村が明らかになった。

7.31　〔法令〕「栄養改善法」の公布　「栄養改善法」を公布。国民栄養調査の実施、栄養審議会の設置のほか、集団給食施設における栄養の確保等を定めた。11月29日栄養審議会が設置された。

8.14　〔法令〕「日本赤十字社法」の公布　「日本赤十字社法」を公布。これに伴い、日本赤十字社は特殊法人に改組した。

8.19　〔制度〕自由労働者ら、健保適用を申請　全国自由労働者80万人を含む健康保険適用獲得期成同盟は、厚生省に対し、健康保険の適用を申請した。

9.25　〔出版〕中外医学社創業　青木三千雄、中外医学社を創業。事業内容は医学書の出版。

10.22　〔団体〕東京厚生年金病院が開院　厚生年金事業振興団運営の東京厚生年金病院が開院した。

10.29　〔出版〕日本小児医事出版社創業　右近秀蔵、日本小児医事出版社を創業。事業内容は医学書の出版。

12.23　〔制度〕医療保険事務費等国庫負担を答申　臨時医療保険審議会は、医療保険の財政につき、事務費の全額及び給付費の一部（最低2割）を国庫負担とすべきと答申した。

1953年
（昭和28年）

1.20　〔法令〕柔道整復師法、X線技師法改正　「あん摩、はり師、きゅう師及び柔道整復師法」、「診療エックス線技師法」を改正。学校養成所の入所資格の範囲を拡大。

3.31　〔法令〕「身体障害者法」、「児童福祉法」改正　「身体障害者法」、「児童福祉法」を改正、厚生医療費の給付が始まった。

4.1　〔治療〕抗生物質療法の基準採用　中央社会保険医療協議会は、社会保険における抗生物質療法の基準採用を決定した。

5.2　〔法令〕「検疫執行規定」を公布　厚生省は、「検疫執行規定」を公布。「検疫法」に基づき、検疫所所長が検疫その他の衛生措置を行う場合の基準を定めた。

5.9　〔治療〕「インフルエンザ予防接種施行心得」告示　厚生省は、インフルエンザの予防接種を受ける際の、「インフルエンザ予防接種施行心得」を告示。

5.12　〔社会〕第43回日本学士院恩賜賞　吉田富三、吉田肉腫の病理学的研究により第43回日本学士院恩賜賞を受賞した。

5月　〔事件〕水俣病の発生　水俣市出月で、5歳11ヵ月の少女が原因不明の脳障害と診断される（少女はのち、政府の水俣病公式認定患者第1号となる）。この頃から、熊本県水俣市周辺の住民に中枢神経系疾患と見られる患者が続出し、1960年末の時点で84名が発病、うち33名が死亡した。熊本大学医学部などによる調査・研究の結果、原因は水俣湾で捕れた魚介類を食べたことによる、有機水銀化合物中毒と確認された。

6.27　〔団体〕労働福祉協会を設立　中小企業の労働者の健康管理を目的に、労働福祉協会を設立。

7.31　〔制度〕国保医療給付費の国庫負担　1953年度予算の成立により、国民健康保険医療給付費の2割を国庫負担とすることが決まった。

8.1　〔法令〕「と畜場法」を公布　「屠場法」を廃止し、「と畜場法」を公布・施行した。

8.10　〔法令〕引揚者の医師などの免許特例　「中共引揚者のための医師等の免許及び特例に関する法律」を公布。

8.10　〔法令〕「歯科医師法」改正　「歯科医師法」改正に伴い、歯科医師の死亡診断書交付が可能となった。

8.14　〔法令〕社会保険審査官・審査会法の公布　「社会保険審査官及び社会保険審査会法」を公布。8月1日施行。

8.14　〔法令〕「日雇労働者健康保険法」の公布　「日雇労働者健康保険法」を公布。11月1日一部施行。1954年1月15日全面施行。

8.15　〔法令〕「らい予防法」の公布　「らい予防法」を公布し、旧法を廃止した。国の責任の明確化や福祉行政の確立、9項目の付帯決議がついた。これに先立ち、7月3日にはらい予防法案の強制収容、所長の戒告、謹慎処分権に対し反対し、らい患者が国会・厚生省に座り込み抗議を行った。

8.19　〔法令〕「社会福祉事業振興会法」を公布　「社会福祉事業振興会法」を公布。1954年4月1日施行。社会福祉法人等に資金を融資する特殊法人の設置を定めた。

8.21　〔法令〕「私立学校教職員共済組合法」を公布　私立学校教職員の福利厚生を図り、私立学校教育の振興に資することを目的として「私立学校教職員共済組合法」を公布。1954年1月1日施行。私立学校教職員の相互扶助事業として、私立学校教職員の病気、負傷、出産、休業、災害、退職、障害若しくは死亡又はその被扶養者の病気、負傷、出産、死亡若しくは災害に関する給付及び福祉事業を行う共済制度。

8月　〔制度〕薬価基準の改正　薬価基準の大改正を行い、毎年厚生省が実施する薬価調査の結果に基づき90％のバルクライン方式を適用することを決めた。

10.5　〔制度〕インターン制度の改善を答申　医師国家試験審議会は、インターン制度に関し、現行制度の改善を答申した。

10.13　〔制度〕社会保険関係機構の一元化案　行政改革本部は、社会保険関係機構を一元化する社会保険庁案を作成した。

11.1　〔社会〕国民健康調査を実施　厚生省は、傷病、治療の状況、治療費、生活費、世

帯の種類など国民健康調査を実施した。

11.24　〔社会〕第1回全国精神衛生大会を開催　第1回全国精神衛生大会を開催。施設の拡充、医療保護の強化などを決議。

12.8　〔法令〕「医師法施行令」などを公布　「医師法施行令」、「歯科医師法施行令」、「保健婦助産婦看護婦法施行令」を公布。

12.10　〔制度〕年金制度の整備改革を勧告　社会保障制度審議会は、年金制度の整備改革に関する勧告を提出。現行年金制度の一本化や自営業者、零細企業被用者の年金適用を勧告。

12.31　〔社会〕医師・歯科医師の全国一斉調査　厚生省は、医師、歯科医師の全国一斉調査を実施した。

12月　〔制度〕看護婦の勤務時間は週44時間　人事院は、看護婦の勤務時間は週44時間制が正しいとの判定を出した。

1954年
（昭和29年）

1.28　〔制度〕健康保険医療養担当規定改定告示　健康保険保健医療養担当規定を改正告示。完全看護、完全給食、完全寝具設備制度を実施。

1月　〔治療〕WHOより未熟児保育器を寄贈　世界保健機関（WHO）より未熟児保育器を世田谷乳児院と日赤病院に贈られる。これにより、日本でも未熟児保育が始まった。

3.1　〔事件〕ビキニ沖で第五福竜丸被爆　マーシャル諸島近海において操業中にビキニ環礁で行われた水爆実験に遭遇し、船体・船員・捕獲した魚類が放射性降下物に被爆。実験当時、第五福竜丸はアメリカが設定した危険水域の外で操業していたが、危険を察知して海域からの脱出を図ったものの、延縄の収容に時間がかかり、数時間に渡って放射性降下物の降灰を受け続けることとなり、第五福竜丸の船員23名は全員被爆、9月23日に一人が死亡した。

3.5　〔社会〕医薬分業実施促進大会を開催　日本薬剤師協会は、医薬分業実施促進大会を開催した。

3.13　〔病気〕結核実態調査結果　1953年7月から10月にかけて実施された結核実態調査で、患者数推計292万人と結果発表された。

3.31　〔法令〕「児童福祉法」改正法を公布　「児童福祉法」改正法を公布。4月1日施行。身体障害児の育成医療の給付が定められた。

3.31　〔法令〕日雇労働者健保改正法公布　「日雇労働者健康保険法」改正法を公布。4月1日施行。給付費の1割を国庫が負担すること。療養期間を6カ月に延長することなどを定めた。

4.6 〔法令〕「医療法」改正法を公布　「医療法」改正法を公布。診療所の患者収容制限の緩和、罰則適用の除外などを定めた。

4.8 〔事件〕黒髪小学校事件　ハンセン病療養所菊池恵楓園の患者の子弟を預かる龍田寮の児童を、熊本市立黒髪小学校龍田寮分校ではなく、本校に通学させたいと申し入れたが、PTAに拒否される。菊池恵楓園園長が熊本法務局に「龍田寮非らい健康児童の黒髪校本校通学に関する差別取扱い撤廃」の申告書を提出したことから、児童、教師、保護者、校区民を巻き込み全国的に注目する事件となった。

4.22 〔法令〕「あへん法」の公布　医療・学術研究用あへんの供給の適正を図るため、国があへんの輸入、輸出、収納及び売渡を行い、けしの栽培並びにアヘン及びけしがらの譲渡、譲受、所持等について必要な取締を行うことを目的とする「あへん法」を公布。ケシ栽培の許可制、国のあへん買収、販売の独占を定めた。

4.22 〔法令〕「清掃法」の公布　「清掃法」を公布。7月1日施行。清掃行政の体系化や清掃事業を市町村の固有事務とすることが定められた。

5.8 〔法令〕「生活保護法」の医療扶助入退院基準　厚生省は、「生活保護法」による医療扶助入退院基準を全国に通達。これにより、結核患者の座り込み反対運動が起こった。

5.19 〔法令〕「厚生年金保険法」を公布　「厚生年金保険法」を公布。5月1日実施。「厚生年金保険法」を全面改正し、老齢年金を定額部分と報酬比例部分との組み合わせ、財政方式を修正積立方式とした。

6.1 〔法令〕「医薬関係審議会設置法」を公布　「医薬関係審議会設置法」を公布・施行。1955年1月実施の「医薬分業法」の省令を制定する際の厚生大臣諮問機関として設置された。6月29日には医薬関係審議会第1回総会を開催し、医薬分業の具体的措置を検討した。

6.1 〔法令〕「伝染病予防法」改正法を公布　「伝染病予防法」改正法を公布・施行。「伝染病届出規則」を廃止し、「伝染病予防法」に吸収。また、日本脳炎を指定伝染病から法定伝染病に変更した。

6.3 〔法令〕「学校給食法」を公布　児童、生徒らの心身の健全な発達と国民の食生活の改善に寄与するため「学校給食法」を公布。

6.18 〔政策〕原爆対策に関する連絡協議会設置　第五福竜丸事件にともない、原爆対策に関する調査研究連絡協議会の設置を閣議決定。

7.1 〔制度〕ストマイ等診療点数引き下げ　ストレプトマイシン、ペニシリン等約50種の医薬品の診療点数引き下げを実施した。

7.1 〔法令〕「市町村職員共済組合法」を公布　「市町村職員共済組合法」を公布。1955年1月1日施行。市町村職員を組合員とする市町村職員共済組合が新たに発足した。

7.1 〔社会〕精神衛生実態調査を実施　厚生省は、精神衛生実態調査を実施。精神障害者数は総数130万人で、内訳は精神病45万人、精神薄弱58万人、その他27万人。

7.5 〔制度〕点数表の不合理是正を厚生大臣に要望　日本医師会は、点数表の不合理是正と、社会保険収入に対する課税問題などを厚生大臣に要望した。

7.15	〔社会〕保険医、点数引き下げに対し一斉休診	東京都内の保険医は、社会保険の点数引き下げに反対し、一斉休診。各地へと波及した。これに対し、8月23日、日本経営者団体連盟（日経連）は、休診ストに反対し、保険医制度改正を政府に要望した。
7月	〔治療〕日本初の人間ドックが始まる	国立東京第一病院にて、坂口康蔵院長により日本初の人間ドックが発足した。
8.24	〔政策〕人口調節の必要を強調	人口問題審議会は、人口調整の必要性を強調し、受胎調節の徹底を要望した。
9.4	〔政策〕結核対策強化要綱を発表	厚生省は、結核対策強化要綱を発表。
9.30	〔制度〕新医療費体系構想を発表	厚生省は、医療費を医師の技術料と使用薬品費に区分した新医療費体系構想を発表し、衆議院及び参議院に提出した。
11.25	〔社会〕全国医師大会、新医療費反対デモ	全国医師大会を開催し、強制医薬分業、新医療費体系などに反対を決議し、反対デモを行った。
11.29	〔社会〕薬剤師大会、医薬分業実施を決議	全国薬剤師総決起大会を開催し、医薬分業実施を決議、厚生省へ陳情した。
12.8	〔法令〕医薬分業の延期を決定	「医師法」、「歯科医師法」、「薬剤師法」改正法を公布。医薬分業の実施を1956年4月1日まで延期することを定めた。
12.15	〔法令〕「租税特別措置法」改正法の公布	「租税特別措置法」改正法を公布。社会保険診療収入に対する課税優遇措置規定を定め、所得率28％に確定した。
この年	〔出版〕『南山堂医学大辞典』刊行	南山堂から『南山堂医学大辞典』が刊行された。医学・薬学分野の基礎的な事典として版を重ね、2006年には第19版が刊行されている。

1955年
（昭和30年）

1.28	〔政策〕覚せい剤問題対策推進本部設置	内閣に、覚せい剤問題対策推進本部を設置。
1.29	〔団体〕日本助産婦会を設立	日本看護協会臨時総会において、助産婦部会は看護協会からの脱会を決議。同月会員数6万人からなる日本助産婦会が創立、会長に横山フクが就任した。同年5月27日、正式に社団法人日本助産婦会として認可された。
2.4	〔病気〕インフルエンザ全国的流行	インフルエンザの大流行に伴い、厚生省は流感対策本部を設置し、ワクチン20万人分を用意。インフルエンザ患者は2万8058人、死者は79人に上った。
2.15	〔制度〕国立療養所の付添廃止	全国看護労組は、国立療養所の付添廃止に反対を表明。5月31日には衆院社労委では、療養所付添婦の全面廃止は、実情に沿わないと反対決議を行った。

4.1 〔制度〕食品衛生監視員の費用交付税負担　食品衛生監視員、環境衛生監視員、そ族昆虫駆除員7350人、と畜検査員、狂犬病予防員1500人の人件費を全額交付税負担とした。保健所に配置されていた食品衛生監視員らの人件費は保健所運営費補助金とは別に国庫補助が行われていたが、1955年に地方交付税制度に引き継がれた。

4.1 〔教育〕6年生大学医学部が発足　6年生大学医学部が発足。医学部進学課程を35大学に設置認可。

4.26 〔政策〕厚生大臣諮問機関、7人委員会設置　厚生大臣の諮問に応じ、健康保険、船員保険の財政対策を審議する7人委員会の設置を閣議決定。5月9日委員会を設置。10月6日同委員会は、現行健康保険の赤字対策・全国民保険適用拡大が必要と答申。

7.1 〔団体〕国立らい研究所を開設　厚生大臣官房に企画室を設置し、国立らい研究所（国立多摩研究所）を開設。

7.29 〔法令〕外傷性せき髄障害への特別保護法　「けい肺及び外傷性せき髄障害にかんする特別保護法」を公布。

8.1 〔法令〕「結核予防法」を改正　「結核予防法」を改正。結核検診が全国に広がった。

8.8 〔法令〕「医薬分業法」改正法を公布　「医薬分業法」改正法を公布。医師の調剤権が大幅に認められた。また処方箋交付規定の整備が行われた。

8.10 〔法令〕「クリーニング業法」を改正　クリーニング師制度を設けた「クリーニング業法」を改正。

8.16 〔法令〕「歯科衛生士法」を改正　「歯科衛生士法」を改正し、歯科診療の補助業務を追加した。

8.16 〔法令〕「歯科技工法」を制定　「歯科技工法」を制定、公布。10月15日施行。

8.24 〔事件〕森永ヒ素ミルク中毒事件　森永乳業徳島工場が製造した缶入り粉ミルク「森永ドライミルク」の製造過程で用いられた第二燐酸ソーダに、多量のヒ素が含まれていたため、これを飲んだ1万3000名もの乳児がヒ素中毒になり、130名以上の中毒による死亡者も出た。1955年当初は奇病扱いされたが、岡山大学医学部で森永乳業製の粉ミルクが原因であることが突き止められた。1955年8月24日、岡山県を通じて厚生省に報告がなされ、事件として発覚した。9月18日森永ヒ素ミルク被災者同盟全国協議会結成。

9.16 〔教育〕らい患者のための高校開校　国立療養所長島愛生園に、日本初のらい病患者のための高校が開校した。

10.7 〔法令〕「医道審議会令」を公布　「医道審議会令」を公布・施行。

10月 〔法令〕「ばい煙防止条例」を制定　東京都は、不完全燃焼によって発生する大気汚染物質のばい煙を防止するため、「ばい煙防止条例」を制定。12月より施行。

12.11 〔制度〕新医療費体系骨子　医薬分業に伴い始められる新医療費体系の骨子が決定した。

この年 〔事件〕スモン病発生　この頃から全国各地で散発的に下肢の痺れ、脱力、歩行困難などの奇病（のちのスモン病）患者が発生するようになった。

1956年
（昭和31年）

1.1 〔社会〕国際児童福祉連合に加盟　厚生省児童局が国際児童福祉連合に加盟した。

1.24 〔団体〕社会保障連絡会議を結成　総評、全医労、日本医師会などの28団体が、新医療費体系等に反対して、社会保障連絡会議を結成した。

2.20 〔社会〕全国保険医総辞退を決議　日本医師会は、新医療費体系、「健康保険法」改正に反対し、全国保険医総辞職を決議した。4月27日全国都道府県医師会は、保険医辞退届の取り下げを決定。

3.3 〔社会〕耳の日を制定　3の字が耳の形に似ていることと、「みみ（33）」の語呂合わせから、一般の人々が耳に関心を持ち、健康な耳を持っていることへの感謝、耳の不自由な人々に対する社会的な関心を盛り上げるため、社団法人日本耳鼻咽喉科学会が制定した記念日。

4.1 〔政策〕へき地医療対策を実施　厚生省は、へき地医療対策を実施し、無医地区に対する財政援助を行った。しかし、1958年7月の無医地区調査では、1184カ所の無医地区が明らかとなった。

4.1 〔制度〕医薬分業を実施　3月27日医薬分業に伴う点数表改正を告示。4月1日に医薬分業が実施された。

4.1 〔制度〕岩手県久慈市等で敬老年金支給　岩手県久慈市、埼玉県蕨市、福岡県若宮町などで敬老年金の支給を開始した。久慈市は88歳以上に年2400円、若宮町は85歳以上に年3000円を支給。これが、国民年金制度創設の引き金となった。

4.11 〔法令〕「検疫法」改正法を公布　「検疫法」改正法を公布し、検疫所支所長及び出張所長の権限を検疫所長と同様にすることを定めた。

4月 〔政策〕家庭養護婦派遣事業を開始　長野県は、家庭養護婦派遣事業を開始。これが、のちに老人家庭奉仕員となった。

5.1 〔団体〕小金井児童学園が開設　精神薄弱児の通園施設として、全国に先駆けて東京都小金井町に小金井児童学園が開設された。

5.1 〔事件〕水俣病患者を発見　原因不明の中枢神経疾患が多発しているとして、水俣市の新日本窒素附属病院が4人の患者を水俣保健所に報告。同保健所がこれを公表し、水俣病の公式発見となった。5月28日には水俣奇病対策委員会が結成され、治療と原因の追及を開始した。1957年4月1日厚生省は水俣病の調査に着手。

5.15 〔事件〕ペニシリン・ショック死事件　東京大学法学部の尾高朝雄教授が、歯の治療の際に用いられたペニシリン注射でショック死した。この事件を受け、8月28日厚生省は、ペニシリン製剤による副作用の防止について指針を発表した。

5.21 〔制度〕「薬事法」の監査制度再検討勧告　行政管理庁は、「薬事法」の監査制度、許認可制度につき再検討勧告。

5.24	〔法令〕「売春防止法」を公布	「売春防止法」を公布し、1957年4月1日から売春婦に対する保護更生規定、1958年4月から罰則規定を施行。1957年7月には売春対策推進委員会が設置され、婦人保護施設を全国47カ所にまで拡大設置した。
6.25	〔法令〕採血・供血斡旋業取締法公布	「採血及び供血あつせん業取締法」を公布・施行。
7.9	〔政策〕医療保障委員を設置	厚生省は、医療保障委員の設置に関する省令に伴い、5名からなる医療保障委員を設置。
7.15	〔政策〕在院精神障害者実施調査	厚生省は、病院に入院している精神障害者の調査を実施。
8.24	〔事件〕水俣病医学研究	熊本県により、熊本大学に水俣病医学研究班が設置された。8月29日、熊本・新日本窒素肥料附属病院の細川一院長により、水俣病に関する最初の医学報告書（30例の疫学・臨床について記載）が作成された。
8月	〔政策〕社会保障生活実態調査を実施	厚生省は、国民年金制度策定の基礎資料とするため社会保障生活実態調査を実施。また同月母子福祉対策要綱案（母子年金構想）を発表した。
9.20	〔団体〕日本広島原爆病院が開院	お年玉年賀はがきの付加金により建設された、日本広島原爆病院が開院。
10.5	〔出版〕第1回『厚生白書』を発表	厚生省、『厚生行政年次報告書』（第1回『厚生白書』）を発表。もはや戦後ではないとする一般論に反対し、健康保険の財政危機を説明した。
11.8	〔制度〕医療保障制度に関し勧告	社会保障制度審議会は、政府に対し、医療保障制度、特に医療機関の不均衡に関し勧告。
11月	〔制度〕医療保障基礎調査結果	厚生省は、医療保障基礎調査において、健康保険未適用者は131万5000人と推計を出した。

1957年
(昭和32年)

1.18	〔政策〕水道行政の取扱閣議決定	水道行政の取扱に関わる担当省を閣議決定した。上水道及び週末処理場は厚生省、週末処理場を除く下水道は建設省、工業用水道は通商産業省にて管理することとなった。
1月	〔事件〕水俣病の原因研究	熊本大学の水俣病研究班が「水俣病の原因は重金属、それも新日本窒素の排水に関係がある」と発表した。2月、同研究班は水俣湾内の漁獲禁止が必要と警告した。
2.10	〔制度〕国民皆保険4ヶ年計画大要	厚生省は、国民すべてが何らかの医療保険制度に加入し、病気やけがをした場合に医療給付が得られる国民皆保険4ヶ年計画の大

要を決定。4月12日国民皆保険推進本部を設置し、計画を強力に推進。

3.31 〔政策〕**医療保健業に法人税を課税**　公益法人の行っている医療保健業（収益事業）に対して、法人税を課税。4月1日施行。

3.31 〔法令〕**被爆者手帳の交付、医療の給付**　3月31日「原子爆弾被爆者の医療等に関する法律（原爆医療法）」を公布。4月1日施行。被爆者手帳の交付と医療の給付を定めた。のちに、1968年制定の「原子爆弾被爆者に対する特別措置に関する法律（原爆特別措置法）」と統合され、1994年「原子爆弾被爆者に対する援護に関する法律（被爆者援護法）」が制定された。

4.1 〔治療〕**無料結核検診を実施**　厚生省は、1956年の結核死亡率が人口10万人に対し、48.6人となり、18年の約5分の1、死亡順位も5位となった。さらに無料の結核検診の実施を決定した。

4.15 〔法令〕**「公衆衛生修学資金貸与法」を公布**　「公衆衛生修学資金貸与法」を公布。保健所勤務の医師、歯科医師の確保充実を図るため、医学または歯科を専攻する者で将来保健所等に勤務しようとする者に対し、修学資金を貸与することを定めた。

4.26 〔社会〕**人口の自然増が100万人を割る**　厚生省は、1956年度の人口自然増加は94万人で、戦後初めて100万人を割ったと発表した。

4.30 〔法令〕**保健機関、薬局、保険医の登録**　「保険医療機関及び保険薬局の指定並びに保険医及び保険薬剤師の登録に関する政令」を公布し、5月1日施行。

4月 〔政策〕**厚生省は国民医療費を公表**　厚生省統計調査部は、国民総医療費を公表。1955年度の国民総医療費は2388億円であると発表した。以後毎年発表。

5.15 〔法令〕**「食品衛生法」改正法を公布**　森永ヒ素ミルク中毒事件を受け、添加物の規制を強化した「食品衛生法」改正法を公布。

5.28 〔病気〕**アジア風邪が猛威を振るう**　インフルエンザが全国で猛威を振るい、厚生省は、都道府県に対策を通達。このインフルエンザは、アジア風邪と呼ばれ、4月に香港で発症したとされ、その後、東南アジア、日本、オーストラリア、アメリカ、ヨーロッパと全世界に広がった。ウイルスのタイプはAH2N2型で、50歳以上の人に抗体を有していたため、50年以上前に類似の流行があったと推測される。日本では、300万人が罹患、5700人が死亡したとされる。

5.31 〔法令〕**学校医の公務災害補償法**　「公立学校の学校医の公務災害補償に関する法律」を公布。地方公共団体は、その設置する学校の非常勤学校医の公務上の災害（負傷、疾病、廃疾又は死亡）に対し、補償することを定めた。

6.15 〔法令〕**「水道法」を公布**　「水道法」を公布。12月14日施行。水道の布設、管理の両面の合理的な規制を定めた。

6.29 〔治療〕**放射線医学総合研究所を設置**　科学技術庁は、放射線医学に関する総合研究所として放射線医学総合研究所を設置した。放射線の人体への影響、放射線による人体の障害の予防、診断及び治療並びに放射線の医学的利用に関する研究開発などの業務を総合的に行う。

7.2 〔団体〕**財団法人日本寄生虫病予防会設立**　財団法人日本寄生虫病予防会を設立した。

8.31　〔制度〕診療点数1点を10円に固定　厚生省は、診療点数の1点単価は10円に固定し、点数の改正を行う基本方針を決定。医療費増加を200億円以内に抑制した。
11.6　〔病気〕小児マヒの法定伝染病指定要請　伝染病予防調査会は、ソークワクチンの国内生産や、小児マヒ（ポリオ）の法定伝染病指定を要請することを決定した。
12.1　〔事件〕イタイイタイ病の原因発表　富山県医学会で萩野昇医師が、三井金属神岡鉱業所の排水がイタイイタイ病の原因であることを発表した。
12.23　〔政策〕社会保険審議会、診療費値上げ反対　社会保険審議会は、厚生大臣に対し、合理化を伴わない診療費値上げの反対を建議した。

1958年
（昭和33年）

1.11　〔制度〕専門医制度調査会が発足　専門医制度調査会が発足。医学の高度化・専門化に伴い、その診療科・分野において高度な知識や技量、経験を持ち、資格審査ならびに試験に合格して、学会等によって認定された医師を専門医とする。
1.18　〔政策〕医療費の8.5％引上げ了承　厚生省、大蔵省は、医療費の8.5％引上げ、10月1日実施を原則的に了承した。予算額は40億円となる。
2.7　〔事件〕胎児性水俣病判明　水俣の細川一・新日本窒素附属病院長が、脳性小児麻痺様の患者を初めて診察、後に胎児性水俣病と判明した。春にはマックアルパイン医師（イギリス）が水俣で患者を診察し、有機水銀中毒に似ていることを発表した。
2.11　〔政策〕健保組合の積極的育成　厚生省は、全国課長会議で健康保険組合の積極的な育成を指示した。
3.1　〔団体〕国立ろうあ者更生指導所設置　国立ろうあ者更生指導所を設置。のちに、国立障害者リハビリテーションセンターとなる。
3.8　〔出版〕『国民栄養白書』を発表　厚生省は、1957年度の『国民栄養白書』を発表。白米を食べることで脚気患者が増えていることを警告した。
3.25　〔団体〕日本社会事業大学を開学　日本社会事業短期大学を4年制大学とし、社会福祉学部社会事業学科・児童福祉学科からなる日本社会事業大学となった。
3.26　〔制度〕国民年金制度検討試案要綱　国民年金委員が国民年金制度検討試案要綱（試案）を発表した。適用対象を自営業者などとし、年金の種類を老齢年金、廃疾年金、遺族年金とした。また老齢年金の支給額は、40年加入で、65歳から5万4000円とした。
4.10　〔法令〕「学校保健法」を公布　「学校保健法」を公布。学校保健計画、学校環境衛生、健康診断、健康相談、伝染病予防措置、学校保健技師・学校医等の設置等を規定。
4.17　〔法令〕「予防接種法」改正法を公布　「予防接種法」改正法を公布、7月1日施行。しょう紅熱を予防接種法上より削除した。

4.23	〔法令〕「衛生検査技師法」を公布	「衛生検査技師法」を公布。微生物学的検査、血清学的検査、血液学的検査、病理学的検査、寄生虫学的検査、生化学的検査などを行う衛生検査技師制度を創設した。
5.10	〔法令〕「調理師法」を公布	「調理師法」を公布、11月9日施行。条例により規定されていた調理師の資格等を、全国統一とした。
6.14	〔制度〕国民年金制度に関する基本方策	社会保障制度審議会は、国民年金制度に関する基本方策について首相に答申した。
6.30	〔制度〕社会保険診療報酬の点数改正	厚生省は、社会保険診療報酬の点数改正を告示。甲乙2表、基準看護、基準給食、基準装具など。10月1日実施。
7.28	〔政策〕医療社会事業の業務指針	厚生省は、保健所における医療社会事業の業務指針を通知した。医療社会事業従事職員の業務を医療チームの一部門として位置づけた。
7.28	〔団体〕日本対ガン協会を設立	日本癌学会総会での提唱がきっかけで、朝日新聞社創立80周年記念事業としての支援を受け、がんの早期発見や早期治療、生活習慣の改善によって、「がん撲滅」を目指そうという趣旨で日本対ガン協会を設立。
8.12	〔法令〕「学校保健法」などについて通達	文部省、厚生省は、「学校保健法」及び公衆衛生関係法規との関係について通達。
8.21	〔病気〕小児マヒ患者2000名を超す	小児マヒ(ポリオ)患者2000名を超したことを受け、厚生省は全国に防疫対策を指示した。
10月	〔制度〕給食制度の改正	完全給食制度を改め、基準給食制度とした。
12.6	〔政策〕公的医療機関整備5カ年計画	厚生省は、公的医療機関整備5カ年計画を発表した。
12.25	〔法令〕水質保全・工場排水に関する規制	「公共用水域の水質の保全に関する法律」、「工場排水等の規制に関する法律」を公布。
12.27	〔法令〕「国民健康保険法」を公布	「国民健康保険法」を公布。1959年1月1日施行により、国民皆保険体制の整備を図った。
12.31	〔団体〕国民健康保険中央会を設立	全国国民健康保険団体中央会を組織変更し、社団法人国民健康保険中央会として設立した。

1959年
(昭和34年)

4.16	〔法令〕「国民年金法」を公布	「国民年金法」を公布し、11月1日施行。拠出制は1961年4月1日施行。これにより、国民皆年金体制が発足した。対象は、自営業者、農業者などで、老齢年金、障害年金、母子年金などの給付、また無拠出制の福祉年金などが設けられた。

4月	〔制度〕医療制度調査会を設置	厚生省内に、医療制度調査会を設置した。1960年4月28日、医療制度調査会第1回総会を開催。同年5月28日厚生大臣が、医療制度全般の改善方策について諮問。
6.1	〔制度〕国民年金審議会を設置	厚生省は、国民年金審議会を設置し、有沢広巳ほか11名の委員に委嘱した。
6.14	〔出版〕第1回『人口白書』を発表	人口問題審議会は、第1回『人口白書』を発表し、人口の老齢化や労働人口の激減、貧困・疾病の悪循環などを指摘した。
7.2	〔制度〕無医地区に診療所を開設	厚生省は、全国36か所の無医地区に診療所を開設することと、「辺地医療振興法」案を次期通常国会に提出することを決定した。
7.3	〔病気〕戦後最大の赤痢発生	戦後最大の赤痢が発生したことに際し、厚生省は、強権発動を含む防疫対策を全国に指示した。
7.21	〔事件〕水俣病は水銀が原因	新日本窒素附属病院でネコ400号実験が行われ、塩化ビニルやアセトアルデヒド廃水を直接投与した結果、3ヵ月後にけいれんや失調など水俣病発症が確認された。22日、熊本大学水俣病総合研究班の報告会で、水銀が原因であると結論された。これが全国紙などで報道され、水俣病が広く知られるようになる。
9.5	〔病気〕悪性新生物実態調査結果	厚生省は、悪性新生物実態調査結果を発表。患者の76%は40～69歳で、中国地方の日本海側での発生率が高いことが明らかにされた。
10.6	〔事件〕厚生省も有機水銀説を断定	この頃、水俣病の原因について各学会・企業で諸説（水銀説の他、爆薬説やアミン中毒説などもあり）が発表されたが、厚生省食品衛生調査合同委員会で水俣食中毒部会の中間報告で、有機水銀説が発表された。10月21日、通産省が新日本窒素肥料に対し、水俣河口への排水を中止し百間港に戻すこと、浄化装置を年内に完備することを指示、同社は11月にアセチレン発生装置への逆送を開始した。11月、厚生省が水俣病の原因を水俣湾周辺の魚介類に蓄積された有機水銀化合物と断定、有機水銀説が公式に確認された。
10.19	〔社会〕学生生徒の健康調査結果	文部省は、学生生徒の健康調査結果を発表。寄生虫、結核は減少し、近視が10年間で2倍になったことが判明した。
11.7	〔社会〕第1回日本老人学会開催	老年と定年制のシンポジウムとして、第1回日本老人学会が開催された。
11.12	〔事件〕水俣病の原因物質を厚生大臣に答申	食品衛生調査会は、厚生大臣に対し、水俣病の原因となった物質は、ある種の有機水銀化合物であると答申。
12.1	〔制度〕東京都に国民健康保険実施	東京都23区に、国民健康保険が実施された。
12.25	〔政策〕水俣病患者診査協議会	厚生省により、熊本県衛生部を主管とする水俣病患者診査協議会が設置された。
12.30	〔事件〕水俣病見舞金契約	水俣病患者互助会が見舞金契約に調印した。
この年	〔出版〕『赤ひげ診療譚』刊行	山本周五郎『赤ひげ診療譚』（文芸春秋新社）刊行。江戸時代中期の小石川養生所を舞台に、「赤ひげ」と呼ばれる老医師と青年医師を主人公にして患者との葛藤を描いた小説。「赤ひげ」のモデルは小石川養生所設立に

関わった江戸の町医者小川笙船。1965年、三船敏郎主演で映画化された。

1960年
（昭和35年）

1.9 〔政策〕水俣病対策　経済企画庁（主管）、通産省、厚生省、水産庁と研究者で構成される「水俣病総合調査研究連絡協議会」が発足した。

2.20 〔団体〕日本初の小児マヒ治療センター　武蔵野日赤病院にて、日本で初となる小児マヒ（ポリオ）治療センターが落成した。

3.25 〔事件〕水俣病原因研究　熊本大学水俣病研究班が疫学・分析・臨床的研究により有機水銀を水俣病の原因物質として根拠づけた。また、水俣病の病像を病理・臨床的に確立した。

3.31 〔法令〕「じん肺法」を公布　「じん肺法」を公布。4月1日施行。

3.31 〔法令〕「精神薄弱者福祉法」を公布　「精神薄弱者福祉法」を公布。4月1日施行。精神薄弱者の更生援護及び福祉の向上を図る。

5.18 〔政策〕保険医使用医薬品・価格表を告示　厚生省は、保険医及び保険薬剤師の使用する医薬品並びに購入価格表を告示した。大衆薬を健康保険から除外し、薬価が1％低下した。

6.11 〔法令〕「医療金融公庫法」を公布　「医療金融公庫法」を公布、施行。7月1日医療金融公庫を設立。出資金は10億円で、借入金は20億円。

7.25 〔法令〕「身体障害者雇用促進法」を公布　「身体障害者雇用促進法」を公布、施行。非強制ではあるものの、身体障害者の最低雇用率を義務付けた。

7月 〔事件〕イタイイタイ病実地調査　吉岡金市博士による三井神岡鉱山、精錬工場、廃滓処理場の実地調査で、神通川の水から亜鉛、鉛、カドミウムが大量に検出された。

8.10 〔法令〕「薬事法」、「薬剤師法」を公布　「薬事法」、「薬剤師法」を公布。1961年2月1日施行。薬剤師の身分法を薬事法から分離独立させた。

8.18 〔社会〕日本医師会、制限診療の撤廃要望　日本医師会は、制限診療の撤廃、単価3円の値上げ、甲乙2表の一本化、地域差撤廃を要望した。

8.29 〔政策〕東南アジアへの医療協力　厚生省は、東南アジアに対する医療協力を行うことを決定した。

9.6 〔病気〕北海道で小児マヒ大流行　北海道で小児マヒ（ポリオ）が大流行し、患者は1000名を超えた。

9.29 〔政策〕不良医薬品の一斉検査　厚生省は、不良医薬品の一斉検査結果を発表。また、医薬品広告の自粛申し合わせ要綱を作成し、業者に実施を指示した。

10.1 〔制度〕拠出制国民年金の加入受付　拠出制国民年金の加入受付が開始された。

10.1　〔社会〕国勢調査実施　国勢調査が実施され、日本の総人口は9431万8501人、産業別就業人口の割合は、第一次産業が32.6%、第二次産業が29.2%、第三次産業が38.2%。年齢構造の高齢化が顕著となった。

10.6　〔病気〕ポリオ予防接種の対策要綱　厚生省は、小児マヒ（ポリオ）予防接種の対策要綱を決定した。

11.1　〔社会〕東京医労連、待遇改善でスト　東京地方医療労働組合連合会（東京医労連）は、待遇改善を求めストライキを決行。病院ストは、日本赤十字、地方医労協にも波及した。

12.14　〔病気〕小児マヒワクチンの予防接種計画　厚生省は、小児マヒ（ポリオ）ワクチンを生後6カ月から1歳6カ月の幼児130万人を対象とする、1961年の予防接種計画を決定した。

12.16　〔団体〕病院経営管理改善懇談会を設置　厚生省は、続発する病院ストライキに対処するため病院経営管理改善懇談会を設置した。

12.22　〔制度〕国民年金積立金の運用　国民年金審議会は、国民年金積立金の運用について最終答申を行った。年金積立金特別勘定の設定、年金福祉事業団の創設などを提言した。

この年　〔病気〕脳卒中予防特別対策　厚生省は、1960年から3年間脳卒中予防特別対策を実施した。

1961年
（昭和36年）

1.1　〔治療〕カナマイシンが保険薬に指定　抗結核薬のカナマイシンが、保険薬として指定された。

1.22　〔社会〕琉球政府の要請で医療協力　厚生省は、琉球政府の要請に基づき、医療協力の一環として、医師13名を派遣した。

1.26　〔法令〕「薬事法施行令」などを公布　「薬事法施行令」、「中央薬事審議会令」、「薬剤師法施行令」、「薬剤師試験審議会令」を公布。2月1日施行。

2.1　〔政策〕生物学的製剤製造規定　厚生省は、生物学的製剤製造規定を制定し、生物学的製剤の品質確保、製造に用いる微生物による汚染の防止を図った。

2.19　〔社会〕医療費値上げをめぐり一斉休診　日本医師会は、医療費値上げをめぐり、全国で一斉休診した。

3.7　〔病気〕小児マヒワクチンを緊急輸入　厚生省は、小児マヒ（ポリオ）の流行に際し、外国製ワクチンを緊急輸入した。

3.28　〔法令〕「予防接種法」改正法を公布　「予防接種法」改正法を公布。4月1日施行。小児マヒ（ポリオ、急性灰白髄炎）の予防接種を追加した。

4.1	〔制度〕**国民健康保険、全国に普及**	市町村単位の国民健康保険が全国に普及し、国民皆保険の達成となった。
4.1	〔制度〕**国民年金保険料の収納事務開始**	拠出制国民年金が発足し、国民年金保険料の収納事務が開始された。
4月	〔団体〕**重症心身障害児の療育研究を委託**	厚生省は、日本心身障害児協会（島田療育園）に、重症心身障害児の療育研究を委託。5月1日東京都多摩町に重症心身障害児施設・島田療育園が開園した。
4月	〔事件〕**少年少女に睡眠薬遊びが流行**	少年少女に睡眠薬遊びが流行していることを受け、厚生省は11月20日未成年者への睡眠薬販売を禁止した。
5.12	〔社会〕**第51回日本学士院恩賜賞**	沖中重雄、自律神経に関する研究により第51回日本学士院恩賜賞を受賞した。
5.26	〔法令〕**「結核予防法」を一部改正**	「結核予防法」を一部改正し、命令入所患者等の医療費の国庫負担率の引き上げ、結核対策の充実などを定めた。
6.6	〔法令〕**「雇用促進事業団法」を公布**	炭鉱離職者対策として「雇用促進事業団法」を公布・施行。これに基づき7月1日労働者の技能の習得・向上、地域間・産業間の移動の円滑化、就職の援助などにより雇用の促進を図ることを目的に雇用促進事業団が発足。現在では、総合高等職業訓練校、職業訓練大学校、身体障害者職業センター、季節移動労働者福祉センター等の設置運営、雇用促進融資の実施、炭鉱離職者等に対する就職資金、職業訓練手当等の給付・貸付他の援護業務を手掛ける。
6.16	〔法令〕**医師国家試験予備試験の受験資格**	「医師国家試験予備試験及び歯科医師国家試験予備試験の受験資格の特例に関する法律」を公布。同日、「医師及び歯科医師の免許及び試験の特例に関する法律」を公布。
6.19	〔制度〕**3歳児健康診査、新生児訪問指導**	「児童福祉法」改正に伴い、3歳児健康診査、新生児訪問指導制度が定められた。また、静岡県など3カ所では情緒障害児短期治療施設制度を創設した。同年8月14日3歳児健康診査制度が制定された。
6.19	〔制度〕**3歳児歯科健康診査**	3歳児歯科健康診査を実施。
6.21	〔病気〕**小児マヒ生ワクチン緊急輸入と大量投与**	厚生省は、生ワクチン約1300万人分を緊急輸入、全国一斉の大量投与を決定した。7月12日ソ連から小児マヒ（ポリオ）生ワクチン1000万人分が到着。カナダへは300万人分の生ワクチンを発注した。
6.24	〔事件〕**イタイイタイ病は公害と発表**	富山県の萩野昇医師は、北海道札幌市で開催された日本整形外科学会で、神通川流域のイタイイタイ病は公害であると発表した。
6月	〔病気〕**九州7県に小児マヒ流行**	北海道に続いて、九州7県でも小児マヒ（ポリオ）が流行。初めて生ワクチン35万人分が投与された。
7.7	〔制度〕**中医協、医療費値上げを答申**	中央社会保険医療協議会（中医協）は、単価1円20銭での医療費値上げを答申。8日、古井喜実厚相は7月1日実施で医療費値上げを公示する。11日、日本医師会などは、厚相が告示した医療費の値上げを取り消すよう要求。31日、政府・与党と武見太郎医師会長らは最終会議において、医療保険制度の4項目で同意。

8.1　〔社会〕看護婦の週44時間勤務確立　厚生省は、国立病院・国立療養所勤務の看護婦・助産婦の週44時間勤務制が確立した。

10月　〔法令〕「老人福祉法」案要綱試案を発表　自民党は、「老人福祉法案要綱試案」を発表した。老人に係る所得、医療、雇用、公租公課、住宅等に関する訓示的規定が含まれた。

11.1　〔法令〕通算年金制度創設関係法公布　「通算年金制度を創設するための関係法律の一部を改正する法律」を公布、施行。通算年金制度を創設した。同日、「年金福祉事業団法」を公布・施行した。

11.14　〔社会〕簡易生命表を公表　厚生省は、1960年の簡易生命表を公表した。平均寿命は、男性65.37歳、女性70.26歳で、女性の平均寿命が初めて70歳を超えた。

11.15　〔法令〕「災害対策基本法」を公布　「災害対策基本法」を公布。防災に対する公共の責任の明確化を行った。

この年　〔団体〕医療金融公庫を創設　この年、医療金融公庫を創設。

1962年
（昭和37年）

1.1　〔団体〕国立がんセンターを設置　国立がんセンターを設置し、2月1日発足。5月23日診療開始。

1.16　〔病気〕ジフテリアの流行　厚生省は、ジフテリアの流行地は臨時予防接種を実施すること、未就学時の接種率を高めるよう指示。

1.18　〔法令〕「児童扶養手当法」案一部改正を答申　社会保障制度審議会は、「児童扶養手当法の一部を改正する法律」の改正について厚生大臣に答申。本格的な児童手当の検討の促進を要望した。

2.1　〔社会〕東京都の人口1000万人　東京都の人口が1000万人を突破した。

2.13　〔政策〕食品添加物の規格基準改定　厚生省は、風邪薬によるショック死事件の多発を受け、食品添加物の規格基準を改正することを決定した。

2.28　〔社会〕医師会、社会保険庁新設に反対　日本医師会、日本歯科医師会、日本薬剤師会合同会議は、社会保険庁の新設法案に反対を表明した。

3.13　〔病気〕コレラ防疫対策実施要綱　厚生省は、コレラの防疫対策実施要綱を決定した。

3.31　〔法令〕「簡易保険・郵便年金福祉事業法」　「簡易保険・郵便年金福祉事業法」を公布、施行。

3.31　〔法令〕「国民健康保険法」改正法を公布　「国民健康保険法改正法」を公布、4月1日施行。療養給付費の国庫負担を2割から2割5分に引き上げた。

4.28	〔法令〕「国民年金法」改正法を公布	「国民年金法」改正法を公布・施行。老齢年金の支給要件改正、保険料納付済機関と免除期間を合算した機関が25年以上のものに支給することを定めた。
5.17	〔事件〕欧州でサリドマイド薬禍	製薬会社は、欧州各国からサリドマイド薬禍が伝えられたことで、睡眠薬イソミンの出荷を停止した。また、厚生省は、5月21日サリドマイドを主成分とする睡眠薬の製造販売中止を勧告した。
5.30	〔政策〕辺地医療対策5カ年計画	厚生省は、辺地医療対策5カ年計画を策定した。
6.2	〔法令〕ばい煙の排出の規制に関する法律	「ばい煙の排出の規制等に関する法律」を公布。12月1日施行。
7.21	〔事件〕サリドマイド薬害	北海道大学小児科学教室の梶井正講師によるサリドマイド系睡眠薬の調査で、母親7人中5人が妊娠中にサリドマイド剤を飲んでいた事実が確認された。8月に新聞で報道され、サリドマイド禍が一般に知られるようになった。なお、既に大日本製薬は5月下旬以降新たな出荷を自粛していた。
7.31	〔病気〕台湾バナナの輸入を禁止	厚生省は、台湾でコレラが発生したことに伴い、コレラ予防のため、台湾バナナの輸入を禁止した。9月台湾でのコレラが完全に消滅したことを受け、11月7日食品衛生調査会に諮った結果、条件付きで輸入禁止を解除。
8.1	〔制度〕拠出制国民年金の支払開始	障害年金、母子年金など、拠出制国民年金の支払が開始された。
8.25	〔事件〕鯨ベーコンによる食中毒事件	東京都品川区で、鯨ベーコンによる食中毒事件がおこり、死者1名、患者総数は1548名にのぼった。8月29日には全国的に鯨ベーコンによる食中毒が発生した。
9.8	〔法令〕「地方公務員共済組合法」を公布	「地方公務員共済組合法」を公布。12月1日施行。「市町村職員共済組合法」が廃止となり、「地方公務員共済組合法」に吸収された。
9.13	〔事件〕サリドマイド製品回収	大日本製薬がサリドマイド系睡眠薬「イソミン」剤の回収を決定、同社を含む4社がサリドマイド製剤薬品の販売停止・回収を開始した。厚生省は前年11月に発せられた西ドイツ・レンツ博士による危険性警告の10ヵ月後に初めて回収を公告した。
9.15	〔法令〕「医療法」改正法を公布	「医療法」改正法を公布。共済組合、健保の直営医療機関など、公的病院の建設、病床の規制を定めた。
10.6	〔政策〕無医村解消第二次5カ年計画	厚生省は、無医村解消第二次5カ年計画を発表した。
10.11	〔政策〕イタイイタイ病対策連絡協議会結成	イタイイタイ病の原因調査機関「イタイイタイ病対策連絡協議会」が富山県・富山市・婦人町・上市町・八尾町の各保健所により結成された。
10.16	〔政策〕麻薬対策推進本部を設置	閣議により、総理府に麻薬対策推進本部の設置が決定した。

10.18	〔政策〕医療監視要綱を制定　厚生省は、医療監視要綱を制定し、医療施設が法令の規定により適正な管理が行われているか検査することを定めた。これにより、病院分類要綱は廃止となった。同日、厚生省は、病院経営管理指導要領を制定し、病院経営管理の改善向上を図るため指導助言を行うことを定めた。
11.1	〔社会〕第1回国民生活実態調査を実施　厚生省統計調査部は、第1回国民生活実態調査を実施し、所得階層毎の国民の生活実態を調査した。
11.5	〔政策〕制限診療の大幅緩和推進　厚生省保険局長は、制限診療の大幅緩和推進を言明した。
12.28	〔制度〕薬価基準改正を告示　厚生省は、薬価基準の改正を告示。がん、精神病、高血圧の新薬など660品目を追補収載。1963年1月1日実施。
12月	〔社会〕東京にスモッグ問題化　東京にスモッグが続き、視程2キロ以下が13時間続くなど、社会問題となった。

1963年
(昭和38年)

2.1	〔制度〕引揚医師の免許制度廃止を申入　医師試験審議会は、外地からの引揚医師らの医師免許制度を廃止すべきであると申し入れた。
2.20	〔事件〕水俣病原因物質を正式発表　熊本大学水俣病研究班が、水俣病の原因物質が新日窒素工場の排水のメチル水銀化合物であることを正式発表した。
3.8	〔政策〕医薬品安全対策特別部会を設置　厚生省は、サリドマイド禍に対応するため、中央薬事審議会に医薬品安全対策特別部会を設置した。3月19日同部会は胎児に対する影響を重視し、新薬認可の際には動物実験をした資料の提出を義務付けるよう厚生大臣に答申、4月から実施となった。
3.13	〔制度〕入院費保険などを認可申請　生命保険協会は、通院費保険や入院費保険、入院手当保険など私的健康保険の実施要綱を定め、認可を申請。
3.22	〔制度〕政府管掌健保18億円の赤字　政府管掌健康保険は、1962年に入り、医療給付費の増大が原因で18億円の赤字となった。閣議は、積立金20億円の引き出しを了承した。
4.1	〔政策〕厚生省に歯科衛生課、看護課新設　厚生省は、歯科衛生課、看護課、麻薬1課、同2課、食品化学課を新設した。
5.1	〔法令〕医療費基本問題研究員の設置　「医療費基本問題研究員の設置に関する省令」を公布。各団体に中央社会保険医療協議会（中医協）委員の推薦を依頼。
5.1	〔団体〕国立療養所にリハビリ学院開校　国立療養所東京病院附属リハビリテーション学院を開校した。
5.4	〔出版〕初の『児童福祉白書』を発表　厚生省は、初の『児童福祉白書』を発表。

児童が世界的に危機的段階にあることを強調した。

5.29　〔事件〕サリドマイド奇形児の研究班発足　厚生省は、サリドマイド奇形児の実態把握と治療・保護のため研究班を発足した。

6.1　〔社会〕高齢者実態調査を実施　厚生省は、高齢者の実態調査を実施した。65歳以上の老人は男性259万5000人、女性314万人の計573万5000人で、寝たきり人口は32万人と推計した。

6.15　〔事件〕イタイイタイ病研究会設置　神通川流域のイタイイタイ病研究会が富山県と金沢大学により設置された。また、厚生省・文部省にも研究班が発足した。

6.17　〔事件〕サリドマイド被害家族初提訴　サリドマイド被害者家族は、国と製薬会社に損害賠償を求め、名古屋地裁に初提訴。その後、7カ所の地裁に提訴が相次いだ。

6.28　〔法令〕眼球斡旋者の開業許可基準　厚生省は、眼球の斡旋を行う者の開業許可基準を、各都道府県に通達した。

7.1　〔社会〕精神衛生実態調査を実施　厚生省は、精神衛生実態調査を実施。全国で124万人、精神病57万人、精神薄弱40万人、その他27万人と推計。

7.3　〔政策〕救急医療対策打合せ会を開催　厚生省は、交通事故の増加による救急医療に対処するため、学識経験者等による救急医療対策打合せ会を開催した。

7.11　〔法令〕「老人福祉法」を公布　「老人福祉法」を公布。8月1日施行。

7.12　〔法令〕「薬事法」改正法を公布　薬局等の適正配置などを規定した「薬事法」改正法を公布。

7.26　〔制度〕インターン制度の改善　医師試験審議会は、インターン制度の改善について答申。緊急措置として実地修練施設の指定の厳格化を行うこと。

8.2　〔事件〕スズ入り缶ジュースで食中毒事件　スズ入り缶ジュースで食中毒が発生し、12県で96人が症状を訴えた。

8.3　〔法令〕「戦傷病者特別援護法」公布　従来の戦傷病者に対する援護諸法を一本化し、「戦傷病者特別援護法」を公布。11月1日施行。

8.6　〔政策〕国立病院・療養所数の削減を発表　厚生省は、273カ所ある国立病院、療養所を、79か所にまで削減することを発表した。

9.3　〔法令〕薬局の新設を制限　厚生省は、「薬事法」改正に伴い、薬局の乱立、医薬品の乱売を防ぐ目的で、全国の薬局を適正に配置する基準を作成し、都道府県に通知し、薬局の新設を制限した。

9.4　〔病気〕三種混合ワクチンが完成　ジフテリア、百日咳、破傷風の三種混合ワクチンが完成。1964年から予防接種に使用することが決定した。

10.1　〔制度〕国保、世帯主の給付率7割に　国民健康保険は、世帯主の給付率が7割となった。

10.10　〔治療〕アイバンク始まる　慶応義塾大学医学部で「慶大眼球銀行」、順天堂大学で「アイバンク」の設立が許可され、一般から角膜提供を募った。

10.15	〔治療〕アルコール中毒特別病棟開設	国立療養所久里浜病院にアルコール中毒特別病棟を開設。
10.23	〔社会〕公衆浴場の水質等に関する基準	厚生省は、公衆浴場の水質等に関する基準を通達。
11月	〔政策〕第1回管理栄養士試験を実施	7月1日第1回管理栄養士試験の要綱が決定。11月管理栄養士試験が実施された。
12.13	〔事件〕三井鉱山三池炭鉱の爆発事故	政府は、三井鉱山三池炭鉱の炭じん爆発事故による集団一酸化炭素中毒症に関して、医療調査団を派遣した。
12.18	〔事件〕イタイイタイ病の原因	吉岡金市同朋大学教授が、三井神岡鉱山のカドミウムがイタイイタイ病の原因であるとする鉱毒被害調査結果を発表した。
12.24	〔法令〕「生活環境施設整備緊急措置法」公布	「生活環境施設整備緊急措置法」を公布。1963年度から5カ年計画で、ゴミ、し尿、下水処理などの整備にあたることを定めた。
この年	〔社会〕沖縄の結核患者300名を受入	この年、沖縄医療援助の一環で、国立療養所に沖縄の結核患者300名を受け入れることを決定。

1964年
(昭和39年)

1.26	〔政策〕肺がん対策打合せ会議を開催	厚生省は、がん専門家による肺がん対策打合せ会議を開催。1月27日には、未成年者の喫煙禁止運動を盛り上げることを都道府県に通知。たばこからフィルタータバコ、パイプタバコへの転向者が増加した。
2.8	〔病気〕国産小児マヒワクチンが完成	国産小児マヒ(ポリオ)ワクチンが完成し、各都道府県に配布。2月20日から投与を開始した。
2.20	〔法令〕「救急病院等を定める省令」を公布	厚生省は、「救急病院等を定める省令」を公布。4月10日施行。救急隊が傷病者を搬送する医療機関の基準等を定めた。
3.5	〔団体〕全国進行性筋委縮症親の会発足	全国進行性筋委縮症親の会が発足。1965年日本筋ジストロフィー協会と改称した。
3.21	〔団体〕全国初の小児専門病院	全国初の小児専門病院である国立世田谷病院の起工式が行われた。1965年4月1日国立小児病院が発足。同年11月1日開院式が開かれた。
3.24	〔事件〕ライシャワー米大使刺傷事件	エドウィン・O.ライシャワー駐日アメリカ大使刺傷事件が起こり、その際輸血から血清肝炎となったため、売血による「黄色い血」が社会問題化し、売血制度は廃止となった。また犯人の少年が精神障害を持っていたため、「精神衛生法」改正など精神障害者に対する対策が強化された。
3.25	〔政策〕公的病院の規制基準告示	公的病院の規制基準(人口万人対病床数)を告示。4月1日実施された。

| 4.1 | 〔政策〕厚生省に公害課などを新設　厚生省は、環境衛生局に公害課、社会局に老人福祉課、薬務局に麻薬参事官を新設した。
| 4.1 | 〔団体〕身体障害者指導所を名称変更　国立身体障害者更生指導所を国立身体障害センター、国立保養所を国立重度身体障害者センター、国立ろうあ者更生指導所を国立聴力言語障害センターに名称変更した。
| 4.1 | 〔団体〕日本国際社会保障協会が発足　日本国際社会保障協会（JISSA）が発足。
| 4月 | 〔制度〕健保、成人病予防検診実施　政府管掌健康保険は、被保険者に成人病予防検診を実施した。
| 5.1 | 〔政策〕児童手当調査委員会を設置　厚生省に、児童手当調査委員会を設置した。
| 5.7 | 〔事件〕病名スモンと命名　日本内科学会総会は、1955年頃から発生し始めた腸疾患加療中に、神経炎症状や下半身マヒ症状を併発する原因不明の疾患をスモン（SMON）と命名した。
| 5月 | 〔事件〕阿賀野川水銀中毒事件　5月末から翌年7月にかけて、新潟県の阿賀野川下流域の住民27名が手足のしびれや視野狭窄、難聴、軽度の神経系障害などにかかり、5名が死亡。認定患者数は1970年末までに47名で、6名が死亡、ほかに10名が要観察、約50名が妊娠規制の対象になった。新潟大学医学部では原因を工場廃液に含まれる有機水銀と特定したのに対して通商産業省や企業側は否定的な見解を示したが、厚生省と科学技術庁は汚染源を同県鹿瀬町の昭和電工鹿瀬工場のアセトアルデヒド製造工程と発表。患者は全員、同川産の魚介類を常食していた。
| 6.1 | 〔団体〕国立光明寮を改称　国立光明寮を、国立視力障害センターと改称した。
| 6.25 | 〔事件〕先天性水俣病　水俣地区に集団発生した先天性・外因性脳症を「先天性水俣病」とする原田正純・熊本大学精神神経科教授の論文が医学誌に掲載された。
| 6.30 | 〔法令〕医業類似行為の特例期限撤廃　「あん摩、はり、きゅう、柔道整復等営業法」改正に伴い、医業類似行為に関する特例期限の制限撤廃を定めた。
| 7.1 | 〔法令〕「母子福祉法」を公布　母子福祉に関する総合立法として「母子福祉法」を公布・施行。これに伴い、母子福祉資金貸付等に関する法律が廃止された。
| 7.2 | 〔法令〕「重度精神薄弱児扶養手当法」を公布　「重度精神薄弱児扶養手当法」を公布。9月1日施行。家庭で介護を受ける重度精神薄弱児に、その生活の向上を目的として重度精神薄弱児扶養手当が支給された。
| 7.6 | 〔社会〕公私病院が入院料の差額徴収　厚生省は、公私病院の40％が入院料の差額徴収を実施していると発表した。
| 7.7 | 〔法令〕「社会保障研究所法」を公布　「社会保障研究所法」を公布・施行。厚生省内に社会保障研究所を設置した。
| 7.25 | 〔政策〕精神衛生審議会、中間答申　精神衛生審議会は、「精神衛生法」改正に関する中間答申を提出。保健所における訪問指導の実施、精神衛生センターの設置、外来患者に対する医療費保障の必要性、社会復帰の促進（職親制度など）、精神病床の整備（人口万対20床を目標）などを提言した。
| 8.10 | 〔政策〕医薬品の適正広告基準　厚生省は、医薬品の適正広告基準を公布した。

10.10	〔社会〕東京オリンピック開催　第18回オリンピック東京大会が開催される（～24日）。日本及びアジアでは初のオリンピック開催。女子バレーボール、体操、レスリングなどで日本選手が金メダルを獲得。
10.13	〔制度〕インターン制度について意見書　医師実地修練及び医学教育等検討会は、インターン制度の改善について、厚生大臣に意見書を提出した。インターン制の廃止と、大学卒業直後に国家試験受験、合格後1年間の指定病院での研修を提言した。同月30日には日本学術会議も、インターン制の廃止と、大学卒業直後に国家試験を行い、合格者に医師免許を与えることを勧告した。
11.8	〔社会〕東京パラリンピック開催　東京オリンピックののち、国際身体障害者スポーツ大会（パラリンピック）東京大会を開催（～14日）。アジアでは初。22カ国560人が参加した。
11.19	〔政策〕政府、与党、医療費緊急是正　政府と与党の会談により医療費緊急是正を決定。1965年1月1日から医療費を9.5%引上げ、薬剤費の2分の1を患者負担とし、1965年度から保険料10%引上げ、薬価基準引き下げ分を技術料に回すこと、自民党に医療問題懇談会の設置などを決めた。
12.8	〔社会〕国民の健康体力増強対策　東京オリンピックを機に、国民の体力増強を図ろうと、国民の健康体力増強対策について閣議決定が行われた。
12.10	〔事件〕サリドマイド薬害訴訟　京都市のサリドマイド禍被害児と両親が損害賠償を求め、国と大日本製薬を京都地裁に提訴した。
この年	〔出版〕『国民医療年鑑』刊行開始　日本医師会編『国民医療年鑑』（春秋社）の刊行が開始される。日本医師会の主張・施策・活動などを掲載。2006年に刊行終了。

1965年
（昭和40年）

1.16	〔政策〕厚生大臣、公害対策構想を表明　厚生大臣は、公害対策構想を表明。公害防止事業団の発足、公害防止審議会の設置、ばい煙規制などを表明した。
1.18	〔事件〕有機水銀中毒症の疑いで診察　椿忠雄・東京大学脳研究所助教授が新潟で原因不明の患者を診察し、有機水銀中毒症を疑い調査を開始した。
2.15	〔事件〕アンプル入り風邪薬で死者　千葉県で、アンプル入り風邪薬を服用した15歳女性が死亡。翌16日には静岡県でも同様の事件が発生した。2月20日、厚生省は、アンプル入り風邪薬の関係製薬会社に対し、製造・販売・出荷停止措置を要請した。
3.26	〔政策〕体力づくり国民会議が発足　総理府に、体力づくり国民会議が発足した。
3.30	〔制度〕医大卒業生、インターン願書拒否　インターン制度に反対する医大卒業生らで、医学部卒業者連盟を結成。約2000名がインターン願書を拒否した。
4.3	〔社会〕映画「赤ひげ」公開　「赤ひげ」（製作：黒澤プロ、東宝　原作：山本周五郎

脚本・監督：黒澤明　脚本：井手雅人、小国英雄、菊島隆三　出演：三船敏郎、加山雄三ほか）が公開された。山本周五郎の『赤ひげ診療譚』の映画化。江戸時代の施療所の老医師と弟子の青年医師を主人公に、人間社会の矛盾を描く。1965年・第26回ベネチア国際映画祭男優賞（三船敏郎）、国際カトリック映画事務局賞（黒澤明）受賞。

4.13　〔社会〕汎太平洋リハビリテーション会議　第3回汎太平洋リハビリテーション会議を東京で開催。23カ国300人が参加したほか、日本人は700人が参加した。

4.18　〔団体〕日米医学委員会設置　4月18日から21日まで、日米間の医学医療分野での協力を具体化する合同準備委員会が開かれ、「日米医学委員会」設置が決定。準備会議には日本側から8人（黒川利雄がん研究所付属病院長ほか）、アメリカ側から7人（コリンマクラウド大統領府科学技術局長代理ほか）が出席。

5.7　〔治療〕アンプル入り風邪薬禁止を答申　中央薬事審議会安全対策特別部会は、アンプル入り風邪薬の製造販売禁止を答申した。

5.11　〔治療〕日赤、出張採血を開始　日本赤十字血液センターは、出張採血（献血）を開始した。

5.20　〔事件〕四日市ぜんそくは「公害病」　四日市市で国に先駆けて独自の公害認定制度が発足、公的機関で初めて「公害病」の言葉が使われた。同制度は同市医師会の提案によるもので、ぜんそく患者の医療費を市費・県費補助・企業寄付で捻出する。

5月　〔事件〕白ろう病認定　チェーンソーの振動障害を原因とする白ろう病が、労働省により職業病に認定された。

6.1　〔制度〕厚生年金基金制度の創設　「厚生年金保険法」改正法を公布。5月1日適用。1万円年金を実現した。1971年10月には企業年金との調整による厚生年金基金（調整年金）制度が発足した。

6.1　〔法令〕「公害防止事業団法」を公布　「公害防止事業団法」を公布。10月1日公害防止事業団を設立、産業公害防止のため、長期低利融資を行った。

6.1　〔法令〕「船員保険法」改正法を公布　「船員保険法」改正法を公布・施行。年金給付水準を大幅に引上げ、1万円年金を実現。在職老齢年金を創設した。

6.14　〔事件〕阿賀野川水銀中毒事件　新潟県の阿賀野川流域の水銀中毒事件について、厚生省は調査団を派遣した。

6.22　〔法令〕「日韓基本条約」に署名　「日韓基本条約」に署名。日本に永住権をもつ者の、国民健康保険、生活保護受給県のための必要措置を明示した。

6.29　〔法令〕「理学療法士及び作業療法士法」を公布　「理学療法士及び作業療法士法」を公布した。理学療法士、作業療法士の資質を向上し、もって医療及び公衆衛生の普及向上を図ることを目的とした。

6.30　〔法令〕「公害審議会令」を公布　「公害審議会令」を公布。9月16日、公害審議会の委員40人を発令した。

6.30　〔法令〕「精神衛生法」改正法を公布　「精神衛生法」改正法を公布。通院患者の医療費の2分の1の公費負担制度を新設や精神衛生センターの設置などを定めた。

7.1　〔事件〕新潟県の有機水銀中毒原因結論　新潟県で発生した有機水銀中毒に関する

厚生省専門家検討会が、工場排水に含まれるアルキル水銀で汚染された魚・貝を食したことが原因と結論した。これを受け、12日に新潟県衛生部が阿賀野川下流の魚の販売を禁止した。また、7月初めから14日にかけて、細川一・元新日本窒素肥料附属病院長と宇井純・東大工学部助手らが現地調査を行い、水俣病との共通性を確認した。

7.26 〔法令〕妊産婦に1日1本の牛乳を支給　厚生省は、低所得層の妊産婦と乳幼児に1日1本の牛乳を無償で支給することを通知した。

7月 〔出版〕『白い巨塔』刊行　山崎豊子『白い巨塔』（新潮社）刊行。野心的な主人公を中心に大学医局制度などの医学界の腐敗を追及した社会派小説。1969年には続編も刊行された。1966年の田宮二郎主演の映画、1967年の佐藤慶主演のテレビドラマなど、何度も映像化されている。

8.13 〔制度〕看護婦の勤務体制を二八体制に　人事院勧告により、看護婦の病院勤務を、夜勤は2人体制で、1人1ヶ月8回以内とする二八体制が実施された。

9.9 〔社会〕自動車の排気ガスに発がん性物質　第23回国際生理科学会議において、自動車の排気ガス中に発がん性物質が存在していることが確認された。

10.4 〔社会〕日米医学協力会議開催　7日にかけてハワイで第1回日米医学協力会議が開催された。

10.15 〔制度〕病院会計準則を制定　厚生省は、病院会計準則を制定した。

11.12 〔政策〕医療保険基本問題対策委員会を設置　厚生省は、省内に医療保険基本問題対策委員会を設置した。

12.23 〔事件〕新潟水俣病患者会結成　「阿賀野川有機水銀被災者の会」が新潟水俣病患者と家族により結成され、後に「新潟水俣病被害者の会」と改称された。

1966年
（昭和41年）

1.28 〔政策〕養護老人ホーム等の設置運営基準　中央社会福祉審議会は、養護老人ホーム、特別養護老人ホームの設置、運営の基準について、ホームを耐火構造とするほか、医務室、リハビリ室の設置などを盛り込むよう意見を申し立てた。

3.12 〔制度〕日本病院協会、医療制度改革試案　日本病院協会は、医療制度及び医療費体系の改革試案を発表した。ドクターズ・フィーとホスピタル・フィーの分離、家庭制度の創設などを提言。

3.26 〔団体〕重症心身障害者総合収容施設を建設　厚生省は、日本初の重症心身障害者総合収容施設・心身障害者の村（コロニー）を群馬県高崎市に建設することを決定した。

3.31 〔社会〕日本の総人口が1億人を突破　法務省の住民登録集計による総人口は1億55万4894人と、初めて1億人を突破した。

4.7	〔事件〕千葉大学腸チフス事件　千葉大学医学部付属病院の医局員が、担当の患者に腸チフス菌や赤痢菌を注入したり、同僚や親戚に細菌感染した食物を食べさせたとして逮捕された。64名が感染、死亡者はなし。1973年4月20日、千葉地裁は被告の自白内容に信用性がないとして無罪判決を下した。
4.28	〔法令〕「健康保険法」等改正法公布　「健康保険法」等改正法公布・施行。健康保険の標準報酬等等級区分の改定を行い、最高限度額が10万4000円となった。また、保険料率を1000分の65に引き上げた。
5.2	〔治療〕フッ化物歯面局所塗布実施要領　厚生省は、フッ化物歯面局所塗布実施要領を発表した。
6.14	〔事件〕新潟水俣病一斉検診　新潟大学医学部と新潟県保健所により、阿賀野川下流第一次戸別訪問調査（一斉検診）が開始された。この結果、30人以上の頭髪から300ppm以上の水銀が検出された。
7.4	〔法令〕「製菓衛生師法」を公布　「製菓衛生師法」を公布。12月26日施行。
7.20	〔法令〕「こどもの国協会法」を公布　「こどもの国協会法」を公布。これにより、11月1日特殊法人こどもの国協会が発足した。
7.29	〔政策〕心身障害児対策連絡会議を設置　総理府に心身障害児対策連絡会議を設置することを閣議決定した。
8.4	〔政策〕公害に関する基本的施策を中間報告　公害審議会は、公害に関する基本的施策の中間報告を厚生大臣に提出。生活環境基準の設定や、民法上の無過失責任、補償の企業責任などを提言。
8.27	〔政策〕生活環境整備新5カ年計画　厚生省は、1967年度を初年度とする生活環境整備新5カ年計画を発表した。
10.4	〔法令〕食品添加物の規格基準改正を告示　厚生省は、食品、添加物等の規格基準改正を告示。合成樹脂製器具及び容器包装の試験法の一部を改正した。
10.5	〔社会〕経団連、公害政策への意見を発表　日本経済団体連合会（経団連）は、公害政策の基本的問題点についての意見を発表した。
10.15	〔社会〕映画「白い巨塔」公開　「白い巨塔」（製作：大映　原作：山崎豊子　監督：山本薩夫　脚本：橋本 忍　出演：田宮二郎、小沢栄太郎ほか）が公開された。大学医局制度などの医学界の腐敗を追求したストーリー。田宮、小沢は1978年のドラマ版でも同じ役を演じた。
12.1	〔政策〕医薬品副作用調査会が発足　厚生省は、医薬品安全対策特別部会の下に、医薬品副作用調査会を発足させた。

1967年
（昭和42年）

1.12 〔制度〕売血の中止を決定　日本血液銀行協会は、1967年4月から売血を中止し、保存血製造のみとすることを決定した。

2.3 〔制度〕インターン制度改善に関する意見書　大学医学部卒業後における教育研修に関する懇談会は、医師のインターン制度の改善に関する中間意見書を文相、厚生大臣に提出。医学部卒業後、直ちに国家試験を受験し、免許取得後2年以上の臨床研修を行う体制への整備を提言した。

2.4 〔社会〕初の原爆被爆者実態調査　厚生省は、初の原爆被爆者実態調査を行った。そのうち、基本調査の結果を発表した。生存被爆者総数は29万8500人。

2.10 〔団体〕厚生年金基金連合会が発足　「厚生年金保険法」に基づき厚生年金基金の連合体として厚生年金基金連合会が設立された。その後、2004年の法律改正により企業年金連合会となった。厚生年金基金を短期間（通常10年未満）で脱退した人（中途脱退者）等に対する年金給付を一元的に行うほか、厚生年金基金・確定給付企業年金・確定拠出年金といった企業年金間の年金通算事業を行う。

2.26 〔団体〕自閉症児親の会が発足　自閉症児を持つ親たちが全国組織として自閉症児親の会全国協議会が発足した。平成元年に社団法人日本自閉症協会となった。

2月 〔出版〕『華岡青洲の妻』刊行　有吉佐和子『華岡青洲の妻』（新潮社）刊行、ベストセラーに。江戸時代の医師華岡青洲が世界で初めて全身麻酔による手術を成功させるにあたって、麻酔薬の人体実験をめぐる妻と母の確執を描いた小説。

3.1 〔制度〕医薬品副作用モニター制度　厚生省、国立病院、大学付属病院に医薬品の副作用に関する事例報告を依頼する医薬品副作用モニター制度が実施される。

3.12 〔社会〕青年医師連合、インターン制度に反対　36大学2400人からなる青年医師連合、インターン制度に反対して医師国家試験をボイコット。

3.29 〔団体〕日本勤労者住宅協会設立　前身は、全国の労働金庫からの寄付によって1958年に設立された財団法人日本労働者住宅協会である。1966年に成立した日本勤労者住宅協会法により、1967年3月29日勤労者の住宅困窮を解決するため、日本勤労者住宅協会が設立された。

4.5 〔事件〕イタイイタイ病の原因物質　岡山大学教授小林純、医師萩原昇は、富山県で発生している奇病イタイイタイ病の原因は三井金属神岡鉱業所の排水であると発表した。1968年5月8日厚生省も、同一見解を発表した。

4.7 〔事件〕新潟水銀中毒事件研究班最終報告　新潟水銀中毒事件特別研究班は、新潟阿賀野川流域の有機水銀中毒の原因は、昭和電工鹿瀬工場排水であると結論付け、最終報告した。

4.8 〔社会〕テレビドラマ「白い巨塔」放送開始　「白い巨塔」（NET）の放送が開始さ

れた。大学医学部を舞台に、学部内の派閥抗争や誤診問題を絡ませながら、野心のために手段を選ばない主人公の姿を描いたドラマ。山崎豊子原作、今村文人ほか脚本で、出演は佐藤慶・根上淳・山形勲ほか。全26回。この後も1978年に1966年の映画版と同じキャストが演じる全31回のテレビドラマ版があるほか、1990年・2003年にもドラマ化、2008年には韓国でもドラマ化された。

5.8 〔制度〕石炭労働者特別年金制度を答申　石炭鉱業審議会年金問題小委員会は、厚生大臣、通産大臣に、石炭労働者を対象とする特別年金制度の創設を答申。

5.23 〔制度〕インターン制度懇談会最終結論　大学医学部卒業後における教育研修に関する懇談会は、厚生大臣、文部大臣に最終結論を提出。免許取得者はその後も臨床研修を努めること、国は環境、条件の整備に努め、制度、予算措置に配慮することなどを提言した。

6.1 〔法令〕「石炭鉱業年金基金法」の制定で答申　社会保障制度審議会は、「石炭鉱業年金基金法」の制定に関して答申。

6.12 〔事件〕新潟水俣病訴訟　阿賀野川流域水銀中毒事件（新潟水俣病）被害者は、昭和電工鹿瀬工場を相手どり、慰謝料請求を新潟地裁に提訴。1971年9月29日、新潟地裁は、新潟水俣病の原因は昭和電工鹿瀬工場の排水と認定し、原告の勝訴が確定した。1973年6月21日、新潟水俣病被害者の会等と昭和電工は補償協定を締結した。

6.20 〔政策〕厚生省に公害部を新設　厚生省環境衛生局に公害部を新設。

6.21 〔政策〕公害行政の一元化を提言　社会保障制度審議会は、公害行政の一元化等についての意見書を首相に提出した。

6.21 〔法令〕「下水道整備緊急措置法」を公布　下水道の緊急かつ計画的な整備を促進することより、都市環境の改善、公衆衛生の向上に寄与し、公共用水域の水質の保全に資することを目的とした「下水道整備緊急措置法」を公布。

6月 〔政策〕イタイイタイ病調査研究班発足　神通川流域のイタイイタイ病調査研究班（厚生省イタイイタイ病調査研究班）が、厚生省の委託により日本公衆衛生協会で発足した。

7.28 〔政策〕身障者の雇用促進に関する答申　身体障害者雇用審議会は、身障者の雇用促進に関して、身体障害者雇用促進法の適用拡大、雇用率引上げ、雇用奨励金制度新設などを答申。

8.3 〔法令〕「公害対策基本法」を公布　1966年11月厚生省は、環境基準の設定、測定監視体制の整備、救済制度などを盛り込んだ公害対策基本法案を作成。1967年5月23日公害対策基本法案を閣議決定。8月3日「公害対策基本法」公布・施行。

8.16 〔法令〕「石炭鉱業年金基金法」を公布　「石炭鉱業年金基金法」を公布・施行。これに伴い、石炭鉱業年金基金を設立。

8.19 〔法令〕「環境衛生金融公庫法」を公布　「環境衛生金融公庫法」を公布。9月2日環境衛生金融公庫を発足、理事長には大山正が就任した。

8.19 〔法令〕「精神薄弱者福祉法」改正法を公布　「精神薄弱者福祉法」改正法を公布。授産施設の新設などを定めた。

8.24　〔法令〕健康保険法特例に関する法律公布　「健康保険法及び船員保険法の臨時特例に関する法律」を公布・施行。2年間の時限立法で、保険料利率を1000分の70に引上げたほか、薬剤の一部負担創設、入院時・外来時一部負担金額を引上げた。

9.1　〔事件〕四日市ぜんそく患者、6社を提訴　四日市ぜんそく患者は、石油コンビナート企業6社を相手どり、総額1800万円の慰謝料請求訴訟を津地裁に提訴。1972年7月24日、津地裁は石油コンビナート6社の共同不法行為を認定、原告勝訴が確定した。

9.13　〔制度〕新医薬品の副作用報告制度　厚生省は、医薬品の製造承認等に関する基本方針を通達し、製薬企業からの新医薬品の副作用報告制度を開始した。

12.7　〔事件〕イタイイタイ病は鉱毒　厚生省イタイイタイ病研究班が、神通川と神岡の廃液溝からカドミウムを検出。イタイイタイ病の原因は三井金属神岡鉱業所の鉱毒であると中間報告した。1968年3月27日、最終報告で三井金属神岡鉱業所と関連施設から排出されたカドミウムが主体であると結論した。

12.8　〔法令〕「国民健康保険法」改正法を公布　「国民健康保険法」改正法を公布。1968年1月1日から給付率7割とした。

この年　〔事件〕薬害防止対策　厚生省によりクロロキンが「劇薬」に指定された。またサリドマイド禍などの反省から、医薬品を作用が緩和な「軽医療」とそうでないものに2大別する「医薬品の製造承認等に関する基本方針について」が同省より通達された。

1968年
(昭和43年)

1.29　〔事件〕東大医学部生、登録医制度に反対しスト　東京大学医学部生、登録医制度に反対し無期限ストライキ。これが東大紛争の発端となる。

3.9　〔事件〕イタイイタイ病患者、富山地裁に提訴　富山県神通川のイタイイタイ病で婦中町の患者ら、三井金属を相手どり損害賠償請求を富山地裁に提訴。

3.16　〔治療〕麻疹ワクチンをKL法に統一　中央薬事審議会生物学的製剤特別部会ハシカ調査会は、麻疹ワクチンをKL法に統一することを決定した。8月27日ハシカ・ワクチン基準を改正、KL方式に統一した。

3月　〔事件〕予防接種事故遺族、損害賠償請求　予防接種事故事件で遺族らは、国、製薬会社、医師を相手どり損害賠償請求訴訟の提訴を始めた。

4.1　〔法令〕「労災保険法」改正法を公布　「労災保険法」改正法を公布し、5人以上雇用の全事業所に強制適用とした。

4.27　〔法令〕「国立病院特別会計法」改正法を公布　「国立病院特別会計法」改正法を公布し、国立療養所の経理を一般会計から特別会計に移管した。

5.7　〔事件〕サリドマイド禍の責任　園田直厚生相は、参議院社労委で初めてサリドマイド禍は製薬会社にも責任があると認める。

5.15	〔法令〕「医師法」改正法を公布	「医師法」改正法を公布・施行。実地修練制度を廃止し、臨床研修制度を創設した。
5.15	〔事件〕公害対策全国連絡会議を結成	水俣病、阿賀野川水銀中毒（新潟水俣病）、四日市ぜんそく、イタイイタイ病など患者組織と総評、中央社会保障推進協議会（中央社保協）が主催し、公害対策全国連絡会議を結成。
6.3	〔法令〕「社会保険労務士法」を公布	「社会保険労務士法」を公布。12月2日施行。
6.5	〔制度〕国民年金制度の改善案	国民年金審議会は、国民年金制度の改善案として、給付水準の厚生年金並引上げ、所得比例制度の導入などをまとめた。
6.10	〔法令〕「大気汚染防止法」を公布	「大気汚染防止法」を公布。12月1日施行。
8.8	〔治療〕日本初の心臓移植手術	和田寿郎札幌医科大学教授が、日本初の心臓移植手術を行った。しかし、10月29日移植患者は死亡。その後、手術の是非、臓器提供者の死の認定につき告発など社会問題化した。
9.11	〔法令〕「臓器移植法」案の骨子まとまる	臓器移植法研究会（臓器移植法案制定準備委員会を改称）は、「臓器移植法」案の骨子をまとめた。臓器移植センター新設のほか、死亡判定は法案に盛り込まない方針。
9.26	〔政策〕水俣・阿賀野川の公害病を認定	政府は、熊本県水俣湾周辺と新潟県阿賀野川流域における有機水銀中毒発生原因は、工場排水を流した企業の責任による公害病と認定し発表した。
10.4	〔事件〕カネミ油症事件が発生	福岡県北九州市のカネミ倉庫で作られた食用油（こめ油・米糠油）「カネミライスオイル」の製造過程で、脱臭のために使用されていたPCBが、配管作業ミスで漏れて混入し、これがダイオキシンに変化。このダイオキシンを油を通して摂取した人々に、顔面などへの色素沈着、頭痛、手足のしびれ、肝機能障害などを引き起こした。妊娠中に油を摂取した患者からは、皮膚に色素が沈着した状態の赤ちゃんが生まれた。
11.1	〔政策〕イタイイタイ病の公害病認定	イタイイタイ病が政府により公害病と認定された。
11.1	〔事件〕カネミ油症原因発表	九州大学の油症研究班が米ぬか油からPCBを検出し、製造現場では有機塩素剤を発見。4日には、カネミ油症の原因が有機塩素系のPCBを含む米ぬか油であることを正式に発表した。16日には同剤の混入経路が油の精製工程における脱臭塔内のステンレス製管にできた腐食穴であることも確認された。1969年2月3日、農林省畜産局が、PCBがカネミ油症の原因であることを確認する通達を出した。
11.29	〔事件〕カネミ油症・刑事訴訟	北九州市が食品衛生法違反でカネミ倉庫と社長を小倉署に告発した。また翌月11日、油症被害者の会が同社を告訴した。1978年3月24日、カネミ倉庫元工場長が禁固刑、社長は無罪となった。元工場長が控訴したが、1982年1月25日に控訴棄却となった。
11.30	〔制度〕薬価基準を全面改正	薬価基準の全面改正を公示。薬価基準を5.6％引下げ、1201品目を追加。1969年1月1日施行。

1969年
(昭和44年)

1.23 〔社会〕精神衛生患者の保安処分　中央精神衛生審議会、保安処分の規定は精神衛生の理念に合致するという、保安処分に関する意見を提出した。

1月 〔出版〕『苦海浄土』刊行　水俣病をテーマとするルポルタージュ文学形式で書かれた石牟礼道子著『苦海浄土―わが水俣病』(講談社)が刊行され、公害文学として大きな反響を呼んだ。作者の石牟礼道子は熊本県生まれの作家で、この作品は代表作となった。翌1970年に第1回大宅壮一ノンフィクション賞に決まるが、3月25日受賞を辞退。

2.1 〔事件〕カネミ油症訴訟　福岡県の被害者らが、カネミ倉庫とPCB製造者の鐘淵化学工業に対する損害賠償請求を提訴した。

3.28 〔政策〕カドミウム汚染対策　厚生省は、カドミウム汚染対策を決定した。

4.10 〔政策〕国民医療対策大綱　自民党医療基本問題調査会起草小委員会は、国民医療対策大綱を発表し、国民保険、勤労者保険、老人保険制度の創設を提言した。同月22日、総評、健保共済改悪反対中央連絡会議は、大綱は大改悪を意図していると批判。同月30日日本経済団体連合会(経団連)は、大綱は問題点が多く反対である旨を発表。5月7日健保連は、同大綱は機構いじりに終始していると反対を決議。同月16日日本医師会は、被用者と家族を分離する等に批判的意見書を発表した。

5.23 〔出版〕初の『公害白書』を発表　政府は、たび重なる公害病の発生を受け、初の『公害白書』を発表。

5.27 〔法令〕重度障害者に日用品を支給　厚生省は、重度障害者に日常生活用具を支給することを通知した。

6.14 〔事件〕熊本水俣病訴訟　熊本水俣病患者、チッソを相手どり、6億円余の損害賠償訴訟をおこした。1973年3月20日、熊本地裁、チッソ株式会社の過失責任を認定、原告勝訴。

6.27 〔法令〕海水浴場の規制・水質基準　厚生省は、汚れのひどい海水浴場の規制、水質基準を各都道府県に通達した。

6月 〔政策〕看護職員不足対策に関する決議　参議院社会労働委員会は、看護職員の不足対策に関する決議を行った。

6月 〔政策〕児童手当審議会　児童手当審議会を設置し、7月28日第1回会合を開催。厚生大臣は、制度の社会保障制度内の位置づけ、財源負担、関連諸制度との調整について諮問した。

7.2 〔法令〕「東京都公害防止条例」公布　「東京都公害防止条例」が公布された。

7.5 〔制度〕日医、医療費値上げ要求　日本医師会(日医)は医療費20%の値上げを要求。

7.10 〔政策〕DDTなど新規製造許可一部中止　厚生省は、DDT、BHCの新規製造許可の一部中止を決定した。

7.18 〔法令〕「職業訓練法」を公布　「職業訓練法」を公布。10月1日施行。

7月 〔事件〕カネミ油症で患者死亡　9月にかけて、カネミ油症患者が相次いで死亡した。九州大での病理解剖の結果、副腎皮質のかなりの委縮が確認され、PCBが原因との疑いが強まった。また、患者である母親の母乳を飲んだ乳幼児の皮膚や爪が黒色化、成長期児童の身長・体重の発育の遅れ、成人も含めた抜け毛の増加・息ぎれ・めまいなどの症状も確認された。

8.14 〔制度〕医療保険制度の改正試案　厚生大臣、医療保険制度の抜本改正に関する厚生省試案を発表した。国民保険、勤労者保険、老齢者保険の3本立て制度とし、被用者保険の家族を国保に移管するというものであった。

9.8 〔政策〕特老ホーム不足、運営改善を勧告　行政管理庁は、特別養護老人ホームの不足、施設一般の不適切な運営の改善を行うよう厚生省に勧告。その後、厚生省は、施設運営近代化委員会を発足した。

10.3 〔団体〕らい調査会を発足　厚生省の委託機関として、らい調査会を発足した。

10.8 〔事件〕乳児集団種痘量誤認　愛知県知立町で、集団種痘を行なった際に、医師が誤って2倍量を接種し、乳児117名に高熱や下痢、発疹などの症状が発生した。

10.29 〔事件〕人工甘味料チクロの使用禁止　厚生省は、発がん性の疑いがあるとして、人工甘味料チクロを食品、医薬品へ使用することを禁止した。

11.12 〔政策〕川崎市大気汚染公害認定　川崎市が、大気汚染による公害認定を市独自に行い、医療費を市で負担する方針を決定した。

11.22 〔社会〕たばこのニコチン・タール含有量　日本専売公社は、たばこのニコチン・タールの含有量を発表した。

11.26 〔事件〕初の公害被害者全国大会　初の公害被害者全国大会が開催され、加害企業及び厚生省に対し、被害者救済への取り組みを要請した。同日、全国スモンの会を結成した。

11.27 〔事件〕心臓薬コランジルの副作用　新潟大学の若手医師グループにより、心臓薬コランジルの副作用被害が公表された。12月1日、製造会社は、医薬品の品目廃止届を提出した。

12.1 〔制度〕老人医療費無料化実施　東京都は、70歳以上の老人医療費無料化制を実施した。

12.15 〔法令〕「公害救済法」公布　公害の被害に対する医療補償を定める「公害に係る健康被害の救済に関する特別措置法」が公布された。治療関係費の一部を一時金として給付するもので、費用は産業界と政府が折半。1970年2月1日施行、新法公布により1973年に廃止。

12.17 〔事件〕水俣病の病名定義　厚生省「公害の影響による疾病の指定に関する検討委員会」が、特異な発生経過や国内外で通用していることなどから熊本県水俣の水銀中毒を「水俣病」、新潟の水銀中毒を病気としてはこれと同じものであるとして「新

潟水俣病」と正式に病名を定義した。

この年 〔社会〕被爆者二世白血病連続死　広島市牛田町松風園団地在住の被爆者二世で広島女学院ゲーンズ幼稚園児（5歳）が急性骨髄性白血病により死亡したのをはじめ、この年には被爆者二世3名が同病で死亡した。

1970年
（昭和45年）

1.7 〔政策〕緊急に実施すべき老人対策答申　中央福祉審議会は、緊急に実施すべき老人対策について答申。職業紹介機関の増設、新タイプの老人ホーム新設、老齢者扶養控除の創設、白内障手術の無料化などを提言した。

2.1 〔事件〕四日市ぜんそくで医療費給付開始　1969年制定の「公害に係る健康被害の救済に関する特別措置法」が施行された。2月、同法に基づき四日市地域の公害病患者に対する医療費などの給付が開始された。

3.10 〔制度〕児童手当制度の創設再審議　児童手当審議会は、児童手当制度の創設について、企業負担40％、第3氏以降は月額3000円支給という斎藤邦吉前厚生相の構想を棚上げし、白紙の状態から再審議することを決定した。

4.14 〔法令〕建築物の衛生的環境確保　「建築物における衛生的環境の確保に関する法律」を公布。10月13日施行。

4.14 〔法令〕「柔道整復師法」を公布　「柔道整復師法」を公布。7月10日施行。

5.4 〔法令〕「心身障害者福祉協会法」を公布　「心身障害者福祉協会法」を公布。コロニーの設置運営主体として、特殊法人心身障害者福祉協会を設立。

5.16 〔法令〕「検疫法」改正法を公布　「検疫法」改正法を公布。検疫伝染病から発疹チフス、回帰熱を削除した。1971年1月1日施行。

5.20 〔法令〕「農業者年金基金法」を公布　「農業者年金基金法」を公布、一部施行。1971年1月1日全面施行。農業経営の移譲者へ年金を支給。経営者の若返りと離農を促進する措置。

5.21 〔法令〕「衛生検査技師法」改正法を公布　「衛生検査技師法」改正法を公布。1971年1月1日施行。臨床検査技師制度の創設や衛生検査所について任意登録制度とすることを定めた。

5.21 〔法令〕「心身障害者対策基本法」を公布　「心身障害者対策基本法」を公布・施行。心身障害者福祉に関する施策の基本的事項を規定した。

5.27 〔事件〕水俣病で一部患者が補償交渉妥結　水俣病患者家庭互助会の一任派が、チッソとの補償交渉で和解妥結した。

6.1 〔法令〕「公害紛争処理法」を公布　「公害紛争処理法」を公布。これに伴い、11月2日中央公害審査委員会が発足した。

6.1	〔法令〕「予防接種法」改正法を公布	「予防接種法」改正法を公布・施行。腸チフス、パラチフスを予防接種法上より削除した。
6.15	〔事件〕森永ヒ素ミルク中毒で原因認める	森永ヒ素ミルク中毒事件の森永側弁護団が、粉ミルクに原因があることを初めて認めた。
6.19	〔事件〕種痘ワクチン接種中止	厚生大臣は、種痘ワクチン禍による死者が15人、患者が206人と続発したことをうけ、接種中止を了承した。7月31日、予防接種事故に対する緊急の行政措置を閣議了承。厚生省は、種痘後遺症や予防接種による副作用の被害者の臨時救済措置大綱を決定。弔慰金330万円、後遺症130〜330万円を限度に支給するとし、10月1日実施された。
7.18	〔社会〕東京都杉並区で光化学スモッグ	東京都杉並区で光化学スモッグが発生し、女子高生40数人が倒れた。
7.26	〔政策〕カドミウム汚染米の暫定許容基準	厚生省は、カドミウム汚染米の暫定許容基準を、玄米1ppm、精白米0.9ppmと決定した。
8.13	〔政策〕薬効問題懇談会を設置	厚生大臣は、私的諮問機関として薬効問題懇談会を設置し、大衆保健薬の効能を検討した。
9.8	〔事件〕キノホルム剤の発売中止を答申	中央薬事審議会は、スモンの発生要因と思われるキノホルム剤（整腸剤）の販売中止、使用禁止を答申した。厚生省は、9月10日発売中止などを指示した。
9.28	〔政策〕厚生行政の長期構想を発表	厚生省は、厚生行政の長期構想として「生きがいのある社会を目指して」を発表。1975年度を目途に公害問題の抜本的解決、年金スライド制、老人・障害者の生活保護行政の改善などに取り組むとした。
10.1	〔団体〕国際胃がん情報センター設置	国立がんセンターに、世界保健機関（WHO）国際胃がん情報センターを設置した。
10.1	〔社会〕国勢調査、沖縄を含めて実施	国勢調査が、沖縄を含めて実施された。総人口は1億466万5171人、沖縄の人口は94万5111人、産業別就業人口割合は、第一次産業19.3％、第二次産業34.1％、第三次産業46.5％という結果となった。
10.31	〔制度〕医療保険の前提について建議	社会保険審議会は、医療保険の前提となる関連諸制度についての意見書を建議した。
11.1	〔政策〕公害紛争処理機関を設置	総理府に公害紛争処理機関として、中央公害審査委員会を設置した。
11.12	〔事件〕川崎の公害病で初めて患者死亡	20代公害病患者が、川崎市で初めて死亡した。
11.16	〔事件〕カネミ油症事件で損害賠償請求	カネミ油症事件被害者は、国、北九州市のほか3名を相手どり損害賠償請求訴訟を起こした。
11.29	〔社会〕初の公害メーデー	初の公害メーデーが行われ、全国150カ所で82万人が参加した。
12.19	〔政策〕医療保険制度に対する意見書	社会保障制度審議会は、医療保険制度に対する意見書を厚生大臣に提出。財政調整は不可、健保家族の給付率引き上げ、患者

の一部負担などを提言。
12.25 〔法令〕公害関係14法律が公布　「公害対策基本法」改正法、「公害防止事業費事業者負担法」、「人の健康に係る公害犯罪の処罰に関する法律」、「海洋汚染防止法」、「廃棄物の処理及び清掃に関する法律」、「水質汚濁防止法」、「農用地の土壌の汚染防止等に関する法律」など公害関係14法律を公布。
12.29 〔団体〕辺地医師養成医科大学を創設　辺地医師養成医科大学である自治医科大学を創設、1972年4月開校決定。1971年8月2日に自治医科大学起工式が行われ、1972年4月地域医療に従事する医師の養成を目指し同校が創立された。

1971年
(昭和46年)

1.12 〔法令〕「健康保険法」改正要綱を諮問　厚生大臣は、1月12日社会保険審議会に「健康保険法」改正案要綱を諮問。退職者継続医療給付制度の創設、70歳以上の家族療養費を7割に引上げ、再診時一部負担金100円の新設、政府管掌健保に5％の定率国庫負担などを議論した。1月14日、厚生大臣は、社会保障制度審議会に同じく「健康保険法」改正案要綱を諮問。
1.12 〔社会〕アメリカの公害追放運動家来日　アメリカの公害追放運動のラルフ・ネーダー弁護士が来日した。
1.30 〔社会〕無医地区調査を実施　厚生省は、無医地区調査を実施し、2473か所の無医地区が判明した。
2.17 〔法令〕「健康保険法」改正案を提出　政府は、「健康保険法」改正案を国会に提出。5月23日審議未了のまま廃案となった。
2.18 〔社会〕中医協、圓城寺次郎会長再選　中央社会保険医療協議会(中医協)、圓城寺次郎会長再選。厚生省が診療報酬体系の問題点を列挙した資料「診療報酬適正化について(審議用メモ)」を提出し、のちに日本医師会で問題となった。
3.18 〔政策〕老齢福祉対策推進要綱　自民党は、政調社会部会老人対策小委員会で、老人医療の無料化、老齢福祉年金の改善充実、老人扶養控除制度の創設などを盛り込んだ老齢福祉対策推進要綱を発表した。
3.26 〔法令〕シンナー等の乱用防止を指示　厚生省は、青少年によるシンナー等の有機溶剤の乱用防止を指示した。
3.26 〔教育〕医師養成計画を発表　文部省は、国立大学を2～3校増設する医師養成計画を発表した。
4.1 〔法令〕理学療法士法など改正法公布　「理学療法士及び作業療法士法」改正法を公布。国家試験受験資格の特例措置をさらに3年延長することを定めた。
4.22 〔事件〕再審査で水俣病認定　熊本県公害被害者認定審査会の再審査により、31名

が水俣病患者に認定された。

5.8 〔社会〕初の准看護婦全国大会開催　初の准看護婦全国大会を開催。准看護婦制度の廃止、そのための経済的・教育的措置の確立などを日本看護協会などに訴えた。

5.20 〔法令〕「視能訓練士法」を公布　「視能訓練士法」を公布。7月19日施行。これに伴い、視能訓練士制度が創設された。

5.27 〔法令〕「児童手当法」を公布　「児童手当法」を公布。1972年1月1日施行。18歳未満の児童3人以上の時、義務教育終了前の第3子以降に支給される。

5.28 〔事件〕スモン患者、東京地裁に初提訴　スモン患者、製薬企業、国に損害賠償を求め、東京地裁に初提訴した。その後、全国32カ所の地裁に提訴が相次いだ。

6.1 〔法令〕「悪臭防止法」を公布　「悪臭防止法」を公布。1972年5月31日施行。

6.18 〔制度〕日経連、保険医問題で政府の妥協戒める　保険医辞退問題で、日本経営者団体連盟(日経連)が政府の安易な妥協を戒める見解を発表。

6.30 〔事件〕富山イタイイタイ病判決　富山イタイイタイ病に関して、富山地裁から判決が下され、三井金属鉱業のカドミウムが主因と認定、原告が勝訴した。1972年8月9日、名古屋高裁金沢支部が控訴審で控訴を棄却、患者・遺族の勝訴が確定。

7.1 〔政策〕環境庁が発足　5月31日に環境庁設置法が公布され、7月1日環境庁が発足した。厚生省公害部、国立公園部は環境庁に移管された。

7.1 〔社会〕精神薄弱児施設入所者実態調査　厚生省は、精神薄弱児(者)施設入所者の実態調査を実施した。在宅者は31万2600人、施設入所者は4万3700人の計35万6300人で、人口1000人当たり3.4人と推計された。

7.7 〔政策〕医薬品再評価を答申　厚生大臣の私的諮問機関・薬効問題懇談会は、医薬品再評価の必要性について厚生大臣に答申した。7月22日、中央薬事審議会は、医薬品再評価特別部会を決議し、10月に設置された。12月16日、厚生省薬務局長通知(行政指導)により医薬品再評価が開始された。

7.7 〔事件〕水俣病認定で県の棄却処分取消　水俣病認定申請の棄却処分に対する行政不服審査請求で、環境庁長官が初裁決。熊本県の棄却処分を取消した。

7.28 〔制度〕医師会の医療保険制度改革案　佐藤栄作首相は、武見太郎日本医師会会長と会談。その際、首相は、医師会の医療保険制度改革案を了承。そのため、会長は保険医辞退中止を即答した。

8月 〔政策〕保安処分制度に反対決議　日本精神神経学会総会において、保安処分制度に反対することを決議した。

9.10 〔出版〕水俣病報道写真　アメリカの写真家ユージン・スミスが、水俣病の実態を記録するため、この日から1974年まで水俣に滞在する。その成果は写真集『ミナマタ』に結実し、水俣病を世界に知らせる役割を果たした。1977年12月5日、被写体であった最重症胎児性水俣病患者が21歳で死去した。

10.6 〔事件〕水俣病患者認定　熊本県知事が、5日に行われた同県水俣病認定審査会の答申に基づき、8月7日の環境庁裁決で処分を取り消された16人を水俣病患者と認定した。

10.11 〔政策〕歯科保健問題懇談会が発足　厚生大臣の私的諮問機関として歯科保健問題懇談会が発足した。

10.19 〔事件〕イタイイタイ病の治療費負担　富山市など1市2町と汚染源企業の間で、イタイイタイ病患者の治療費負担として預託金4000万円を提供することで合意が成立した。

10.21 〔法令〕過疎地域保健指導事業の実施　厚生省公衆衛生局長は、過疎地域保健指導事業を実施し、過疎地域の無医地区に保健婦を配置することを通知した。

11.15 〔治療〕医薬品の副作用報告範囲拡大　厚生省は、新医薬品にのみ実施ていた実施していた製薬会社等からの副作用報告の範囲を、すべての医薬品に拡大した。

12.2 〔政策〕東京全域が公害病指定地域　東京都が、国とは別に1972年から東京全域を公害病指定地域に指定することを決定した。

12.12 〔社会〕救急医療の現況調査　厚生省は、救急医療の現況調査を実施した。

12.17 〔治療〕臓器移植懇談会、中間報告　厚生省の臓器移植懇談会は、中間報告を発表した。

この年 〔出版〕『日本医家伝』刊行　吉村昭『日本医家伝』(講談社)刊行。前野良沢、楠本イネ、高木兼寛、中川五郎治など、日本の近代医学の先駆者12人の生涯を描いた短編集。

1972年
(昭和47年)

1.19 〔事件〕ニセ医師事件続発　厚生省は、ニセ医師事件の続発により、全国の医師、歯科医師の免許資格の総点検とニセ医師の告発手続きをとるように都道府県に通達した。

1.25 〔政策〕公害病認定患者の医療費負担　東京都で、都内全域の中学生以下の公害患者の医療費を都費で負担することが決定された。

1.25 〔法令〕「医療基本法」案発表　厚生省は、国民医療に関する基本施策を骨子とする「医療基本法」案(仮称)を発表した。

2.5 〔法令〕医療保険各法の改正案要綱を諮問　厚生大臣、社会保険審議会と社会保障制度審議会に「健康保険法」の抜本改正である、医療保険各法の改正案要綱を諮問。家族給付率7割、高額医療費給付、外来投薬の一部負担、政府管掌健康保険の2分の1の財政調整、国保の標準保険料採用など。2月16日社会保険審議会は、改正案に対し、各側の批判意見を付記して厚生大臣に答申。同日社会保障制度審議会は、改正案で、批判と修正を求める答申を提出した。

2.5 〔事件〕カネミ油症・母乳からPCB検出　カネミ油症治療研究会で、福岡県の主婦の母乳からの初めてのPCB検出が発表された。最高濃度は0.7ppmで、これまで最

高とされてきた西ドイツの0.103ppmを大きく上回った。3月、大阪府公衆衛生研究所と京都市衛生研究所が母乳からのPCB検出を報告した。

2.26 〔政策〕軽費老人ホーム設置運営要綱　厚生省社会局長は、軽費老人ホーム設置運営要綱を通知した。

3.13 〔事件〕スモン病の原因物質　スモン調査研究協議会は、キノホルム剤がスモン病の原因であると発表した。

3.21 〔法令〕PCB使用禁止を通達　通産省は、PCBの使用禁止を、電気機器、産業機械など関連業界に通達した。

4.1 〔教育〕自治医科大学開学　自治医科大学を開学。

4.10 〔事件〕森永ヒ素ミルク中毒被害者、提訴　森永ヒ素ミルク中毒事件被害者が、国と森永乳業を相手どり、大阪地裁に損害賠償訴訟をおこした。同年8月16日、大津地裁は森永乳業の責任を認め、患者・家族の恒久救済を認める。1973年12月23日恒久救済策で、被害者及び国と森永乳業の3者が合意。

5.9 〔法令〕「医療基本法」案に批判的な答申　社会保障制度審議会は、医療基本法案について批判的な答申を厚生大臣に提出した。

5.25 〔法令〕劇物の定量方法などを定める省令　厚生省は、「家庭用品に含まれる劇物の定量方法及び容器又は、被包の試験方法を定める省令」を公布した。

5.26 〔出版〕初の『環境白書』を承認　政府は、初の『環境白書』を閣議で承認した。

5.27 〔社会〕第62回日本学士院恩賜賞　江橋節郎、筋の収縮及び弛緩の機構に関する研究により第62回日本学士院恩賜賞を受賞した。

6.1 〔団体〕日本初の老人病院開院　日本初の本格的な老人病院として東京都養育院附属病院が開院。

6.8 〔法令〕「労働安全衛生法」を公布　「労働安全衛生法」を公布。10月1日施行。従業員50人以上の企業に産業医を設置設置することを定めた。

6.12 〔政策〕特定疾患対策懇談会が発足　厚生大臣は、私的諮問機関として、特定疾患対策懇談会(冲中重雄会長)を発足した。7月3日同懇談会は、難病としてスモン、ベーチェット病、重症筋無力症、全身性エリテマトーデス・サルコイドージス、再生不良性貧血、難治性肝炎など8疾病を指定した。

6.16 〔法令〕「医療基本法」案廃案　「医療基本法」案は廃案となった。

6.23 〔法令〕「廃棄物処理施設整備緊急措置法」公布　「廃棄物処理施設整備緊急措置法」を公布、同日施行。

6.23 〔法令〕「老人福祉法」改正法を公布　「老人福祉法」改正法を公布。1973年1月1日施行。70歳以上を対象に、老人医療費支給制度を創設することを定めた。

6月 〔出版〕『恍惚の人』刊行　有吉佐和子『恍惚の人』(新潮社)刊行、ベストセラーに。認知症・高齢者介護といった老人問題を扱い、社会に問題を投げかけた。何度も映像化されており、1973年の森繁久彌主演の映画、2006年の三國連太郎主演のテレビドラマなどがある。

1972年（昭和47年）

7.1　〔政策〕特定疾患対策室を新設　厚生省、公衆衛生局に特定疾患対策室を新設。

7.1　〔法令〕「身体障害者福祉法」改正法公布　「身体障害者福祉法」改正法を公布。じん臓機能障害など身体障害者の範囲を拡大、身体障害者療護施設の設置運営を規定した。

7.20　〔政策〕保健所問題懇談会基調報告提出　厚生大臣の私的諮問機関・保健所問題懇談会は、地域に密着した活動のため、3段階の保健センター組織の整備などを提言した基調報告を提出。

8.23　〔政策〕公害病認定患者の医療費負担　京葉臨海工業地帯の大手企業30社が、千葉市の公害病認定患者の医療関係費用の90%を負担することを決めた。

9.1　〔教育〕医師不足解消計画　文部省は、医師不足解消のため、1973年度には1医大、6医学部を設置するほか、定員増を図る計画を発表。

10.2　〔政策〕医療システム開発調査室を設置　厚生省医務局に、医療システム開発調査室を設置。

10.2　〔政策〕難病対策要綱をまとめる　厚生省は、スモン、ベーチェット病などの難病に対して、調査研究の推進、医療機関の整備と要員の確保、医療費の自己負担の解消などを明記した難病対策要綱をまとめた。

10.3　〔社会〕光化学スモッグの原因は自動車　環境庁は、光化学スモッグの原因は自動車であるという汚染源調査の結果を発表した。

10.17　〔制度〕厚生年金保険制度改正案を建議　社会保険審議会厚生年金保険部会は、厚生年金保険制度改正に関する意見をとりまとめ、年金水準を平均標準報酬の60%、月額5万円、スライド制の導入などを建議。

10.18　〔政策〕国民年金改正案の取りまとめ　国民年金審議会は、国民年金の改正について意見（夫婦の年金月額5万円、スライド制の導入など）を取りまとめ、厚生大臣に提出した。

11.1　〔事件〕中学生以下の公害病初認定　東京都で中学生以下の公害病の初認定が開始された。11月14日に中学生以下の子供496人が呼吸器系疾患の公害病と認定され、12月15日には児童1324人が公害病患者と認定されるなど、認定総計は2935人に達した。

11.9　〔社会〕年金メーデーを開催　総評と中立労連などは、老後を安心して暮らせる年金をという初の年金メーデーを開催した。

12.26　〔法令〕健保法改正問題で意見書を提出　社会保険審議会の健保問題懇談会は、「健康保険法」改正問題で、家族給付率を現行5割から7割、現金給付の改善、標準報酬の上限引上げなどの意見書を厚生大臣に提出した。

12.27　〔社会〕母子間のPCB汚染調査　中央児童福祉審議会母子保健対策特別部会は、母子汚染の調査結果について、母乳にはPCB汚染がないと意見書を提出。

1973年
(昭和48年)

1.13 〔社会〕世界の週休2日制実施状況　外務省は、世界各国の週休2日制実施状況を調査し、85カ国中33カ国で週休2日制を実施していることを発表した。

1.17 〔事件〕三共、粉飾決算　薬品大手の三共が粉飾決算。

1.20 〔事件〕水俣病第二次訴訟提訴　熊本地裁に水俣病であることの確認と損害賠償を求めて、水俣病第二次訴訟提訴。1979年3月28日一審判決、1985年8月16日二審判決。

1.26 〔政策〕GMPの骨子まとめる　厚生省は、医薬品の質の向上のためのGMP（製造、品質管理規則）の骨子をまとめた。

1月 〔法令〕「公害健康被害補償法」成立　四日市公害訴訟の地裁判決を契機として「公害健康被害の補償等に関する法律（公害健康被害補償法）」が国会で成立した。10月5日公布、1974年9月1日施行。5年ごとに見直される時限立法。

2.24 〔事件〕イタイイタイ病補償で合意　三井金属鉱業神岡鉱業所からのカドミウム排出について被害農民らの補償要求が認められ、両者が合意書に調印した。1973年7月19日、治療協定に調印。

3.2 〔政策〕厚生行政でプロジェクトチーム　厚生省は、厚生行政の重点課題において、医療供給システム、マンパワー対策、消費者安全対策など13のプロジェクトチームの発足を決定した。

3.4 〔事件〕クロロキン薬害訴訟、住友化学工業、科研薬化工、小野薬品工業、吉冨製薬　クロロキン薬害被害者らが住友化学工業・科研薬化工・小野薬品工業・吉冨製薬の4社に対して損害賠償を求める訴訟を起こした。1975年12月22日、全国統一第一次提訴が行われた。

3.10 〔制度〕医師賠償責任保険制度の創設　日本医師会は、医師による医療事故に対し、医師賠償責任保険制度の創設を決定した。

3.24 〔制度〕医薬品情報検索システムを開発　厚生省は、医薬品情報検索システムを開発、実施した。

3.26 〔制度〕教育病院群制度検討打合せ会　教育病院群制度検討打合せ会は、地域ごとに総合病院と特殊専門病院を組み合わせた病院群をつくるべきだとする報告書を厚生大臣に提出した。

3.26 〔制度〕診療報酬スライド制導入問題　中央社会保険医療協議会（中医協）は、診療報酬スライド制導入問題を論議。5月16日、医師会の要求する医療費のスライド制導入を巡り診療側委員、圓城寺次郎会長を信任しない旨を文書で通告したため審議が中断した。

4.10 〔事件〕森永ヒ素ミルク中毒民事訴訟　第二次提訴。「森永ミルク中毒のこどもを守る会」が損害賠償を求め、森永乳業と国を大阪地裁に提訴した（第二次提訴）。

4.12　〔政策〕離島における保健指導事業の実施　厚生省公衆衛生局長は、離島地域の無医地区に関し、保健婦を配置するなど離島における保健指導事業の実施について通知した。

4.17　〔制度〕医薬品等の試験検査体制の整備　厚生省は、食品、医薬品、家庭用品の試験検査体制の整備等に関わるプロジェクトチームを編成した。

4.17　〔社会〕年金統一ストを全国一斉に行う　春闘共闘委員会加盟の単産、年金統一ストライキを全国一斉に行った。

4.20　〔社会〕子どものない夫婦に善意の斡旋　石巻市の医師が、中絶希望の女性に出産を説得し、子どものない夫婦に実子として善意の斡旋をしていたことが判明。10年間に約100人を斡旋したことが分かった。

4.27　〔事件〕チッソと水俣病新認定患者の調停成立　公害等調整委員会により、チッソと水俣病新認定患者の調停が成立した。

4.28　〔政策〕冷凍食品の規格基準を設定　厚生省は、冷凍食品の規格基準を設定した。

5.1　〔法令〕自動車排気ガス規制　自動車排気ガス中の、チッソ酸化物と炭化水素の規制がスタートした。

5.7　〔制度〕社会保障長期計画懇談会発足　厚生大臣の私的諮問機関として社会保障長期計画懇談会が発足。

5.17　〔制度〕食品・医薬品事故救済制度化　厚生省は、食品事故救済制度化および医薬品事故救済制度化についての研究会を発足。6月9日には、医薬品の副作用による健康被害者の救済制度研究会を発足させた。

6.8　〔制度〕診療報酬請求事務の簡素化　厚生省は、診療報酬請求事務に関するプロジェクトチームを発足し請求事務の簡素化を検討。

6.14　〔政策〕水銀等汚染対策推進会議を設置　政府は、相次いだ水銀などによる公害被害を受け、環境庁、通産省、厚生省等の省庁による水銀等汚染対策推進会議を設置した。

6.18　〔制度〕乳児健康診査制度創設　厚生省は、医療機関委託による乳児健康診査制度を創設。

6.21　〔社会〕築地市場の魚から水銀を検出　東京都衛生局は、築地の中央卸売市場へ入荷したマグロ、カジキ類の8割以上から水銀を検出したと発表。同年11月7日、厚生省は、水銀汚染につき全国流通市場の魚介類は安全と発表。

7.1　〔制度〕老人医療無料の対象を65歳に　東京都は、老人医療無料の対象を65歳に引き下げた。

7.9　〔政策〕医事紛争に関する研究会　厚生省は、医事紛争に関する研究会を発足。

7.9　〔事件〕水俣病補償交渉で合意調印　水俣病補償交渉で、チッソと患者団体の合意が成立し、保障協定に調印した。

7.26　〔政策〕身体障害者福祉モデル都市　厚生省は、仙台市、高崎市、京都市、下関市、北九州市、別府市の6都市を身体障害者福祉モデル都市に指定した。

8.1 〔政策〕医療システム開発調査室を新設　厚生省医務局総務課に、医療システム開発調査室を新設。

8.1 〔政策〕家庭用品安全対策室を新設　厚生省環境衛生局に、家庭用品安全対策室が新設。

8.4 〔制度〕医療情報システムを整備検討会　厚生省は、医療情報システムを整備するため検討会を開催し開発計画を発表した。

9.26 〔法令〕「健康保険法」等改正法を公布　「健康保険法」等改正法を公布。10月1日施行。家族給付率7割、家族高額医療費の新設、国庫負担の定率化10％、標準報酬上下限の引上げ、政管健保の保険料率の1000分の72に引上げを定めた。

9.26 〔法令〕「厚生年金保険法」等改正法を公布　「厚生年金保険法」等改正法を公布。10月1日施行。標準的な年金5万円とする年金額水準の引上げと物価スライド制を導入した。

10.2 〔政策〕休日・夜間診療所増設計画　厚生省は、1974年度から2カ年計画で、休日・夜間診療所を全国231カ所に設置する計画を発表した。

10.5 〔事件〕幼児の大腿四頭筋短縮症が多発　山梨県鰍沢、増穂町などに住む2歳から5歳未満の幼児多数が歩行障害にかかっていることがわかった。県中央病院によれば、障害は大腿四頭筋拘縮（短縮）症によるもので、患者数は12月末までに129名となった（1976年12月27日、患者および家族492名が国や担当医師らに損害賠償を求めて提訴）。同症の特徴は大腿直筋が繊維化、瘢痕化して伸縮性が失われ、膝関節が曲がらなくなったり曲がりにくくなったりすることで、原因は患者が生後2、3か月から2歳頃までに大腿部へ打たれた解熱剤などの注射による副作用。

10.12 〔法令〕有害物質を含有する家庭用品規制　「有害物質を含有する家庭用品の規制に関する法律」を公布。1974年10月1日施行。

10.15 〔法令〕「覚せい剤取締法」改正法を公布　「覚せい剤取締法」改正法を公布、罰則および覚せい剤原料の規制強化した。

11.1 〔政策〕産業廃棄物処理問題懇談会を発足　厚生省は、厚生大臣の私的諮問機関として産業廃棄物処理問題懇談会を発足。

11.5 〔教育〕旭川医大・愛媛大医学部・山形大、医学部開学　旭川医科大学、愛媛大学医学部、山形大学医学部を開学。

11.21 〔社会〕精神神経用剤の再評価結果　中央薬事審議会は、製造販売中の27品目を含む抗菌製剤と精神神経用剤の再評価結果をまとめ、厚生大臣に答申。

11.30 〔事件〕名古屋南部大気汚染公害病　名古屋市南、港区および南隣の愛知県東海市の臨海工業地帯付近で大気汚染が深刻化し、住民1493名が気管支ぜんそくなど公害病患者に認定された（1972年2月に名古屋市が公害地域を指定して医療救済制度を実施。県も同じ時期、両市とともに財団法人県公害被害者救済協会を設立）。

11.30 〔社会〕東京写真記者協会賞　東京写真記者協会賞はサンケイ「医療砂漠・病院がたらない」が受賞した。

11月 〔出版〕手塚治虫『ブラック・ジャック』連載開始　秋田書店の『週刊少年チャン

ピオン』1973年11月19日号から、手塚治虫の医療漫画『ブラック・ジャック』の連載が始まった。不定期連載を含め1983年10月14日号まで、全242話が読み切り連載の形で発表され、手塚の代表作の一つとなった。無免許の天才外科医が主人公で、「医療漫画」というジャンルを切り開いた。アニメ化・映画化・ドラマ化のほか、複数の漫画家によるリメイクなども行われている。

12.14　〔事件〕サリドマイド薬害訴訟　サリドマイド薬害訴訟について、製薬会社が原告側に和解を申し入れた。12月23日、因果関係と責任を認め被害者に謝罪し、損害賠償や被害児への福祉政策実施の用意があることを表明した。

1974年
(昭和49年)

1.26　〔団体〕老人福祉開発センターを設立　天皇・皇后両陛下御成婚50周年記念の御下賜金を基に財団法人老人福祉開発センターを設立。

1.28　〔政策〕看護婦不足の見通し　社会保障長期計画懇親会は、看護婦不足が5年後には12万人に達する見通しとまとめた。これに伴い厚生省は、看護婦需給5カ年計画を作成。同年2月12日社会保障長期計画懇談会は、看護婦需給計画および社会福祉施設の整備についての意見書を厚生大臣に提出。

2.1　〔制度〕デイケアを診療報酬で点数化　厚生省は、精神科作業療法、精神科デイケアを社会保険診療報酬で点数化することを決めた。

3.15　〔団体〕国立公害研究所が発足　大山義年を初代所長とする国立公害研究所が発足。

3月　〔事件〕ぜんそく患者急増　3月末現在、東京との8特別区や千葉市南部臨界地域などの11地域と、旧救済法から引き継いだ12地域のうち、川崎、大阪、尼崎の3市の地域拡大で、大気系の公害病認定患者数は1万3574名に達していた。

4.15　〔政策〕厚生省情報企画課を設置　厚生省統計調査部は、集計課を廃止し、情報企画課を設置した。

4.15　〔政策〕統計調査部を統計情報部に改組　厚生省は、統計調査部を統計情報部に改組。環境衛生局に水道環境部を新設し、計画課、水道整備課、環境整備課の3課としたほか、環境衛生局環境衛生課を企画課、指導課に改組した。

5.4　〔事件〕笹ヶ谷公害病　島根県鹿足郡津和野町の旧笹ヶ谷鉱山周辺地区の住民健康被害を検討していた環境庁のヒ素による健康被害検討委員会は、慢性ヒ素中毒症と認定した。5月段階で認定患者数は5名。ぜんそく、水俣病、イタイイタイ病につぐ第4の公害病といわれた慢性ヒ素中毒症による地域指定は、宮崎県高千穂町の登呂久鉱山周辺地区（1973年2月指定）に次いで2番目。1977年4月27日、認定患者は18名になった。

5.10　〔事件〕足尾鉱毒で調停成立　足尾鉱毒事件の調停案が公害等調査委員会から提示され、翌11日調停成立。100年にわたる公害の歴史上初の和解が成立した。

6.10	〔社会〕第64回日本学士院恩賜賞	石坂公成、免疫グロブリンEの発見とレアギン型アレルギーの機序に関する研究により第64回日本学士院恩賜賞を受賞した。
6.17	〔法令〕原爆被害者に対する特別措置	政府は、「原子爆弾被爆者の医療等に関する法律及び原子爆弾被爆者に対する特別措置に関する法律」改正法を公布。10月1日施行。一般疾病医療の全被爆者への拡大、健康診断特例地域制度の創設を定めた。
6月	〔事件〕母乳PCB	厚生省が1973年夏に実施したPCBによる母乳汚染疫学調査の結果を発表。PCBの生産禁止後1年以上たっているにもかかわらず、母乳中のPCB濃度は最高値、平均ともに生産禁止直後に実施した第1回調査とほとんど変わらず、依然PCB汚染が去っていないことがはっきりした。高濃度汚染母乳の割合はわずかに減ってきたものの、食品からの許容量を越える汚染母乳は全体の28%に達していた。汚染度では、西高東低の傾向がはっきりでており、瀬戸内海付近の汚染が依然としてひどいことが裏付けられた。1975年5月31日の調査結果発表では、母乳PCB濃度は半減。
7.15	〔団体〕医療情報システム開発センター認可	厚生省、通産省は、へき地医療、救急医療確保のため財団法人医療情報システム開発センターの設立を認可。
7月	〔事件〕大腿四頭筋短縮症集団発生	富山県中新川郡上市町で大腿四頭筋短縮症が集団発生していることが患者の親たちの訴えで分かった。12月までの調査で、県下で256名、そのうち186名が同町に集中していた。
8.22	〔事件〕合成殺菌剤AF2を発がん性容疑	食品衛生調査会は、合成殺菌剤AF2を発がん性容疑で使用禁止を提言。厚生省は、即日AF2の使用禁止を決定。8月27日告示。
8月	〔政策〕地域保健医療計画策定	地域保健医療計画策定のための地域設定報告書を発表した。
8月	〔事件〕大腿四頭筋短縮症患者多数発見	1971年春までに福井県今立郡今立町を中心に48名見つかっていた患者が、1974年8月に行われた短縮症全国連絡協議会医師団による自主検診で、新たに25名追加された。
9.1	〔政策〕小児慢性特定疾患治療研究事業	厚生省は、各種の小児慢性特定疾患研究事業を統合、対象を拡大し、小児慢性特定疾患治療研究事業を実施。
9.7	〔制度〕医療費再値上げを諮問	斎藤邦吉厚相、医療費16%再値上げを中医協に諮問。
10.1	〔法令〕日本初のがん保険を認可	大蔵省は、日本初のがん保険（アメリカン・ファミリー生命保険）を認可した。
10.13	〔事件〕全国サリドマイド訴訟原告和解	全国サリドマイド訴訟原告63家族は、最高4000万円・総額24億円の損害賠償を受け、厚生省、大日本製薬とともに和解確認書に調印。
10月	〔事件〕大腿四頭筋短縮症	山梨県南巨摩郡鰍沢町と増穂町を中心に多数発見されていた膝が曲がらず歩行困難な幼児のうち428名が患者と診断され、37名が手術を受けた。さらに、全国各地でも次々と患者が見つかっている。
11.14	〔制度〕政管健保の保険利率引上げ	厚生省は、政府管掌健康保険の保険利率を

1000分の4引き上げ、1000分の76とすることを告示。11月1日から適用となった。
12月　〔事件〕北九州ぜんそく　12月末までで、北九州ぜんそくの国と市独自分合わせた認定患者は930名（うち14名死亡）となった。
この年　〔事件〕公害病認定患者増加　兵庫県尼崎市の大気汚染による公害病認定患者は3600名を越え死亡者も100名を突破。

1975年
（昭和50年）

2.24　〔政策〕日本薬剤師会、政府の政策遅れに反発　日本薬剤師会は、自民党・政府が医療近代化政策に対して熱意が不足しているとして、厚生省関係審議会委員の辞任届を提出した。

3.13　〔事件〕法外な治療費請求が増加　歯科診療の脱保険・差額徴収を指示した歯科医師会会長のマル秘通達（1973年8月27日付）が問題化。15日、指示を撤回。この頃法外な治療費請求が増加し、消費者団体が、東京・大阪などで"歯の苦情110番"電話を特設した。

3.14　〔事件〕熊本水俣病刑事訴訟　水俣病患者と遺族らが、水俣病発生公表当時の元チッソ社長と工場幹部ら3人を殺人罪および傷害罪で熊本県警に告発した。10月20日、熊本県警がチッソ本社などを業務上過失致死傷容疑で捜索。11月29日水俣病は業務上過失致死と認定、チッソ元社長ら幹部3人を書類送検。1976年5月4日熊本地検に起訴された。1979年3月22日一審判決、1982年9月6日二審判決。1988年2月29日上告棄却、業務上過失致死の有罪が確定した。

3.21　〔社会〕初の25時間テレビで福祉を訴え　養護施設ねむの木学園の宮城まり子園長が、テレビ初の25時間番組で福祉を訴えた。

4.1　〔団体〕放射線影響研究所発足　アメリカのABCCが日本に移管し改組。日米政府が共同で管理運営する公益法人として財団法人放射線影響研究所（RERF）が発足。

4.30　〔事件〕薬局適正配置条項、違憲と判断　最高裁大法廷は、「薬事法」の薬局適正配置条項（距離制限）を違憲と判決。

6.13　〔法令〕「薬事法」改正法が公布　「薬事法」改正法が成立し、薬局等の適正配置規制を廃止。

7.16　〔事件〕六価クロム汚染問題化　日本化学工業が埋め立て投棄した六価クロム汚染による健康被害が問題化。東京都江東区大島や同区南砂の州崎運河跡埋立地、江戸川区堀江、同区小松川の工場跡地、千葉県市川市、浦安町など各地に高濃度の六価クロムを含む鉱滓52万トンを未処理のまま無許可で投棄し、現場付近の土壌を汚染した事件で、退職者を含む従業員11名が肺がんで死亡、多数が鼻中隔穿孔や皮膚炎など特有の症状を訴えていることがわかった。8月17日には元従業員の遺族らが被害者の会を結成。8月21日から東京都が現場付近の住民1万数千名の健康診断などを

実施し、22日には環境庁および関係都道府県市の合同対策会議で鉱滓75万トンの埋立処理地112か所の汚染実態が発表された。六価クロムは、重クロム酸ソーダの製造過程でクロム鉱石をソーダ灰と消石灰とともに焙焼すると発生し、酸化しやすい特徴があり、粉じんは皮膚および粘膜の潰瘍や肺がんの原因のひとつ。12月1日に損害賠償を求めて提訴された。

7.24 〔事件〕発がん性容疑でウレタン混入注射液の生産・販売中止 厚生省は、発がん性容疑でウレタン混入注射液の生産・販売中止と回収を指示。

9.21 〔事件〕クロロキン薬害訴訟 「クロロキン被害者の会」が自主交渉を打ち切り訴訟を決めた。12月22日の全国統一第一次提訴を皮切りに、1982年12月まで七次に渡る提訴が行われた。

9月 〔事件〕新潟水俣病認定患者 9月末現在、新潟水俣病の認定患者は568名(死者30名)にのぼり、1カ月平均20名近くが認定を申請、潜在患者は未知数。否認された39名は県の環境庁に行政不服審査を申請した。

10.4 〔事件〕大腿四頭筋短縮症患者 大分県が特別検診した結果わかった大腿四頭筋短縮症患者の内訳は、Aランク(重傷)4名、B(中程度)17名、C(軽傷)109名の計130名。

10.6 〔社会〕武見太郎が、世界医師会会長に 第29回世界医師会総会が東京で12日まで開催。29ヶ国700人が参加。主要テーマ"医療資源の開発と配分"。武見太郎日本医師会長が、世界医師会会長に就任、任期1年。

11.6 〔制度〕新国民年金法案構想(基礎年金)発表 田中正巳厚生相、新国民年金法案構想(基礎年金)を発表。60歳以上の全国民に月額2万円、財政方式を賦課方式に切り換えるなどが入れられた。

12.1 〔制度〕社会保障見直し論にクギ 社会保障制度審議会が、"今後の老齢化社会に対応する社会保障の在り方について"を三木武夫首相に提出。社会的扶養の役割の重要性を指摘、見直し論にクギを刺した。

12.22 〔事件〕クロロキン裁判 クロロキン網膜症患者ら231人が、国と製薬会社に対し55億円の損害訴訟。

12.27 〔事件〕土呂久鉱害訴訟 宮崎県高千穂村土呂久地区の慢性ヒ素中毒症の認定患者が、損害賠償を求めて住友金属鉱山を宮崎地裁に提訴した(土呂久鉱害訴訟第一陣提訴)。1984年3月28日第一陣の一審判決、1988年9月30日二審判決。1990年3月26日第二陣の一審判決。10月31日最高裁で和第一・二陣原告とも住友金属鉱山との間で一括和解が成立。

この年 〔事件〕注射液溶解補助剤被害 注射液溶解補助剤のウレタンに発がん性のあることがわかり、患者多数の健康への影響が懸念された(7月24日に厚生省が企業に製造および販売中止を指示)。

1976年
（昭和51年）

1.20　〔団体〕**安楽死協会設立**　安楽死協会が設立。初代理事長に産婦人科医で元衆議院議員の太田典礼。

1.31　〔社会〕**五つ子誕生**　日本で初の五つ子（男児2人・女児3人）が、鹿児島市で誕生（排卵誘発剤を服用）。

2.1　〔社会〕**日本初の疾病保険**　アリコジャパン（本社アメリカ）、日本で初の疾病保険（入院費給付）の営業開始。

2月　〔病気〕**風疹大流行**　風疹が流行し、7月までで患者数105万人に上った。

2月　〔事件〕**国と千葉県にたらい回しの責任追及**　日本労働組合総評議会（総評）と全日本自治団体労働組合（自治労）が、国と千葉県に患者のたらい回し医療の責任を追及する訴訟提起。

3.27　〔制度〕**中医協、医療費値上げ決定**　中央社会保険医療協議会（中医協）、支払い側の反発により、医療費値上げ4月1日から実施を決定も、歯科は除外。

4.2　〔制度〕**社会保険診療報酬課税特例に措置**　閣議で、不公平税制の典型といわれた社会保険診療報酬課税の特例措置について、1978年以降に適切な措置を講ずると決定。

6.7　〔社会〕**第66回日本学士院恩賜賞**　杉村隆、胃癌発生に関する実験的研究により第66回日本学士院恩賜賞を受賞した。

6.19　〔法令〕**「予防接種法」改正法公布**　「予防接種法」改正法公布・一部施行（1977年2月25日全部施行）。被害者救済制度の創設、対象疾病の見直しなど改正。

6月　〔事件〕**水俣病認定**　熊本、鹿児島県の公害被害者認定審査会から水俣病と認定された患者は合計1000名を超えた。熊本県では12月現在、約3500名の未処分認定申請者をかかえている。

7.13　〔政策〕**たらい回し対策防止**　"たらい回し事件"により救急医療懇談会を発足。当面とるべき救急医療対策についてとりまとめる。たらい廻し防止のため、一次・二次・三次救急医療施設の整備と広域救急医療情報システムの整備等を提言。

7.27　〔制度〕**歯科診療は保険と自由の二本建て**　厚生省保険局長が、歯科領域における差額徴収問題について通知。差額は材料費に限定、8月から差額制度廃止。以後歯科診療は保険診療と自由診療の二本建てになる。

8.2　〔法令〕**レセプト一本化へ**　厚生省が、「療養の給付及び公費負担医療に関する費用の請求に関する省令等」を公布。いわゆるレセプト一本化が実現。

8.20　〔社会〕**新幹線に禁煙車登場**　新幹線こだま号に禁煙車が登場。

8.23　〔社会〕**安楽死国際会議が開催**　東京で安楽死国際会議を開催。24日、東京宣言採択。

10.19　〔事件〕白ろう病認定患者　白ろう病はチェーンソー（自動のこぎり）の振動で血管が収縮し、血行が悪くなって指先などが動かなくなったり、中枢神経まで侵されたりする病気。全林野労組が白ろう病多発の責任を追及して当時の林野庁長官らを傷害罪で最高検察庁に告発。国有林の伐採に従事している労働者だけでも半分以上の2984名が白ろう病患者として認定されている。1976年8月には認定患者だった高知営林局員が死亡している。1977年9月19日には高知県の民有林労働者が白ろう病による脳こうそくのため死亡した。

11.17　〔事件〕メチル水銀の影響で精神遅滞　九州精神神経学会で熊本大学助教授が、水俣病多発地区の精神遅滞児はメチル水銀の影響を受けていると報告した。

11.29　〔治療〕抗がん剤"丸山ワクチン"申請　日本医科大学丸山千里教授が、抗がん剤として"丸山ワクチン"の新薬認可を厚生省に申請。

12月　〔制度〕24時間体制の救命救急センター整備開始　24時間診療体制の救命救急センターの整備開始。

この年　〔事件〕予防接種死亡事件で医師の過失を認める　最高裁は、予防接種死亡事件で医師の過失を認める。このため各地では医師会が、予防接種を見合わせ。

1977年
（昭和52年）

2.10　〔政策〕水俣病で新救済制度を要望　熊本県と県議会が国に対し、水俣病認定業務の国による直接処理、原爆手帳に準じた新救済制度創設などを要望した。

3.28　〔政策〕水俣病関係閣僚会議で患者救済見直し　初の水俣病対策関係閣僚会議が官房長官・環境・大蔵・自治・厚生・通産・文部各大臣および国土庁によって開催され、認定業務など患者救済制度の抜本的な見直しを確認した。7月1日、環境庁が熊本県へ回答書「水俣病対策の推進について」を送付した。水俣病認定不作為違法状態を解消するためのものだが、認定業務の国による直接処理を不適当とする内容だった。1978年5月30日に国は方針を転換し、水俣病患者認定業務の一部を担うための特別立法を行うと発表。

3月　〔政策〕都市型特養構想発表　厚生省が、都市型特別養護老人ホーム構想（ショートステイ・入浴サービスなどを含む）を発表。

4.9　〔制度〕医師国家試験出題基準を作成　厚生省が、医師国家試験の改善で出題基準"ガイドライン"を作成。内科・外科・産婦人科・小児科・公衆衛生の5科の出題範囲とレベルを規定。1978年度から採用。

5.1　〔団体〕新生児集中治療施設開設　聖隷浜松病院の新生児集中治療施設（NICU）開所。

5.18　〔社会〕医薬分業実態調査発表　厚生省が、医薬分業に関する薬局実態調査を発表。医薬分業の実施率2.6％。

1977年（昭和52年）　　　　　　　　　　　　　　　　　　　　　　　　　日本医療史事典

6.1　〔団体〕国立循環器病センター設置　厚生省は、国立循環器病センターを設置した。8月1日診療開始。

6.13　〔社会〕第67回日本学士院恩賜賞　高橋信次、X線による生体病理解剖の研究により第67回日本学士院恩賜賞を受賞した。

6.20　〔制度〕年金制度の官民格差問題　社会保険審議会厚生年金保険部会が、年金制度の官民格差問題で議論。

6.21　〔法令〕「看護婦条約」採択、日本は棄権　国際労働機関（ILO）が「看護婦条約」採択。週休48時間労働などの内容。日本政府と使用者代表は、実情を無視しているとして棄権。

6.24　〔制度〕1歳半健診制度新設　厚生省は、1歳6ヶ月児健康診査制度を創設した。

6月　〔治療〕腎臓バンクを設置　腎臓移植普及会、千葉県佐倉市の国立療養所内に腎臓バンクを設置。

7.1　〔政策〕水俣病対策推進を回答　水俣病対策推進について、環境庁が熊本県に回答。また後天性水俣病の判断条件について、環境庁環境保健部長が通知した。

7.6　〔政策〕救急医療対策事業実施要綱作成　厚生省は、各都道府県において第一次から第三次までの救急医療施設の整備および広域救急医療情報システムの整備を図るための指針として、救急医療対策事業実施要綱を作成。

7.22　〔病気〕風疹予防接種義務化　昨年に続き本年も風疹が大流行。秋から中学3年生の女子に風疹の予防接種義務化を閣議決定（「予防接種法施行令」改正）。

8.5　〔政策〕"一億国民総健康づくり"提唱　渡辺美智雄厚生相が、"一億国民総健康づくり"を提唱。

8.6　〔制度〕老人医療費無料化制度存続希望　総理府、社会福祉に関する世論調査結果を発表。老人医療費無料化制度存続を望むが77％に上る。

8月　〔治療〕免疫グロブリン可変部の遺伝子単離に成功　スイスのバーゼル免疫学研究所主任研究員利根川進らが、マウス胎児免疫グロブリン可変部の遺伝子の単離に成功。

9月　〔事件〕新潟水俣病認定患者　新潟水俣病の9月末現在の認定患者は671名に達した。潜在患者数は未知数。

10.5　〔事件〕カネミ事件で製造元にも間接責任　福岡地裁、カネミ油症事件で製造元である鐘淵化学の間接責任を認め、原告勝訴の判決。

10.29　〔事件〕スモン訴訟で初の和解成立　スモン訴訟、東京地裁で全国初の和解成立。国、武田薬品、日本チバガイギーが和解派35人に可部方式による8億円を支払い。ウイルス原因説の田辺製薬は同調せず。

10月　〔事件〕公害病認定患者　10月末で、公害病認定患者の累計が2万74名に達し、このうち死亡は752名。

11月　〔事件〕東京都大気汚染公害病認定　11月末現在の東京都の大気汚染公害病認定患者が1万8931名に達し、都独自の医療費助成認定患者も1万人を越える。

12.2　〔法令〕薬害救済に関する法案大綱発表　厚生省は、医薬品による健康被害の救済

− 180 −

12.16 〔法令〕「健康保険法」等改正法公布　「健康保険法」等改正法公布。1978年1月一部施行、4月全部施行。賞与に対する特別保険料創設、国保組合への国庫補助率25％から40％まで増額可、標準報酬等級表の上限設定、特別保険料の徴収、傷病手当金支給期間延長などが改正。

12.22 〔制度〕厚生省、医療費引き上げ　厚生省、1978年2月1日からの医療費実質9.6％引き上げを決める。

この年 〔病気〕インフルエンザ流行　この年、インフルエンザが流行した。

この年 〔治療〕非配偶者間の人工授精、**650人が実施**　この年、慶応病院で非配偶者間の人工授精（650人）が実施。1950年以来5000人が誕生。

1978年
（昭和53年）

1.28 〔政策〕差額ベッド代と付添看護料の廃止　厚生省は、3人部屋以上入院室用の差額徴収廃止と基準看護病院の付添看護料の廃止について通知。

2.18 〔社会〕嫌煙権の会が結成　市民グループが、嫌煙権確立をめざす人びとの会を東京で結成。

3.1 〔事件〕スモン訴訟で原告勝訴　スモン訴訟、金沢地裁での初の判決で原告勝訴。被告側はこれを不服として控訴。その後8地裁で判決相次ぐ。

3.2 〔制度〕プライマリ・ケアについて意見書　厚生省医師研修審議会は、プライマリ・ケアを習得させるための方策について小沢辰男厚生相に意見書を提出。

3.10 〔事件〕カネミ油症事件で判決　カネミ油症事件で福岡地裁小倉支部は、カネミ倉庫・鐘淵化学に60億8000万円の支払いを命ずる。1984年3月16日、さらに国の行政責任を認め賠償を命じる。

3.16 〔病気〕インフルエンザ大流行　大流行の集団かぜ（香港・ソ連型）患者数296万9000人に達す（空前の記録）。

3.24 〔政策〕企業年金問題懇談会設置　厚生年金基金連合会は、企業年金の将来構想を検討する企業年金問題懇談会を設置。

3.27 〔事件〕コレラ菌汚染　横浜市鶴見区の鶴見川河口付近で、採取した海水からコレラ菌が検出された。汚染源は上流にある川崎市高津区鷺沼1丁目の人工腎臓透析専門医院で、浄化層からエルトール稲葉型コレラ菌が排水溝に流出していることがわかった。

4.7 〔制度〕健康保険制度等の改正案諮問　小沢辰男厚生相、健康保険制度等の改正案要綱を社会保険審議会に、本人・家族の10割給付、薬剤・歯科材料費の償還払、組合健保間の財政調整などを諮問。

1978年（昭和53年）

4.20　〔事件〕西淀川公害訴訟　大阪市西淀川区の公害病認定患者と遺族が、環境基準を上回る有害物質の排出差し止めと損害賠償を求め、国・阪神高速道路公団・関西電力など9社を大阪地裁に提訴した（西淀川公害訴訟第一次提訴）。1991年3月29日一次訴訟判決では、工場の排煙と健康被害の因果関係を認めるが、自動車排ガスによる二酸化炭素については因果関係を認めず。1995年7月5日二次訴訟判決では、工場の排煙と自動車排ガスによる健康被害を認めた。1998年7月29日に和解が成立、20年ぶりに決着。国と阪神高速道路公団は排ガス対策実施を約束し、原告は賠償金放棄。

4月　〔政策〕寝たきり老人短期保護事業設置　厚生省、寝たきり老人の短期保護事業を設置。

5.1　〔団体〕健康づくり振興財団設立認可　厚生省、財団法人健康づくり振興財団の設立を認可。

5.13　〔制度〕健康保険制度等の改正案要綱に批判的な答申　社会保険審議会は、健康保険制度等の改正案要綱の諮問に対して、薬剤費等の償還制導入、付加給付廃止に対し批判的な答申。

7.1　〔社会〕長寿国日本　厚生省、1977年簡易生命表を発表。平均寿命：男72.69歳、女77.95歳。男は世界一、女は長寿国グループに入る。

7.28　〔法令〕麻疹予防接種追加　「予防接種法」施行令改正。麻疹予防接種を追加（1〜6歳の幼児）。

7月　〔出版〕『医学教育白書』刊行開始　日本医学教育学会編『医学教育白書』（篠原出版）の刊行が開始される。日本の医学教育に関する内容を中心にまとめたもの。雑誌『医学教育』の別冊。4年に1回の刊行。

8.3　〔事件〕スモン訴訟、原告勝訴　東京地裁は、東京スモン訴訟でキノホルムが起因と断定、国と製薬3社に対し原告133人に総額32億5100万円の賠償金支払いを命ずる。被告側は控訴。

8.15　〔制度〕医療保険制度改革構想発表　日本医師会、健保改正問題で、医療保険制度の改革構想を発表（地域保険、産業保険への再編成と老人を対象とする老齢健保の創設）。

8.21　〔制度〕薬局モニター制度発足　厚生省が、全国2477の薬局を対象とした薬局モニター制度を発足。

9.25　〔事件〕ストレプトマイシン系治療薬障害　全国各地で結核の患者多数に治療薬ストレプトマイシンの副作用によるめまいや難聴などの障害が発生した件で、東京地方裁判所が損害賠償の請求および製造元3社の責任を認定した。

10.1　〔団体〕国立水俣病研究センター設立　熊本県に環境庁の附属機関である国立水俣病研究センターが設置された。1996年に国立水俣病総合研究センターと改称。

10.27　〔法令〕「医療法」改正法公布　「医療法」改正法公布。標榜科目として、美容外科・呼吸器外科・心臓血管外科・小児外科・矯正歯科・小児歯科を追加。

11.4　〔病気〕国内感染のコレラ発生　東京池之端でコレラ事件発生。戦後の混乱期以来初の感染で、発生は1都9県に及んだ（患者、保菌者数49人）。

11.15 〔法令〕水俣病認定業務促進　「水俣病の認定業務の促進に関する臨時措置法」が公布された。1979年2月9日「水俣病の認定業務の促進に関する臨時措置法施行令」公布。ともに1979年2月14日施行。

12.12 〔法令〕「健康保険法」等改正案継続審議　「健康保険法」等改正案、三たび継続審議となる。

12.20 〔政策〕国立病院・療養所問題懇談会、施策を提言　国立病院・療養所問題懇談会が、当面の施策を橋本龍太郎厚生相に提言。医療の問題点として、脳卒中患者のリハビリ、へき地医療・救急医療、がん・心臓病などの専門医療機能の強化を挙げた。

1979年
(昭和54年)

1.11 〔制度〕プライマリ・ケア臨床研修指導医海外留学制度発足　厚生省が、プライマリ・ケア臨床研修指導医海外留学制度を発足した。

1月 〔政策〕医師優遇税制、4月から導入　政府は、1978年度税制改正要綱を決定。医師優遇税制については、5段階の経費控除率を4月から導入。

2.13 〔制度〕必要一般病床算定数値を全国統一　医療審議会は、必要病床数の算定において使用する数値等について答申（一般病床の数値を全国統一的に1万分の70）。

2.15 〔事件〕スモン薬害訴訟　スモン薬害をめぐる東京訴訟で、製薬会社1社を除き、原告との間で和解が成立した。その後も広島・京都・静岡・大阪・群馬で次々に原告勝訴判決が下され、9月15日には東京訴訟でスモンの会全国道路協議会・国・製薬3社の3者間で和解が成立、全面解決のための確認書が調印された。

2.28 〔法令〕薬害防止へ薬事2法案　スモン・サリドマイド・クロロキンなど相次ぐ薬害事件を受けて厚生省が制度変更へ乗り出し、「医薬品副作用被害救済基金法」案（2月28日）、「薬事法の一部を改正する法律」案（3月31日）の薬事2法案が国会へ提出された。

3.1 〔事件〕医療法人のあり方を巡り論議　衆院社労委で、京都の十全会病院グループの株買い占め事件を審議。医療法人のあり方が問題化。

3.31 〔教育〕琉球大学に医学部開設　琉球大学に医学部が開設され、無医大の県がなくなる。

4.9 〔団体〕年中無休・24時間診療の病院建設を許可　神奈川県が、年中無休・24時間診療を掲げる徳洲会病院（茅ヶ崎市）の建設を許可。

4.18 〔制度〕年金制度改革を提言　年金制度基本構想懇談会、「わが国の年金制度の改革の方向—長期的な均衡と安定を求めて」と題する報告書を橋本龍太郎厚生相に提出。老齢年金の支給開始年齢を段階的に65歳に引き上げ、保険料の段階的引き上げ、30年後には現行の2倍、制度間の財政調整などを提言した。

5.16　〔事件〕田辺製薬が和解　田辺製薬は国の指示に従い、東京地裁で東京スモン訴訟の原告患者433人と和解書に調印。補償約65億円。

5月　〔事件〕ツベルクリン接種ミス　5月末、札幌市内の手稲西小、手稲西中でツベルクリンの注射部分が化のうするなど異常を訴える者が続出した。市衛生研究所の調べで、ツ反応検査の際、生きた結核菌が混入した疑いが強まり、接種ミスを起こした結核予防会のズサンな医療体制が明るみに出た。

6.18　〔事件〕医歯系予備校が裏口入学詐欺　警視庁は、私立大学への裏口入学詐欺容疑で医歯系予備校の東京ゼミナール理事長を逮捕。日本大学歯学部4教授への入試問題売り込み、東京高検検事の杏林大学と、自民党議員の埼玉医大への裏口入学工作・収賄なども判明。

6月　〔出版〕国立がんセンターの活動を描くノンフィクション刊行　柳田邦男『ガン回廊の朝』（講談社）刊行。国立がんセンターでがん撲滅を目指す医師や研究者の姿を描くノンフィクション。第1回講談社ノンフィクション賞受賞。

7.1　〔団体〕国立身体障害者リハビリテーションセンター設立　国立身体障害者リハビリテーションセンターが、所沢市に設立。

9.15　〔事件〕スモン和解交渉合意　スモン患者団体と国・製薬3社が和解交渉に合意。確認書に調印。

10.1　〔法令〕「医薬品副作用被害救済基金法」「薬事法」公布　製薬会社の拠出による「医薬品副作用被害救済基金法」公布・施行。「薬事法」改正法公布（医薬品再評価制度の法制化）。

10.16　〔事件〕滋賀県、リンを含む家庭用合成洗剤使用禁止　滋賀県議会が、「琵琶湖富栄養化防止条例」可決。滋賀県内では工場排水の窒素・リンの排出規制、リンを含む家庭用合成洗剤の使用を禁止。販売、贈与も禁止した。違反販売には10万円以下の罰金、1980年4月1日施行。

10.19　〔制度〕老人保健医療制度創設案発表　橋本龍太郎厚生相、老人保健医療制度の創設につき私案を発表（40歳からの保健対策、70歳以上の老人医療の財源を各医療保険制度で財政調整し共同負担）。

12.18　〔法令〕「角膜及び腎臓の移植に関する法律」成立　「角膜及び腎臓の移植に関する法律」公布。1980年3月18日施行。

12.27　〔社会〕日本人の食生活は欧米型に　厚生省、1978年度国民栄養調査の結果を発表。太り過ぎ女性の減少、肉類・牛乳・乳製品の摂取量が増加し、日本人の食生活は欧米型に変化。

12月　〔出版〕『神の汚れた手』刊行　曽野綾子『神の汚れた手』上巻（朝日新聞社）刊行、1980年2月下巻刊行。出産・不妊治療・中絶手術などにかかわる産婦人科医を主人公にして生命とは何かを描いている小説で、曽野の代表作の一つ。1980年第19回女流文学賞に選ばれるが辞退。

1980年
(昭和55年)

2月 〔政策〕**差額ベッド問題で私大病院への指導強化** 厚生省、差額ベッド問題解消のために、特に差額ベッドの多い私立大学病院への指導強化を通知。

2月 〔政策〕**身体障害者数10年で1.5倍** 厚生省が、身体障害者全国調査を実施。全国の18歳以上の身障者197万7000人（人口比2.4%）、1970年10月の調査より1.5倍増加。

2月 〔社会〕**原爆被爆者二世健診開始** 厚生省、原爆被爆者二世健診を開始。

3.6 〔政策〕**老人精神病棟に関する意見提出** 公衆衛生審議会精神衛生部会は、老人の精神病棟に関する意見（老人精神病棟の必要性、建築基準等）を提出した。

5.4 〔社会〕**日教組「子どもの健康実態」調査結果発表** 日教組、「子どもの健康実態」調査結果発表。糖尿病、胃かいようなど成人病の増加、骨折の頻発等が報告される。

5.13 〔事件〕**病院開設・ベッド数制限は「独占禁止法」違反** 公正取引委員会は、千葉市・豊橋市医師会の新病院開設、ベッド増床制限は、「独占禁止法」違反と認定し排除を勧告。

5.21 〔事件〕**水俣病第三次訴訟提訴** チッソのほか、国・熊本県の国家賠償法上の責任を求め、水俣病第三次訴訟第一陣が提訴された。1987年3月30日、総額6億7400万円の支払いを命じる一審判決。チッソと共に、国と熊本県にも責任を認める初の判決。1996年5月22日、原告とチッソが和解、国と県に対する訴訟を取り下げ、裁判が終結した。

6.1 〔社会〕**スポーツ整形外科開設** 関東労災病院に全国初の「スポーツ整形外科」が開設された。なお、その後1985年11月、東京慈恵会医科大学病院に同種の医科が設けられた。

6.11 〔社会〕**第70回日本学士院恩賜賞** 岡田善雄、細胞融合現象の解析と細胞工学的応用により第70回日本学士院恩賜賞を受賞した。

7.1 〔政策〕**医療費通知実施** 厚生省・社会保険庁は、医療費通知実施を通知。

7.31 〔病気〕**種痘を予防接種から削除** 厚生省が、種痘を定期の予防接種より削除。

8.2 〔団体〕**製薬会社で日中合弁事業** 大塚製薬と中国医薬工業公司は中国での日中合弁事業の第1号となる中国大塚有限公司の設立契約書に調印。

8.16 〔法令〕**「医薬品の製造管理及び品質管理規則」制定** 厚生省は、「医薬品の製造管理及び品質管理規則」を制定。

9.2 〔制度〕**医薬品の効能書を薬理作用重視に改正** 斎藤邦吉厚生相と武見太郎日本医師会会長は、医薬品の効能書を現行の病名表示から薬理作用重視の方向に改正することを確認。

9.7 〔制度〕**老人保健医療制度第一次試案発表** 厚生省は、同省老人保健医療対策本部

- 185 -

が検討している老人保健医療制度についての第一次試案を発表（制度別建て、国・地方自治体・各保険制度の共同負担方式、70歳以上に医療給付・40歳以上に保健サービス、所得に応じた一部負担）。

9.11 〔事件〕**無免許診療で逮捕**　埼玉県警は、埼玉県所沢市の芙蓉会富士見産婦人科病院理事長を無免許診療で逮捕（健康な子宮摘出手術など乱診・乱療が判明）。被害届900人、告訴はすべて不起訴。

9.19 〔事件〕**斎藤厚生相辞任**　斎藤邦吉厚生相が、政治献金受領で辞任、園田直が就任。

9.20 〔政策〕**病院の全国一斉臨時総点検**　厚生事務次官が、医療機関に対する指導監査の徹底を通達、全国一斉に病院（8600ヶ所）の臨時総点検を指示。

9.30 〔政策〕**医療行政を見直す委員会設置**　厚生省は、医療に関する国民の信頼を回復するための検討委員会を設置（医療行政を根本的に洗い直すためのプロジェクトチーム）。

11.22 〔社会〕**映画「ヒポクラテスたち」公開**　「ヒポクラテスたち」（製作：シネマハウト、ATG　脚本・監督：大森一樹　出演：古尾谷雅人、伊藤蘭、光田昌弘ほか）が公開された。大学病院での臨床実習を通して、医者の卵として成長していく若者たちの青春群像を描く。1980年度「キネマ旬報」ベスト・テン第3位。

12.3 〔社会〕**テレビドラマ「小児病棟」放送**　カネボウヒューマンドラマスペシャル第1回作品「小児病棟」（日本テレビ）が放送され、視聴率34.7％を獲得した。読売新聞社・日本テレビなど読売グループ主催の第1回読売女性ヒューマン・ドキュメンタリーで優秀賞を受賞した江戸晴の体験記を早坂暁脚本でドラマ化した作品で、若い看護婦（桃井かおり）と重症小児患者の触れ合いを通じ、生命の尊厳と生きる喜びを描いた。社会的にも大きな反響を呼び、「難病もの」ドラマブームの先駆けとなった。

12.6 〔法令〕**「臨床検査技師、衛生検査技師等に関する法律」改正法公布**　「臨床検査技師、衛生検査技師等に関する法律」改正法公布。1981年3月6日施行。衛生検査所の任意登録制が義務登録制となる。

12.10 〔法令〕**「健康保険法」等改正法公布**　「健康保険法」等改正法公布。1981年3月1日一部施行。4月1日全部施行。家族入院8割、外来7割で、平均給付率は88.6％。本人初診時一部負担800円、入院時一部負担1日500円など。

この年 〔病気〕**風疹流行**　この年、風疹が流行。

1981年
(昭和56年)

1.30 〔団体〕**インターフェロン生産施設が完成**　林原生物化学研究所、インターフェロン生産施設を岡山県に完成。

2月 〔政策〕**ベビーホテル一斉点検**　厚生省は、ベビーホテルの事故多発化に当たり、都道府県に一斉点検を指示。

3.10	〔政策〕老人保健法案要綱を諮問　園田直厚生相、社会保険審議会に老人保健法案要綱(老人医療費無料化制度の廃止、低額の自己負担金を徴収など)を諮問。
3.11	〔政策〕医療法改正案要綱を諮問　園田直厚生相、医療法改正案要綱(自治体ごとの地域医療計画の策定、医療法人に対する指導監督の強化など)を社会保障制度審議会に諮問。
3月	〔団体〕ウイルス学研究のための高度安全実験室完成　国立予防衛生研究所村山分室に、ウイルス学研究のための高度安全実験室(P4レベル)が完成した。
4.10	〔政策〕国の医療政策が不明確と答申　社会保障制度審議会は「医療法」改正について、基本となるべき国の医療政策が明確でないという内容を答申。
4.23	〔事件〕ストレプトマイシン薬害訴訟　ストレプトマイシン薬害訴訟について、東京高裁が製薬会社の控訴を棄却した。
4.25	〔法令〕「老人保健法」大筋で合意の答申　社会保険審議会は「老人保健法」について、厚生省の諮問を大筋で認める答申を園田直厚生相に提出(患者一部負担は大筋合意、診療報酬支払方式は現行の出来高払いを見直すなど)。社会保障制度審議会は、同法案を原則で認めたうえで、患者一部負担、保険外負担に配慮を求める答申を提出。
4月	〔団体〕日本初のホスピス誕生　聖隷福祉事業団、静岡県浜松市の聖隷三方原病院に末期がん患者を収容するホスピス病棟を開設。
6.1	〔政策〕医療費の引き上げと薬価基準の引き下げ実施　厚生省は、医療費の平均8.1%(医科8.4%、歯科5.9%、調剤薬局3.8%)引き上げと薬価基準の18.6%(医療費影響率6.1%)の引き下げを実施(1978年2月以来の改定)。
6.10	〔社会〕第71回日本学士院恩賜賞　長野泰一、インターフェロンの研究により第71回日本学士院恩賜賞を受賞した。
7.1	〔政策〕感染症サーベイランス開始　厚生省が、感染症サーベイランス事業を実施。
8.4	〔政策〕第二次臨時行政調査会の第一次答申　社会保険審議会厚生年金保険部会が、第二次臨時行政調査会の第一次答申について論議。厚生年金給付に対する国庫負担の削減、年金物価スライド実施時期の繰り下げ、社会保険事務費の国庫負担の廃止案には反対で一致した。
8.7	〔法令〕医師会の規則や協定、「独禁法」違反の恐れ　公正取引委員会は、各地区医師会の新規開業規則や自由診療の報酬協定は「独占禁止法」違反の恐れありとして全国の医師会に通告。
8.14	〔治療〕"丸山ワクチン"有効性なし　中央薬事審議会は、"丸山ワクチン"について「対がん有効性は確認できない」とし、異例の引き続き試験必要と意見を附し答申。審議会批判が国会論争となる。
11.10	〔事件〕公取委、医薬品大手に立ち入り検査　公正取引委員会(公取委)は高値維持談合の疑いで、医薬品会社大手16社に立ち入り検査。
11.12	〔制度〕厚生年金制度抜本的見直し　社会保険審議会厚生年金部会は、厚生年金制度の抜本的見直しに着手した。課題は、老齢年金の支給開始年齢の引き上げ、保険

料の引き上げ、給付水準の切り下げなど。

12.23　〔事件〕スモン薬害訴訟　スモン薬害訴訟の京都訴訟で、製薬会社の特定できない患者と製薬会社の間で、全国で初となる和解が成立した。

この年　〔病気〕"がん"が死亡原因1位に　1980年の死亡原因第1位が、1951年以来トップの脳卒中から"がん"になった（1982年がんによる死亡17万97人で死者総数の24%）。

この年　〔病気〕インフルエンザ流行　この年、インフルエンザが流行した。

この年　〔病気〕風疹流行　この年も風疹が流行した。

この年　〔事件〕医薬品副作用　厚生省がまとめた1980年度の医薬品副作用モニター報告によると、1981年3月までの1年間に全国の医療機関から医薬品の副作用として報告された症例は669件、うち死亡は24件で、この数はモニターに指定されている838病院からの報告によるもので、実際にはそれ以上の副作用死が出ていると推測される。

1982年
（昭和57年）

2.1　〔事件〕クロロキン訴訟、国・製薬会社・医療機関の過失認める　東京地裁、クロロキン剤の眼障害訴訟(1975年)で国・6製薬会社・医療機関の過失を認め、266人に28億8600万円の賠償支払いを命ずる（双方とも控訴）。

3.10　〔出版〕全50巻からなる『医科学大事典』刊行　武見太郎ほか編の『医科学大事典』（〜1983年4月10日、全50巻）が講談社より発売。医学全般の百科事典として重用される。索引・補遺10巻を含め1993年までに全61巻となる。

3.17　〔政策〕医療問題基本提言書を提出　医療問題専門家会議は、地域医療計画の推進やプライマリ・ケアの確立を入れた基本提言書を森下元晴厚生相に提出した。

3.18　〔事件〕川崎公害訴訟　川崎市南部地区の車の排ガスによるぜんそくなどの患者が、汚染物質排出規制と健康被害に対する損害賠償を求め、日本鋼管・東京電力ほか11社・国・首都高速道路公団を横浜地裁川崎支部に提訴した（川崎公害訴訟第一次提訴）。1998年8月5日、排ガスと健康被害の因果関係を初めて認定し、国と首都高速道路公団に総額1億4900万円の損害賠償を命ずる判決。1999年5月13日提訴から17年ぶりに和解。

3.29　〔政策〕身体障害者福祉の方策を答申　身体障害者福祉審議会は、「今後における身体障害者福祉を進めるための総合方策」を答申。内臓機能障害者の障害者への追加、障害程度の等級評価の改善を入れた。

3.31　〔法令〕医薬品の試験実施適正基準を制定　厚生省は、「GLP（医薬品の安全性試験の実施に関する基準）」を制定。1983年4月1日から実施。

4.1　〔社会〕武見太郎日本医師会会長引退　日本医師会長選挙で、反武見派の花岡堅而が当選。25年在任の武見引退。

日本医療史事典　　　　　　　　　　　　　　　　　　　　　　　　　　1982年（昭和57年）

4月　〔治療〕千葉県で臓器移植研究開始　千葉大学医学部、国立佐倉病院等で、スイスサンド社製免疫抑制剤サイクロスポリンを用いた臓器移植研究を開始した。

5.29　〔制度〕社会保障制度等報告書まとまる　第二次臨時行政調査会第1部会が、報告書をまとめた。社会保障には個人の自助努力を求め、医療費適正化と医療保険制度の合理化、年金制度の改革等高齢化社会への対応などを提言した。

6.15　〔法令〕「日本学校健康会法」成立　「日本学校健康会法」が国会で成立。日本学校健康会は学校保健会と学校安全会の統合。22日公布。

7.8　〔政策〕新薬薬価算定についての報告書まとまる　厚生省の新医薬品の薬価算定に関する懇談会が、新薬の薬価算定について報告書をまとめ、国際的な価格水準、動向考慮、新薬開発促進のための薬価の傾斜配分などを提言した。

7.9　〔制度〕企業年金のあり方を提言　厚生年金基金連合会企業年金研究会が、今後の企業年金のあり方を報告。公的年金と企業年金相互の役割分担や、給付水準引き上げのため被保険者も負担するなどを提言した。

7.20　〔社会〕救急の日決定　厚生省・自治省消防庁が、救急の日（毎年9月9日）と救急医療週間を定め、救急医療の普及啓蒙を図ることを決定した。

8.17　〔法令〕「老人保健法」公布　「老人保健法」公布。1983年2月1日施行。70歳以上の医療無料制廃止。外来月400円、入院1日300円（2か月限）負担となった。

9.8　〔制度〕歯科在宅当番医制を発足　厚生省が、人口30万人未満の市町村を対象に、歯科医の休日夜間診療網の整備のため歯科在宅当番医制を発足させた。

9.18　〔制度〕薬価基準算定方式等の検討について答申　中央社会保険医療協議会（中医協）は、「薬価基準算定方式等の検討」（薬価の毎年改定、90％バルクラインの改善など）について答申。

9月　〔事件〕公害病認定患者　千葉市内で公害病認定患者の男子高校1年生が死亡した。千葉県では川崎製鉄など臨海工場を抱えるため、気管支ぜんそくなど市の公害病認定患者が多く、約1000名いるが、今回の死者で公害犠牲者は100名となった。

10.1　〔政策〕国民医療費適正化総合対策推進本部を設置　厚生省は、国民医療費適正化総合対策推進本部を省内に設置。

10.4　〔出版〕日教組、健康白書『子どもの骨折増加原因を探る』発表　日教組が健康白書『子どもの骨折増加原因を探る』を発表。親の子育てと骨折の関係を分析。

10.27　〔事件〕水俣病関西訴訟提訴　水俣病未認定患者が国・県に損害賠償を求めて大阪地裁に提訴。1992年12月7日和解勧告。1994年7月11日、大阪地裁はチッソに損害賠償総額2億7600万円の支払いを命じるが、国と熊本県の行政責任は認めず。2001年4月27日、大阪高裁で、国・県の行政責任を認定し、原告患者に総額3億1950万円の支払いを命じる判決。2004年10月15日、上告審判決で、最高裁は行政対応の遅れについて法的責任を認める判断を初めて示し、総額7150万円の賠償を命じた。

11.1　〔事件〕公害病認定患者　神奈川県の公害病認定患者は3370人。その4分の1は14歳以下の子どもで、死者は598人。82年に入ってからの死者は63人、ほとんどが60歳以上の老齢者となっている。

— 189 —

11.20 〔事件〕新薬申請データ捏造発覚　日本ケミファ、厚生省への新薬申請データを捏造し、鎮痛剤ノルベダンの製造許可受領が判明。12月7日、80日間の業務停止。
この年 〔病気〕川崎病流行　この年川崎病が流行し、患者数16000人に上った。
この年 〔治療〕心臓ペースメーカー手術5000人超　心臓ペースメーカー植込み手術をした人が5524人に上った。
この年 〔事件〕医薬品副作用死　厚生省がまとめた「医薬品副作用モニター報告」によると、1982年3月までの1年間に、モニターである全国の医療機関から医薬品の副作用として報告された症例は819件あり、うち死者が21人もいた。副作用の内訳は湿しんなど皮膚症状が全体の3分の1を超えて最も多く、吐き気、腹痛、下痢など消化器症状、貧血、赤血球減少など血液障害が続いている。使われる度合いが高いセファレキシンなど抗生物質(258件)、インドメタシンなどの解熱鎮痛消炎剤(118件)、吉草酸ベタメタゾンなどの外皮用薬(96件)などが目立った。

1983年
(昭和58年)

1.16 〔社会〕スポーツドクター認定　日本体育協会が公認スポーツドクター第1回34名を認定した。
2.12 〔社会〕脳死シンポジウム開催　日本移植学会が、脳死シンポジウムを東京で開催。死の判定で応酬。桑原安治(眼科医)、竹内一夫(杏林大医学部教授)、篠原幸人(東海大医学部教授)、宮城音弥(心理学者)、唄孝一(法学者)らが参加。
2.18 〔政策〕医薬品産業の振興の基本方針で中間報告　医薬品産業政策懇談会が、「わが国薬品産業におけるバイオテクノロジー振興の基本方向について」で、研究開発基盤の整備、総合的な研究開発体制の確立、諸基準の整備を中間報告。
2.25 〔政策〕老人保健拠出金について答申　老人保健審議会は、1983年度の老人保健拠出金の加入者按分率は47%台が適当で、以後毎年の増加率は3～2%の範囲内にすべきと林義郎厚生相に答申した。
3.13 〔治療〕初の試験管ベビー　東北大学医学部が、日本で初めての体外受精・着床に成功を発表(初の試験管ベビー)。
3.24 〔治療〕免疫調節物質の遺伝子構造を解明　谷口維紹ら、免疫調節物質インターロイキン-2の遺伝子構造を解明した『Nature(302巻5906号)』。
4.13 〔政策〕厚生大臣の私的勉強会が発足　林義郎厚生相の私的勉強会「生命と倫理に関する懇談会」が発足。
6.7 〔政策〕対ガン10ヶ年総合戦略決定　がん対策関係閣僚会議が、対ガン10ヶ年総合戦略を決定。
6.12 〔政策〕エイズ調査研究班発足　厚生省が、"エイズの実態調査に関する研究班"を

発足。7月18日、日本での患者発生を否定。

6.13　〔事件〕薬害エイズで第1回会合　薬害エイズについて厚生省内で第1回会合が開かれたが、後の1996年2月までこの事実は公表されなかった。

7.13　〔制度〕適正医師数の新しい目標を策定　厚生省が、医師数に関する検討会を開催し、新設医大の増加にともなう医師過剰時代を予測し、適正医師数の新しい目標を策定した。

7.19　〔事件〕大学教授の収賄が判明　東京医科歯科大学教授選考委員の教授が、候補者からの現金受領が表面化、業者からの収賄も判明した。9月6日、教授逮捕。11月9日、懲戒免職。贈賄の2名も逮捕。

7.21　〔政策〕レセプト機械化基本構想を発表　厚生省のコンピュータに関するプロジェクトチームが、レセプト処理の機械化システムの基本構想を発表。

8.18　〔制度〕医療保険制度を抜本的改定　林義郎厚生相が、医療保険制度の抜本的改定（本人給付8割、保険適用対象制限、退職者保険制度新設など）を表明した。

8.21　〔社会〕国際免疫学会議が開催　第5回国際免疫学会議が京都で27日まで開催された。61か国3500名が参加。

9.7　〔事件〕薬品の国家検定で不正　東京地裁が、国立予防衛生研究所技官を、抗生物質薬品の国家検定での不正容疑で逮捕。新薬申請資料をめぐる企業のスパイ合戦が露見した。藤沢薬品、帝三製薬、富山化学らの幹部12人を逮捕。厚生省次官ら13人も処罰。

11.18　〔事件〕ごみ焼却場からダイオキシン　愛媛大学教授立川涼が、松山市9ヶ所のごみ焼却場の残灰から、猛毒性ダイオキシン検出を発表。健康被害問題化し、合成化合物公害に警鐘を鳴らした。

11.28　〔制度〕高齢化社会に対応する制度改革を諮問　林義郎厚生相が、厚生年金と国民年金の一本化など高齢化社会に対応する制度改革を社会保険審議会・国民年金審議会に諮問した。

11月　〔事件〕アスベスト（石綿）公害　東京都公害研究所は1983年11月の大気汚染学会で、発がん性が国際的に確認されているアスベスト（石綿）が老朽ビル解体工事の際、広範囲にわたって大気中にまきちらされているとの調査結果を発表した。それによると、調査対象になった都心の解体ビルは標準的な防じん対策をとっていたにもかかわらず、石綿粉じんはビル敷地内で日常環境の中の64倍、約50m離れた地点でも18倍の濃度に達していた。

この年　〔事件〕血液製剤によるエイズ感染　輸入血液製剤によるエイズ感染の可能性が報告され社会問題になる。

この年　〔事件〕薬害死亡者　厚生省が全国の薬害発生状況を調べた83年度の医薬品副作用モニター報告で、年間の副作用によるとみられる死者が21人にのぼっていることが分かった。また、各地の病院から副作用として報告されたものは766症例。中枢神経用剤が最も多かったが、死亡例の原因として疑われたのは、抗生物質が最も多く、次いで制がん剤だった。

1984年
（昭和59年）

1.25　〔政策〕行革大綱閣議決定　59行政改革大綱が、閣議決定され、国立病院・療養所整理合理化等が挙げられた。

1.25　〔制度〕厚生省の年金改革案基本的に了承　社会保険審議会が、基礎年金を導入し厚生・国民両年金を一元化する厚生省の年金改革案を基本的に了承するとの答申をまとめ、渡部恒三厚生相に提出した。

1.27　〔制度〕健保制度改正案を諮問　渡部恒三厚生相は、社会保険審議会に健康保険制度全般にわたる改正案を諮問。1.先端医療にも、患者の一部負担で保険適用の道を開く、2.過剰な医療費請求を行う保険医の指定更新拒否、3.社会保険診療報酬支払基金に高額レセプト審査の委員会設置。

2.1　〔社会〕精神衛生実態調査結果発表　厚生省は、精神衛生実態調査を3月15日まで実施。その結果、受療期間：10年以上入院53%、通院30%、同意入院80%、措置入院14%、自由入院5%とわかった。

3.14　〔事件〕精神病院で日常的に暴行　報徳会宇都宮病院（精神病院）で、違法診療や入院患者2名が看護職員に殴られ死亡していたことが判明し、日常的暴行が表面化し、社会問題化した。4月29日院長逮捕。

3.16　〔事件〕食品公害で初めて国の責任を認める　福岡高裁はカネミ油症裁判で、一審判決を覆し、食品公害で初めて国の責任を認め、14億円の支払いを命ずる判決。

5.8　〔法令〕水俣病認定申請の期限延長　「水俣病の認定業務の促進に関する臨時措置法」の一部改正、同法施行令の一部改正、政令公布。環境庁長官に対する水俣病の認定申請期限が3年間延長された。1987年9月1日、1990年6月29日、1993年11月12日にもそれぞれ3年間延長された。

5.18　〔政策〕医師数に関する検討委員会設置　厚生省が、将来の医師需給に関する検討委員会を設置。

5.23　〔政策〕ダイオキシン摂取量　廃棄物処理に係るダイオキシン等専門家会議が、1日摂取量が体重1kg当たり0.1ナノグラム以下であれば健康に影響はないと報告した。

5.29　〔政策〕歯科医師数に関する検討委員会設置　厚生省が、将来の歯科医師需給に関する検討委員会を設置。

6.20　〔社会〕日本の高齢化急速に進んでいる　人口問題審議会が、1974年以来10年ぶりに日本人口の動向をまとめ渡部恒三厚生相に報告。わが国人口の高齢化が西欧諸国より急速に進んでいると指摘した。

6.28　〔治療〕T細胞の受容体のα鎖遺伝子構造を解明　マサチューセッツ工科大学の利根川進教授ら、ヒト免疫細胞の一つヒトT細胞の受容体のα鎖遺伝子構造を解明。『Nature（309巻757頁）』。

6.30	〔社会〕日本人長寿世界一	日本人の平均寿命は男女ともに世界一とする簡易生命表発表。男74.20歳、女79.78歳、"人生80年"時代の到来は確実となった。
6月	〔事件〕辛子蓮根で食中毒	辛子蓮根によるボツリヌス菌A型食中毒が発生（患者31名、死者11名）。厚生省が、抗毒素を大量供給した。
7.1	〔政策〕衛生部局の組織再編	厚生省は、衛生部局の組織再編・新設・改組を行った。医務局、公衆衛生局、環境衛生局の衛生3局を再編、新たに健康政策局、保健医療局、生活衛生局を設置。公衆衛生局地域保健課を健康政策局計画課に、公衆衛生局栄養課・保健情報課・精神衛生課を保健医療局健康増進栄養課・感染症対策課・精神保健課に、環境衛生局食品衛生課を生活衛生局食品保健課に改組した。
8.14	〔法令〕「健康保険法」等改正法公布	「健康保険法」等改正法公布。10月2日施行。本人に定率1割負担を導入、退職者医療制度創設等を改正。
8.14	〔法令〕「社会福祉・医療事業団法」公布	「社会福祉・医療事業団法」公布。1985年1月1日施行。医療金融公庫を社会福祉事業振興会に統合。
10.1	〔法令〕経団連、「公害健康被害補償法」見直し要求	経済団体連合会（経団連）は環境庁との第1回定期懇談会で「公害健康被害補償法」の見直しを要求。
10.5	〔政策〕国立病院・療養所の統廃合などを審議	厚生省が、国立病院・療養所再編成問題等懇談会を設置し、国立病院・療養所の統廃合、自治体への移管を審議した。
10.30	〔病気〕B型肝炎ワクチン製造を承認	厚生省が、B型肝炎ワクチン製造を承認した。
10.31	〔政策〕不正防止のための顧問医師団を設置	厚生省は、医療費の不正請求の多発を防止するため、顧問医師団の設置を決定した。
11.2	〔政策〕医師需給に関する検討委員会が中間答申	将来の医師需給に関する検討委員会が、1995年を目途に医師の新規参入を最小限10％程度削減すべきとの中間意見を答申した。
11.13	〔事件〕臓器売買明るみ	腎臓移植のため、健康な人の腎臓を買う臓器売買の仲介組織が明るみに出て、社会問題に。
12.19	〔政策〕歯科医師需給に関する検討委員会が中間提言	将来の歯科医師需給に関する検討委員会は、1995年を目途に歯科医師志望者を最低20％削減、当面、1987年度・1989年度に歯科医大の入学定員1割削減を提言する中間意見を答申した。
この年	〔事件〕予防接種禍訴訟で国に責任を認定	東京地裁は、予防接種禍訴訟で国に27億円の補償支払いを命ずる判決を下した。
この年	〔社会〕医師数が目標数大幅突破	厚生省調査で、医師数が18万1101人となり確保目標を大幅に突破。1965年の1.65倍。

1985年
(昭和60年)

1.24　〔政策〕老人福祉のあり方で提言　社会保障制度審議会は、中曽根康弘首相に、老人福祉のあり方について（病院と特別養護老人ホームの中間施設の整備）意見。

2.1　〔政策〕国立病院・療養所再編成問題等懇談会が意見書　国立病院・療養所再編成問題等懇談会が、増岡博之厚生相に300床未満の施設が近接している場合には統廃合すべきとの意見書を提出。

3.12　〔社会〕医薬品分野でMOSS協議　MOSS（市場重視型）協議の医薬品分野第1回会合開催された。

3.22　〔病気〕日本人初のエイズ患者　厚生省エイズ調査検討委員会は、一時帰国中のアメリカ在住の日本人をわが国第1号のエイズ患者と認定。年内11人。

3.28　〔政策〕国立病院・療養所再編成合理化の基本指針策定　厚生省が、国立病院・療養所再編成合理化の基本指針策定（翌日、閣議報告）。

4.6　〔政策〕政府管掌健保の高額医療費貸付事業開始　社会保険庁が、政府管掌健保の高額医療費貸付事業を実施。

4.24　〔政策〕国立病院・療養所中間施設に関する懇談会設置　厚生省に、国立病院・療養所再編に基本指針策定中間施設に関する懇談会設置。

5.1　〔法令〕「国民年金法」等改正法公布　「国民年金法」等改正法公布。1986年4月1日施行。国民共通の基礎年金の導入、給付水準の適正化、婦人の年金権の確立、障害年金の充実が改正された。

5.16　〔政策〕健康のための食生活を答申　公衆衛生審議会が、健康づくりのための食生活指針を答申。

6.4　〔政策〕家庭医に関する懇談会が設置　厚生省健康政策局内に家庭医に関する懇談会が設置された。

6.6　〔事件〕信仰による輸血拒否で児童死亡　自動車事故で聖マリアンナ医大に入院した川崎市の小学5年生の男児が、出血多量で死亡。医師が説得したが、両親が信仰上の理由（エホバの証人）で輸血を拒否したため。

6.18　〔政策〕"心の健康づくり"推進　厚生省保健医療局長が、"心の健康づくり推進事業の実施について"を通知。

7.18　〔制度〕老人保健制度の見直し意見　老人保健審議会が、老人保健制度の見直しに関する中間意見を提出。1.中間施設の必要性、2.保険事業の実施、3.加入者按分率は100％めざして検討すべき、4.一部負担は老人にとって無理のない範囲内で定額増について検討すべきなど。

8.2　〔政策〕中間施設に関する懇談会が中間報告　中間施設に関する懇談会が、1.健康

管理・疾病予防対策、2.在宅サービス、入所サービスが整合性をもって提供されるよう体系化すべし、3.中間施設を在宅型、入所型に分類、4.サービス費用については適当な利用者負担を求めると中間報告した。

9月 〔事件〕医薬品副作用死 厚生省が主要病院を通して全国の薬害発生状況を調べる「医薬品副作用モニター報告」の84年度の結果がまとまった。モニター病院から副作用として報告された病例は767件。死者は24人。死者数は前年度を3人上回った。また、11月には、抗がん剤の副作用による吐き気や食欲不振の改善薬としてただひとつ承認されていた「ドンペリドン」注射薬による副作用で3年間に17人がショック症状を起こし、うち7人が死亡していたことが明らかになった。

11.29 〔法令〕「日本体育・学校健康センター法」可決成立 参院で「日本体育・学校健康センター法」可決成立。日本学校健康会と国立競技場を合併するという法律。1983年の臨調答申に基づく特殊法人の整理・合理化による。

12.20 〔制度〕民間医療保険のあり方 医療及びその関連分野における民間活力の導入に関する研究会(財団法人社会保険福祉協会の委託研究)は、"民間医療保険のあり方について"と題する中間報告を発表。

12.27 〔法令〕「医療法」改正法公布 「医療法」改正法公布。1986年6月27日、8月1日、10月1日施行。いわゆる一人医師医療法人の設立を認め、都道府県による医療計画の策定、医療法人の役員及び指導監督規定の整備を改正した。

1986年
(昭和61年)

1.9 〔政策〕国立病院・療養所を削減 厚生省は、全国239ヶ所の国立病院・療養所のうち79ヶ所(88ヶ所を48ヶ所に統合、34ヶ所を地方自治体に譲渡)を1986年度から10年計画で削減することを決定。

1.10 〔法令〕"老人保健施設"の創設へ 厚生省は、治療とリハビリテーション機能を備えた"老人保健施設"の創設等を入れた「老人保健法」改正大綱を決定した。

1.30 〔政策〕医療計画策定指針(仮称)を各県に送付 厚生省が、医療計画策定指針(仮称)の試案(都道府県が「医療法」に基づき医療計画を策定する際の作業マニュアル)を都道府県に送付した。

1月 〔事件〕母乳からダイオキシン検出 文部省「環境科学特別研究総括班・ダイオキシン関連物質の人体汚染動態研究グループ」が、2,3,7,8-四塩化ダイオキシンを含むダイオキシン類を母乳から検出した。

3.20 〔政策〕医療関連ビジネス調査室新設 厚生省健康政策局に、医療関連ビジネス調査室が設置された。

4.8 〔政策〕"人生80年時代"へ社会保障整備 高齢者対策企画推進本部が、"人生80年時代"の社会保障体系の整備計画をまとめる。

1986年（昭和61年）

4.30　〔政策〕シルバーハウジング構想　高齢者の福祉と住宅に関する研究会（厚生省と建設省の共同研究会）が、高齢者向けの福祉サービスと住宅サービスの結合した"ケア付き住宅"供給システム（シルバーハウジング構想）について中間報告した。

5.1　〔事件〕輸入食品を放射能検査　厚生省は、4月26日に起きたチェルノブイリ原発（旧ソ連、現ウクライナ）事故にともない輸入生鮮食品について放射能検査を実施した。

5.13　〔社会〕国が生保・損保に申し入れ　厚生省保険局・厚生省年金局は、生命保険協会および日本損害保険協会に対して「医療費及び年金等における民間保険のあり方」について、民間保険の販売が過剰となり、その結果、公的医療保険制度に対する国民の信頼を損なわないよう留意されたいこと等を申し入れた。

5.31　〔治療〕男女産み分け　慶応大学医学部のグループが、XY精子（男）を分離、女児産み分け6例成功を発表。生命倫理で論議となる。

6.9　〔社会〕第76回日本学士院恩賜賞　伊藤正男、小脳の神経機構と運動学習の機序により第76回日本学士院恩賜賞を受賞した。

6.17　〔政策〕健康増進指導に関する指針を通知　厚生省保健医療局長が、健康増進施設における健康増進指導に関する技術指針を都道府県に通知した。

6.19　〔治療〕ベトナムの結合双生児緊急手術　ベトナムの結合双生児グエンベト・グエンドク兄弟6歳が、緊急治療のため来日し、日赤病院で手術。10月29日帰国。日本赤十字社支援で1988年10月4日ホーチミン市のツーズー病院で分離手術し成功。

7.1　〔政策〕企業年金課新設　厚生省年金局に企業年金課設置。

7.23　〔政策〕医療経営の近代化・安定化に関する懇談会設置　厚生省健康政策局に、医療経営の近代化・安定化に関する懇談会を設置。

8.25　〔政策〕医療計画作成に係る重要事項で答申　医療審議会が、医療計画作成に係る重要事項について、医療圏の設定や必要病床数の算定に関する標準、医療計画の作成上重要な技術的事項等を答申した。

9.2　〔治療〕インターフェロンβ承認　中央薬事審議会が、インターフェロンβをB型慢性肝炎の治療薬として承認すると答申。

9.14　〔社会〕65歳以上が総人口の10.5%　総務庁が、日本の65歳以上の老年人口は1280万人で、総人口の10.5%を占めると発表。

9.24　〔団体〕国立水俣病研究センター　国立水俣病研究センターが世界保健機関（WHO）協力センターに指定された。

9月　〔事件〕医薬品副作用死　厚生省は9月、全国の薬害発生状況を調べた85年度の「医薬品副作用モニター報告」をまとめた。1年間に各モニター病院から副作用として報告された症例は803件で、死者は18人。抗生物質のセフメタゾールナトリウムなど3つの薬剤については、1年間で2件ずつの死亡例が報告された。

10月　〔出版〕立花隆『脳死』刊行　立花隆『脳死』（中央公論社）が刊行される。脳死・臓器移植に反対する立場から生命倫理問題を問う。毎日出版文化賞受賞。その後刊行された『脳死再論』『脳死臨調批判』とあわせて「脳死三部作」と言われる。

11.6 〔政策〕家庭医についての提言　家庭医に関する懇談会小委員会は、家庭医を養成するためのカリキュラムの考え方、家庭医を支援するための地域医療のシステム化、標榜科目や診療報酬の在り方等の社会的諸条件について提言した。

11.28 〔制度〕医療費データベースシステム稼働　医療費データベースシステムが稼働した。

12.22 〔法令〕「老人保健法」改正法公布　「老人保健法」改正法公布され、一部負担金の改正、加入者按分率の引き上げ、老人保健施設の創設が改正された。

1987年
(昭和62年)

1.14 〔政策〕国民医療総合対策本部設置　厚生省が、国民医療総合対策本部を設置した。

1.17 〔病気〕日本初の女性エイズ患者　厚生省のエイズ対策専門家会議が、神戸在住の女性を新たにエイズ患者と認定(日本で初の女性患者)。年末現在患者数は約1000人。

2.20 〔政策〕エイズ対策関係閣僚会議新設　エイズ対策関係閣僚会議設置された。

3.20 〔事件〕カネミ油症訴訟で和解成立　最高裁勧告を受諾したカネミ油症訴訟原告団が、1人300万円の見舞金で鐘淵化学との和解が成立した。

4.28 〔制度〕看護婦育成等に関して提言　看護制度検討会は、報告書を提出し、看護婦の養成等の促進、専門看護婦、訪問看護婦の育成を提言した。

5.22 〔事件〕抗がん剤副作用死　厚生省は抗がん剤「マイトマイシンC」に赤血球を壊す副作用があり、これまで国内外で4人の使用患者が死亡した、との報告があったとして、同剤の「使用上の注意」にこの副作用を追加することを決定、各医療機関にも副作用情報を流し注意を促した。また、肺炎、ぼうこう炎などの細菌性感染症に用いられる抗生物質「セファクロル」についても、死亡1人を含むショック症例が5例出たとして、同様に通達された。

5.26 〔法令〕「社会福祉士及び介護福祉士法」公布　「社会福祉士及び介護福祉士法」公布。1988年4月1日施行。

6.2 〔法令〕「臨床工学技師法」公布　「臨床工学技師法」公布。19884月1日施行。

6.21 〔政策〕国民医療費推計調査結果まとまる　厚生省が、国民医療費推計調査結果(1985年度の医療費総額16兆159億円で、前年度比6.1%増)をまとめた。

6.26 〔制度〕老人医療について中間報告　国民医療総合対策本部は、老人医療の今後のあり方、長期入院の是正、大学病院等における医療と研修の見直し、患者サービス等の向上についての方策を示す中間報告書を提出した。

7.30 〔制度〕末期医療のケアの在り方に関する検討会設置　厚生省健康政策局に、末期医療のケアの在り方に関する検討会を設置した。

8.6 〔病気〕インフルエンザ予防注射任意接種へ　公衆衛生審議会伝染病予防部会、インフルエンザ予防接種の当面のあり方について意見書を提出。当面、法律上の取扱いを変更することなく、被接種者の健康状態を最もよく知っている保護者の意向を採り入れ、学童のインフルエンザ予防注射は集団接種から任意接種へ。

8.15 〔病気〕日本人初のラッサ熱感染者　今春、アフリカから帰国した男性が、ラッサ熱に感染していたことが判明（日本人の感染例は初めて）。

8.26 〔政策〕痴呆性老人対策に関する報告書提出　痴呆性老人対策推進本部が、痴呆の調査研究、介護家族の支援、施設整備、総合的な取組体制の確立を提言した報告書を提出。

8.27 〔政策〕運動指導者養成について意見書　公衆衛生審議会は、健康づくりのための運動指導者養成について意見書を提出。公衆衛生業務従事者や健康増進施設で運動指導を行う者に対してし、96単位（24日間）の研修カリキュラムを示した。

9.18 〔政策〕地域保健将来構想検討会設置　厚生省健康政策局は、地域保健将来構想検討会を設置した。

9.19 〔社会〕昭和天皇の病気をスクープ　「朝日新聞」が朝刊で「天皇陛下、腸のご病気　手術の可能性も　沖縄ご訪問微妙」と天皇の健康状態についてスクープした。実際にこの3日後、天皇は入院して手術を受けた。

9.24 〔政策〕医療機関もビジネスの勉強を　医業経営の近代化・安定化に関する懇談会が、報告書を提出。医療機関自らが機能評価の実施や医療法人化の推進等に取り組むこと、行政や関係団体等も経営管理者のための研修の拡充・医療関連ビジネスの指導育成を行うこと等を提言した。

9.26 〔法令〕「精神衛生法」改正法公布　「精神衛生法」改正法公布。「精神保健法」を改正・改称。

9.26 〔事件〕抗がん剤副作用死　癌などの治療に用いる抗がん剤硫酸ペプロマイシンの副作用で、男性患者2人が死亡していたことが全国の医療機関からの報告をもとに厚生省がまとめた医薬品副作用情報でわかった。

10.12 〔社会〕利根川進教授、日本人初のノーベル生理学・医学賞　米マサチューセッツ工科大学の利根川進教授が、「多様な抗体を生成する遺伝的原理の解明」でノーベル生理学・医学賞を日本人で初めて受賞。

11.4 〔政策〕身体障害者実態調査結果がまとまる　身体障害者実態調査結果の概要がまとまった。18歳以上身体障害者推計総数が約241万人、人口比2.7％、身体障害者のうち1,2級（重度障害）者の占める割合が約38％、70歳以上の者の占める割合約31％となった。

1988年
(昭和63年)

1.12 〔治療〕**日本医師会、脳死臓器移植を答申** 日本医師会の生命倫理懇談会、心臓死のほか脳死を個体の死と認め、脳死段階での臓器移植を可能とする報告書をまとめた。脳死による死の判定および臓器移植について、患者本人またはその家族の意思を尊重するものとした。その後の脳死臨調の結論、「臓器移植法」の成立に大きな影響を与えた。

1.14 〔団体〕**患者サービスの在り方に関する懇談会設置** 厚生省、患者サービスの在り方に関する懇談会を設置する。1989年に報告書と「患者サービスガイドライン」を発表。

1.20 〔治療〕**大学医学部の臓器移植申請続出** 大阪大学医学部から、同大学倫理委員会へ心臓・肝臓の移植手術の実施を求める申請が出される。大阪大学ではほかに腎臓移植、他大学でも移植の申請が相次いで出されたが、各大学の倫理委員会は慎重審議。1989年4月13日大阪大学倫理委員会は脳死移植を承認。

1.22 〔制度〕**健康運動指導士を認定** 厚生省、「健康づくりのための運動指導者の知識及び技能の審査・証明事業の認定に関する規定」を告示し、健康運動指導士の認定を開始する。

2.6 〔団体〕**全国有床診療所連絡協議会、設立** 19人以下の患者を入院させるための施設を有する「有床診療所」のあり方を考える全国有床診療所連絡協議会が設立される。

2.11 〔治療〕**老人性痴呆症の原因発見** 旭化成生命科学研究所の研究グループ、アルツハイマー型老人性痴呆症の発症に関わっているとみられる遺伝子を発見したと発表した。痴呆症研究における細胞の代謝機能を押さえる遺伝子の発見は世界初。

2.12 〔事件〕**血友病患者エイズ感染** 血友病のため、アメリカから輸入した血液製剤を投与されれた小学生がエイズによって死亡していたことが、血友病患者関係者の話でこの日、明らかになった。

2.20 〔治療〕**凍結受精卵、臨床応用承認** 日本産婦人科学会、不妊治療のため凍結保存した体外受精卵を子宮に移植することを認めた「ヒト胚及び卵の凍結保存と移植に関する見解」を発表。12月15日山形大学で初の治療が行われるが着床は失敗。1989年7月22日東京歯科大学市川病院と慶應義塾大学共同の治療で初めて妊娠に成功。

3.10 〔政策〕**脳死・生命倫理及び臓器移植問題に関する調査会を設置** 臓器移植を法律によって定めるべきとして、自民党は政務調査会内に脳死・生命倫理及び臓器移植問題に関する調査会を設置する。

4月 〔事件〕**イタイイタイ病不認定患者** 富山県のイタイイタイ病認定審査で不認定とされた全員が富山県知事に異議を申し立てるが却下された。5月に環境庁公害健康被害補償不服審査会に対し行政不服審査請求を行い、1992年にほぼ認められた。

5.18 〔団体〕大学病院問題協議会、第1回会合開催　厚生省と大学病院の代表からなる大学病院問題協議会の第1回会合が開催される。

6.6 〔事件〕クロロキン薬害訴訟、和解　クロロキン薬害全国統一訴訟、原告全員と製薬会社6社が総額約40億円の損害賠償を支払うことで合意し、和解。3月31日には東京高裁で損害賠償の支払いを命じる逆転判決が出ていた。

6.11 〔政策〕国民医療費、17兆円突破　厚生省、国民医療費推計を発表。1986年度は前年度6.6％増の17兆690億円とし、初めて17兆円を上回る額となる。一人あたりでも8000円増の14万300円。

6.16 〔治療〕海外渡航臓器移植が続出　大阪市の男性が、東京都内の斡旋業者の紹介でフィリピンのマニラに渡り、囚人からの生体腎移植を受けた。この月から翌7月にかけて高額の費用を払っての海外渡航移植が相次いで明らかになり、日本人による臓器売買として問題化。

6.17 〔治療〕日本救急医学会、脳死・脳蘇生研究会開催　日本救急医学会、脳死・脳蘇生研究会を開催する。このテーマで研究会が開かれるのは世界初。2000年に日本脳死・脳蘇生学会と改称。

7.13 〔治療〕胎児の遺伝子診断を申請　東邦大学医学部第一産婦人科、妊娠初期に胎盤の絨毛を調べる方式の胎児の遺伝子診断の臨床応用を、同大学倫理委員会に申請。12月23日承認。

7.21 〔制度〕「看護職員需給計画」通知　厚生省、「看護職員需給計画」を都道府県に通知。

8.15 〔治療〕がん細胞を殺す遺伝子の分離に成功　順天堂大学の教授グループ、免疫細胞を分泌してがん細胞や細菌を殺す「弾丸蛋白質」の遺伝子の分離に成功したと発表。

8.31 〔病気〕エイズ感染者数、発表　厚生省のエイズサーベイランス委員会、日本のエイズ患者数は90人（うち50人は既に死亡）、感染者は1048人と発表。血液製剤によるものが51人。日本人同性愛者からの感染も初めて判明した。

9.16 〔政策〕在宅介護・入浴サービスのガイドライン通知　厚生省、高齢者等の福祉の向上とその健全な育成を図るための民間事業者による在宅介護・入浴サービスのガイドラインをまとめ、通知する。

9.19 〔社会〕昭和天皇、病状悪化　昭和天皇、大量吐血・下血して侍医団による緊急輸血が行われる。以後も吐血・下血に対して輸血・点滴が繰り返され闘病が続く。天皇の体温・血圧の数値や下血・輸血の有無などが毎日報道されるという異例な事態となる。お見舞い記帳所に多数の人が訪れ、祭り中止等の自粛ムードも広がった。1989年1月7日没。死因は十二指腸乳頭周囲腫瘍（腺がん）。

10.4 〔治療〕ベトナム結合双生児の分離手術成功　ベトナム結合双生児グエンベト・グエンドク兄弟の分離手術がホーチミン市で行われ、成功した。二人は1986年には来日して治療を受けたこともあり、手術にあたって日本赤十字社は医師・技術者を派遣、資材を提供するなど協力した。

11.23 〔団体〕生命倫理学会、発足　急速に進展する脳死・臓器移植や遺伝子治療などの技術と社会とのギャップという問題に取り組むため、医学・哲学・法学等の研究者による生命倫理学会が発足した。研究者・医師・一般市民による生命倫理研究会も

12月10日に発足。

12.22　〔事件〕保健医療機関指定取り消し発表　厚生省は、7月にミドリ十字の未承認薬不正事件が発覚したことから、全国一斉調査を行い、その結果とともに、保健医療機関の指定取り消し処分の基準をまとめ、国公立を含む36の病院の指定を取り消す処分を発表した。

12.23　〔法令〕「エイズ予防法」成立　「後天性免疫不全症候群の予防に関する法律(エイズ予防法)」成立。感染のおそれのあるとき医師が知事に感染者の氏名や住所を通報することができるというもので、人権侵害との批判も受ける。1989年1月17日公布、2月17日施行。感染症法の制定により、1999年4月1日に廃止。

12.26　〔事件〕尼崎公害訴訟　兵庫県尼崎市の大気汚染によるぜんそくなどに苦しむ公害病認定患者が、損害賠償と二酸化イオウ・二酸化窒素・浮遊粒子状物質の排出抑制を求め、大手企業9社・国・阪神高速道路公団を神戸地裁に提訴した。1999年2月17日、企業9社と原告とは和解が成立。2000年1月31日、国と阪神高速道路公団に排ガス差し止めを命ずるとともに、3億3千万円の損害賠償支払いを命じた。12月1日、控訴審で国が大気汚染対策を約束し、住民側が損害賠償請求権放棄で合意。2003年6月26日、和解条項を守らないとして原告が国などを相手に公害等調整委員会に申し立てたあっせん審理で、あっせん案を双方が受理。

12.29　〔社会〕医療関連ビジネス検討委員会、報告書提出　医療関連ビジネス検討委員会、医療関連分野への民間事業の拡大に際して、関連サービスの質の確保、健全育成などを記した報告書を提出する。

12月　〔出版〕輸血拒否事件をめぐるノンフィクション刊行　大泉実成『説得―エホバの証人と輸血拒否事件』(現代書館)刊行。信仰に従う両親に輸血を拒否されて亡くなった子どもの事件について書かれたノンフィクション。第11回講談社ノンフィクション賞受賞。

1989年
(昭和64年/平成元年)

1.26　〔団体〕老人医療ガイドライン作成検討委員会、設置　より良い老人医療を求める老人医療ガイドライン作成検討委員会が設置され、その第1回会合が開催される。

1月　〔病気〕病院で肝炎集団感染　横浜の市立病院で、1988年に入院患者17人が肝炎に集団感染していたことが判明した。

1月　〔治療〕C型肝炎ウイルス発見　国立予防衛生研究所病理部の研究官、輸血感染する非A非B型慢性肝炎のウイルスを発見し、厚生省の肝炎研究連絡協議会で発表。C型肝炎ウイルスと命名する。9月29日信州大学医学部教授らアルコール性の肝炎の多くがC型ウイルスによるものとし、治療の見直しの必要性を指摘。

2.17　〔制度〕医療ソーシャルワーカー業務指針検討会を開催　厚生省、「経済的問題の解

決、調整援助」「療養中の心理的・社会的問題の解決、調整援助」「受診・受療援助」等を行う医療ソーシャルワーカー（MSW）の業務指針検討会を開催する。医療ソーシャルワーカーの資格法制化には言及せず。

3.31 〔政策〕地域医療計画発表　47の都道府県の地域医療計画が出揃う。医療機関の質の向上や計画的な配置、医療費抑制が目的で、病院の新増設を病院の新増設するもの。

4.8 〔事件〕イタイイタイ病の総合研究　イタイイタイ病及び慢性カドミウム中毒に関する総合的研究班が、カドミウムの健康影響に関する研究の中間報告を発表した。

5.2 〔教育〕日本医師会、医大定員削減を提言　日本医師会、「医師養成に関する見解」を出し、医科大学入学定員を10%削減することを提言。

5.8 〔事件〕薬害エイズ訴訟　血友病患者2人が、国と製剤を販売した「ミドリ十字」、「バクスター」の2社を相手取り、総額2億3000万円の損害賠償を求める訴訟を大阪地裁に起こした。6年11ヶ月後の1996年3月29日、国と製薬会社が責任を認める形で和解が成立。このエイズウイルスが混入している輸入血液製剤は、血友病患者2600人以上に投与され、約1800人が感染、400人以上が死亡した。

5.12 〔政策〕患者サービスの在り方に関する懇談会、ガイドラインを設置　患者サービスの在り方に関する懇談会、情報提供やアメニティ等の患者サービスについてのガイドラインを設置する。

5.19 〔制度〕「新看護婦需給見通し」通知　厚生省、「新看護婦需給見通し」を都道府県に通知。1994年には93万5000人で需給が均衡になるという予測を発表。

6.1 〔制度〕国立大学病院の研修登録医制度発足を決定　文部省、国立大学病院に研修登録医制度の発足を決定する。地域医療の発展と充実のため、医師または歯科医師が大学病院で研修を受けられる者もの。

6.12 〔社会〕第79回日本学士院恩賜賞　日沼頼夫、成人T細胞白血病のウイルス病因に関する研究により第79回日本学士院恩賜賞を受賞した。

6.16 〔治療〕脳死判定に疑問　金沢医科大学の医師、脳死状態と診断された5歳の児童が238日間生存していたと発表。脳死の判定基準が改めて論議を呼ぶ。

6.16 〔治療〕末期医療について報告　厚生省の末期医療に関するケアのあり方検討会、末期がん患者への病名の告知問題についての報告をまとめ、医療従事者向けのケアのマニュアルを作成・配布した。

7.24 〔病気〕血友病の医療費を公費負担に　厚生省、血友病などの先天性血液凝固因子障害患者の医療費を公費負担とすることを決定。血液製剤によるエイズ感染者の救済の一環として。

8.15 〔制度〕医薬分業の促進計画　医薬分業の中核的存在となる37の国立病院から、促進計画が出揃う。1951年の「医師法、歯科医師法及び薬事法の一部を改正する法律（医薬分業法）」で規定されていた内容を実現する方向へ。

9月 〔病気〕集団コレラ発生　愛知県から集団コレラが発生、8都府県で43人の患者が確認された。第二次大戦後では最大規模の流行となった。感染源は特定できず。

10.27 〔事件〕薬害エイズ損害賠償提訴　血液製剤でエイズに感染した血友病患者とその家族、国と製薬会社を相手取って総額16億3300万円の支払いを要求する損害賠償訴訟を起こす。

11.6 〔政策〕医療廃棄物処理ガイドラインを策定　厚生省の医療廃棄物処理対策委員会、処理ガイドラインを策定。注射針の使い回し等によるB型肝炎の二次感染などを防止するため。

11.10 〔団体〕医療施設調査・病院報告を発表　厚生省統計情報部、1988年医療施設調査・病院報告を発表。病院のベッド数が163万4309床にかけ込みで増加。

11.13 〔治療〕初の生体肝移植　島根医科大学、国内初の生体部分肝移植手術が行われた。1歳の子どもの患者へ父親から提供された肝臓の一部を移植した。提供者の健康な体にメスを入れること・同大学内の倫理委員会に事前に申請しなかったこと・脳死からの臓器提供が本来のあり方であるという意見などから批判も。1990年8月24日、285日目で患者死亡。

12.1 〔政策〕脳死臨調、発足　「臨時脳死及び臓器移植調査会設置法」が成立し、臨時脳死及び臓器移植調査会（脳死臨調）が発足。脳死を個体の死と認めるか、脳死段階での臓器移植を認めるかについて、2年間総合的に調査・検討する。

この年 〔治療〕老人性痴呆症の患者約60万人に　厚生省、老人性痴呆症の患者が約60万人に達したと発表。うち脳血管性症は60％、アルツハイマー症は30％。

この年 〔出版〕『メスよ輝け!!』連載開始　集英社の『ビジネスジャンプ』で、高山路爛原作・やまだ稔彦作画の医療漫画『メスよ輝け!!』の連載が始まった。手術シーンや大学と民間病院との確執をリアルに描いている。2005年1月20日、原作者の高山が本名の大鐘稔彦名義で『孤高のメス―外科医当麻鉄彦』（栄光出版社）として小説化して刊行。2010年に映画化もされた。

1990年
（平成2年）

1.16 〔治療〕日本医師会、「「説明と同意」についての報告」発表　日本医師会の生命倫理懇談会、「「説明と同意」についての報告」を発表。治験の方法等について説明を受け、自由意思に基づいて合意するインフォームド・コンセントの理念に基づいたもの。尊厳死や輸血拒否などについても患者の意思を尊重する。

1.19 〔制度〕今後の医療供給体制について発表　厚生省健康政策局、「21世紀をめざした今後の医療供給体制の在り方」を発表。

2.8 〔治療〕動脈硬化発症に関わる遺伝子を発見　東京大学病院のグループ、動脈硬化発症に決定的な働きをする遺伝子を発見したと英『ネイチャー』誌に発表。

2.16 〔治療〕脳死肝移植承認　東京大学医科学研究所倫理審査委員会、脳死における肝臓移植を承認。5月15日京都大学倫理委員会も承認。5月21日島根医科大学の倫理委

員会は時期尚早として不承認。

3.8 〔事件〕**富士見産婦人科病院事件、有罪確定** 埼玉県の富士見産婦人科病院事件で、無資格診療について、理事長とその妻で元院長の有罪が確定した。

3.28 〔治療〕**脳死臨調、初会合開催** 臨時脳死及び臓器移植調査会（脳死臨調）、初会合を開催し、会長に永井道雄を選出。脳死を人の死と認めるか、脳死段階での臓器移植は可能かについて審議する。1992年1月末に最終答申。

4.1 〔制度〕**診療報酬引き上げ** 厚生省、診療報酬点数表を改定し、診療報酬を3.7％引き上げる。介護職員の収入を保障する特例許可老人病院入院医療管理料の導入、訪問看護・指導料の准看護師への適用、医師の訪問診察料の引き上げ、ホスピスへの保険適用などを盛り込む。3月7日の薬価基準の引き上げでは診療報酬の引き上げは1％にとどまっていた。

4.26 〔団体〕**骨髄バンクの設置を提案** 厚生省骨髄バンク組織に関する研究班、白血病等の治療に有効な骨髄移植に関する報告を発表、移植推進のための公的骨髄バンクの設置を提案。11月21日、1991年度の発足を決定。

5.1 〔政策〕**厚生省、緩和ケア病棟等を承認** 4月にホスピス・緩和ケアが医療保険の診療項目として正式に制度化されたことを受け、厚生省が緩和ケアを行う3病棟を承認。ほかに、紹介外来型の8病院も承認した。

5.25 〔法令〕**「医療法」改正案提出** 「医療法」改正案、国会に提出、継続審議となる。老人保健施設の医療法での位置づけなど、高齢化社会に向けて介護・福祉施設を医療の体系の中に取り込むため。

6.15 〔治療〕**生体肝移植続く** 京都大学で国内2例目、6月19日には信州大学で国内3例目の生体部分肝移植手術が行われた。両大学ではこの後も生体肝移植が相次いで行われた。倫理的な問題を避けられるとして認知されるようになった治療法であるが、11例のうち4例が死亡するなど、手術の難しさも明らかになった。患者はいずれも1歳～9歳の小児。

7.3 〔治療〕**がん研究進む** 癌研究会癌研究所のグループ、乳がん発生の仕組みを発見したと日本癌学会総会で発表。またがん抑制遺伝子についての複数の研究も発表される。

7.13 〔治療〕**日弁連、「脳死と臓器移植に関する意見書」公表** 日本弁護士連合会（日弁連）、「脳死と臓器移植に関する意見書」公表。脳死の厳格な判定基準と第三者機関による審査を要する等、厳しい姿勢を打ち出す。

7.18 〔事件〕**熱中症で死亡** 東京都内で暑さのためにで倒れる人が続出、20人が病院に運ばれ、うち1人が熱射病で死亡した。この日は都内中部と西部に光化学スモッグ注意報が発令されていた。

8.2 〔治療〕**胎児母体外手術に成功** 国立循環器病センター、胎児を母体外で手術して再び母体に戻す国内初の母体外手術に成功したと発表。

8.7 〔治療〕**聖隷浜松病院、脳死患者の治療は中止と発表** 聖隷浜松病院、「全脳死」患者については治療行為は中止すると発表した。

8.11 〔治療〕**阪大臓器移植を承認** 大阪大学医学部倫理委員会、脳死者からの心臓・肝

臓・腎臓の移植を承認。9月6日、同大付属病院で脳死状態の傷害事件の被害者から腎臓移植手術。10月26日、東京大学の医師ら、執刀した大阪大学教授を殺人罪で告発。

8.12 〔政策〕保健医療福祉マンパワー対策本部設置　厚生省、保健医療福祉マンパワー対策本部を設置。特別養護老人ホームの職員やホームヘルパーとして、地域の主婦や中高年層などからの人材確保を目指す。

9.18 〔社会〕中東支援医療先遣隊、サウジアラビアへ　ペルシャ湾岸危機の戦後処理の一つとして、中東支援医療先遣隊17人がサウジアラビアへ派遣された。

9.23 〔社会〕日本医師会、中医協の医療経済実態調査に協力せず　日本医師会会長、中央社会保険医療協議会（中医協）の医療経済実態調査に、マスコミ報道により医師と患者の信頼関係がゆがめられているとして協力しない方針を発表。

9.28 〔事件〕水俣病東京訴訟で和解勧告　東京地裁、患者が国・熊本県・チッソを相手取って損害賠償を求めた水俣病東京訴訟で和解を勧告。各地で起こされた裁判でも相次いで和解勧告が出るが、10月1日国側が拒否する。12月5日環境庁長官が水俣市を視察中、水俣病問題の責任者である環境庁企画調整局長が自殺。

10.20 〔事件〕注射針不法投棄　三重県津市白塚町の海岸で、医療用器具の入った黒ビニールのごみ袋約40、50個が捨てられているのが見つかった。ごみ袋は、多量のごみの中に、無造作に山積みされており、X線造影剤、糖質電解質輸液などの空き瓶に交じり、点滴用の注射針、患者の名前を書いた注射液のビニール袋など、多数の医療用廃材あった。

10月 〔病気〕O-157集団感染　埼玉県の幼稚園で病原性大腸菌O-157による集団食中毒が発生、発熱・下痢などの症状が出た園児のうち2人が死亡。感染源は使用していた飲料用の井戸水と判明、幼稚園・行政のずさんな衛生管理が問題となる。

11.1 〔団体〕日本医業経営コンサルタント協会、設立　社団法人日本医業経営コンサルタント協会が設立される。医業の社会公共性を経営面から支援活動することにより、医業経営の健全化・安定化に資することを目的とする。

11.9 〔社会〕看護師の増員要求スト　日本医療労働組合連合会、看護師の増員などを要求して21年ぶりに時限ストライキを敢行、デモも行う。全国の1100の医療機関から7万人の看護師が参加。全国的に看護師不足が深刻化。

11.14 〔治療〕丸山ワクチン治験延長　厚生省、ゼリア新薬工業の丸山ワクチンの有償治験期間の3年間の延長を決定。丸山ワクチンは1981年中央薬事審議会で不認可になったが、多くのがん患者に支持されており、今回で3回目の治験延長となる。

11.15 〔治療〕顕微授精承認　日本不妊学会、不妊治療として卵子に穴を開けて精子を注入する顕微授精の臨床応用を承認した。

11.21 〔治療〕臓器移植についての公聴会開催　臨時脳死及び臓器移植調査会（脳死臨調）、名古屋で初の公聴会を開催。以後1991年2月14日福岡、4月12日札幌、8月9日東京、9月20日大阪、10月17日広島と順次開催される。脳死や臓器移植について広く市民から意見や考えを聞く。

11月 〔出版〕エイズ患者と暮らした日々を綴ったノンフィクション刊行　家田荘子『私

を抱いてそしてキスして―エイズ患者と過した一年の壮絶記録』（文藝春秋）刊行。アメリカでエイズ・ボランティアとして患者と生活した日々を記録したノンフィクション。第22回大宅壮一ノンフィクション賞受賞。

12.5 〔制度〕救急救命士制度を提言　厚生省救急医療体制検討小委員会、新たな国家資格として高度な応急措置のできる救急救命士を創設し、救急隊員ができる応急手当の範囲の拡大を求める報告を提出。

12.13 〔法令〕「老人保健法」改正へ　厚生省、「老人保健法」を改正して患者負担額を5％に引き上げ、公費負担額も5割に引き上げる方針をまとめる。日本労働組合総連合会（連合）、日本経営者団体連盟（日経連）、健康保険組合連合会（健保連）が要求していた。

12.20 〔団体〕医療関連サービス振興会、設立　財団法人医療関連サービス振興会、設立。医療関連サービスを提供する企業等の連絡調整体制を確立し、国民の医療及び福祉の向上に寄与することを目的とする。

1991年
（平成3年）

1.22 〔政策〕水俣病問題専門委員会設置　水俣病問題専門委員会が、中央公害対策審議会環境保健部会に設置された。

2.14 〔事件〕医療機器納入汚職発覚　千葉大学医学部付属病院放射線部の教授が、高額の医療機器納入にあたって業者から金銭を受け取った収賄容疑で逮捕された。3月6日には横浜市立大学医学部前教授が同様の容疑で逮捕。

2月 〔病気〕MRSAによる院内感染多発　抗生物質に耐性を示す多剤耐性菌（メチシリン耐性黄色ブドウ球菌（MRSA））による院内感染が多発し、死亡する患者が急増していることが日本消化器学会総会で報告される。6月、厚生省は院内感染防止のためのマニュアル作成を都道府県に通知。10月24日院内感染防止対策調査委員会、実態調査の実施について協議する。

3.12 〔治療〕がん抑制遺伝子を解明　癌研究会癌研究所など日米共同研究グループ、大腸がん発生を抑えるがん抑制遺伝子を解明したと米『サイエンス』誌に発表。

4.18 〔法令〕「救急救命士法」成立　「救急救命士法」が成立。心肺停止患者の救命率向上のため、救急隊員が救急車内での患者気道確保等の一部の医療行為を行うことを認める。

4.22 〔制度〕健康スポーツ医制度実施要項を通知　日本医師会、健康スポーツ医制度実施要項を都道府県医師会に通知。国民の健康作りのため運動やスポーツを支援するものとして発足。一定単位の講義を受けた医師に与えられる資格で、5年の有効期間が過ぎると再研修を受けて資格を更新する。

5.12 〔社会〕「看護の日」「看護週間」制定　「看護の日」「看護週間」制定記念式典が開

催される。「看護の日」はフローレンス・ナイチンゲールの誕生日である「国際ナースデー」の日本の記念日としての名称で、国民の看護及び看護職に対する理解を深めるとともに、その社会的評価を高めていくために制定された。「看護の日」とともに制定された「看護週間」は「看護の日」5月12日を含む日曜日から土曜日までの一週間。「看護週間」には各地で看護体験や保健相談、看護に対する啓発事業が行われる。

5.14　〔事件〕**医師による安楽死発覚**　東海大学医学部付属病院の医師が、入院中の末期がん患者を家族の求めに従って薬物投与によって4月13日に安楽死させていたことが判明した。大学は医師を懲戒免職処分。1992年1月14日神奈川県警が書類送検、7月2日横浜地検が殺人罪で起訴。9月2日初公判で医師側は無罪を主張。1994年11月7日懲役3年を求刑。

5.31　〔制度〕**薬価基準算定方式改定**　中央社会保険医療協議会（中医協）、薬価基準算定方式を、価格操作がしやすいそれまでの方式をやめ、実際の販売実績が反映される加重平均値に一定価格を上乗せする方式に変更することを決定。上乗せ額は当面15％。1950年の制定以来、初の抜本的改定。医薬品取引の適正化を図る。

6.4　〔治療〕**初の成人間の生体肝移植**　広島大学付属病院で国内初の成人間の生体肝移植手術が行われる。17日後に患者死亡。9月6日患者の権利検討会（PRC）企画委員会が医師らを傷害致死罪・同幇助罪で告発。7月12日には東京女子医科大学で、成人間生体肝移植を受けた後重体になった患者に、ベルギーから空輸された脳死肝の移植が行われたが、翌日死亡。脳死・臓器移植について論議が起こる。

6.5　〔治療〕**丸山ワクチン、白血球減少抑制剤として製造承認**　厚生省中央薬事審議会、丸山ワクチンの濃厚溶液を、がん治療副作用の白血球減少の抑制剤として製造承認を答申。6月28日承認。

6.5　〔社会〕**宇宙医学実験実施**　アメリカ航空宇宙局（NASA）が、スペースシャトル「コロンビア」を打ち上げた。飛行士や動物の健康調査など、本格的な宇宙医学実験を行った。6月14日帰還。

6.14　〔治療〕**脳死臨調、脳死を人の死と認める**　臨時脳死及び臓器移植調査会（脳死臨調）、脳死を人の死と認め臓器移植を容認する中間報告をまとめる。少数反対意見を併記する異例の発表。6月24日、日本移植会は脳死移植は慎重に行う旨の見解を発表。

8.7　〔政策〕**医療職・看護職の給与の改定を勧告**　人事院、医療職・看護職の給与の改定を勧告する。医療職は平均5.5％、看護職は平均9.2％という大幅な改定。

8.9　〔事件〕**症例報告捏造**　慢性心不全の薬ベスナリノンを製造・発売していた大塚製薬、副作用の症例報告の一部を捏造していたことが判明。10月24日厚生省は厳重注意。大塚製薬は10日間の販売自粛と役員の減棒などの処分を行う。この薬では副作用で4人が死亡している。

9.26　〔制度〕**医療関連サービスマーク制度開始**　医療関連サービス振興会、サービスマーク制度創設。「医療関連サービスマーク」とは、検体検査のような病院内の業務や食事の宅配サービスのような在宅医療をサポートする医療関連サービスを安心して利用できるように必要な要件を基準に定め、その基準を満たすサービスに対して

認定するもの。

9.27 〔法令〕「老人保健法」改正　「老人保健法」改正、成立。患者負担額の段階的引き上げと消費者物価スライド制引き上げ、公費負担額5割の対象に老人訪問看護療養費を加えることなどを盛り込む。

10.15 〔治療〕脳死臨調、世論調査発表　脳死臨調、脳死・臓器移植に関する世論調査の結果を発表。脳死容認44.6％（否定24.5％、「わからない」30.9％）、脳死臓器移植容認55.2％（否定13.8％）。

11.26 〔政策〕水俣病関係住民に療養費　中央公害対策審議会水俣病問題専門委員会、「今後の水俣病対策のあり方について」の答申をまとめる。水俣病と認定されていない関係住民で感覚障害や健康不安を持つ人々に対し、社会保険の自己負担分である療養費と通院費用などの雑費である療養手当の支給、検診の実施、生活指導を行うことなどを盛り込んだもの。

11.26 〔政策〕付添看護廃止へ　老人保健審議会、老人医療における付添看護の廃止・訪問介護事業の基準をまとめて厚生大臣に提出。患者とその家族にとって重い経済的負担となる付添看護を将来的には廃止すると明記。

11.30 〔治療〕顕微授精承認　日本産科婦人科学会、男性の不妊治療としての顕微授精の臨床応用を、治りにくい受精障害がある、治療に当たる医師が高度な知識・技術を持っている、患者に対して十分な説明をする、等の条件付きで承認。

12.12 〔治療〕アルツハイマー症発症に関わる酵素を発見　三菱化成生命科学研究所のグループ、アルツハイマー症発症に決定的な働きをする酵素を発見したと発表。

12月 〔団体〕骨髄バンク始動　骨髄移植による治療を行うための公的骨髄バンクが始動。全国64か所に地方データセンターを設け、骨髄提供希望者の白血球の型（HLA）を調べる検査や登録を行う。

1992年
(平成4年)

1.16 〔事件〕歯科医師国家試験問題漏洩容疑で教授逮捕　1991年春の歯科医師国家試験問題漏洩容疑で鶴見大学教授が逮捕。警察及び厚生省の調べで、大学ぐるみの漏洩工作が判明。試験委員である教授が、国家試験の前日に、受験生が集まる壮行会の場で、自ら作成した問題を十数問漏らす。この年の国家試験の合格率は90.3％と急上昇。学生委員会が受験生から4000万円を集め大学関係者と合格向上のため施策をしていた。4月1日、同教授懲戒免職。

1.18 〔教育〕公立看護系大学・短大の設立に財政支援決定　自治省は、公立看護系大学・短大の設立に財政支援（事業費総額1088億円）を決定。保健・医療・福祉関連の人材確保の必要と地域の活性化を目指し、起債枠を認め、元利償還費と事業費の一部を交付税より手当する。13自治体を支援対象と内定。

1.22 〔治療〕脳死臨調、脳死を人の死と認める最終答申　脳死臨調、脳死を人の死と認め、臓器移植を容認する最終答申を提出。少数反対意見を併記。臓器移植では提供者本人の意思を尊重するものとする。

2.7 〔事件〕水俣病訴訟、行政責任を否定　東京地裁、水俣病東京訴訟で国と熊本県の行政責任を否定、賠償責任があるのはチッソのみとする判決。和解交渉が進む第三次訴訟では福岡高裁が和解案を提示するが、国側は交渉拒否を続ける。3月31日の新潟水俣病第二次訴訟でも国の責任は認められないとする判決が出た。

2.13 〔団体〕エイズ対策委員会設置　公衆衛生審議会にエイズ対策委員会を設置。「エイズ予防法」の運用等について検討する。

2.14 〔制度〕中医協、診療報酬引き上げ承認　中央社会保険医療協議会（中医協）、診療報酬を平均5％引き上げることを承認。医科は5.4％、歯科は2.7％、調剤は1.9％。薬価基準が2.5％引き上げられたため、実質は2.5％の上昇にとどまる。

2.28 〔治療〕臓器移植の拒絶反応抑制療法発表　東京大学病院の医師、臓器移植の際の拒絶反応を抑える療法を米『サイエンス』誌に発表。2種類の抗体を短期間に注射をするというもの。

3.13 〔治療〕日弁連、脳死反対を公表　日本弁護士連合会（日弁連）、脳死を人の死と認めることに反対する意見書を公表する。

3.15 〔治療〕乳がんの原因遺伝子発見　財団法人癌研究会癌研究所のグループ、乳がんの原因遺伝子を発見したと米『キャンサー・リサーチ』誌に発表。これまでに発見された他の原因遺伝子に付け加えられるもの。細胞の増殖を抑えるがん抑制遺伝子の一種で、日本人が発見した初めての乳がん遺伝子となる。

3.18 〔治療〕日本医師会、尊厳死を容認　日本医師会生命倫理懇談会、尊厳死を容認。「自然死法」の制定を求める「末期医療に臨む医師のあり方」についての報告書を提出。患者の意思を尊重し延命治療の見直しを提案。

3.27 〔法令〕「健康保険法」改正　「健康保険法」改正、成立。中小企業のサラリーマンの健康保険の国庫補助率16.4％の13.0％への引き下げ、累積した積立金で保健料率の安定・保健福祉事業の充実のための事業運営安定資金の創設等を盛り込む。

4.1 〔制度〕老人訪問看護制度開始　「老人保健法」の改正により、在宅の寝たきり老人を看護師が訪問して世話をする老人訪問看護制度が始まる。70歳以上または主治医が必要と認めた65歳以上の障害者が対象。「老人訪問看護ステーション」を全国に設置し、老人在宅医療の中核とすることを目指す。

4.6 〔治療〕受精卵で性別判定　名古屋大学医学部の助教授のグループで、人間の受精卵の細胞遺伝子による性別判定の実験に成功。

4.7 〔治療〕国内初の顕微授精ベビー　宮城県岩沼市のスズキ医院で、不妊治療のための顕微授精による妊娠で国内初の出産が行われた。1991年11月の日本産科婦人科学会の承認以前から治療に取り組んでいたことに批判も。福岡県、山形県、広島県、石川県などでも相次いで顕微授精による妊娠・出産が報告された。

4.30 〔政策〕水俣病総合対策実施要領　環境庁は、関係県に「水俣病総合対策実施要領」を通知した。

5.12　〔制度〕医師国家試験合格者、女子が2割突破　第86回医師国家試験の結果が発表され、合格者は受験者の84%。合格者のうち女子の割合が前年より1.4ポイント上がって初めて2割を超える。

6.3　〔治療〕エイズの新薬承認　厚生省中央薬事審議会、1987年承認のアジドチミジン（AZT）に続くエイズの新薬ジダノシン（ddI）の輸入を承認。新薬の審査としては異例の速さ。

6.8　〔社会〕第82回日本学士院恩賜賞　岸本忠三、インターロイキン6（IL-6）に関する研究により第82回日本学士院恩賜賞を受賞した。

6.18　〔法令〕「医療法」改正　「医療法」改正、成立。高齢化社会に向けて病院の役割分担を見直し、高度な医療技術を持つ「特定機能病院」と、高齢者などの長期入院患者向けに療養環境を改善した「療養型病床群」として機能別に分ける。10月21日、厚生省は改正「医療法」の政省令を医療審議会に諮問、即日承認。特定機能病院の紹介率は30％とする。

7.4　〔法令〕「廃棄物処理法」改正　「廃棄物の処理及び清掃に関する法律（廃棄物処理法）」改正、施行。注射針・ガーゼなどの「感染性廃棄物」と規定されている医療廃棄物の適正処理などについても定める。

7.14　〔治療〕小中学校の結核X線集団検診廃止　厚生省公衆衛生審議会の結核予防部会、小中学校で行われている結核のX線集団検診を廃止する方針をかためて9月に厚生大臣に答申、1993年度からの廃止が決定した。X線撮影での発見率の低下と放射線被曝の危険性から検診の意義は乏しいと判断。

8.21　〔政策〕エイズ検査、無料へ　厚生省、エイズ検査無料化を推進するための対策費を盛り込んだ1993年度予算の概算要求をまとめる。1993年4月から保健所での検査が無料となる。

10.14　〔政策〕エイズ予防の取り組み　文部省、高校生用エイズ教材を作成して全国の私立高校に発送。コンドームによる予防法も記載。10月23日東京都がスポーツ・芸能関係者を起用したテレビCMを放映。

10.16　〔治療〕尊厳死からの腎臓移植　尊厳死宣言書に署名し腎バンクに登録していた栃木県の陶芸家の女性が脳死状態となり、希望通り尊厳死の処置と腎臓の提供がなされた。11月に市民団体が医師を殺人罪で告発、12月22日には女性の親族が市民団体を誣告罪で告発。

12.16　〔病気〕MRSAによる院内感染深刻化　千葉県の富里病院で、入院患者の20％がメチシリン耐性黄色ブドウ球菌（MRSA）に感染していることが判明し、千葉県衛生部が立ち入り検査を行う。同病院では1年間で20人の死亡が出たことが確認される。

12.18　〔事件〕予防接種被害訴訟、国側に過失ありとの判決　東京高裁、「予防接種被害・東京集団訴訟」の控訴審で、予防接種を義務づけていた国側に過失があったとして損害賠償総額23億1000万円の支払いを命じた。12月26日国側は上告断念、被害者の救済制度の見直しを表明。

1993年
(平成5年)

1.13 〔団体〕**水俣病資料館が開館**　水俣市で水俣病資料館が開館した。

1.20 〔病気〕**MRSA対策発表**　厚生省、MRSAを中心とした施設内感染についての総合対策をまとめ、発表。3月には長野県内の養護学校で、6月には身体障害者療養施設で施設内感染が起きた。

1.28 〔治療〕**骨髄バンク、初の移植**　宮城県の白血病の小学生の患者に、公的骨髄バンク「骨髄移植推進財団」による初めての骨髄移植が行われる。3月2日患者死亡。5月に移植を受けた大学生は回復、9月にはアメリカへの空輸を行うなど国際協力も始動。

2.25 〔出版〕**『エイズリポート』創刊**　厚生省のエイズストップ作戦本部、エイズ対策の総合情報誌『エイズリポート』を創刊。年4回刊でスタート。第76号からエイズストップ作戦本部監修、公益財団法人エイズ予防財団発行となる。2012年3月30日発行の第90号で終刊。

2月 〔治療〕**女児産み分けの実施が判明**　東京都の杉山産婦人科医院で、5年間にわたって約100例、精子洗浄液を使って選り分けた精子を用いるパーコール法によって女児産み分けが行われていたことが判明した。男性に多い遺伝病を回避するため以外は事実上禁止されていたもの。

3.9 〔政策〕**老人医療費が6兆円超え**　厚生省、1991年度の老人医療費は前年比8.1％増の6兆4100万円と発表。初めて6兆円を超えた。老人医療対象者は約1011万人。

4.15 〔政策〕**遺伝子治療でガイドライン作成**　厚生省の厚生科学会議、アメリカ国立衛生研究所(NIH)の指針を参考に「遺伝子治療臨床研究に関するガイドライン」を作成、厚生大臣に提出。致死性の遺伝病・がん・エイズ等の難病を対象に、従来の方法より治療法として優れていると認められる場合のみとした。患者へのインフォームド・コンセントを行うこと、国と実施施設が問題点をチェックすることなどが盛り込まれた。

4.19 〔団体〕**「日本エイズストップ基金」創設**　エイズ予防財団、エイズ患者・感染者への支援、エイズに関する啓発普及活動の推進等のため、「日本エイズストップ基金」を創設。2011年12月31日、財団の寄付金一本化により名称使用を停止。

4.27 〔病気〕**MMR摂取中止**　厚生省、麻疹・風疹・おたふくかぜの新三種混合ワクチン(MMR)の接種を、副作用多発のため当分の間見合わせることとする。高熱や頭痛を伴う無菌性髄膜炎の副作用が1200人に1人の割合で発生していた。

4.28 〔政策〕**イタイイタイ病患者認定を緩和**　環境庁は厚生省保健業務課長、富山県に対し患者認定を緩和する「イタイイタイ病の認定における骨軟化症の判定等について」を通知。患者の死亡後などの認定が可能となった。

4.28 〔団体〕**日本民間病院連絡協議会発足**　全日本病院協会(全日病)・日本精神病院協

会・日本医療法人協会の3団体が、日本民間病院連絡協議会(民病協)を発足させる。2000年7月28日新たに日本病院会を加えて四病院団体協議会(四病協)が発足したことにより発展的に解消された。

6.11 〔法令〕「精神保健法」改正　「精神保健法」改正、成立。精神障害者の社会復帰を施設から地域社会へという考えのもと、グループホームなど地域生活援助事業について規定した。1995年「精神保健福祉法」に改められる。

6.18 〔政策〕国民医療費が21兆円超え　厚生省、1991年度の国民医療費の概況を発表。前年比5.9%増の総額21兆8260万円。国民所得の伸び率(4.7%)を4年ぶりに上回った。

7.21 〔治療〕初の生体肝再移植　京都大学医学部第二外科、国内初の同一患者への生体肝移植の再手術を行う。2月に母親からの肝移植を受けた後感染症を起こしていた1歳の子どもの患者に、父親から再移植。11月17日患者死亡。

8.4 〔治療〕末期医療での延命治療の中止　厚生省健政局長の私的検討委員会である末期医療に関する国民の意識調査等検討委員会、アンケート結果を公表。回答者の過半数が末期医療での延命治療の中止を肯定する。

8.10 〔事件〕予防接種被害訴訟、九州でも国側に過失ありとの判決　福岡高裁、「九州地区予防接種禍集団訴訟」の控訴審で、未認定患者を含めて国側に過失があったとして損害賠償総額3億3347万円の支払いを命じた。未認定患者の勝訴の確定は初。

8.15 〔治療〕アルツハイマー症研究に進展　三菱化成生命科学研究所のグループ、アルツハイマー症による脳神経細胞の死を促進する酵素をその酵素が活性化する仕組みとともに発見したと発表。

8.23 〔社会〕世界精神保健連盟の世界会議開催　世界精神保健連盟(WFMH)の世界会議が、「21世紀をめざしての精神保健—テクノロジーと文化、そしてクオリティ・オブ・ライフ」をメインテーマにして7日まで千葉県幕張メッセで開催された。日本での開催は初。

9.6 〔社会〕逸見政孝、自身のがんを公表　テレビで人気司会者として活動していた逸見政孝、自身の胃がんを公表、番組を降板して闘病生活に入る。12月25日死亡。死後、末期で手術したことなど治療方法について論議が起こった。

9.8 〔政策〕病院機能評価基本問題検討会設置　厚生省、健政局長の私的検討委員会として病院機能評価基本問題検討会を設置。病院機能の第三者評価の基本的なあり方について検討する。

9.15 〔団体〕全国病院団体連合発足　日本病院会・全国公私病院連盟ほか20の団体からなる全国病院団体連合が発足。

9.24 〔制度〕診療報酬改定　中央社会保険医療協議会(中医協)、診療報酬のあり方・改定ルールをまとめた報告を発表。現状に合わなくなっている「3基準」の見直しが行われ、病床数に対する看護職員の数と内訳を定めた「基準看護」の基準の緩和、「基準給食」「基準寝具」の廃止の方向を示した。

10.22 〔治療〕心停止後の肝移植　九州大学医学部の移植チーム、大阪府立千里救命救急センターで、心停止後の肝臓移植手術を実施。大阪府の慎重な対応要請により、ド

ナーの脳死段階での移植は断念された。1994年1月4日患者死亡。

11.24 〔事件〕ソリブジン薬害事件　厚生省中央薬事審議会副作用調査会の専門家委員会、抗ウイルス剤ソリブジンと一部の抗がん剤の併用により、死亡14例を含む21の症例を副作用によるものと認定。

12.3 〔法令〕「障害者基本法」成立　「心身障害者対策基本法」を改正して「障害者基本法」が成立。障害者対策の計画的な推進と、障害者の自立とあらゆる分野の活動への参加を促進することを目的とする。

12.6 〔治療〕丸山ワクチン治験延長　厚生省、ゼリア新薬工業の丸山ワクチンの治験期間をさらに4年間延長することを決定。

この年 〔出版〕『わが国の大学医学部（医科大学）白書』刊行開始　医学部（医科大学）の基本問題に関する委員会の編集で『わが国の大学医学部（医科大学）白書』(全国医学部長病院長会議）の刊行が開始される。隔年刊。

1994年
（平成6年）

1.4 〔社会〕子どもの視力、悪化　文部省、1993年度の学校保健統計調査で、子どもの視力が急速に悪化していることが判明したと発表。

1.25 〔治療〕遺伝子治療承認　新潟大学医学部倫理委員会、遺伝子治療の骨髄移植への臨床応用を承認。遺伝子治療の臨床応用の承認は国内初。

2.9 〔政策〕遺伝子治療関するガイドライン発表　学術審議会、「大学における遺伝子治療臨床研究に関するガイドライン」を発表。厚生省はこの月、実施計画を事前に審査する遺伝子治療臨床研究中央評価会議を設置。

3.16 〔事件〕予防接種被害訴訟、大阪でも国側に過失ありとの判決　大阪高裁、予防接種禍大阪訴訟の控訴審で、国側に過失があったとして未認定患者を含めて損害賠償総額19億2000万円の支払いを命じた。

3.22 〔事件〕インターフェロンで自殺者　がんやC型肝炎の治療薬インターフェロン投与患者がうつ状態になって自殺する事例が頻発。1992年3月からの1年間で12人。厚生省、製薬会社に注意書をつけるように指示。

3月 〔治療〕C型肝炎ウイルス撮影　東京都のC型肝炎研究プロジェクトチーム、C型肝炎ウイルスを電子顕微鏡で撮影することに成功。世界で初。

4.4 〔事件〕薬害エイズ問題で医師を告発　輸入血液製剤でエイズに感染した血友病患者ら、感染の危険性を知っていながら血液製剤を投与したとして、血友病の専門医である帝京大学名誉教授を殺人未遂容疑で告発。

4.12 〔法令〕「臓器移植法」案、国会へ提出　脳死及び臓器移植に関する各党協議会の議員、脳死を人の死と認め、家族の承諾で臓器移植のための摘出ができるとした「臓

器移植法」案を衆議院へ提出。

4.30 〔出版〕『コレラの世界史』刊行　見市雅俊『コレラの世界史』(晶文社)刊行。コレラの襲来がヨーロッパにもたらしたものについて、細菌の側から歴史をみつめなおす著作。

5.26 〔治療〕日本学術会議、尊厳死容認　日本学術会議、助かる見込のない患者への延命治療を中止する尊厳死を、患者の権利として認めるとした報告を発表。人工的な栄養補給の中止など、従来の見解より踏み込んだもの。

6.15 〔事件〕ソリブジン薬害　抗がん剤との相互作用で15人の死者をだした抗ウイルス剤「ソリブジン」の薬害で、臨床試験の段階でも3人が死亡していたことが判明した。23日には副作用に関わるインサイダー取引の疑いで、証券取引等監査委員会が日本商事を強制調査。27日、日本商事が社員45人に減給など処分を決め、29日にはソリブジンによる患者の副作用死とインサイダー取引事件で日本商事の社長が引責辞任した(9月1日に厚生省は薬事法違反で日本商事に製造業務停止処分を通告)。

6.22 〔法令〕「地域保健法」成立　「保健所法」が全面改定し、「地域保健法」に改称、成立。保健所の地域保健の拠点としての機能を強化し、保健・医療・福祉の連携促進のため所管区域の見直しを行う。

6.29 〔法令〕「健康保険法」改正　「健康保険法」が改正され、入院中の給食費の患者負担、付添看護の禁止、医療保険の給付対象・範囲の見直しなどが盛り込まれる。

7.9 〔教育〕文部省、薬学教育の改善を提言　文部省の調査研究協力者会議は、薬学教育において、当面4年制を維持しつつ、時代に即したカリキュラム改革を行うと提言。厚生省の年限延長構想と対立する形だが、後に1995年11月29日、同内容を最終答申。

8.7 〔社会〕国際エイズ会議、日本で開催　第10回国際エイズ会議、横浜市で開催。アジアでは初。143か国、1万2500人が参加。8月12日まで。「アジア」と「女性」を主要テーマとし、医学的研究から社会問題まで、多岐にわたる問題について話し合われた。

8.23 〔政策〕「がん克服新10カ年総合戦略」発表　厚生省・文部省・科学技術庁による「がん克服新10カ年総合戦略」が始動。1984年からの第一次10か年戦略を受け継ぐもの。がんの予防・治療についての研究のほか、患者のQOL向上についても盛り込まれる。

8.28 〔社会〕国際移植学会世界会議、日本で開催　国際移植学会世界会議、京都市で開催。アジアでは初。53か国、2000人が参加。臓器移植に関する臨床データや倫理問題などについて話し合われた。臓器不足の現状から、横行する臓器売買の禁止の法律制定を求める動きや、移植用動物の研究などが注目された。

8.31 〔治療〕遺伝子治療実施計画を申請　北海道大学医学部小児科グループ、国内初の遺伝子治療実施計画を厚生省と文部省に申請。遺伝子欠陥のため特定の酵素が分泌されない先天性代謝異常患者に、正常な遺伝子を組み込んだベクターと言われるウイルスに感染させた本人のリンパ球を戻すというもの。

8月 〔出版〕薬害エイズ裁判を追ったノンフィクション刊行　櫻井よしこ『エイズ犯罪──血友病患者の悲劇』(中央公論社)刊行。血液製剤でエイズに感染した血友病患者

とその家族が国と製薬会社に責任を問う薬害エイズ裁判を追ったノンフィクション。第26回大宅壮一ノンフィクション賞受賞。

9.1 〔事件〕ソリブジン薬害で業務停止処分　厚生省、抗ウイルス剤ソリブジンと一部の抗がん剤の併用により死者の出たソリブジン薬害で、製造元の日本商事岡山製薬工場を105日間の製薬業務停止処分とする。薬害による処分では過去最長。3月には薬害事故公表の直前に役員らが自社株を売却していたインサイダー取引の疑いも起き、6月19日に本社の家宅捜索・社員の事情聴取を受ける。10月14日関係者を大阪地検に告発。

9.13 〔事件〕クロロキン薬害第二次訴訟、原告敗訴　東京高裁、クロロキン薬害第二次一訴訟の控訴審で、国の賠償責任を否認、原告の控訴を棄却。

9.25 〔政策〕国民医療費、1人あたり20万円突破　厚生省、1994年度国民医療費推計を発表。総額は前年度5.9％増の25兆7300万円で過去最高、国民1人あたりも20万円6000円と20万円を超える見通し。診療報酬の改定・付添看護の廃止などの影響もあると見られる。

9.28 〔政策〕公害医療機関の療養規程改正　環境庁は「公害医療機関の療養に関する規程の一部を改正する件」を告示した。

10.3 〔病気〕人工透析で肝炎　東京都の人工透析専門の診療所で、患者5人がB型肝炎ウイルスによる劇症肝炎を発症、うち3人が死亡していたことが判明。10月16日さらに1人が死亡。東京都は専門家による調査班を発足させ、原因究明にあたる。

11.1 〔政策〕地域保健への取り組み指示　6月に成立した「地域保健法」の規定により、公衆衛生審議会は答申「地域保健対策の推進に関する基本的な指針」をまとめ、厚生大臣に提出。市町村・都道府県・国等が地域保健について取り組むべき方向を示す。

11.24 〔治療〕臓器移植で倫理指針　日本移植学会、初の倫理指針を提出。臓器売買に関与した場合、会員は学会除名となるなどの厳しい罰則規定を含む。

12.8 〔教育〕文部省、学校健康診断の見直しを実施　文部省は、「学校保健法」の改定を行い、学校健康診断の見直しを実施。検査項目で、貧血の有無とアレルギー疾患を新たに追加。小学校から高校まで4回実施の色覚検査も小学4年のみの1回に減らす。胸囲測定を任意実施に変更し、裸眼検査も省略可能になる。

12.16 〔社会〕入院患者数、初の減少　1993年度患者調査で、全国の入院患者・入院受療率が初めて減少したと発表。老人保健対象者以外は減少しているが、老人保健対象者は増加している。

1995年
(平成7年)

1.17 〔社会〕阪神淡路大震災発生で戦後最大の被害　午前6時前に兵庫県淡路島北部を震源とする直下型地震（観測史上初のマグニチュード7.2）が発生（平成7年兵庫県南部

地震）。34万人が学校・公園などに避難、6千人を超える死亡の被害。災害医療見直しへ。

2.13 〔治療〕**わが国初の遺伝子治療計画**　北海道大学附属病院から申請のあった先天性免疫不全症（ADA欠損症）の遺伝子治療臨床研究実施計画を厚生省が、患者家族の同意を取り付けることを条件に了承した。これは国内初の遺伝子治療計画。

2.23 〔政策〕**水俣病問題対策会議**　政府連立与党が水俣病問題対策会議を設置した。3月10日、連立与党水俣病問題対策会議が「和解を含む話し合い」による全面解決を目指す中間報告を与党政策調整会議に提出した。

3.28 〔事件〕**安楽死事件で有罪判決**　横浜地裁は、東海大学医学部医師が殺人罪に問われた「安楽死」事件の裁判で、被告に執行猶予付きの有罪判決を言い渡した。判決で「医師による新4要件」という患者の意思表示を重要視した安楽死の判断基準を示した。

3.31 〔団体〕**「腎臓移植ネットワーク」スタート**　厚生省などが3年間検討してきた社団法人日本腎臓移植ネットワークが発足した。関東甲信越、東海北率、近畿ブロックセンター設置。他地域も順次設置し、計5ブロックセンターを設置。当面は腎臓が中心だが、「臓器移植法」案成立後は、心臓・肝臓などにも適用する方針。発足後最初の移植は4月6日行われた。

4.7 〔事件〕**B型肝炎治療薬で副作用**　B型慢性肝炎の治療薬「プロパゲルマニウム」の投与が原因の副作用で肝機能障害が相次ぎ、2人が死亡していたことが判明。

4.7 〔社会〕**日本医学会総会開幕**　第24回日本医学会総会が「人間性の医学と医療—生命の世紀をひらく」をメーンテーマに7日から9日まで名古屋市内で開催。医師、看護婦、薬剤師など2万9000人が参加した。今回の総会は、社会とのかかわりを重視したプログラムが特徴。

5.23 〔出版〕**医療をメインにした『厚生白書』を発表**　厚生省は、初めて「医療」を総合的に取り上げた1995年度版『厚生白書』を発表した。「医療—「質」「情報」「選択」そして「納得」」と題し、消費者の視点から医療の質が問われる時代となってきたこと、また高齢者が増え"介護"も重視した医療が求められていると分析した。

6.5 〔法令〕**「育児・介護休業法」成立**　「育児休業法」を大幅に改正した「育児休業、介護休業等育児又は家族介護を行なう労働者の福祉に関する法律」成立。"育児"だけでなく"介護"も対象にすべきとして加えられた。

6.9 〔事件〕**未熟児網膜症訴訟、審理差し戻し**　姫路の未熟児網膜症訴訟で、最高裁第2小法廷は、「医療水準の判断には諸般の事情を考慮すべきであり、一律に介するのは相当ではない」として、原告の訴えを退けた大阪高裁判決を破棄し、審理を差し戻す判決をくだした。

6.21 〔政策〕**水俣病未認定患者の救済案を連立与党が正式提案**　連立与党が水俣病未認定患者救済の解決案を正式提案した。7月16日、村山富市首相が遺憾の意を表明した。首相による遺憾の意の表明はこれが初めて。

6.22 〔政策〕**1993年度医療費過去最高額**　厚生省は、1993年度の国民医療費概況を発表。総額は24兆3631億円で前年度比3.8％の増で、1人当たりの医療費は19万5300円

で過去最高だった。医療費のうち70歳以上の高齢者の老人保健給付は全体の3割近くを占め、医療費を押し上げる要因となっている。

6.23 〔事件〕クロロキン訴訟、国の責任を否定　クロロキン薬害訴訟事件の上告審で、最高裁は東京高裁に続いて国の責任を否定し、原告側の控訴を棄却した。が、「効能を著しく上回る副作用が判明した場合は、製造承認を取り消す権限を持っていた」と、国の対応に初の見解を示した。

7.1 〔法令〕「精神保健福祉法」改正　「精神保健及び精神障害者福祉に関する法律（精神保健福祉法）」が改正・改称され施行。国民の精神保健の向上と、精神障害者の医療、人権擁護、社会復帰の促進について定めた。

7.7 〔事件〕国にも道路公害の責任　最高裁は、国道43号線（大阪‐神戸）とその上を通る阪神高速道路の沿線住民131人による騒音・排ガス公害訴訟で、国・公団の責任を認め2億3000万円の賠償支払いを命じた大阪高裁判決を支持。道路公害訴訟で最高裁が判断示したのは初。

7.10 〔団体〕エイズ専門病棟オープン　HIV感染者の治療や、重症患者のターミナルケアの初の専門病棟が国立療養所東京病院（東京都清瀬市）に開設した。先導的な役割を果たすモデルケースとして期待されている。

7.26 〔制度〕公的年金制度の一元化について最終報告　「公的年金制度の一元化に関する懇談会」が基本的な考え方をとりまとめて最終報告をした。公平な被用者年金制度の統一的な枠組みのかたちを目指すことが望ましく、それを実現していくには、年金制度が今後21世紀にかけて段階的に対応する必要があるとした。

8.1 〔治療〕日本初の遺伝子治療スタート　北海道大学医学部付属病院で、先天性免疫不全症（ADA欠損症）の4歳の男児にわが国初の遺伝子治療を開始した。早ければ半年後に治療効果がわかる。

8.3 〔治療〕凍結保存の受精卵で妊娠、出産　広島市の医療機関で、体外受精で出産した女性2人が凍結保存していた受精卵で再び妊娠し、1995年秋と1996年に出産予定であることがわかった。凍結受精卵で妊娠・出産すれば、同時に受精しながら年齢の違う兄弟姉妹が誕生する国内初のケースとなる。

8.12 〔政策〕過去最高の医療費総額と伸び率　94年度に支払われて保険医療費総額が、前年度より1兆4000億円増の23兆8000億円に上り、過去最高となったことが、厚生省の調査で明らかになった。総額の対前年度伸び率は6.3％で、前年度の伸び（3.9％）を2.4ポイントも上回る。

8.21 〔事件〕薬害エイズ訴訟原告側、和解勧告を求める　血液製剤でエイズウイルスに感染した血友病患者らが国と製薬会社に損害賠償を求めている「東京HIV訴訟」の原告・弁護団は、東京地裁に和解勧告を求める上申書を提出した。

9.8 〔制度〕健康保険組合連合会、過去最高の赤字　健康保険組合連合会が、決算見込みを発表。1994年度経常収支は、過去最高の815億円の赤字。

9.27 〔制度〕企業の健康保険、過去最高の赤字　中小企業のサラリーマンが加入する政府管掌健康保険の1994年度の収支決算は過去最高の2809億円の赤字。

9.28 〔事件〕「水俣病」最終解決案まとまる　与党3党が、水俣病の未認定患者の救済問

題で、最終解決案（一時金1人260万円＋主要5被害者団体へ加算金の2種類を支払）を決めた。10月28日には、最大団体の水俣病被害者・弁護団全国連絡会議も受け入れを決め、30日、5団体すべてが正式受諾した。

9.28　〔事件〕廃血処理業者が家宅捜索　廃血液から処理業者が無断で血しょう成分などを抽出、売却していた問題で、埼玉県警は、埼玉県赤十字センターから廃血処理を委託されていた日本バイテック（京都府）と親会社の日本特殊工業（東京都）の2社など6ヶ所を「廃棄物処理法」違反の疑いで家宅捜索した。

10.6　〔事件〕血友病患者らと和解交渉へ　東京・大阪両地方裁判所は、輸入血液製剤投与でエイズに感染した血友病患者らによる薬害エイズ訴訟で、国と製薬5社の責任を認め、感染被害者に1人一律4500万円の損害賠償を支払う内容の和解案を提示した。11日、森井忠良厚生相が、結果責任について謝罪し、和解交渉に応じると表明した。

10.26　〔治療〕精巣精子で出産　精巣から直接精子を採取して授精（顕微授精）した赤ちゃんが、10月中旬に北九州市で誕生していたことが判明した。

11.9　〔治療〕初のエイズ治療申請　熊本大学医学部付属病院が、エイズウイルス感染者の発病を抑える遺伝子治療計画を厚生省・文部省に申請した。この臨床研究では、治療に使うベクター（運び屋）を製薬会社が医薬品として初めて供給する予定で、「薬事法」に基づく遺伝子治療薬の安全性審査も並行して行われる。

11.25　〔事件〕新潟水俣病も解決へ　新潟水俣病共闘会議が、昭和電工と直接交渉。政府・与党の熊本水俣病の最終解決案とほぼ同内容に加えて、昭和電工が地域振興事業に2億5000万円寄付するという協定を結んだ。

11.28　〔事件〕血友病以外の患者にも薬害エイズ　血友病以外の治療で非加熱血液凝固因子製剤を投与され、エイズウイルスに感染した"第4ルート"被害者が全国で13人確認されたことが、厚生省の調査で判明した。また1996年には、投与された患者数は少なくとも2600人以上とわかった。

12.8　〔法令〕「らい予防法」廃止へ　厚生省は、1907年制定の旧「癩予防法」から続く「らい予防法」（1953年制定）を廃止することを決めた。制定当時には特効薬も普及しており、日本らい学会検討委員会も、「立法当時から不要な法律」と結論付けていた。

12.15　〔政策〕水俣病最終解決施策　水俣病に関する関係閣僚会議で、未確定患者救済問題を含め最終解決施策を正式決定。「水俣病問題の解決に当たっての内閣総理大臣談話」閣議決定。

12.19　〔政策〕「障害者プラン」決定、大幅に改革　村山富市首相を本部長とする障害者対策推進本部は、「障害者プラン（ノーマライゼーション7か年戦略）」を策定し、障害者の生活を支援するための施設設備・サービスの拡充の具体的な目標を示した。また障害種別に分かれていた組織を一本化し、縦割りの弊害をなくすなど大幅組織改革を行う。

1996年
（平成8年）

1.22　〔事件〕水俣病総合対策医療事業　関係県において水俣病総合対策医療事業の申請受付が再開された。

1.23　〔政策〕薬害エイズ調査プロジェクト設置　厚生事務次官の下に「血液製剤によるHIV感染に関する調査プロジェクトチーム」を設置（4月26日最終報告発表）。

1.31　〔制度〕公的介護保険中間報告　老人保健福祉協議会が、6項目の在宅介護サービスや初老期痴呆も対象とする公的介護保険についての第二次中間報告を菅直人厚生相に提出した。費用負担や制度面は先送りされている。

2.4　〔事件〕アメリカで体外受精の胎児、死産　アメリカで体外受精し三つ子を妊娠した女性が、1995年10月に日本で死産していたことが判明。東京大学医学部付属病院で出産入院していた際、薬剤を投与され意識不明の植物状態になり、胎児も全員死産。

2.9　〔事件〕エイズ感染、国の責任認める　輸入血液製剤の投与で血友病患者がHIVに感染した問題で、菅直人厚生相は、1983年当時厚生省内に非加熱の血液製剤が危険だという認識があったとする見解を述べた。16日に厚生相は、薬害エイズ訴訟原告団ら約200人と会い、国の法的責任を認めて全面謝罪した。4月24日橋本龍太郎首相も謝罪。

2.17　〔事件〕エイズで参考人招致　参議院厚生委員会・薬害エイズ問題小委員会で、元厚生省エイズ研究班員が1983年のエイズ症例認定の見送りについて証言。「厚生省OBや上層部が圧力をかけたと推察した」。19日、衆議院厚生委員会では、元厚生省課長が証言。「クリオ製剤への転換は、研究班に否定された」。元エイズ班班長は責任を否定した。

2.21　〔事件〕病院で酸素治療タンク爆発　山梨県の病院で高気圧酸素治療装置のタンクが爆発し、付添の家族が爆風に吹き飛ばされて死亡し、その男性患者も全身やけどの重体（22日死亡）。技師ら3人は軽傷。

2.23　〔事件〕新潟水俣病訴訟で和解　東京高裁の控訴審で、新潟水俣病第二次訴訟の第一陣原告91人と昭和電工の和解が成立。27日には、第二～八陣の原告40人とも和解が成立した。29年ぶりに全面決着。

3.1　〔事件〕漢方薬でも薬害　厚生省の調査で、肝炎や胃腸疾患、感冒などの治療にも使われている漢方薬「小柴胡湯」を服用した慢性肝炎患者が、1992年4月以降125人が肺炎にかかり、19人が死亡していたことが判明。

3.14　〔事件〕薬害エイズ訴訟で和解成立　輸入非加熱血液製剤による薬害エイズ訴訟で、株式会社ミドリ十字・バイエル薬品株式会社・バクスター株式会社、財団法人化学及血清療法研究所の被告4社（その後日本臓器製薬株式会社も受け入れ）が、東京・大阪地裁の和解案勧告を受諾。翌15日国側も受け入れを決定。20日、原告団、受諾（原告被害者系118人、1人保留）。1989年5月に血友病患者が大阪地裁に提訴してか

— 219 —

ら6年11か月、29日に両地裁で和解が成立した。

3.26 〔事件〕薬害エイズ二次感染者も医療費無料へ　菅直人厚生相が、薬害エイズで二次感染者へも医療費を無料とする方針を固めたことを明らかにした。

3.27 〔事件〕BSE防止へイギリス産牛肉加工食品の輸入禁止　イギリスで発生し対人感染の恐れが指摘されているBSE（牛海綿状脳症）の上陸を防ぐため、農林水産省は輸入が認められていたイギリス英国産の牛肉ハムなど加工食品の輸入禁止措置を決め、実施。

3.30 〔出版〕医師が書いた「がん治療法等への批判本」がベストセラー　近藤誠『患者よ、がんと闘うな』（文藝春秋）刊行。抗がん剤などの治療方法に強い不信を表し、ベストセラーに。

4.1 〔法令〕「らい予防法」の廃止　「らい予防法」廃止などに関する法律が施行。「らい予防法」を廃止し、国立療養所入所者の医療や福祉などの継続、社会復帰支援などを明文化した。

4.1 〔社会〕アメリカの救急救命室が舞台の医療ドラマ放送開始　アメリカのNBCで放送されたテレビドラマのシリーズ「ER 緊急救命室」が、日本でもNHKのBS2で全15シーズンすべてが放送され（〜2011年4月2日）、好評を博した。マイケル・クライトン原作。シカゴにある病院の救急救命室で働く医師や看護師たちの日常をリアルに描き、多忙な医療現場、医療ミス、最新の実験的治療など医療に関する考証も綿密で、医療従事者の間でも評価が高い。

4.1 〔社会〕日本医師会会長に坪井栄孝　坪井栄孝が日本医師会会長に選任された。日本医科大学OBとして初。

4.22 〔制度〕介護保険制度創設　厚生大臣の諮問機関である老人保健福祉審議会が、介護保険制度（案）の最終報告をおこなった。介護サービスを受ける65歳以上の高齢者には毎月一定の保険料とサービス利用にかかる費用の1割負担することを義務付け、20〜64歳の成人には「介護負担金（仮称）」の負担を求めた。

4.28 〔事件〕水俣病被害者ら、訴訟の取り下げ決定　水俣病被害者・弁護団全国連絡会議（水俣病全国連）総会（水俣市）が、政府の最終解決策に基づいてチッソ株式会社と協定を結び、全国3高裁・4地裁で係争中の訴訟の取り下げを賛成多数で決定した。1996年5月19日、水俣市で水俣病全国連とチッソの間の協定が結ばれ、チッソは陳謝するとともに水俣病全国連は全ての訴えを取り下げた。

5.1 〔事件〕水俣病慰霊式に環境庁長官・チッソ社長も出席　水俣病犠牲者慰霊式（5回目）が水俣湾埋立て地で開催され、約1000人が参列した。水俣病公式発見から40年目のこの日、岩垂寿喜男・環境庁長官や後藤舜吉・チッソ社長が初めて出席し、同社長がチッソ水俣本部で被害者救済の遅れを陳謝した。

5.17 〔治療〕国内初、生体小腸移植実施　京都大学付属病院で、島根県内の2歳半の男児に母親の小腸の一部を移植する手術を行なった。1997年9月13日、手術から485日で多臓器不全のため死亡。

5.29 〔政策〕ダイオキシン摂取量　環境庁がダイオキシン類リスク評価検討会とダイオキシン排出抑制対策検討会を設置した。12月、体重1kg当たり耐容1日摂取量5ピコ

グラムとする「健康リスク評価指針値」を決定した。また厚生省もリスク・アセスメントに関する研究班を設置し、ダイオキシンの耐容1日摂取量基準の設置を検討。

6.10 〔社会〕**第86回日本学士院恩賜賞** 本庶佑、抗体クラススイッチ制御に関する研究により第86回日本学士院恩賜賞を受賞した。

6.13 〔教育〕**文部省21世紀医学医療懇談会、医療分野への人材受け入れについて提言** 文部省21世紀医学医療懇談会は、医療分野へ人材を受け入れる際に偏差値以外の尺度を加味し、より安定した使命感と意欲を持つ者を確保するなどを提言。入試における面接の重視、一般大学卒から医師を養成する「メディカルスクール創設」など。

6.18 〔法令〕**「薬事法」改正** 医薬品による甚大な健康被害を防止するために3月に提出された「薬事法等の一部を改正する法律」が成立。

6.21 〔法令〕**「歯科医師法」改正** 「歯科医師法の一部を改正する法律」公布。努力義務規定として卒業後1年以上の臨床研修を法制化。

7.1 〔団体〕**国立水俣病総合研究センター** 国立水俣病研究センターが国立水俣病総合研究センターへと改組された。

7.2 〔社会〕**埼玉医大、性転換手術を認める** 埼玉医科大学倫理委員会が、自分の性に違和感を持つ人(性同一性障害)の性転換手術を「正当な医療行為」と認める答申の発表・記者会見を行なった。

7.9 〔病気〕**院内感染で死亡** 東京の慶応大学病院で、新生児3人が肺炎症状を起こす「レジオネラ菌」に院内感染し、1人が死亡していたことが判明した。

7.13 〔病気〕**大阪・堺市小学校で集団食中毒** 5月に岡山県の小学校や幼稚園で発生した病原性大腸菌「O-157」による集団食中毒が、大阪府堺市の小学校給食でも発生し蔓延した。年末までに9300名以上の被害、死者が11名も出た。堺市以外の関西都市でも「O-157」による食中毒が発生した。原因や感染ルートが特定されないため予防策が講じられなかった。「O-157」による集団感染は10月には東北でも確認された。

7.26 〔制度〕**国民医療のあり方を考える会議開催** 今後の国民医療のあり方を医療制度及び医療保険制度の両面から総合的に検討し、提言することを目的に、国民医療総合政策会議発足。

8.6 〔政策〕**O-157を伝染病指定** 厚生省は、腸管出血性大腸菌による感染症の伝染病指定を告示した。7日、菅直人厚生相は、堺市の集団感染について中間報告、カイワレ大根が原因食材の可能性が高いと指摘した。9月26日の最終報告でも原因がカイワレ大根の可能性が最も高いと結論。

8.6 〔治療〕**腎臓がんに遺伝子治療** 東京大学医科学研究所付属病院の遺伝子治療臨床研究審査委員会は、腎臓がんの遺伝子治療を国内で初めて承認。

8.29 〔事件〕**薬害エイズで研究班班長逮捕** 薬害エイズ問題に絡み、2月に殺人容疑で血友病患者遺族から告訴されていた元厚生省エイズ研究班班長(前帝京大学副学長)が業務上過失致死容疑で逮捕され、東京地検は、厚生省の捜索に入った。9月18日に東京地裁に起訴された。2001年3月28日、無罪判決。

9.19 〔政策〕**「光害」対策ガイドラインまとまる** 環境庁は、大気生活環境保全の観点から、動植物等への悪影響や、睡眠障害を起こす「光害(ひかりがい)」軽減のための

ガイドライン策定をまとめ、光害対策検討会を発足させた。

9.19　〔事件〕薬害エイズ、製薬会社トップを逮捕　大阪地検が、株式会社ミドリ十字元社長・前社長・現社長を業務上過失致死容疑で逮捕した。容疑は、当時3人は、経営最高責任者である社長、研究開発の責任者である副社長、専務兼製造本部長という企業の中枢にいて、非加熱製剤の危険性を十分に認識していたにもかかわらず、加熱製剤が承認・販売された1986年1月以降も出荷し、患者を死亡させたというもの。

9.28　〔治療〕脳死者からの臓器移植、移植学会が独自実施へ　国会解散で「臓器移植法」案が廃案になり、日本移植学会、独自の指針による脳死者からの臓器移植実施を決定。

10.4　〔事件〕薬害エイズ問題、厚生省幹部も逮捕　薬害事件被害者遺族に殺人容疑で告訴を受けていた当時の厚生省生物製剤課長も、東京地検に逮捕、25日起訴された。非加熱製剤の危険性を予見できたのに、適切な処置をとらなかったため、血友病患者の死亡について責任を問われた。

11.2　〔社会〕「薬害エイズ国際会議」開会　世界初の「薬害エイズ国際会議」が神戸で開会した。世界初の国際会議。6か国約20人、国内から500人参加。

11.3　〔制度〕非配偶者間人工授精ガイドラインまとめる　日本産科婦人科学会は、非配偶者間人工授精（AID）について、対象者限定や営利目的の実施禁止などのガイドラインを決める。

11.3　〔事件〕「O-157」で給食協会常務自殺　財団法人堺市学校給食協会常務理事が水死体で発見された。7月に発生した学校給食からの「O-157集団食中毒問題」で悩んでの自殺とみられている。

11.21　〔事件〕製薬会社汚職事件で逮捕　新薬臨床試験を巡る汚職事件で京都地検は、アメリカ系製薬会社アラガンから百数十万円のワイロを受け取った収賄容疑で、京都大学医学部神経内科講師を逮捕、同社の取締役も贈賄容疑で逮捕。

11.27　〔制度〕政管保険の負担額引き上げ　厚生大臣の諮問機関である医療保険審議会が、「今後の医療保険制度のあり方と平成9年改正について（建議書）」発表した。政府管掌健康保険の本人負担を現行1割から2割へ、保険料率を現行8.2％から8.5％に引き上げることを要求した。薬剤費に関しては70歳以上の高齢者負担を外来で1～2割とする定率制にすることを盛り込んだ。

12.2　〔治療〕がんの遺伝子治療実施へ　東京大学医科学研究所付属病院と岡山大学病院、がんの遺伝子治療計画実施を厚生省と文部省に初めて申請。

12.19　〔制度〕医療保険負担、引き上げへ　与党3党、医療保険制度改革案を決定。高齢者外来自己負担毎回500円、被用者保険本人負担2割に引き上げなど。

この年　〔出版〕『医療白書』刊行開始　ヘルスケア総合政策研究所の企画・制作で『医療白書』（日本医療企画）の刊行が開始される。年刊。日本医療企画からはほかに『医療経営白書』『介護経営白書』『国民の栄養白書』等も刊行されている。

1997年
（平成9年）

2.13 〔治療〕治験終了後に患者死亡　B型肝炎の治験で抗ウイルス剤を投与された患者が治験終了後に、肝機能が急激に低下して11人が入院、1人が死亡していたことが判明。

2.21 〔教育〕文部省21世紀医学医療懇談会、介護人材の育成を提言　文部省21世紀医学医療懇談会、学校における福祉教育の充実、介護体験の機会を用意すること、大学では、福祉大学と一般大学との単位互換制度実施例を提示するなど、高齢化社会の介護業務従事者の育成促進を提言する。

3.10 〔事件〕ミドリ十字社長、起訴事実認める　大阪地裁で開かれた薬害エイズ事件の株式会社ミドリ十字歴代3社長の初公判で、3被告は被害者側に謝罪して、起訴事実を全面的に認めた。2000年2月24日、3被告に実刑判決。2002年8月21日、控訴審で大阪高裁は、一審判決を破棄して量刑を軽減し、あらためて2人に禁固刑の実刑判決を言い渡した。

3.10 〔事件〕薬害エイズ初公判、無罪主張　薬害エイズ事件で業務上過失致死罪に問われている前大学副学長の初公判で、被告は全面的に無罪を主張。12日の厚生省ルートの初公判でも、元厚生省生物製剤課長は無罪を主張した。

3.10 〔事件〕薬害エイズ第4ルートで和解勧告　大阪地裁は、大阪HIV訴訟で血友病以外で感染した「第4ルート」被害者2名について、和解を勧告した。

4.1 〔制度〕GCPが施行　医薬品の臨床試験の実施の基準「Good Clinical Practice (GCP)」が施行された。1999年4月1日完全実施。

4.1 〔団体〕日本医療機能評価機構が本格始動　財団法人日本医療機能評価機構が、病院機能評価事業を本格稼働。訪問審査を開始した。

4.3 〔治療〕ヤコブ病の実態調査結果　厚生省の調査研究班が難病の「クロイツフェルト・ヤコブ病（CJD）」の実態調査結果を報告した。国内のCJD患者829人のうち、43人が脳硬膜移植手術を受けていて、脳硬膜移植とCJDの発症の間には因果関係のある可能性が極めて高いとした。

4.11 〔団体〕日本医師会がシンクタンクを創設　日本医師会が日本医師会総合政策研究機構（日医総研）を医療政策研究の場として創設した。

4月 〔出版〕原因不明の乳幼児突然死を扱ったノンフィクション刊行　阿部寿美代『ゆりかごの死—乳幼児突然死症候群（SIDS）』（新潮社）刊行。医学的研究の成果、残された親のメンタル・ケアなども含めた社会問題としての乳幼児突然死症候群（SIDS）を多角的にとらえたノンフィクション。第29回大宅壮一ノンフィクション賞受賞。

5.28 〔社会〕性転換手術容認　日本精神神経学会は、特別委員会の、「「性同一性障害」の治療の最終手段として性転換手術を認める」という答申を承認した。

6.16　〔制度〕医療保険負担割合引き上げへ　「健康保険法等の一部を改正する法律」成立。外来における薬剤費一部負担の導入、被保険者本人の自己負担の1割から2割への引き上げ、高齢者の負担も引き上げなど。9月1日施行。

6.17　〔法令〕脳死移植時代へ　「臓器移植法」成立（7月16日公布、10月16日施行）。同法は25条からなり、臓器を提供する場合に限る。脳死判定と臓器摘出には本人の書面での明示だけでなく家族も同意することが条件。確実な脳死判定ができることを理由に、大学病院等92の臓器提供施設を指定。

6.23　〔団体〕臍帯血バンク設置へ　厚生省が、胎児のへその緒や胎盤からとれる臍帯血を保存・登録、白血病などの患者に移植するための「臍帯血バンク」の研究班を発足することを決定した。

6.23　〔治療〕日本初の生体肺移植申請　岡山大学医学部第二外科は、同学部倫理委員会に、肺疾患の子に両親や兄弟姉妹からの肺の一部を移植する国内初の生体肺移植の実施承認を申請した。

6.23　〔事件〕高カロリー輸液で意識障害　1990年代以降糖分や電解質を含んだ高カロリー輸液を注入された患者に意識障害などの副作用が85件発生していたことが判明。厚生省が緊急の安全性情報を発表した。

6.25　〔制度〕レセプト、本人要求で開示　厚生省は、レセプト（診療報酬明細書）開示を、患者やその代理人に認める方針決定、各都道府県に通知した。

6.25　〔病気〕岡山で「O-157」集団感染　岡山労災病院（岡山市）で、病原性大腸菌O-157による集団食中毒が発生。1997年に入って最大の集団感染。

6.27　〔政策〕医療技術評価を導入に関しての検討報告　医療技術評価のあり方に関する検討会が、報告書「医療技術評価・位置づけとその関連領域・現状・利用について・推進に向けて取り組むべきこと」をとりまとめた。

6.27　〔政策〕在宅医療に関する報告書公表　在宅医療の推進に関する検討会が、報告書「21世紀に向けての在宅医療について」を公表した。

6.27　〔治療〕エイズ、臨床試験延期　熊本大学医学部のエイズ遺伝子治療計画で、遺伝子導入ウイルス（ベクター）の一部に発がん性が判明し、厚生省はミドリ十字に臨床試験（治験）の延期を指示したと発表。

7.7　〔社会〕第87回日本学士院恩賜賞　中西重忠、神経伝達の分子メカニズムに関する研究により第87回日本学士院恩賜賞を受賞した。

7.30　〔政策〕生活習慣病予防についての策定公表　公衆衛生審議会健康増進栄養部会・成人病難病対策部会合同部会が中間報告「今後の生活習慣病対策について」（「健康日本21」の策定など）を公表。

8.4　〔治療〕日本初の遺伝子治療成功と発表　北海道大学医学部付属病院は、重い先天性免疫不全症（ADA欠損症）の男児に行った国内初の遺伝子治療が安全・有効だったと治療の終了を宣言した。

8.8　〔社会〕植物状態にも尊厳死を　平田市立病院（島根県）は、末期医療基本方針を発表した。末期がんや植物状態が3ヶ月以上続くなど医学上の不治患者に対し、本人が過剰な延命措置を望まない場合はその意思を尊重するとし、事実上の尊厳死を認

める医療体制を始めた。

8.29 〔制度〕医療保険制度改革案公表　与党医療保険制度改革協議会は、「21世紀の国民医療—良質の医療と皆保険制度確保への指針」(参照価格制度の導入、高齢者医療制度の創設など)公表。また病院と診療所の役割分担を明確にした。

9.1 〔法令〕患者の窓口負担引き上げ　改正「健康保険法」や改正「老人保健法」などが施行。医療機関での患者の窓口負担が引き上げられる。

9.24 〔事件〕混合ワクチンで2歳児死亡　5月に二種混合ワクチンを接種した群馬県太田市内の2歳女児が、接種後死亡していたことが判明した。

10.1 〔団体〕日本商事と昭和薬品が合併　日本商事株式会社と昭和薬品株式会社が合併。株式会社アズウェルに商号変更した。

10.11 〔治療〕出生前診断、初の実態調査　厚生省は、胎児に遺伝性疾患などの異常がないかどうかを知る「出生前診断」の実態把握のため、全国調査の実施を決定した。

10.14 〔治療〕脳腫瘍に遺伝子治療　名古屋大学付属病院遺伝子治療臨床研究審査委員会は、脳神経外科から出ていた脳腫瘍の遺伝子治療計画を承認した。

10.20 〔事件〕白血病抗がん剤で副作用　厚生省は、急性骨髄性白血病に使用される抗がん剤「塩酸イダルビシン」を投与された患者のうち、副作用が原因と思われる死亡が1995年の販売開始以来約30人にも上るため、輸入販売元に調査実施を指示した。

10.30 〔社会〕ダイオキシン調査で小・中学校焼却炉が中止　文部省によるダイオキシン調査で、4分の1市町村での公立小・中学校焼却炉が中止していたことがわかる。日常ゴミの焼却炉が猛毒物質ダイオキシンを発生し健康に悪影響を及ぼすおそれがあるとし、文部省は、全廃するよう各都道府県教育委員会に指示。

11.6 〔治療〕老化現象抑制遺伝子発見　国立精神神経センターなどの研究グループが、老化現象抑制遺伝子を発見したと英『ネイチャー』誌に発表した。

12.9 〔法令〕「介護保険法」成立　「介護保険法」が成立し、17日に公布された。2000年4月1日施行。介護保険制度を新設し、被保険者40歳以上が支払い義務。寝たきりなど要介護高齢者に介護サービスを行う(6段階の要介護度認定区分)。市区町村が運営する。

12.11 〔制度〕救急医療に関する検討が報告　救急医療体制基本問題検討会が、報告書を公表。

12.12 〔法令〕言語聴覚士規定が成立　「言語聴覚士法」成立。19日公布。1998年9月1日施行。

12.16 〔事件〕テレビアニメ画面でけいれん　テレビ東京系人気アニメーション番組「ポケットモンスター」を視聴していた全国の小・中学生らが、全国各地で失神・けいれん・ひきつけなどの症状で病院に運ばれる。17日手当をうけた子どもが700人を超え、症状を訴えたのは全国で1万人以上に上った。番組の中で、大爆発が起き、閃光や渦巻きが断続的に続く場面で異常が起きた。

12.17 〔法令〕「医療法」の一部を改正する法律公布　「医療法」の一部を改正する法律が公布。地域医療支援病院の創設、広告規制の緩和など。1998年4月1日施行。

1998年
（平成10年）

1.19 〔政策〕ダイオキシン対策　労働省が、1999年度から5ヵ年の「労働災害防止計画」をまとめた。初めての廃棄物処理業でのダイオキシン対策の他、未規制の化学物質に関する発病予防の情報提供・対策指導、ホワイトカラーのストレス予防などが盛り込まれた。

2.8 〔治療〕新型ウイルス遺伝子発見　自治医科大学真弓忠教授らのグループが、輸血直後に肝炎にかかった患者の血清から、新型の肝炎ウイルスとみられる「TTウイルス」の遺伝子を発見した。

2.9 〔事件〕「エホバの証人」輸血裁判で勝訴　「エホバの証人」信者の約束に反して輸血手術を行なったとして、東京大学医科学研究所付属病院を運営する国と医師が損害賠償を求められてた裁判で、東京高裁は信者女性の訴えを認め、国と医師に計55万円の支払いを命じた。

2.13 〔社会〕鶏肉から抗生物質が効かない菌検出　奈良県食品衛生検査所が、欧米で問題になっている抗生物質バンコマイシンが効かない「バンコマイシン耐性腸球菌（VRE）」を国内の鶏肉から検出したと発表。7月14日、この腸球菌に感染した男性が今春、九州の大学病院で腹膜炎を起こして死亡していたことが判明した。

3.25 〔治療〕丸山ワクチン、治験延長　厚生省は、"丸山ワクチン"製造元のゼリア新薬工業の申請通りに、治験（臨床試験）期限を無期限延長を認めた。

3.31 〔事件〕施行前でも脳死移植適法　「臓器移植法」施行前に、脳死状態の患者から臓器移植を行なった医師らが殺人罪で告発されていた事件で、各地検は「施行前でも同法の要件を満たしていれば適法」と判断し、計8件の告発について不起訴処分とした。

4.1 〔団体〕スズケンと秋山愛生舘が合併　医薬品卸最大手の株式会社スズケンと北海道の株式会社秋山愛生舘が合併した。

4.2 〔事件〕牛乳からダイオキシン　帯広畜産大学教授が、ごみ焼却場近くの牧場の牛乳からダイオキシンを検出したことを日本農芸化学会で発表した。

4.7 〔社会〕母乳からダイオキシン検出　厚生省は、1997年に行った母乳に含まれるダイオキシン濃度調査で、採取した母乳から許容量の7倍もの濃度の発がん性物質ダイオキシンを検出したことを中間発表した。

4.28 〔社会〕化学物質「環境ホルモン」が生物異変に影響　「環境ホルモン（外因性内分泌かく乱化学物質）」が環境問題として注目され、行政の取り組みも活発化してきている。世界各地で発生している野生生物の異変は、人間とくに生殖機能への影響が注目されて、「内分泌かく乱化学物質の健康影響に関する検討会」が初会合をもった。（11月19日中間報告公表）。

4月	〔事件〕杉並病が話題に　この頃から、東京都杉並区の住民が頭痛や吐き気など化学物質過敏症に似た症状を訴える、原因不明の「杉並病」がマスコミで報じられるようになった。
5.15	〔制度〕医師数削減へ　医師数の適正化を検討していた「医師の需給に関する検討会」が報告書(2020年をめどに新規参入医師数10%削減提案)公表した。
6.1	〔病気〕乳幼児の突然死原因調査結果　厚生省は、「乳幼児突然死症候群(SIDS)」について、"うつぶせ寝"と"両親の喫煙"がSIDSを引き起こす可能性を高めていると全国実態調査結果を公表した。
6.4	〔事件〕ごみ焼却場周辺住民から高濃度ダイオキシン検出　摂南大薬学部の研究グループが環境化学討論会で、茨城県新利根町のごみ焼却場周辺住民の血液から高濃度のダイオキシンを検出したことを発表。
6.18	〔制度〕カルテ開示を法制化　「カルテ等の診療情報の活用に関する検討会」が報告書(カルテ等診療情報の開示の法制化)公表した。
6.19	〔事件〕医療ミス報道に判決　帝京大学が、フジテレビの医療過誤報道を提訴していた訴訟で、東京地裁が損害賠償請求を棄却する判決を出した。
6.27	〔治療〕「受精卵診断」条件付きで承認　日本産科婦人科学会は、遺伝病の可能性を体外受精の卵子から診断する「着床前診断」を治療法がない重い遺伝病に限定して承認した。
6.30	〔事件〕琉球大病院で被曝事故　琉球大学病院で、子宮がん治療用の放射性同位元素を交換していた放射線技師が、誤って放射線源を素手で触って指先を中心に被曝。医学部助手も全身に被曝した。
7.3	〔政策〕入院医療のあり方に関する報告　「21世紀に向けての入院医療の在り方に関する検討会」が報告書(一般病床の急性期・慢性期への区分提示)公表。
7.28	〔治療〕人間のクローンは禁止　5日に日本で世界初のクローン牛の誕生が話題となったが、文部省の学術審議会は、大学や文部省管轄の研究機関での人のクローン研究を全面禁止する指針を発表。初の公的規制となった。
8月	〔事件〕イタイイタイ病健康被害続く　富山医科薬科大学・金沢医科大学・長崎大学医学部などによるイタイイタイ病の長期追跡調査の結果、同病の前段階であるカドミウム腎症や尿細管障害が、富山県神通川流域をはじめとするカドミウム汚染地域でいまだに多発していることが判明した。
9.1	〔治療〕C型肝炎ウイルスの発がん促進遺伝子発見　東京大学と国立感染症研究所のグループ、C型肝炎ウイルスの発がん促進遺伝子を発見し動物実験で確認したと、と米『ネイチャー・メディシン』誌に発表した。
9.25	〔法令〕「感染症予防法」改正　「感染症の予防及び感染症の患者に対する医療に関する法律」が成立。1999年4月1日施行。
10.5	〔治療〕日本初のがんの遺伝子治療始まる　東京大学医科学研究所と筑波大学の合同チームが、がん細胞に免疫力を高める働きをする遺伝子を導入して進行がんを治す、がんの遺伝子治療を始めた。

10.16	〔治療〕**国内初の性転換手術**	埼玉医科大学総合医療センターで、正当な医療行為としては初めて性転換手術が行われた。患者は性同一性障害の30歳代の女性。2回に分けて行う手術の第1回目で、2回目は1999年を予定している。
10.28	〔制度〕**年金制度改革案まとまる**	厚生省は、年金制度改正案をまとめ、自民党の年金制度調査会・社会部会合同会議に提示した。
10.28	〔治療〕**日本初の生体部分肺移植実施**	岡山大学医学部付属病院で、気管支拡張症の女性患者に健康な母・妹の生体肺移植を実施した。2ヶ月後に無事退院。
11.1	〔制度〕**入院医療の定額払い方式の試行**	国立病院等10施設で「急性期入院医療の定額払い方式の試行」開始。
この年	〔病気〕**インフルエンザ大流行**	1997年から1998年にかけてA香港型インフルエンザが大流行。最近10年間で最大の流行だと厚生省が発表。また乳幼児に「アスピリン」を含有する大人用かぜ薬を飲ませないよう注意を呼びかけた。
この年	〔治療〕**成立後1年以上、脳死移植ゼロ**	「臓器移植法」が成立して1年以上たつが、条件が厳しく脳死移植は1件もなし。6月に臓器提供施設を96施設から384施設に拡大。

1999年
(平成11年)

1.7	〔制度〕**日本型参照薬価制導入へ**	厚生省の諮問機関である医療保険福祉審議会の制度企画部会は、意見書「薬剤給付のあり方について」(薬価基準制度を廃止し、新たに日本型参照薬価制度導入)をまとめ宮下創平厚生相に提出した。
1.11	〔事件〕**患者取り違えて手術**	横浜市立大学医学部付属病院で患者を取り違え手術発生。7月7日神奈川県警が、前院長、医師、看護婦系8人を業務上過失傷害の疑いで書類送検した。3月16日には都立広尾病院で、消毒剤を誤って注入し患者急死する医療ミスが判明した。
1.12	〔制度〕**診療情報開示に応じる**	日本医師会の「診療情報提供に関するガイドライン検討委員会」、「患者の求めがあれば原則として開示に応じる」指針公表。2000年1月から始動。
1.25	〔制度〕**バイアグラ、スピード承認**	厚生省は、男性の性的不能治療薬「バイアグラ」を異例の早さで新薬承認。保険適用はなく自己負担で医師の処方箋が必要としている。個人輸入などの形で入手した人が服用後に心筋梗塞を起こしたり死亡した例が報告されており、発売元のファイザー製薬は、「治療に当たっては医師とよく相談して欲しい」とコメント。
1.28	〔政策〕**ダイオキシン摂取量**	厚生・環境の両省庁で「中央環境審議会環境保健部会ダイオキシンリスク評価小委員会及び生活環境審議会・食品衛生調査会ダイオキシン類健康影響評価特別部会合同会合」が開催され、ダイオキシン類を「一生の間

とり続けても健康に影響のない耐容1日摂取量（TDI）」の国内基準を見直すことになった。

1.28 〔治療〕「受精卵遺伝病診断」で承認　鹿児島大学医学部倫理委員会は、生まれてくる子供に先天性の病気があるか体外受精した受精卵の段階で診断する「着床前診断」について、臨床応用の申請を承認した。大学や医療機関が受精卵診断の実施を認めたのは国内で初めて。

2.10 〔制度〕卒後2年臨床研修を義務付け　医療関係者審議会臨床研修部会は、医師に最低2年の卒後臨床研修を義務づける。

2.16 〔事件〕副作用情報は、インサイダー情報　抗ウイルス剤の薬害に絡む日本商事株式会社のインサイダー取引事件で、被告の開業医の上告審で、最高裁は、「医師が入手した副作用情報は、投資家の判断に著し影響を及ぼしえる事実といえる」として二審の判決を破棄、審理を高裁に差し戻した。

2.28 〔治療〕日本初の脳死移植実施　「臓器移植法」施行後初めて、脳死判定・臓器移植が高知赤十字病院で実施、15人に移植された。臓器仲介業務を行う日本臓器移植ネットワークが脳死判定終了後に、各移植病院に移植を受ける患者の選定結果を知らせ、患者本人に移植を受けるかの意思確認をした。1968年に札幌医科大学で行われてから31年ぶりに大阪大学で心臓移植が行われた。6月まで6例が実施。

3.2 〔治療〕国内初の肺がん遺伝子治療開始　岡山大学附属病院で国内初の肺がん遺伝子治療の臨床研究（治験）が始まった。がん抑制遺伝子を組み込んだ風邪ウイルスの溶液を直接患部に注射した。

3.24 〔事件〕水俣病と男児出生率　国立水俣病総合研究センターによる調査で、水俣病患者の多発期（1955～59年）には水俣で男児出生率が異常に低かったことが判明し、千葉で開催された日本衛生学会でデータが発表された。

3.30 〔政策〕ダイオキシン対策関係閣僚会議　3月19日から開かれていたダイオキシン対策関係閣僚会議が、政府のダイオキシン対策推進基本方針を正式発表した。総発生量を2002年暮れまでに1997年比で9割削減年間800gとする、大気環境基準・廃棄物減量化の目標を設定、人の耐容1日摂取量の統一見直しなど。また環境庁が、鉄鋼3業種の焼結炉・亜鉛再生・アルミ合金製造業と医療系廃棄物などの焼却を行う廃プラスチック類焼却炉に対し、大気汚染防止法に基づいてダイオキシン類排出施設の指定と抑制基準を適用して規制を課す方針を示した。

3.31 〔法令〕「国民年金法」改正　「国民年金法」等の一部を改正する法律の一部を改正する法律が、成立した。

3.31 〔教育〕2医療技術短期大学が廃止　「国立学校設置法」改正が国会で成立し、鳥取大・新潟大の医療技術短期大学を廃止。

4.1 〔法令〕「感染症新法」施行　従来の「伝染病予防法」「性病予防法」「エイズ予防法」の3つを統合した「感染症の予防及び感染症の患者に対する医療に関する法律」が施行された。

4.2 〔社会〕日本医学会総会が開催　第25回日本医学会総会が、「社会とともにあゆむ医学─開かれた医療の世紀へ」をメインテーマに開催された。

4.13　〔制度〕日本型参照薬価制導入断念　厚生省は、薬価の日本型参照価格制の導入を断念した。自民党が日本医師会の意向に配慮して導入しない方針を決めたため。

4.22　〔制度〕カルテの電子保存承認　厚生省が、カルテ等の電子媒体保存を承認した。

6.2　〔治療〕低用量ピル解禁　厚生省中央薬事審議会は、1990年の申請から9年かけて低用量経口避妊薬（ピル）を承認することを答申した。9月から国内販売が開始。保険適用されず、入手には医師の処方箋が必要。

7.1　〔制度〕カルテ開示法先送り　厚生省の医療審議会は、第四次医療法改正へ向けて中間報告書「医療提供体制の改革について」をまとめた。カルテ等診療情報の開示の法制化は、日本医師会選出委員の反対などにより結論を出せず、法制化は当面見送りとなった。

7.1　〔制度〕高齢者の薬代、一部負担免除措置施行　高齢者の薬剤費一部負担免除措置が施行された。

7.8　〔事件〕トンネルじん肺訴訟　トンネル工事に従事した元労働者とその遺族約700人が、総額210億円の損害賠償を求め日本鉄道建設公団と建設会社150社を19の地裁に提訴した全国トンネルじん肺訴訟で、青函トンネル工事に従事した青森・岩手の原告21人中5人と日本鉄道建設公団の間に、一連の訴訟で初の和解が成立した。

7.9　〔政策〕「2000年問題」危機管理計画モデルを策定　厚生省が、「国立病院・診療所における西暦2000年問題危機管理計画モデル例」策定した。

7.9　〔治療〕世界初、ドミノ移植　京都大学病院で最初に取り出した肝臓を別の患者に移植し、その患者の肝臓をまた別の患者に移植する世界初の生体ドミノ・分割肝移植が行われた。手術を受けた3人の患者のうち胆道閉鎖症の10代の少女は約4ヶ月後に感染症のため死亡した。26日には九州でも生体ドミノ肝移植が行われた。

7.15　〔政策〕医療費過去最高記録　厚生省は、1997年度の国民医療費が29兆円を超し、過去最高を更新したと発表した。

7.16　〔法令〕「ダイオキシン類対策特別措置法」公布　「ダイオキシン類対策特別措置法」が公布された。人の生命及び健康に重大な影響を与えるおそれがあるダイオキシン類による環境の汚染の防止及びその除去等を目的とする。2000年1月施行。

7.26　〔病気〕結核患者増加で緊急事態宣言　厚生省は、高齢者を中心に病院や学校での集団感染などで結核患者が増加傾向にあり異例の「結核緊急事態宣言」を出した。予防接種の普及などで減少していたが、1997年には38年ぶりに患者が増加していた。

9.5　〔治療〕脳死判定中止　藤田保健衛生大学病院で、脳死臓器提供意思表示カードを持つ10代の女性患者が臨床的脳死と診断され1回目の脳死判定が終了。2回目の判定が鼓膜損傷のためにできないため、厚生省の指示でその後の判定作業は中止した。「臓器移植法」に基づく脳死判定中止は初。

9.14　〔治療〕脳死判定マニュアル作成　厚生省研究班が臓器提供病院向けに作成していた「脳死判定マニュアル」が臓器移植専門委員会に提出、了承された。これまでに脳死判定手順でミスが続いたため、具体的に解説した。

9.20　〔政策〕条件付きで「家族介護」にも報酬　医療保険福祉審議会は、同居する高齢者を介護する家族に対しても、条件付きで保険から報酬を支払うことを正式に決定

した。

9.30 〔事件〕国内初の臨界事故発生、作業員ら被曝　茨城県東海村の核燃料ウラン加工会社ジェー・シー・オー（JCO）で国内初の臨界事故発生。現場の作業員ら100人被曝。県は半径10km以内の住民31万人に屋内退避を呼びかけ。12月、大量被曝した社員が死亡。2000年4月にも社員死亡。10月、JCO前東海事業所長ら6人が業務上過失致死容疑で逮捕された。

10.1 〔制度〕"要介護認定"の申請スタート　2000年4月から導入される介護保険制度の"要介護認定"の申請受け付けが始まった。85項目の質問をし、さまざまな角度から介護サービスの必要度を判定する。最終的に6ランクある要介護度が決定される。

11.5 〔政策〕介護保険制度見直し　介護保険制度開始を前に政府は、保険料の凍結・軽減や家族介護への慰労金支給など制度の根幹にかかわる大幅な見直しを行ない、介護保険特別対策をまとめた。総額1兆円余りの国費を投じることとなった。

12.19 〔制度〕高齢者保健福祉のさらなる充実を図るプラン発表　厚生省は、高齢者保健福祉施策の一層の充実を図るために「新ゴールドプラン」の次の5ヶ年計画（2000～2004年度）として「ゴールドプラン21」の内容発表した。

この年 〔病気〕エイズ感染・発症者増加　この年、エイズウイルス（HIV）感染者が530人、発症者300人と過去最高を記録した。

2000年
（平成12年）

1.7 〔治療〕脳腫瘍の遺伝子治療を承認　文部省は、名古屋大学が独自開発した脳腫瘍の遺伝子治療を承認。国内で初。

1.17 〔事件〕杉並病で不燃ごみ工程代替案　杉並病患者らが杉並区長に対し、不燃ごみ圧縮工程を中止して単なる組み替え作業にする代替案を提案した。10月24日、区長が現時点での中継所は周辺環境に影響を及ぼしていないとする安全宣言を出し、「杉並病をなくす会」のメンバーが安全宣言は稼働を止めた後に出すべきだと反論した。

2.2 〔治療〕「万能細胞」の研究容認　首相の諮問機関「科学技術会議のヒト胚研究小委員会」は、ヒトの受精卵から、さまざまな人体組織になる能力をもつ「ES細胞（万能細胞）」の研究を条件付きで認める報告案をまとめた。

2.8 〔事件〕杉並病の健康相談　「杉並病」問題に関して、区が専門医らによる初の本格的な健康相談を実施し、住民ら約50人が受診に訪れた。3月24日、都の調査委員会が、中継所の汚水から発生した硫化水素と、中継所脇の公園の植栽に使われた添え木の防腐剤が原因の可能性が高いとする見解をまとめた。3月31日、都清掃局が対応の遅れを初めて認めた。7月25日、都環境局が、1996年3月から8月の間に発症した人を対象に、治療費・休業損害・慰謝料などを支払うことを決めた。これに対し「杉並病をなくす会」が、賠償は評価できるが、中継所が原因の大気汚染は現在

も発生しており、さらに抜本的な対策を講じるべきと批判した。

2.18 〔治療〕胃がん治療ガイドライン作成　日本胃癌学会は、病状別に標準的治療法をまとめた「胃癌治療ガイドライン」案をまとめ、同学会総会で発表した。学会レベルでのこうした取り組みは初めて。

3.14 〔社会〕医療事故再発防止で声明　日本医師会（日医）や日本病院会（日病）、全日本病院協会（全日病）など6団体が「医療事故防止緊急合同会議」開催、再発防止へ共同声明。

3.22 〔社会〕「医療安全対策連絡会議」が初会合　「医療安全対策連絡会議」が初会合し、3師会をはじめ27関係団体が出席した。

3.29 〔治療〕日本初の脳死肺移植　東京の駿河台日大病院で、脳死判定された患者の臓器が摘出後、全国6病院に運ばれ移植手術が行われた。大阪大学病院と東北大学加齢医学研究所病院では初の肺移植が行われ、また子どもに対する国内初の心臓移植も行われた。

3.31 〔事件〕杉並病被害住民への補償を決定　東京都杉並区の不燃ごみ施設「杉並中継所」の周辺住民400人以上が視神経異常などの化学物質過敏症に類似した健康被害を訴え続けている問題で、東京都の調査委員会が下水道に放流された汚水から発生した硫化水素が杉並病の原因である可能性が強いと発表、東京都環境局が被害住民への補償を決定した。

4.1 〔法令〕介護保険サービススタート　「介護保険法」施行。厚生省が介護保険制度実施推進本部設置。創設に伴い、老人保健制度や訪問看護などの一部は介護保険に移行など大幅な組み替え。

4.1 〔法令〕「国民年金法」改正施行　「国民年金法等の一部を改正する法律」が施行。厚生年金報酬比例部分の給付水準の5％削減、老齢厚生年金の支給開始年齢の引き上げなど。

4.1 〔団体〕クラヤ薬品、三星堂、東京医薬品が合併　クラヤ薬品、三星堂、東京医薬品が合併、「クラヤ三星堂」に商号変更した。

4.4 〔社会〕「医療のグランドデザイン」を発表　日本医師会総合政策研究機構（日医総研）が、「2015年医療のグランドデザイン」を発表（「自立支援」の概念導入など）。

4.7 〔法令〕「栄養士法」改正　「栄養士法の一部を改正する法律」公布。2002年4月施行、管理栄養士の位置づけを明確にした。

5.1 〔社会〕地方紙が介護・福祉情報配信　地域新聞マルチメディア・ネットワーク協議会（地方紙31社加盟）が、介護・福祉情報の電子メール配信を始めた。6月に有料化。

5.12 〔事件〕受精卵取り違え移植　石川県にある不妊治療を専門に行う病院で、1995年3月に体外受精させた受精卵を誤って別の女性患者に移植していたことが判明した。患者は妊娠しなかった。

5.18 〔政策〕ゲノムプロジェクト発足　政府の「ミレニアム・ゲノム・プロジェクト」が発足した。ヒトゲノム多様性解析プロジェクト、疾患遺伝子プロジェクト、発生・分化・再生プロジェクト、イネゲノムプロジェクトの4つがある。

5.26　〔法令〕看護記録の開示に関するガイドライン作成　日本看護協会は、「看護記録の開示に関するガイドライン」を作成・公表した。

5.29　〔法令〕「社会福祉法」成立　「社会福祉事業法」など関連法が成立。2003年4月施行。今回の改正では、行政と利用者、事業者と利用者の関係を対等に転換するもので、利用者は事業者や施設を自分で選択して直接契約できる。

6.2　〔治療〕アルツハイマーの原因酵素を特定　東京都立大学研究グループが、アルツハイマー病発病に深く関与している原因酵素を特定し、米『ジャーナル・オブ・バイオロジカル・ケミストリー』誌に発表した。

6.12　〔治療〕糖尿病や肥満を抑える動物実験に成功　東京大学医学部講師ら、遺伝子を働きにくくして糖尿病や肥満を抑える動物実験に成功とアメリカの学会で発表した。

6.15　〔事件〕製薬会社を脅迫　製薬会社参天製薬に現金を要求する脅迫状と、異物が混入した同社製目薬が送り付けられた。同社は全国の薬局から目薬を回収した。大阪府警は企業恐喝事件として調査。23日、容疑者を逮捕した。

6.27　〔事件〕雪印乳業集団食中毒事件　雪印乳業大阪工場出荷の低脂肪乳などによる集団食中毒が発生。大阪市保健所に対し、消費者から病院を通し、激しい吐き気や下痢の症状が出たとの苦情が寄せられた。同保健所は商品回収を指示したが、同社が回収を始めたのは丸2日後で消費者への情報開示はさらに遅れ、被害者が大阪を中心に15府県で1万4780人に達する史上最大の集団食中毒事件となった。店頭からの商品撤去が相次ぎ、7月11日に同社の工場は全国で操業停止に追い込まれた。当初は黄色ブドウ球菌が検出された大阪工場が汚染源と思われ、8月上旬までに各地の工場で安全宣言が出されたが、8月18日、大阪市が原材料である脱脂粉乳から黄色ブドウ球菌の毒素を検出、脱脂粉乳を製造した同社大樹工場（北海道大樹町）が汚染源であることが判明した。一連の過程で同社の杜撰な衛生管理と安全意識の欠落が次々に明らかとなり、消費者の猛反発を買った。23日、北海道は、汚染源となる脱脂粉乳を製造・納入した大樹工場を無期限営業禁止処分にした。

7.3　〔病気〕院内感染で死者　5～7月にかけて、大阪府堺市の特定医療法人同仁会耳原総合病院で、入院患者15人が腸内細菌の一種「セラチア菌」に感染し、そのうち7人が死亡したと発表した。院内感染の疑いがありとしている。

7.12　〔事件〕森永乳業食中毒事件　昼、兵庫県西宮市にある森永乳業近畿工場製造の牛乳を兵庫県、大阪府、奈良県などの学校給食で飲んだ生徒たち異臭、吐き気、腹痛を訴え、一部の生徒が病院で手当てを受けた。森永乳業は同日夜、22万2千本回収した。その後の保健所の、同工場の立ち入り検査によって、商品ケース洗浄用の次亜塩素酸ソーダが残り、瓶やフード付近に付着していたのが原因と判明した。

7.28　〔団体〕病院協会が団体協議会を発足　日本病院会、全日本病院協会、日本医療法人協会、日本精神病院協会が「四病院団体協議会」を発足させた。

8.3　〔治療〕白血病治療の手法を開発　白血病の原因となる異常なリボ核酸壊す手法を東京大学教授らのグループが開発。英『ネイチャー』誌に発表。

8.3　〔事件〕がん患者取り違え手術　筑波大学附属病院（茨城県つくば市）で7月、肺がん患者と肺がんではない患者と取り違えて、肺の一部を手術していたことが、病院から県への報告で明らかになった。

2000年（平成12年）

8.10 〔政策〕ヒトゲノム研究の検討委員会設置　ヒトゲノム研究の倫理問題に対応するため、通産省・厚生省・文部省・科学技術省は、共通の研究指針を策定する検討委員会を設置。

8.11 〔事件〕薬取り違え事故で患者死亡　日本大学附属板橋病院で、薬を間違えて注射し男性患者が死亡する事故が発生。

9.1 〔治療〕「AID」遺伝子の重要な役割を発見　京都大学医学部の研究グループが、免疫抗体生成の際に「AID」と呼ばれる遺伝子が極めて重要な役割を果たすことを発見と米『セル』誌に発表。

9.13 〔法令〕医療ミス増加で責任者を招集　99年から医療事故が相次ぎで起こり、厚生省は、全国81の特定機能病院の責任者を緊急招集し、医療事故防止を要請。

9.18 〔治療〕猿から万能細胞作製　京都大学再生医科学研究所のグループが、猿の体外受精卵から"ES細胞（万能細胞）"を作り出すことに成功したと記者会見した。

10.6 〔社会〕坪井日医会長が、世界医師会会長に　坪井栄孝日本医師会会長、世界医師会会長に就任。

10.31 〔政策〕環境ホルモン調査　環境庁が、環境ホルモンと疑われる約70の物質のうち、塩ビ樹脂の可塑剤としておもちゃなどに使われているフタル酸ジ－2－エチルヘキシル（DEHP）を、毒性などの危険度を優先的に調べる物質に指定した。昨年度に妊婦に対して行われた調査では10例中6例の胎児のへその緒からDEHPが検出されており、環境庁は母親から胎児に移行したのは間違いないと判断している。

11.27 〔事件〕名古屋南部大公害訴訟　名古屋市と東海市の公害病認定患者と遺族ら145人が、中部電力など企業10社と国を相手に計約42億円の損害賠償と汚染物質排出の差し止めを求めた「名古屋南部大気汚染公害訴訟」の判決が、名古屋地裁で言い渡された。工場排煙と健康被害の因果関係を認め、企業10社に計2億9千万円、国に計1800万円の損害賠償を命じ、排ガスに含まれる浮遊粒子状物質（SPM）についても一定濃度を上回る排出差し止めを命じる、原告勝訴の内容。企業・国とも控訴する姿勢。2001年8月8日和解が成立。

11.30 〔法令〕クローン人間禁止　「ヒトクローン技術規制法」が成立。クローン人間技術を禁止した。

11.30 〔法令〕「医療保険制度改革関連法」成立　70歳以上の医療費自己負担を定額制から定率制（上限付きで定率1割自己負担）にすることなどを柱とする「医療保険制度改革関連法」が参院で成立した。

この年 〔治療〕海外での子ども臓器移植増加　小児の臓器移植希望患者の海外渡航増加。

この年 〔出版〕『Dr.コトー診療所』連載開始　小学館の『週刊ヤングサンデー』で、山田貴敏の医療漫画『Dr.コトー診療所』の連載が始まった。沖縄県の離島で働く医師の物語で、2004年、第49回小学館漫画賞を受賞。2008年に掲載誌の休刊で『ビッグコミックオリジナル』に移るが、2010年に作者の病気のため休載する。2003年にはテレビドラマ化された。

この年 〔出版〕『Jin―仁―』連載開始　集英社の『スーパージャンプ』で、村上もとかの医療漫画『Jin―仁―』の連載が始まった（〜2010年）。現代の医師が幕末にタイ

スリップして人々を救おうと奮闘する物語。2011年、第15回手塚治虫文化賞マンガ大賞を受賞。2009年にはテレビドラマ化された。

2001年
（平成13年）

1.1 〔政策〕国民運動計画「健やか親子21」を開始　21世紀の母子保健の主要な取り組みを提示し、関係者・関係機関・団体一体となって推進する国民運動計画。「健康日本21」の一翼を担う。

1.6 〔政策〕「厚生労働省」の設置　中央省庁再編に伴い「厚生労働省設置法」が施行され、厚生省と労働省を廃止・統合、厚生労働省が設置された。

3.30 〔病気〕「肝炎対策に関する有識者会議」最終報告書がまとまる　非加熱製剤を投与された非血友病患者の間に肝炎ウイルスの感染が広まっていることを受け、「肝炎対策に関する有識者会議」は、正しい知識の普及啓発や、地域の身近な相談の場である保健所等の活用、最新の肝臓病治療を全国で受診できるよう地域の治療拠点となる病院整備を進めるなどを内容とする最終報告書をとりまとめ、今後の肝炎対策の考え方を提示した。並行して、厚生労働省は（1）非加熱製剤を投与したことのある病院名を公表し、投与の可能性のある者は無料での検査ができるようにする（2）保健所でのエイズ検査と同時に肝炎検査の無料化を実施（3）1990年度から基本健康検査にC型肝炎ウイルス抗体検査を盛りこむなどの検査体制の拡充を決定。

4.1 〔制度〕ドクターヘリ導入促進事業を実施　川崎医科大学、東海大学での2年間の試行期間を経て、厚生労働省は、岡山県・神奈川県などでドクターヘリ導入促進事業を実施、2005年度までに30か所に配備する予定。事故、急病や災害等の発生時に、救急医療の専門医及び看護師が速やかに救急現場に出動、救命医療を行うことによって、搬送時間の短縮のみならず、救命率の向上や後遺症の軽減に成果を挙げると見込まれる。

4.1 〔制度〕遺伝子組換え食品の安全性審査を義務化　厚生労働省は、遺伝子組換え食品の開発や実用化が広まってきたことを受け、安全性審査を食品衛生法上義務化し、審査がなされていない遺伝子組換え食品、またこれを原材料に用いた食品について、製造、輸入、販売などを法的に禁止した。

4.1 〔制度〕保健機能食品制度の施行　厚生労働省は「食品衛生法」及び「健康増進法」により「保健機能食品」（特定保健用食品、栄養機能食品）を制度化した。健康上の被害をもたらすことがないように、健康食品のうち、安全性や有効性等が厚生労働省が設定した保健機能表示や規格基準を満たした食品が認可され、当該保健の目的が期待できる旨の表示をすることができる。

5.11 〔事件〕ハンセン病訴訟、国控訴断念　ハンセン病国家賠償請求訴訟で熊本地裁は、1941年には治療薬が発明されるなど世界的に隔離政策が衰退していくなか、1960年以降の隔離規定の違憲性は明白として、隔離政策をとった国の責任を初めて認め、

国立ハンセン病療養所の元患者らに総額18億2380万円の支払いを命じた。同23日、国は控訴を断念、同25日、原告側勝訴が確定。

5.13 〔社会〕臨界事故での被曝治療のドキュメンタリー番組放送　NHKスペシャル「被曝治療83日間の記録～東海村臨界事故～」放送。1999年9月30日に東海村JCOで起きた臨界事故での被曝治療のドキュメンタリー番組。国内外で賞を受けるなど高く評価された。2002年10月には書籍化もされた。

5.18 〔政策〕「医療安全対策検討会議」の設置　厚生労働省の「医療安全対策検討会議」の第1回会議が行われる。1999年から2000年にかけて、重大な医療事故が続発したことを受けて設置されたもの。医療安全対策、主として医療事故を未然に防止するためにはどのような対策を講じるべきかという観点から検討を行い、わが国での医療安全対策を総括し取り組むべき課題を明らかにする。

5.18 〔治療〕国内初の代理出産　長野県下諏訪町の諏訪マタニティークリニックで、子宮を切除した姉に代わって、姉の体外受精卵を妹の子宮に移植、出産する代理出産が今春行われたことが明らかに。

6.6 〔法令〕「クローン技術規制法」が施行　クローン人間づくりを禁止する「ヒトに関するクローン技術等の規制に関する法律」が施行。「人クローン胚」、人間と動物の精子・卵子を交配した「ヒト動物交雑胚」等を人間・動物の胎内に入れることを禁止。11月には条件付での作成を認める方向で進んでいたヒト胚核移植胚、ヒト胚核移植胚の作成も当面禁止となった。

6.22 〔法令〕「ハンセン病補償法」が公布・施行　ハンセン病訴訟の熊本地裁判決への同5月の控訴断念を受け、ハンセン病療養所入所者等の被った精神的苦痛を慰謝するための補償金800万円から1400万円を支払うとした「ハンセン病療養所入所者等に対する補償金の支給等に関する法律」(通称：ハンセン病補償法)が同15日成立。ハンセン病の患者等の偏見を根絶する決意を謳い、名誉回復と福祉の増進についても定める。

6.29 〔制度〕厚生労働省、「災害医療体制のあり方に関する検討会」の報告書まとまる　厚生労働省の「災害医療体制のあり方に関する検討会」が報告書をまとめた。阪神・淡路大震災以来すすめられてきた災害時の初期救急医療体制の整備を経過5年を契機に再検討をおこなったもの。「広域災害・救急医療情報システムの整備」、「日本版DMAT構想」などが今後の課題として挙げられた。

8.14 〔治療〕HIV除去精子で体外受精成功　新潟大学医学部はHIV感染者の精液からウイルスを除去し、卵子と体外受精させる試みを2組の夫婦で成功、母子に感染はないと判定した。

9.10 〔病気〕狂牛病発生　千葉県白井市で、日本で初めて、欧州以外では世界でも初めてとなる狂牛病(牛海綿状脳症・BSE)感染牛が確認された。農林水産省は感染牛が焼却処分されたと発表したが、実際には肉骨粉の原料にされていたことが判明。厚生労働省は輸入牛だけでなく国産牛も医薬品や化粧品の原料にすることを禁止した。感染牛2頭目は11月21日北海道で、3頭目は11月30日群馬県で発見された。2002年6月、飼育中に死亡した2歳以上の牛の全頭検査義務付け、肉骨粉の使用禁止、BSEによる経営不安定の措置を定めた「BSE対策特別措置法」が成立した。2003年10月現在、国内で計8頭の感染が確認されている。

9.17	〔団体〕**製薬会社合併**　2002年をめどに、大正製薬と田辺製薬が経営統合を発表。
9.25	〔制度〕**厚生労働省、医療制度改革試案公表**　医療費膨張で破綻の危機にある保険制度の立直しのため、医療費を抑制するもの。会社員の医療費自己負担2割から3割に、高齢者医療制度の対象年齢を70歳以上から75歳以上に引き上げるなど国民に広く負担を求める内容となった。
9.27	〔制度〕**厚生労働省、「医薬品情報提供のあり方に関する懇談会」最終報告をまとめる**　厚生労働省の「医薬品情報提供のあり方に関する懇談会」が報告書をまとめた。IT化・高齢化社会の進展等に伴い国民の医薬品情報の需要が増加する一方で、医療関係者へ高度化・複雑化した医薬品情報をいかにわかりやすく提供できるかを課題としている。国民・患者への医薬品情報の充実、医薬品情報の標準化などを盛りこむ。
9月	〔出版〕**『厚生労働白書』を発表**　省庁再編で厚生省が厚生労働省になったのにともない、この年から『厚生白書』も『厚生労働白書』として発表される。年刊。点字版も同時刊行。
10.1	〔病気〕**肉骨粉、全面禁止へ**　農水省は、狂牛病の感染源とされる肉骨粉の国内での製造・販売、国外からの輸入の一時全面停止を同4日から実施すると発表。同4日にはこれまで対象外だった豚・鶏向けも含め肉骨粉の使用・製造を全面的に禁止。厚生労働省は5日、牛の特定危険部位を原料とした加工食品の製造自粛・自主回収をメーカーに求めた。
10.18	〔病気〕**狂牛病全頭検査を開始**　食用として処理されるすべての牛を対象にした牛海綿状脳症（BSE）検査を開始。全国117か所にある食品衛生検査所などで一斉に行われ、今後流通する牛はすべて検査に合格したもののみとなる。
10.29	〔制度〕**厚生労働省、「これからの医業経営の在り方に関する検討会」の設置**　厚生労働省が「これからの医業経営の在り方に関する検討会」を設置した。医療機関、特に民間病院経営の近代化・効率化を図る観点から、医療法人制度をはじめとした医業経営の今後の在り方について幅広く検討。
11.7	〔法令〕**改正「予防接種法」が公布・施行**　65歳以上の高齢者のインフルエンザ予防接種を一部公費負担とする「予防接種法の一部を改正する法律」が10月31日成立。高齢者がインフルエンザにかかった場合、肺炎の併発や死亡にまで至ることがあり、重症化防止をねらう。
11.29	〔制度〕**「医療制度改革大綱」がまとまる**　政府・与党の社会保障改革協議会が、厚生労働省試案を元に「医療制度改革大綱」を取りまとめた。会社員の医療費自己負担を3割に引き上げる、高齢者医療の対象は段階的に75歳まで引き上げる、来年度診療報酬改定は引下げの方向で検討するなどの内容となっている。
12.17	〔制度〕**診療報酬「本体」1.3％引下げを決定**　政府・与党は2002年度の診療報酬改定について、引き下げ率を過去最大の2.7％とすることを決定。診療報酬本体は1.3％の引き下げで、本体部分の引き下げは初。
12.25	〔政策〕**「ハンセン病問題対策協議会における確認事項」合意**　厚生労働省とハンセン病患者・元患者との間で「ハンセン病問題対策協議会における確認事項」が合意。謝罪・名誉回復、国立ハンセン病療養所入所者の今後の在園保障、社会復帰・社会

生活支援、ハンセン病政策の歴史と実態についての真相究明等について協議・検討が行われ、今後も当面年度毎に1回協議を開催する。

12.26 〔制度〕厚生労働省、「保健医療分野の情報化にむけてのグランドデザイン」を策定　医療制度大綱を受け、「医療の将来像を踏まえた医療の課題と情報化」、「医療情報システム構築のための戦略」、「情報化の進展にともなう保健医療福祉総合ネットワーク化への展開」、特に医療情報システムの構築において電子カルテ・レセプト電算処理システムの目標と達成年次を設定、国の講ずるべき施策等を盛りこむ。

2002年
(平成14年)

2.11 〔制度〕医療制度改革に関する政府・与党合意　会社員の医療費自己負担を3割に引き上げる問題について、首相の主張通り、2003年4月からの実施を医療制度改革関連法案に明記することで合意。

2.23 〔治療〕日産婦、「代理出産」認めず　日本産科婦人科学会（日産婦）、子供を希望する不妊症等の夫婦から依頼された女性が代理で出産・妊娠する「代理出産」を認めないとの見解を発表。

2.25 〔事件〕研修医の過労死初認定　1998年8月に急死した関西医科大学付属病院の研修医の両親が過労死だったとして同大に損害賠償を求めた訴訟で、大阪地裁は研修医を労働者として見なし健康管理に配慮を怠ったとして大学側に約1億3500万円の支払いを命じた。研修医の過労死を認定した初めての判決。

3.1 〔法令〕「保健婦助産婦看護婦法」が改正施行　2001年12月に成立の「保健婦助産婦看護婦法の一部を改正する法律」が施行。男女間で異なっていた資格名称を統一し、それぞれ「保健師」「助産師」「看護師」の名称に変更となった。1968年に看護婦が、1993年には保健婦が男性でも資格取得できるよう法改正がなされているが、男性助産師導入はいましばらくの議論が必要であるとされ、見送られている。

3.6 〔事件〕非加熱製剤投与された非血友病患者、52％が肝炎に感染　厚生労働省は血友病治療以外で非加熱製剤を投与された患者のうち52％がC型肝炎ウイルスに感染した疑いがあるという中間報告をまとめた。

3.8 〔政策〕厚生労働省、医療制度改革推進本部を設置　厚生労働省は、厚生労働大臣を本部長とする医療制度改革推進本部を設置した。2002年度中に抜本改革の基本方針を策定する予定。

3.20 〔病気〕厚生科学審議会感染症分科会結核部会が「結核対策の包括的見直しに関する提言」　1999年の結核緊急事態宣言を受け、結核対策の抜本的な見直しと今後のあり方についてまとめる。

3.20 〔事件〕薬害肝炎で新事実　薬害肝炎問題で、1万人余が感染したとされる非加熱血液製剤「フィブリノゲン」がアメリカで同製剤の製造承認が取り消された後、約10

年にわたって国内で販売されていたことが判明。

3.25 〔制度〕「これからの医業経営の在り方に関する検討会」中間報告 医療法人の理事長要件、医療法人の経営情報（決算情報）開示義務等が緩和へ。

3.25 〔事件〕薬害ヤコブ病訴訟、和解 薬害ヤコブ病訴訟、原告と被告である国・ビー・ブラウン社と日本ビー・エス・エス社は被告側「おわび」を盛りこんだ和解確認書に調印、和解が成立した。

3.26 〔教育〕「大学における看護実践能力の育成の充実に向けて」を報告 文部科学省の看護学教育の在り方に関する検討会は、看護系大学が資質の高い看護職者を育成し社会的使命を果たすことができるよう、学士課程における看護学教育発展の方策を探る目的で2001年7月2日発足。看護実践能力育成充実の観点から第一次報告がまとまった。

3.27 〔教育〕「21世紀における医学・歯学教育の改善方策について—学部教育の再構築のために」を報告 文部科学省の医学・歯学教育の在り方に関する調査研究協力者会議はこれまで行われてきた医学・歯学教育改革に関する提言を踏まえ、教育現場で必要とされる具体的、実践的な提案とモデル作りについてまとめた。

3.27 〔治療〕ES細胞作製、初承認 文部科学省の専門委員会は京都大学再生医科学研究所の人間のES細胞（胚性肝細胞）を作製する国内初の計画を承認。翌年5月27日、国内で初めて作製に成功。

3月 〔出版〕『地域医療白書』刊行開始 自治医科大学から『地域医療白書』の刊行が開始される。2007年に第2号、2012年に第3号が刊行される。地域医療を経験した医師が中心となって、住民が安心して暮らせる医療作りを目的とする。

4.1 〔制度〕医療に関する広告規制、大幅に緩和 医療制度改革の一環として、我が国の医療を質の高い効率的なものとするため、医療に関する情報開示を進めるとしていることを踏まえ、医療に関する広告規制が大幅に緩和された。専門医の認定、治療方法、手術件数などが広告可能となる。

4.1 〔制度〕診療報酬改定 2002年度診療報酬が改定された。高齢化で増加し続けている医療費抑制のため、過去最大となる2.7％のマイナス改定を実施。

4.1 〔法令〕「栄養士法」が改正施行 「栄養士法の一部を改正する法律」が施行された。管理栄養士の業務を明確化し、登録制から免許制へと改める。

4.1 〔法令〕文部科学省の「遺伝子治療臨床研究に関する指針」が施行 遺伝子治療臨床研究の規制が緩和され、医療上の有用性・倫理性を保ちつつも、審査手続を簡素化及び迅速化する。

4.4 〔事件〕薬害肝炎、国に対応の遅れ 非加熱血液製剤「フィブリノゲン」がアメリカで製造禁止となったことを、ミドリ十字が1984年に厚生省に報告していたにもかかわらず、国内でC型肝炎ウイルスの集団感染が発生した1986〜1987年まで適切な対策をとらなかったことが判明。

4.23 〔事件〕医療事故、実態を公表 厚生労働省がまとめた全国82の特定機能病院の医療事故発生状況を初めて発表。2000年4月から2002年2月までに計1万5003件の事故が発生し、うち387件が死亡等「重篤」状態となっていたことが判明。

4.23　〔社会〕「国際麻薬統制サミット2002」が東京で開催　アジアで初の開催であることを踏まえ、アジアで大きな問題となっている覚醒剤や他の合成薬物の問題、アフガニスタンを巡る薬物情勢などが話合われた。

5.22　〔制度〕医道審議会・医師分科会医師臨床研修検討部会が中間とりまとめ　今後の医師臨床研修制度の必修化など基本的方向を示す。現行制度では努力義務とされていた医師臨床研修制度は、偏った経験しか積むことができない、安価な労働力として酷使されるなどの問題点を抱え、医療事故の温床となっていると指摘。

6.15　〔社会〕日産婦、受精卵提供を認めず　日本産科婦人科学会の倫理審議会は、第三者から提供された未使用の受精卵（胚）を、妻の子宮に入れて妊娠・出産する「胚提供（卵子提供）」について認められないとする答申をまとめた。

6.25　〔事件〕夫の生前の凍結精子で出産　西日本在住の30歳代の女性が、夫の死後、医療機関に凍結保存していた夫の精子で体外受精し、男児を出産していたことが明らかになった。女性は父親の死後認知を求め、提訴。翌年11月12日松山地裁は請求を棄却。

6.26　〔事件〕杉並病の因果関係を認める裁定　国の公害等調整委員会は、東京都杉並区の不燃ごみ中間処理施設「杉並中継所」の周辺住民が健康被害を訴えている「杉並病」問題をめぐる公害調停で、申請人18人のうち14人について、原因物質を特定できないまま、中継所と被害との因果関係を認める裁定を下した。

7.2　〔政策〕総務省「電波の医用機器等への影響に関する調査」の結果を公表　携帯電話端末等から発射される電波が医用機器に及ぼす影響について調査し、1997年3月策定の「医用電気機器への電波の影響を防止するための携帯電話端末等の使用に関する指針」の妥当性を確認。

7.26　〔法令〕医療制度改革関連法案が成立　医療制度改革を盛りこんだ「健康保険法」等の改正法、「健康増進法」が成立。保険者の統合・再編を含む医療保険制度体系の在り方、新しい高齢者医療制度の創設、診療報酬体系の見直しなどが抜本改革の具体的な課題。

7.30　〔法令〕「薬事法」等一部改正法が公布　「薬事法及び採血及び供血あつせん業取締法の一部を改正する法律」が公布された。バイオ、ゲノム等科学技術の発達に伴い多様化する医薬品、医療機器の品質、安全性、有効性を確保、市販後安全対策の充実等、現行の承認・許可制度を見直す。また、非加熱製剤によるHIV感染問題等を踏まえた、血液製剤の安全性の向上、安定供給の確保するための枠組みを整備。

8.11　〔事件〕レジオネラ菌感染、6人が死亡　宮崎県日向市の「日向サンパーク温泉」の入浴客がレジオネラ菌に集団感染、同14日には感染死者が6人となり、同菌の集団感染としては国内最悪の結果に。

8.16　〔病気〕新生児68人がMRSAに感染　大阪府池田市立池田病院で5月から7月にかけて生まれた新生児68人がメチシリン耐性黄色ブドウ球菌（MRSA）に感染していたことが明らかに。新生児の院内感染としては国内最大規模。

8.29　〔事件〕厚生労働省、薬害肝炎で最終調査報告書を発表　薬害肝炎問題で旧厚生省、旧ミドリ十字の対応を検証した厚生労働省は、感染被害の拡大に関して行政責任を事実上否定する最終調査報告書を発表。

8.30　〔制度〕厚生労働省、「医薬品産業ビジョン」を公表　国際的に魅力ある創薬環境の実現及び医薬品産業の国際的競争力強化に向けて、国としての支援策をアクションプラン（具体的施策）として提示。

9.1　〔政策〕日本医療機能評価機構、病院機能評価の結果を公開　日本医療機能評価機構による病院機能評価の結果が、「診療記録が適切に管理されている」「医師の教育・研修を推進する体制がある」「個々の症例について十分な検討が行われている」などについて5段階で評価した結果を病院の同意を得て公表。

9.6　〔制度〕厚生労働省「新たな看護のあり方に関する検討会」が中間報告　医師の指示に基づく看護師等による静脈注射の実施について、診療の補助行為の範疇として扱うことを決定。

10.1　〔制度〕厚生労働省、すべての病院に安全管理で4項目を義務づけ　東京女子医科大学病院をはじめ、医療事故が相次いだことを受け、すべての病院に安全管理指針、院内報告制度の整備、安全管理委員会の設置、院内研修の実施など4項目を義務づけた。これは医療安全対策検討会議が4月17日にまとめた「医療安全推進総合対策」の提言を受け、まとめられたもの。

10.15　〔事件〕肺がん薬「ゲフィチニブ」で副作用死　今年7月に発売された新薬「ゲフィチニブ」を投与された、末期肺がん患者13人が副作用による急性肺障害などで死亡していたことが判明。同26日輸入・販売元のアストラゼネカが副作用による死亡者を39人と発表。同社は当初、過小に報告していた。

10.21　〔事件〕薬害肝炎問題で集団提訴　血液製剤フィブリノゲンの投与でC型肝炎に感染したとして、被害者16人が国などを相手に全国で一斉に提訴した。三菱ウェルファーマの調査によると、少なくとも1980年以降に同剤を使用した約28万3000人（推定値）のうち、1万594人が肝炎に感染した疑いがあるとしている。2003年6月20日までに大阪、福岡、仙台の各地裁を合わせ計48人が提訴、請求総額は28億6000万円に達した。

10.28　〔事件〕脳梗塞薬「エダラボン」で副作用死　三菱ウェルファーマ（旧ミドリ十字）が製造販売していた脳梗塞の治療薬「エダラボン」を投与されていた患者12人が副作用による急性腎不全で死亡していたことが判明。

11.1　〔病気〕ウエストナイル熱、四類感染症に指定　厚生労働省は、アメリカ等国外で流行のウエストナイル熱（ウエストナイル脳炎を含む）について検疫感染症に準じる四類感染症に指定し、医師による届け出を義務化した。

12.11　〔制度〕厚生労働省「救急救命士の業務のあり方等に関する検討会」報告書まとまる　救急救命士の処置範囲を拡大し、除細動が医師の具体的指示から包括的指示で可能とする。

12.12　〔制度〕医療分野などへの株式会社参入など断念　新規成長分野への規制緩和を広く認めた「規制改革の推進に関する第二次答申」が政府の総合規制改革会議によってまとまった。医療、教育分野への株式会社の参入は見送られた。

12.12　〔制度〕厚生労働省「自殺防止対策有識者懇談会」報告書まとまる　心の健康問題についての啓発、うつ病対策などについて提言。

12.19　〔事件〕肺がん薬「ゲフィチニブ」副作用死が100人を超える　肺がん薬「ゲフィチニブ」による副作用死問題で、厚生労働省は同薬が国内で承認された7月5日以前に、国外で55人が死亡していた事実を発表。同25日、輸入販売元が同薬承認の条件であった安全性と有効性に関する市販後臨床試験を行っていないこと、副作用死が全国で124人に上ったことが明らかに。

12.25　〔事件〕イレッサ副作用死　厚生労働省は肺がん新薬イレッサによる副作用死が124人に達したとの報告を公表。

この年　〔出版〕『医龍―Team Medical Dragon―』連載開始　小学館の『ビッグコミックスペリオール』で、永井明原案・乃木坂太郎作画の医療漫画『医龍―Team Medical Dragon―』の連載が始まった（～2011年）。抗がん剤治療、院内感染、病院内の対立など、医局制度と現在医療を取り巻く問題を告発する物語。第50回小学館漫画賞受賞。2006年にはテレビドラマ化された。医師・医療ジャーナリストである原案者の永井明は2004年7月7日に肝臓がんで逝去。

2003年
（平成15年）

1.22　〔事件〕発がんリスクを認定　中央環境審議会は、新築の住宅でせきや眼痛を起こす「シックハウス症候群」の原因物質とされる「ホルムアルデヒド」と、国内の地下水からも高濃度で検出されている「塩化ビニルモノマー」に、発がん作用を持つ危険性があると判断、詳しい調査を始めることを決めた。

2.27　〔制度〕自由診療に限り株式会社の医療参入を認める　構造改革特区推進本部は第二次提案への対応を決定。株式会社の医療参入を保険の適用されない自由診療に限って認めた。

3.12　〔病気〕WHO、SARSで警告　世界保健機関（WHO）は新型肺炎（重症急性呼吸器症候群＝SARS）に関して世界規模の警告を発令。3月27日、感染拡大を防ぐため、国際線で感染が疑われる乗客の搭乗禁止などの対策を勧告。4月2日、広東省などへの渡航延期を加盟国に勧告。4月3日、日本政府はこれに準じた上で、SARSを新感染症に指定。

3.13　〔治療〕兄弟姉妹の精卵子提供、認めず　不妊治療の法制化を検討中の厚生労働省・生殖補助医療部会は、精卵子提供は匿名の第三者に限定し、夫婦の兄弟姉妹等を認めないことで一致した。

3.13　〔事件〕MMR禍、国・製造元の責任認める　新三種混合ワクチン（MMR）接種後に重度の障害が残ったり、死んだりした子供の家族らが国と財団法人阪大微生物病研究会を相手取り損害賠償を求めた訴訟で、被告の過失・責任を認め、2家族へ約1億5500万円支払うよう命じた。

3.24　〔政策〕厚生労働省「新たな看護のあり方に関する検討会」報告書まとまる　看護基礎教育の課題と対応、静脈注射の診療補助行為への変更、医師等その他医療関連

3.26　〔制度〕厚生労働省「これからの医業経営の在り方に関する検討会」報告書まとまる　質の高い医療提供の基盤となる医業経営の近代化・効率化に向けて、医療法人制度を中心とした医業経営の改革の方向と、それを支える政策、制度の在り方についてとりまとめる。

3.28　〔制度〕「医療保険制度体系および診療報酬体系に関する基本方針」が閣議決定　保険者を都道府県単位への再編・統合や75歳以上を対象とする新たな高齢者医療制度の創設、複雑な診療報酬体系の見直し等について医療制度抜本改革の基本方針を定めた。

3.30　〔制度〕厚生労働省、「医療機器産業ビジョン」を策定　より優れたより安全性の高い革新的医療機器の提供のため、魅力ある医療機器開発環境の実現及び医療機器産業の国際的競争力強化に向けて、国としての支援策をアクションプラン（具体的施策）として提示。

3.31　〔事件〕薬害エイズ報道、名誉棄損で毎日が勝訴　東京高裁、薬害エイズ報道で元帝京大副学長の名誉棄損との控訴を棄却、毎日新聞社の勝訴となる。

4.1　〔政策〕厚生労働省、「医療安全支援センター」の設置を推進　医療安全支援センターは医療機関・患者・住民に対して、医療安全に関する助言や情報提供をする。厚生労働省は都道府県および二次医療圏（複数の市町村を一つの単位とする）に設置を進める。翌年5月31日、47都道府県すべてで設置を終了。

4.1　〔制度〕DPC制度の導入　診療報酬において急性期入院医療に係る診断群分類包括評価（DPC）制度が開始。傷病名と診療行為を組み合わせた「診断群分類」により入院1日当りの診療報酬を、定額で設定する。医療の質の向上や在院日数の短縮が目的で、大学病院など82の病院で試験的に実施される。

4.1　〔治療〕ツベルクリン反応検査・BCG再接種が廃止　2002年11月13日の「結核予防法施行令」の一部改正により、小学1年生と中学1年生に対するツベルクリン反応検査・BCG再接種が廃止された。

4.1　〔治療〕救急救命士の除細動認める　厚生労働省は、医師の包括的指示の下での救急救命士の除細動を認めた。

4.8　〔病気〕SARSは新種ウイルス　世界保健機関（WHO）はSARSの原因であるとみられるウイルスが、新種のコロナウイルスであることを確認。「SARSウイルス」と命名された。特定を受け日本政府は同6月、SARSを指定感染症に指定。

4.10　〔治療〕不妊治療ルール最終報告　厚生労働省・生殖補助医療部会は、第三者からの卵子提供を認めるなど、不妊治療のルールについて最終報告をまとめた。

4.30　〔制度〕厚生労働省、「医療提供体制の改革のビジョン（案）」を公表　医療改革を推進するにあたり、国民的な合意を得るため、21世紀における医療提供体制の改革の将来像と当面進めるべき施策を提示する。骨子として患者の視点の尊重、質が高く効率的な医療の提供、医療の基盤整備をあげる。8月、正式な「医療提供体制の改革のビジョン」を公表。

5.4　〔事件〕生体肝移植提供者が死亡　2002年8月、京都大学病院で実施された生体肝移

植で、娘に肝臓の一部を提供した後、重い肝不全などで昏睡状態に陥っていた女性が多臓器不全のため死亡。臓器提供者が死亡したのは、生体肝移植では国内初。

5.16 〔政策〕経済産業省、「医療機器産業懇談会報告書」を公表　国内経済の長期低迷により新規の研究開発投資が進まず国際競争力が失われつつあることを危ぶむなか、我が国の画像診断機器産業が国際競争力を回復・強化するために着手すべき課題についてまとめた。

5.28 〔法令〕「化審法」改正が公布　「化学物質の審査及び製造等の規制に関する法律の一部を改正する法律」が公布。化学物質の動植物への影響に着目した審査・規制、難分解性・高濃縮性の既存化学物質に関する規制などが盛りこまれた。

5.28 〔事件〕同意ないHIV検査、違法　警視庁の警察官採用試験に合格し任官した男性が、無断で実施されたHIV検査を理由に辞職を強要されたとして、東京都などに慰謝料の支払いを求めた訴訟で、東京地裁はプライバシーの侵害にあたり違法として計440万円の支払いを命じた。

5.30 〔法令〕「健康増進法」改正が公布　「健康増進法の一部を改正する法律」が公布された。健康食品などの広告を適正化し、健康の保持増進の効果等についての虚偽又は誇大な広告等の表示を禁止する。

5.30 〔法令〕「食品安全基本法」が公布　食品安全基本法が公布され、7月1日から施行される。BSE問題をはじめとして食の安全性を脅かした事件が多発したことを受け、食品安全行政が見直され、食品の安全性を確保するための基本理念、基本方針を定める。これを設置根拠法として、内閣府に新たに食品安全委員会を設置。

5.30 〔法令〕「食品衛生法」改正が公布　「食品衛生法の一部を改正する法律」が公布された。食品衛生法の目的規定を見直し、国・地方公共団体及び食品等事業者の責務を明確化、農薬の残留基準を見直し、基準の設定されていない農薬等が一定量含まれている食品の流通は原則禁止する、残留農薬等に関するポジティブリスト制度の導入等が盛りこまれた。

6.10 〔政策〕厚生労働省、「診療に関する情報提供の在り方に関する検討会」報告書まとまる　インフォームド・コンセントの理念に基づき、医療機関は、患者に診療情報を積極的に提供し、また患者の求めに応じて原則として診療記録を開示すべきという基本的な考え方が示された。

6.20 〔政策〕総務省、「電波の医用機器等への影響に関する調査」結果を公表　電子商品監視機器、無線LAN機器等が心臓ペースメーカーや除細動器（植込み型医用機器）へ与える影響について調査。

7.3 〔社会〕テレビドラマ「Dr.コトー診療所」放送開始　「Dr.コトー診療所」（フジテレビ）の放送が開始された（～9月11日、第1シリーズ）。沖縄県の離島で働く医師の物語で、山田貴敏の同名漫画が原作。吉田紀子脚本で、出演は吉岡秀隆・柴咲コウほか。2004年に特別編とスペシャル編、2006年に第2シリーズが放送された。

7.29 〔事件〕非加熱血液製剤、感染検査すり抜けが判明　肝炎ウイルスに感染した輸血用血液製剤が、検査をすり抜け約6400本も全国医療機関に供給されていたことが日本赤十字社の調査で判明。未使用のまま回収できたのはわずか13本。

7.31	〔病気〕イノシシ等の生食で、E型肝炎に感染　シカの生肉を食べた兵庫県の4人、イノシシの生の内臓肉を食べた鳥取県の2人がE型肝炎に感染。うち鳥取県の1人が死亡していたことがわかった。特定の食品の摂食と急性肝炎の直接的な因果関係を示す初めての事例。
8.1	〔事件〕輸血で劇症肝炎を発症し、死亡　感染検査をすり抜けた血液を輸血された女性が、B型肝炎ウイルスによる劇症肝炎を発症し、死亡したことが明らかになった。1999年の高精度検査導入以後、輸血後肝炎が原因の死亡例は初めて。
8.13	〔事件〕北大で医師名義貸しが発覚　北海道大学の医師277人が過去5年間に道内の病院で働いているかのように見せかけた「名義貸し」で、総額数億円にも達する謝礼を得ていたことが、内部調査の結果判明した。同14日、大学側は不正報酬を病院側に返還するよう勧告。同26日、文部科学省は全国の国公私立大に対し不適切な行為がないか実態調査を実施すると発表。翌月4日、札幌刑務所などでも勤務実態に見合わない給与を受けとっていたことが判明している。
8.24	〔事件〕猛暑で事故や熱中症　北日本を除く日本列島は太平洋高気圧に覆われ、猛烈な残暑となり、各地で水の事故や熱中症が相次いだ。千葉県では勝浦市興津漁港の堤防5m沖で、シュノーケリングをしていた男性1人が水死、神奈川県三浦市では、素潜り中の男性が行方不明になるなど、全国の水の事故による死者・行方不明は10県で14人にのぼった。東京都江戸川区の河川敷で大学生がラグビーの練習中に頭痛を訴えるなど、都内で今年最高の38人（男28人、女10人）が熱中症のため救急車で病院に運ばれた。群馬県でも18人が病院に運ばれた。
9.11	〔政策〕厚生労働省、「老人医療費の伸びを適正化するための指針」を策定・告示　老人医療費抑制のため「伸び率管理制度」を導入することができず、指針として策定されたもの。2002年に改正された老人保健法に基づき、都道府県・市町村は地域における老人医療費の現状の把握・分析を行い、地域の実情を踏まえた施策の推進を図ることが重要とされた。
10.1	〔政策〕厚生労働省、「ヒヤリ・ハット事例」の収集を開始　「ヒヤリ・ハット事例」とは医療事故には至らずとも、場合によっては事故につながったかもしれない事例をいう。ハインリッヒの法則によれば重大な事故1件の背景には300もの「ヒヤリ・ハット事例」が存在し、これを収集・分析することが医療事故の防止につながるとされる。厚生労働省は2001年「リスクマネージメント作成指針」を発表し、収集を開始。翌4月1日から日本医療機能評価機構が厚生労働省に代わって収集を開始。
10.16	〔法令〕SARSの再流行に備え、「感染症法」の改正　アジアを中心に大流行したSARSに備え、「感染症の予防及び感染症の患者に対する医療に関する法律」が改正された。今年の5月SARSに感染した台湾人医師が西日本を観光していた問題で、国、自治体の意思疎通が図れなかった問題などを解決するため、国の権限を強化し、独自に疫学調査等を行えるようにするなど国の権限の強化などを盛りこみ、SARSを1類感染症と位置づけた。
10.21	〔事件〕「たばこ病訴訟」、原告敗訴　喫煙によって病気になったとして、がん患者らが国や日本たばこ産業を損害賠償、たばこ広告の差止めを求めた訴訟で、東京地裁は請求を棄却。原告敗訴となった。
10.22	〔事件〕アメリカでの代理出産、親子関係を認めず　アメリカで日本人夫婦が依頼

した代理出産の結果、生まれた双子の出生届を、法務省は親子関係が確定できないとして生後1年受理していなかった。同29日、法務省は出生届を受理しないことを決定。夫婦が自治体を相手取った不服申し立ては翌年8月14日家裁に却下されている。

12.18 〔制度〕診療報酬、1％引き下げ　2004年度診療報酬改定について、医師への技術料など本体部分は据え置き、薬価と医療材料の価格を引き下げることで、医療費の1.0％引き下げを決定。

12.26 〔事件〕アメリカ産牛肉禁輸　BSE問題で、厚生労働省がアメリカ産牛肉の禁輸を決定。2005年12月に輸入を再開するも、特定危険部位の混入が見つかり2006年1月20日再び全面禁止。8月7日安全性が確認された施設に限り輸入を再開。

12.29 〔事件〕輸血による初のHIV感染　HIVに感染した血液が日本赤十字社の高精度検査をすり抜け、輸血された患者がHIVに感染していたことが明らかになった。すり抜けは2例目だが、感染が確認されたのは初めて。

2004年
(平成16年)

1.16 〔事件〕B型肝炎訴訟、国の責任を認める　北海道のB型肝炎患者らが、乳幼児期の集団予防接種時に注射針交換等感染予防策をとらなかったためとして、国を訴えた裁判の控訴審判決で、原告の請求を棄却した一審判決を一部変更し、未発症感染者及び患者2人に対して全面的に訴えを認め、国に総額1650万円の支払いを命じた。

2.3 〔治療〕無申請で着床前診断を実施　神戸市灘区の大谷産婦人科で日本産科婦人科学会に承認申請を行わず、体外受精卵を子宮に入れる前に染色体異常や性別を調査し選別する着床前診断を2002年から3例実施していたことが判明。

2.12 〔教育〕「薬学教育の充実・改善について」最終報告　薬学教育の改善・充実に関する調査研究協力者会議が、薬剤師養成のための教育は6年間の学部教育を基本とするなど修業年限や設置基準の在り方等についてまとめた。

2.24 〔団体〕製薬会社合併　山之内製薬が藤沢薬品工業を2005年4月に吸収合併すると発表。

2.26 〔制度〕地域医療に関する関係省庁連絡会議、「へき地を含む地域における医師の確保等の推進について」報告　臨床研修必修化の影響も心配される地域の医師不足について、当面の取り組みとして、地域における医療対策協議会の開催の促進、医療提供体制の再編・合理化、連携の推進、地域医療を担う医師の養成・確保の推進についてまとめた。

3.1 〔団体〕国立長寿医療センターを設置　愛知県大府市に全国6番目のナショナルセンターとして、国立療養所中部病院を廃し、国立長寿医療センターが設置された。

3.25 〔政策〕厚生労働省「心の健康問題の正しい理解のための普及啓発検討会」報告書まとまる　誰もが罹りうる病気である精神疾患を正しく理解することが重要である

として、新しい一歩を踏み出すための指針「こころのバリアフリー宣言」を策定。正しい理解を促す為の基本的な情報を8本の柱でまとめた。

3.26　〔教育〕「看護実践能力育成の充実に向けた大学卒業時の到達目標」を報告　文部科学省「看護学教育の在り方に関する検討会」、各看護系大学の発展を後押しするため、学士課程における看護学教育の特質、卒業時までに達成すべき看護実践能力の到達目標、卒業時の到達目標達成度の評価方法を検討しまとめた。

4.1　〔制度〕医師の臨床研修、義務化　研修医は臨床研修病院で2年間の研修が義務化。これまで努力義務とされ、専門分野にのみ偏りがちでかつ給与も低かった点が改められ、研修に専念できるよう給与を上げるなど環境整備を行い、プライマリ・ケアの基本的な診療能力を身に付けた人材を育成できるよう目指す。

4.1　〔制度〕診療報酬改定　2004年度診療報酬改定。医師不足が問題視されている小児医療・精神医療等を重点的に評価。DPCについてはこれまで実施していた大学病院に加え民間にも試行的に拡大する。

4.1　〔法令〕「学校保健法施行令」改正が公布・施行　「学校保健法施行令の一部を改正する政令」が公布・施行された。援助の対象となるむし歯の治療方法が改正され、むし歯の医療費援助対象を拡大。

4.1　〔団体〕独立行政法人医薬品医療機器総合機構が設立　国立医薬品食品衛生研究所医薬品医療機器審査センター、医薬品副作用被害救済・研究振興調査機構、財団法人医療機器センターの一部業務が統合、設立。医薬品等の健康被害の救済業務、承認・審査業務、それらの安全対策業務を行う。

4.1　〔団体〕独立行政法人国立病院機構が発足　国立高度専門医療センターと、国立療養所のうち国立ハンセン病療養所を除いた旧国立病院・療養所を引継ぎ、厚生労働省所管の特定独立行政法人として国立病院機構が発足。

4.1　〔教育〕看護師学校養成所通信制2年課程を創設　免許取得後10年以上の経験をもつ准看護師が、看護師免許を取得するための教育機会を拡大。

4.13　〔事件〕「異状死体の届出義務」適用、合憲　東京都立広尾病院で入院中の患者が点滴ミスにより死亡した事件で、異状死体の届出義務を違反したとの罪に問われた元院長の上告審について最高裁は被告側上告を棄却。医師法が定めた届け出義務は、合憲との初判断が下った。

5.21　〔法令〕「学校教育法」改正が公布　「学校教育法等の一部を改正する法律」が公布された。食に関する指導を行う栄養教諭制度を創設、医療技術の高度化が進んでいることから薬剤師養成を目的とする大学の修業年限を4年から6年に延長した。

5.27　〔制度〕厚生労働省、化学物質管理のあり方について報告　厚生労働省、「職場における労働者の健康確保のための化学物質管理のあり方検討会」報告書をまとめる。ダイオキシン類、シックハウス症候群問題等、労働者の職場での健康を守る化学物質管理のあり方について検討。

6.23　〔制度〕クローン胚作製、認める　人クローン胚を作製・利用する研究について、総合科学技術会議生命倫理専門調査会は、基礎研究に限定するなど厳しい条件付きで認める方針を、異例の裁決のうえ承認。

7.16　〔事件〕凍結精子での出生、親子関係を認める　凍結保存していた亡夫の精子で体外受精し男児を出産した女性が、死後認知を求めた訴訟の控訴審で、高松高裁は一審を取消し訴えを認める判決を下した。民法に規定のない夫の死後妊娠、出産による親子関係を認めた初の判決。

7.23　〔社会〕着床前診断申請、初承認　受精卵の遺伝子を調査し、病気の有無等を判定する着床前診断について、日本産科婦人科学会（日産婦）は慶応大学から出されていた「デュシェンヌ型筋ジストロフィー」の診断実施申請を正式に承認。学会の承認を得た着床前診断の実施は国内初。

7月　〔出版〕『介護白書』刊行開始　全国老人保健施設協会編『介護白書』（ぎょうせい）の刊行が開始される。介護施設の役割、介護の現状と課題などを解説。年刊。2007年からはオフィスTMが刊行。

8.3　〔政策〕医療費総額が減少　厚生労働省は2002年度国民医療費を発表。診療報酬の引き下げ等により、医療費の総額は31兆1240億円で、過去最高となった前年度より1994億円減少した。

8.5　〔制度〕政管健保11年振りの黒字　社会保険庁は政府管掌健康保険の2003年度決算を発表。総報酬制導入、医療費自己負担割合の引き上げによる支出減で11年振りに647億円の黒字となった。

8.16　〔政策〕概算医療費が過去最高　厚生労働省は2003年度「医療費の動向」調査の結果を発表。高齢者医療費の大きく増加したことを反映し、前年比2.1％増、30兆8000億円で過去最高となる見通し。

9.9　〔病気〕BSE対策について中間取りまとめ　政府の食品安全委員会が、通常の食習慣での牛から人へのBSE病原体の感染リスクを検討、脳など特定危険部位を除去すれば全頭検査を見直しても食肉の安全性に問題はない、生後20ヶ月以下の感染牛を検査で見つけるのは困難だとして検査対象から外すなどの見解を盛りこんだ。消費者団体からの反発もあり、自治体の自主検査に全額助成することを維持し、事実上全頭検査体制が継続される。

10.1　〔政策〕国際疾病センターを設置　国立国際医療センターに国際疾病センターが設置される。国際的な感染症の蔓延防止のため、輸入感染症の診療、海外渡航者への健康相談、海外の医療情報提供等を行う。

11.27　〔事件〕豚レバーを食べ、E型肝炎　北海道北見市の焼肉店で、豚レバー等を食べた6人がE型肝炎に集団感染し、1人が劇症肝炎のため死亡していたことが判明。一般に流通している肉類によるE型肝炎の集団感染は初めて。

11.29　〔政策〕FTA合意、外国人看護師ら受け入れへ　日本とフィリピンが、自由貿易協定（FTA）経済連携協定で合意。これには看護師らの受け入れが含まれる。

11.30　〔制度〕総務省、「地域医療の確保と自治体病院のあり方等に関する検討会」報告書まとまる　自治体病院の経営状況の悪化、医師の確保が困難な現状で、地域における医療体制を確保するため、自治体病院の再編・ネットワーク化等について検討。

12.9　〔事件〕フィブリノゲン納入先を公表　血液製剤「フィブリノゲン」によるC型肝炎感染問題で、納入先とされる医療機関の名称を公表。6611機関に上る。これらの

医療機関で輸血したことがある人はC型肝炎に感染したおそれがある。

12.15 〔政策〕いわゆる「混合診療」問題に係る基本的合意　従来、保険診療と自由診療を組み合わせる混合診療は基本的に禁止され、特定療養費制度による高度先進医療等のみ認められていた。規制緩和の流れに伴い、混合診療の大幅な拡大が決定したが、全面解禁は見送られ現行制度を延長したものにとどまった。治験中の未承認薬、それほど高度でない先進技術などにも混合診療の適用するなどが決定。

12.24 〔政策〕厚生労働省「医療・介護関係事業者における個人情報の適切な取扱いのためのガイドライン」取りまとめ　病院、診療所、薬局等、居宅サービスを行う事業者等が個人情報の適切に取扱えるように支援するためのガイドラインであり、厚生労働大臣が法を執行する際に基準となる。

2005年
(平成17年)

1.24 〔政策〕厚生労働省、「未承認薬使用問題検討会議」が発足　ドラック・ラグ問題を改善するために設置。未承認薬について、医療上の必要性を評価、製薬企業に治験・承認申請等の早期実施を要請。

1.27 〔事件〕ハンセン病施設、114体の胎児標本を保管　ハンセン病に関する国の責任を認めた2001年の熊本地裁の判決で、ハンセン病施設で3000件以上の人工中絶が行われたとの指摘を受け、調査を進めていた「ハンセン病問題に関する検証会議」は全国6ヶ所のハンセン病施設などで計114体の胎児・新生児の遺体が標本化され保管されていたことを報告。

2.4 〔病気〕国内初の変異型クロイツフェルト・ヤコブ病患者を確認　イギリスに1ヶ月滞在していた男性が、BSE感染牛を食べて発症するとされる変異型クロイツフェルト・ヤコブ病に感染していたことが判明。男性は2004年12月に死亡している。同6月1日、厚生労働省はこの事件を受け、イギリスに1日以上滞在していた人からの輸血制限を発表。

2.25 〔団体〕製薬会社合併　製薬業界の三共と第一製薬が経営統合で合意。

3.1 〔病気〕ハンセン病問題、最終検証報告　ハンセン病問題に関する検証会議が最終報告書を提出。1907年から1996年の「らい予防法」廃止まで89年続いた強制隔離政策を「未曾有の国家的人権侵害」と総括。各界の責任も指摘。

4.1 〔政策〕厚生労働省「医療情報システムの安全管理に関するガイドライン」を施行　「法令に保存義務が規定されている診療録及び診療諸記録の電子媒体による保存に関する通知」、「診療録等の保存を行う場所について」に基づいて作成された各ガイドライン等を統合したもの。

4.1 〔法令〕「結核予防法」改正が施行　「結核予防法の一部を改正する法律」が施行された。定期結核検診をハイリスク層等への限定、乳幼児期ツベルクリンを廃止、結

核の重症化防止を目的に生後6ヶ月までにBCGの接種、服薬を確認し確実に治癒するまで支援するDOTS体制の強化するなどが盛りこまれた。

4.7 〔事件〕環境省、水俣病で新たな救済策を発表　環境省は、水俣病関西訴訟の最高裁判決を受け、保健手帳の患者についても医療費を全額支給認めるほか、中止していた同手帳の申請受付けを今秋より再開するなどの新しい救済策を発表。6月1日、関西訴訟認容者等への医療費等の支給が開始された。10月13日、保健手帳の申請受付が再開された。

4.25 〔事件〕薬害エイズ事件、被告死去　薬害エイズ事件で業務上過失致死に問われていた、元帝京大学副学長が死去していたことがわかった。同事件は東京地裁の無罪判決を受け、検察が控訴するも、被告の心身喪失を理由に公判停止となっていた。事件は、死去により公訴棄却。

5.11 〔政策〕厚生労働省、がん対策推進本部を発足　がん対策として、がんの病態に応じた部局を横断した連携をとることが必要として、がん対策全般を総合的に推進する、がん対策推進本部を発足。併せて大臣官房にはがん対策推進室が設置。

5.11 〔政策〕水俣病懇談会　環境大臣の私的懇談会水俣病問題に係る懇談会開始。

5.30 〔病気〕日本脳炎の予防接種中止　厚生労働省は、日本脳炎予防接種後に中枢神経症状を起こす事例の因果関係が確認されたことから、予防接種の積極的勧奨を控えるよう緊急勧告を発令。

6.3 〔事件〕最高裁、「研修医は労働者」と認める　急死した関西医科大学付属病院勤務の研修医の遺族が、同医大に最低賃金との差額の支払いを求めた訴訟の上告審判決で、最高裁は「研修医は労働者」と認める判断を下し、被告側上告を棄却。原告の勝訴が確定。

6.8 〔政策〕厚生労働省医療安全対策検討会議「今後の医療安全対策について」取りまとめ　「医療の質の向上」を重視しつつ、2002年4月にまとまった「医療安全推進総合対策」に基づく対策の強化と新たな課題への対応について提言。

6.16 〔事件〕薬害エイズ報道、最高裁判決で新潮社敗訴　最高裁判所は薬害エイズ報道で双方の上告を退け、新潮社に賠償を命じた1、二審判決を支持、同社の敗訴が確定。また同事件をめぐり元帝京大副学長の医師から名誉棄損で訴えられていた櫻井よしこの逆転勝訴が確定した。

6.22 〔団体〕年金・健康保険福祉施設整理機構設立　「独立行政法人年金・健康保険福祉施設整理機構法」が施行され、公的年金流用問題を受け、年金福祉施設の譲渡・廃止による整理・合理化を短期間で行い、国民年金、厚生年金、政府管掌健康保険等各制度の財政運営に資する目的で設立。

6.29 〔事件〕クボタの工場で、アスベスト関連病により79人が死亡　大手機械メーカー「クボタ」は、石綿（アスベスト）を材料とする製材の製造工場の従業員らの間で、石綿が原因とみられる疾病の患者が多数発生し、1978～2004年に計79人が死亡、療養中の退職者18人が存在することなどを公表し、国内でアスベスト問題が再燃するきっかけとなった。クボタは、工場周辺住民にも救済金を支払うと発表。2006年4月17日、兵庫県尼崎市の旧神崎工場周辺住民らに健康被害が多発している問題で、中皮腫（ちゅうひしゅ）や肺がんの患者と遺族に事実上の「補償」を行うと発表し

た。救済金支払い対象は88人で各4600万～2500万円、総額32億1700万円に及ぶ。

7.5 〔事件〕アスベスト健康被害　建材メーカー「ニチアス」で1976年から昨年までに、アスベスト（石綿）が原因とみられる肺がんや中皮腫での死亡者は86人で、工場従業員は61人いたことを明らかにした。

8.2 〔制度〕厚生労働省、C型肝炎対策等について取りまとめ　厚生労働省、「C型肝炎対策等に関する専門家会議」が「C型肝炎対策等の一層の推進について」取りまとめた。C型肝炎対策の基本的な考え方として、C型肝炎ウイルス検査による早期発見と、適切な受診・受療につながる正しい知識の普及を挙げ、今後のC型肝炎対策についてまとめた。

8.11 〔政策〕地域医療に関する関係省庁連絡会議、「医師確保総合対策」を取りまとめ　地域での医師不足問題を解決するための方策として、医療対策協議会の制度化、地域による奨学金を活用した医学部定員の地域枠の拡大、女性医師バンク事業の創設等を盛りこんだ。

8.23 〔政策〕国民医療費が過去最高に　厚生労働省は、2003年度国民医療費を発表。国民医療費は前年度比1.9％増、総額31兆5375億円に達し、過去最高に。

8.25 〔政策〕厚生労働省、「がん対策推進アクションプラン2005」を策定　がん対策基本戦略の再構築、がん医療水準の向上と均霑化のための、がん情報提供ネットワークの構築、さらにがん対策の現状を評価するがん対策情報センター運営評議会を設置することなどが盛りこまれた。

9.28 〔団体〕製薬会社合併　三共と第一製薬が、「第一三共」を設立、経営統合。

9.29 〔事件〕東京地裁、死後生殖の女児の認知請求を棄却　凍結保存していた内縁の男性の精子を使った体外受精によって、男性の死後生まれた女児を男性の子どもとして認知を求めた訴訟で、東京地裁は請求を棄却。

10.1 〔団体〕臨床開発センターの設置　国立がんセンター研究所支所を組織改編し、国立がん研究センター東病院に臨床開発センターを設置。

10.3 〔病気〕西ナイル熱患者、国内で初確認　厚生労働省は、アメリカから帰国した川崎市の男性が、アメリカで流行中の「西ナイル熱」と診断されたと発表。国内での患者が確認されるのは初めて。

10.5 〔事件〕健康食品「アガリクス」本で、出版社役員ら6人が逮捕　警視庁は、健康食品「アガリクス」を広告する書籍を出版した史輝出版の役員ら及びこの健康食品を無許可販売していたミサワ化学社長の計6人を薬事法違反容疑で逮捕。同7日、書籍の監修者と執筆者を同容疑で書類送検した。

10.19 〔制度〕厚生労働省、「医療制度構造改革試案」を公表　「骨太の方針2005」に対応しつつ、「医療制度改革の基本方針」を具体化する。医療制度の構造改革の基本方針をまとめ、特に医療費適正化、医療保険者の再編統合、後期高齢者制度、診療報酬体系等について検討。

10.31 〔政策〕厚生科学審議会疾病対策部会リウマチ・アレルギー対策委員会報告書をまとめる　必ずしも戦略的に行われて来なかったリウマチ・アレルギー対策について、今後は総合的かつ体系的に実施するために専門的に検討、対策の基本的な方向

性などについてまとめる。

11.14 〔病気〕政府「新型インフルエンザ対策行動計画」を策定　鳥インフルエンザの突然変異による新型インフルエンザの発生に備え、世界保健機関（WHO）「世界インフルエンザ事前対策計画」に準じ、「新型インフルエンザ対策行動計画」を策定。迅速かつ確実な対策を講じる。

11.16 〔病気〕鳥インフルエンザ、人へ感染　中国衛生省は、湖南省、安徽省で鳥インフルエンザに感染した男女2人及び感染した疑いのある女性1人を確認し、うち2人は死亡したと発表。鳥インフルエンザの人への感染が確認され、死者が出たのは初めて。同23日にも安徽省の女性がH5N1型鳥インフルエンザに感染し、死亡を確認。

12.1 〔制度〕政府・与党医療改革協議会、「医療制度改革大綱」取りまとめ　高齢者の負担引き上げ、75歳以上の新たな高齢者医療保険創設などを内容とする医療制度改革大綱を決定。2008年度には70～74歳の2割負担とする。

2006年
（平成18年）

1.20 〔法令〕アスベスト（石綿）健康被害救済　「石綿による健康被害の救済に関する法律」案が閣議決定された。

1.22 〔事件〕水俣病終息との認識　水俣病の原因企業であるチッソが創立100周年を記念して22日に開いた謝恩会で、会長・社長の連名の挨拶状を配布した。その中で水俣病について「痛恨の極みで後半50年はこの負の遺産との苦闘の歳月だった」としたうえで「幸い96年の"全面解決"以降この問題も終息に向かいつつあり、弊社は復活への道程を歩みつつある」と認識を記していた。

2.10 〔法令〕アスベスト（石綿）健康被害救済　「石綿による健康被害の救済に関する法律」（アスベスト（石綿）被害者救済法、アスベスト新法とも）が、アスベストの除去を進める法律など関連4法とともに施行された。政府のアスベスト対策の基本法制となるもの。

2.10 〔法令〕「ハンセン病療養所入所者等に対する補償金の支給等に関する法律」が施行　ハンセン病療養所入所者等の精神的苦痛を慰謝するための補償金を支給するために必要な事項、及び名誉の回復等について定める。

2.10 〔法令〕「石綿健康被害救済法」が成立　「石綿による健康被害の救済に関する法律」が成立。3月27日施行。労災対象にならないアスベスト関連工場の周辺住民や従業員の家族について救済する目的で成立。患者の治療費自己負担分全額負担と月額10万円の療養費、遺族に対し弔慰金・葬祭料約300万円を支払う。5月26日、環境再生保全機構は、救済法に基づく給付金の対象者として、中皮腫で死亡した人の遺族64人を認定した。6月中に特別遺族弔慰金と特別葬祭料計300万円が支給される。

2.18 〔治療〕日産婦、習慣流産について着床前診断を認める　日本産科婦人科学会は、

着床前診断を染色体転座に起因する習慣流産（反復流産を含む）に対しても承認することを発表。

2月　〔出版〕心臓手術をめぐる医療ミステリー、ベストセラーに　海堂尊『チーム・バチスタの栄光』(宝島社)刊行。現役の医師である著者が書いた、最先端の技術を用いた心臓手術中の謎の死をめぐる医療ミステリー。第4回『このミステリーがすごい！』大賞を受賞してベストセラーになり、映画化・テレビドラマ化もされた。シリーズとなって続編も刊行されている。

3.2　〔政策〕アスベスト（石綿）健康被害救済　中央環境審議会が「石綿による健康被害の救済における指定疾病に係る医学的判定に関する考え方について」を環境大臣に答申。

3.25　〔事件〕延命措置中止により、末期医療の高齢患者7名が死亡　富山県射水市民病院の内部調査により、同病院外科部長が、末期医療の高齢患者7名の人工呼吸器取外しなどにより延命措置を中止したため全員が死亡していたと、県警に通報していたことが判明。

3月　〔出版〕うつ病の夫とのエッセー漫画、ベストセラーに　細川貂々『ツレがうつになりまして。』(幻冬舎)刊行。うつ病を発症したサラリーマンの夫と漫画家の妻との闘病生活をユーモアタッチで描くエッセー漫画。ベストセラーになってその後を描いた続編も刊行され、テレビドラマ化・映画化もされた。

4.1　〔制度〕歯科医師の臨床研修必修化　歯科医師は基本的な診療能力を身に付けるため、免許取得後1年以上の臨床研修が必修化。

4.1　〔制度〕診療報酬改定　2006年度診療報酬改定。厚生労働省は、診療報酬本体1.36％、薬価等1.8％をそれぞれ引き下げ、総額3.16％を引き下げる過去最大の下げ幅となる診療報酬改定を実施。医療費の内訳がわかる領収証の義務化、後発医薬品の使用促進のための環境整備、禁煙指導を保険対象化などを決定。

4.1　〔教育〕薬学教育6年制が開始　「学校教育法」改正、「薬剤師法」改正を受け、薬学部に研究者養成等を目的とする4年制と薬剤師養成を目的とする6年制が併設された。薬剤師の国家試験受験資格については基本的に6年制課程を修了した者とする。

4.1　〔病気〕厚生労働省、「喘息死ゼロ作戦」を実施　厚生労働省は、喘息死ゼロ作戦の実行に関する指針を発表、吸入ステロイド薬を利用すれば予防できる死亡である喘息死を、ゼロにすることを目的に、都道府県に地域の関係者らと連携した喘息治療の普及を求めた。喘息死の死亡率には各都道府県ごとにばらつきが見られ、地域での取り組みの差が原因であると考えられている。

4.13　〔社会〕テレビドラマ「医龍―Team Medical Dragon―」放送開始　「医龍―Team Medical Dragon―」(フジテレビ)の放送が開始された（～6月29日）。医局制度と現在医療を取り巻く問題を告発する物語で、永井明原案・乃木坂太郎作画の漫画が原作。林宏司脚本で、出演は坂口憲二・稲森いずみほか。2007年に第2シリーズ、2010年に第3シリーズが放送された。

4.18　〔政策〕総務省、「医療分野におけるICTの利活用に関する検討会」報告書まとまる　ICT（情報通信技術）における「C」（コミュニケーション）に着目し、ユビキタスネット時代におけるICTの利活用を推進するうえでの医療における課題について検討。

4.20　〔事件〕MMR接種禍、国の責任が確定　MMR接種禍訴訟の控訴審判決で、大阪高裁は一審に引き続いてワクチン製造者への国の指導監督義務違反を認定。3家族の請求が棄却され、形式的に勝訴した国は上告できず、国の責任を認めた司法判断が確定。

5.1　〔事件〕水俣病50年慰霊式　「公害の原点」とされる水俣病の公式確認から50年を迎え、熊本県水俣市で患者の代表ら約1300人が参列し、犠牲者慰霊式が行われた。水俣病の認定患者は3月末で2265人（うち1577人死亡）で、約3900人が認定を申請しており、国家賠償請求訴訟も継続されている。これに先立ち、4月25日に衆議院、26日に参議院で「悲惨な公害を繰り返さないことを誓約する」とした国会決議が全会一致で採択され、28日には小泉純一郎首相が「長期間適切な対応ができず、被害の拡大を防止できなかったことについて、政府として責任を痛感し、率直におわびを申し上げます」との談話を発表した。

5.12　〔事件〕原爆症認定基準緩和　原爆症の認定申請を却下された被爆者170人が、国に処分取り消しなどを求め全国13地裁に提訴した集団訴訟で、初の判決が大阪地裁で言い渡された。判決では、行政の判断基準を大幅に緩和し、大阪、兵庫、京都の3府県に住む9人について「全員を認定すべき」とし、却下処分を取り消した。原爆投下後に爆心地周辺に入った「入市被爆者」も認定、「遠距離被爆者」にも救済範囲を広げる画期的な内容となった。

6.2　〔病気〕H5N1亜型インフルエンザ、指定感染症に　世界的に流行している鳥インフルエンザが人へ感染するなかで、従来なかった人から人への感染が疑われる事例が複数報告。さらに新型インフルエンザへの突然変異が懸念されている。5月30日の閣議決定を受け、厚生労働省は、人から人への前提とするインフルエンザ（H5N1）を指定感染症に政令指定。同12日には、検疫感染症としても指定されている。

6.14　〔法令〕「薬事法」改正が公布　「薬事法の一部を改正する法律」が公布された。一般用医薬品（大衆薬）をリスクに応じて3分類し、それに応じた情報提供や、薬剤師以外にもリスクの低い一般用医薬品を販売することのできる登録販売者制度を導入。

6.16　〔事件〕B型肝炎、国に賠償命令　集団予防接種の際に注射針交換等の感染予防策をとらなかったとして、札幌市内の患者らが国に損害賠償を求めた訴訟の上告審判決で、最高裁は予防接種と感染の因果関係を認め、国の責任を指摘。二審で敗訴した原告全員に総額2750万円の支払いを命じた。

6.21　〔法令〕「医療法」改正が公布　「良質な医療を提供する体制の確立を図るための医療法等の一部を改正する法律」が公布された。同14日に成立した医療制度改革関連法の一つ。2005年に策定された「医療制度改革大綱」に沿って、第五次医療法改正、患者への医療に関する情報提供の推進、医療計画制度の見直し等による医療機能の分化・連携の推進、へき地や特定の診療科における医師不足問題への対応等を行う。

6.21　〔法令〕「健康保険法」改正が公布　「健康保険法等の一部を改正する法律」が公布された。同14日に成立した医療制度改革関連法の一つ。2005年に策定された「医療制度改革大綱」に沿って、医療費適正化の総合的な推進、新たな高齢者医療制度の創設、都道府県単位を軸とした保険者の再編・統合等を行う。

6.21　〔事件〕薬害C型肝炎、国・企業に責任　止血剤として「フィブリノゲン」を投与され、C型肝炎に感染した主婦ら13人が、国・製薬企業を相手取り損害賠償を求めた

訴訟の一審判決で、大阪地裁は国・企業の過失を認め、総額2億5630万円の支払いを命じた。

6.28 〔事件〕アスベスト(石綿)健康被害救済　1994年に死亡した近畿大学理工学部の教授について、実験器材に含まれていたアスベスト(石綿)の吸引による中皮腫が原因であったとして、「石綿健康被害救済法」に基づく特別遺族年金の支給を認められたことが明らかになった。

7.3 〔社会〕第96回日本学士院恩賜賞　成宮周、プロスタグランジン受容体の研究により第96回日本学士院恩賜賞を受賞した。

7.11 〔事件〕アスベスト(石綿)「中皮腫」認定　環境再生保全機構は、1997年に死亡したさいたま市の会社員男性について、中皮腫が死因と認定した。男性の遺族は、男性が石綿セメント管製造会社勤務の父親の作業衣に付着したアスベストによる二次被害で死亡したとして、会社を相手取り損害賠償請求訴訟を起こしたが、最高裁で敗訴が確定していた。

7.19 〔制度〕厚生労働省、「健康づくりのための運動指針2006」を策定　厚生労働省は、重要な課題である生活習慣病を予防するための基準値を示した「健康づくりのための運動基準2006」に基づき、安全で有効な運動を広く国民に普及することを目的とした運動基準を策定。

7.26 〔政策〕概算国民医療費、過去最高に　厚生労働省は、2005年度「医療費の動向」を報告。概算医療費は前年度比3.1％増、総額32兆4000億円に達し、過去最高を更新。

7.28 〔制度〕厚生労働省「医師の需給に関する検討会」報告書まとまる　地域、診療科別に強まる医師偏在を解消するため、長期的にみれば必要な医師数は供給されるという将来のマクロな需給見通しを示しながらも、現在の医師の厳しい職場環境、偏在等を踏まえた当面の課題・具体策について検討、暫定的に医学部定員を増やすことを容認。

8.4 〔事件〕原爆症認定訴訟　広島県などの被爆者が、国などに原爆症認定申請却下処分の取り消しと損害賠償を求めた訴訟の判決で、広島地裁は、5月の大阪地裁判決(原告9人全員認定)よりもさらに遠距離での被爆者まで救済範囲を広げ、原告41人全員について原爆症と認定、却下処分の取り消しを命じた。損害賠償請求は棄却した。

8.8 〔事件〕転院を断られ妊婦死亡　奈良県大淀町立病院で出産の際、意識不明となった32歳の女性が、計19の病院に転院を断られたため、約6時間後、約60km離れた大阪府の国立循環器病センターに搬送され、1週間後脳内出血で死亡。

8.9 〔制度〕70歳以上の重症患者、食費・居住費について負担免除　厚生労働省は、療養病床に入院中の70歳以上の重症患者について、10月から自己負担を予定している食費・居住費について負担を免除することを決定。

8.11 〔治療〕iPS細胞、世界で初作製　京都大学再生医科学研究所の山中伸弥教授らは、マウス実験で、皮膚から様々な臓器等に育つ能力を持つ「iPS細胞(万能細胞)」を作製することに世界に先駆けて成功。米科学誌『セル』電子版に発表。

8.24 〔事件〕無資格で助産行為　横浜市瀬谷区の産婦人科堀病院で、助産師資格のない准看護師らによる内診など助産行為があったとして、神奈川県警は「保健師助産師

看護師法」違反容疑で病院を立入り調査に入った。

8.30 〔事件〕薬害C型肝炎九州訴訟、原告勝訴　血液製剤「フィブリノゲン」等を投与され、C型肝炎に感染した九州・沖縄の患者らが国と製薬会社を相手取り損害賠償を求めた薬害C型肝炎九州訴訟の判決で、福岡地裁は6月の大阪地裁の判決より責任時期を拡大し、1980年11月以降の国・製薬会社の責任を認め、原告18人のうち11人に計1億6830万円の支払うよう命じた。

8.31 〔教育〕医学部定員、計110人増が決定　厚生労働省、文部科学省、総務省、財務省の4閣僚は医師不足の深刻な県について計110人定員増加を認めることで合意。併せて、地域医療に関する関係省庁連絡会議は、新医師確保総合対策を医師不足についてまとめている。

8.31 〔事件〕化学物質過敏症訴訟　電気ストーブの使用で「化学物質過敏症」による健康被害を訴えた裁判で、東京高裁は因果関係を認め損害賠償を認める判決を言い渡した。東京都内に住む大学生の男性と両親が、電気ストーブを使用したことで、化学物質によって頭痛や目まいなど様々な症状を起こす「化学物質過敏症」になったとして、販売元のイトーヨーカ堂に1億円の賠償を求めた訴訟の控訴審判決で、東京高裁は、男性の症状はストーブから発生した化学物質によるものと認定した上で、請求を棄却した一審・東京地裁判決を取り消し、約550万円の支払いを命じた。

9.4 〔事件〕凍結精子で死後生殖、父子と認めず　凍結保存していた亡夫の精子で体外受精した女性が、出産した男児の死後認知を国に求めた訴訟の上告審判決で、認知を認めた二審高松高裁の判決を破棄、男児側請求を棄却し、法的な父子関係が認められないことが確定。

9.9 〔政策〕EPA締結、外国人看護師と介護福祉士の受け入れ枠を発表　ヘルシンキでフィリピンのグロリア・アロヨ大統領と小泉純一郎首相が会談し、2国間の自由貿易協定（FTA）を柱とする経済連携協定（EPA）を締結。物品貿易の関税撤廃など13分野で連携を強化する内容で、日本側はフィリピンの看護師と介護福祉士を、日本の国家資格の取得を条件に、一定の枠内で受け入れ。日本がEPAに労働市場の一部開放を盛り込んだのは初めてで、11日には厚生労働省が人数枠を2年間で最大1000人とすると発表。

9.29 〔事件〕代理出産、出生届認める　元プロレスラーの高田延彦さんとタレントの向井亜紀さんが、アメリカの女性に代理出産を依頼して生まれた双子について東京都品川区が出生届を不受理とした問題で、東京高裁は出生届を認め、品川区長に受理するよう命じた。

10.1 〔団体〕がん対策情報センターを設置　国立がんセンターにがん対策情報センターが設置され、我が国のがん対策を総合的かつ計画的に推進するために必要な情報を整備・提供する。ホームページでは国民向けの情報が提供される。

10.1 〔事件〕臓器売買容疑で初の摘発　愛媛県宇和島市の宇和島徳洲会病院で行われた生体腎移植手術で、患者らが臓器提供者に見返りとして現金30万円と150万円相当の車を渡したとして、愛媛県警は患者らを「臓器移植法」違反の疑いで逮捕。臓器売買容疑で摘発されたのは初めて。

10.14 〔治療〕50代が孫を代理出産　子宮を摘出し、子どもを出産できない30代の娘に代

わり、娘の卵子を使って、50代の母親が妊娠・出産していたことを実施した諏訪マタニティークリニックが公表。祖母が孫を産む代理出産は、国内では初めて。

10.26 〔政策〕厚生労働省「医療ニーズの高い医療機器等の早期導入に関する検討会」発足 学会等からの要望に答えて、医療上必要性の高い未承認の医療機器等を早期の導入を検討する。

11.2 〔治療〕宇和島徳洲会病院、病気腎移植も 愛媛県の宇和島徳洲会病院で、病気のため摘出した腎臓を移植する別の患者に移植する病気腎移植を11件おこなっていたことが明らかになった。

11.16 〔病気〕狂犬病、36年ぶりの感染者 厚生労働省は、京都市の60代の男性がフィリピンで犬にかまれ、日本に戻ったあと狂犬病を発症したと発表。同17日男性は死亡。日本国内で狂犬病の発症は36年ぶり。同22日、横浜市の60代の男性が同じくフィリピンで犬にかまれ、狂犬病を発症し、同年12月7日に死亡している。

12.7 〔政策〕水俣病患者調査 政府与党の水俣病問題プロジェクトチームは、熊本・鹿児島・新潟の3県で、来年度、未認定患者を対象に実態調査を実施することを決めた。2004年の関西水俣病訴訟の最高裁判決以降、認定を求める申請が急増しており、プロジェクトチームは政治主導による問題の全面解決を目指す。

12.22 〔病気〕ノロウイルスによる食中毒による患者数、2005年の5倍以上 ノロウイルスの大流行を受け、厚生労働省がおこなった緊急調査の結果、11月以降213件、患者数9650人にのぼることが判明。発生件数は昨年同期の4倍、患者数は5倍以上。

12.26 〔事件〕コムスンに立ち入り検査 訪問介護最大手のコムスンに対し、東京都が「介護保険法」にと基づき、都内の同社事業所約50か所を一斉立ち入り検査。組織的に介護報酬を過大請求していた疑いで、都は過大請求分の返還を求めるほか、業務改善勧告を検討。

2007年
(平成19年)

1.31 〔制度〕中医協、「7対1入院基本料」について建議 中央社会保険医療協議会(中医協)、7対1入院基本料について建議。7対1入院基本料とは、2006度診療報酬改定の際、急性期入院医療の実情から看護師等を厚く配置する必要に迫られたため導入された一般病棟入院基本料の一つ。看護職員の行きすぎた配置をたしなめたもの。

3.14 〔制度〕中医協、医療保険のリハビリ日数緩和を答申 前年10月から医療保険によるリハビリテーションに日数制限がかけられた問題で、中央社会保険医療協議会(中医協)は日数制限を緩和するよう、厚生労働省に答申、4月から措置を実施する。急性心筋梗塞などを制限の対象外とするほか、40歳未満の患者がより長い期間リハビリを行える仕組みを新設する。

3.20 〔病気〕「タミフル」、10代への投与中止へ 新型インフルエンザ治療薬「タミフル」

の服用後、異常行動をする事故が相次いでいる問題で、厚生労働省は輸入・販売元の中外製薬株式会社に、10代への使用中止を求める緊急安全性情報を出すよう指示。

3.23　〔事件〕最高裁、本人卵子の代理出産でも母子関係を認めず　向井亜紀夫妻がアメリカの女性に代理出産を依頼、誕生した双子について品川区が出生届を受理しなかった問題で、最高裁は東京高裁の判決を破棄し、本人卵子による代理出産でも母子関係を認めないとの初判断を下し、出生届の不受理を決定した。

3.23　〔事件〕薬害肝炎、血液製剤「クリスマシン」についても賠償責任を認める　血液製剤「フィブリノゲン」などを投与され、C型肝炎に感染したとして、患者らが国と製薬会社3社に損害賠償を求めた訴訟の判決で、東京地裁は国と企業の責任を認め、総額2億5960万円を支払うよう命じた。過去2件の判決では認めてこなかった「クリスマシン」についても賠償責任を認める初の判決。

3.26　〔政策〕経済産業省、「商店街へのAED（自動体外式除細動器）の整備支援について」公表　2007年8月頃から全国の商店街をAEDを順次整備、経費の半分を補助するほか、組合員に対し定期的に救命講習を実施。

3.28　〔教育〕文部科学省「医学教育の改善・充実に関する調査研究協力者会議」最終報告　地域医療を担う医師の養成に対応した医学教育モデル・コア・カリキュラムの改訂、医学部の入学定員の在り方等、医学教育の改善・充実のための方策について検討。

4.1　〔制度〕厚生労働省、医師等資格確認検索システムを開設　厚生労働省は、厚生労働省に現在登録をしている医師及び歯科医師のうち、「医師法」もしくは「歯科医師法」に規定する2年に1度の届出をおこなっている医師等の漢字等氏名を検索できるシステムを開設。

4.1　〔法令〕「がん対策基本法」施行　日本人の死因で最も多いがんの対策のため、専門医の育成や拠点となる病院の整備、患者への情報提供の充実などを求め、国・都道府県に「がん対策推進基本計画」の策定を義務づけるほか、がん対策を総合的かつ計画的に推進する。

4.1　〔法令〕第五次「医療法」施行　第五次「医療法」が施行。改正に伴い、薬局をはじめて医療提供施設として位置づけるほか、医療広告の規制緩和、医療機能情報提供制度、行政処分を受けた医師・歯科医師等の再教育義務化などを実施。

4.18　〔制度〕「新健康フロンティア戦略賢人会議」、新健康フロンティア戦略取りまとめ　内閣官房長官主宰の新健康フロンティア戦略賢人会議が新健康フロンティア戦略を取りまとめる。予防を重視する健康づくりを国民運動として展開させ、家庭の役割を見直し、地域コミュニティを強化する。

4.20　〔制度〕厚生労働省、「診療行為に関連した死亡に係る死因究明等の在り方に関する検討会」を設置　診療関連死に係る調査組織等死因究明の仕組み、診療関連死の届出制度、医療における裁判外紛争処理制度、行政処分等について検討。

4.20　〔教育〕厚生労働省、看護基礎教育の充実に関して報告　厚生労働省「看護基礎教育の充実に関する検討会」、報告書をまとめる。特に新人看護職員の臨床実践能力の低下への対応が急務として、看護師教育・保健師教育・助産師教育について現行の教育期限の範囲内での改正で、速やかに対応するとした。必須の技術項目と卒業時到達度を明確化や保健師・助産師の臨地実習を充実させるなどを具体的な内容と

するが、教育現場の負担に配慮し、最低限必要な単位数増にとどめた。

4.26 〔制度〕「革新的医薬品・医療機器創出のための5か年戦略」策定　文部科学省、厚生労働省、経済産業省、「革新的医薬品・医療機器創出のための5か年戦略」を策定。世界最高水準の医薬品・医療機器を国民に提供する、医薬品・医療機器産業を日本の成長牽引役とするなどを目的に、研究資金の集中投入、ベンチャー企業の育成、臨床研究・治験環境の整備など戦略を策定。

4.27 〔病気〕鳥インフルエンザに対する警戒を延長　厚生科学審議会感染症部会は、強毒性のH5N1型インフルエンザを「指定感染症」とする政令の有効期間を1年間延長する厚生労働省の方針を了承。

5.31 〔政策〕政府・与党、「緊急医師確保対策」をとりまとめ　対策を講じているにもかかわらず歯止めがかからない医師不足について、実効性のある対策をまとめたもの。医師不足地域に対する国レベルの緊急臨時的医師派遣システム、医師の勤務環境等整備、研修医の集中を防ぐための臨床研修病院の定員見直し、特定の地域や診療科で働く医師の養成などを実施。同8月30日、これを具体化した「『緊急医師確保対策』に関する取組について」が地域医療に関する関係省庁連絡会議により公表。

6.11 〔社会〕第97回日本学士院恩賜賞　審良靜男、自然免疫による病原体認識とシグナル伝達により第97回日本学士院恩賜賞を受賞した。

6.15 〔政策〕政府、「がん対策推進基本計画」を閣議決定　「がん対策基本法」を受け、政府は「がん対策推進基本計画」を策定。がん対策の基本的方向について定められ、都道府県がん対策推進計画の基本となる。がんによる死亡者の減少、がん患者とその家族の苦痛の軽減・療養生活を向上させるなどを目的とし、専門医の育成、がん登録の推進、初期段階からの緩和ケアの実施などを推進する。

6.19 〔法令〕「ドクターヘリ法」が成立　「救急医療用ヘリコプターを用いた救急医療の確保に関する特別措置法」が議員立法により成立。地方自治体の財政難が影響し、ドクターヘリを用いた救急医療の整備が遅れていることから、費用補助、助成金交付事業を行う法人の登録、健康保険等の適用等について定めたもの。

7.2 〔政策〕国民健康保険の医療費、伸び率鈍化　国民健康保険中央会は、国民健康保険の2006年度の医療費（速報）などを発表。診療報酬のマイナス改定を受け、伸び率が抑制され、0.4％増の総額19兆1037億円となった。

7.12 〔治療〕病気腎移植、原則禁止へ　厚生労働省、病気腎移植の原則禁止を盛り込んだ改正臓器移植法運用指針を日本医師会などに通知。病気腎移植は、医学的に妥当性がないとし、原則禁止される。

7.18 〔政策〕厚生労働省「医療施設体系のあり方に関する検討会」が「これまでの議論を踏まえた整理」を公表　地域医療支援病院、特定機能病院、医療連携体制・かかりつけ医、医師確保との関係、専門医、医療法に基づく人員配置標準など医療施設の体系や地域における医療連携等について検討。

8.7 〔制度〕後期高齢者医療制度、保険料上限を年間50万円に　厚生労働省は、75歳以上の高齢者を対象として2008年度から創設を予定している後期高齢者医療制度について、保険料の上限を年間50万円とすることを決定。

8.24　〔政策〕国民医療費、3年連続で過去最高を更新　厚生労働省は2005年度国民医療費を発表。33兆1289億円に達し、3年連続で過去最高を更新。

9.7　〔事件〕仙台地裁、薬害肝炎で国の責任を認めず　患者らが薬害肝炎問題で国と製薬会社3社に損害賠償を求めた訴訟の判決で、仙台地裁は旧ミドリ十字系2社のみの過失を認め、原告6人のうち1人に1100万円を支払うよう命じた。全国5地裁に計172人が提訴した集団訴訟の5件目の判決で、国の責任を全く認めなかったのは初。

9.12　〔政策〕総務省「小児医療に関する行政評価・監視」結果に基づく勧告　乳児及び新生児の死亡率に都道府県別で偏りのあることや、入院を要する小児救急医療の提供体制の整備率が低く目標達成が困難である実態が明らかになったことから、小児救急医療や母子保健の水準の維持・向上に向けて改善を勧告。小児の救急医療対策、母子保健対策等を推進し、国庫補助事業を適正化するよう求めた。

10.15　〔制度〕厚生労働省、「後発医薬品の安心使用促進アクションプログラム」を策定　2012年度までに、後発医薬品の数量シェアを30％以上に倍増させるという政府の目標を達成するため、安定供給、品質確保、後発品メーカーによる情報提供、使用促進に係る環境整備、医療保険制度上の事項等について、国や関係者が行うべき取り組みについて検討したもの。

11.7　〔事件〕混合診療禁止は違法　「混合診療」を受けた場合、保険診療分を含めて全額患者負担となるのは不当として、神奈川県のがん患者が国を相手取って保険を受ける権利の確認を求めた訴訟で、東京地裁は混合診療を禁止する法的根拠はないとして、原告に保険の受給権を認める国側敗訴の判決を下した。

11.7　〔事件〕大阪高裁、薬害肝炎大阪訴訟で和解を勧告　薬害肝炎問題で近畿地方の患者13人が国と製薬会社「田辺三菱製薬」など2社を相手に損害賠償を求めた訴訟「薬害肝炎大阪訴訟」控訴審で、大阪高裁は和解を勧告。同12日、「薬害肝炎九州訴訟」控訴審で、福岡高裁も和解を勧告している。

11.20　〔治療〕ヒトの皮膚からiPS細胞作成に成功　京都大学再生医科学研究所の山中伸弥教授らは、人間の皮膚細胞からさまざまな臓器・細胞に成長する能力を持ったiPS細胞（万能細胞）を作成することに成功したことを発表。拒絶反応のない移植医療、再生医療の実現に向け、大きな前進となる。

12.14　〔制度〕中医協、後発医薬品の使用促進を了承　厚生労働省は、特許が切れた先発医薬品と有効成分が同じだが価格が安い後発医薬品の使用促進に関する総合対策を、中央社会保険医療協議会（中医協）に提示、了承された。

12.18　〔制度〕診療報酬本体部分引き上げを決定　額賀福志郎財務相と舛添要一厚労相は、2008年度予算編成の焦点となっていた診療報酬改定について、本体部分の0.38％引き上げを決定。

12.23　〔法令〕福田康夫首相、議員立法による薬害肝炎一律救済　福田首相は、薬害C型肝炎集団訴訟で原告の求める一律救済に応じるため、投与時期にかかわらず補償金を支払う救済法案を議員立法で今期国会に提出、成立を目指すとの考えを明らかにした。同20日に国が示した和解修正案では、投与時期によって国の責任を判断し、補償内容を区別していた。

12.28　〔制度〕医師と事務職員等との役割分担の推進について通知　厚生労働省医政局長

「医師及び医療関係職と事務職員等との間等での役割分担の推進について」通知。医師等の厳しい勤務環境を改善し、看護師等の専門性を発揮させるため、効率的な業務運営がなされるよう、適切な人員配置や、医療関係職、事務職員等の間での適切な役割分担を検討。

2008年
(平成20年)

1.16 〔法令〕「薬害肝炎救済法」公布・施行　「特定フィブリノゲン製剤及び特定血液凝固第IX因子製剤によるC型肝炎感染被害者を救済するための給付金の支給に関する特別措置法(薬害肝炎救済法)」が公布、同日施行された。2002年から全国5か所で起きていた薬害肝炎集団訴訟について、C型肝炎感染被害者救済法の制定で解決にむかうことになった。しかしこの救済法で救われるのはほんの一握りとの指摘も受けている。2月4日大阪と福岡で和解が成立。

1.23 〔制度〕産科医療補償制度の概要固まる　財団法人日本医療機能評価機構、「産科医療補償制度運営組織準備委員会報告書」を発表。分娩時の医療事故で脳性まひになった新生児に、医療機関の過失証明がなくとも金銭補償をする「産科医療補償制度」の概要をまとめたもの。民間保険を活用し、総額3000万円。7月21日に実施要項が決定する。2009年1月1日から運用開始。

1.31 〔法令〕医薬品の登録販売者拡大　「薬事法施行規則の一部を改正する厚生労働省令」公布。8月12日、ここに規定された登録販売者の試験が、各都道府県で開始される(10月まで)。

2.25 〔事件〕筋弛緩剤事件、無期懲役確定　仙台市の病院で患者の点滴に筋弛緩剤を混入したとして元准看護師が1件の殺人罪及び4件の殺人未遂罪に問われていた裁判で、最高裁は仙台高裁の判決を支持し上告を棄却した。これによって無期懲役刑が確定した。

3.3 〔事件〕薬害エイズ、元厚生省課長の有罪確定　最高裁、薬害エイズ事件で業務上過失致罪に問われていた元厚生省の生物製剤課長の上告審で、エイズへの必要かつ十分な対応を図る義務があったとして上告を棄却。元課長の刑が確定した。

3.11 〔社会〕病院受け入れ拒否、1万4000人　総務省消防庁初の実態調査で、2007年1年間に全国で救急搬送された重症患者のうち、3.9％にあたる1万4387人が3回以上医療機関に受け入れを断られていたことが判明。東京・大阪など首都圏や近畿圏に集中。

3.28 〔事件〕B型肝炎損害賠償提訴　予防接種の注射器使い回しによりB型肝炎ウイルスに感染した患者らが、札幌地裁に国を相手取って総額1億9250万円の損害賠償を求める訴訟を起こす。

4.1 〔政策〕「健康日本21」改正　「21世紀における国民健康づくり運動(健康日本21)」の内容を改正し、期間を延長する。

4.1　〔制度〕ドクターヘリ導入　「救急医療用ヘリコプターを用いた救急医療の確保に関する特別措置法」全面施行。救急医療用ヘリコプター（ドクターヘリ）での医療計画や目標など、医療法での基本方針を示す。8月29日、厚生労働省の「救急医療用ヘリコプターの導入促進に係る諸課題に関する検討会」が報告書を提出、ドクターヘリ制度を全国的に整備することとなる。

4.1　〔制度〕メタボ健診開始　40～74歳の約5600万人を対象としたメタボリックシンドローム（内臓脂肪症候群）防止を目的とした「特定健診・保健指導」始まる。健診で特定の項目が基準値を超えた場合に食生活改善などの保健指導を受けさせるもの。

4.1　〔制度〕後期高齢者医療制度開始　後期高齢者医療制度（長寿医療制度）開始。75歳以上の高齢者の医療費を国民すべてで支えることが目的。保険料を年金から天引きする仕組みや「後期高齢者」という名称への反発、準備不足による様々な混乱などもあり、制度見直し検討も。

4.1　〔制度〕高度医療評価制度創設　厚生労働省、高度医療評価制度を創設。未承認の薬・医療機器を使用する先進医療について、保険併用が可能となる。

4.1　〔制度〕社会医療法人申請開始　公益性の高い医療法人としての「社会医療法人」の申請が開始。認定を受けると幅広い事業から得られる収益を病院の経営にあてることができ、地域医療の安定化を目指す。

4.1　〔教育〕医学部入学定員増加　「緊急医師確保対策について」等により、医学部の定員が2008年度で168人増加した。6月17日、政府は医師不足の深刻化を受け、医学部の定員削減を定めた1997年の閣議決定を見直し増員を図る方向に政策転換することを決めた。2009年度には8486人、将来的には1万2000人程度まで。「2010年度には医師不足は解消する」としている。

4.11　〔事件〕薬害C型肝炎問題で薬剤使用施設公表　厚生労働省、薬害C型肝炎問題で、旧ミドリ十字の血液製剤「フィブリン糊」を使用した可能性のある施設名を公表。追加公表を含めて全国で598施設、7万9000人に使用されたと推計。

5.21　〔社会〕採血針の使い回し判明　島根県益田市の診療所で患者37人に対し個人使用限定の採血針を使い回していたことがわかった。うち14人がB、C型肝炎ウイルスに感染していることが確認された。これを受け厚生労働省が1991年以降の同種器具の使用実態を調査したところ、全国の病院や診療所の半数を超す1万1700施設で使い回しがあったことがわかった。

5.28　〔事件〕原爆症訴訟、認定却下取り消し　原爆症の認定申請却下の取り消しと損害賠償を求めた裁判の控訴審で、仙台高裁は原爆症と認定。30日大阪高裁でも同様の判決。6月23日には、長崎地裁が国に対し、4月に緩和された原爆症認定基準でも外されていた「肝機能障害」を含めて原爆症と認めるよう命じた。いずれも損害賠償は認めず。

6.13　〔政策〕医療事故調査委員会設置へ　厚生労働省、医療事故の原因究明と再発防止を担う「医療安全調査委員会設置法案（仮称）大綱案」を公表。医療界からの根強い反発があるものの、設置は医療事故被害者遺族・患者からの強い要望があり、実現に向けた議論が行われる。

6.18　〔法令〕「ハンセン病問題基本法」公布　「ハンセン病問題の解決の促進に関する法

律（ハンセン病問題基本法）」を公布。療養所での医療・介護の実施、元患者たちの名誉回復などを盛り込む。2009年4月1日施行。

7.8 〔制度〕薬剤師国家試験制度について検討　厚生労働省の「薬剤師国家試験出題制度検討会」、報告書を提出。薬学教育に6年制が導入されたことに対応して、薬剤師国家試験制度のあり方について検討したもの。

7.23 〔事件〕延命治療中止の医師、書類送検　富山県の射水市民病院で末期がん患者などの人工呼吸器を外し死亡させた問題で、医師8人を殺人容疑で書類送検した。遺族は厳罰を求めず、死期がどの程度早まったかは不明とした。

7.29 〔病気〕新型インフルエンザ対策開始　厚生労働省、新型インフルエンザ流行の際の社会への影響についてまとめ、公表。8月には世界に先駆けて医師ら6400人を対象にプレパンデミックワクチンの大規模接種を始めた。患者に接することの多い感染症指定病院の医師や検閲所の職員が対象となった。ワクチンの有効性、安全性を確かめる臨床研究も目的の一つ。

8.20 〔事件〕帝王切開死無罪判決　2004年12月、福島県立大野病院で帝王切開手術のミスで当時29歳の女性を死亡させたとして執刀した医師が業務上過失致死と異状死の届け出を怠った医師法違反の罪に問われた事件について、福島地裁は無罪の判決を言い渡した。8月29日検察側は控訴を断念。産科医の医師不足の中で起こった事件で、医師が産科を敬遠する傾向がさらに強まった。

9.28 〔事件〕薬害C型肝炎訴訟、和解　薬害C型肝炎集団訴訟で、田辺三菱製薬（旧ミドリ十字）と子会社のベネシス、全国の原告団と基本合意書を締結し、和解が成立した。初提訴から6年で全面和解となる。

10.1 〔団体〕病院診療休止　千葉県の銚子市立総合病院が、市の財政悪化と医師不足が原因で診療休止に追いこまれた。自治体病院の実態やあり方をめぐって、地域医療が深刻な事態に陥っていることを示した。

10.9 〔治療〕iPS細胞、ウイルス使わず作成　京都大学の山中伸弥教授、さまざまな細胞に変化する可能性を持つiPS細胞（人口多機能幹細胞）を、ウイルスを使わずに作ることにマウスの細胞を使った実験で成功。従来使用されていたウイルスの一種であるレトロウイルスには発がん性などの危険が指摘されてきた。iPS細胞から作った細胞移植時の安全性向上が期待されている。

10.14 〔社会〕テレビドラマ「チーム・バチスタの栄光」放送開始　「チーム・バチスタの栄光」（関西テレビ・MMJ）の放送が開始された（～12月23日）。心臓手術中の謎の死をめぐる物語で、海堂尊原作。後藤法子脚本で、出演は伊藤淳史・仲村トオルほか。2009年に続編が放送された。

10.16 〔治療〕血液のがん治療薬にサリドマイド販売承認　厚生労働省は過去に重大な薬害を起こしたサリドマイドについて、血液のがんの一種「多発性骨髄腫」の治療薬としての製造販売を承認した。サリドマイドは鎮痛剤や胃腸薬として1958年に発売され、つわり止めに使った妊婦の胎児に障害が相次ぎ1962年に販売中止となった。しかし、1990年後半より多発性骨髄腫へのサリドマイドの有効性が海外で認められており、患者団体から早期承認が求められていた。

10月 〔出版〕『看護白書』刊行開始　日本看護協会から『看護白書』の刊行が開始され

る。看護界の現状を評価・分析し、今後への展望を示すもの。年刊。

11.5 〔政策〕病院受け入れ拒否問題で懇談会設置　厚生労働省、「周産期医療と救急医療の確保と連携に関する懇談会」を設置。10月22日東京都内で発生した、脳出血を起こした妊婦が8か所の病院から受け入れを拒否され死亡した事案を受けたもの。

11.6 〔制度〕外国人看護師等受入れへ　厚生労働省が「経済上の連携に関する日本国とフィリピン共和国との間の協定に基づく看護及び介護分野におけるフィリピン看護師等の受入れの実施に関する指針」を告示。インドネシアとの同様の指針の改正も告示。8月にすでにインドネシア人看護師、介護士約200人が来日している。人手不足に陥っている老人介護・看護の分野で貴重な人材として期待を受けている。看護師は3年、介護福祉士は4年で資格を取ることが求められる。経済連携協定（EPA）による。

11.28 〔病気〕新型インフルエンザ行動計画を全面改定　政府は新型インフルエンザに対する国の行動計画を全面改定した。感染拡大の抑制、健康被害を最小限にとどめる、社会・経済を破綻に至らせないと目的を明確化した。タミフルなどの治療薬の備蓄量を人口の45％分に引き上げる方針も示した。

2009年
（平成21年）

1.1 〔制度〕産科医療補償制度がスタート　出産時の医療事故で脳性まひになった障害児に対して、医師の過失のあるなしにかかわらず総額3000万円の補償金が支払われる「産科医療補償制度」が1月から始まった。9月に初めて5件が認定。対象をもっと幅広くすべきとの意見もある。

1.11 〔病気〕ノロウイルス、特養で集団感染　北海道釧路保健所管内の特別養護老人ホームで、ノロウイルスによる感染性胃腸炎の集団感染が判明。入院者29人と職員15人が嘔吐や下痢の症状を訴え、うち91歳の入所者が死亡した。

1.23 〔病気〕多剤耐性菌集団感染、4人死亡　福岡大学病院は、ほとんどの抗生物質が効かない多剤耐性アシネトバクター菌に、入院患者23人が院内感染したと発表した。このうち4人が死亡。厚生労働省によれば国内で大規模な多剤耐性アシネトバクター菌の感染の報告はないという。

2.4 〔事件〕東京医科大、教授33人、医学博士学位謝礼金受け取る　東京医科大学で2005〜2007年度医学博士学位論文審査を担当した教授33人が、博士号を取得した大学院生らから謝礼として現金を受け取っていた。同大学長は取材に対し「現金提供は自発的なお礼として行われていたが、悪しき慣例になっていた。2008年10月以降は懲戒処分の対象にしている」と説明。

3.17 〔事件〕薬害C型肝炎訴訟、国と和解　薬害C型肝炎訴訟で、心臓手術での「フィブリン糊」や輸血で感染した患者5人と国の和解が成立、給付金の支給が決定。その他の原告とも順次和解が進められる。

4.6 〔政策〕再生医療に関する検討会を設置　厚生労働省、「再生医療における制度的枠組みに関する検討会」を設置。細胞調整施設（CPC：Cell Processing Center）の基準などを検討する。

4.27 〔病気〕新型インフルエンザ世界的に流行　世界保健機関（WHO）がインフルエンザの警戒レベルを「フェーズ4」から「5」に引き上げたことを受け、日本政府は「新型インフルエンザ対策本部」を設置。6月12日、WHOはレベルを「フェーズ6」に引き上げ「大流行（パンデミック）」を宣言。6月19日、厚生労働省は新型インフルエンザについて「医療の確保、検疫、学校・保育施設等の臨時休業の要請等に関する運用指針」を改定。国内での感染の初確認は5月9日カナダから帰国した大阪の高校生ら3人。5月16日には海外渡航歴のない神戸市の高校生らの感染を確認。8月15日には沖縄県で初めての死者が発生。年末までに138人が死亡。

5.25 〔政策〕処方せんの記載方法、統一へ　厚生労働省、「内服薬処方せんの記載方法の在り方に関する検討会」を設置。医療の安全という観点から、内服する薬品の処方せんの記載方法を統一する方向で検討を開始する。

6.1 〔法令〕改正「薬事法」施行。大衆薬の店頭販売可能に　風邪薬や胃腸薬などの一般用医薬品（大衆薬）販売の規制を緩和する改正薬事法が施行された。これによって登録販売者を置けば、薬剤師がいなくても大衆薬の約9割を販売できるようになる。流通大手各社は相次ぎ参入を表明している。また、これに伴い、一部を除く市販薬のネット販売禁止の省令が公布された。

6.2 〔病気〕日本脳炎予防接種再開　旧ワクチンの副作用被害のため実質的に行われなくなっていた日本脳炎の予防接種が4年ぶりに再開された。2月23日に大阪大学微生物研究所が開発した副作用リスクの低い新ワクチンの販売が承認されたのを機に厚生労働省が方針を決めた。

6.16 〔病気〕タミフル服用で異常行動リスク　厚生労働省、10～18歳の子どもがインフルエンザ治療薬タミフルを服用した場合、飛び降りなどの死亡に結びつきかねない深刻な異常行動を取るリスクが1.54倍になるという調査結果を発表。

6.22 〔制度〕「らい予防法による被害者の名誉回復及び追悼の日」定める　厚生労働省は「ハンセン病療養所入所者等に対する補償金の支給等に関する法律」の施行日である6月22日を「らい予防法による被害者の名誉回復及び追悼の日」と定めた。

7.1 〔事件〕生活保護者を利用し架空手術、理事長ら逮捕　奈良県警、医療法人雄山会山本病院で架空の心臓カテーテル手術で生活保護者の診療報酬を不正に受給していたとして医療法人理事長らを詐欺容疑で逮捕した。

7.8 〔法令〕「水俣病被害者救済法」成立　手足のしびれなどの症状を訴えながら、国の基準では水俣病に認定されない患者を救済する「水俣病被害者の救済及び水俣病問題の解決に関する特別措置法（水俣病被害者救済法）」が成立した。前文に「被害拡大を防止できなかったことについて、政府として責任を認め、おわびをしなければならない」と明記。

7.13 〔法令〕改正「臓器移植法」成立　「臓器の移植に関する法律の一部を改正する法律」が成立。脳死判定の場合、臓器を提供するかどうかに本人の同意が不要に。本人が望めば親族に優先的に臓器を提供することも。またこれまで禁じられてきた15歳未

満の脳死者からの臓器提供に道が開かれることに。7月17日公布、2010年から施行。

7.17 〔教育〕医学部入学定員増加を発表　文部科学省、2010年度の医学部入学定員の増加を発表。2009年度より最大370人の増加が可能になる。

8.18 〔教育〕看護系人材養成についての報告を公表　文部科学省、「大学における看護系人材養成の在り方に関する検討会」の第一次報告を公表。大学で保健師、助産師、看護師を養成するにあたって、学士課程における看護学基礎カリキュラムの今後の在り方を中心に検討結果を提示。

8.28 〔政策〕チーム医療に関する検討会を設置　厚生労働省、「チーム医療の推進に関する検討会」を設置。医師と看護師等の役割分担の見直しなどについて話し合われる。

9.17 〔制度〕後期高齢者医療制度廃止表明　長妻昭厚労相、就任記者会見で後期高齢者医療制度の廃止を表明。被用者保険と国民健康保険を統合して地域保険の一元化運用を図るとした民主党の公約の一部。11月30日に第1回「高齢者医療制度改革会議」を開催して新制度の検討を開始する。

9月 〔出版〕地域医療の現場を描いた小説刊行　夏川草介『神様のカルテ』（小学館）刊行。過酷な地域医療の現場で、様々な問題に葛藤する青年医師を描いた小説。シリーズ化され、映画化もされた。

10.11 〔社会〕テレビドラマ「Jin―仁―」放送開始　「Jin―仁―」（TBS）の放送が開始された（～12月20日）。村上もとかの漫画が原作。幕末にタイムスリップした現代の医師が人々を救おうと奮闘するドラマ。森下佳子脚本で、出演は大沢たかお・中谷美紀ほか。2011年に「完結編」が放送された。

10.16 〔病気〕子宮頸がん予防ワクチン承認　厚生労働省、グラクソ・スミスクライン社に子宮頸がん予防ワクチン「サーバリックス」の製造・販売を承認。子宮頸がん予防ワクチンの承認は初めて。

10.19 〔病気〕新型インフルエンザワクチン接種開始　新型インフルエンザ用のワクチン接種が、まず医療従事者100万人を対象に開始された。30日には岐阜・和歌山・山口の3県で持病のある人や妊婦にまで対象を広げた接種が始まる。

10.26 〔政策〕中医協人事、日医枠ゼロに　厚生労働大臣の諮問機関で診療報酬を決める中央社会保険医療協議会（中医協）の人事に関し、長妻昭厚労相は日本医師会（日医）枠をゼロにすると発表した。日医が自民党支援と引替えに診療報酬の改定に強い影響力を持ってきたとの判断があった模様。

10.27 〔教育〕中教審、医学部の定員増員について答申　中央教育審議会は「大学設置基準の改正について」を答申した。医師不足解消のための医学部の定員増員と、それに伴う専任教員数等について「大学設置基準」の改正を求めた。

11.17 〔治療〕順天堂大チーム、川崎病は細菌が関与と発表　乳幼児の原因不明の難病「川崎病」が複数の細菌への感染で起きる可能性が高いことを順天堂大学研究チームが発表。

11.30 〔法令〕「肝炎対策基本法」が成立　全国で約350万人いると推定されるB型、C型肝炎患者のすべてを救済する肝炎対策基本法が、議員立法で成立した。集団予防接種によるB型感染、薬害によるC型感染についての裁判の判決をふまえ、国の責任を明

記している。12月4日公布、2010年1月1日施行。

12.1 〔法令〕「原爆症救済法」成立、集団訴訟解決へ 「原爆症救済法」が成立。2003年以降、全国17地裁に提起された原爆症の認定をめぐる集団訴訟について、全面的に解決し、訴訟で敗訴した原告を金銭的に補償するもの。先に参議院で審議され、この日衆議院で可決、成立した。12月9日公布、2010年4月1日施行。

12.3 〔病気〕うつ病患者、初めて100万人超す 厚生労働省が3年ごとに実施している患者調査によると、うつ病患者数が初めて100万人を上回ったことがわかった。100年足らずで2.4倍に急増した。

12月 〔出版〕ALS介護の記録刊行 川口有美子『逝かない身体―ALS的日常を生きる』(医学書院)刊行。神経細胞の死滅により筋肉が動かせなくなる難病「筋萎縮性側索硬化症(ALS)」の母親を介護した記録。第41回大宅壮一ノンフィクション賞受賞。

2010年
(平成22年)

2.5 〔政策〕統合医療プロジェクトチームの会合開催 厚生労働省統合医療プロジェクトチームの第1回会合が開かれる。統合医療の現状把握と今後の取組方策について話し合われる。

2.19 〔病気〕予防接種見直しの提言 厚生科学審議会感染症分科会予防接種部会、「予防接種制度の見直しについて」の第一次提言をとりまとめる。新型インフルエンザの発生を契機に、予防接種事業の課題や予防接種制度全般のあり方について議論される。

2月 〔政策〕受動喫煙対策進む 厚生労働省、受動喫煙による健康被害を防ぐため、公共施設での原則全面禁煙を求める通知を都道府県に通知。対象は学校・病院・官公庁・スーパー・公園など、不特定多数の人が集まる場所。飲食店・ホテルでは暫定的に分煙も認める。5月26日厚生労働省の「職場における受動喫煙防止対策に関する検討会」が報告を提出。

3.23 〔制度〕特定看護師制度化検討へ 厚生労働省のチーム医療の推進に関する検討会、報告書を提出。より高度な医療行為に携わることができるよう高い能力と実務経験を持つ「特定看護師」の創設などを提言。

3.26 〔制度〕外国人看護師誕生 厚生労働省、「第99回看護師国家試験における経済連携協定に基づく外国人看護師候補者の合格者」を発表。初めて3人が合格となったが、合格率はわずか1.2%で、日本語での受験の困難さが明確になった。3月12日には四病院団体協議会(四病協)が問題点を指摘していた。今後は外国人の受験者に配慮した出題方法に改められる。日本は経済連携協定(EPA)に基づいて、インドネシアとフィリピンから看護師・介護福祉士候補者を受け入れることで合意していた。

3.29 〔事件〕水俣病訴訟、和解合意 未認定患者団体「水俣病不知火患者会」、熊本地裁

で開かれた国・熊本県・チッソとの和解協議で合意。チッソが1人あたり一時金210万円を、国と熊本県が毎月の医療費の自己負担分を支給するなどの内容。7月16日大阪地裁、11月17日東京地裁でも和解合意。新潟水俣病第四次訴訟でも、10月21日新潟地裁で未認定患者団体「新潟水俣病阿賀野患者会」と、国・昭和電工との和解が合意された。

3.31 〔病気〕新型インフルエンザ終息宣言　厚生労働省、新型インフルエンザの流行は沈静化したと発表。世界保健機関（WHO）も8月10日に終息宣言。死者は世界全体では1万7000人だったが、日本では200人と少なく、弱毒性だったこと・世界最大の消費国であった治療薬による早期治療が行われたこと・国民皆保険制度があったことなどが功を奏したと見られる。

4.1 〔制度〕診療報酬、10年ぶりのプラス改定　2010年度の診療報酬改定、薬価部分は1.36%減だが、医師の技術料など本体部分が1.55%増で、全体改定率は0.19%増、10年ぶりにプラス改定となった。医師不足が深刻な病院の救急科・産科・小児科・外科に手厚い配分に。

4.1 〔団体〕国立がん研究センターなどを独立行政法人化　「高度専門医療に関する研究等を行う独立行政法人に関する法律」が施行され、国立がん研究センターなどが独立行政法人化される。

4.1 〔団体〕日本医療安全調査機構、発足　一般社団法人日本医療安全調査機構が発足し、日本内科学会がおこなっていた診療行為に関連した死亡の調査分析モデル事業を継続。

4.13 〔事件〕新薬試験データ改竄で業務停止　厚生労働省、田辺三菱製薬の子会社バイファが新薬の試験データを改竄していた問題で、薬事法に基づき田辺三菱製薬を25日間、バイファを30日間の業務停止処分にすると発表。バイファは薬害エイズ事件の旧ミドリ十字の設立した会社で、1999年から10年に渡って人血清アルブミン製剤の試験データなどを改竄していた。2009年3月、田辺三菱製薬は不正を公表し、製剤を自主回収した。

5.1 〔政策〕水俣病問題で首相が謝罪　鳩山由紀夫首相、水俣市で行われた水俣病の犠牲者慰霊式に総理大臣として初めて出席し、被害者の拡大を防止できなかったとして公式に謝罪した。この日から「水俣病被害者救済法」による未認定患者への見舞金・医療費などを給付する申請が開始された。

5.14 〔事件〕肝炎集団訴訟、和解協議開始　集団予防接種でB型肝炎ウイルスに感染したとして、患者らが全国10の地裁で起こした国に損害賠償を求める裁判で、和解協議が開始された。双方の主張には隔たりが大きく、早期解決は困難な状況となる。

5.22 〔治療〕初の親族優先臓器提供　日本アイバンク協会、本人の生前の意思により、死亡した夫の角膜をその妻に移植すると発表。改正「臓器移植法」の親族優先条項が設定された後では初の事例。

6.17 〔政策〕肝炎対策推進協議会の会合開催　厚生労働省肝炎対策推進協議会の第1回会合が開かれる。肝炎対策推進協議会は「肝炎対策基本法」に基づいて審議会として設置されたもの。肝炎対策の現状について話し合われる。

6.21 〔社会〕第100回日本学士院恩賜賞　山中伸弥、人工多能性幹細胞（iPS細胞）の研

究樹立により第100回日本学士院恩賜賞を受賞した。

6.30　〔政策〕医療産業研究会の報告書公表　経済産業省、医療サービスの新たな市場拡大のための方策を検討する医療産業研究会の報告書をとりまとめて公表。社会の高齢化に伴って増大している医療の需要に対し、医療の産業化を進める必要ありとするもの。

7.1　〔治療〕幹細胞で心筋再生　京都府立医科大学のチーム、重い心臓病の患者の心臓から取り出した筋肉のもとになる幹細胞を培養後戻すという国内初の治療に成功と発表。患者の心機能は日常生活に支障がない程度まで回復した。

7.17　〔法令〕改正「臓器移植法」、全面施行　「臓器の移植に関する法律の一部を改正する法律」が全面施行された。これにより、本人の臓器提供の意思が不明であっても家族の承諾があれば臓器提供が可能となり、実質禁止だった15歳未満の者からの脳死状態での臓器提供も可能になった。これに先立ち1月17日の部分施行では、親族への優先的臓器提供制度がスタートしていた。

8.9　〔治療〕初の家族承認のみの臓器移植　日本臓器移植ネットワーク、改正「臓器移植法」の全面施行後としては初となる、家族承認のみの脳死状態での臓器提供の適用を発表。この年の末までに、家族承認のみの脳死状態での臓器提供が28例に上った。

9.3　〔病気〕多剤耐性菌で院内感染　帝京大学病院、東京都とともに、複数の抗生物質が効かない多剤耐性菌アシネトバクターによる院内感染が起き、感染した46人が感染し、うち27人が死亡した。10月26日で感染者60人、死亡者35人に。10月には日本感染症学会など関連4団体から感染防護具の使用、十分な診療報酬、未承認薬の早期承認などの8項目の提言が発表される。

9.16　〔事件〕「爪切り事件」で元看護師無罪　福岡高裁、認知症患者の爪を深く切って出血させたとして元看護師が傷害罪に問われていた裁判の控訴審で、虐待ではなく正当な看護行為であると認定し逆転無罪の判決を出す。

9.29　〔政策〕医師不足の実態発表　厚生労働省、「病院等における必要医師数実態調査」の概況を発表。回答のあった8698の医療機関で合計2万4033人、現員16万7063人に対して1.14倍の医師が不足しているとの結果。地域別では青森県や岩手県が1.3～1.4倍、診療科別ではリハビリ科・救急科・産科が1.2倍以上と不足が目立った。

11.30　〔政策〕医療イノベーション会議開催　内閣官房医療イノベーション推進室、医療イノベーション会議を開催。6月18日閣議決定された「新成長戦略」に対応して、医療イノベーションの必要性やその進め方について議論するもの。

12.22　〔教育〕医学部の入学定員について検討　文部科学省、第1回「今後の医学部入学定員の在り方等に関する検討会」を開催。医師不足を受け、医学部の入学定員上限撤廃や医学部新設を含めて、医学部の入学定員の在り方についてついて調査・研究を行う。4月13日には国立大学医学部長会議が、医学部・医科大学新設の動きに対して慎重な対応を求める要望書を提出していた。

この年　〔病気〕熱中症で5万人搬送　この夏は1898年以降の観測史上、平均気温が平年より1.64度と最も高く、7～9月に熱中症で救急搬送された人は5万3843人に上った。うち167人が搬送直後に死亡。1日の気温が夜も25度を下回らない日が多く、23区内の死者の90%は閉め切った屋内でエアコンを使用しなかったことによるもので、う

ち74％が65歳以上の高齢者。

2011年
(平成23年)

1.14　〔法令〕耐性菌感染症を五類感染症に追加　厚生労働省、「感染症の予防及び感染症の患者に対する医療に関する法律施行規則の一部を改正する省令」公布。薬剤耐性菌アシネトバクター感染症を、国が発生動向調査を行い、必要な情報を国民や医療関係者等に提供・公開して発生・拡大を防止すべき「五類感染症」に追加。2月1日施行。

2.5　〔治療〕脳死判定、健康保険証で　岡山県の脳死と判定された女性が、健康保険証に記載していた意思表示により臓器提供。健康保険証の記載による意思表示は初。改正「臓器移植法」全面施行後33例目。

2.10　〔法令〕外国医師の臨床に関係する運用を見直し　厚生労働省、「外国医師等が行う臨床修練に係る医師法第十七条等の特例等に関する法律施行規則の一部を改正する省令」公布。添付書類の簡素化などを実施し、許可に関係する運用を見直す。4月1日施行。

2.20　〔制度〕看護師試験で外国人受験者に配慮　第100回看護師国家試験が実施され、日本語を母国語としない受験者のために、わかりやすい文章の問題が作成・使用された。3月11日には「経済連携協定（EPA）に基づくインドネシア人及びフィリピン人看護師・介護福祉士候補者の滞在期間延長について」閣議決定し、次年度の受験も可能に。

2.25　〔事件〕イレッサ薬害訴訟で判決明暗　大阪地裁、がん治療薬のイレッサを輸入販売した製薬会社アストラゼネカに、副作用で死亡した患者の遺族らに総額1億円の損害倍書の支払いを命じるが、国の責任は認めず。東京訴訟では3月23日の東京地裁の判決で国の責任も認めたが、11月25日の東京高裁で国と製薬会社の責任を否定する逆転判決となった。2012年5月25日、大阪高裁でも国と製薬会社の責任が否定される。

3.3　〔事件〕水俣病訴訟、和解成立　新潟水俣病第四次訴訟、「新潟水俣病阿賀野患者会」と、国・昭和電工との和解が新潟地裁で成立。水俣病集団訴訟で国との和解成立は初。3月24日には東京地裁で「水俣病不知火患者会」と、国・熊本県・チッソとの和解が成立。25日の熊本地裁、28日の大阪地裁を含め、すべて和解が成立した。

3.11　〔社会〕東日本大震災発生、大規模な医療支援　午後2時46分、三陸沖を震源とするマグニチュード9.0の巨大地震が発生。地震に続いた津波、福島第一原子力発電所の事故によって被害は拡大。日本医師会は災害対策本部を設置して対応。大規模な医療支援が行われ、医師・看護師・保健師4万人のほか、多くのボランティアが被災地で活動。発生初期には阪神淡路大震災の反省から作られた災害派遣医療チーム（DMAT）が活動し、現地での救命治療のほかヘリによる搬送などを担った。その後も日本赤十字社・日本医師会・各地の大学病院などが母体となった派遣チームが

結成され、県や大学病院によって派遣先の調整が行われた。もともと医師不足が問題となっていたのに加え、多くの病院・診療所が倒壊、医師・看護師が現地を離れざるを得なくなり、地域医療の立て直しが急務となる。

4.1 〔病気〕同時接種ワクチン再開　細菌性髄膜炎を予防するヒブワクチンと小児用肺炎球菌ワクチンの同時接種を受けた乳幼児が2月から3月にかけて相次いで死亡する事例が報告され、3月から接種を中止していた同時接種が、予防接種と死亡は無関係であるとして再開される。

4.12 〔治療〕初の子どもからの脳死臓器提供　交通事故で入院中の10歳以上15歳未満の少年に、改正「臓器移植法」に基づいて初の脳死判定が行われ、4月13日心臓・肺・肝臓・腎臓などが摘出され、大阪や東京などに搬送、順次それぞれの患者に移植された。15歳未満の子どもの臓器提供ができなかったため、海外渡航して移植を受けるケースに批判が高まったことも受けての法改正だったが、2011年12月までは子どもの臓器提供はこの1例のみ。

4.29 〔事件〕焼き肉店で食中毒　富山県の焼肉チェーン店焼肉酒家えびすで集団食中毒が発生、店で扱っている生肉から病原性大腸菌O-111やO-157が検出された。6歳男児を含む5人が死亡した。

5.16 〔病気〕「結核に関する特定感染症予防方針」改正　厚生労働省、「結核に関する特定感染症予防方針」一部改正を告示。地域連携のもと、直接服薬確認療法の普及・推進を目指す。

5.16 〔事件〕薬害エイズ訴訟、最後の原告が和解　血液製剤でエイズに感染した血友病患者らによる薬害エイズ訴訟で、最後の原告1人と被告の国・製薬会社5社との和解が東京地裁で成立。1989年の初提訴から22年で、薬害エイズ訴訟は全面終結した。和解した被害者としては1387人目。

5.20 〔法令〕高二生に麻疹・風疹の予防接種を　「予防接種法施行令の一部を改正する政令」公布。麻疹・風疹の定期予防接種を高校二年生相当の年齢の者も対象とするよう追加。

6.23 〔事件〕臓器売買で医師ら逮捕　警視庁、臓器提供を受ける見返りに暴力団組員に現金を渡したとして、腎不全を患っていて生体腎移植を受けた病院の院長である医師とその妻らを「臓器移植法」違反などで逮捕した。7月13日にはドナーとなった男性も逮捕。2012年1月26日、医師に懲役3年、妻に懲役2年6か月の実刑判決。5月31日、二審でも実刑判決。

6.28 〔事件〕肝炎集団訴訟、和解合意　集団予防接種の際の注射器使い回しによってB型肝炎ウイルスに感染したとして、患者らが国に損害賠償を求めていた裁判で、国と原告の患者側が和解に基本合意した。菅直人首相は患者・遺族らと首相官邸で会い謝罪。9月16日札幌地裁で初の和解成立、以後各地の訴訟で和解が成立。12月16日「特定B型肝炎ウイルス感染者給付金等の支給に関する特別措置法」公布、一部同日施行。感染者への給付金等について規定。全国45万人が対象になると見られ、給付金総額は1.1兆円に上る見込。

7.5 〔政策〕HTLV-1対策推進　厚生労働省、ヒトT細胞白血病ウイルス1型（HTLV-1）について第1回「HTLV-1対策推進協議会」を開催。成人T細胞白血病（ATL）や脊髄

症（HAM）対策の推進を本格化。

7.5 〔事件〕**原爆症、新たな認定** 東京地裁、2008年から2009年に緩和された認定基準に基づき、これまで認定されなかった胸部大動脈瘤などの被爆者12人に対し、原爆症と認定し、原爆症申請の却下を取り消した。

7.11 〔治療〕**iPS細胞作成法、欧米でも特許取得** 京都大学、山中伸弥教授らが開発したiPS細胞の作成法に関する特許が、ヨーロッパで成立したと発表。8月11日にはアメリカでも成立。国内でも2009年までに特許が成立しており、アメリカのバイオ企業などを抑えて、京都大学が事実上、再生医療のためのiPS細胞作成の基本特許を世界で独占することになった。

7.22 〔法令〕**「新型インフルエンザ対策法」公布** 「予防接種法及び新型インフルエンザ予防接種による健康被害の救済等に関する特別措置法の一部を改正する法律」公布、同日施行。新型インフルエンザは感染力は強いものの病状は重篤ではないが、発生した際の対応、臨時の予防接種の実施方法などについて規定。

7.30 〔事件〕**子宮頸がん予防ワクチンで死亡** 子宮頸がん予防ワクチンを接種された女子中学生が、接種3日後に死亡した。中学生には不整脈の持病があった。ワクチン接種との関係は不明だが、接種後の死亡例は2009年12月に国内でのワクチン販売が始まってから初。

8.10 〔法令〕**「歯科口腔保健法」公布** 「歯科口腔保健の推進に関する法律」公布、同日施行。歯科疾患の予防等により口腔の健康を保持することを基本理念と定める。歯科疾患の予防や口腔の保健に関する調査研究、歯科検診受診の勧奨などが盛り込まれる。口腔保健支援センターの設置についても規定。

8.25 〔事件〕**アスベスト第一陣訴訟、国の責任否定** 大阪高裁、大阪・泉南地域のアスベスト（石綿）紡織工場の元従業員や近隣住民らが、石綿肺や中皮腫などへの罹患の責任は国の規制怠慢であるとして国家賠償を求めた裁判の控訴審で、原告の請求を棄却する逆転判決を出す。8月30日「石綿による健康被害の救済に関する法律の一部を改正する法律」を公布・施行し、遺族弔慰金の請求期限の延長、遺族給付金の支給対象の拡大などを規定。

8.31 〔事件〕**赤痢で食中毒** 宮城県、外食チェーン店すかいらーくが経営する東北地方4県の系列店11店舗で、赤痢菌による集団食中毒が発生したとして、仙台工場を3日間の営業停止処分とする。すかいらーくは仙台工場から食材を納入していた北海道・東北6県・栃木県の系列店120店舗の営業を自粛。

9.29 〔政策〕**国民医療費概況を公表** 厚生労働省、2009年度の国民医療費の概況を公表。総額は36兆67億円、前年度比は3.4％増となる。

10.1 〔団体〕**がん研有明病院、特定機能病院に** 公益財団法人がん研究会有明病院、高度の医療の提供・高度な医療技術の開発・医療研修を行う特定機能病院として承認される。民間の病院としては初の認定。

10.13 〔政策〕**「健康日本21」最終評価を公表** 厚生労働省、「21世紀における国民健康づくり運動（健康日本21）」の最終評価を公表。壮年期死亡の減少、健康寿命の延伸及び生活の質の向上の実現を目的とした。生活習慣の改善などに関する全59項目の目標のうち、6割の35項目で改善が見られたとする。

11.2 〔制度〕**TPPにおける医療保険制度の除外を要請** 日本医師会・日本歯科医師会・日本薬剤師会、「TPP交渉参加に向けての見解」を発表。環太平洋経済連携協定 (TPP) で、将来にわたって日本の公的医療保険制度を除外対象とすることを明言するよう、政府に要請する。

2012年
(平成24年)

1.19 〔病気〕**エイズ指針改正** 厚生労働省、「後天性免疫不全症候群に関する特定感染症予防指針の全部を改定する件」を告示。エイズに対する正しい知識の普及啓発、検査・相談体制の充実、患者の人権尊重などを盛り込む。

1.24 〔治療〕**インフルエンザウイルスの構造解明** 東京大学医科学研究所のグループ、インフルエンザウイルスの内部の立体構造を世界で初めて解明したと『ネイチャーコミュニケーションズ』誌に発表。2009年に新型インフルエンザとして世界的に流行し、のち季節性となったインフルエンザのウイルスで、電子顕微鏡で撮影した画像をコンピューター・グラフィックスで立体的に再現したもの。治療薬の開発につながる者として期待。

2.3 〔病気〕**インフルエンザ流行** 全国的にインフルエンザが大流行し、42都道府県で「警報」レベルを超えた。この10年で最悪の流行となり、2月末までに患者数は175万人に達した。

2.10 〔制度〕**診療報酬改定** 中央社会保険医療協議会(中医協)、2012年度の診療報酬改定について答申。往診による看取りや緊急時・夜間対応の報酬を手厚くするなど、介護報酬改定とも連動して、在宅医療の充実に重点が置かれたものとなった。医療従事者の負担軽減、医療技術の向上にも力を入れる。

2.14 〔社会〕**卵子老化の番組放送** NHKクローズアップ現代「産みたいのに産めない～卵子老化の衝撃～」放送。35歳を過ぎると卵子が老化するため不妊治療が難しくなる現状、若いうちに卵子を凍結する動き、卵子の老化を止める研究なども紹介。このテーマを発展させたシリーズ企画「不妊社会～産みたい育てたい～」が「首都圏ネットワーク」で放送されている。

2.18 〔社会〕**天皇が冠動脈バイパス手術** 狭心症の治療のため、東京大学病院で、東京大学と順天堂大学合同チームによる天皇の心臓冠動脈のバイパス手術が行われた。心臓を動かしたままで行う「オフポンプ」と呼ばれる方式による手術。

2.27 〔事件〕**水俣病認定の逆転判決** 福岡高裁、35年前に死亡した女性の水俣病認定申請の棄却は違法であるという遺族の訴えを認め、熊本県側に水俣病と認定するよう命じる逆転判決を出す。複数の症状がなければ水俣病とは認められないとする国の「77年基準」は適切とは言えないと判断。2月28日、環境相は国としては基準を見直す考えのないことを明らかにした。

3.1 〔政策〕**第2期がん対策推進基本計画案、発表** 厚生労働省、第2期がん対策推進基

本計画案をまとめ、発表。がん検診受診率の目標を50％以上としてものを、受診率の低い胃・肺・大腸の目標を40％と大幅に下方修正し、専門家から批判された。6月8日閣議決定。

3.5　〔事件〕医療ミス繰り返した医師、戒告処分　厚生労働省が発表した医師・歯科医師の行政処分で、三重県四日市市で開業していた産婦人科の医師が戒告処分となった。医療ミスを繰り返す「リピーター医師」として9年前から医師免許の取り消しを申し立てられており、被害者からは時間がかかりすぎ・処分が軽すぎ・処分理由も明らかでないと不満が寄せられた。医師が運営していた医院は2011年に閉院。

3.28　〔事件〕アスベスト第二陣訴訟、国の責任認定　大阪地裁、大阪・泉南地域のアスベスト（石綿）紡織工場の元従業員らが、石綿肺などへの罹患の責任は国の対策遅れにあるとして国家賠償を求めた第二陣訴訟で、国の責任を認定、損害賠償総額1億8000万円の支払いを命じる。12月5日、首都圏の建設アスベスト集団訴訟でも東京地裁が国の責任を認定、損害賠償総額10億6400万円の支払いを命じる。メーカー側への請求は棄却。国の責任を否定した第一陣訴訟二審判決と異なることになった。

4.1　〔政策〕新「肝炎研究10カ年計画」開始　新しい「肝炎研究10カ年計画」が開始される。進行性肝臓がんの5年生存率を現在の25％から40％にあげることなど、今後10年間の目標を示す。

4.1　〔団体〕病院経営引き継ぎで混乱　練馬光が丘病院を運営していた日本大学が財政悪化を理由に3月31日撤退。練馬区は後継運営団体を公募し公益社団法人地域医療振興協会を選定したが、多くの診療科で常勤医が確保できないなど混乱が続き、小児科を含む救急医療の拠点であったため、自治体の責任や地域医療のあり方が問題となる。

4.2　〔社会〕テレビドラマ「梅ちゃん先生」放送開始　「梅ちゃん先生」（NHK）の放送が開始された（～9月29日）。医者の娘である3人兄妹の末っ子が、町医者となって地域の人たちと支え合いながら戦後から高度経済成長期までの時代を生きていくという物語。尾崎将也脚本で、出演は堀北真希ほか。

4.6　〔制度〕救急救命士の業務拡大へ　「救急救命士法施行規則の一部を改正する省令」公布、同日施行。低血糖発作を起こした糖尿病患者への血糖測定とブドウ糖の点滴、大量出血や脱水症状などでショック状態になった患者への点滴、ぜんそく発作で呼吸困難になった患者への薬の吸入など、心肺停止前の患者に対し医師の指示を受けて行う医療行為の有効性・安全性を検証する。2012年10月から全国39のモデル地区で実証研究が実施される。

4.12　〔事件〕水俣病、行政認定されず　大阪高裁、2004年に最高裁で水俣病と認定された女性が熊本県などに行政認定を求めていた裁判の控訴審で、複数の症状がなければ水俣病とは認められないとする国の「77年基準」を否定した一審判決を取り消し、原告の逆転敗訴となった。

4.26　〔事件〕薬ネット販売解禁への動き　東京高裁、医師の処方箋なしで買える市販薬のインターネット販売を禁止したのは過大な規制であるとして、販売業者側の請求を退けた一審判決を棄却。薬のネット販売解禁を求める声が高まる。

5.8　〔治療〕C型肝炎新薬に副作用　2011年11月に発売になったC型肝炎の新薬を服用

した患者に、急性腎不全など重い腎機能障害の副作用が出ていることが判明。5月18日日本肝臓学会は、副作用の出やすい66歳以上の高齢者には使用しないように求めた指針を発表。

5.11 〔法令〕「新型インフルエンザ等対策特別措置法」公布　「新型インフルエンザ等対策特別措置法」が公布。国民生活・国民経済に及ぼす影響を最小にするためとして、新型インフルエンザが発生した際の首相の緊急事態宣言を受け、知事が外出の自粛・施設の使用・催しの制限などの指示ができるとするもの。人権が過度に制限されないようにとの付帯決議がつく。

5.25 〔事件〕建設アスベスト訴訟、原告敗訴　横浜地裁、建材に含まれるアスベスト（石綿）によって健康被害を受けたとして元建設労働者とその遺族らが、国と建材メーカー44社に損害賠償を求めた裁判で、原告側の請求をすべて棄却。建物の解体作業の現場などでは費用と工期の関係で飛散防止対策が十分行われていないことも多い。

6.13 〔出版〕日本医療小説大賞創設　医療を題材にした小説が注目されるようになってきたのを受け、日本医師会（日医）が日本医療小説大賞を創設。第1回の受賞は精神科医でもある作家の帚木蓬生の『蝿の帝国』と『蛍の航跡』（いずれも新潮社）。

6.15 〔治療〕初の幼児からの脳死臓器提供　富山大学病院で、低酸素性脳症で入院していた6歳未満の男児に、改正「臓器移植法」に基づいて、13日と14日の2回に渡る脳死判定が行われた。脳死判定後、15日から心臓・腎臓などが摘出され、各地の患者に移植。脳死判定基準が厳しい6歳未満の子どものからの国内初の事例。

7.1 〔社会〕牛生レバー、提供禁止　厚生労働省薬事・食品衛生審議会分科会、焼き肉店での食中毒事件をふまえ、牛の肝臓（レバー）を生食用に販売・提供することを禁止する。飲食店では禁止直前に駆け込みで生レバーを食べる客が続出。

7.10 〔病気〕印刷会社従業員に胆管がん多発　厚生労働省、全国561の印刷業の事業所を調査し、大阪など5つの都道府県で計17人に胆管がんが発症していると発表。うち8人が死亡。7月11日、厚生労働省は職業性胆管がんの相談窓口を設置。7月25日、発症者は計24人（うち死亡14人）になったと追加発表。印刷機の洗浄剤に含まれる化学物質が原因と見られる。

7.26 〔治療〕初のうつ病治療指針　日本うつ病学会、近年患者が急増しているうつ病について、適切に診断し治療するための治療指針を初めてまとめて発表。誤診や安易な薬物使用への自制を促す。若者に見られる「新型うつ病」については対象外とした。

7.28 〔社会〕第1回日本肝炎デー　世界保健機関（WHO）により世界肝炎デーに定められたこの日、日本でも肝炎に対する偏見や差別は「見ざる・聞かざる・言わざる」でなくそうという「三猿プロジェクト」が展開される。東京や千葉などのJリーグの試合会場で観客に呼びかけて三猿ポーズを取らせるなどのイベントを世界肝炎連盟が企画した。

7.30 〔政策〕新型インフルエンザワクチン流通改善で報告　厚生労働省の新型インフルエンザワクチンの流通改善に関する検討会、報告書を提出。近年のワクチン余りの状況を鑑み、不要な在庫を発生させない対策を提案する。

7.31 〔政策〕水俣病救済申請締切　「水俣病被害者救済法」に基づく未認定患者への救済策の申請が締め切られた。被害者団体からは、取り残される被害者が出るとして

期限の見直しを求める声が出ていたが、期限通り締切となった。未申請者にも無料の健康診断受診を認める。想定の約2倍の6.5万人が申請。

8.7 〔事件〕アスベスト訴訟、初の企業責任認定　神戸地裁、大手機械メーカー「クボタ」の工場周辺住民へのアスベスト（石綿）による死亡を含む健康被害に対する損害賠償を求めた裁判で、国と企業側の責任を認め、総額7900万円を支払うよう命じた。企業の責任を認めた判決は初。

8.10 〔制度〕抗がん剤副作用救済、見送り　厚生労働省の抗がん剤等による健康被害の救済に関する検討会、「現時点では救済制度導入について具体的に判断することは容易ではない」として最終報告をまとめ、救済制度導入を見送る。あわせて制度の検討は続けていくべきと提言。

8.14 〔病気〕高齢者施設でO-157集団感染　北海道・札幌市の高齢者関連施設で腸管出血性大腸菌O-157による集団食中毒が発生。入所者100人以上が発症し、うち2人が死亡。感染源は市内の食品会社が製造した漬け物と判明。9月28日、死亡は8人に。

8.23 〔治療〕病気腎移植、先進医療に認定せず　厚生労働省の専門家会議、がん治療で摘出した腎臓を別の腎臓病患者に移植する病気腎移植を、保健が使える先進医療と認定しないことを決定。これまで病気腎移植を実施してきた宇和島徳洲会病院から提出された資料では、摘出される側の病状の悪化・移植を受ける側のがん発症の危険性など、安全性が確認できないとした。

8.24 〔政策〕医療費、最高を更新　厚生労働省、2011年度の医療費の動向を公表。総額は37兆8000億円、前年度比は3.1増で9年連続で過去最高となった。高齢化や医療技術の高度化が進んだためと見られる。

8.31 〔治療〕出生前診断、カウンセリング必須　妊婦の血液検査でダウン症が99%の確率で判明する新しい出生前診断を行う医療機関、専門家による30分以上のカウンセリングを行うことなど検査についての条件を確認。新検査法は母体への負担は少ないが、命の選別につながるとの懸念も出ている。9月1日、日本産科婦人科学会は胎児の出生前診断を安易に実施するのは慎むべきと発表。12月15日、同学会は指針案をまとめ、十分なカウンセリングができると認定された登録施設のみで行うものとする。

9.1 〔病気〕ポリオ、不活化ワクチン接種開始　「予防接種実施規則の一部を改正する省令」施行（7月31日公布）、急性灰白髄炎（ポリオ）の定期予防接種が、これまでの飲む生ワクチン2回接種から不活化ワクチン注射4回接種に切り替わる。ポリオ不活化ワクチンの接種は、神奈川県で2011年から独自に始められていたほか、医師の個人輸入を利用していたケースもある。不活化ワクチンは副作用の危険性は低くなるが生ワクチンより高価で、接種回数が増えたこともあり、定期予防接種は無料でおこなっていることが多い自治体の負担が増えることが課題。従来の三種混合と合わせた四種混合ワクチンの接種は11月1日から。

9.25 〔事件〕健診偽医師逮捕　東京都板橋区の病院で医師になりすまして健康診断をしていた男が逮捕された。実在の医師の医師免許証から免許証を偽造し、関東地方や長野県など複数の県の病院で健康診断をおこなったり、医療系の予備校で講師を務めたりしていた。男が健診を担当したのは1万8000人に及ぶ。

10.8 〔社会〕山中伸弥教授、ノーベル生理学・医学賞受賞　京都大学の山中伸弥教授、「成熟細胞が初期化され多能性をもつことの発見」に対してノーベル生理学・医学賞を受賞。iPS細胞（人口多機能幹細胞）作製発表からわずか6年のスピード受賞。再生医療や難病治療への応用が期待されることが高い評価につながった。12月10日授賞式。イギリスのケンブリッジ大学教授ジョン・ガードン博士と同時受賞。

10.10 〔治療〕てんかん患者の運転、緩和と罰則の提言　日本てんかん学会、てんかん患者の運転免許取得について、発作の出ていない期間を現行の2年間から1年間に緩和することを提言。条件緩和により、病気を隠すため通院を控えたり正しい申告をしなかったりすることをなくすのが目的。てんかんの患者が持病を隠して起こした重大な事故が相次いだことで、2002年に「道路交通法」が改正されていた。10月25日には警察庁が病状を隠していた場合の罰則を設けることを提言し、医師が通報する制度の整備も求める。

10.11 〔社会〕iPS細胞臨床応用誤報　読売新聞・共同通信で、日本人研究者がアメリカで世界初のiPS細胞の臨床応用に成功していたと報道されたが、アメリカの大学や病院が事実関係を否定。その後の調査で大半は虚偽と判明、報道各社が謝罪や検証記事を載せたり、関係者を処分する騒動になった。

10.22 〔治療〕がん生存率公表　全国がん（成人病）センター協議会（全がん協）、がん診療で中核的役割を担う28病院での「5年生存率」を病院ごとに発表。病院ごとの数値の差では、様々な種類のある肺がんの33.3ポイントが最大。全がん協のウェブサイトでは部位や進行度・年齢などの入力で5年生存率を調べられる。

11.1 〔団体〕こどもホスピス誕生　大阪市の淀川キリスト教病院、全国初のこどもホスピス病院を開設。難病の子どもたちが治療を受けながら、家庭的な環境で学んだり遊んだりする場となることが目的。家族での宿泊や一次利用も可とし、看病する家族の負担を減らすこともねらい。

11.30 〔教育〕同志社、医科大新設を検討　学校法人同志社、「医科大学（医学部）設置基本計画検討チーム」を編成し、医科大学新設の検討を開始。医師不足を訴える複数の自治体から、運営する病院との連携を求める声が上がっていた。1980年代に国は医師の供給過剰を防ぐため医学部の入学定員を削減したが、2011年には既存大学に医学部新設を求める意見が多く寄せられている。

12.23 〔病気〕ノロウイルスによる院内感染　宮崎県の医療法人春光会東病院で、入院患者や職員など計44人が嘔吐や下痢の症状を訴え、うち高齢の患者6人が死亡した。11月末から流行の兆しが見え始め、過去最悪の流行になった2006年に次ぐ勢いで感染が広がっていたノロウイルスによる感染性胃腸炎が原因と見られる。

分野別索引

分野別索引　目次

政　策 …………………………………… 281

制　度 …………………………………… 286

法　令 …………………………………… 289

団　体 …………………………………… 299

教　育 …………………………………… 302

病　気 …………………………………… 303

治　療 …………………………………… 306

事　件 …………………………………… 308

出　版 …………………………………… 312

社　会 …………………………………… 313

【政策】

小川笙船、目安箱に貧民対策を投書	1722.1.21
薬の売り惜しみを禁止	1724.7月
天然痘患者の出仕を禁止	1750（この年）
麻疹・水痘患者の出仕を禁止	1754.2月
病因を非人宿に置くことを禁止	1759.8月
天然痘患者の出仕を禁止	1778.1月
堕胎を禁止	1793.7月
唐薬の販売を奨励	1796.5.4
和薬種の自由販売を許可	1820.3月
薬救の方法を公布	1837.8月
蘭学取締り	1840.5月
西洋医学研究禁止	1848（この年）
蘭方医登用禁止	1849.3.15
「蘭書翻訳取締令」	1849.9.26
伊東玄朴・戸塚静海が奥医師に	1858.7.3
「蘭書翻訳取締令」解除	1858.7.6
種痘を指示	1860.7.13
緒方洪庵が奥医師に	1862.8.21
「西洋医法採用方」建白	1868.2月
「西洋医術採用方」を公許	1868.3.8
阿片の有害性を諭告	1868.閏4.19
西洋医を官軍に派遣	1868.8.20
ドイツ医学採用	1869.2.12
屍体解剖を許可	1869.8月
種痘の普及方を示達	1870.4.24
長与専斎・田中不二麿らが渡欧	1871.11.12
文部省に医務課設置	1872.2.11
鼠取蠅取薬の売買禁止	1872.5.3
文部省に医務局設置	1873.3.23
薬剤取調之方法を上申	1873.5.20
温泉調査	1873.7.3
火葬を禁止	1873.7.18
墓地新設を制限	1873.10.23
人口稠密地での家畜飼育を制限	1874.1.9
まじない・おはらいを取締	1874.6.7
医務取締設置	1874.8.23
火葬禁止を廃止	1875.5.23
衛生局移管	1875.6.28
トルコから阿片輸入	1877（この年）
医師薬舗の兼業を禁止	1878.6.29
産婆の器械使用を禁止	1878.7.10
製氷検査布達	1878.9.20
衛生事務年報、衛生統計の報告を命ず	1880.7月
外国人医者の死亡診断書が有効に	1880.8.12
避病院存廃を調査	1880.11.10
まじない・おはらいを禁止	1882.7.10
東京検疫局設置	1882.7.17
保健課・医事課を設置	1883.1月
肺・肝の寄生虫病の報告を依頼	1883.4.23
上下水道敷設促進を建議	1887.6.30
「日本薬局方」調査委員会設置	1888.4月
死因別死亡者統計調査	1889（この年）
衛生事務が内務部第3課の所管に	1890.10.11
伝染病研究所への国庫補助を建議	1893.1月
伝染病研究所に国庫補助	1893.3月
第1回監獄医協議会開催	1893.4月
衛生事務が警察部の所管に	1893.10.31
保健課と改称	1893.11.9
生理時の体操の取り扱いについて訓令	1900.3.26
学校衛生課設置	1900.4.4
監獄事務を移管	1900.7月
スウェーデン体操採用方針を決定	1905.11月
万国阿片委員会に参加	1909.2.1
『済生勅語』を発す	1911.2.11
官公立精神病院設立を建議	1911.3.22
臨時薬業調査委員会設置	1914.12.4
市立肺結核療養所設置を命令	1915.7.20
寄生虫病予防に対し、改良便所等予防に関する研究を開始	1915（この年）
精神病者全国調査	1917.6.30
農村衛生調査	1918.7月
内務省改組	1919.12.24
学校衛生事務に関して通達	1920.4.9
小児保健所指針を答申	1926.7.9
日本医師会と診療契約	1926.11.4
日本薬剤師会と薬剤支給契約	1926.12.17
日本歯科医師会と診療契約	1926.12.26
健康保険代行の官業共済組合を指定	1926.12.28
健康保険組合設立を認可	1926.12.29
公立病院と診療契約交渉を開始	1926（この年）
人口食料問題調査会設置	1927.7.7
体育運動行政を一元化	1928.5.4
「健康保健署官制」廃止	1929.7.31
農業衛生思想啓発について通知	1932.3月
保健衛生調査会設立	1933.1.21
運動医事相談部設置	1933.11月
結核予防について答申	1934.2.27
医療制度調査会設置	1934.11.1
国民の体力調査について建議	1937.5.6
陸軍省、衛生省案を提出	1937.5.14
陸軍省、保健社会省案を提出	1937.6.15
保健社会省設置を決定	1937.7.9
国民の体位向上に関する具体策	1937.11.10
厚生省設置正式決定	1937.12.29
厚生省設置	1938.1.11
現行医薬制度について諮問	1938.7.11
健康保険医療企画調査会発足	1938.9月
「保険院保険制度調査会官制」公布	1938.11.7
厚生省予防局結核課設置	1939.4.1
医療制度改善策について発表	1939.9.8
焼失の医籍復元に免許提出を告示	1940.8月
医薬制度改善方策答申	1940.10.28
文部省体育局設置	1941.1.8

政策　　　　　　　　　　　　　　分野別索引　　　　　　　　　　　　　日本医療史事典

「人口政策確立要綱」閣議決定	1941.1.22	厚生省、母子手帳の配布を開始	1948.5.12
傷痍軍人委員会等廃止	1941.3.29	医務局に管理課を設置	1948.5.13
医事に関する専門委員会設置	1941.5.26	学校衛生統計調査規則規定	1948.6.4
検疫所を移管	1941.12.15	アメリカ社会保障制度調査団の報告書	1948.7.13
「売薬営業整備要綱」を通知	1942.2.18	アメリカ医師会調査団来日	1948.8.3
国民保健指導方策要綱決定	1942.6.20	浮浪児の収容保護の徹底	1948.9.7
結核対策要綱閣議決定	1942.8.21	母子衛生対策要綱実施	1948.9.15
厚生科学研究所設置	1942.11.1	環境衛生監視員設置要綱決定	1948.9.30
厚生省組織変更	1942.11.1	厚生省、ペニシリン使用方針決定	1949.2月
結核療養所を軍事保護院所管へ	1942.11.25	学校健康検査規程を制定	1949.3.19
結核予防対策を答申	1943.1.16	医薬品広告基準を通知	1949.6.14
「医薬品製造整備要綱」発表	1943.8.13	アメリカ薬剤師協会使節団来日	1949.7.1
国民衛生対策について上申	1943.8.24	人口問題審議会設置	1949.8.1
医薬品の生産、小売の統制	1943.10.23	衛生統計部を設置	1949.8.7
厚生省組織改組	1943.11.1	シャウプ勧告、社会保障税を勧告	1949.9.15
衛生物資確保対策要綱	1943.12.3	ストレプトマイシン国内生産確保	1949.9.22
衛生局防空課設置	1944.3.7	ワクチン等の国家買い上げ	1949（この年）
社会保険診療報酬算定協議会設置	1944.5.1	避妊薬の製造許可	1949（この年）
「家庭薬（売薬改称）処方整理実施要綱」制定	1944.8.30	医療機関整備中央審議会答申	1950.2.9
		社会保障制度要綱を作成	1950.6.12
製薬監理官事務所設立	1944.9.1	医薬分業問題で公開状発表	1950.7.10
医療戦時措置要綱を閣議決定	1945.4.2	「生活保護法」による診療方針告示	1950.8.5
軍関係の医療品を厚生省に引継	1945.8.21	「生活保護法」による医療機関告示	1950.8.23
公衆衛生対策に関する覚書発表	1945.9.22	公衆衛生局に結核予防課	1950.9.26
戦争処理のための厚生省顧問設置	1945.9.24	結核対策本部設置要綱	1950.9.27
地方庁の社会保険事務を内政部に	1945.12.24	結核対策本部を設置	1950.11.16
救済福祉に関する計画書を提出	1945.12.31	保健所の整備と結核病床新設	1951.2.11
社会局に物資課を設置	1946.1.12	厚生省、新医療費単価を告示	1951.12.8
GHQ、公娼廃止を命令	1946.1.21	結核医療への公費拡大	1952.1.11
朝鮮・台湾の医師に国内法特例	1946.1.23	国立病院の整理を閣議決定	1952.1.29
保険局に国民保険課を設置	1946.1.26	肢体不自由児の実態調査	1952.3.1
健民局、保護院を廃止	1946.2.8	全国の無医町村調査を実施	1952.7.31
生活困窮者緊急生活援護要綱	1946.4.1	原爆対策に関する連絡協議会設置	1954.6.18
児童保護等の応急措置実施を通達	1946.4.16	人口調節の必要を強調	1954.8.24
厚生行政機構改正指示	1946.5.11	結核対策強化要綱を発表	1954.9.4
労働省設置を閣議決定	1946.5.28	覚せい剤問題対策推進本部設置	1955.1.28
検疫所を厚生省に移管	1946.9.30	厚生大臣諮問機関、7人委員会設置	1955.4.26
「地方官官制」を改正	1946.11.18	へき地医療対策を実施	1956.4.1
医務局出張所を設置	1946.12.27	家庭養護婦派遣事業を開始	1956.4月
「生活保護法」による医療施設を指定	1947.3.5	医療保障委員を設置	1956.7.9
国民食糧栄養対策審議会を設置	1947.3.6	在院精神障害者実施調査	1956.7.15
結核対策強化に関する覚書発令	1947.3.17	社会保障生活実態調査を実施	1956.8月
結核療養所が国に移管	1947.4.1	水道行政の取扱閣議決定	1957.1.18
厚生省医務局に麻薬課を新設	1947.4.2	医療保健業に法人税を課税	1957.3.31
保健所拡充に関する覚書を発令	1947.4.7	厚生省は国民医療費を公表	1957.4月
食品衛生監視員を設置	1947.5.3	社会保険審議会、診療費値上げ反対	1957.12.23
健康保険の保険料率告示	1947.6.5	医療費の8.5%引上げ了承	1958.1.18
アメリカの社会保障制度調査団来日	1947.8.7	健保組合の積極的育成	1958.2.11
労働省を設置	1947.9.1	医療社会事業の業務指針	1958.7.28
社会保障制度要綱を答申	1947.10.9	公的医療機関整備5カ年計画	1958.12.6
社会保険中央診療報酬算定協議会開催	1948.1.16	水俣病患者診査協議会	1959.12.25
東京都杉並区に保健所を設置	1948.3月	水俣病対策	1960.1.9

- 282 -

保険医使用医薬品・価格表を告示	1960.5.18	医薬品再評価を答申	1971.7.7
東南アジアへの医療協力	1960.8.29	保安処分制度に反対決議	1971.8月
不良医薬品の一斉検査	1960.9.29	歯科保健問題懇談会が発足	1971.10.11
生物学的製剤製造規定	1961.2.1	東京全域が公害病指定地域	1971.12.2
食品添加物の規格基準改定	1962.2.13	公害病認定患者の医療費負担	1972.1.25
辺地医療対策5カ年計画	1962.5.30	軽費老人ホーム設置運営要綱	1972.2.26
無医村解消第二次5カ年計画	1962.10.6	特定疾患対策懇談会が発足	1972.6.12
イタイイタイ病対策連絡協議会結成	1962.10.11	特定疾患対策室を新設	1972.7.1
麻薬対策推進本部を設置	1962.10.16	保健所問題懇談会基調報告提出	1972.7.20
医療監視要綱を制定	1962.10.18	公害病認定患者の医療費負担	1972.8.23
制限診療の大幅緩和推進	1962.11.5	医療システム開発調査室を設置	1972.10.2
医薬品安全対策特別部会を設置	1963.3.8	離島対策要綱をまとめる	1972.10.2
厚生省に歯科衛生課、看護課新設	1963.4.1	国民年金改正案の取りまとめ	1972.10.18
救急医療対策打合せ会を開催	1963.7.3	GMPの骨子まとめる	1973.1.26
国立病院・療養所数の削減を発表	1963.8.6	厚生行政でプロジェクトチーム	1973.3.2
第1回管理栄養士試験を実施	1963.11月	離島における保健指導事業の実施	1973.4.12
肺がん対策打合せ会議を開催	1964.1.26	冷凍食品の規格基準を設定	1973.4.28
公的病院の規制基準告示	1964.3.25	水銀等汚染対策推進会議を設置	1973.6.14
厚生省に公害課などを新設	1964.4.1	医事紛争に関する研究会	1973.7.9
児童手当調査委員会を設置	1964.5.1	身体障害者福祉モデル都市	1973.7.26
精神衛生審議会、中間答申	1964.7.25	医療システム開発調査室を新設	1973.8.1
医薬品の適正広告基準	1964.8.10	家庭用品安全対策室を新設	1973.8.1
政府、与党、医療費緊急是正	1964.11.19	休日・夜間診療所増設計画	1973.10.2
厚生大臣、公害対策構想を表明	1965.1.16	産業廃棄物処理問題懇談会を発足	1973.11.1
体力づくり国民会議が発足	1965.3.26	看護婦不足の見通し	1974.1.28
医療保険基本問題対策員会を設置	1965.11.12	厚生省情報企画課を設置	1974.4.15
養護老人ホーム等の設置運営基準	1966.1.28	統計調査部を統計情報部に改組	1974.4.15
心身障害児対策連絡会議を設置	1966.7.29	地域保健医療計画策定	1974.8月
公害に関する基本的施策を中間報告	1966.8.4	小児慢性特定疾患治療研究事業	1974.9.1
生活環境整備新5カ年計画	1966.8.27	日本薬剤師会、政府の政策遅れに反発	1975.2.24
医薬品副作用調査会が発足	1966.12.1	たらい回し対策防止	1976.7.13
厚生省に公害部を新設	1967.6.20	水俣病で新救済制度を要望	1977.2.10
公害行政の一元化を提言	1967.6.21	水俣病関係閣僚会議で患者救済見直し	1977.3.28
イタイイタイ病調査研究班発足	1967.6月	都市型特養構想発表	1977.3月
身障者の雇用促進に関する答申	1967.7.28	水俣病対策推進を回答	1977.7.1
水俣・阿賀野川の公害病を認定	1968.9.26	救急医療対策事業実施要綱作成	1977.7.6
イタイイタイ病の公害病認定	1968.11.1	"一億国民総健康づくり"提唱	1977.8.5
カドミウム汚染対策	1969.3.28	差額ベッド代と付添看護料の廃止	1978.1.28
国民医療対策大綱	1969.4.10	企業年金問題懇談会設置	1978.3.24
看護職員不足対策に関する決議	1969.6月	寝たきり老人短期保護事業設置	1978.4月
児童手当審議会	1969.6月	国立病院・療養所問題懇談会、施策を提言	1978.12.20
DDTなど新規製造許可一部中止	1969.7.10	医師優遇税制、4月から導入	1979.1月
特老ホーム不足、運営改善を勧告	1969.9.8	差額ベッド問題で私大病院への指導強化	1980.2月
川崎市大気汚染公害認定	1969.11.12	身体障害者数10年で1.5倍	1980.2月
緊急に実施すべき老人対策答申	1970.1.7	老人精神病棟に関する意見提出	1980.3.6
カドミウム汚染米の暫定許容基準	1970.7.26	医療費通知実施	1980.7.1
薬効問題懇談会を設置	1970.8.13	病院の全国一斉臨時総点検	1980.9.20
厚生行政の長期構想を発表	1970.9.28	医療行政を見直す委員会設置	1980.9.30
公害紛争処理機関を設置	1970.11.1	ベビーホテル一斉点検	1981.2月
医療保険制度に対する意見書	1970.12.19	老人保健法案要綱を諮問	1981.3.10
老齢福祉対策推進要綱	1971.3.18		
環境庁が発足	1971.7.1		

医療法改正案要綱を諮問	1981.3.11	医療計画作成に係る重要事項で答申	1986.8.25
国の医療政策が不明確と答申	1981.4.10	家庭医についての提言	1986.11.6
医療費の引き上げと薬価基準の引き下げ実施	1981.6.1	国民医療総合対策本部設置	1987.1.14
		エイズ対策関係閣僚会議新設	1987.2.20
感染症サーベイランス開始	1981.7.1	国民医療費推計調査結果まとまる	1987.6.21
第二次臨時行政調査会の第一次答申	1981.8.4	痴呆性老人対策に関する報告書提出	1987.8.26
医療問題基本提言書を提出	1982.3.17	運動指導者養成について意見書	1987.8.27
身体障害者福祉の方策を答申	1982.3.29	地域保健将来構想検討会設置	1987.9.18
新薬薬価算定についての報告書まとまる	1982.7.8	医療機関もビジネスの勉強を	1987.9.24
		身体障害者実態調査結果まとまる	1987.11.4
国民医療費適正化総合対策推進本部を設置	1982.10.1	脳死・生命倫理及び臓器移植問題に関する調査会を設置	1988.3.10
医薬品産業の振興の基本方針で中間報告	1983.2.18	国民医療費、17兆円突破	1988.6.11
		在宅介護・入浴サービスのガイドライン通知	1988.9.16
老人保健拠出金について答申	1983.2.25		
厚生大臣の私的勉強会が発足	1983.4.13	地域医療計画発表	1989.3.31
対ガン10ヶ年総合戦略決定	1983.6.7	患者サービスの在り方に関する懇談会、ガイドラインを設置	1989.5.12
エイズ調査研究班発足	1983.6.12		
レセプト機械化基本構想を発表	1983.7.21	医療廃棄物処理ガイドラインを策定	1989.11.6
行革大綱閣議決定	1984.1.25	脳死調、発足	1989.12.1
医師数に関する検討委員会設置	1984.5.18	厚生省、緩和ケア病棟等を承認	1990.5.1
ダイオキシン摂取量	1984.5.23	保健医療福祉マンパワー対策本部設置	1990.8.12
歯科医師数に関する検討委員会設置	1984.5.29	水俣病問題専門委員会設置	1991.1.22
衛生部局の組織再編	1984.7.1	医療職・看護職の給与の改定を勧告	1991.8.7
国立病院・療養所の統廃合などを審議	1984.10.5	水俣病関係住民に療養費	1991.11.26
不正防止のための顧問医師団を設置	1984.10.31	付添看護廃止へ	1991.11.26
医師需給に関する検討委員会が中間答申	1984.11.2	水俣病総合対策実施要領	1992.4.30
		エイズ検査、無料へ	1992.8.21
歯科医師需給に関する検討委員会が中間提言	1984.12.19	エイズ予防の取り組み	1992.10.14
		老人医療費が6兆円超え	1993.3.9
老人福祉のあり方で提言	1985.1.24	遺伝子治療でガイドライン作成	1993.4.15
国立病院・療養所再編成問題等懇談会が意見書	1985.2.1	イタイイタイ病患者認定を緩和	1993.4.28
		国民医療費が21兆円超え	1993.6.18
国立病院・療養所再編成合理化の基本指針策定	1985.3.28	病院機能評価基本問題検討会設置	1993.9.8
		遺伝子治療するガイドライン発表	1994.2.9
政府管掌健保の高額医療費貸付事業開始	1985.4.6	「がん克服新10カ年総合戦略」発表	1994.8.23
		国民医療費、1人あたり20万円突破	1994.9.25
国立病院・療養所中間施設に関する懇談会設置	1985.4.24	公害医療機関の療養規程改正	1994.9.28
		地域保健への取り組み指示	1994.11.1
健康のための食生活を答申	1985.5.16	水俣病問題対策会議	1995.2.23
家庭医に関する懇談会が設置	1985.6.4	水俣病未認定患者の救済案を連立与党が正式提案	1995.6.21
"心の健康づくり"推進	1985.6.18		
中間施設に関する懇談会が中間報告	1985.8.2	1993年度医療費過去最高額	1995.6.22
国立病院・療養所を削減	1986.1.9	過去最高の医療費総額と伸び率	1995.8.12
医療計画策定指針（仮称）を各県に送付	1986.1.30	水俣病最終解決施策	1995.12.15
		「障害者プラン」決定、大幅に改革	1995.12.19
医療関連ビジネス調査室新設	1986.3.20	薬害エイズ調査プロジェクト設置	1996.1.23
"人生80年時代"へ社会保障整備	1986.4.8	ダイオキシン摂取量	1996.5.29
シルバーハウジング構想	1986.4.30	O-157を伝染病指定	1996.8.6
健康増進指導に関する指針を通知	1986.6.17	「光害」対策ガイドラインまとまる	1996.9.19
企業年金制新設	1986.7.1	医療技術評価を導入に関しての検討報告	1997.6.27
医療経営の近代化・安定化に関する懇談会設置	1986.7.23		

在宅医療に関する報告書公表	1997.6.27	厚生労働省、「未承認薬使用問題検討会議」が発足	2005.1.24
生活習慣病予防についての策定公表	1997.7.30	厚生労働省「医療情報システムの安全管理に関するガイドライン」を施行	2005.4.1
ダイオキシン対策	1998.1.19	厚生労働省、がん対策推進本部を発足	2005.5.11
入院医療のあり方に関する報告	1998.7.3	水俣病懇談会	2005.5.11
ダイオキシン摂取量	1999.1.28	厚生労働省医療安全対策検討会議「今後の医療安全対策について」取りまとめ	2005.6.8
ダイオキシン対策関係閣僚会議	1999.3.30		
「2000年問題」危機管理計画モデルを策定	1999.7.9	地域医療に関する関係省庁連絡会議、「医師確保総合対策」を取りまとめ	2005.8.11
医療費過去最高記録	1999.7.15	国民医療費が過去最高に	2005.8.23
条件付きで「家族介護」にも報酬	1999.9.20	厚生労働省、「がん対策推進アクションプラン2005」を策定	2005.8.25
介護保険制度見直し	1999.11.5		
ゲノムプロジェクト発足	2000.5.18	厚生科学審議会疾病対策部会リウマチ・アレルギー対策委員会報告書をまとめる	2005.10.31
ヒトゲノム研究の検討委員会設置	2000.8.10		
環境ホルモン調査	2000.10.31		
国民運動計画「健やか親子21」を開始	2001.1.1	アスベスト(石綿)健康被害救済	2006.3.2
「厚生労働省」の設置	2001.1.6	総務省、「医療分野におけるICTの利活用に関する検討会」報告書まとまる	2006.4.18
「医療安全対策検討会議」の設置	2001.5.18	概算国民医療費、過去最高に	2006.7.26
「ハンセン病問題対策協議会における確認事項」合意	2001.12.25	EPA締結、外国人看護師と介護福祉士の受け入れ枠を発表	2006.9.9
厚生労働省、医療制度改革推進本部を設置	2002.3.8	厚生労働省「医療ニーズの高い医療機器等の早期導入に関する検討会」発足	2006.10.26
総務省「電波の医用機器等への影響に関する調査」の結果を公表	2002.7.2		
日本医療機能評価機構、病院機能評価の結果を公開	2002.9.1	水俣病患者調査	2006.12.7
		経済産業省、「商店街へのAED(自動体外式除細動器)の整備支援について」公表	2007.3.26
厚生労働省「新たな看護のあり方に関する検討会」報告書まとまる	2003.3.24		
厚生労働省、「医療安全支援センター」の設置を推進	2003.4.1	政府・与党、「緊急医師確保対策」をとりまとめ	2007.5.31
経済産業省、「医療機器産業懇談会報告書」を公表	2003.5.16	政府、「がん対策推進基本計画」を閣議決定	2007.6.15
厚生労働省、「診療に関する情報提供の在り方に関する検討会」報告書まとまる	2003.6.10	国民健康保険の医療費、伸び率鈍化	2007.7.2
		厚生労働省「医療施設体系のあり方に関する検討会」が「これまでの議論を踏まえた整理」を公表	2007.7.18
総務省、「電波の医用機器等への影響に関する調査」結果を公表	2003.6.20		
厚生労働省、「老人医療費の伸びを適正化するための指針」を策定・告示	2003.9.11	国民医療費、3年連続で過去最高を更新	2007.8.24
厚生労働省「ヒヤリ・ハット事例」の収集を開始	2003.10.1	総務省「小児医療に関する行政評価・監視」結果に基づく勧告	2007.9.12
厚生労働省「心の健康問題の正しい理解のための普及啓発検討会」報告書まとまる	2004.3.25	「健康日本21」改正	2008.4.1
		医療事故調査委員会設置へ	2008.6.13
		病院受け入れ拒否問題で懇談会設置	2008.11.5
医療費総額が減少	2004.8.3	再生医療に関する検討会を設置	2009.4.6
概算医療費が過去最高	2004.8.16	処方せんの記載方法、統一へ	2009.5.25
国際疾病センターを設置	2004.10.1	チーム医療に関する検討会を設置	2009.8.28
FTA合意、外国人看護師ら受け入れへ	2004.11.29	中医協人事、日医枠ゼロに	2009.10.26
いわゆる「混合診療」問題に係る基本的合意	2004.12.15	統合医療プロジェクトチームの会合開催	2010.2.5
厚生労働省「医療・介護関係事業者における個人情報の適切な取扱いのためのガイドライン」取りまとめ	2004.12.24	受動喫煙対策進む	2010.2月
		水俣病問題で首相が謝罪	2010.5.1

政策　　　　　　　　　　　分野別索引　　　　　　　　　　日本医療史事典

肝炎対策推進協議会の会合開催	2010.6.17	内務省改組	1924.12.20
医療産業研究会の報告書公表	2010.6.30	内務省社会局保険部設置	1926.4.21
医師不足の実態発表	2010.9.29	「健康保険の保健施設方針」を指示	1927.4.30
医療イノベーション会議開催	2010.11.30	健康保険診療契約	1927.5月
HTLV-1対策推進	2011.7.5	メキシコとの医師免許相互主義破棄	
国民医療費概況を公表	2011.9.29		1928（この年）
「健康日本21」最終評価を公表	2011.10.13	医師などの試験事務を内務省へ移管	1929.4.1
第2期がん対策推進基本計画案、発表	2012.3.1	学校看護婦の設置を省令	1929.10.29
新「肝炎研究10カ年計画」開始	2012.4.1	歯科診療方針制定	1931.11.4
新型インフルエンザワクチン流通改善		結核予防相談所開設へ	1932.2.24
で報告	2012.7.30	学校給食に関し訓令	1932.8.20
水俣病救済申請締切	2012.7.31	国民健康保険法要綱案	1934.7月
医療費、最高を更新	2012.8.24	健康相談所設置	1934.10.1
		保健館開設	1935.1.1
【制度】		救急車での活動開始	1936.1.20
薬種問屋の制を制定	1729（この年）	柔道整復術と健康保険で協定	1936（この年）
屍体解剖制度が確立	1870.9.20	健康保険健康相談所設置	1937.3.11
種痘医師免許が地方官限りに	1872.9.19	「保健所法」による国庫補助の件制定	1937.4.14
医術開業試験施行について3府に達す	1875.2.10	一宮保健所開設	1938.4.1
薬舗開業試験実施	1875.7月	職員健康保険組合設立認可	1939.5月
「医術開業試験法」を達す	1876.1.12	国民体力管理制度について諮問	1939.10.3
区医制度採用	1877.6.7	国民健康保険施行効果発表	1941.3.30
地方庁に衛生担当吏員設置	1878.5.28	保健指導網の確立に向け通達	1941.11.29
開業医子弟に無試験開業許可	1882.3.2	薬業整備に関する方針	1941.12.11
第1回医術開業試験告示	1883.10.29	厚生省に技監制度	1942.2.1
医術開業試験の受験人心得を告示	1883.12.10	健民指導地区設置	1942.12.23
医籍編制を開始	1884.1.21	「健康保険保険医療養担当規程」告示	1943.3.12
仮免状下附の条件に関し通知	1884.6月	船員保険等を地方庁に移管	1943.3.31
女性の医術開業試験合格第1号	1884.9月	点数単価方式を採用	1943.4.1
女性公許登録医師が誕生	1885.3月	健康保険組合連合会設立	1943.5.5
医学博士が誕生	1888.5.7	保健所網が完成	1944.10.1
医術開業試験実施	1891.4.10	哺育手当の支給を規程	1944.10.13
学校衛生事項取調嘱託設置	1891.9.23	第1回医師国家試験を実施	1946.11.1
「疾病ノ保険法」発表	1892.12.24	第1回歯科医師国家試験を実施	1947.4.1
防疫課設置	1897.10.25	全国の病院に病院給食を導入	1949.5.1
限地開業医制度の範囲を厳正化	1898.4月	第1回社会保険制度審議会総会	1949.5.19
衛生課設置	1898.10.22	臨時医薬制度調査会等を設置	1950.7.18
臨時検疫職員設置	1898.10.22	病院の完全看護、完全給食の実施	1950.9.1
薬学博士が誕生	1899.3.27	国立病院に総看護婦長制度	1950.9.21
屠畜検査員設置	1906.6.26	社会保障制度に関する勧告	1950.10.16
救済事業奨励費の下付を開始	1909.2.11	薬価基準発表	1950.10月
精神病調査票作成義務化	1909.12.28	医薬分業に関する特別委員会	1950.12.5
警察医を配置	1912.3.19	医薬分業に関する診療費算定	1951.1.24
学校衛生会設置	1916.11.11	医薬分業の強制実施を答申	1951.2.28
内務省地方局に救護課設置	1917.8.25	厚生科学研究補助金扱が厚生省に	1951.4月
医師免許でメキシコと相互主義	1917（この年）	社会保障制度推進に関する勧告	1951.10.20
大阪府が救済建議	1918.6.1	国鉄に身体障害者運賃割引規定	1952.4.8
嘱託医制度を採用	1918（この年）	国立療養所の診療報酬告示	1952.6.23
文部省に学校衛生課設置	1921.6.23	自由労働者ら、健保適用を申請	1952.8.19
内務省に予防課設置	1921.7.1	医療保険事務費等国庫負担を答申	1952.12.23
内務省社会局に健康保険部設置	1923.6.1	国保医療給付費の国庫負担	1953.7.31
済生会が訪問看護婦事業を開始	1923（この年）	薬価基準の改正	1953.8月

- 286 -

インターン制度の改善を答申	1953.10.5
社会保険関係機構の一元化案	1953.10.13
年金制度の整備改革を勧告	1953.12.10
看護婦の勤務時間は週44時間	1953.12月
健康保険医療養担当規定改定告示	1954.1.28
ストマイ等診療点数引き下げ	1954.7.1
点数表の不合理是正を厚生大臣に要望	1954.7.5
新医療費体系構想を発表	1954.9.30
国立療養所の付添廃止	1955.2.15
食品衛生監視員の費用交付税負担	1955.4.1
新医療費体系骨子	1955.12.11
医薬分業を実施	1956.4.1
岩手県久慈市等で敬老年金支給	1956.4.1
「薬事法」の監査制度再検討勧告	1956.5.21
医療保障制度に関し勧告	1956.11.8
医療保障基礎調査結果	1956.11月
国民皆保険4ヶ年計画大要	1957.2.10
診療点数1点を10円に固定	1957.8.31
専門医制度調査会が発足	1958.1.11
国民年金制度検討試案要綱	1958.3.26
国民年金制度に関する基本方策	1958.6.14
社会保険診療報酬の点数改正	1958.6.30
給食制度の改正	1958.10月
医療制度調査会を設置	1959.4月
国民年金審議会を設置	1959.6.1
無医地区に診療所を開設	1959.7.2
東京都に国民健康保険実施	1959.12.1
拠出制国民年金の加入受付	1960.10.1
国民年金積立金の運用	1960.12.22
国民健康保険、全国に普及	1961.4.1
国民年金保険料の収納事務開始	1961.4.1
3歳児健康診査、新生児訪問指導	1961.6.19
3歳児歯科健康診査	1961.6.19
中医協、医療費値上げを答申	1961.7.7
拠出制国民年金の支払開始	1962.8.1
薬価基準改正を告示	1962.12.28
引揚医師の免許制度廃止を申入	1963.2.1
入院費保険などを認可申請	1963.3.13
政府管掌健保18億円の赤字	1963.3.22
インターン制度の改善	1963.7.26
国保、世帯主の給付率7割に	1963.10.1
健保、成人病予防検診実施	1964.4月
インターン制度について意見書	1964.10.13
医大卒業生、インターン願書拒否	1965.3.30
厚生年金基金制度の創設	1965.6.1
看護婦の勤務体制を二八体制に	1965.8.13
病院会計準則を制定	1965.10.15
日本病院協会、医療制度改革試案	1966.3.12
売血の中止を決定	1967.1.12
インターン制度改善に関する意見書	1967.2.3
医薬品副作用モニター制度	1967.3.1
石炭労働者特別年金制度を答申	1967.5.8
インターン制度懇談会最終結論	1967.5.23
新医薬品の副作用報告制度	1967.9.13
国民年金制度の改善案	1968.6.5
薬価基準を全面改正	1968.11.30
日医、医療費値上げ要求	1969.7.5
医療保険制度の改正試案	1969.8.14
老人医療費無料化実施	1969.12.1
児童手当制度の創設再審議	1970.3.10
医療保険の前提について建議	1970.10.31
日経連、保険医問題で政府の妥協戒める	1971.6.18
医師会の医療保険制度改革案	1971.7.28
厚生年金保険制度改正案を建議	1972.10.17
医師賠償責任保険制度の創設	1973.3.10
医薬品情報検索システムを開発	1973.3.24
教育病院群別検討打合せ会	1973.3.26
診療報酬スライド制導入問題	1973.3.26
医薬品等の試験検査体制の整備	1973.4.17
社会保障長期計画懇談会発足	1973.5.7
食品・医薬品事故救済制度化	1973.5.17
診療報酬請求事務の簡素化	1973.6.8
乳児健康診査制度創設	1973.6.18
老人医療無料の対象を65歳に	1973.7.1
医療情報システムを整備検討会	1973.8.4
デイケアを診療報酬で点数化	1974.2.1
医療費再値上げを諮問	1974.9.7
政管健保の保険利率引上げ	1974.11.14
新国民年金法案構想（基礎年金）発表	1975.11.6
社会保障見直し論にクギ	1975.12.1
中医協、医療費値上げ決定	1976.3.27
社会保険診療報酬課税特例に措置	1976.4.2
歯科診療は保険と自由の二本建て	1976.7.27
24時間体制の救命救急センター整備開始	1976.12月
医師国家試験出題基準を作成	1977.4.9
年金制度の官民格差問題	1977.6.20
1歳半健診制度新設	1977.6.24
老人医療費無料化制度存続希望	1977.8.6
厚生省、医療費引き上げ	1977.12.22
プライマリ・ケアについて意見書	1978.3.2
健康保険制度等の改正案諮問	1978.4.7
健康保険制度等の改正案要綱に批判的な答申	1978.5.13
医療保険制度改革構想発表	1978.8.15
薬局モニター制度発足	1978.8.21
プライマリ・ケア臨床研修指導医海外留学制度発足	1979.1.11
必要一般病床算定数値を全国統一	1979.2.13
年金制度改革を提言	1979.4.18
老人保健医療制度創設案発表	1979.10.19
医薬品の効能書を薬理作用重視に改正	1980.9.2
老人保健医療制度第一次試案発表	1980.9.7

制度　　　　　　　　　　　分野別索引　　　　　　　　　日本医療史事典

厚生年金制度抜本的見直し	1981.11.12
社会保障制度等報告書まとまる	1982.5.29
企業年金のあり方を提言	1982.7.9
歯科在宅当番医制を発足	1982.9.8
薬価基準算定方式等の検討について答申	1982.9.18
適正医師数の新しい目標を策定	1983.7.13
医療保険制度を抜本的改定	1983.8.18
高齢化社会に対応する制度改革を諮問	1983.11.28
厚生省の年金改革案基本的に了承	1984.1.25
健保制度改正案を諮問	1984.1.27
老人保健制度の見直し意見	1985.7.18
民間医療保険のあり方	1985.12.20
医療費データベースシステム稼働	1986.11.28
看護婦育成等に関して提言	1987.4.28
老人医療について中間報告	1987.6.26
末期医療のケアの在り方に関する検討会設置	1987.7.30
健康運動指導士を認定	1988.1.22
「看護職員需給計画」通知	1988.7.21
医療ソーシャルワーカー業務指針検討会を開催	1989.2.17
「新看護婦需給見通し」通知	1989.5.19
国立大学病院の研修登録医制度発足を決定	1989.6.1
医薬分業の促進計画	1989.8.15
今後の医療供給体制について発表	1990.1.19
診療報酬引き上げ	1990.4.1
救急救命士制度を提言	1990.12.5
健康スポーツ医制度実施要項を通知	1991.4.22
薬価基準算定方式改定	1991.5.31
医療関連サービスマーク制度開始	1991.9.26
中医協、診療報酬引き上げ承認	1992.2.14
老人訪問看護制度開始	1992.4.1
医師国家試験合格者、女子が2割突破	1992.5.12
診療報酬改定	1993.9.24
公的年金制度の一元化について最終報告	1995.7.26
健康保険組合連合会、過去最高の赤字	1995.9.8
企業の健康保険、過去最高の赤字	1995.9.27
公的介護保険中間報告	1996.1.31
介護保険制度創設	1996.4.22
国民医療のあり方を考える会議開催	1996.7.26
非配偶者間人工授精ガイドラインまとめる	1996.11.3
政管保険の負担額引き上げ	1996.11.27
医療保険負担、引き上げへ	1996.12.19
GCPが施行	1997.4.1
医療保険負担割合引き上げへ	1997.6.16
レセプト、本人要求で開示	1997.6.25
医療保険制度改革案公表	1997.8.29
救急医療に関する検討が報告	1997.12.11
医師数削減へ	1998.5.15
カルテ開示を法制化	1998.6.18
年金制度改革案まとまる	1998.10.28
入院医療の定額払い方式の試行	1998.11.1
日本型参照薬価制導入へ	1999.1.7
診療情報開示に応じる	1999.1.12
バイアグラ、スピード承認	1999.1.25
卒後2年臨床研修を義務付け	1999.2.10
日本型参照薬価制導入断念	1999.4.13
カルテの電子保存承認	1999.4.22
カルテ開示法先送り	1999.7.1
高齢者の薬代、一部負担免除措置施行	1999.7.1
"要介護認定"の申請スタート	1999.10.1
高齢者保健福祉のさらなる充実を図るプラン発表	1999.12.19
ドクターヘリ導入促進事業を実施	2001.4.1
遺伝子組換え食品の安全性審査を義務化	2001.4.1
保健機能食品制度の施行	2001.4.1
厚生労働省、「災害医療体制のあり方に関する検討会」の報告書まとまる	2001.6.29
厚生労働省、医療制度改革試案公表	2001.9.25
厚生労働省、「医薬品情報提供のあり方に関する懇談会」最終報告をまとめる	2001.9.27
厚生労働省、「これからの医業経営の在り方に関する検討会」の設置	2001.10.29
「医療制度改革大綱」がまとまる	2001.11.29
診療報酬「本体」1.3％引下げを決定	2001.12.17
厚生労働省、「保健医療分野の情報化にむけてのグランドデザイン」を策定	2001.12.26
医療制度改革に関する政府・与党合意	2002.2.11
「これからの医業経営の在り方に関する検討会」中間報告	2002.3.25
医療に関する広告規制、大幅に緩和	2002.4.1
診療報酬改定	2002.4.1
医道審議会・医師分科会医師臨床研修検討部会が中間とりまとめ	2002.5.22
厚生労働省、「医薬品産業ビジョン」を公表	2002.8.30
厚生労働省「新たな看護のあり方に関する検討会」が中間報告	2002.9.6
厚生労働省、すべての病院に安全管理で4項目を義務づけ	2002.10.1
厚生労働省「救急救命士の業務のあり方等に関する検討会」報告書まとまる	2002.12.11
医療分野などへの株式会社参入など断念	2002.12.12
厚生労働省「自殺防止対策有識者懇談会」報告書まとまる	2002.12.12

- 288 -

自由診療に限り株式会社の医療参入を認める	2003.2.27
厚生労働省「これからの医業経営の在り方に関する検討会」報告書まとまる	2003.3.26
「医療保険制度体系および診療報酬体系に関する基本方針」が閣議決定	2003.3.28
厚生労働省、「医療機器産業ビジョン」を策定	2003.3.30
DPC制度の導入	2003.4.1
厚生労働省、「医療提供体制の改革のビジョン（案）」を公表	2003.4.30
診療報酬、1%引き下げ	2003.12.18
地域医療に関する関係省庁連絡会議、「へき地を含む地域における医師の確保等の推進について」報告	2004.2.26
医師の臨床研修、義務化	2004.4.1
診療報酬改定	2004.4.1
厚生労働省、化学物質管理のあり方について報告	2004.5.27
クローン胚作製、認める	2004.6.23
政管健保11年振りの黒字	2004.8.5
総務省、「地域医療の確保と自治体病院のあり方等に関する検討会」報告書まとまる	2004.11.30
厚生労働省、C型肝炎対策等について取りまとめ	2005.8.2
厚生労働省、「医療制度構造改革試案」を公表	2005.10.19
政府・与党医療改革協議会、「医療制度改革大綱」取りまとめ	2005.12.1
歯科医師の臨床研修必修化	2006.4.1
診療報酬改定	2006.4.1
厚生労働省、「健康づくりのための運動指針2006」を策定	2006.7.19
厚生労働省「医師の需給に関する検討会」報告書まとまる	2006.7.28
70歳以上の重症患者、食費・居住費について負担免除	2006.8.9
中医協、「7対1入院基本料」について建議	2007.1.31
中医協、医療保険のリハビリ日数緩和を答申	2007.3.14
厚生労働省、医師等資格確認検索システムを開設	2007.4.1
「新健康フロンティア戦略賢人会議」、新健康フロンティア戦略取りまとめ	2007.4.18
厚生労働省、「診療行為に関連した死亡に係る死因究明等の在り方に関する検討会」を設置	2007.4.20
「革新的医薬品・医療機器創出のための5か年戦略」策定	2007.4.26
後期高齢者医療制度、保険料上限を年間50万円に	2007.8.7
厚生労働省、「後発医薬品の安心使用促進アクションプログラム」を策定	2007.10.15
中医協、後発医薬品の使用促進を了承	2007.12.14
診療報酬本体部分引き上げを決定	2007.12.18
医師と事務職員等との役割分担の推進について通知	2007.12.28
産科医療補償制度の概要固まる	2008.1.23
ドクターヘリ導入	2008.4.1
メタボ健診開始	2008.4.1
後期高齢者医療制度開始	2008.4.1
高度医療評価制度創設	2008.4.1
社会医療法人申請開始	2008.4.1
薬剤師国家試験制度について検討	2008.7.8
外国人看護師等受入れへ	2008.11.6
産科医療補償制度がスタート	2009.1.1
「らい予防法による被害者の名誉回復及び追悼の日」定める	2009.6.22
後期高齢者医療制度廃止表明	2009.9.17
特定看護師制度化検討へ	2010.3.23
外国人看護師誕生	2010.3.26
診療報酬、10年ぶりのプラス改定	2010.4.1
看護師試験で外国人受験者に配慮	2011.2.20
TPPにおける医療保険制度の除外を要請	2011.11.2
診療報酬改定	2012.2.10
救急救命士の業務拡大へ	2012.4.6
抗がん剤副作用救済、見送り	2012.8.10

【法令】

「療養所養病令」発布	1723.2月
「堕胎禁止令」発布	1842.11月
「西洋医学ノ所長ヲ採用ス」布告	1868.3.7
「医業取締及ビ医学ノ奨励ニ関する布告」	1868.12.7
「産婆の売薬世話及び堕胎等の取締」布達	1868.12.24
「医学校規則」制定	1869.11月
「販売鴉片烟律」・「生鴉片取扱規則」布達	1870.8.9
「売薬取締規則」布達	1870.12.23
「売薬取締規則」廃止	1872.7.17
「老死或ハ尋常病死禽獣ハ其皮ヲ剥取及骨肉ヲ培養ニ用フルヲ許ス」布告	1873.3.2
「人家稠密ノ地ニ於テ牛豚類豢養禁止ノ件」	1873.5.15
「医制」を研究	1873.6.15
「各寮に備使する職工及び役夫の死傷賑恤規則」公布	1873.7.5
「医制」草案完成	1873.12.27
「医制」施行方について伺う	1874.3.2
「医制」の3府先行施行を決議	1874.3.7
「医制」の3府先行施行を許可	1874.3.12

「医制」を達す	1874.8.18
「毒薬劇薬取締方」布達	1874.9.19
「種痘規則」布達	1874.10.7
「恤救規則」制定	1874.12.8
「贋薬販売取締方」布達	1874.12.25
「医務条例」制定	1874.12月
「陸軍軍医条例」制定	1875.1.23
「薬舗試験規則」布達	1875.3月
「悪病流行ノ節貧困ノ者処分概則」公布	1875.4.8
「官役人夫死傷手当規則」制定	1875.4.9
「医制」改正	1875.5.14
「窮民恤救申請調査箇条」制定	1875.7.3
「窮民一時救助規則」制定	1875.7.12
「薬舗開業試験施行ノ件」を達す	1875.12.28
「売淫罰則」制定	1876.1.27
「悪病流行医員派出ノ節施治患者等届出方」を達す	1876.2.5
「疫牛処分仮条例」制定	1876.2.29
「伝染牛疫予防法並斃死後処置」制定	1876.3.7
「官立公立私立病院の種別および公私立病院設立伺願書式」を達す	1876.3.31
「娼妓黴毒検査方法」を達す	1876.4.5
「種痘医規則」制定	1876.4.12
「製薬免許手続」を達す	1876.5.8
「天然痘予防規則」制定	1876.5.18
「売薬規則」布告	1877.1.20
「寄セ席取締規則」公布	1877.2.10
「旅人宿規則」公布	1877.2.13
「毒薬劇薬取扱規則」布達	1877.2.19
「医術ヲ以ツテ奉職スル者ハ試験ヲ須ヒス免状交付」制定	1877.8.16
「虎列刺病予防法心得」制定	1877.8.27
「興業場取締規則」公布	1878.2.5
「アニリン其他鉱属製ノ絵具染料ヲ以テ飲食物ニ着色スルモノノ取締方」を達す	1878.4.18
「飲料水注意法」を達す	1878.5月
「薬用阿片売買並製造規則」布告	1878.8.9
「売薬規則」改正	1878.9.19
「売薬検査心得書」制定	1878.11.17
「医業取締規則」制定	1878.12.20
「市街掃除規則」・「厠囲構造並屎尿汲取規則」制定	1879.1.28
「各庁技術工芸者就業上死傷手当内規」公布	1879.2.1
「医師試験規則」制定	1879.2.24
「虎列刺病予防仮規則」制定	1879.6.27
「海港虎列刺病伝染予防規則」制定	1879.7.14
「検疫停船規則」布告	1879.7.21
「虎列刺病予防規則」制定	1879.8.25
「湯屋取締規則」制定	1879.10.3
「中央衛生会職制及事務章程」・「地方衛生会規則」を達す	1879.12.27
「府県衛生課事務条項」・「町村衛生事務条項」を達す	1879.12.27
「薬品取扱規則」布告	1880.1.17
「伝染病予防規則」制定	1880.7.9
「伝染病予防心得書」を達す	1880.9.10
「種痘医規則」改正	1880.9.15
「日本薬局方」制定を委任	1880.11.5
「伝染病予防規則」改正	1880.12.14
「衛生委員通信手続」制定	1881.3.17
「流行病アル節貧民救療費支弁方」を達す	1881.4.19
「監獄則」制定	1881.9.19
「劇場取締規則」制定	1882.2.15
「医学校卒業生試験ヲ要セス医術開業免状下附」を達す	1882.2.17
「医師試験規則中修業履歴書ハ三年以上修業ノ実跡ヲ明記スルモノニ非レハ試験セス」を達す	1882.2.28
「医学校通則」制定	1882.5.27
「虎列刺病流行地方ヨリ来ル船舶検査規則」布告	1882.6.23
「薬学校通則」制定	1882.7.18
「医師医業ニ関スル犯罪及不正ノ行為処分ニ関スル件」布告	1882.8.11
「行旅死亡人取扱規則」制定	1882.9.30
「売薬印紙税規則」制定	1882.10.27
「府県連合衛生会規則」制定	1883.3.31
「鉱泉取調条項」制定	1883.7.23
「医術開業試験規則」・「医師免許規則」制定	1883.10.23
「墓地及埋葬取締規則」・「墓地及埋葬取締規則違背者ハ違警罪ヲ以テ処分」公布	1884.10.4
「入歯歯抜口中療治接骨営業者取締方」を達す	1885.3.23
「鍼灸術営業差許方」を達す	1885.3.25
「日本薬局方」草案が完成	1885.3月
「鍼灸術営業規則」布達	1885.9.10
「種痘規則」制定	1885.11.9
「薬種商営業規則」布達	1886.2.25
「各省官制」公布	1886.2.27
「売薬検査心得」制定	1886.3.19
「ジュネーブ条約」に加入	1886.6.5
「日本薬局方」制定	1886.6.25
「地方官官制」公布	1886.7.20
「虎列刺病流行地ヨリ古着襤褸ヲ他ノ健康地ニ輸送スルヲ禁スルノ件」布達	1886.9.1
「中央衛生会官制」公布	1886.11.6
市街の清掃に関し訓令	1886.12.3
「学位令」公布	1887.5.21

「衛生試験所官制」公布	1887.6.1	「阿片法」公布	1897.3.30
「宿屋営業取締規則」公布	1887.10.13	「海軍省官制」改正	1897.3.31
「陸軍軍医学校条例」公布	1888.12.28	「医士法案」提出	1897.3月
「薬律」公布	1889.3.16	「伝染病予防法」公布	1897.4.1
「薬剤師試験規則」・「薬品巡視規則」制定	1889.3.27	「伝染病予防法ニ依ル清潔方法並消毒方法」公布	1897.5.6
「医術開業試験委員組織権限」公布	1889.5.7	「臨時検疫局官制」公布	1897.6.4
「看守及監獄傭人分掌例」を発す	1889.6.26	「検疫委員設置規則」制定	1897.6.5
「監獄則施行規則」制定	1889.7.16	「汽車検疫規則」・「船舶検疫規則」制定	1897.7.19
「薬監視員巡視施行及費用等支弁方並ニ証票雛形」を発す	1889.9.26	「医療用薬品ノ検査証明ヲ業務トスル者取締ノ件」	1897.9.21
「湯屋取締規則」公布	1890.1.17	「海軍病院条例」・「海軍監獄条例」公布	1897.9.24
「水道条例」公布	1890.2.13	「海軍軍医学校条例」公布	1897.10.22
「汽車検疫心得」を発す	1890.7.10	「医師会法案」諮問	1897(この年)
「鉱業条例」公布	1890.9.26	「葉煙草専売法」施行	1898.1.1
「伝染病予防心得書」廃止	1890.10.11	「公立学校ニ学校医ヲ置クノ件」公布	1898.1.12
「医制」廃止時期について照会	1890.10月	「学校医職務規程」公布	1898.2.26
改正「日本薬局方」公布	1891.5.20	「開港規則」公布	1898.7.8
「海外諸港ヨル来ル船舶ニ対シ検疫施行方」公布	1891.6.22	「学校伝染病予防及消毒方法」制定	1898.9.28
「地方衛生会規則」公布	1891.8.18	「医師会法案」提出	1898.12.6
「東京府私立病院並産院設立規則」制定	1891.10.19	「学位令」改正	1898.12.10
「薬品営業並薬品取扱規則追加法律」公布	1892.6.28	「海港検疫法」公布	1899.2.14
「官吏療治料給与ノ件」公布	1892.9.27	「北海道旧土人保護法」公布	1899.3.2
入歯歯抜口中療治接骨業の事務を移管	1893.11.1	「罹災救助基金法」公布	1899.3.22
「伝染病予防上必要ノ諸費ニ関スル件」公布	1894.2.7	「水難救護法」公布	1899.3.28
「医術開業試験委員組織権限」改正公布	1894.4.24	「行旅病人及行旅死亡人取扱法」制定	1899.3.29
精神病患者の取扱に関して公布	1894.4.28	「伝染病研究所官制」公布	1899.3.31
「清国及ビ香港ニ於テ流行スル伝染病ニ対シ船舶検疫施行ノ件」公布	1894.5.26	「海港検疫所官制」公布	1899.4.13
「高等学校令」公布	1894.6.25	「行旅病人、行旅死亡人及同伴者ノ救護並取扱ニ関スル件」公布	1899.6.19
「薬剤師試験委員組織権限」公布	1894.6.25	工場衛生調査について訓令	1899.6月
「汽車検疫心得」制定	1894.7月	「産婆規則」公布	1899.7.19
小学校における体育および衛生に関して訓令	1894.9.1	「私立病院産院規程」制定	1899.7.20
「医師免許規則」改正法案を否決	1895.2.6	「産婆試験規則」・「産婆名簿登録規則」公布	1899.9.6
「内務省ニ臨時検疫局設置ノ件」・「庁府県ニ臨時検疫部設置ノ件」公布	1895.4.16	ペスト対策の3法令を達す	1899.11.18
「獣疫予防法」公布	1896.3.29	「船中の鼠駆除の件」を達す	1899.11.22
「痘苗製造所官制」・「血清薬院官制」公布	1896.3.31	「臨時ペスト予防事務局官制」公布	1899.12.13
「医術開業試験委員官制」・「薬剤師試験委員官制」公布	1896.4.7	「飲食物取締法」公布	1900.2.24
「文部省ニ学校衛生顧問及学校衛生主事ヲ置クノ件」公布	1896.5.8	「汚物掃除法」・「下水道法」公布	1900.3.7
「ジフテリア血清売下規則」制定	1896.6.30	「産業組合法」公布	1900.3.7
「痘苗売下規則」公布	1896.7.11	「未成年者喫煙禁止法」公布	1900.3.7
「学校清潔方法」を発す	1897.1.11	「精神病者監護法」公布	1900.3.10
「学生生徒身体検査規程」制定	1897.3.15	「学生生徒身体検査規程」制定	1900.3.26
		「臨時海港検疫所官制」公布	1900.3.28
		「日本薬局方調査会官制」公布	1900.3.30
		「庁府県ニ臨時検疫官ヲ置クノ件」公布	1900.3.31
		「牛乳営業取締規則」制定	1900.4.7
		「有害性着色料取締規則」制定	1900.4.17
		「営業浴場ノ風紀取締ノ件」公布	1900.5.24
		「行政執行法」公布	1900.6.2

「鼠駆除ノ為ニメ燐及亜砒酸使用ノ件」を達す	1900.6.4	「廃兵院法」公布	1906.4.7
「清涼飲料水営業取締規則」公布	1900.6.5	「屠場法」公布	1906.4.11
「臨時検疫局官制」制定	1900.6.15	「医師法」・「歯科医師法」公布	1906.5.2
「看護婦規則」制定	1900.7.1	「屠場ノ構造設備標準」制定	1906.6.27
「氷雪営業取締規則」制定	1900.7.3	第三次改正「日本薬局方」公布	1906.7.2
「獣肉・山羊乳販売業ノ取締規則」制定	1900.7.23	「医師法施行規則」・「歯科医師法施行規則」公布	1906.9.3
「救恤又ハ学芸技術奨励寄附金等ノ保管出納ニ関スル件」公布	1900.8.3	「医師法」の外国免許に関する勅令公布	1906.9.12
「死亡診断書、死体検案書、死産証書、死胎検案書記載事項ノ件」公布	1900.9.3	「公立私立歯科医学校指定規則」制定	1906.10.30
「娼妓取締規則」制定	1900.10.2	「医師会規則」制定	1906.11.17
「飲食物及布片中砒素及錫ノ試験方法」制定	1900.10.12	「陸軍伝染病予防規則」制定	1906.12.3
「臨時ペスト予防事務局官制」公布	1900.12.13	「癩予防法」公布	1907.3.19
「飲食物用器具取締規則」制定	1900.12.17	「官立医学専門学校規程」制定	1907.4.10
「未成年者禁酒法案」提出	1901.1.29	「薬品営業並薬品取扱規則」改正	1907.4.10
「理髪営業取締規則」公布	1901.3.6	「師範学校ノ規定改正ニ付注意事項」通知	1907.4.17
「文部省直轄諸学校官制」改正	1901.4.1	「帝国鉄道庁職員救済組合規則」制定	1907.4.22
「畜牛結核病予防法」公布	1901.4.13	「官役職工人夫扶助令」公布	1907.5.10
「人工甘味質取締規則」制定	1901.10.16	「法律第11号施行規則」制定	1907.7.20
「日本赤十字社条例」公布	1901.12.3	「道府県癩患者療養所設置区域ニ関スル件」公布	1907.7.22
「ペスト菌取扱取締規則」公布	1901.12.25	「何レノ薬局方ニモ記載セサル薬品又ハ製剤取締ニ関スル件」制定	1907.12.11
「救貧法案」提出	1902.3.5	「宮内伝染病予防令」制定	1908.1.10
「癩患者取締ニ関スル建議案」提出	1902.3.6	「宮中衛生会規程」制定	1908.2.28
「鉱毒調査委員会官制」公布	1902.3.17	「監獄法」公布	1908.3.28
「港務部設置ノ件」公布	1902.3.28	「水利組合法」公布	1908.4.13
関西連合医会が「医師法案」決定	1902.9.12	「臨時脚気病調査会官制」公布	1908.6.1
「医術開業試験委員官制」・「薬剤師試験委員官制」改正	1903.3.20	「モルヒネ及びその注射器密輸入取締方」制定	1909.3.11
「監獄官制」公布	1903.3.20	「種痘法」公布	1909.4.14
「専門学校令」公布	1903.3.27	「医師法」・「歯科医師法」改正	1909.7.17
「畜犬取締規則」公布	1903.4.28	「病院医院其ノ他診療所治療所ノ広告ニ関スル件」制定	1909.7.17
「痘苗及血清其他細菌学の予防治療品製造取締規則」制定	1903.6.24	「産婆規則」改正	1910.5.5
「伝染病予防法ニ依ル手当金ニ関スル件」公布	1903.6.29	「売薬部外品ノ免許手数料等ニ関スル件」公布	1910.5.5
「雇人口入営業取締規則」公布	1903.7.13	「私立薬学専門学校指定規則」制定	1910.7.1
「臨時ペスト予防事務局官制ハ之ヲ廃止ス」公布	1903.7.29	「工場法」公布	1911.3.29
「飲食物防腐剤取締規則」制定	1903.9.28	「水道条例」改正	1911.3.29
「肺結核予防ニ関スル件」公布	1904.2.4	「九州帝国大学官制」公布	1911.3.31
「煙草専売法」公布	1904.4.1	「薬学校通則」廃止	1911.5.19
「下士兵卒家族救助令」公布	1904.4.4	「按摩術営業取締規則」・「鍼術灸術営業取締規則」制定	1911.8.14
帝国連合医会が「医師法案」発表	1904.11月	「按摩術鍼術又ハ灸術学校若ハ同講習所ノ指定標準ノ件」制定	1911.12.24
「医師免許規則」改正	1905.3.8	「万国阿片条約」締結	1912.1.23
「鉱業法」公布	1905.3.8	「防疫職員官制」公布	1912.4.30
「伝染病予防法」改正	1905.3.13	「毒物劇物営業取締規則」制定	1912.5.10
「売薬税法」公布	1905.5.6	「メチルアルコホル(木精)取締規則」制定	1912.5.28
「私立医学専門学校指定規則」制定	1905.7.1		
「癩予防法案」提出	1906.1月		
「日本薬局方調査会官制」改正	1906.3.31		

「私立産婆学校、産婆講習所指定規則」制定	1912.6.18	「児童生徒及学生ノ近視予防ニ関スル注意」を発す	1919.10.19
「臨時医術開業試験規定」制定	1913.4.9	「学校医ノ資格及職務ニ関スル規程」制定	1920.2.21
「屠畜検査心得」公布	1913.5.14		
「医師試験規則」公布	1913.9.19	「歯科医師会規則」公布	1920.4.1
「歯科医師試験規則」公布	1913.9.19	「按摩術営業取締規則」改正	1920.4.21
「薬剤師試験規則」公布	1913.9.19	「学生生徒児童身体検査規程」制定	1920.7.27
「ペスト菌検査法指針」制定	1913.12月	「内務省官制」改正	1920.8.24
「行政庁ヲシテ委嘱ニヨリ恩賜財団済生会ノ事務ヲ施行セシムルノ件」公布	1914.2.20	「農商務省官制」改正	1920.8.24
		「学術研究会議官制」公布	1920.8.26
「肺結核療養所ノ設置及国庫補助ニ関スル法律」公布	1914.3.31	「栄養研究所官制」公布	1920.9.17
		「モルヒネコカイン及其ノ塩類ノ取締ニ関スル件」制定	1920.12.6
「売薬法」公布	1914.3.31		
「医師法」第二次改正	1914.4.4	第四次改正「日本薬局方」公布	1920.12.15
「戦時中医薬品ヲ輸出セントスル者ノ内務大臣ノ許可ヲ受クベキ件」制定	1914.8.27	「流行性感冒ノ予防要綱」を発す	1921.1.6
		「社会事業調査会官制」公布	1921.1.13
「医師、歯科医師、薬剤師取締規則」を発す	1915.1.3	「水道条例」改正	1921.4.8
		「黄燐燐寸製造禁止法」公布	1921.4.1
「公立小学校教員疾病療治給与に関する準則」制定	1915.4.8	「司法省官制」改正	1921.6.3
		「庁府県衛生職員制」制定	1921.11.12
「染料医薬品製造奨励法」公布	1915.6.21	「未成年者飲酒禁止法」公布	1922.3.30
「看護婦規則」公布	1915.6.30	「官立医科大学官制」公布	1922.3.31
「私立看護婦学校養成所指定標準」制定	1915.8.28	「家畜伝染病予防法」公布	1922.4.10
		「伝染病予防法」改正	1922.4.11
「伝染病研究所痘苗血清等販売規程」制定	1915.9.14	「健康保険法」公布	1922.4.22
		「学校衛生調査会官制」公布	1922.5.4
「癩予防法」一部改正	1916.3.10	「簡易保険健康相談所規則」制定	1922.9.8
「薬品又ハ其原材品ノ買入又ハ売渡ニ関スル随意契約ノ件」公布	1916.3.31	「女教員ノ産前産後ニ於ケル休養ニ関スル件」を発す	1922.9.18
「売薬部外品営業取締規則」公布	1916.4.13		
「文部省官制」改正	1916.6.15	「社会局官制」公布	1922.11.1
「保健衛生調査会官制」公布	1916.6.28	「人口動態調査令」公布	1922.11.1
「工場法」施行	1916.9.1	「医師法」第四次改正	1923.3.19
「医師ノ歯科専門標榜其ノ他許可ニ関スル件」公布	1916.9.9	「工場法」改正	1923.3.30
		「官立医科大学官制」改正	1923.3.31
「歯科医師法」第二次改正	1916.9.9	「廃兵院官制」公布	1923.3.31
「医師試験委員官制」・「歯科医師試験委員官制」公布	1916.9.22	「精神病院法施行令」・「精神病院法施行規則」公布	1923.6.30
「済世顧問設置規程」公布	1917.5.12	「盲学校及聾唖学校令」公布	1923.8.28
「軍事救護法」公布	1917.7.20	「陸軍伝染病予防規則」制定	1924.3.31
「製薬用阿片売下ニ関スル件」公布	1917.8.14	「地方学校衛生職員制」公布	1924.6.10
「救済事業調査会官制」公布	1918.6.25	「学校伝染病予防規程」改正	1924.9.9
「方面委員規程」公布	1918.10.7	「体育研究所官制」公布	1924.10.25
「医薬品輸入取締ニ関スル件」公布	1918.10.25	「税関官制」改正	1924.12.20
「トラホーム予防法」公布	1919.3.27	「阿片条約第一阿片会議議定書」署名	1925.2.11
「結核予防法」公布	1919.3.27	「刑務所伝染病予防心得」を発す	1925.3.30
「精神病院法」公布	1919.3.27	「歯科医師法」改正	1925.4.14
「阿片法」改正	1919.4.10	「薬剤師法」公布	1925.4.14
「医師法」第三次改正	1919.4.11	「収容者健康診査規程」を発す	1925.5.7
「学校伝染病予防規程」制定	1919.8.29	「歯科医師会令」公布	1926.3.18
「医師会令」公布	1919.9.25	「歯科医師法第一条第三号ノ資格ニ関スル件」	1926.3.18
「医師法施行規則」・「歯科医師法施行規則」改正	1919.9.25	「薬剤師会令」公布	1926.3.18

- 293 -

| 法令 | 分野別索引 | 日本医療史事典 |

「薬剤師法第二条第二項第三号ノ資格ニ関スル件」公布	1926.3.18
「健康保険法」改正	1926.3.29
「地方官官制」改正	1926.6.4
「健康保険法施行令」公布	1926.6.30
「国際衛生条約」署名	1926.6月
「鉱夫労災法」公布	1926.7.1
「健康保険署官制」公布	1926.8.7
「健康保険法」全面施行	1927.1.1
「食肉輸移入取締規則」制定	1927.1.20
「花柳病予防法」公布	1927.4.5
「航空検疫規則」公布	1927.8.5
病院等の取締規則制定	1927.9.10
「国立癩診療所官制」公布	1927.10.11
天然痘予防のため中国からの輸入を制限	1928.3.24
「飲食物防腐剤漂白剤取締規則」制定	1928.6.15
「鉱夫労役扶助規則」改正	1928.9.1
職業病補償に関する条約批准	1928.11.8
「健康保険診療方針」制定	1928.12.4
「学校医幼稚園医及青年訓練所医令」公布	1929.3.19
女性・年少者の深夜業禁止	1929.3.28
「癩予防法」改正	1929.3.28
「救護法」公布	1929.4.2
「工場危害予防及衛生規則」制定	1929.6.20
「麻薬取締規則」制定	1930.5.19
「理容術営業取締規則」公布	1930.7.3
「有害避妊用器具取締規則」制定	1930.12.17
「阿片委員会官制」制定	1931.4.1
「寄生虫病予防法」公布	1931.4.2
労働者災害扶助に関する2法	1931.4.2
「学校歯科医及幼稚園歯科医令」公布	1931.6.23
麻薬の製造・分配に関する条約に署名	1931.7.13
「阿片吸食防止に関する協定」に調印	1931.11.27
「供給労働者扶助令」公布	1932.1.8
「学校医職務規程」「学校歯科医職務規程」制定	1932.2.1
第5改正「日本薬局方」公布	1932.6.25
薬品指定毒薬劇薬設定	1932.6.27
「売薬部外品取締規則」制定	1932.7.22
「寄生虫病予防法施行規則」公布	1932.7.23
欠食児童20万人	1932.7.23
医薬品研究に奨励金	1932.12.14
「特殊飲食店営業取締規則」公布	1933.1.21
「児童虐待防止法」公布	1933.4.1
「医師法」一部改正	1933.4.5
「歯科医師法」一部改正	1933.4.5
「少年教護法」公布	1933.5.5
「診療所取締規則」制定	1933.10.4
「牛乳営業取締規則」改正	1933.10.31
傷痍軍人救済範囲を拡大	1934.3.26
「土石採取場安全及衛生規則」公布	1934.5.3
少年教護院を設置	1934.9.29
「社会保険調査会官制」公布	1935.7.27
「日本薬局方調査会官制」公布	1935.9.21
国際衛生条約批准	1935.10.3
「危険薬品の不正取引の防止に関する条約」調印	1936.6.26
「方面委員令」公布	1936.11.14
「学校身体検査規程」制定	1937.1.27
「軍事救護法」改正	1937.3.31
「母子保護法」公布	1937.3.31
「結核予防法」改正	1937.4.5
「保健所法」公布	1937.4.5
「国立結核療養所官制」	1937.6.23
「診療用エックス線装置取締規則」	1937.8.2
「傷痍軍人保護対策審議会官制」	1938.1.15
「商店法」公布	1938.3.26
「公衆衛生院官制」	1938.3.29
「国民健康保険法」公布	1938.4.1
「社会事業法」公布	1938.4.1
「傷兵保護院官制」	1938.4.18
国民健康保険法に関する諸規則公布	1938.6.22
「医薬制度調査会官制」公布	1938.6.30
「医療関係者職業能力申告令」公布	1938.8.23
「国民体力管理制度調査会官制」公布	1938.12.6
「工場就業時間制限令」公布	1939.3.31
「職員健康保険法」公布	1939.4.6
「船員保険法」公布	1939.4.6
「国民徴用令」公布	1939.7.8
「軍事保護院官制」	1939.7.15
「国民体力審議会官制」公布	1939.7.28
「戦時薬局方」公布	1939.8.23
「人口問題研究所官制」公布	1939.8.25
「国民優生法」案要綱について答申	1939.12.27
「青少年雇入制限令」公布	1940.2.1
「国民体力法」公布	1940.4.8
「学校給食奨励規程」制定	1940.4.30
「国民優生法」公布	1940.5.1
「政府職員共済組合令」公布	1940.12.2
「厚生科学研究所官制」公布	1940.12.5
「教員保養所令」公布	1940.12.14
「医薬品統制規則」公布	1941.2.5
「医療保護法」公布	1941.3.6
「国民労務手帳法」公布	1941.3.7
「労働者年金保険法」公布	1941.3.11
「医薬品及衛生材料生産配給統制規則」制定	1941.5.7
「社会保険審査会規程」公布	1941.6.21
「保健婦規則」公布	1941.7.10
保健婦学校・講習所の規則	1941.7.16
「厚生省官制」改正施行	1941.8.1
「体育調査会規程」制定	1941.9.11

- 294 -

「医療関係者徴用令」公布	1941.12.16	「柔道整復術営業取締規則」制定	1946.12.29
「防空従事者扶助令」公布	1941.12.17	婦女に売淫させた者への処罰	1947.1.15
「国民徴用扶助規則」制定	1941.12.22	死因不明死体の死因調査の件制定	1947.1.17
「医療関係者徴用扶助規則」制定	1942.1.19	「伝染病届出規則」を制定	1947.3.5
「健康保険法」中改正法公布	1942.2.21	「厚生省官制」を改正	1947.3.19
「国民健康保険法」中改正法公布	1942.2.21	「健康保険法」改正法を公布	1947.4.1
「国民体力法」改正	1942.2.21	「労働基準法」を公布	1947.4.7
「国民医療法」公布	1942.2.25	「埋火葬の認許可に関する件」制定	1947.4.15
「戦時災害保護法」公布	1942.2.25	医業類似行為取締に関する件制定	1947.4.30
「日本医療団」公布	1942.4.16	「飲食物営業取締規則」を制定	1947.5.2
「妊産婦手帳規程」公布	1942.7.13	「健康保険法施行令」を改正	1947.6.17
「医師会及歯科医師会令」公布	1942.8.22	「飲食物緊急措置令」公布	1947.7.1
「国民医療法施行令」公布	1942.10.28	「保健婦助産婦看護婦令」の公布	1947.7.3
地方衛生を内政部に移管	1942.11.1	「保健所法」を改正、公布	1947.9.5
結核検診の徹底へ	1942（この年）	「大学等へ死体交付に関する法律」	1947.9.22
「国立健康保険療養所官制」公布	1943.1.18	「災害救助法」を公布	1947.10.18
「保険医及び保険薬剤師の指定に関する件」	1943.2.2	「女子年少者労働基準規則」公布	1947.10.31
		日本医療団解散等に関する法律	1947.11.4
「薬事法」公布	1943.3.12	「保健婦助産婦看護婦養成所指定規則」	1947.11.4
「薬剤師会令」公布	1943.10.6	「医薬品等配給規則」制定	1947.11.11
「国民医療法施行規則」改正・公布	1943.12.1	「医薬部外品等取締法」公布	1947.11.24
「健康保険法」改正公布	1944.2.16	「児童福祉法」を公布	1947.12.12
「労働者年金保険法」中改正法公布	1944.2.16	「毒物劇物営業取締法」を公布	1947.12.18
「官立医学専門学校規程」制定	1944.4.5	「柔道整復等営業取締法」を公布	1947.12.20
「学校身体検査規程」制定	1944.5.17	食品衛生法などを公布	1947.12.24
「船員保険法」改正公布、遺族年金の創設	1945.2.19	「栄養士法」公布	1947.12.29
		「保健所法施行令」改正	1948.4.2
「医師免許の特例に関する件」公布	1945.4.6	「柔道整復師学校養成所認定規則」制定	1948.4.7
「栄養士規則」を公布、施行	1945.4.13	「学校清潔方法」訓令	1948.4.14
「保健婦規則」を制定、公布	1945.4.31	「墓地埋葬に関する法律」公布	1948.5.31
健康保険に関する行政事務簡素化	1945.6.16	「国家公務員共済組合法」を公布	1948.6.20
「保健婦養成所指定規定」を制定	1945.6.27	「国民健康保険法」一部改正	1948.6.30
「厚生省官制」改正・公布・施行	1945.10.27	「予防接種法」を公布	1948.6.30
塩酸ヂアセチルモルヒネ所有禁止	1945.11.20	「温泉法」を公布	1948.7.10
「医師会及び歯科医師会令」改正	1945.11.21	「社会保険診療報酬支払基金法」公布	1948.7.10
「花柳病予防法特例」制定	1945.11.22	「麻薬取締法」ほかを公布	1948.7.10
「地方引揚援護局官制」を公布	1945.11.27	「へい獣処理場等に関する法律」公布	1948.7.12
「医療局官制」を公布	1945.12.1	「興行場法」ほかを公布	1948.7.12
「有毒飲料物等取締令」を制定	1946.1.30	「厚生省官制」改正	1948.7.14
「引揚援護院官制」を公布	1946.3.13	「性病予防法」を公布	1948.7.15
「社会保険制度調査会官制」を公布	1946.3.28	「優生保護法」公布	1948.7.15
「健康保険法施行令」改正	1946.4.1	「柔道整復営業法」の特例に関する法律	1948.7.16
「国立衛生院官制」を公布	1946.4.2		
「公衆衛生院官制」を公布	1946.5.1	「国民医療法施行令特例法」を公布	1948.7.20
「傷兵院法」を廃止する勅令を公布	1946.5.13	「民生委員法」を公布	1948.7.20
按摩及び鍼灸営業取締規則特例	1946.6.19	「薬事法」を公布	1948.7.29
「麻薬取締規則」を制定	1946.6.19	「医師法」、「歯科医師法」を公布	1948.7.30
「国民医療法施行令」を改正	1946.8.30	「医療法」を公布	1948.7.30
「生活保護法」を公布	1946.9.9	「保健婦助産婦看護婦法」などを公布	1948.7.30
「労働関係調整法」を公布	1946.9.27	「国民健康保険運営協議会令」を公布	1948.8.9
「日本国憲法」を公布	1946.11.3	「動物用医薬品等取締規則」制定	1948.10.8
「厚生省官制」等を改正、公布	1946.11.5		

「社会保険診療報酬請求書審査委員会規定」公布	1948.12.13
「社会保障制度審議会設置法」公布	1948.12.23
「特別未帰還者給与法」を公布	1948.12.29
「生物学的製剤製造規則」公布	1949.2.21
「健康保険法」改正法を公布	1949.4.30
「医師法」、「歯科医師法」改正法公布	1949.5.14
保健婦等の養成所規定制定	1949.5.20
「厚生省設置法」公布	1949.5.31
「死体解剖保存法」公布	1949.6.10
「保健体育審議会令」公布	1949.7.5
「特定医薬品検定規定」を制定	1949.9.6
「看護規則」一部改正	1949.9.21
覚せい剤製造の全面的中止	1949.10.27
医師試験予備試験受験資格の特例	1949.12.16
「身体障害者福祉法」を公布	1949.12.26
国立病院の看護婦の勤務時間省令	1950.1.9
「厚生年金保険法」の一部改正	1950.3.31
社会保険審査官・審査会設置	1950.3.31
「食料品配給公団解散令」を公布	1950.3.31
「医療法」改正法を公布	1950.5.1
「精神保健法」を公布	1950.5.1
「生活保護法」を公布	1950.5.4
「クリーニング業法」を公布	1950.5.27
「児童福祉法」改正法公布	1950.5.30
「予防接種法」による国庫負担の特例	1950.5.30
歯科医師予備試験の受験資格特例	1950.8.24
「狂犬病予防法」を公布	1950.8.26
「抗菌性物質製剤検定規則」制定	1950.9.22
「健康保険法」改正法を公布	1950.12.22
「社会福祉事業法」を公布	1951.3.29
「結核予防法」を全面改正	1951.3.31
国民健康保険税を創設	1951.3.31
柔道整復師等営業を身分法に	1951.4.1
「保健婦助産婦看護婦法」改正法公布	1951.4.14
「4エチル鉛危害防止規則」を制定	1951.5.1
「診療エックス線技師法」を公布	1951.5.11
「検疫法」の公布	1951.6.6
「医師法」、「歯科医師法」の改正	1951.6.14
「医薬分業法」を公布	1951.6.20
「覚せい剤取締法」を公布	1951.6.30
保健婦助産婦看護婦学校指定規則	1951.8.10
同一患者の収容時間の制限	1951.11.2
医薬品配給規則を廃止	1952.3.28
「戦傷病者戦没者遺族等援護法」公布	1952.4.30
国民健康保険、長期資金貸付制度	1952.5.20
歯科医師予備試験の特例法改正	1952.6.13
外国軍用艦船の検疫法特例	1952.6.18
「児童福祉法」の改正	1952.7.1
「栄養改善法」の公布	1952.7.31
「日本赤十字社法」の公布	1952.8.14
柔道整復師法、X線技師法改正	1953.1.20
「身体障害者法」、「児童福祉法」改正	1953.3.31
「検疫執行規定」を公布	1953.5.2
「と畜場法」を公布	1953.8.1
引揚者の医師などの免許特例	1953.8.10
「歯科医師法」改正	1953.8.10
社会保険審査官・審査会法の公布	1953.8.14
「日雇労働者健康保険法」の公布	1953.8.14
「らい予防法」の公布	1953.8.15
「社会福祉事業振興会法」を公布	1953.8.19
「私立学校教職員共済組合法」を公布	1953.8.21
「医師法施行令」などを公布	1953.12.8
「児童福祉法」改正法を公布	1954.3.31
日雇労働者健保改正法公布	1954.3.31
「医療法」改正法を公布	1954.4.6
「あへん法」の公布	1954.4.22
「清掃法」の公布	1954.4.22
「生活保護法」の医療扶助入退院基準	1954.5.8
「厚生年金保険法」を公布	1954.5.19
「医薬関係審議会設置法」を公布	1954.6.1
「伝染病予防法」改正法を公布	1954.6.1
「学校給食法」を公布	1954.6.3
「市町村職員共済組合法」を公布	1954.7.1
医薬分業の延期を決定	1954.12.8
「租税特別措置法」改正法の公布	1954.12.15
外傷性せき髄障害への特別保護法	1955.7.29
「結核予防法」を改正	1955.8.1
「医薬分業法」を公布	1955.8.8
「クリーニング業法」を改正	1955.8.10
「歯科衛生士法」を改正	1955.8.16
「歯科技工法」を制定	1955.8.16
「医道審議会令」を公布	1955.10.7
「ばい煙防止条例」を制定	1955.10月
「検疫法」改正法を公布	1956.4.11
「売春防止法」を公布	1956.5.24
採血・供血斡旋業取締法公布	1956.6.25
被爆者手帳の交付、医療の給付	1957.3.31
「公衆衛生修学資金貸与法」を公布	1957.4.15
保険機関、薬局、保険医の登録	1957.4.30
「食品衛生法」改正法を公布	1957.5.15
学校医の公務災害補償法	1957.5.31
「水道法」を公布	1957.6.15
「学校保健法」を公布	1958.4.10
「予防接種法」改正法を公布	1958.4.17
「衛生検査技師法」を公布	1958.4.23
「調理師法」を公布	1958.5.10
「学校保健法」などについて通達	1958.8.12
水質保全・工場排水に関する規制	1958.12.25
「国民健康保険法」を公布	1958.12.27
「国民年金法」を公布	1959.4.16
「じん肺法」を公布	1960.3.31
「精神薄弱者福祉法」を公布	1960.3.31
「医療金融公庫法」を公布	1960.6.11

「身体障害者雇用促進法」を公布	1960.7.25	「社会保険労務士法」を公布	1968.6.3
「薬事法」、「薬剤師法」を公布	1960.8.10	「大気汚染防止法」を公布	1968.6.10
「薬事法施行令」などを公布	1961.1.26	「臓器移植法」案の骨子まとまる	1968.9.11
「予防接種法」改正法を公布	1961.3.28	重度障害者に日用品を支給	1969.5.27
「結核予防法」を一部改正	1961.5.26	海水浴場の規制・水質基準	1969.6.27
「雇用促進事業団法」を公布	1961.6.6	「東京都公害防止条例」公布	1969.7.2
医師国家試験予備試験の受験資格	1961.6.16	「職業訓練法」を公布	1969.7.18
「老人福祉法」案要綱試案を発表	1961.10月	「公害救済法」公布	1969.12.15
通算年金制度創設関係法公布	1961.11.1	建築物の衛生の環境確保	1970.4.14
「災害対策基本法」を公布	1961.11.15	「柔道整復師法」を公布	1970.4.14
「児童扶養手当法」案一部改正を答申	1962.1.18	「心身障害者福祉協会法」を公布	1970.5.4
「簡易保険・郵便年金福祉事業法」	1962.3.31	「検疫法」改正法を公布	1970.5.16
「国民健康保険法」改正法を公布	1962.3.31	「農業者年金基金法」を公布	1970.5.20
「国民年金法」改正法を公布	1962.4.28	「衛生検査技師法」改正法を公布	1970.5.21
ばい煙の排出の規制に関する法律	1962.6.2	「心身障害者対策基本法」を公布	1970.5.21
「地方公務員共済組合法」を公布	1962.9.8	「公害紛争処理法」を公布	1970.6.1
「医療法」改正法を公布	1962.9.15	「予防接種法」改正法を公布	1970.6.1
医療費基本問題研究員の設置	1963.5.1	公害関係14法律が公布	1970.12.25
眼球斡旋者の開業許可基準	1963.6.28	「健康保険法」改正要綱を諮問	1971.1.12
「老人福祉法」を公布	1963.7.11	「健康保険法」改正案を提出	1971.2.17
「薬事法」改正法を公布	1963.7.12	シンナー等の乱用防止を指示	1971.3.26
「戦傷病者特別援護法」公布	1963.8.3	理学療法士法など改正法公布	1971.4.1
薬局の新設を制限	1963.9.3	「視能訓練士法」を公布	1971.5.20
「生活環境施設整備緊急措置法」公布	1963.12.24	「児童手当法」を公布	1971.5.27
「救急病院等を定める省令」を公布	1964.2.20	「悪臭防止法」を公布	1971.6.1
医業類似行為の特例期限撤廃	1964.6.30	過疎地域保健指導事業の実施	1971.10.21
「母子福祉法」を公布	1964.7.1	「医療基本法」案発表	1972.1.25
「重度精神薄弱児扶養手当法」を公布	1964.7.2	医療保険各法の改正案要綱を諮問	1972.2.5
「社会障害研究所法」を公布	1964.7.7	PCB使用禁止を通達	1972.3.21
「公害防止事業団法」を公布	1965.6.1	「医療基本法」案に批判的な答申	1972.5.9
「船員保険法」改正法を公布	1965.6.1	劇物の定量方法などを定める省令	1972.5.25
「日韓基本条約」に署名	1965.6.22	「労働安全衛生法」を公布	1972.6.8
「理学療法士及び作業療法士法」を公布		「医療基本法」案廃案	1972.6.16
	1965.6.29	「廃棄物処理施設整備緊急措置法」公布	
「公害審議会令」を公布	1965.6.30		1972.6.23
「精神衛生法」改正法を公布	1965.6.30	「老人福祉法」改正法を公布	1972.6.23
妊産婦に1日1本の牛乳を支給	1965.7.26	「身体障害者福祉法」改正法公布	1972.7.1
「健康保険法」等改正法公布	1966.4.28	健保法改正問題で意見書を提出	1972.12.26
「製菓衛生師法」を公布	1966.7.4	「公害健康被害補償法」成立	1973.1月
「こどもの国協会法」を公布	1966.7.20	自動車排気ガス規制	1973.5.1
食品添加物の規格基準改正を告示	1966.10.4	「健康保険法」等改正法を公布	1973.9.26
「石炭鉱業年金基金法」の制定で答申	1967.6.1	「厚生年金保険法」等改正法を公布	1973.9.26
「下水道整備緊急措置法」を公布	1967.6.21	有害物質を含有する家庭用品規制	1973.10.12
「公害対策基本法」を公布	1967.8.3	「覚せい剤取締法」改正法を公布	1973.10.15
「石炭鉱業年金基金法」を公布	1967.8.16	原爆被害者に対する特別措置	1974.6.17
「環境衛生金融公庫法」を公布	1967.8.19	日本初のがん保険を認可	1974.10.1
「精神薄弱者福祉法」改正法を公布	1967.8.19	「薬事法」改正法が公布	1975.6.13
健康保険法特例に関する法律公布	1967.8.24	「予防接種法」改正法公布	1976.6.19
「国民健康保険法」改正法を公布	1967.12.8	レセプト一本化へ	1976.8.2
「労災保険法」改正法を公布	1968.4.1	「看護婦条約」採択、日本は棄権	1977.6.21
「国立病院特別会計法」改正法を公布	1968.4.27	薬害救済に関する法案大綱発表	1977.12.2
「医師法」改正法を公布	1968.5.15	「健康保険法」等改正法公布	1977.12.16

麻疹予防接種追加	1978.7.28
「医療法」改正法公布	1978.10.27
水俣病認定業務促進	1978.11.15
「健康保険法」等改正案継続審議	1978.12.12
薬害防止や薬事2法案	1979.2.28
「医薬品副作用被害救済基金法」「薬事法」公布	1979.10.1
「角膜及腎臓の移植に関する法律」成立	1979.12.18
「医薬品の製造管理及び品質管理規則」制定	1980.8.16
「臨床検査技師、衛生検査技師等に関する法律」改正法公布	1980.12.6
「健康保険法」等改正法公布	1980.12.10
「老人保健法」大筋で合意の答申	1981.4.25
医師会の規則や協定、「独禁法」違反の恐れ	1981.8.7
医薬品の試験実施適正基準を制定	1982.3.31
「日本学校健康会法」成立	1982.6.15
「老人保健法」公布	1982.8.17
水俣病認定申請の期限延長	1984.5.8
「健康保険法」等改正法公布	1984.8.14
「社会福祉・医療事業団法」公布	1984.8.14
経団連、「公害健康被害補償法」見直し要求	1984.10.1
「国民年金法」等改正法公布	1985.5.1
「日本体育・学校健康センター法」可決成立	1985.11.29
「医療法」改正法公布	1985.12.27
"老人保健施設"の創設へ	1986.1.10
「老人保健」改正法公布	1986.12.22
「社会福祉士及び介護福祉士法」公布	1987.5.26
「臨床工学技師法」公布	1987.6.2
「精神衛生法」改正法公布	1987.9.26
「エイズ予防法」成立	1988.12.23
「医療法」改正案提出	1990.5.25
「老人保健法」改正へ	1990.12.13
「救急救命士法」成立	1991.4.18
「老人保健法」改正	1991.9.27
「健康保険法」改正	1992.3.27
「医療法」改正	1992.6.18
「廃棄物処理法」改正	1992.7.4
「精神保健法」改正	1993.6.11
「障害者基本法」成立	1993.12.3
「臓器移植法」案、国会へ提出	1994.4.12
「地域保健法」成立	1994.6.22
「健康保険法」改正	1994.6.29
「育児・介護休業法」成立	1995.6.5
「精神保健福祉法」改正	1995.7.1
「らい予防法」廃止へ	1995.12.8
「らい予防法」の廃止	1996.4.1
「薬事法」改正	1996.6.18
「歯科医師法」改正	1996.6.21
脳死移植時代へ	1997.6.17
患者の窓口負担引き上げ	1997.9.1
「介護保険法」成立	1997.12.9
言語聴覚士規定が成立	1997.12.12
「医療法」の一部を改正する法律公布	1997.12.17
「感染症予防法」改正	1998.9.25
「国民年金法」改正	1999.3.31
「感染症新法」施行	1999.4.1
「ダイオキシン類対策特別措置法」公布	1999.7.16
介護保険サービススタート	2000.4.1
「国民年金法」改正施行	2000.4.1
「栄養士法」改正	2000.4.7
看護記録の開示に関するガイドライン作成	2000.5.26
「社会福祉法」成立	2000.5.29
医療ミス増加で責任者を招集	2000.9.13
クローン人間禁止	2000.11.30
「医療保険制度改革関連法」成立	2000.11.30
「クローン技術規制法」が施行	2001.6.6
「ハンセン病補償法」が公布・施行	2001.6.22
改正「予防接種法」が公布・施行	2001.11.7
「保健婦助産婦看護婦法」が改正施行	2002.3.1
「栄養士法」が改正施行	2002.4.1
文部科学省の「遺伝子治療臨床研究に関する指針」が施行	2002.4.1
医療制度改革関連法案が成立	2002.7.26
「薬事法」等一部改正法が公布	2002.7.30
「化審法」改正が公布	2003.5.28
「健康増進法」改正が公布	2003.5.30
「食品安全基本法」が公布	2003.5.30
「食品衛生法」改正が公布	2003.5.30
SARSの再流行に備え、「感染症法」の改正	2003.10.16
「学校保健法施行令」改正が公布・施行	2004.4.1
「学校教育法」改正が公布	2004.5.21
「結核予防法」改正が施行	2005.4.1
アスベスト(石綿)健康被害救済	2006.1.20
アスベスト(石綿)健康被害救済	2006.2.10
「ハンセン病療養所入所者等に対する補償金の支給等に関する法律」が施行	2006.2.10
「石綿健康被害救済法」が成立	2006.2.10
「薬事法」改正が公布	2006.6.14
「医療法」改正が公布	2006.6.21
「健康保険法」改正が公布	2006.6.21
「がん対策基本法」施行	2007.4.1
第五次「医療法」施行	2007.4.1
「ドクターヘリ法」が成立	2007.6.19
福田康夫首相、議員立法による薬害肝炎一律救済を	2007.12.23
「薬害肝炎救済法」公布・施行	2008.1.16

日本医療史事典　　　　　　分野別索引　　　　　　団体

医薬品の登録販売者拡大	2008.1.31
「ハンセン病問題基本法」公布	2008.6.18
改正「薬事法」施行。大衆薬の店頭販売可能に	2009.6.1
「水俣病被害者救済法」成立	2009.7.8
改正「臓器移植法」成立	2009.7.13
「肝炎対策基本法」が成立	2009.11.30
「原爆症救済法」成立、集団訴訟解決へ	2009.12.1
改正「臓器移植法」、全面施行	2010.7.17
耐性菌感染症を五類感染症に追加	2011.1.14
外国医師の臨床に関係する運用を見直し	2011.2.10
高二生に麻疹・風疹の予防接種を	2011.5.20
「新型インフルエンザ対策法」公布	2011.7.22
「歯科口腔保健法」公布	2011.8.10
「新型インフルエンザ等対策特別措置法」公布	2012.5.11

【団体】

小石川養生所設立	1722.12.4
小石川養生所の入所対象者を拡大	1725.10月
小石川養生所の収容人員を増加	1729（この年）
小石川養生所の収容人員を削減	1733.12月
唐人参座設置	1735（この年）
再春館設立	1756（この年）
人参座設立	1764（この年）
躋寿館設立	1765.5月
京都医学校設立	1781（この年）
采真館設立	1784（この年）
医学館設立	1786（この年）
博済館設立	1787（この年）
小石川養生所を修理	1789.7.28
医学館に改称	1791.10月
各地で医学校設立	1792（この年）
小石川養生所改革案を答申	1793.8月
医師学問所設立	1795（この年）
絲漢堂設立	1795（この年）
医学館の薬種料を増額	1796.10月
会津藩、医学館設立	1801（この年）
有造館設立	1820（この年）
博采館設立	1823（この年）
安懐堂設立	1829（この年）
好生館設立	1834（この年）
弘道館設立	1838（この年）
適塾設立	1838（この年）
和田塾設立	1838（この年）
小石川養生所の入所手続きを簡素化	1839.10月
明倫館内に医学校設立	1840（この年）
小石川養生所を改革	1843.3.15
順天堂設立	1843（この年）
明義堂設立	1843（この年）
大成館設立	1846（この年）
誠之館設立	1854（この年）
蕃書調所設立	1856.2.11
蕃書調所開校	1857.1.18
種痘館設立を出願	1857.8月
種痘館設立	1858.5.7
長崎養生所設立決定	1860.4.8
種痘館公営化	1860.10.14
長崎養生所設立	1861.7.1
西洋医学所と改称	1861.10.28
神奈川施療所設立	1861（この年）
函館病院設立	1861（この年）
長崎養生所、種痘の官許を得る	1862.2.15
洋書調所と改称	1862.5.18
ヘボン塾設立	1862.12.29
医学所と改称	1863.2.24
開成所と改称	1863.8.29
精得館と改称	1865.4月
小石川養生所、多紀家の預かりに	1865.9月
海軍療養所設立	1867（この年）
御親兵病院設立	1868.3.13
軍陣病院設立	1868.4.17
医学所設立	1868.6.26
昌平学校設立	1868.6.29
東京府大病院設立	1868.7.20
医学所・昌平学校移管	1868.8.2
種痘所と改称	1868.8.15
医学所移管	1868.9.12
開成学校設立	1868.9.12
長崎府医学校・病院と改称	1868.10.17
医学所移管	1868.11.17
医学所移管	1868.12.25
上海に「精錡水」取次所を設置	1868（この年）
浪華仮病院設立	1869.2.17
医学校兼病院と改称	1869.2月
医学校兼病院が昌平学校管下に	1869.5.10
大学校設立	1869.6.15
仮医学校設立	1869.11月
大学東校と改称	1869.12.17
大阪・長崎の医学校・病院を移管	1870.2.28
大学東校に種痘館設立	1870.3月
売薬取締局設置	1870.12.7
金沢藩医学館に病院設立	1870.12月
蘭疇医院設立	1870（この年）
セジュイックが横浜梅毒病院長に	1871.6.21
東校と改称	1871.7.21
東校に種痘局を設置	1871.11.10
長崎県病院移管	1871.11.14
ヒルが横浜梅毒病院長に	1872.1月
各医学校が改称	1872.8.3
博愛社設立	1872（この年）
順天堂医院設立	1873.2月
製薬学教場設置	1873.7.3

- 299 -

団体			
軍医学校設立	1873.8月	伝染病研究所設立	1892.11.30
司薬場設置	1874.3.27	大日本医会設立	1893.4月
東京医学校と改称	1874.5.7	日本薬剤師会設立	1893.6.11
牛痘種継所設立	1874.6.24	共立富山薬学校設立	1893（この年）
長崎医学校廃校	1874.11.27	慰廃園設立	1894.10.13
共立病院設立	1874（この年）	回春病院設立	1895.11.12
京都司薬場設置	1875.2.15	日本歯科医会設立	1896.11.28
大阪司薬場設置	1875.3.24	京都帝国大学設立	1897.6.22
医学会社設立	1875.4.11	医術開業試験場設立	1897.8月
癲狂院設立	1875.7.25	徒労院設立	1898.10.19
済生学舎が開校	1876.4月	日本外科学会設立	1898（この年）
京都司薬場廃止	1876.8.12	京都帝国大学医科大学設立	1899.7.4
産婆教授所設置	1876.9.14	関西連合医会設立	1899（この年）
東京医学校移転	1876.11.27	明治医会設立	1899（この年）
ブラッハが東京司薬場に着任	1876.11月	門司港に海港検疫所設置	1900.3.27
東京大学医学部設立	1877.4.12	私立大阪盲唖院設立	1900.9.11
博愛社設立	1877.5.1	東京女医学校設立	1900.12.5
長崎司薬場が開場	1877.10.19	精神病患者への拘禁具の強制使用を禁	
京都盲唖院設立	1878.5.24	止	1901（この年）
脚気病院設立	1878.7.10	歯科医学会設立	1902.1.25
ローレンソンが梅毒病医院長に	1878（この年）	第1回日本連合医学会開催	1902.4.2
温知社設立	1879.3.11	日本女医会設立	1902.4月
中央衛生会設置	1879.7.22	同仁会設立	1902.6.12
癲狂室設置	1879.7.25	日本神経学会設立	1902（この年）
本所病院設立	1879.8.15	帝国連合医会設立	1903.3.10
東京訓盲院が業務開始	1880.1.5	京都帝国大学福岡医科大学設立	1903.3.25
精神病隔離室設置	1880（この年）	済生学舎が廃校	1903.8.31
成医会講習所設立	1881.5.1	日本花柳病予防協会設立	1903.9月
明治生命保険会社設立	1881.7.8	大日本歯科医会設立	1903.11.27
長崎司薬場廃止	1881.7.22	私立熊本医学専門学校認可	1904.2.9
日本薬学会設立	1881.12月	日本衛生学会設立	1904.4月
脚気病院廃止	1882.6月	痘苗製造所・血清薬院移管	1905.4.1
大日本私立衛生会設立	1883.2.18	日本花柳病予防会設立	1905.4.3
衛生局試験所と改称	1883.5.5	東京歯科医学専門学校認可	1907.9.13
東京医学会設立	1885.12.20	各地で医師会設立	1907（この年）
乙酉会設立	1885（この年）	大阪慈善看護婦会設立	1908.1月
帝国大学医科大学と改称	1886.3.2	中央慈善協会設立	1908.10.7
博愛社病院設立	1886.10.30	文部省立東京盲学校が開校	1909.4.7
東京医会設立	1886（この年）	富山県立薬学専門学校認可	1909.7.17
温知社が解散	1887.1.20	私立日本歯科医学校認可	1909.8.14
国政医学会設立	1887.3月	日本薬剤師会設立	1909.9.21
日本赤十字社と改称	1887.5.20	陸軍軍医団設立	1909（この年）
高等中学校に医学部を設置	1887.8.19	私立九州薬学専門学校認可	1910.1.22
東京盲唖学校と改称	1887.10.5	娼妓病院設置	1910.7.14
下谷牛痘種継所移管	1888.11月	日本白十字会設立	1911.2月
東京医学会設立	1888（この年）	恩賜財団済生会設立	1911.5.30
神山復生病院設立	1889.5.16	大阪毎日新聞慈善団設立	1911.8.4
須磨浦療病院設立	1889.8.12	実費診療所設立	1911.9.5
国家医学講習科設置	1889.12.14	私立東京女子医学専門学校認可	1912.3.14
日本薬剤師連合会設立	1890.4.7	私立日本医学専門学校認可	1912.7.11
帝国医会設立	1890.4.15	日本結核予防協会設立	1913.2.11
東京顕微鏡検査所設立	1891.4.1	横浜衛生試験所廃止	1913.6.13

日本連合医師会設立	1914.3月	阪大微生物研究所設立	1934.9.17
伝染病研究所移管	1914.10.14	村松晴嵐荘設立	1935.10.19
北里研究所設立	1914.11.5	大日本傷痍軍人会結成	1936.2.2
日本トラホーム予防協会設立	1914.12月	財団法人全日本方面委員連盟へ	1937.3.29
東北帝国大学に医科大学設置	1915.7.14	日本血液学会結成	1937（この年）
竹尾結核研究所設立	1915.11.1	日本耳鼻咽喉科医会結成	1937（この年）
北里研究所開所式	1915.12.11	臨床外科学会結成	1937（この年）
伝染病研究所が東京帝国大学の附置に	1916.4.1	日本厚生協会設立	1938.4月
済生会病院設立	1916.5.30	全国医薬品原材配給統制会設立	1938.12月
大日本医師会設立	1916.11.10	結核予防会設立	1939.4.28
私立東京薬学専門学校設立	1917.3.26	傷痍軍人医療委員会設置	1939.7.28
結核療養所設置を命令	1917.4月	国立結核保養所を移管	1940.2.22
大阪市立刀根山療養所設立	1917.5月	「結核研究所官制」公布	1941.3.27
東京医学専門学校設立	1918.4月	国立癩療養所発足	1941.7.1
回春病院癩研究所設立	1918（この年）	日本医薬品生産統制株式会社設立	1941.7.19
大阪医科大学認可	1919.11.22	日本医薬品配給統制株式会社設立	1941.7.27
慶応義塾大学設立	1920.2.5	日本保健婦協会設立	1941.11.29
愛知県立愛知医科大学設立	1920.6.18	抗酸菌病研究所設置	1941.12.16
京都府立医科大学・東京慈恵会医科大学認可	1921.10.19	日本医師会解散	1942.11.6
「日本性病予防協会」設立	1921（この年）	日本放射線技術学会結成	1942.11.16
満洲医科大学設立	1922.3.31	日本医師会設立	1943.1.28
熊本医科大学設立	1922.5.25	日本歯科医師会設立	1943.1.28
医療利用組合が誕生	1922（この年）	日本薬剤師会設立	1943.12.10
日本結核病学会設立	1923.4.3	家庭薬生産統制会社設立	1944.3.29
日本医師会設立	1923.11.1	軍事保護院駿河療養所設立	1944.12.15
東京帝国大学セツルメント設立	1924.6.10	戦時国民協助義会を改組、戦災援護会を結成	1945.3.28
行刑衛生会設立	1925.7月	大日本傷痍軍人会を解散	1946.2.22
日本学術協会設立	1925.10.30	日本産婆看護婦保健婦協会が発足	1946.11.23
日本医科大学設立	1926.2.5	全国立病院職員組合が結成	1946.12.14
日本歯科医師会設立	1926.11.10	日本医療団の解散を閣議決定	1947.1.24
日本薬剤師会設立	1926.11.16	児童養護施設を設立	1947.2月
日本産婆会設立	1927.5.12	「予防衛生研究所官制」を公布	1947.5.21
大阪高等医学専門学校開校	1927（この年）	日本助産婦看護婦保健婦協会設立	1947.6.5
日本医史学会設立	1928.3月	日本放射線技師会を設立	1947.7月
日本癩学会創設	1928.9.24	日本医師会、日本歯科医師会発足	1947.11.1
東京高等歯科医学校設立	1928.10月	官立医学専門学校が医科大に昇格	1948.2.10
医学専門学校4校創立	1928（この年）	食糧配給公団が発足	1948.2.20
医道会結成	1928（この年）	日本国立私立療養所患者同盟結成	1948.3.31
帝国看護婦会設立	1929.3.16	日本薬剤師協会が設立	1948.10.25
ハンセン病の研究を開始	1929.4.10	地区駐在防疫事務所を設置	1949.6.1
大崎無産者診療所開設	1930.1月	中央社会福祉協議会設立	1951.1.11
日本民族衛生学会設立	1930.11.30	日本病院協会創立総会	1951.6.24
日本精神衛生協会設立	1930（この年）	国立精神衛生研究所設置	1952.1.1
日本小児調節連盟結成	1931.1月	日赤初の血液銀行を開設	1952.4.10
名称を長島愛生園に	1931.3.3	癩予防協会を改称	1952.6.13
東京市立大塚健康相談所開設	1931.6.1	東京厚生年金病院が開院	1952.10.22
温泉治療学研究所設置	1931.11.2	労働福祉協会を設立	1953.6.27
日本ロシュ設立	1932（この年）	日本助産会を設立	1955.1.29
人口問題研究会設立	1933.10月	国立らい研究所を開設	1955.7.1
母子愛育会設立	1934.3.13	社会保障連絡会議を結成	1956.1.24
癌研究所設立	1934.5月	小金井児童学園が開設	1956.5.1

日本広島原爆病院が開院	1956.9.20
財団法人日本寄生虫病予防会設立	1957.7.2
国立ろうあ者更生指導所設置	1958.3.1
日本社会事業大学を開学	1958.3.25
日本対ガン協会を設立	1958.7.28
国民健康保険中央会を設立	1958.12.31
日本初の小児マヒ治療センター	1960.2.20
病院経営管理改善懇談会を設置	1960.12.16
重症心身障害児の療育研究を委託	1961.4月
医療金融公庫を創設	1961 (この年)
国立がんセンターを設置	1962.1.1
国立療養所にリハビリ学院開校	1963.5.1
全国進行性筋委縮症の会発足	1964.3.5
全国初の小児専門病院	1964.3.21
身体障害者指導所を名称変更	1964.4.1
日本国際社会保障協会が発足	1964.4.1
国立光明寮を改称	1964.6.1
日米医学委員会設置	1965.4.18
重症身障者総合収容施設を建設	1966.3.26
厚生年金基金連合会が発足	1967.2.10
自閉症児親の会が発足	1967.2.26
日本勤労者住宅協会設立	1967.3.29
らい調査会を発足	1969.10.3
国際胃がん情報センター設置	1970.10.1
辺地医師養成医科大学を創設	1970.12.29
日本初の老人病院開院	1972.6.1
老人福祉開発センターを設立	1974.1.26
国立公害研究所が発足	1974.3.15
医療情報システム開発センター認可	1974.7.15
放射線影響研究所発足	1975.4.1
安楽死協会設立	1976.1.20
新生児集中治療施設開設	1977.5.1
国立循環器病センター設置	1977.6.1
健康づくり振興財団設立認可	1978.5.1
国立水俣病研究センター設立	1978.10.1
年中無休・24時間診療の病院建設を許可	1979.4.9
国立身体障害者リハビリテーションセンター設立	1979.7.1
製薬会社で日中合弁事業	1980.8.2
インターフェロン生産施設が完成	1981.1.30
ウイルス学研究のための高度安全実験室完成	1981.3月
日本初のホスピス誕生	1981.4月
国立水俣病研究センター患者サービスの在り方に関する懇談会設置	1986.9.24 1988.1.14
全国有床診療所連絡協議会、設立	1988.2.6
大学病院問題協議会、第1回会合開催	1988.5.18
生命倫理学会、発足	1988.11.23
老人医療ガイドライン作成検討委員会、設置	1989.1.26
医療施設調査・病院報告を発表	1989.11.10
骨髄バンクの設置を提案	1990.4.26
日本医業経営コンサルタント協会、設立	1990.11.1
医療関連サービス振興会、設立	1990.12.20
骨髄バンク始動	1991.12月
エイズ対策委員会設置	1992.2.13
水俣病資料館が開館	1993.1.13
「日本エイズストップ基金」創設	1993.4.19
日本民間病院連絡協議会発足	1993.4.28
全国病院団体連合発足	1993.9.15
「腎臓移植ネットワーク」スタート	1995.3.31
エイズ専門病棟オープン	1995.7.10
国立水俣病総合研究センター	1996.7.1
日本医療機能評価機構が本格始動	1997.4.1
日本医師会がシンクタンクを創設	1997.4.11
臍帯血バンク設置へ	1997.6.23
日本商事と昭和薬品が合併	1997.10.1
スズケンと秋山愛生舘が合併	1998.4.1
クラヤ薬品、三星堂、東京医薬品が合併	2000.4.1
病院協会が団体協議会を発足	2000.7.28
製薬会社合併	2001.9.17
製薬会社合併	2004.2.24
国立長寿医療センターを設置	2004.3.1
独立行政法人医薬品医療機器総合機構が設立	2004.4.1
独立行政法人国立病院機構が発足	2004.4.1
製薬会社合併	2005.2.25
年金・健康保険福祉施設整理機構設立	2005.6.22
製薬会社合併	2005.9.28
臨床開発センターの設置	2005.10.1
がん対策情報センターを設置	2006.10.1
病院診療休止	2008.10.1
国立がん研究センターなどを独立行政法人化	2010.4.1
日本医療安全調査機構、発足	2010.4.1
がん研有明病院、特定機能病院に	2011.10.1
病院経営引き継ぎで混乱	2012.4.1
こどもホスピス誕生	2012.11.1

【教育】

躋寿館で百日教育	1784 (この年)
シーボルト来日	1823.8.11
医書を講釈	1842 (この年)
ファン・デン・ブルック来日	1853.6.28
ポンペ来日	1857.8.5
ボードウィン来日	1862.9.6
伊東玄伯らがオランダ留学	1862.9.11
ハラタマ来日	1866.3.3
マンスフェルトが精得館教師に	1866.7.14
初の医学留学生	1868 (この年)

岩佐純・相良知安が医学校取調御用掛に	1869.1.22	神戸女子薬学専門学校認可	1932.3.31
ウィリスが鹿児島医学校に着任	1869.12.12	医学専門部を設置	1939.5.15
ドイツ医学教師を雇い入れ	1870.2.14	国立病院で医学生の実地修練	1946.5.1
ロイトル来日	1870.6.23	第1回栄養士試験実施	1949.2.15
エルメレンス来日	1870.6月	6年生大学医学部が発足	1955.4.1
皇漢医道御用掛設置	1870.10.25	らい患者のための高校開校	1955.9.16
レーウェンが長崎医学校教授に	1870.12.25	医師養成計画を発表	1971.3.26
ホイーラー来日	1870(この年)	自治医科大学開学	1972.4.1
スロイス来日	1871.4.2	医師不足解消計画	1972.9.1
ミュルレルとホフマンが来日	1871.7.8	旭川医大・愛媛大医学部・山形大、医学部開学	1973.11.5
エルドリッジ来日	1871(この年)	琉球大学に医学部開設	1979.3.31
ブッケマ来日	1871(この年)	日本医師会、医大定員削減を提言	1989.5.2
ヨンケル来日	1872(この年)	公立看護系大学・短大の設立に財政支援決定	1992.1.18
ヴィダル来日	1873.1月	文部省、薬学教育の改善を提言	1994.7.9
デーニツ来日	1873.7.9	文部省、学校健康診断の見直しを実施	1994.12.8
アンダーソン来日	1873.10.11	文部省21世紀医学医療懇談会、医療分野への人材受け入れについて提言	1996.6.13
ローレツ来日	1874.11月	文部省21世紀医学医療懇談会、介護人材の育成を提言	1997.2.21
ヘーデンが新潟病院に着任	1874.11月	2医療技術短期大学が廃止	1999.3.31
シュルツェ来日	1874.12.20	「大学における看護実践能力の育成の充実に向けて」を報告	2002.3.26
東京医学校に別科を設置	1875.5月	「21世紀における医学・歯学教育の改善方策について―学部教育の再構築のために」を報告	2002.3.27
ホルトルマン来日	1875.7.29	「薬学教育の充実・改善について」最終報告	2004.2.12
東京医学校第1回卒業生	1876.7月	「看護実践能力育成の充実に向けた大学卒業時の到達目標」を報告	2004.3.26
ティーゲル来日	1877.1.20	看護師学校養成所通信制2年課程を創設	2004.4.1
ショイベ来日	1877.10月	薬学教育6年制が開始	2006.4.1
フォック来日	1877(この年)	医学部定員、計110人増が決定	2006.8.31
ディッセ来日	1880.2月	文部科学省「医学教育の改善・充実に関する調査研究協力者会議」最終報告	2007.3.28
スクリバ来日	1881.6.5	厚生労働省、看護基礎教育の充実に関して報告	2007.4.20
東京大学医学部予科、予備門に合併	1882.6.15	医学部学定員増加	2008.4.1
看護法を講義	1884.10.17	医学部入学定員増加を発表	2009.7.17
初の女子医科大生	1884.12月	看護系人材養成についての報告を公表	2009.8.18
初の看護婦学校設立	1885(この年)	中教審、医学部の定員増員について答申	2009.10.27
看護婦教育所設置	1886.2月	医学部の入学定員について検討	2010.12.22
帝国大学医科大学の修学年限が4ヶ年に	1886.4.23	同志社、医科大新設を検討	2012.11.30
桜井女学校看護婦養成所設立	1886.11月		
精神病学教室設置	1886.12.3	**【病気】**	
看護婦留学の第1号	1887.7.23	京都で疫痢流行	1724(この年)
府県立医学校費用の地方税支弁を禁止	1887.9.30	江戸で天然痘流行	1728.2.1
帝国大学医科大学附属病院看護婦養成所設置	1887.10月	麻疹流行	1730.11.26
ドイツ初の日本人医学博士	1888(この年)	鍋かぶり病流行	1730(この年)
法医学と改称	1891.10.10	疫病流行	1732(この年)
講座制を導入	1893.8.11	江戸で風邪流行	1733.7月
歯科講座設置	1902.3.21		
野口英世に研究費2000ドル	1902(この年)		
富山県立薬学専門学校、創設	1909.7.17		
京都薬学専門学校認可	1919.3.27		
慶応義塾医学科が授業開始	1919.4.16		
学校看護婦講習会	1924.3月		
大阪女子高等医学専門学校認可	1928.7.3		
専門学校設立	1930.11.26		

病気			
天然痘流行	1735.12月	脚気病の実態調査	1877.12.8
各地で疫病流行	1735(この年)	ジフテリア流行	1878(この年)
天然痘流行	1736.2月	コレラ流行	1879.3.14
天然痘流行	1740.1月	コレラ流行	1882.5.29
天然痘・風邪流行	1744.1月	肺病調査	1882(この年)
天然痘・赤痢流行	1746(この年)	麻疹流行	1885.2月
風邪流行	1747.10月	伝染病流行	1885(この年)
麻疹流行	1753(この年)	コレラ・天然痘・腸チフス流行	1886.4月
疫病流行	1763(この年)	インフルエンザ流行	1890.2月
疫病流行	1769.1月	コレラ流行	1890.6月
疫病流行	1772.4月	天然痘流行	1892.1月
疫病流行	1773.3月	赤痢流行	1892(この年)
お駒風邪流行	1776.2月	発疹チフス流行	1892(この年)
麻疹流行	1776.3月	天然痘・赤痢流行	1893(この年)
風邪流行	1781.9月	北里柴三郎らを香港へ派遣	1894.5月
疫病流行	1783.4月	赤痢・天然痘流行	1894(この年)
疫病流行	1788.2月	コレラ・赤痢・腸チフス流行	1895(この年)
疫痢流行	1799(この年)	回帰熱流行	1895(この年)
風邪流行	1801(この年)	船員がペストにより横浜で死亡	1896.3.31
お七風邪流行	1802.2月	大阪痘苗製造所設置	1896.10.26
麻疹流行	1803.4月	赤痢・腸チフス流行	1896(この年)
ネンコロ風邪流行	1808.8月	赤痢・天然痘・腸チフス流行	1897(この年)
風邪流行	1811.4月	ペスト患者が発生	1899.11.5
疫病流行	1816(この年)	第1回肺結核死亡者数全国調査	1899(この年)
疫病流行	1817(この年)	鼠を買い上げ	1900.1.15
赤痢・疫痢流行	1819(この年)	第1回癩患者実態調査	1900.12月
ダンボ風邪流行	1821.2月	性病対策を開始	1900(この年)
三日コロリ流行	1822(この年)	ペストが発生	1902.10.6
麻疹・薩摩風邪流行	1824(この年)	警視庁に臨時防疫職員設置	1903.1.20
津軽風邪流行	1827.5月	神奈川県に臨時防疫職員設置	1903.11.7
赤痢流行	1829.6月	脚気病調査を建議	1905.2.26
霍乱流行	1830(この年)	警視庁に防疫評議員設置	1905.6.14
風邪流行	1831.3月	癩予防相談会開催	1905.11.6
琉球風邪流行	1832.10.28	大阪府・兵庫県に臨時防疫職員設置	1905.11.30
コレラ流行	1832(この年)	山梨県に臨時防疫職員設置	1905.12.29
風疹流行	1835.12月	ペスト流行	1905(この年)
麻疹流行	1836.7月	「脚気及び伝染病予防法に関する質問」	
疫病流行	1837.4月	提出	1908.2.27
天然痘流行	1838.10月	癌研究会設立	1908.4.2
赤痢など流行	1841(この年)	天然痘流行	1908(この年)
天然痘流行	1847(この年)	公立癩療養所設立	1909.4.1
風邪流行	1850.12月	梅毒スピロヘータの純粋培養に成功	1911.7.8
感冒・疫病流行	1851(この年)	パラチフスを指定伝染病に追加	1911.7.21
アメリカ風邪流行	1854.1月	発疹チフス・ペスト流行	1914.2月
コレラ流行	1858.7月	コレラ流行	1916.7.27
麻疹流行	1859.4月	スペイン風邪流行	1918(この年)
麻疹・風邪流行	1860.閏3月	流行性感冒流行	1919(この年)
麻疹・コレラ流行	1862(この年)	流行性脳膜炎流行	1919(この年)
コレラ流行	1863.7月	流行性感冒・コレラ流行	1920(この年)
風邪・熱病流行	1867.9月	コレラ流行	1922(この年)
天然痘流行	1874.7月	ペスト流行	1922(この年)
コレラ流行	1877.8月	狂犬病予防事務を移管	1928.1.1

流行性感冒が猛威	1928.1月
天然痘流行	1928.4月
農村結核予防に関して諮問	1928（この年）
国立癩療養所開所	1930.11.20
癩予防協会設立	1931.3.8
「癩予防法」改正	1931.4.2
流感蔓延	1931.6月
川崎で赤痢が流行	1935（この年）
らい病20年根絶計画決定	1936.2.15
第1回結核予防国民運動振興会週間	1936.10.20
大牟田市で赤痢流行	1937.9.1
関西で小児マヒ流行	1938（この年）
近視予防の啓蒙	1939.3.25
厚生省、農村での結核予防へ	1939.8月
本妙寺らい部落解散	1940.7月
保健所に小児結核予防所併設	1940（この年）
石川県結核特別対策実施	1941.6月
私立のらい療養所が解散	1941（この年）
子供にBCG接種	1942.4.1
長崎でデング熱流行	1942（この年）
結核死亡率過去最高に	1943（この年）
広東からの引揚船にコレラ発生	1946.4.5
日本脳炎を「伝染病予防法」に適用	1946.7.9
病人の栄養所要量を決定	1949.1.26
山形県上ノ山温泉で性病感染	1949（この年）
狂犬病が多発	1950（この年）
結核が死因の2位に下がった	1951（この年）
結核死亡半減記念式典	1952.5.28
結核実態調査結果	1954.3.13
インフルエンザ全国的の流行	1955.2.4
アジア風邪が猛威を振るう	1957.5.28
小児マヒの法定伝染病指定要請	1957.11.6
小児マヒ患者2000名を超す	1958.8.21
戦後最大の赤痢発生	1959.7.3
悪性新生物実態調査結果	1959.9.5
北海道で小児マヒ大流行	1960.9.6
ポリオ予防接種の対策要綱	1960.10.6
小児マヒワクチンの予防接種計画	1960.12.14
脳卒中予防特別対策	1960（この年）
小児マヒワクチンを緊急輸入	1961.3.7
小児マヒ生ワクチン緊急輸入と大量投与	1961.6.21
九州7県に小児マヒ流行	1961.6月
ジフテリアの流行	1962.1.16
コレラ防疫対策実施要綱	1962.3.13
台湾バナナの輸入を禁止	1962.7.31
三種混合ワクチンが完成	1963.9.4
国産小児マヒワクチンが完成	1964.2.8
風疹大流行	1976.2月
風疹予防接種義務化	1977.7.22
インフルエンザ流行	1977（この年）
インフルエンザ大流行	1978.3.16
国内感染のコレラ発生	1978.11.4
種痘を予防接種から削除	1980.7.31
風疹流行	1980（この年）
"がん"が死亡原因1位に	1981（この年）
インフルエンザ流行	1981（この年）
風疹流行	1981（この年）
川崎病流行	1982（この年）
B型肝炎ワクチン製造を承認	1984.10.30
日本人初のエイズ患者	1985.3.22
日本初の女性エイズ患者	1987.1.17
インフルエンザ予防注射任意接種へ	1987.8.6
日本人初のラッサ熱感染者	1987.8.15
エイズ感染者数、発表	1988.8.31
病院で肝炎集団感染	1989.1月
血友病の医療費を公費負担に	1989.7.24
集団コレラ発生	1989.9月
O-157集団感染	1990.10月
MRSAによる院内感染多発	1991.2月
MRSAによる院内感染深刻化	1992.12.16
MRSA対策発表	1993.1.20
MMR摂取中止	1993.4.27
人工透析で肝炎	1994.10.3
院内感染で死亡	1996.7.9
大阪・堺市小学校で集団食中毒	1996.7.13
岡山で「O-157」集団感染	1997.6.25
乳幼児の突然死原因調査結果	1998.6.1
インフルエンザ大流行	1998（この年）
結核患者増加で緊急事態宣言	1999.7.26
エイズ感染・発症者増加	1999・（この年）
院内感染で死者	2000.7.3
「肝炎対策に関する有識者会議」最終報告書がまとまる	2001.3.30
狂牛病発生	2001.9.10
肉骨粉、全面禁止へ	2001.10.1
狂牛病全頭検査を開始	2001.10.18
厚生科学審議会感染症分科会結核部会が「結核対策の包括的見直しに関する提言」	2002.3.20
新生児68人がMRSAに感染	2002.8.16
ウエストナイル熱、四類感染症に指定	2002.11.1
WHO、SARSで警告	2003.3.12
SARSは新種ウイルス	2003.4.8
イノシシ等の生食で、E型肝炎に感染	2003.7.31
BSE対策について中間取りまとめ	2004.9.9
国内初の変異型クロイツフェルト・ヤコブ病患者を確認	2005.2.4
ハンセン病問題、最終検証報告	2005.3.1
日本脳炎の予防接種中止	2005.5.30
西ナイル熱患者、国内で初確認	2005.10.3
政府「新型インフルエンザ対策行動計画」を策定	2005.11.14
鳥インフルエンザ、人へ感染	2005.11.16

厚生労働省、「喘息死ゼロ作戦」を実施	2006.4.1
H5N1亜型インフルエンザ、指定感染症に	2006.6.2
狂犬病、36年ぶりの感染者	2006.11.16
ノロウイルスによる食中毒による患者数、2005年の5倍以上	2006.12.22
「タミフル」、10代への投与中止へ	2007.3.20
鳥インフルエンザに対する警戒を延長	2007.4.27
新型インフルエンザ対策開始	2008.7.29
新型インフルエンザ行動計画を全面改定	2008.11.28
ノロウイルス、特養で集団感染	2009.1.11
多剤耐性菌集団感染、4人死亡	2009.1.23
新型インフルエンザ世界的に流行	2009.4.27
日本脳炎予防接種再開	2009.6.2
タミフル服用で異常行動リスク	2009.6.16
子宮頸がん予防ワクチン承認	2009.10.16
新型インフルエンザワクチン接種開始	2009.10.19
うつ病患者、初めて100万人超す	2009.12.3
予防接種見直しの提言	2010.2.19
新型インフルエンザ終息宣言	2010.3.31
多剤耐性菌で院内感染	2010.9.3
熱中症で5万人搬送	2010(この年)
同時接種ワクチン再開	2011.4.1
「結核に関する特定感染症予防方針」改正	2011.5.16
エイズ指針改正	2012.1.19
インフルエンザ流行	2012.2.3
印刷会社従業員に胆管がん多発	2012.7.10
高齢者施設でO-157集団感染	2012.8.14
ポリオ、不活化ワクチン接種開始	2012.9.1
ノロウイルスによる院内感染	2012.12.23

【治療】

種痘が伝わる	1744(この年)
李仁山が種痘を実施	1746(この年)
人体解剖を実施	1754.閏2月
木骨を製作	1791(この年)
全身麻酔手術に成功	1804.10.13
牛痘種痘法を実践	1824(この年)
牛痘種痘法に失敗	1839(この年)
医学館、困窮病者に施薬	1842.10.23
牛痘苗を輸入	1846(この年)
牛痘種痘法に成功	1849.7月
下肢切断手術	1857(この年)
除痘館の種痘を官許	1858(この年)
長崎で検梅	1860(この年)
クロロホルム麻酔を使用	1861.6.3
ヘボンが下肢切断手術	1867.9月
ヘボンが義足手術	1868(この年)
和泉橋医学所で人体解剖	1869.5.23
祇園に療病館設立	1870.7月
粟田口解剖場で屍体解剖	1873.2.15
手術用腱線発明	1877(この年)
人血糸状虫発見	1877(この年)
肺ジストマ発見	1878(この年)
ハンセン病治療に来日	1883.2.16
十二指腸虫・肝臓ジストマ発見	1883.9月
検温器を製作	1883.11月
日本の針治療にドイツが注目	1887(この年)
破傷風菌の培養に成功	1889(この年)
血清療法発見	1890.12.4
コッホ薬液の使用を制限	1891.2.19
ツベルクリンが到着	1891.3月
エフェドリン抽出	1892.2.26
ペスト菌発見	1894.8.25
ジフテリア血清療法を開始	1894.12月
日本産外部寄生性吸虫類の研究を発表	1895(この年)
脾疳が脂肪欠乏症であることを発表	1896.4.20
レントゲン装置を輸入	1896(この年)
鼠の蚤によるペスト菌媒介を発見	1897.5月
赤痢菌発見	1897.12.25
アドレナリン抽出	1900(この年)
日本住血吸虫発見	1904.8.13
田原結節発見	1908.1.16
サルバルサン発見	1910.4.19
オリザニン抽出	1910(この年)
日本住血吸虫の中間宿主を発見	1913(この年)
ワイル病原体発見	1914(この年)
生体染色法の研究を発表	1914(この年)
鼠咬症スピロヘータ発見	1915(この年)
人工がん発生に成功	1916(この年)
サントニンの蛔虫駆除作用を発見	1920.4月
ジフテリア毒素の精製に成功	1927(この年)
ツツガムシ病の病原体命名	1928(この年)
ペニシリン発見	1928(この年)
日赤が満洲に看護婦派遣	1931.11.28
肝臓がんの人工発生に成功	1932.7月
ビタミンの脚気治療を確認	1933(この年)
エックス線間接撮影法発見	1936(この年)
レントゲン集光照射法考案	1936(この年)
BCGの総合研究に着手	1937.9月
BCG接種有効と発表	1943.3.31
肺結核に合成樹脂充填術を発表	1947.2.6
ストレプトマイシン国内製造許可	1950.10.28
アメリカ歯科医師会使節団、金歯廃止を勧告	1951.10.30
BCGの有効無害を再確認	1952.1.18
アメリカより鉄の肺1基を寄贈	1952.2.14
輸血に際し、準拠すべき基準	1952.6.23
抗生物質療法の基準採用	1953.4.1

「インフルエンザ予防接種施行心得」告示	1953.5.9	脳死臨調、初会合開催	1990.3.28
WHOより未熟児保育器を寄贈	1954.1月	生体肝移植続く	1990.6.15
日本初の人間ドックが始まる	1954.7月	がん研究進む	1990.7.3
無料結核検診を実施	1957.4.1	日弁連、「脳死と臓器移植に関する意見書」公表	1990.7.13
放射線医学総合研究所を設置	1957.6.29	胎児母体外手術に成功	1990.8.2
カナマイシンが保険薬に指定	1961.1.1	聖隷浜松病院、脳死患者の治療は中止と発表	1990.8.7
アイバンク始まる	1963.10.10	阪大臓器移植を承認	1990.8.11
アルコール中毒特別病棟開設	1963.10.15	丸山ワクチン治験延長	1990.11.14
アンプル入り風邪薬禁止を答申	1965.5.7	顕微授精承認	1990.11.15
日赤、出張採血を開始	1965.5.11	臓器移植についての公聴会開催	1990.11.21
フッ化物歯面局所塗布実施要領	1966.5.2	がん抑制遺伝子を解明	1991.3.12
麻疹ワクチンをKL法に統一	1968.3.16	初の成人間の生体肝移植	1991.6.4
日本初の心臓移植手術	1968.8.8	丸山ワクチン、白血球減少抑制剤として製造承認	1991.6.5
医薬品の副作用報告範囲拡大	1971.11.15	脳死臨調、脳死を人の死と認める	1991.6.14
臓器移植懇談会、中間報告	1971.12.17	脳死臨調、世論調査発表	1991.10.15
抗がん剤"丸山ワクチン"申請	1976.11.29	顕微授精承認	1991.11.30
腎臓バンクを設置	1977.6月	アルツハイマー症発症に関わる酵素を発見	1991.12.12
免疫グロブリン可変部の遺伝子単離に成功	1977.8月	脳死臨調、脳死を人の死と認める最終答申	1992.1.22
非配偶者間の人工授精、650人が実施	1977（この年）	臓器移植の拒絶反応抑制療法発表	1992.2.28
"丸山ワクチン"有効性なし	1981.8.14	日弁連、脳死反対を公表	1992.3.13
千葉県で臓器移植研究開始	1982.4月	乳がんの原因遺伝子発見	1992.3.15
心臓ペースメーカー手術5000人超	1982（この年）	日本医師会、尊厳死を容認	1992.3.18
初の試験管ベビー	1983.3.13	受精卵で性別判定	1992.4.6
免疫調節物質の遺伝子構造を解明	1983.3.24	国内初の顕微授精ベビー	1992.4.7
T細胞の受容体のα鎖遺伝子構造を解明	1984.6.28	エイズの新薬承認	1992.6.3
男女産み分け	1986.5.31	小中学校の結核X線集団検診廃止	1992.7.14
ベトナムの結合双生児緊急手術	1986.6.19	尊厳死からの腎臓移植	1992.10.16
インターフェロンβ承認	1986.9.2	骨髄バンク、初の手術	1993.1.28
日本医師会、脳死臓器移植を答申	1988.1.12	女児産み分けの実施が判明	1993.2月
大学医学部の臓器移植申請続出	1988.1.20	初の生体肝再移植	1993.7.21
老人性痴呆症の原因発見	1988.2.11	末期医療での延命治療の中止	1993.8.4
凍結受精卵、臨床応用承認	1988.2.20	アルツハイマー症研究に進展	1993.8.15
海外渡航臓器移植が続出	1988.6.16	心停止後の肝移植	1993.10.22
日本救急医学会、脳死・脳蘇生研究会開催	1988.6.17	丸山ワクチン治験延長	1993.12.6
胎児の遺伝子診断を申請	1988.7.13	遺伝子治療承認	1994.1.25
がん細胞を殺す遺伝子の分離に成功	1988.8.15	C型肝炎ウイルス撮影	1994.3月
ベトナム結合双生児の分離手術成功	1988.10.4	日本学術会議、尊厳死容認	1994.5.26
C型肝炎ウイルス発見	1989.1月	遺伝子治療実施計画を申請	1994.8.31
脳死判定に疑問	1989.6.16	臓器移植で倫理指針	1994.11.24
末期医療について報告	1989.6.16	わが国初の遺伝子治療計画	1995.2.13
初の生体肝移植	1989.11.13	日本初の遺伝子治療スタート	1995.8.1
老人性痴呆症の患者約60万人に	1989（この年）	凍結保存の受精卵で妊娠、出産	1995.8.3
日本医師会、「「説明と同意」についての報告」発表	1990.1.16	精巣精子で出産	1995.10.26
動脈硬化発症に関わる遺伝子を発見	1990.2.8	初のエイズ治療申請	1995.11.9
脳死肝移植承認	1990.2.16	国内初、生体小腸移植実施	1996.5.17
		腎臓がんに遺伝子治療	1996.8.6

| 治療 | 分野別索引 | | 日本医療史事典 |

脳死者からの臓器移植、移植学会が独
　自実施へ　　　　　　　　　　　1996.9.28
がんの遺伝子治療実施へ　　　　　1996.12.2
治験終了後に患者死亡　　　　　　1997.2.13
ヤコブ病の実態調査結果　　　　　1997.4.3
日本初の生体肺移植申請　　　　　1997.6.23
エイズ、臨床試験延期　　　　　　1997.6.27
日本初の遺伝子治療成功と発表　　1997.8.4
出生前診断、初の実態調査　　　　1997.10.11
脳腫瘍に遺伝子治療　　　　　　　1997.10.14
老化現象抑制遺伝子発見　　　　　1997.11.6
新型ウイルス遺伝子発見　　　　　1998.2.8
丸山ワクチン、治験延長　　　　　1998.3.25
「受精卵診断」条件付きで承認　　1998.6.27
人間のクローンは禁止　　　　　　1998.7.28
C型肝炎ウイルスの発がん促進遺伝子
　発見　　　　　　　　　　　　　1998.9.1
日本初のがんの遺伝子治療始まる　1998.10.5
国内初の性転換手術　　　　　　　1998.10.16
日本初の生体部分肺移植実施　　　1998.10.28
成立後1年以上、脳死移植ゼロ　　1998（この年）
「受精卵遺伝病診断」で承認　　　1999.1.28
日本初の脳死移植実施　　　　　　1999.2.28
国内初の肺がん遺伝子治療開始　　1999.3.2
低用量ピル解禁　　　　　　　　　1999.6.2
世界初、ドミノ移植　　　　　　　1999.7.9
脳死判定中止　　　　　　　　　　1999.9.5
脳死判定マニュアル作成　　　　　1999.9.14
脳腫瘍の遺伝子治療を承認　　　　2000.1.7
「万能細胞」の研究容認　　　　　2000.2.2
胃がん治療ガイドライン作成　　　2000.2.18
日本初の脳死肺移植　　　　　　　2000.3.29
アルツハイマーの原因酵素を特定　2000.6.2
糖尿病や肥満を抑える動物実験に成功　2000.6.12
白血病治療の手法を開発　　　　　2000.8.3
「AID」遺伝子の重要な役割を発見　2000.9.1
猿から万能細胞作製　　　　　　　2000.9.18
海外での子ども臓器移植増加　　　2000（この年）
国内初の代理出産　　　　　　　　2001.5.18
HIV除去精子で体外受精成功　　　2001.8.14
日医婦、「代理出産」認めず　　　2002.2.23
ES細胞作製、初承認　　　　　　　2002.3.27
兄弟姉妹の精卵子提供、認めず　　2003.3.13
ツベルクリン反応検査・BCG再接種が
　廃止　　　　　　　　　　　　　2003.4.1
救急救命士の除細動認める　　　　2003.4.1
不妊治療ルール最終報告　　　　　2003.4.10
無申請で着床前診断を実施　　　　2004.2.3
日医婦、習慣流産について着床前診断
　を認める　　　　　　　　　　　2006.2.18
iPS細胞、世界で初作製　　　　　2006.8.11
50代が孫を代理出産　　　　　　　2006.10.14

宇和島徳洲会病院、病気腎移植も　2006.11.2
病気腎移植、原則禁止へ　　　　　2007.7.12
ヒトの皮膚からiPS細胞作成に成功　2007.11.20
iPS細胞、ウイルス使わず作成　　2008.10.9
血液のがん治療薬にサリドマイド販売
　承認　　　　　　　　　　　　　2008.10.16
順天堂大チーム、川崎病は細菌が関与
　と発表　　　　　　　　　　　　2009.11.17
初の親族優先臓器提供　　　　　　2010.5.22
幹細胞で心筋再生　　　　　　　　2010.7.1
初の家族承認のみの臓器移植　　　2010.8.9
脳死判定、健康保険証で　　　　　2011.2.5
初の子どもからの脳死臓器提供　　2011.4.12
iPS細胞作成法、欧米でも特許取得　2011.7.11
インフルエンザウイルスの構造解明　2012.1.24
C型肝炎新薬に副作用　　　　　　2012.5.8
初の幼児からの脳死臓器提供　　　2012.6.15
初のうつ病治療指針　　　　　　　2012.7.26
病気腎移植、先進医療に認定せず　2012.8.23
出生前診断、カウンセリング必須　2012.8.31
てんかん患者の運転、緩和と罰則の提
　言　　　　　　　　　　　　　　2012.10.10
がん生存率公表　　　　　　　　　2012.10.22

【事件】
足尾鉱毒事件が問題化　　　　　　1890.1月
田中正造が質問書提出　　　　　　1891.12.18
足尾鉱毒事件で請願　　　　　　　1897.3.3
田中正造が足尾鉱毒事件で直訴　　1901.12.10
足尾銅山に鉱毒除害命令　　　　　1903.4.29
関東大震災発生　　　　　　　　　1923.9.1
八王子事件　　　　　　　　　1929（この年）
土呂久鉱山ヒ素汚染　　　　　1933（この年）
八王子事件大審院判決　　　　1934（この年）
長島愛生園で騒擾事件　　　　　　1936.8.13
大福餅中毒事件　　　　　　　1936（この年）
厚生省体力局火災で類焼　　　　　1940.6.20
神通川流域の奇病　　　　　　　　1946.3月
ジフテリア注射禍事件発生　　　　1948.11.16
百日ぜきワクチン禍事件発生　1948（この年）
ヒドラジッド投与患者死亡　　　　1952.7.5
水俣病の発生　　　　　　　　　　1953.5月
ビキニ沖で第五福竜丸被爆　　　　1954.3.1
黒髪小学校事件　　　　　　　　　1954.4.8
森永ヒ素ミルク中毒事件　　　　　1955.8.24
スモン病発生　　　　　　　　1955（この年）
水俣病患者を発見　　　　　　　　1956.5.1
ペニシリン・ショック死事件　　　1956.5.15
水俣病医学研究　　　　　　　　　1956.8.24
水俣病の原因研究　　　　　　　　1957.1月
イタイイタイ病の原因発表　　　　1957.12.1
胎児性水俣病判明　　　　　　　　1958.2.7

水俣病は水銀が原因	1959.7.21	人工甘味料チクロの使用禁止	1969.10.29
厚生省も有機水銀説を断定	1959.10.6	初の公害被害者全国大会	1969.11.26
水俣病の原因物質を厚生大臣に答申	1959.11.12	心臓薬コランジルの副作用	1969.11.27
水俣病見舞金契約	1959.12.30	水俣病の病名定義	1969.12.17
水俣病原因研究	1960.3.25	四日市ぜんそくで医療費給付開始	1970.2.1
イタイイタイ病実地調査	1960.7月	水俣病で一部患者が補償交渉妥結	1970.5.27
少年少女に睡眠薬遊びが流行	1961.4月	森永ヒ素ミルク中毒で原因認める	1970.6.15
イタイイタイ病は公害と発表	1961.6.24	種痘ワクチン接種中止	1970.6.19
欧州でサリドマイド薬禍	1962.5.17	キノホルム剤の発売中止を答申	1970.9.8
サリドマイド薬害	1962.7.21	川崎の公害病で初めて患者死亡	1970.11.12
鯨ベーコンによる食中毒事件	1962.8.25	カネミ油症事件で損害賠償請求	1970.11.16
サリドマイド製品回収	1962.9.13	再審査で水俣病認定	1971.4.22
水俣病原因物質を正式発表	1963.2.20	スモン患者、東京地裁に初提訴	1971.5.28
サリドマイド奇形児の研究班発足	1963.5.29	富山イタイイタイ病判決	1971.6.30
イタイイタイ病研究会設置	1963.6.15	水俣病認定で県の棄却処分取消	1971.7.7
サリドマイド被害家族初提訴	1963.6.17	水俣病患者認定	1971.10.6
スズ入り缶ジュースで食中毒事件	1963.8.2	イタイイタイ病の治療費負担	1971.10.19
三井鉱山三池炭鉱の爆発事故	1963.12.13	ニセ医師事件続発	1972.1.19
イタイイタイ病の原因	1963.12.18	カネミ油症・母乳からPCB検出	1972.2.5
ライシャワー米大使刺傷事件	1964.3.24	スモンの原因物質	1972.3.13
病名スモンと命名	1964.5.7	森永ヒ素ミルク中毒被害者、提訴	1972.4.10
阿賀野川水銀中毒事件	1964.5月	中学生以下の公害病初認定	1972.11.1
先天性水俣病	1964.6.25	三共、粉飾決算	1973.1.17
サリドマイド薬害訴訟	1964.12.10	水俣病第二次訴訟提訴	1973.1.20
有機水銀中毒症の疑いで診察	1965.1.18	イタイイタイ病補償で合意	1973.2.24
アンプル入り風邪薬で死者	1965.2.15	クロロキン薬害訴訟;住友化学工業;科研	
四日市ぜんそくは「公害病」	1965.5.20	薬化工;小野薬品工業;吉冨製薬	1973.3.4
白ろう病認定	1965.5月	森永ヒ素ミルク中毒民事訴訟	1973.4.10
阿賀野川水銀中毒事件	1965.6.14	チッソと水俣病新認定患者の調停成立	1973.4.27
新潟県の有機水銀中毒原因結論	1965.7.1	水俣病補償交渉で合意調印	1973.7.9
新潟水俣病患者会結成	1965.12.23	幼児の大腿四頭筋短縮症が多発	1973.10.5
千葉大学腸チフス事件	1966.4.7	名古屋南部大気汚染公害病	1973.11.30
新潟水俣病一斉検診	1966.6.14	サリドマイド薬害訴訟	1973.12.14
イタイイタイ病の原因物質	1967.4.5	ぜんそく患者急増	1974.3月
新潟水銀中毒事件研究班最終報告	1967.4.7	笹ヶ谷公害病	1974.5.4
新潟水俣病訴訟	1967.6.12	足尾鉱毒で調停成立	1974.5.10
四日市ぜんそく患者、6社を提訴	1967.9.1	母乳PCB	1974.6月
イタイイタイ病は鉱毒	1967.12.7	大腿四頭筋短縮症集団発生	1974.7月
薬害防止対策	1967(この年)	合成殺菌剤AF2を発がん性容疑	1974.8.22
東大医学部生、登録医制度に反対しス		大腿四頭筋短縮症患者多数発見	1974.8月
ト	1968.1.29	全国サリドマイド訴訟原告和解	1974.10.13
イタイイタイ病患者、富山地裁に提訴	1968.3.9	大腿四頭筋短縮症	1974.10月
予防接種事故遺族、損害賠償請求	1968.3月	北九州ぜんそく	1974.12月
サリドマイド禍の責任	1968.5.7	公害病認定患者増加	1974(この年)
公害対策全国連絡会議を結成	1968.5.15	法外な治療費請求が増加	1975.3.13
カネミ油症事件が発生	1968.10.4	熊本水俣病刑事訴訟	1975.3.14
カネミ油症原因発表	1968.11.1	薬局適正配置条項、違憲と判断	1975.4.30
カネミ油症・刑事訴訟	1968.11.29	六価クロム汚染問題化	1975.7.16
カネミ油症訴訟	1969.2.1	発がん性容疑でウレタン混入注射液の	
熊本水俣病訴訟	1969.6.14	生産・販売中止	1975.7.24
カネミ油症で患者死亡	1969.7月	クロロキン薬害訴訟	1975.9.21
乳児集団種痘量誤認	1969.10.8	新潟水俣病認定患者	1975.9月

| 事件 | | 分野別索引 | 日本医療史事典 |

大腿四頭筋短縮症患者	1975.10.4	薬害死亡者	1983 (この年)
クロロキン裁判	1975.12.22	精神病院で日常的に暴行	1984.3.14
土呂久鉱害訴訟	1975.12.27	食品公害で初めて国の責任を認める	1984.3.16
注射液溶解補助剤被害	1975 (この年)	辛子蓮根で食中毒	1984.6月
国と千葉県にたらい回しの責任追及	1976.2月	臓器売買明るみ	1984.11.13
水俣病認定	1976.6月	予防接種禍訴訟で国に責任を認定	
白ろう病認定患者	1976.10.19		1984 (この年)
メチル水銀の影響で精神遅滞	1976.11.17	信仰による輸血拒否で児童死亡	1985.6.6
予防接種死亡事件で医師の過失を認め		医薬品副作用死	1985.9月
る	1976 (この年)	母乳からダイオキシン検出	1986.1月
新潟水俣病認定患者	1977.9月	輸入食品を放射能検査	1986.5.1
カネミ事件で製造元にも間接責任	1977.10.5	医薬品副作用死	1986.9月
スモン訴訟で初の和解成立	1977.10.29	カネミ油症訴訟で和解成立	1987.3.20
公害病認定患者	1977.10月	抗がん剤副作用死	1987.5.22
東京都大気汚染公害病認定	1977.11月	抗がん剤副作用死	1987.9.26
スモン訴訟で原告勝訴	1978.3.1	血友病患者エイズ感染	1988.2.12
カネミ油症事件で判決	1978.3.10	イタイイタイ病不認定患者	1988.4月
コレラ菌汚染	1978.3.27	クロロキン薬害訴訟、和解	1988.6.6
西淀川公害訴訟	1978.4.20	保健医療機関指定取り消し発表	1988.12.22
スモン訴訟、原告勝訴	1978.8.3	尼崎公害訴訟	1988.12.26
ストレプトマイシン系治療薬障害	1978.9.25	イタイイタイ病の総合研究	1989.4.8
スモン薬害訴訟	1979.2.15	薬害エイズ訴訟	1989.5.8
医療法人のあり方を巡り論議	1979.3.1	薬害エイズ損害賠償提訴	1989.10.27
田辺製薬が和解	1979.5.16	富士見産婦人科病院事件、有罪確定	1990.3.8
ツベルクリン接種ミス	1979.5月	熱中症で死亡	1990.7.18
医歯系予備校が裏口入学詐欺	1979.6.18	水俣病東京訴訟で和解勧告	1990.9.28
スモン和解交渉合意	1979.9.15	注射針不法投棄	1990.10.20
滋賀県、リンを含む家庭用合成洗剤使		医療機器納入汚職発覚	1991.2.14
用禁止	1979.10.16	医師による安楽死発覚	1991.5.14
病院開設・ベッド数制限は「独占禁止		症例報告捏造	1991.8.9
法」違反	1980.5.13	歯科医師国家試験問題漏洩容疑で教授	
水俣病第三次訴訟提訴	1980.5.21	逮捕	1992.1.16
無免許診療で逮捕	1980.9.11	水俣病訴訟、行政責任を否定	1992.2.7
斎藤厚生相辞任	1980.9.19	予防接種被害訴訟、国側に過失ありと	
ストレプトマイシン薬害訴訟	1981.4.23	の判決	1992.12.18
公取委、医薬品大手に立ち入り検査	1981.11.10	予防接種被害訴訟、九州でも国側に過	
スモン薬害訴訟	1981.12.23	失ありとの判決	1993.8.10
医薬品副作用	1981 (この年)	ソリブジン薬害事件	1993.11.24
クロロキン訴訟、国・製薬会社・医療		予防接種被害訴訟、大阪でも国側に過	
機関の過失認める	1982.2.1	失ありとの判決	1994.3.16
川崎公害訴訟	1982.3.18	インターフェロンで自殺者	1994.3.22
公害病認定患者	1982.9月	薬害エイズ問題で医師を告発	1994.4.4
水俣病関西訴訟提訴	1982.10.27	ソリブジン薬害	1994.6.15
公害病認定患者	1982.11.1	ソリブジン薬害で業務停止処分	1994.9.1
新薬申請データ捏造発覚	1982.11.20	クロロキン薬害第二次訴訟、原告敗訴	1994.9.13
医薬品副作用死	1982 (この年)	安楽死事件で有罪判決	1995.3.28
薬害エイズで第1回会合	1983.6.13	B型肝炎治療薬で副作用	1995.4.7
大学教授の収賄が判明	1983.7.19	未熟児網膜症訴訟、審理差し戻し	1995.6.9
薬品の国家検定で不正	1983.9.7	クロロキン訴訟、国の責任を否定	1995.6.23
ごみ焼却場からダイオキシン	1983.11.18	国にも道路公害の責任	1995.7.7
アスベスト (石綿) 公害	1983.11月	薬害エイズ訴訟原告側、和解勧告を求	
血液製剤によるエイズ感染	1983 (この年)	める	1995.8.21

- 310 -

「水俣病」最終解決案まとまる	1995.9.28	がん患者取り違え手術	2000.8.3
廃血処理業者が家宅捜索	1995.9.28	薬取り違え事故で患者死亡	2000.8.11
血友病患者らと和解交渉へ	1995.10.6	名古屋南部大公害訴訟	2000.11.27
新潟水俣病も解決へ	1995.11.25	ハンセン病訴訟、国控訴断念	2001.5.11
血友病以外の患者にも薬害エイズ	1995.11.28	研修医の過労死初認定	2002.2.25
水俣病総合対策医療事業	1996.1.22	非加熱製剤投与された非血友病患者、	
アメリカで体外受精の胎児、死産	1996.2.4	52％が肝炎に感染	2002.3.6
エイズ感染、国の責任認める	1996.2.9	薬害肝炎で新事実	2002.3.20
エイズで参考人招致	1996.2.17	薬害ヤコブ病訴訟、和解	2002.3.25
病院で酸素治療タンク爆発	1996.2.21	薬害肝炎、国に対応の遅れ	2002.4.4
新潟水俣病訴訟で和解	1996.2.23	医療事故、実態を公表	2002.4.23
漢方薬でも薬害	1996.3.1	夫の生前の凍結精子で出産	2002.6.25
薬害エイズ訴訟で和解成立	1996.3.14	杉並病の因果関係を認める裁定	2002.6.26
薬害エイズ二次感染者も医療費無料へ	1996.3.26	レジオネラ菌感染、6人が死亡	2002.8.11
BSE防止へイギリス産牛肉加工食品の		厚生労働省、薬害肝炎で最終調査報告	
輸入禁止	1996.3.27	書を発表	2002.8.29
水俣病被害者ら、訴訟の取り下げ決定	1996.4.28	肺がん薬「ゲフィチニブ」で副作用死	
水俣病慰霊式に環境庁長官・チッソ社			2002.10.15
長も出席	1996.5.1	薬害肝炎問題で集団提訴	2002.10.21
薬害エイズで研究班長逮捕	1996.8.29	脳梗塞薬「エダラボン」で副作用死	2002.10.28
薬害エイズ、製薬会社トップを逮捕	1996.9.19	肺がん薬「ゲフィチニブ」副作用死が	
薬害エイズ問題、厚生省幹部も逮捕	1996.10.4	100人を超える	2002.12.19
「O-157」で給食協会常務自殺	1996.11.3	イレッサ副作用死	2002.12.25
製薬会社汚職事件で逮捕	1996.11.21	発がんリスクを認定	2003.1.22
ミドリ十字社長、起訴事実認める	1997.3.10	MMR禍、国・製造元の責任認める	2003.3.13
薬害エイズ初公判、無罪主張	1997.3.10	薬害エイズ報道、名誉棄損で毎日が勝	
薬害エイズ第4ルートで和解勧告	1997.3.10	訴	2003.3.31
高カロリー輸液で意識障害	1997.6.23	生体肝移植提供者が死亡	2003.5.4
混合ワクチンで2歳児死亡	1997.9.24	同意ないHIV検査、違法	2003.5.28
白血病抗がん剤で副作用	1997.10.20	非加熱血液製剤、感染検査すり抜けが	
テレビアニメ画面でけいれん	1997.12.16	判明	2003.7.29
「エホバの証人」輸血裁判で勝訴	1998.2.9	輸血で劇症肝炎を発症し、死亡	2003.8.1
施行前でも脳死移植適法	1998.3.31	北大で医師名義貸しが発覚	2003.8.13
牛乳からダイオキシン	1998.4.2	猛暑で事故や熱中症	2003.8.18
杉並病が話題に	1998.4月	「たばこ病訴訟」、原告敗訴	2003.10.21
ごみ焼却場周辺住民から高濃度ダイオ		アメリカでの代理出産、親子関係を認	
キシン検出	1998.6.4	めず	2003.10.22
医療ミス報道に判決	1998.6.19	アメリカ産牛肉禁輸	2003.12.26
琉球大病院で被曝事故	1998.6.30	輸血による初のHIV感染	2003.12.29
イタイイタイ病健康被害続く	1998.8月	B型肝炎訴訟、国の責任を認める	2004.1.16
患者取り違えて手術	1999.1.11	「異状死体の届出義務」適用、合憲	2004.4.13
副作用情報は、インサイダー情報	1999.2.16	凍結精子での出生、親子関係を認める	2004.7.16
水俣病と男児出生率	1999.3.24	豚レバーを食べ、E型肝炎	2004.11.27
トンネルじん肺訴訟	1999.7.8	フィブリノゲン納入先を公表	2004.12.9
国内初の臨界事故発生、作業員ら被曝	1999.9.30	ハンセン病施設、114体の胎児標本を保	
杉並病で不燃ごみ工程代替案	2000.1.17	管	2005.1.27
杉並病の健康相談	2000.2.8	環境省、水俣病で新たな救済策を発表	2005.4.7
杉並病被害住民への補償を決定	2000.3.31	薬害エイズ事件、被告死去	2005.4.25
受精卵取り違え移植	2000.5.12	最高裁、「研修医は労働者」と認める	2005.6.3
製薬会社を脅迫	2000.6.15	薬害エイズ報道、最高裁判決で新潮社	
雪印乳業集団食中毒事件	2000.6.27	敗訴	2005.6.16
森永乳業食中毒事件	2000.7.12	クボタの工場で、アスベスト関連病に	
		より79人が死亡	2005.6.29

| 事件 | 分野別索引 | | 日本医療史事典 |

アスベスト健康被害	2005.7.5	薬害エイズ訴訟、最後の原告が和解	2011.5.16
東京地裁、死後生殖の女児の認知請求を棄却	2005.9.29	臓器売買で医師ら逮捕	2011.6.23
		肝炎集団訴訟、和解合意	2011.6.28
健康食品「アガリクス」本で、出版者役員ら6人が逮捕	2005.10.5	原爆症、新たな認定	2011.7.5
		子宮頸がん予防ワクチンで死亡	2011.7.30
水俣病終息との認識	2006.1.22	アスベスト第一陣訴訟、国の責任否定	2011.8.25
延命措置中止により、末期医療の高齢患者7名が死亡	2006.3.25	赤痢で食中毒	2011.8.31
		水俣病認定の逆転判決	2012.2.27
MMR接種禍、国の責任が確定	2006.4.20	医療ミス繰り返した医師、戒告処分	2012.3.5
水俣病50年慰霊式	2006.5.1	アスベスト第二陣訴訟、国の責任認定	2012.3.28
原爆症認定基準緩和	2006.5.12	水俣病、行政認定されず	2012.4.12
B型肝炎、国に賠償命令	2006.6.16	薬ネット販売解禁への動き	2012.4.26
薬害C型肝炎、国・企業に責任	2006.6.21	建設アスベスト訴訟、原告敗訴	2012.5.25
アスベスト（石綿）健康被害救済	2006.6.28	アスベスト訴訟、初の企業責任認定	2012.8.7
アスベスト（石綿）「中皮腫」認定	2006.7.11	健診偽医師逮捕	2012.9.25
原爆症認定訴訟	2006.8.4		
転院を断られ妊婦死亡	2006.8.8	【出版】	
無資格で助産行為	2006.8.24	『普救類方』頒布	1730.2月
薬害C型肝炎九州訴訟、原告勝訴	2006.8.30	『人身連骨真形図』作成	1741（この年）
化学物質過敏症訴訟	2006.8.31	『蔵志』刊行	1759（この年）
凍結精子で死後生殖、父子と認めず	2006.9.4	『漫遊雑記』刊行	1764（この年）
代理出産、出生届認める	2006.9.29	『産論』刊行	1766（この年）
臓器売買容疑で初の摘発	2006.10.1	『ターヘル・アナトミア』翻訳開始	1771.3.4
コムスンに立ち入り検査	2006.12.26	『解体新書』刊行	1774.8月
最高裁、本人卵子の代理出産でも母子関係を認めず	2007.3.23	『西説内科撰要』刊行	1792（この年）
		『産科発蒙』刊行	1793（この年）
薬害肝炎、血液製剤「クリスマシン」についても賠償責任を認める	2007.3.23	『和蘭医事問答』刊行	1795（この年）
		『泰西眼科全書』刊行	1799（この年）
仙台地裁、薬害肝炎で国の責任を認めず	2007.9.7	『本草綱目啓蒙』刊行	1803（この年）
		『蘭学事始』完成	1815（この年）
混合診療禁止は違法	2007.11.7	『瘍医新書』刊行	1825（この年）
大阪高裁、薬害肝炎大阪訴訟で和解を勧告	2007.11.7	『ホルン産科書』刊行	1830（この年）
		『瘍科新選』刊行	1830（この年）
筋弛緩剤事件、無期懲役確定	2008.2.25	『幼々精議』刊行	1843（この年）
薬害エイズ、元厚生省課長の有罪確定	2008.3.3	『弘痘新法全書』刊行	1846（この年）
B型肝炎損害賠償提訴	2008.3.28	『軍陣備要』『救急摘要』刊行	1853（この年）
薬害C型肝炎問題で薬剤使用施設公表	2008.4.11	『銃創瑣言』刊行	1854.8月
原爆症訴訟、認定却下取り消し	2008.5.28	『医心方』校注・模写公刊	1854（この年）
延命治療中止の医師、書類送検	2008.7.23	『扶氏経験遺訓』刊行	1857.7月
帝王切開死無罪判決	2008.8.20	『人身窮理』刊行	1857（この年）
薬害C型肝炎訴訟、和解	2008.9.28	『医心方』復刻が完成	1860（この年）
東京C医科大、教授33人、医学博士学位謝礼金受け取る	2009.2.4	『七新薬』刊行	1862.1月
		『西医日用方』刊行	1864（この年）
薬害C型肝炎訴訟、国と和解	2009.3.17	『養生législation』刊行	1864（この年）
生活保護者を利用し架空手術、理事長ら逮捕	2009.7.1	『日講記聞』創刊	1869.12月
		『医事雑誌』創刊	1873（この年）
水俣病訴訟、和解合意	2010.3.29	金原医籍店創業	1875.1.25
新薬試験データ改竄で業務停止	2010.4.13	『内務省衛生局雑誌』創刊	1876.5.8
肝炎集団訴訟、和解協議開始	2010.5.14	『衛生局年報』創刊	1877.12月
「爪切り事件」で元看護師無罪	2010.9.16	『脚気論』刊行	1878.9月
イレッサ薬害訴訟で判決明暗	2011.2.25	南江堂創業	1879.4月
水俣病訴訟、和解成立	2011.3.3	『中外医事新報』創刊	1880.1月
焼き肉店で食中毒	2011.4.29		

『帝国大学紀要 医科』創刊	1887（この年）	初の『公害白書』を発表	1969.5.23
『国家医学』創刊	1892（この年）	水俣病報道写真	1971.9.10
吐鳳堂創業	1893.7.3	『日本医家伝』刊行	1971（この年）
『精神病学集要』刊行	1894.9.14	初の『環境白書』を承認	1972.5.26
『日本医学史』刊行	1904.10.23	『恍惚の人』刊行	1972.6月
日新医学社創業	1911.9月	手塚治虫『ブラック・ジャック』連載	
『医事公論』創刊	1912（この年）	開始	1973.11月
『臨床医学』創刊	1913（この年）	『医学教育白書』刊行開始	1978.7月
近世医学社創業	1914.3.30	国立がんセンターの活動を描くノン	
克誠堂創業	1914.5.1	フィクション刊行	1979.6月
『家庭医学叢書』刊行開始	1915（この年）	『神の汚れた手』刊行	1979.12月
『日本社会衛生年鑑』刊行開始	1920（この年）	全50巻からなる『医科学大事典』刊行	1982.3.10
歯苑社創業	1921.1.1	日教組、健康白書『子どもの骨折増加	
日本医事新報社創業	1921.2.5	原因を探る』発表	1982.10.4
『性病学』刊行	1923.1.24	立花隆『脳死』刊行	1986.10月
鳳鳴堂書店創業	1923.10月	輸血拒否事件をめぐるノンフィクショ	
『医制五十年史』刊行	1925.3.31	ン刊行	1988.12月
広川書店創業	1926.1.1	『メスよ輝け!!』連載開始	1989（この年）
『明治大正日本医学史』刊行	1927（この年）	エイズ患者と暮らした日々を綴ったノ	
『世界医学史』刊行	1928（この年）	ンフィクション刊行	1990.11月
『西洋医学史』刊行	1929（この年）	『エイズリポート』創刊	1993.2.25
『日本医薬随筆集成』刊行	1929（この年）	『わが国の大学医学部（医科大学）白書』	
『日本薬園史の研究』刊行	1930（この年）	刊行開始	1993（この年）
『医家人名辞書』編纂	1931（この年）	『コレラの世界史』刊行	1994.4.30
『歯科医学史』刊行	1931（この年）	薬害エイズ裁判を追ったノンフィク	
『日本医学史綱要』刊行	1933（この年）	ション刊行	1994.8月
『日本漢方医薬変遷史』刊行	1934（この年）	医療をメインにした『厚生白書』を発	
『西洋医学歴史』刊行	1936（この年）	表	1995.5.23
『内科学』刊行完結	1936（この年）	医師が書いた「がん治療法等への批判	
『シーボルト研究』刊行	1938（この年）	本」がベストセラー	1996.3.30
『医学思想史』刊行	1938（この年）	『医療白書』刊行開始	1996（この年）
寧楽書房創業	1946.4.23	原因不明の乳幼児突然死を扱ったノン	
協同医書出版社創業	1946.5.5	フィクション刊行	1997.4月
永井書店創業	1946.10.25	『Dr.コトー診療所』連載開始	2000（この年）
医書同業会設立	1947.4月	『Jin―仁―』連載開始	2000（この年）
中央医書出版社創業	1947.7.1	『厚生労働白書』を発表	2001.9月
メヂカルフレンド社創業	1947.12.28	『地域医療白書』刊行開始	2002.3月
中山書店創業	1948.6.23	『医龍―Team Medical Dragon―』連載	
金芳堂創業	1948.9.27	開始	2002（この年）
永末書店創業	1950.2.1	『介護白書』刊行開始	2004.7月
中外医学社創業	1952.9.25	心臓手術をめぐる医療ミステリー、ベ	
日本小児医事出版社創業	1952.10.29	ストセラーに	2006.2月
『南山堂医学大辞典』刊行	1954（この年）	うつ病の夫とのエッセー漫画、ベスト	
第1回『厚生白書』を発表	1956.10.5	セラーに	2006.3月
『国民栄養白書』を発表	1958.3.8	『看護白書』刊行開始	2008.10月
第1回『人口白書』を発表	1959.6.14	地域医療の現場を描いた小説刊行	2009.9月
『赤ひげ診療譚』刊行	1959（この年）	ALS介護の記録刊行	2009.12月
初の『児童福祉白書』を発表	1963.5.4	日本医療小説大賞創設	2012.6.13
『国民医療年鑑』刊行開始	1964（この年）		
『白い巨塔』刊行	1965.7月	**【社会】**	
『華岡青洲の妻』刊行	1967.2月	木村春徳、施薬・施療に努める	1728.12月
『苦海浄土』刊行	1969.1月	若松の権内を表彰	1748（この年）
		華岡青洲が誕生	1760.10.23

吉益東洞が死去	1773.9.25
義斎、施薬に努める	1779（この年）
医学館設立のため町医者が寄付	1788.10月
吉田長淑が開業	1812（この年）
伊東玄朴が開業	1839（この年）
モーニッケ来日	1848.6.15
ヘボン来日	1859.9.22
フルベッキ来日	1859.10.13
メルメ、シモンズ夫妻が来日	1859.11.2
ウィリス来日	1861.4.3
ポンペ帰国	1862.9.10
箕作阮甫が死去	1863.6.17
メーエルとヨングが来日	1866（この年）
横浜で遊女の検黴	1867.9月
ニュートン来日	1867（この年）
シドール来日	1868（この年）
パーセルが工部省雇医に	1871.4月
楠本イネ、医師として開業	1871（この年）
ベリー来日	1872.5.27
ゴードン来日	1872.9月
ラニング来日	1873.7月
テイラー来日	1874.1.1
フォールズ来日	1874.3月
マクドナルド来日	1874.6.30
アダムズ来日	1874.11.26
パーム来日	1874（この年）
ホイトニー来日	1875（この年）
小幡英之助が歯科医を開業	1875（この年）
ベルツ来日	1876.6.7
ヘール来日	1878.10月
鉱泉を発見	1884.7.2
下水道を敷設	1884（この年）
スカッダー来日	1885（この年）
磐梯山が噴火	1888.7.15
日本のハンセン病治療医、インドへ	1888（この年）
第1回日本医学会開催	1890.4.1
第10回国際医学会開催	1890.8月
濃尾大地震が発生	1891.10.28
マンロー来日	1891（この年）
アメリカ人女医に開業免許	1893（この年）
日清戦争が勃発	1894.8.1
第8回万国衛生会議開催	1894（この年）
大阪市水道が竣工	1895.10月
ジェンナー種痘発明百年記念式典	1896.5.14
第1回国際癩会議開催	1897.10月
コルバン来日	1898.1.1
万国結核予防会議開催	1899（この年）
特志看護婦来日	1904.4.22
コッホ来日	1908.6.12
フレンケル来日	1908.8月
第2回帝国学士院恩賜賞	1912.5.12
第3回帝国学士院恩賜賞	1913.7.5
「女工と結核」発表	1913.10.25
第4回帝国学士院恩賜賞	1914.7.5
医薬品価格高騰	1914.8月
第5回帝国学士院恩賜賞	1915.7.15
不良医薬品が跋扈	1915（この年）
第6回帝国学士院恩賜賞	1916.7.2
第7回帝国学士院賞	1917.7.1
第8回帝国学士院賞	1918.5.12
第9回帝国学士院賞	1919.5.25
万国女医会に参加	1919（この年）
フローレンス・ナイチンゲール記章を受章	1920.4.1
ムシ歯デー実施	1920.11.5
第11回帝国学士院恩賜賞	1921.5.22
サンガー夫人来日	1922.3.10
第12回帝国学士院賞	1922.5.21
第13回帝国学士院恩賜賞	1923.5.27
第14回帝国学士院恩賜賞	1924.6.8
第6回極東熱帯医学大会開催	1925.10.26
第16回帝国学士院賞	1926.5.16
健康保険反対闘争	1926.11月
大正天皇の病状放送	1926.12.15
第17回帝国学士院賞	1927.5.20
第18回帝国学士院賞	1928.4.14
ラジオ体操始まる	1928.11.1
全国に健康増進運動展開	1929.3.1
第19回帝国学士院賞	1929.4.26
社会政策審議会設置	1929.7.19
「空気の衛生展覧会」開催	1929.11.18
第20回帝国学士院恩賜賞	1930.5.30
浜口首相狙撃事件を機に輸血が普及	1930.5月
不況と社会事業	1930（この年）
第21回帝国学士院賞	1931.5.14
児童栄養週間実施	1931.6月
日本初の女性医学博士誕生	1931（この年）
第22回帝国学士院賞	1932.5.10
農山村への出張巡回診療	1932.8.20
第23回帝国学士院賞	1933.5.11
第24回帝国学士院賞	1934.5.11
全国常食調査実施	1934.11.18
結核石油療法	1934（この年）
第15回赤十字国際会議開催	1934（この年）
第26回帝国学士院恩賜賞	1936.6.1
全国医師大会開催	1936.7.6
医学雑誌を整備	1937（この年）
第28回帝国学士院賞	1938.5.13
化学療法研究会設立	1938（この年）
第29回帝国学士院恩賜賞	1939.5.11
体力章検定実施	1939.10.1
第31回帝国学士院恩賜賞	1941.5.13
第33回帝国学士院恩賜賞	1943.5.13

第34回帝国学士院恩賜賞	1944.5.10	映画「白い巨塔」公開	1966.10.15
第35回帝国学士院賞	1945.6.12	初の原爆被爆者実態調査	1967.2.4
広島被爆	1945.8.6	青年医師連合、インターン制度に反対	1967.3.12
長崎被爆	1945.8.9	テレビドラマ「白い巨塔」放送開始	1967.4.8
原爆症を指摘	1945.12.9	精神衛生患者の保安処分	1969.1.23
第36回帝国学士院賞	1946.6.13	たばこのニコチン・タール含有量	1969.11.22
原子爆弾調査委員会、被爆者の調査研究開始	1947.3月	被爆者二世白血病連続死	1969（この年）
		東京都杉並区で光化学スモッグ	1970.7.18
性病予防週間始まる	1949（この年）	国勢調査、沖縄を含めて実施	1970.10.1
世界保健機関（WHO）に加盟	1951.5.16	初の公害メーデー	1970.11.29
第1回全国保育事業大会を開催	1952.7.15	アメリカの公害追放運動家来日	1971.1.12
第43回日本学士院恩賜賞	1953.5.12	無医地区調査を実施	1971.1.30
国民健康調査を実施	1953.11.1	中医協、圓城寺次郎会長再選	1971.2.18
第1回全国精神衛生大会を開催	1953.11.24	初の准看護婦全国大会開催	1971.5.8
医師・歯科医師の全国一斉調査	1953.12.31	精神薄弱児施設入所者実態調査	1971.7.1
医薬分業実施促進大会を開催	1954.3.5	救急医療の現況調査	1971.12.12
精神衛生実態調査を実施	1954.7.1	第62回日本学士院恩賜賞	1972.5.27
保険医、点数引き下げに対し一斉休診	1954.7.15	光化学スモッグの原因は自動車	1972.10.3
全国医師会、新医療費反対デモ	1954.11.25	年金メーデーを開催	1972.11.9
薬剤師大会、医薬分業実施を決議	1954.11.29	母子間のPCB汚染調査	1972.12.27
国際児童福祉連合に加盟	1956.1.1	世界の週休2日制実施状況	1973.1.13
全国保険医総辞退を決議	1956.2.20	年金統一ストを全国一斉に行う	1973.4.17
耳の日を制定	1956.3.3	子どものない夫婦に善意の斡旋	1973.4.20
人口の自然増が100万人を割る	1957.4.26	築地市場の魚から水銀を検出	1973.6.21
学生生徒の健康調査結果	1959.10.19	精神神経用剤の再評価結果	1973.11.21
第1回日本老人学会開催	1959.11.7	東京写真記者協会賞	1973.11.30
日本医師会、制限診療の撤廃要望	1960.8.18	第64回日本学士院恩賜賞	1974.6.10
国勢調査実施	1960.10.1	初の25時間テレビで福祉を訴え	1975.3.21
東京医労連、待遇改善でスト	1960.11.1	武見太郎が、世界医師会会長に	1975.10.6
琉球政府の要請で医療協力	1961.1.22	五つ子誕生	1976.1.31
医療費値上げをめぐり一斉休診	1961.2.19	日本初の疾病保険	1976.2.1
第51回日本学士院恩賜賞	1961.5.12	第66回日本学士院恩賜賞	1976.6.7
看護婦の週44時間勤務確立	1961.8.1	新幹線に禁煙車登場	1976.8.8
簡易生命表を公表	1961.11.14	安楽死国際会議が開催	1976.8.23
東京都の人口1000万人	1962.2.1	医薬分業実態調査発表	1977.5.18
医師会、社会保険庁新設に反対	1962.2.28	第67回日本学士院恩賜賞	1977.6.13
第1回国民生活実態調査を実施	1962.11.1	嫌煙権の会が結成	1978.2.18
東京にスモッグ問題化	1962.12月	長寿国日本	1978.7.1
高齢者実態調査を実施	1963.6.1	日本人の食生活は欧米型に	1979.12.27
精神衛生実態調査を実施	1963.7.1	原爆被爆者二世健診開始	1980.2月
公衆浴場の水質等に関する基準	1963.10.23	日教組「子どもの健康実態」調査結果発表	1980.5.4
沖縄の結核患者300名を受入	1963（この年）		
公私病院が入院料の差額徴収	1964.7.6	スポーツ整形外科開設	1980.6.1
東京オリンピック開催	1964.10.10	第70回日本学士院恩賜賞	1980.6.11
東京パラリンピック開催	1964.11.8	映画「ヒポクラテスたち」公開	1980.11.22
国民の健康体力増強対策	1964.12.8	テレビドラマ「小児病棟」放送	1980.12.3
映画「赤ひげ」公開	1965.4.3	第71回日本学士院恩賜賞	1981.6.10
汎太平洋リハビリテーション会議	1965.4.13	武見太郎日本医師会会長引退	1982.4.1
自動車の排気ガスに発がん性物質	1965.9.9	救急の日決定	1982.7.20
日米医学協力会議開催	1965.10.4	スポーツドクター認定	1983.1.16
日本の総人口が1億人を突破	1966.3.31	脳死シンポジウム開催	1983.2.12
経団連、公害政策への意見を発表	1966.10.5	国際免疫学会議が開催	1983.8.21

精神衛生実態調査結果発表	1984.2.1	臨界事故での被曝治療のドキュメンタリー番組放送	2001.5.13
日本の高齢化急速に進んでいる	1984.6.20	「国際麻薬統制サミット2002」が東京で開催	2002.4.23
日本人長寿世界一	1984.6.30		
医師数が目標数大幅突破	1984（この年）	日産婦、受精卵提供を認めず	2002.6.15
医薬品分野でMOSS協議	1985.3.12	テレビドラマ「Dr.コトー診療所」放送開始	2003.7.3
国が生保・損保に申し入れ	1986.5.13		
第76回日本学士院恩賜賞	1986.6.9	着床前診断申請、初承認	2004.7.23
65歳以上が総人口の10.5%	1986.9.14	テレビドラマ「医龍―Team Medical Dragon―」放送開始	2006.4.13
昭和天皇の病気をスクープ	1987.9.19		
利根川進教授、日本人初のノーベル生理学・医学賞	1987.10.12	第96回日本学士院恩賜賞	2006.7.3
		第97回日本学士院恩賜賞	2007.6.11
昭和天皇、病状悪化	1988.9.19	病院受け入れ拒否、1万4000人に	2008.3.11
医療関連ビジネス検討委員会、報告書提出	1988.12.29	採血針の使い回し判明	2008.5.21
		テレビドラマ「チーム・バチスタの栄光」放送開始	2008.10.14
第79回日本学士院恩賜賞	1989.6.12		
中東支援医療先遣隊、サウジアラビアへ	1990.9.18	テレビドラマ「Jin―仁―」放送開始	2009.10.11
		第100回日本学士院恩賜賞	2010.6.21
日本医師会、中医協の医療経済実態調査に協力せず	1990.9.23	東日本大震災発生、大規模な医療支援	2011.3.11
		卵子老化の番組放送	2012.2.14
看護師の増員要求スト	1990.11.9	天皇が冠動脈バイパス手術	2012.2.18
「看護の日」「看護週間」制定	1991.5.12	テレビドラマ「梅ちゃん先生」放送開始	2012.4.2
宇宙医学実験実施	1991.6.5	牛生レバー、提供禁止	2012.7.1
第82回日本学士院恩賜賞	1992.6.8	第1回日本肝炎デー	2012.7.28
世界精神保健連盟の世界会議開催	1993.8.23	山中伸弥教授、ノーベル生理学・医学賞受賞	2012.10.8
逸見政孝、自身のがんを公表	1993.9.6		
子どもの視力、悪化	1994.1.4	iPS細胞臨床応用誤報	2012.10.11
国際エイズ会議、日本で開催	1994.8.7		
国際移植学会世界会議、日本で開催	1994.8.28		
入院患者数、初の減少	1994.12.16		
阪神淡路大震災発生で戦後最大の被害	1995.1.17		
日本医学会総会開幕	1995.4.7		
アメリカの救急救命室が舞台の医療ドラマ放送開始	1996.4.1		
日本医師会会長に坪井栄孝	1996.4.1		
第86回日本学士院恩賜賞	1996.6.10		
埼玉医大、性転換手術を認める	1996.7.2		
「薬害エイズ国際会議」開会	1996.11.2		
性転換手術容認	1997.5.28		
第87回日本学士院恩賜賞	1997.7.7		
植物状態にも尊厳死を	1997.8.8		
ダイオキシン調査で小・中学校焼却炉が中止	1997.10.30		
鶏肉から抗生物質が効かない菌検出	1998.2.13		
母乳からダイオキシン検出	1998.4.7		
化学物質「環境ホルモン」が生物異変に影響	1998.4.28		
日本医学会総会が開催	1999.4.2		
医療事故再発防止で声明	2000.3.14		
「医療安全対策連絡会議」が初会合	2000.3.22		
「医療のグランドデザイン」を発表	2000.4.4		
地方紙が介護・福祉情報配信	2000.5.1		
坪井日医会長が、世界医師会会長に	2000.10.6		

事項名索引

【あ】

愛育調査会
　母子愛育会設立　　　　　　　　1934.3.13
会津藩
　会津藩、医学館設立　　　　　1801（この年）
会津磐梯山噴火
　磐梯山が噴火　　　　　　　　　1888.7.15
愛知県病院
　ローレツ来日　　　　　　　　　1874.11.26
　精神病隔離室設置　　　　　　1880（この年）
愛知県立愛知医学専門学校
　愛知県立愛知医科大学設立　　　1920.6.18
愛知県立愛知医科大学
　愛知県立愛知医科大学設立　　　1920.6.18
愛知県立医学専門学校
　「専門学校令」公布　　　　　　1903.3.27
愛知県立医学校
　「専門学校令」公布　　　　　　1903.3.27
アイヌ
　「北海道旧土人保護法」公布　　1899.3.2
アイバンク
　アイバンク始まる　　　　　　　1963.10.10
青木 周弼
　安懐堂設立　　　　　　　　　1829（この年）
青木 春岱
　伊東玄朴・戸塚静海が奥医師に　1858.7.3
青木 三千雄
　中外医学社創業　　　　　　　　1952.9.25
青地 林宗
　『ホルン産科書』刊行　　　　1830（この年）
青山 胤通
　北里柴三郎らを香港へ派遣　　　1894.5月
　癌研究会設立　　　　　　　　　1908.4.2
赤坂病院
　ホイトニー来日　　　　　　　1875（この年）
明石 博高
　祇園に療病館設立　　　　　　　1870.7月
赤ちゃん斡旋
　子どものない夫婦に善意の斡旋　1973.4.20
阿賀野川水銀中毒 → 新潟水俣病を見よ
阿賀野川有機水銀被災者の会
　新潟水俣病患者会結成　　　　　1965.12.23
『赤ひげ』
　映画「赤ひげ」公開　　　　　　1965.4.3
『赤ひげ診療譚』
　『赤ひげ診療譚』刊行　　　　1959（この年）

映画「赤ひげ」公開　　　　　　1965.4.3
アガリクス
　健康食品「アガリクス」本で、出版
　　者役員ら6人が逮捕　　　　　2005.10.5
秋田書店
　手塚治虫『ブラック・ジャック』連
　　載開始　　　　　　　　　　　1973.11月
秋田藩
　医学館設立　　　　　　　　　1786（この年）
秋山愛生舘
　スズケンと秋山愛生舘が合併　　1998.4.1
審良 靜男
　第97回日本学士院恩賜賞　　　　2007.6.11
悪疫流行ノ節貧困ノ者処分概則
　「流行病アル節貧民救療費支弁方」を
　　達す　　　　　　　　　　　　1881.4.19
悪臭防止法
　「悪臭防止法」を公布　　　　　1971.6.1
悪性新生物実態調査
　悪性新生物実態調査結果　　　　1959.9.5
悪病流行医員派出ノ節施治者等届出方
　「悪病流行医員派出ノ節施治患者等届
　　出方」を達す　　　　　　　　1876.2.5
悪病流行ノ節貧困ノ者処分概則
　「悪病流行ノ節貧困ノ者処分概則」公
　　布　　　　　　　　　　　　　1875.4.8
浅井 国幹
　帝国医会設立　　　　　　　　　1890.4.15
浅田 宗伯
　温知社設立　　　　　　　　　　1879.3.11
浅野 三千三
　第26回帝国学士院恩賜賞　　　　1936.6.1
旭化成生命科学研究所
　老人性痴呆症の原因発見　　　　1988.2.11
旭川医科大学
　旭川医大・愛媛大医学部・山形大、
　　医学部開学　　　　　　　　　1973.11.5
『朝日新聞』
　昭和天皇の病気をスクープ　　　1987.9.19
朝比奈 泰彦
　第13回帝国学士院恩賜賞　　　　1923.5.27
アジア風邪
　アジア風邪が猛威を振るう　　　1957.5.28
足尾鉱毒事件
　足尾鉱毒事件が問題化　　　　　1890.1月
　田中正造が質問書提出　　　　　1891.12.18
　足尾鉱毒事件で請願　　　　　　1897.3.3
　田中正造が足尾鉱毒事件で直訴　1901.12.10
　足尾銅山に鉱毒除害命令　　　　1903.4.29
　足尾鉱毒で調停成立　　　　　　1974.5.10

足尾鉱毒事件調査委員会
　足尾鉱毒事件で請願　　　　　1897.3.3
アシネトバクター
　多剤耐性菌集団感染、4人死亡　2009.1.23
　多剤耐性菌で院内感染　　　　2010.9.3
　耐性菌感染症を五類感染症に追加　2011.1.14
アズウェル
　日本商事と昭和薬品が合併　　1997.10.1
アストラゼネカ
　肺がん薬「ゲフィチニブ」で副作用
　　死　　　　　　　　　　　2002.10.15
　イレッサ薬害訴訟で判決明暗　2011.2.25
アスベスト
　アスベスト（石綿）公害　　　1983.11月
　クボタの工場で、アスベスト関連病
　　により79人が死亡　　　　　2005.6.29
　アスベスト健康被害　　　　　2005.7.5
　アスベスト（石綿）健康被害救済　2006.1.20
　「石綿健康被害救済法」が成立　2006.2.10
　アスベスト（石綿）健康被害救済　2006.6.28
　アスベスト（石綿）「中皮腫」認定　2006.7.11
　アスベスト第一陣訴訟、国の責任否
　　定　　　　　　　　　　　　2011.8.25
　アスベスト第二陣訴訟、国の責任認
　　定　　　　　　　　　　　　2012.3.28
　建設アスベスト訴訟、原告敗訴　2012.5.25
　アスベスト訴訟、初の企業責任認定　2012.8.7
安達　謙蔵
　癩予防協会を改称　　　　　　1952.6.13
足立　文太郎
　第20回帝国学士院恩賜賞　　　1930.5.30
アダムズ, アーサー・H.
　アダムズ来日　　　　　　　1874.11.26
アドレナリン
　アドレナリン抽出　　　　1900（この年）
アニリン其他鉱属製ノ絵具染料ヲ以テ飲食物二着色スルモノノ取締方
　「アニリン其他鉱属製ノ絵具染料ヲ以
　　テ飲食物二着色スルモノノ取締方」
　　を達す　　　　　　　　　　1878.4.18
阿部　寿美代
　原因不明の乳幼児突然死を扱ったノ
　　ンフィクション刊行　　　　1997.4月
アヘン
　阿片の有害性を論告　　　　1868.閏4.19
　「販売鴉片烟律」・「生鴉片取扱規則」
　　布達　　　　　　　　　　　1870.8.9
　トルコから阿片輸入　　　1877（この年）
　「薬用阿片売買並製造規則」布達　1878.8.9
　「阿片法」公布　　　　　　　1897.3.30
　万国阿片委員会に参加　　　　1909.2.1
　「万国阿片条約」締結　　　　1912.1.23
　「製薬用阿片売下ニ関スル件」公布　1917.8.14
　「阿片法」改正　　　　　　　1919.4.10
　「モルヒネコカイン及其ノ塩類ノ取締
　　ニ関スル件」制定　　　　　1920.12.6
　「阿片条約第一阿片会議議定書」署名
　　　　　　　　　　　　　　　1925.2.11
　「麻薬取締規則」制定　　　　1930.5.19
　「阿片委員会官制」制定　　　1931.4.1
　「阿片吸食防止に関する協定」に調印
　　　　　　　　　　　　　　　1931.11.27
　「あへん法」の公布　　　　　1954.4.22
阿片委員会
　傷痍軍人委員会等廃止　　　　1941.3.29
阿片委員会官制
　「阿片委員会官制」制定　　　1931.4.1
阿片吸食防止に関する協定
　「阿片吸食防止に関する協定」に調印
　　　　　　　　　　　　　　　1931.11.27
阿片条約第一阿片会議議定書
　「阿片条約第一阿片会議議定書」署名
　　　　　　　　　　　　　　　1925.2.11
阿片条約第二阿片会議議定書
　「阿片条約第一阿片会議議定書」署名
　　　　　　　　　　　　　　　1925.2.11
あへん法
　「あへん法」の公布　　　　　1954.4.22
阿片法
　「阿片法」公布　　　　　　　1897.3.30
　「阿片法」改正　　　　　　　1919.4.10
　「麻薬取締法」ほかを公布　　1948.7.10
阿片法施行規則
　「製薬用阿片売下ニ関スル件」公布　1917.8.14
　「阿片法」改正　　　　　　　1919.4.10
尼崎公害訴訟
　尼崎公害訴訟　　　　　　　1988.12.26
アメリカ医師会調査団
　アメリカ医師会調査団来日　　1948.8.3
アメリカ風邪
　アメリカ風邪流行　　　　　　1854.1月
アメリカ監督教会
　ラニング来日　　　　　　　　1873.7月
アメリカ航空宇宙局
　宇宙医学実験実施　　　　　　1991.6.5
アメリカ国立衛生研究所
　遺伝子治療でガイドライン作成　1993.4.15
アメリカ歯科医師会使節団
　アメリカ歯科医師会使節団、金歯廃
　　止を勧告　　　　　　　　　1951.10.30
アメリカ社会保障制度調査団
　アメリカの社会保障制度調査団来日　1947.8.7

アメリカ社会保障制度調査団の報告
　書　　　　　　　　　　　　　1948.7.13
アメリカ薬剤師協会使節団
　アメリカ薬剤師協会使節団来日　1949.7.1
アメリカン・ファミリー生命保険
　日本初のがん保険を認可　　　1974.10.1
アメリカン・ボード
　ベリー来日　　　　　　　　　1872.5.27
　ゴードン来日　　　　　　　　1872.9月
　テイラー来日　　　　　　　　1874.1.1
　アダムズ来日　　　　　　　　1874.11.26
　スカッダー来日　　　　　1885（この年）
荒井 作
　日本のハンセン病治療医、インドへ
　　　　　　　　　　　　　1888（この年）
アラガン
　製薬会社汚職事件で逮捕　　　1996.11.21
新たな看護のあり方に関する検討会
　厚生労働省「新たな看護のあり方に
　　関する検討会」が中間報告　2002.9.6
有明病院
　がん研有明病院、特定機能病院に　2011.10.1
アリコジャパン
　日本初の疾病保険　　　　　　1976.2.1
有沢 広巳
　国民年金審議会を設置　　　　1959.6.1
有吉 佐和子
　『華岡青洲の妻』刊行　　　　　1967.2月
　『恍惚の人』刊行　　　　　　　1972.6月
アルコール中毒
　アルコール中毒特別病棟開設　1963.10.15
アルツハイマー
　老人性痴呆症の原因発見　　　1988.2.15
　老人性痴呆症の患者約60万人に
　　　　　　　　　　　　　1989（この年）
　アルツハイマー症発症に関わる酵素
　　を発見　　　　　　　　　1991.12.12
　アルツハイマー症研究に進展　1993.8.15
　アルツハイマーの原因酵素を特定　2000.6.2
アレルギー
　厚生科学審議会疾病対策部会リウマ
　　チ・アレルギー対策委員会報告書
　　をまとめる　　　　　　　2005.10.31
アロヨ, グロリア
　EPA締結、外国人看護師と介護福祉
　　士の受け入れ枠を発表　　　2006.9.9
安懐堂
　安懐堂設立　　　　　　　1829（この年）
アンダーソン, ウィリアム
　アンダーソン来日　　　　　　1873.10.11

安藤 亀太郎
　「救貧法案」提出　　　　　　　1902.3.5
アンプル入り風邪薬
　アンプル入り風邪薬で死者　　1965.2.15
　アンプル入り風邪薬禁止を答申　1965.5.7
按摩術営業取締規則
　「按摩術営業取締規則」・「鍼術灸術営
　　業取締規則」制定　　　　　1911.8.14
　「按摩術営業取締規則」改正　　1920.4.21
按摩術営業取締規則及び鍼術灸術営業取締
　規則の特例に関する件
　按摩及び鍼灸営業取締規則特例　1946.6.19
按摩術鍼術又ハ灸術学校若ハ同講習所ノ指
　定標準ノ件
　「按摩術鍼術又ハ灸術学校若ハ同講習
　　所ノ指定標準ノ件」制定　　1911.12.24
あん摩、はり、きゅう、柔道整復 → 柔道整
　復を見よ
安楽死 ⇔ 尊厳死をも見よ
　安楽死国際会議が開催　　　　1976.8.23
　医師による安楽死発覚　　　　1991.5.14
　安楽死事件で有罪判決　　　　1995.3.28

【い】

飯島 魁
　十二指腸虫・肝臓ジストマ発見　1883.9月
家田 荘子
　エイズ患者と暮らした日々を綴った
　　ノンフィクション刊行　　　1990.11月
イェルサン, アレクサンドル
　ペスト菌発見　　　　　　　　1894.8.25
『医海時報』
　『国家医学』創刊　　　　　1892（この年）
『医界時報』
　『国家医学』創刊　　　　　1892（この年）
『医科学大事典』
　全50巻からなる『医科学大事典』刊
　　行　　　　　　　　　　　1982.3.10
医学科
　「官立医学専門学校規程」制定　1907.4.10
医学会社
　医学会社設立　　　　　　　　1875.4.11
医学館
　躋寿館設立　　　　　　　　　1765.5月
　医学館設立　　　　　　　1786（この年）
　医学館設立のため町医者が寄付　1788.10月
　医学館に改称　　　　　　　　1791.10月
　各地で医学校設立　　　　1792（この年）

いかく　　　　　　　　　　　事項名索引　　　　　　　　　　日本医療史事典

医学館の薬種料を増額　　　　　1796.10月
会津藩、医学館設立　　　　　1801（この年）
医学館、困窮病者に施薬　　　　1842.10.23
「蘭書翻訳取締令」　　　　　　1849.9.26
『医心方』校注・模写公刊　　　1854（この年）
医学所と改称　　　　　　　　　1863.2.24
種痘所と改称　　　　　　　　　1868.8.15
『医学教育』
　『医学教育白書』刊行開始　　　1978.7月
医学教育の改善・充実に関する調査研究協
　力者会議
　文部科学省「医学教育の改善・充実
　に関する調査研究協力者会議」最
　終報告　　　　　　　　　　　2007.3.28
『医学教育白書』
　『医学教育白書』刊行開始　　　1978.7月
医学校
　医学所設立　　　　　　　　　1868.6.26
　岩佐純・相良知安が医学校取調御用
　　掛に　　　　　　　　　　　1869.1.22
　ウィリスが鹿児島医学校に着任　1869.12.12
医学校規則
　「医学校規則」制定　　　　　　1869.11月
医学校兼病院
　医学校兼病院と改称　　　　　1869.2月
　医学校兼病院が昌平学校管下に　1869.5.10
　大学校設立　　　　　　　　　1869.6.15
　大学東校と改称　　　　　　　1869.12.17
医学校卒業生試験ヲ要セス医術開業免状
　下附
　「医学校卒業生試験ヲ要セス医術開業
　　免状下附」を達す　　　　　1882.2.17
医学校通則
　「医学校通則」制定　　　　　　1882.5.27
　「専門学校令」公布　　　　　　1903.3.27
医学校費用
　府県立医学校費用の地方税支弁を禁
　　止　　　　　　　　　　　　1887.9.30
『医学雑誌』
　医学会社設立　　　　　　　　1875.4.11
医学・歯学教育
　「21世紀における医学・歯学教育の改
　　善方策について─学部教育の再構
　　築のために」を報告　　　　2002.3.27
『医学思想史』
　『医学思想史』刊行　　　　　　1938（この年）
医学生の実地修練
　国立病院で医学生の実地修練　1946.5.1
医学専門部
　医学専門部を設置　　　　　　1939.5.15

医学伝習所
　ポンペ来日　　　　　　　　　1857.8.5
　長崎養生所設立決定　　　　　1860.4.8
医学所
　種痘館設立　　　　　　　　　1858.5.7
　長崎養生所設立決定　　　　　1860.4.8
　医学所と改称　　　　　　　　1863.2.24
　精得館と改称　　　　　　　　1865.4月
　医学所設立　　　　　　　　　1868.6.26
　東京府大病院設立　　　　　　1868.7.20
　医学所・昌平学校移管　　　　1868.8.2
　種痘所と改称　　　　　　　　1868.8.15
　医学所移管　　　　　　　　　1868.9.12
　医学所移管　　　　　　　　　1868.11.17
　医学所移管　　　　　　　　　1868.12.25
　医学校兼病院と改称　　　　　1869.2月
医学博士
　医学博士が誕生　　　　　　　1888.5.7
　ドイツ初の日本人医学博士　　1888（この年）
医学部（医科大学）の基本問題に関する委
　員会
　『わが国の大学医学部（医科大学）白
　　書』刊行開始　　　　　　　1993（この年）
医学部卒業者連盟
　医大卒業生、インターン願書拒否　1965.3.30
医学部定員
　厚生労働省「医師の需給に関する検
　　討会」報告書まとまる　　　2006.7.28
　医学部定員、計110人増が決定　2006.8.31
医学寮
　有造館設立　　　　　　　　　1820（この年）
『医家人名辞書』
　『医家人名辞書』編纂　　　　　1931（この年）
医科大学
　ベルツ来日　　　　　　　　　1876.6.7
　官立医学専門学校が医科大に昇格　1948.2.10
医科大学新設
　同志社、医科大新設を検討　　2012.11.30
胃がん
　逸見政孝、自身のがんを公表　1993.9.6
　胃がん治療ガイドライン作成　2000.2.18
医業経営
　病院経営管理改善懇談会を設置　1960.12.16
　医療経営の近代化・安定化に関する
　　懇談会設置　　　　　　　　1986.7.23
　医療機関もビジネスの勉強を　1987.9.24
　厚生労働省、「これからの医業経営の
　　在り方に関する検討会」の設置　2001.10.29
　「これからの医業経営の在り方に関す
　　る検討会」中間報告　　　　2002.3.25

- 322 -

厚生労働省「これからの医業経営の
　在り方に関する検討会」報告書ま
　とまる　　　　　　　　　　　2003.3.26
医師と事務職員等との役割分担の推
　進について通知　　　　　　　2007.12.28
医業取締規則
　「医業取締規則」制定　　　　　1878.12.20
医業取締及ビ医学ノ奨励ニ関する布告
　「医業取締及ビ医学ノ奨励ニ関する布
　　告」　　　　　　　　　　　　1868.12.7
医業類似行為をなすことを業とする者の取締に関する件
　医業類似行為取締に関する件制定　1947.4.30
育児・介護休業法
　「育児・介護休業法」成立　　　　1995.6.5
育児休業法
　「育児・介護休業法」成立　　　　1995.6.5
池田 謙斎
　東京大学医学部設立　　　　　　1877.4.12
　「日本薬局方」制定を委任　　　1880.11.5
　乙酉会設立　　　　　　　　1885（この年）
　東京医会設立　　　　　　　1886（この年）
　医学博士が誕生　　　　　　　　1888.5.7
埋火葬の認許可に関する件
　「埋火葬の認許可に関する件」制定　1947.4.15
石井 亮一
　濃尾大地震が発生　　　　　　　1891.10.28
医師医業ニ関スル犯罪及不正ノ行為処分ニ関スル件
　「医師医業ニ関スル犯罪及不正ノ行為
　　処分ニ関スル件」布告　　　　1882.8.11
医師及び歯科医師の免許及び試験の特例に関する法律
　医師国家試験予備試験の受験資格　1961.6.16
医士会
　「医士法案」提出　　　　　　　　1897.3月
医師会
　各地で医師会設立　　　　　1907（この年）
医師会及び歯科医師会令
　「医師会及び歯科医師会令」改正　1945.11.21
医師会規則
　「医師会規則」制定　　　　　　　1906.11.17
　「歯科医師会規則」公布　　　　　1920.4.1
医師会及歯科医師会令
　「医師会及歯科医師会令」公布　　1942.8.22
医師会、歯科医師会及び日本医療団の解散等に関する法律
　日本医療団解散等に関する法律　1947.10.31
医師会法案
　「医師会法案」諮問　　　　1897（この年）
　「医師会法案」提出　　　　　　　1898.12.6

医師会法案反対同盟
　明治医会設立　　　　　　　1899（この年）
医師会令
　「医師会令」公布　　　　　　　　1919.9.25
　「医師法」第四次改正　　　　　　1923.3.19
医師学問所
　医師学問所設立　　　　　　1795（この年）
医師数
　適正医師数の新しい目標を策定　　1983.7.13
　医師数に関する検討委員会設置　　1984.5.18
　医師数が目標数大幅突破　　1984（この年）
　厚生労働省「医師の需給に関する検
　　討会」報告書まとまる　　　　2006.7.28
石神 亨
　北里柴三郎らを香港へ派遣　　　　1894.5月
石神 良策
　ウィリスが鹿児島医学校に着任　　1869.12.12
石黒 忠悳
　手術用腱線発明　　　　　　1877（この年）
　『脚気論』刊行　　　　　　　　　1878.9月
　東京医学会設立　　　　　　　　1885.12.20
　乙酉会設立　　　　　　　　1885（この年）
　東京医会設立　　　　　　　1886（この年）
『医事公論』
　日新医学社創業　　　　　　　　　1911.9月
　『医事公論』創刊　　　　　　1912（この年）
医師国家試験
　第1回医師国家試験を実施　　　　1946.11.1
　「国民医療法施行令特例法」を公布　1948.7.20
　医師国家試験出題基準を作成　　　1977.4.9
　医師国家試験合格者、女子が2割突破
　　　　　　　　　　　　　　　　1992.5.12
医師国家試験委員会官制
　「国民医療法施行令」を改正　　　1946.8.30
医師国家試験審議会
　インターン制度の改善を答申　　　1953.10.5
医師国家試験審議会官制
　「国民医療法施行令」を改正　　　1946.8.30
医師国家試験予備試験及び歯科医師国家試験予備試験の受験資格の特例に関する法律
　医師国家試験予備試験の受験資格　1961.6.16
医師国家試験予備試験の受験資格の特例に関する法律
　医師試験予備試験受験資格の特例　1949.12.16
石坂 公成
　第64回日本学士院恩賜賞　　　　1974.6.10
『医事雑誌』
　『医事雑誌』創刊　　　　　　1873（この年）
医師・歯科医師の全国一斉調査
　医師・歯科医師の全国一斉調査　　1953.12.31

— 323 —

医師、歯科医師、薬剤師取締規則
　「医師、歯科医師、薬剤師取締規則」
　　を発す　　　　　　　　　　　1915.1.3
医師試験
　医師などの試験事務を内務省へ移管　1929.4.1
　「国民医療法施行規則」改正・公布　1943.12.1
医師試験委員官制
　「医師試験委員官制」・「歯科医師試験
　　委員官制」公布　　　　　　　1916.9.22
医師試験規則
　「医師試験規則」制定　　　　　　1879.2.24
　「医師試験規則」公布　　　　　　1913.9.19
医師試験規則中修業履歴書ハ三年以上修業
ノ実跡ヲ明記スルモノニ非レハ試験セス
　「医師試験規則中修業履歴書ハ三年以
　　上修業ノ実跡ヲ明記スルモノニ非
　　レハ試験セス」を達す　　　　1882.2.28
医師試験審議会
　引揚医師の免許制度廃止を申入　　1963.2.1
　インターン制度の改善　　　　　1963.7.26
医師実地修練及び医学教育等検討会
　インターン制度について意見書　1964.10.13
医師需給
　医師需給に関する検討委員会が中間
　　答申　　　　　　　　　　　1984.11.2
医師数削減
　医師数削減へ　　　　　　　　　1998.5.15
石館 守三
　第33回帝国学士院恩賜賞　　　　1943.5.13
医師等資格確認検索システム
　厚生労働省、医師等資格確認検索シ
　　ステムを開設　　　　　　　　2007.4.1
医事に関する専門委員会
　医事に関する専門委員会設置　　1941.5.26
医師ノ歯科専門標榜其ノ他許可ニ関スル件
　「医師ノ歯科専門標榜其ノ他許可ニ関
　　スル件」公布　　　　　　　　1916.9.9
医師の需給に関する検討会
　厚生労働省「医師の需給に関する検
　　討会」報告書まとまる　　　　2006.7.28
医師賠償責任保険制度
　医師賠償責任保険制度の創設　　1973.3.10
石原 修
　「女工と結核」発表　　　　　　1913.10.25
石原 喜久太郎
　第19回帝国学士院賞　　　　　　1929.4.26
石原 忍
　第31回帝国学士院恩賜賞　　　　1941.5.13
石原 久
　歯科講座設置　　　　　　　　　1902.3.21

医師不足
　医師不足解消計画　　　　　　　1972.9.1
　地域医療に関する関係省庁連絡会議、
　　「医師確保総合対策」を取りまとめ
　　　　　　　　　　　　　　　2005.8.11
　医学部定員、計110人増が決定　　2006.8.31
　政府・与党、「緊急医師確保対策」を
　　とりまとめ　　　　　　　　　2007.5.31
　医学部入学定員増加　　　　　　2008.4.1
　帝王切開死無罪判決　　　　　　2008.8.20
　診療報酬、10年ぶりのプラス改定　2010.4.1
　医師不足の実態発表　　　　　　2010.9.29
　医学部の入学定員について検討　2010.12.22
　東日本大震災発生、大規模な医療支
　　援　　　　　　　　　　　　　2011.3.11
　同志社、医科大新設を検討　　　2012.11.30
医事紛争
　医事紛争に関する研究会　　　　1973.7.9
医師法
　明治医会設立　　　　　　　1899（この年）
　関西連合医会が「医師法案」決定　1902.9.12
　帝国連合医会が「医師法案」発表　1904.11月
　「医師法」・「歯科医師法」公布　　1906.5.2
　「医師法」の外国免許に関する勅令公
　　布　　　　　　　　　　　　　1906.9.12
　各地で医師会設立　　　　　1907（この年）
　「医師法」・「歯科医師法」改正　　1909.7.17
　「医師法」第二次改正　　　　　　1914.4.4
　「医師法」第三次改正　　　　　　1919.4.11
　「医師法」第四次改正　　　　　　1923.3.19
　「医師法」一部改正　　　　　　　1933.4.5
　「国民医療法施行令」公布　　　1942.10.28
　「医師法」、「歯科医師法」を公布　1948.7.30
　「医師法」、「歯科医師法」改正法公布　1949.5.14
　「医師法」、「歯科医師法」の改正　1951.6.14
　医薬分業の延期を決定　　　　　1954.12.8
　「医師法」改正法を公布　　　　　1968.5.15
　厚生労働省、医師等資格確認検索シ
　　ステムを開設　　　　　　　　2007.4.1
　外国医師の臨床に関係する運用を見
　　直し　　　　　　　　　　　　2011.2.10
医士法案
　「医士法案」提出　　　　　　　　1897.3月
医師法、歯科医師法及び薬事法の一部を改
正する法律　→ 医薬分業法を見よ
医師法施行規則
　「医師法施行規則」・「歯科医師法施行
　　規則」公布　　　　　　　　　1906.9.3
　「医師法施行規則」・「歯科医師法施行
　　規則」改正　　　　　　　　　1919.9.25
医師法施行令
　「医師法施行令」などを公布　　　1953.12.8

石牟礼 道子
　『苦海浄土』刊行　　　　　　　　1969.1月
医師名義貸し
　北大で医師名義貸しが発覚　　　2003.8.13
医師免許
　「医業取締及ビ医学ノ奨励ニ関する布
　　告」　　　　　　　　　　　　1868.12.7
　「医師法」の外国免許に関する勅令公
　　布　　　　　　　　　　　　　1906.9.12
　医師免許でメキシコと相互主義
　　　　　　　　　　　　　1917（この年）
　メキシコとの医師免許相互主義破棄
　　　　　　　　　　　　　1928（この年）
　「医師免許の特例に関する件」公布　1945.4.6
　朝鮮・台湾の医師に国内法特例　1946.1.23
　引揚者の医師などの免許特例　　1953.8.10
　引揚医師の免許制度廃止を申入　1963.2.1
　インターン制度について意見書　1964.10.13
　ニセ医師事件続発　　　　　　　1972.1.19
医師免許規則
　「医術開業試験規則」・「医師免許規
　　則」制定　　　　　　　　　　1883.10.23
　「医師免許規則」改正法案を否決　1895.2.6
　「医士法案」提出　　　　　　　　1897.3月
　「医師免許規則」改正　　　　　　1905.3.8
医師免許の特例に関する件
　「医師免許の特例に関する件」公布　1945.4.6
医歯薬出版
　歯苑社創業　　　　　　　　　　1921.1.1
医師薬舗兼業禁止
　医師薬舗の兼業を禁止　　　　　1878.6.29
医師優遇税制
　医師優遇税制、4月から導入　　　1979.1月
医術ヲ以ツテ奉職スル者ハ試験ヲ須ヒス免
状交付
　「医術ヲ以ツテ奉職スル者ハ試験ヲ須
　　ヒス免状交付」制定　　　　　1877.8.16
医術開業試験
　医術開業試験施行について3府に達す
　　　　　　　　　　　　　　　　1875.2.10
　第1回医術開業試験告示　　　　1883.10.29
　医術開業試験の受験人心得を告示　1883.12.10
　女性の医術開業試験合格第1号　　1884.9月
　医術開業試験実施　　　　　　　1891.4.10
　「医師法」第二次改正　　　　　　1914.4.4
医術開業試験委員官制
　「医術開業試験委員官制」・「薬剤師試
　　験委員官制」公布　　　　　　1896.4.7
　「医術開業試験委員官制」・「薬剤師試
　　験委員官制」改正　　　　　　1903.3.20
医術開業試験委員組織権限
　「医術開業試験委員組織権限」公布　1889.5.7
　「医術開業試験委員組織権限」改正公
　　布　　　　　　　　　　　　　1894.4.24
　「医術開業試験委員官制」・「薬剤師試
　　験委員官制」公布　　　　　　1896.4.7
医術開業試験委員組織権限ニ関スル明治二
十二年勅令第六十二号中改正ノ件
　「医術開業試験委員組織権限」改正公
　　布　　　　　　　　　　　　　1894.4.24
医術開業試験規則
　「医術開業試験規則」・「医師免許規
　　則」制定　　　　　　　　　　1883.10.23
　「医師試験規則」公布　　　　　　1913.9.19
医術開業試験場
　医術開業試験場設立　　　　　　1897.8月
医術開業試験法
　「医術開業試験法」を達す　　　　1876.1.12
医師養成
　医師養成計画を発表　　　　　　1971.3.26
医書同業会
　医書同業会設立　　　　　　　　1947.4月
石綿　→　アスベストも見よ
石綿健康被害救済法
　アスベスト（石綿）健康被害救済　2006.1.20
　アスベスト（石綿）健康被害救済　2006.2.10
　「石綿健康被害救済法」が成立　　2006.2.10
　アスベスト（石綿）健康被害救済　2006.6.28
　アスベスト第一陣訴訟、国の責任否
　　定　　　　　　　　　　　　　2011.8.25
石綿による健康被害の救済に関する法律　→
　　石綿健康被害救済法を見よ
『医心方』
　『医心方』校注・模写公刊　　1854（この年）
　『医心方』復刻が完成　　　　1860（この年）
和泉橋医学所
　和泉橋医学所で人体解剖　　　　1869.5.23
医制
　「医制」を研究　　　　　　　　　1873.6.15
　「医制」草案完成　　　　　　　　1873.12.27
　「医制」施行方について伺う　　　1874.3.2
　「医制」の3府先行施行を決議　　1874.3.7
　「医制」の3府先行施行を許可　　1874.3.12
　「医制」を達す　　　　　　　　　1874.8.18
　医務取締設置　　　　　　　　　1874.8.23
　医術開業試験施行について3府に達す
　　　　　　　　　　　　　　　　1875.2.10
　「医制」改正　　　　　　　　　　1875.5.14
　「薬舗開業試験施行ノ件」を達す　1875.12.28
　「医術開業試験法」を達す　　　　1876.1.12
　「悪病流行医員派出ノ節施治患者等届
　　出方」を達す　　　　　　　　1876.2.5
　乙酉会設立　　　　　　　　1885（この年）
　「医制」廃止時期について照会　　1890.10月

『医制五十年史』
『医制五十年史』刊行　1925.3.31
医籍
医籍編制を開始　1884.1.21
焼失の医籍復元に免許提出を告示　1940.8月
遺族年金
「船員保険法」改正公布、遺族年金の創設　1945.2.19
イソミン
欧州でサリドマイド薬禍　1962.5.17
サリドマイド製品回収　1962.9.13
イタイイタイ病
神通川流域の奇病　1946.3月
イタイイタイ病の原因発表　1957.12.1
イタイイタイ病実地調査　1960.7月
イタイイタイ病は公害と発表　1961.6.24
イタイイタイ病対策連絡協議会結成　1962.10.11
イタイイタイ病研究会設置　1963.6.15
イタイイタイ病の原因　1963.12.18
イタイイタイ病の原因物質　1967.4.5
イタイイタイ病調査研究班発足　1967.6月
イタイイタイ病は鉱毒　1967.12.7
イタイイタイ病患者、富山地裁に提訴　1968.3.9
公害対策全国連絡会議を結成　1968.5.15
イタイイタイ病の公害病認定　1968.11.1
富山イタイイタイ病判決　1971.6.30
イタイイタイ病の治療費負担　1971.10.19
イタイイタイ病補償で合意　1973.2.24
イタイイタイ病不認定患者　1988.4月
イタイイタイ病の総合研究　1989.4.8
イタイイタイ病患者認定を緩和　1993.4.28
イタイイタイ病健康被害続く　1998.8月
イタイイタイ病研究会
イタイイタイ病研究会設置　1963.6.15
イタイイタイ病対策連絡協議会
イタイイタイ病対策連絡協議会結成　1962.10.11
一億国民総健康づくり
"一億国民総健康づくり"提唱　1977.8.5
市川 厚一
人工がん発生に成功　1916（この年）
第9回帝国学士院賞　1919.5.25
1歳6ヶ月児健康診査
1歳半健診制度新設　1977.6.24
五つ子
五つ子誕生　1976.1.31
逸見 政孝
逸見政孝、自身のがんを公表　1993.9.6

遺伝子組換え食品
遺伝子組換え食品の安全性審査を義務化　2001.4.1
遺伝子構造解明
免疫調節物質の遺伝子構造を解明　1983.3.24
T細胞の受容体のα鎖遺伝子構造を解明　1984.6.28
遺伝子診断
胎児の遺伝子診断を申請　1988.7.13
遺伝子治療
生命倫理学会、発足　1988.11.23
遺伝子治療でガイドライン作成　1993.4.15
遺伝子治療承認　1994.1.25
遺伝子治療関するガイドライン発表　1994.2.9
遺伝子治療実施計画を申請　1994.8.31
わが国初の遺伝子治療計画　1995.2.13
日本初の遺伝子治療スタート　1995.8.1
各種がんに遺伝子治療　1996.8.6
がんの遺伝子治療実施へ　1996.12.2
エイズ、臨床試験延期　1997.6.27
日本初の遺伝子治療成功と発表　1997.8.4
脳腫瘍に遺伝子治療　1997.10.14
日本初のがんの遺伝子治療始まる　1998.10.5
国内初の肺がん遺伝子治療開始　1999.3.2
脳腫瘍の遺伝子治療を承認　2000.1.7
遺伝子治療臨床研究中央評価会議
遺伝子治療関するガイドライン発表　1994.2.9
遺伝子治療臨床研究に関する指針
文部科学省の「遺伝子治療臨床研究に関する指針」が施行　2002.4.1
井戸 泰
ワイル病原体発見　1914（この年）
第6回帝国学士院恩賜賞　1916.7.2
伊藤 淳史
テレビドラマ「チーム・バチスタの栄光」放送開始　2008.10.14
伊東 寛斎
伊東朴・戸塚静海が奥医師に　1858.7.3
伊東 玄伯
伊東玄伯らがオランダ留学　1862.9.11
伊東 玄朴
伊東玄朴が開業　1839（この年）
天然痘流行　1847（この年）
『銃創瑣言』刊行　1854.8月
種痘館設立を出願　1857.8月
種痘館設立　1858.5.7
伊東玄朴・戸塚静海が奥医師に　1858.7.3
クロロホルム麻酔を使用　1861.6.3
伊藤 正男
第76回日本学士院恩賜賞　1986.6.9

医道会
　医道会結成　　　　　　　　　1928（この年）
医道審議会・医師分科会医師臨床研修検討部会
　医道審議会・医師分科会医師臨床研
　　修検討部会が中間とりまとめ　　2002.5.22
医道審議会令
　「医道審議会令」を公布　　　　　　1955.10.7
稲田 竜吉
　ワイル病原体発見　　　　　　1914（この年）
　第6回帝国学士院恩賜賞　　　　　　1916.7.2
稲森 いずみ
　テレビドラマ「医龍―Team Medical
　　Dragon―」放送開始　　　　　　2006.4.13
井上 友子
　万国女医会に参加　　　　　　1919（この年）
井上 なつゑ
　日本産婆看護婦保健婦協会が発足　1946.11.23
慰廃園
　慰廃園設立　　　　　　　　　　　1894.10.13
今井 甚太郎
　克誠堂創業　　　　　　　　　　　　1914.5.1
今田 見信
　歯苑社創業　　　　　　　　　　　　1921.1.1
今村 文人
　テレビドラマ「白い巨塔」放送開始　1967.4.8
今村 了庵
　脚気病院設立　　　　　　　　　　　1878.7.10
　『脚気論』刊行　　　　　　　　　　1878.9月
射水市民病院
　延命措置中止により、末期医療の高
　　齢患者7名が死亡　　　　　　　　2006.3.25
　延命治療中止の医師、書類送検　　　2008.7.23
医務局出張所
　医務局出張所を設置　　　　　　　1946.12.27
医務条例
　「医務条例」制定　　　　　　　　　1874.12月
医務取締
　医務取締設置　　　　　　　　　　　1874.8.23
医薬関係審議会
　「医薬関係審議会設置法」を公布　　　1954.6.1
医薬関係審議会設置法
　「医薬関係審議会設置法」を公布　　　1954.6.1
医薬制度
　現行医薬制度について諮問　　　　　1938.7.11
　医薬制度改善方策答申　　　　　　1940.10.28
医薬制度調査会
　「医薬制度調査会官制」公布　　　　1938.6.30
　現行医薬制度について諮問　　　　　1938.7.11
　医薬制度改善方策答申　　　　　　1940.10.28

医薬制度調査会官制
　「医薬制度調査会官制」公布　　　　1938.6.30
医薬品
　薬の売り惜しみを禁止　　　　　　　1724.7月
　唐薬の販売を奨励　　　　　　　　　1796.5.4
　和薬種の自由販売を許可　　　　　　1820.3月
　クロロホルム麻酔を使用　　　　　　1861.6.3
　「日本薬局方」制定　　　　　　　　1886.6.25
　改正「日本薬局方」公布　　　　　　1891.5.20
　「日本薬局方調査会官制」公布　　　1900.3.30
　「何レノ薬局方ニモ記載セサル薬品又
　　ハ製剤取締ニ関スル件」制定　　　1907.12.11
　臨時薬業調査委員会設置　　　　　　1914.12.4
　不良医薬品が跋扈　　　　　　1915（この年）
　「売薬部外品営業取締規則」公布　　1916.4.13
　日本薬剤師会と薬剤支給契約　　　　1926.12.17
　第5改正「日本薬局方」公布　　　　1932.6.25
　薬品指定毒薬劇薬設定　　　　　　　1932.6.27
　「売薬営業整備要綱」を通知　　　　1942.2.18
　医薬品の生産、小売の統制　　　　　1943.10.23
　不良医薬品の一斉検査　　　　　　　1960.9.29
　医薬品の適正広告基準　　　　　　　1964.8.10
　新医薬品の副作用報告制度　　　　　1967.9.1
　薬効問題懇談会を設置　　　　　　　1970.8.13
　医薬品再評価を答申　　　　　　　　1971.7.7
　医薬品の副作用報告範囲拡大　　　　1971.11.15
　GMPの骨子まとめる　　　　　　　　1973.1.26
　医薬品等の試験検査体制の整備　　　1973.4.17
　医薬品の効能書を薬理作用重視に改
　　正　　　　　　　　　　　　　　　1980.9.2
　医薬品産業の振興の基本方針で中間
　　報告　　　　　　　　　　　　　　1983.2.18
　医薬品分野でMOSS協議　　　　　　1985.3.12
　「革新的医薬品・医療機器創出のため
　　の5か年戦略」策定　　　　　　　2007.4.26
　医薬品の登録販売者拡大　　　　　　2008.1.31
　処方せんの記載方法、統一へ　　　　2009.5.25
　改正「薬事法」施行。大衆薬の店頭
　　販売可能に　　　　　　　　　　　2009.6.1
医薬品安全対策特別部会
　医薬品安全対策特別部会を設置　　　　1963.3.8
医薬品医療機器総合機構
　独立行政法人医薬品医療機器総合機
　　構が設立　　　　　　　　　　　　2004.4.1
医薬品会社
　公取委、医薬品大手に立ち入り検査
　　　　　　　　　　　　　　　　　　1981.11.10
医薬品価格
　医薬品価格高騰　　　　　　　　　　1914.8月
医薬品及衛生材料生産配給統制規則
　「医薬品及衛生材料生産配給統制規
　　則」制定　　　　　　　　　　　　1941.5.7

医薬品及衛生材料配給機構要綱
医薬品の生産、小売の統制　1943.10.23
医薬品及歯科材料製造研究奨励金交付規則
医薬品研究に奨励金　1932.12.14
医薬品広告基準
医薬品広告基準を通知　1949.6.14
医薬品産業ビジョン
厚生労働省、「医薬品産業ビジョン」
を公表　2002.8.30
医薬品事故
食品・医薬品事故救済制度化　1973.5.17
医薬品情報
厚生労働省、「医薬品情報提供のあり方に関する懇談会」最終報告をまとめる　2001.9.27
医薬品情報検索システム
医薬品情報検索システムを開発　1973.3.24
医薬品情報提供のあり方に関する懇談会
厚生労働省、「医薬品情報提供のあり方に関する懇談会」最終報告をまとめる　2001.9.27
医薬品製造整備要綱
「医薬品製造整備要綱」発表　1943.8.13
医薬品中央配給会
「医薬品及衛生材料生産配給統制規則」制定　1941.5.7
医薬品統制規則
「医薬品統制規則」公布　1941.2.5
医薬品等配給規則
「医薬品等配給規則」制定　1947.11.11
医薬品の安全性試験の実施に関する基準
医薬品の試験実施適正基準を制定　1982.3.31
医薬品の製造管理及び品質管理規則
「医薬品の製造管理及び品質管理規則」制定　1980.8.16
医薬品配給規則を廃止する省令
医薬品配給規則を廃止　1952.3.28
医薬品副作用調査会
医薬品副作用調査会が発足　1966.12.1
医薬品副作用被害救済基金法
薬害防止へ薬事2法案　1979.2.28
「医薬品副作用被害救済基金法」「薬事法」公布　1979.10.1
医薬品副作用被害救済・研究振興調査機構
独立行政法人医薬品医療機器総合機構が設立　2004.4.1
医薬品副作用モニター制度
医薬品副作用モニター制度　1967.3.1
医薬品輸入取締ニ関スル件
「医薬品輸入取締ニ関スル件」公布　1918.10.25

医薬部外品等取締法
「医薬部外品等取締法」公布　1947.11.24
「薬事法」を公布　1948.7.29
医薬分業
日本薬剤師連合会設立　1890.4.7
アメリカ薬剤師協会使節団来日　1949.7.1
医薬分業問題で公開状発表　1950.7.10
臨時医薬制度調査会等を設置　1950.7.18
医薬分業に関する特別委員会　1950.12.5
医薬分業に関する診療費算定　1951.1.24
医薬分業の強制実施を答申　1951.2.28
医薬分業実施促進大会を開催　1954.3.5
「医薬関係審議会設置法」を公布　1954.6.1
全国医師大会、新医療費反対デモ　1954.11.25
薬剤師大会、医薬分業実施を決議　1954.11.29
医薬分業の延期を決定　1954.12.8
新医療費体系骨子　1955.12.11
医薬分業を実施　1956.4.1
医薬分業実態調査発表　1977.5.18
医薬分業の促進計画　1989.8.15
医薬分業法
「医薬分業法」を公布　1951.6.20
「医薬関係審議会設置法」を公布　1954.6.1
「医薬分業法」改正法を公布　1955.8.8
医薬分業の促進計画　1989.8.15
医用機器
総務省「電波の医用機器等への影響に関する調査」の結果を公表　2002.7.2
総務省、「電波の医用機器等への影響に関する調査」結果を公表　2003.6.20
伊良子 光顕
人体解剖を実施　1754.閏2月
入沢 達吉
『内科学』刊行完結　1936（この年）
医学雑誌を整備　1937（この年）
『医龍―Team Medical Dragon―』
『医龍―Team Medical Dragon―』連載開始　2002（この年）
テレビドラマ「医龍―Team Medical Dragon―」放送開始　2006.4.13
医療安全支援センター
厚生労働省、「医療安全支援センター」の設置を推進　2003.4.1
医療安全対策
厚生労働省、すべての病院に安全管理で4項目を義務づけ　2002.10.1
厚生労働省医療安全対策検討会議「今後の医療安全対策について」取りまとめ　2005.6.8
医療安全対策検討会議
「医療安全対策検討会議」の設置　2001.5.18

厚生労働省医療安全対策検討会議
「今後の医療安全対策について」取
りまとめ 2005.6.8
医療安全対策連絡会議
「医療安全対策連絡会議」が初会合 2000.3.22
医療イノベーション会議
医療イノベーション会議開催 2010.11.30
医療関係者職業能力申告令
「医療関係者職業能力申告令」公布 1938.8.23
医療関係者徴用扶助規則
「医療関係者徴用扶助規則」制定 1942.1.19
医療関係者徴用令
「医療関係者徴用令」公布 1941.12.16
「医療関係者徴用扶助規則」制定 1942.1.19
医療監視要綱
医療監視要綱を制定 1962.10.18
医療関連サービス振興会
医療関連サービス振興会、設立 1990.12.20
医療関連サービスマーク制度開始 1991.9.26
医療関連サービスマーク制度
医療関連サービスマーク制度開始 1991.9.26
医療関連ビジネス検討委員会
医療関連ビジネス検討委員会、報告
書提出 1988.12.29
医療関連ビジネス調査室
医療関連ビジネス調査室新設 1986.3.20
医療機関整備計画
医療機関整備中央審議会答申 1950.2.9
医療機関整備中央審議会
医療機関整備中央審議会答申 1950.2.9
医療機器
厚生労働省、「医療機器産業ビジョ
ン」を策定 2003.3.30
厚生労働省「医療ニーズの高い医療
機器等の早期導入に関する検討会」
発足 2006.10.26
「革新的医薬品・医療機器創出のため
の5か年戦略」策定 2007.4.26
医療機器産業懇談会
経済産業省、「医療機器産業懇談会報
告書」を公表 2003.5.16
医療機器産業ビジョン
厚生労働省、「医療機器産業ビジョ
ン」を策定 2003.3.30
医療機器センター
独立行政法人医薬品医療機器総合機
構が設立 2004.4.1
医療機器納入汚職
医療機器納入汚職発覚 1991.2.14
医療技術短期大学
2医療技術短期大学が廃止 1999.3.31

医療技術評価
医療技術評価を導入に関しての検討
報告 1997.6.27
医療基本法
「医療基本法」案発表 1972.1.25
「医療基本法」案に批判的な答申 1972.5.9
「医療基本法」案廃案 1972.6.16
医療協会
アダムズ来日 1874.11.26
医療供給体制
今後の医療供給体制について発表 1990.1.19
医療協力
東南アジアへの医療協力 1960.8.29
琉球政府の要請で医療協力 1961.1.22
医療局官制
「医療局官制」を公布 1945.12.1
医療金融公庫
医療金融公庫を創設 1961（この年）
医療金融公庫法
「医療金融公庫法」を公布 1960.6.11
医療経営の近代化・安定化に関する懇談会
医療経営の近代化・安定化に関する
懇談会設置 1986.7.23
『医療経営白書』
『医療白書』刊行開始 1996（この年）
医療計画
医療計画作成に係る重要事項で答申 1986.8.25
医療計画策定指針（仮称）
医療計画策定指針（仮称）を各県に送
付 1986.1.30
医療経済実態調査
日本医師会、中医協の医療経済実態
調査に協力せず 1990.9.23
医療産業研究会
医療産業研究会の報告書公表 2010.6.30
医療事故
予防接種事故遺族、損害賠償請求 1968.3月
医療ミス報道に判決 1998.6.19
患者取り違えて手術 1999.1.11
医療事故再発防止で声明 2000.3.14
受精卵取り違え移植 2000.5.12
がん患者取り違え手術 2000.8.3
薬取り違え事故で患者死亡 2000.8.11
医療ミス増加で責任者を招集 2000.9.13
「医療安全対策検討会議」の設置 2001.5.18
医療事故、実態を公表 2002.4.23
医道審議会・医師分科会医師臨床研
修検討部会が中間とりまとめ 2002.5.22
厚生労働省、「ヒヤリ・ハット事例」
の収集を開始 2003.10.1
「異状死体の届出義務」適用、合憲 2004.4.13

産科医療補償制度の概要固まる　2008.1.23
医療事故調査委員会設置へ　2008.6.13
産科医療補償制度がスタート　2009.1.1
医療ミス繰り返した医師、戒告処分　2012.3.5
医療事故防止緊急合同会議
医療事故再発防止で声明　2000.3.14
医療システム開発調査室
医療システム開発調査室を設置　1972.10.2
医療システム開発調査室を新設　1973.8.1
医療施設
医療施設調査・病院報告を発表　1989.11.10
厚生労働省「医療施設体系のあり方に関する検討会」が「これまでの議論を踏まえた整理」を公表　2007.7.18
医療施設体系のあり方に関する検討会
厚生労働省「医療施設体系のあり方に関する検討会」が「これまでの議論を踏まえた整理」を公表　2007.7.18
医療社会事業
医療社会事業の業務指針　1958.7.28
医療情報開示
医療に関する広告規制、大幅に緩和　2002.4.1
厚生労働省、「診療に関する情報提供の在り方に関する検討会」報告書まとまる　2003.6.10
医療情報システム
医療情報システムを整備検討会　1973.8.4
厚生労働省「医療情報システムの安全管理に関するガイドライン」を施行　2005.4.1
医療情報システム開発センター
医療情報システム開発センター認可　1974.7.15
医療政策
国の医療政策が不明確と答申　1981.4.10
医療制度
日本病院協会、医療制度改革試案　1966.3.12
厚生労働省、医療制度改革試案公表　2001.9.25
医療制度改革に関する政府・与党合意　2002.2.11
厚生労働省、「医療制度構造改革試案」を公表　2005.10.19
政府・与党医療改革協議会、「医療制度改革大綱」取りまとめ　2005.12.1
医療制度改革推進本部
厚生労働省、医療制度改革推進本部を設置　2002.3.8
医療制度改革大綱
「医療制度改革大綱」がまとまる　2001.11.29
医療制度改善策
医療制度改善策について発表　1939.9.8
医療制度審議会
日本医療団の解散を閣議決定　1947.1.24

医療制度調査会
医療制度調査会設置　1934.11月
医療制度調査会を設置　1959.4月
医療戦時措置要綱
医療戦時措置要綱を閣議決定　1945.4.2
医療ソーシャルワーカー
医療ソーシャルワーカー業務指針検討会を開催　1989.2.17
医療ソーシャルワーカー業務指針検討会
医療ソーシャルワーカー業務指針検討会を開催　1989.2.17
医療団
医療戦時措置要綱を閣議決定　1945.4.2
医療提供体制
厚生労働省、「医療提供体制の改革のビジョン（案）」を公表　2003.4.30
医療に関する国民の信頼を回復するための検討委員会
医療行政を見直す委員会設置　1980.9.30
医療ニーズの高い医療機器等の早期導入に関する検討会
厚生労働省「医療ニーズの高い医療機器等の早期導入に関する検討会」発足　2006.10.26
医療廃棄物
医療廃棄物処理ガイドラインを策定　1989.11.6
注射針不法投棄　1990.10.20
「廃棄物処理法」改正　1992.7.4
医療廃棄物処理対策委員会
医療廃棄物処理ガイドラインを策定　1989.11.6
『医療白書』
『医療白書』刊行開始　1996（この年）
医療費
厚生省、新医療費単価を告示　1951.12.8
新医療費体系構想を発表　1954.9.30
全国医師大会、新医療費反対デモ　1954.11.25
新医療費体系骨子　1955.12.11
全国保険医総辞退を決議　1956.2.20
医療費の8.5%引上げ了承　1958.1.18
医療費値上げをめぐり一斉休診　1961.2.19
中医協、医療費値上げを答申　1961.7.7
政府、与党、医療費緊急是正　1964.11.19
日本病院協会、医療制度改革試案　1966.3.12
日医、医療費値上げ要求　1969.7.5
医療費再値上げを諮問　1974.9.7
中医協、医療費値上げ決定　1976.3.27
厚生省、医療費引き上げ　1977.12.22
医療費通知実施　1980.7.1
医療費の引き上げと薬価基準の引き下げ実施　1981.6.1

不正防止のための顧問医師団を設置	1984.10.31
血友病の医療費を公費負担に	1989.7.24
老人医療費が6兆円超え	1993.3.9
概算医療費が過去最高	2004.8.16
国民健康保険の医療費、伸び率鈍化	2007.7.2
医療費、最高を更新	2012.8.24

医療費基本問題研究員
医療費基本問題研究員の設置	1963.5.1

医療費基本問題研究員の設置に関する省令
医療費基本問題研究員の設置	1963.5.1

医療費データベースシステム
医療費データベースシステム稼働	1986.11.28

医療分野におけるICTの利活用に関する検討会
総務省、「医療分野におけるICTの利活用に関する検討会」報告書まとまる	2006.4.18

医療法
「医療法」を公布	1948.7.30
「医療法」改正法を公布	1950.5.1
「医療法」改正法を公布	1954.4.6
「医療法」改正法を公布	1962.9.15
「医療法」改正法公布	1978.10.27
医療法改正案要綱を諮問	1981.3.11
国の医療政策が不明確と答申	1981.4.10
「医療法」改正法公布	1985.12.27
医療計画策定指針(仮称)を各県に送付	1986.1.30
「医療法」改正案提出	1990.5.25
「医療法」改正	1992.6.18
「医療法」の一部を改正する法律公布	1997.12.17
「医療法」改正が公布	2006.6.21
第五次「医療法」施行	2007.4.1

医療法人
医療法人のあり方を巡り論議	1979.3.1

医療保険
医療保険事務費等国庫負担を答申	1952.12.23
国民皆保険4ヶ年計画大要	1957.2.10
医療保険制度の改正試案	1969.8.14
医療保険の前提について建議	1970.10.31
医療保険制度に対する意見書	1970.12.19
医師会の医療保険制度改革案	1971.7.28
医療保険制度改革構想発表	1978.8.15
医療保険制度を抜本的改定	1983.8.18
政管保険の負担額引き上げ	1996.11.27
医療保険負担、引き上げへ	1996.12.19
医療保険負担割合引き上げへ	1997.6.16
医療保険制度改革案公表	1997.8.29
「医療保険制度体系および診療報酬体系に関する基本方針」が閣議決定	2003.3.28

医療保険基本問題対策員会
医療保険基本問題対策員会を設置	1965.11.12

医療保険審議会
政管保険の負担額引き上げ	1996.11.27

医療保険制度改革関連法
「医療保険制度改革関連法」成立	2000.11.30

医療保険福祉審議会
条件付きで「家族介護」にも報酬	1999.9.20

医療保健業
医療保健業に法人税を課税	1957.3.31

医療保護法
「医療保護法」公布	1941.3.6

医療保障
医療保障制度に関し勧告	1956.11.8
医療保障基礎調査結果	1956.11月

医療保障委員
医療保障委員を設置	1956.7.9

医療問題基本提言書
医療問題基本提言書を提出	1982.3.17

医療問題懇談会
政府、与党、医療費緊急是正	1964.11.19

医療問題専門家会議
医療問題基本提言書を提出	1982.3.17

医療用薬品ノ検査証明ヲ業務トスル者取締ノ件
「医療用薬品ノ検査証明ヲ業務トスル者取締ノ件」公布	1897.9.21

医療利用組合
医療利用組合が誕生	1922(この年)

イレッサ
イレッサ副作用死	2002.12.25
イレッサ薬害訴訟で判決明暗	2011.2.25

入歯歯抜口中療治接骨営業者取締方
「入歯歯抜口中療治接骨営業者取締方」を達す	1885.3.23

岩倉使節団
長與専斎・田中不二麿らが渡欧	1871.11.12

岩佐 純
岩佐純・相良知安が医学校取調御用掛に	1869.1.22

岩崎 弥太郎
児童養護施設を設立	1947.2月

岩垂 寿喜男
水俣病慰霊式に環境庁長官・チッソ社長も出席	1996.5.1

岩手医学専門学校
医学専門学校4校創立	1928(この年)

インサイダー取引事件
副作用情報は、インサイダー情報	1999.2.16

飲食物営業取締規則
　「飲食物営業取締規則」を制定　　　1947.5.2
飲食物及布片中砒素及錫ノ試験方法
　「飲食物及布片中砒素及錫ノ試験方
　　法」制定　　　　　　　　　　1900.10.12
飲食物緊急措置令
　「飲食物緊急措置令」公布　　　　1947.7.1
飲食物其ノ他ノ物品取締ニ関スル法律
　「飲食物取締法」公布　　　　　　1900.2.24
飲食物其ノ他ノ物品取締ニ関スル法律施行
　ニ関スル件
　「飲食物取締法」公布　　　　　　1900.2.24
飲食物取締法
　「飲食物取締法」公布　　　　　　1900.2.24
　「人工甘味質取締規則」制定　　　1901.10.16
　「メチルアルコホル（木精）取締規則」
　　制定　　　　　　　　　　　　　1912.5.28
飲食物防腐剤取締規則
　「飲食物防腐剤取締規則」制定　　1903.9.28
　「飲食物防腐剤漂白剤取締規則」制定
　　　　　　　　　　　　　　　　　1928.6.15
飲食物防腐剤漂白剤取締規則
　「飲食物防腐剤漂白剤取締規則」制定
　　　　　　　　　　　　　　　　　1928.6.15
飲食物用器具取締規則
　「飲食物用器具取締規則」制定　　1900.12.17
インターフェロン
　インターフェロン生産施設が完成　1981.1.30
　インターフェロンβ承認　　　　　1986.9.2
　インターフェロンで自殺者　　　　1994.3.22
インターロイキン-2
　免疫調節物質の遺伝子構造を解明　1983.3.24
インターン制度
　「国民医療法施行令」を改正　　　1946.8.30
　インターン制度の改善を答申　　　1953.10.5
　インターン制度の改善　　　　　　1963.7.26
　インターン制度について意見書　　1964.10.13
　医大卒業生、インターン願書拒否　1965.3.30
　インターン制度改善に関する意見書　1967.2.3
　青年医師連合、インターン制度に反
　　対　　　　　　　　　　　　　　1967.3.12
　インターン制度懇談会最終結論　　1967.5.23
印東　玄得
　明治生命保険会社設立　　　　　　1881.7.8
『引痘略』
　『弘痘新法全書』刊行　　　　1846（この年）
院内感染
　MRSAによる院内感染多発　　　　1991.2月
　MRSAによる院内感染深刻化　　　1992.12.16
　院内感染で死亡　　　　　　　　　1996.7.9
　院内感染で死者　　　　　　　　　2000.7.3

　新生児68人がMRSAに感染　　　　2002.8.16
　多剤耐性菌集団感染、4人死亡　　2009.1.23
　多剤耐性菌で院内感染　　　　　　2010.9.3
　ノロウイルスによる院内感染　　　2012.12.23
院内感染防止対策調査委員会
　MRSAによる院内感染多発　　　　1991.2月
インフォームド・コンセント
　日本医師会、「「説明と同意」につい
　　ての報告」発表　　　　　　　　1990.1.16
　遺伝子治療でガイドライン作成　　1993.4.15
　厚生労働省、「診療に関する情報提供
　　の在り方に関する検討会」報告書
　　まとまる　　　　　　　　　　　2003.6.10
インフルエンザ　⇔　新型インフルエンザ、鳥イ
　　ンフルエンザをも見よ
　インフルエンザ流行　　　　　　　1890.2月
　スペイン風邪流行　　　　　1918（この年）
　インフルエンザ全国的流行　　　　1955.2.4
　アジア風邪が猛威を振るう　　　　1957.5.28
　インフルエンザ流行　　　　1977（この年）
　インフルエンザ大流行　　　　　　1978.3.16
　インフルエンザ流行　　　　1981（この年）
　インフルエンザ予防注射任意接種へ　1987.8.6
　インフルエンザ大流行　　　　1998（この年）
　改正「予防接種法」が公布・施行　2001.11.7
　タミフル服用で異常行動リスク　　2009.6.16
　インフルエンザウイルスの構造解明　2012.1.24
　インフルエンザ流行　　　　　　　2012.2.3
インフルエンザ予防接種施行心得
　「インフルエンザ予防接種施行心得」
　　告示　　　　　　　　　　　　　1953.5.9
飲料水注意法
　「飲料水注意法」を達す　　　　　1878.5月

【う】

宇井　純
　新潟県の有機水銀中毒原因結論　　1965.7.1
ヴィダル，ジャン・ポール・イシドル
　ヴィダル来日　　　　　　　　　　1873.1月
ウィーラ　→　ホイーラーを見よ
ウィリス，ウィリアム
　ウィリス来日　　　　　　　　　　1861.4.3
　軍陣病院設立　　　　　　　　　　1868.4.17
　西洋医を官軍に派遣　　　　　　　1868.8.20
　医学校兼病院と改称　　　　　　　1869.2月
　ウィリスが鹿児島医学校に着任　　1869.12.12

ウイルス学
　ウイルス学研究のための高度安全実
　　験室完成　　　　　　　　　　1981.3月
ウィルミナ女学校
　ヘール来日　　　　　　　　　　1878.10月
ウエストナイル熱
　ウエストナイル熱、四類感染症に指
　　定　　　　　　　　　　　　　2002.11.1
上田 三平
　『日本薬園史の研究』刊行　　1930（この年）
ヴェッチ, アグネス
　帝国大学医科大学附属病院看護婦養
　　成所設置　　　　　　　　　　1887.10月
右近 秀蔵
　日本小児医事出版社創業　　　　1952.10.29
牛海綿状脳症 → BSEを見よ
宇田川 玄真
　『西説内科撰要』刊行　　　　1792（この年）
　『泰西眼科全書』刊行　　　　1799（この年）
　『幼々精義』刊行　　　　　　1843（この年）
宇田川 玄随
　『西説内科撰要』刊行　　　　1792（この年）
宇宙医学実験
　宇宙医学実験実施　　　　　　　1991.6.5
うつ病
　厚生労働省「自殺防止対策有識者懇
　　談会」報告書まとまる　　　　2002.12.12
　うつ病の夫とのエッセー漫画、ベス
　　トセラーに　　　　　　　　　2006.3月
　うつ病患者、初めて100万人超す　2009.12.3
　初のうつ病治療指針　　　　　　2012.7.26
宇野 朗
　東京医学校第1回卒業生　　　　1876.7月
産み分け
　男女産み分け　　　　　　　　　1986.5.31
　女児産み分けの実施が判明　　　1993.2月
梅沢 彦太郎
　日本医事新報社創業　　　　　　1921.2.5
『梅ちゃん先生』
　テレビドラマ「梅ちゃん先生」放送
　　開始　　　　　　　　　　　　2012.4.2
梅本町公会
　ゴードン来日　　　　　　　　　1872.9月
裏口入学詐欺
　医歯系予備校が裏口入学詐欺　　1979.6.18
宇和島徳洲会病院
　臓器売買容疑で初の摘発　　　　2006.10.1
　宇和島徳洲会病院、病気腎移植も　2006.11.2
　病気腎移植、先進医療に認定せず　2012.8.23
運動医事
　運動医事相談部設置　　　　　　1933.11月

【え】

営業浴場ノ風紀取締ノ件
　「営業浴場ノ風紀取締ノ件」公布　1900.5.24
エイクマン, ヨハン・フレデリック
　京都司薬場廃止　　　　　　　　1876.8.12
　長崎司薬場が開場　　　　　　　1877.10.19
　「日本薬局方」制定を委任　　　　1880.11.5
英国教会伝道会社
　コルバン来日　　　　　　　　　1898.1.1
エイズ ⇔ 薬害エイズをも見よ
　エイズ調査研究班発足　　　　　1983.6.12
　血液製剤によるエイズ感染　　1983（この年）
　日本人初のエイズ患者　　　　　1985.3.22
　日本初の女性エイズ患者　　　　1987.1.17
　血友病患者エイズ感染　　　　　1988.2.12
　エイズ感染者数、発表　　　　　1988.8.31
　エイズ患者と暮らした日々を綴った
　　ノンフィクション刊行　　　　1990.11月
　エイズの新薬承認　　　　　　　1992.6.3
　エイズ検査、無料へ　　　　　　1992.8.21
　エイズ予防の取り組み　　　　　1992.10.14
　『エイズリポート』創刊　　　　　1993.2.25
　「日本エイズストップ基金」創設　1993.4.19
　薬害エイズ問題で医師を告発　　1994.4.4
　国際エイズ会議、日本で開催　　1994.8.7
　エイズ専門病棟オープン　　　　1995.7.10
　薬害エイズ訴訟原告側、和解勧告を
　　求める　　　　　　　　　　　1995.8.21
　血友病患者らと和解交渉へ　　　1995.10.6
　初のエイズ治療申請　　　　　　1995.11.9
　血友病以外の患者にも薬害エイズ　1995.11.28
　薬害エイズ調査プロジェクト設置　1996.1.23
　エイズ感染、国の責任認める　　1996.2.9
　エイズで参考人招致　　　　　　1996.2.17
　薬害エイズ第4ルートで和解勧告　1997.3.10
　エイズ、臨床試験延期　　　　　1997.6.27
　エイズ感染・発症者増加　　　1999（この年）
　HIV除去精子で体外受精成功　　2001.8.14
　同意ないHIV検査、違法　　　　2003.5.28
　輸血による初のHIV感染　　　　2003.12.29
　エイズ指針改正　　　　　　　　2012.1.19
エイズストップ作戦本部
　『エイズリポート』創刊　　　　　1993.2.25
エイズ対策委員会
　エイズ対策委員会設置　　　　　1992.2.13
エイズ対策関係閣僚会議
　エイズ対策関係閣僚会議新設　　1987.2.20

エイズ調査検討委員会
　日本人初のエイズ患者　　　　　　1985.3.2
『エイズ犯罪―血友病患者の悲劇』
　薬害エイズ裁判を追ったノンフィク
　　ション刊行　　　　　　　　　　1994.8月
エイズ予防財団
　『エイズリポート』創刊　　　　　1993.2.25
　「日本エイズストップ基金」創設　1993.4.19
エイズ予防法
　「エイズ予防法」成立　　　　　1988.12.23
　エイズ対策委員会設置　　　　　　1992.2.13
　「感染症新法」施行　　　　　　　1999.4.1
『エイズリポート』
　『エイズリポート』創刊　　　　　1993.2.25
衛生委員通信手続
　「衛生委員通信手続」制定　　　　1881.3.17
衛生局試験所
　衛生局試験所と改称　　　　　　　1883.5.5
『衛生局年報』
　『衛生局年報』創刊　　　　　　1877.12月
衛生検査技師法
　「衛生検査技師法」を公布　　　　1958.4.23
　「衛生検査技師法」改正法を公布　1970.5.21
衛生試験所官制
　「衛生試験所官制」公布　　　　　1887.6.1
衛生事務年報
　衛生事務年報、衛生統計の報告を命
　　ず　　　　　　　　　　　　　　1880.7月
衛生省案
　陸海軍、衛生省案を提出　　　　　1937.5.14
衛生統計
　衛生事務年報、衛生統計の報告を命
　　ず　　　　　　　　　　　　　　1880.7月
衛生統計部
　衛生統計部を設置　　　　　　　　1949.8.7
衛生部
　「地方官官制」改正　　　　　　　1926.6.4
衛生物資確保対策要綱
　衛生物資確保対策要綱　　　　　1943.12.3
栄養改善法
　「栄養改善法」の公布　　　　　　1952.7.31
栄養研究所
　「厚生科学研究所官制」公布　　1940.12.5
　「公衆衛生院官制」を公布　　　　1946.5.1
栄養研究所官制
　「栄養研究所官制」公布　　　　　1920.9.17
栄養士
　「保健所法」を改正、公布　　　　1947.9.5
栄養士規則
　「栄養士規則」を公布、施行　　　1945.4.13

栄養士試験
　第1回栄養士試験実施　　　　　　1949.2.15
栄養士法
　「栄養士法」を公布　　　　　　1947.12.29
　「栄養士法」改正　　　　　　　　2000.4.7
　「栄養士法」が改正施行　　　　　2002.4.1
栄養審議会
　「栄養改善法」の公布　　　　　　1952.7.31
永楽病院
　医術開業試験場設立　　　　　　　1897.8月
疫牛処分仮条例
　「疫牛処分仮条例」制定　　　　　1876.2.29
『疫毒予防説』
　麻疹・コレラ流行　　　　　1862（この年）
疫病
　疫病流行　　　　　　　　　1732（この年）
　江戸で風邪流行　　　　　　　　　1733.7月
　各地で疫病流行　　　　　　1735（この年）
　疫病流行　　　　　　　　　1763（この年）
　疫病流行　　　　　　　　　　　　1769.1月
　疫病流行　　　　　　　　　　　　1772.4月
　疫病流行　　　　　　　　　　　　1773.3月
　疫病流行　　　　　　　　　　　　1783.4月
　疫病流行　　　　　　　　　　　　1788.2月
　疫病流行　　　　　　　　　1816（この年）
　疫病流行　　　　　　　　　1817（この年）
　疫病流行　　　　　　　　　　　　1837.4月
　感冒・疫病流行　　　　　　1851（この年）
疫痢
　京都で疫痢流行　　　　　　1724（この年）
　疫痢流行　　　　　　　　　1799（この年）
　赤痢・疫痢流行　　　　　　1819（この年）
エジンバラ医療伝道会
　パーム来日　　　　　　　　1874（この年）
エダラボン
　脳梗塞薬「エダラボン」で副作用死
　　　　　　　　　　　　　　　　2002.10.28
エックス線間接撮影法
　エックス線間接撮影法発見　1936（この年）
X線技師法
　柔道整復師法、X線技師法改正　　1953.1.20
江戸 晴
　テレビドラマ「小児病棟」放送　　1980.12.3
江戸幕府
　小石川養生所設立　　　　　　　　1722.12.4
　「療養所養病令」発布　　　　　　1723.2月
　江戸で天然痘流行　　　　　　　　1728.2.1
　薬種問屋の制を定める　　　1729（この年）
　麻疹流行　　　　　　　　　　　1730.11.26
　江戸で風邪流行　　　　　　　　　1733.7月
　唐人参座設置　　　　　　　1735（この年）

- 334 -

天然痘患者の出仕を禁止	1750（この年）
麻疹・水痘患者の出仕を禁止	1754.2月
人参座設立	1764（この年）
躋寿館設立	1765.5月
疫病流行	1769.1月
疫病流行	1773.3月
天然痘患者の出仕を禁止	1778.1月
堕胎を禁止	1793.7月
小石川養生所改革案を答申	1793.8月
医学館の薬種料を増額	1796.10月
お七風邪流行	1802.2月
麻疹流行	1803.4月
和薬種の自由販売を許可	1820.3月
ダンボ風邪流行	1821.2月
琉球風邪流行	1832.10.28
疫病流行	1837.4月
薬救の方法を公布	1837.8月
小石川養生所の入所手続きを簡素化	1839.10月
伊東玄朴が開業	1839（この年）
蘭学取締り	1840.5月
「堕胎禁止令」発布	1842.11月
牛痘苗を輸入	1846（この年）
西洋医学研究禁止	1848（この年）
蘭方医登用禁止	1849.3.15
「蘭書翻訳取締令」	1849.9.26
『医心方』校注・模写公刊	1854（この年）
蕃書調所設立	1856.2.11
ポンペ来日	1857.8.5
種痘館設立を出願	1857.8月
種痘館設立	1858.5.7
伊東玄朴・戸塚静海が奥医師に	1858.7.3
「蘭書翻訳取締令」解除	1858.7.6
麻疹・風邪流行	1860.閏3月
長崎養生所設立決定	1860.4.8
種痘を指示	1860.7.13
種痘館公営化	1860.10.14
クロロホルム麻酔を使用	1861.6.3
西洋医学所と改称	1861.10.28
長崎養生所、種痘の官許を得る	1862.2.15
洋書調所と改称	1862.5.18
緒方洪庵が奥医師に	1862.8.21
伊東玄伯らがオランダ留学	1862.9.11
医学所と改称	1863.2.24
開成所と改称	1863.8.29
小石川養生所、多紀家の預かりに	1865.9月
マンスフェルトが精得館教師に	1866.7.14
海軍febrero養所設立	1867（この年）

榎本 武揚
伊東玄伯らがオランダ留学	1862.9.11

江橋 節郎
第62回日本学士院恩賜賞	1972.5.27

愛媛大学
旭川医大・愛媛大医学部・山形大、医学部開学	1973.11.5
ごみ焼却場からダイオキシン	1983.11.18

エフェドリン
エフェドリン抽出	1892.2.26

エホバの証人
信仰による輸血拒否で児童死亡	1985.6.6
輸血拒否事件をめぐるノンフィクション刊行	1988.12月
「エホバの証人」輸血裁判で勝訴	1998.2.9

エリザベス・サンダース・ホーム
児童養護施設を設立	1947.2月

エルドリッジ, ジェームズ・スチュアート
エルドリッジ来日	1871（この年）

エルメレンス, C.J.
エルメレンス来日	1870.6月

エールリヒ, パウル
サルバルサン発見	1910.4.19

塩酸イダルビシン
白血病抗がん剤で副作用	1997.10.20

塩酸ヂアセチルモルヒネ及其ノ製剤ノ所有等ノ禁止及没収ニ関スル件
塩酸ヂアセチルモルヒネ所有禁止	1945.11.20

圓城寺 次郎
中医協、圓城寺次郎会長再選	1971.2.1
診療報酬スライド制導入問題	1973.3.26

延命治療
日本医師会、尊厳死を容認	1992.3.18
末期医療での延命治療の中止	1993.8.4
日本学術会議、尊厳死容認	1994.5.26
延命措置中止により、末期医療の高齢者7名が死亡	2006.3.25
延命治療中止の医師、書類送検	2008.7.23

【お】

正親町天皇
『医心方』校注・模写公刊	1854（この年）

黄疸出血性スピロヘータ病
第6回帝国学士院恩賜賞	1916.7.2

黄疸出血性レプトスピラ
ワイル病原体発見	1914（この年）

黄燐燐寸製造禁止法
「黄燐燐寸製造禁止法」公布	1921.4.11

大石 良英
牛痘種痘法に失敗	1839（この年）

大泉 実成
　輸血拒否事件をめぐるノンフィク
　　ション刊行　　　　　　　　1988.12月
大内 兵衛
　第1回社会保険制度審議会総会　1949.5.19
大浦 兼武
　市立肺結核療養所設置を命令　　1915.7.20
大岡 忠相
　小川笙船、目安箱に貧民対策を投書 1722.1.21
大鐘 稔彦
　『メスよ輝け!!』連載開始　　1989 (この年)
大久保 利通
　ペリー来日　　　　　　　　　　1872.5.27
大久保病院
　本所病院設立　　　　　　　　　1879.8.15
大隈 重信
　癩予防相談会開催　　　　　　　1905.11.6
　伝染病研究所移管　　　　　　　1914.10.14
大蔵省
　「税関官制」改正　　　　　　　1924.12.20
　健康保険代行の官業共済組合を指定
　　　　　　　　　　　　　　　　1926.12.28
　日本初のがん保険を認可　　　　1974.10.1
大阪医学校
　仮医学校設立　　　　　　　　　1869.11月
　『日講記聞』創刊　　　　　　　1869.12月
　大阪・長崎の医学校・病院を移管　1870.2.28
　エルメレンス来日　　　　　　　1870.6月
　各医学校が改称　　　　　　　　1872.8.3
大阪医科大学
　大阪医科大学認可　　　　　　　1919.11.22
　大阪高等医学専門学校開校　　1927 (この年)
大阪衛生試験所
　「衛生試験所官制」公布　　　　1887.6.1
　大阪痘苗製造所設置　　　　　　1896.10.26
大阪協会
　ゴードン来日　　　　　　　　　1872.9月
大阪軍事病院
　エルメレンス来日　　　　　　　1870.6月
大阪軍事病院内医学校
　ブッケマ来日　　　　　　　　1871 (この年)
大阪高等医学専門学校
　大阪高等医学専門学校開校　　1927 (この年)
大阪試験所
　衛生局試験所と改称　　　　　　1883.5.5
　「衛生試験所官制」公布　　　　1887.6.1
大阪慈善看護婦会
　大阪慈善看護婦会設立　　　　　1908.1月
大阪司薬場
　大阪司薬場設置　　　　　　　　1875.3.24
　京都司薬場廃止　　　　　　　　1876.8.12

　衛生局試験所と改称　　　　　　1883.5.5
大阪女学院
　ヘール来日　　　　　　　　　　1878.10月
大阪女子高等医学専門学校
　大阪女子高等医学専門学校認可　1928.7.3
　医学専門学校4校創立　　　　 1928 (この年)
大阪市立刀根山療養所
　大阪市立刀根山療養所設立　　　1917.5月
大阪市立盲唖学校
　私立大阪盲唖院設立　　　　　　1900.9.11
大阪造幣寮診療所
　エルメレンス来日　　　　　　　1870.6月
大阪大学
　適塾設立　　　　　　　　　　1838 (この年)
　大学医学部の臓器移植申請続出　1988.1.20
　阪大臓器移植を承認　　　　　　1990.8.11
　日本初の脳死移植実施　　　　　1999.2.28
大阪大学微生物病研究会
　MMR禍、国・製造元の責任認める　2003.3.13
大阪大学微生物病研究所
　阪大微生物研究所設立　　　　　1934.9.17
　日本脳炎予防接種再開　　　　　2009.6.2
大阪大学病院
　日本初の脳死肺移植　　　　　　2000.3.29
大阪大学附属病院
　浪華仮病院設立　　　　　　　　1869.2.17
大阪帝国大学
　ハンセン病の研究を開始　　　　1929.4.10
大阪痘苗製造所
　大阪痘苗製造所設置　　　　　　1896.10.26
大阪皮膚病研究所
　ハンセン病の研究を開始　　　　1929.4.10
大阪病院
　マンスフェルトが精得館教師に　1866.7.14
大阪府
　浪華仮病院設立　　　　　　　　1869.2.17
　「医制」の3府先行施行を許可　　1874.3.12
　「医制」を達す　　　　　　　　1874.8.18
　医務取締設置　　　　　　　　　1874.8.23
　「毒薬劇薬取締方」布達　　　　1874.9.19
　「贋薬販売取締方」布達　　　　1874.12.25
　医術開業試験施行について3府に達す
　　　　　　　　　　　　　　　　1875.2.10
　「医制」改正　　　　　　　　　1875.5.14
　「薬舗開業試験施行ノ件」を達す 1875.12.28
　「医術開業試験法」を達す　　　1876.1.12
　大阪府・兵庫県に臨時防疫職員設置
　　　　　　　　　　　　　　　　1905.11.30
　「済世顧問設置規程」公布　　　1917.5.12
　大阪府が救済課設置　　　　　　1918.6.1
　「方面委員規程」公布　　　　　1918.10.7

大阪府池田市立池田病院
　新生児68人がMRSAに感染　　　　2002.8.16
大阪府立医学校
　「専門学校令」公布　　　　　　　　1903.3.27
大阪府立大阪医科大学
　大阪医科大学認可　　　　　　　　1919.11.22
大阪府立高等医学校
　「専門学校令」公布　　　　　　　　1903.3.27
　大阪医科大学認可　　　　　　　　1919.11.22
大阪府立千里救命救急センター
　心停止後の肝移植　　　　　　　　1993.10.22
大阪毎日新聞慈善団
　大阪毎日新聞慈善団設立　　　　　1911.8.4
大阪陸軍臨時病院
　人血糸状虫発見　　　　　　　1877（この年）
大崎無産者診療所
　大崎無産者診療所開設　　　　　　1930.1月
大沢 謙二
　帝国大学医科大学と改称　　　　　1886.3.2
　医学博士が誕生　　　　　　　　　1888.5.7
大沢 たかお
　テレビドラマ「Jin―仁―」放送開始
　　　　　　　　　　　　　　　　　2009.10.11
大島青松園
　公立癩療養所設立　　　　　　　　1909.4.1
大角 真八
　鼠咬症スピロヘータ発見　　　1915（この年）
　第19回帝国学士院賞　　　　　　　1929.4.26
太田 千鶴夫
　『西洋医学歴史』刊行　　　　1936（この年）
　メヂカルフレンド社創業　　　　　1947.12.28
太田 典礼
　安楽死協会設立　　　　　　　　　1976.1.20
大谷産婦人科
　無申請で着床前診断を実施　　　　2004.2.3
太田原 豊一
　第19回帝国学士院賞　　　　　　　1929.4.26
大塚 正心
　慰廃園設立　　　　　　　　　　　1894.10.13
大塚製薬
　製薬会社で日中合弁事業　　　　　1980.8.2
　症例報告捏造　　　　　　　　　　1991.8.9
大槻 玄沢
　『和蘭医事問答』刊行　　　　1795（この年）
　『瘍医新書』刊行　　　　　　1825（この年）
大槻 俊斎
　『銃創瑣言』刊行　　　　　　　　1854.8月
　種痘館設立を出願　　　　　　　　1857.8月
　種痘館設立　　　　　　　　　　　1858.5.7
　種痘館公営化　　　　　　　　　　1860.10.14

大畑病院
　パーム来日　　　　　　　　　1874（この年）
　スカッダー来日　　　　　　　1885（この年）
大原社会問題研究所
　『日本社会衛生年鑑』刊行開始　1920（この年）
大村 達吉
　コレラ流行　　　　　　　　　　　1858.7月
大森 一樹
　映画「ヒポクラテスたち」公開　　1980.11.22
大森 治豊
　京都帝国大学福岡医科大学設立　　1903.3.25
　「九州帝国大学官制」公布　　　　1911.3.31
大山 正
　「環境衛生金融公庫法」を公布　　1967.8.19
大山 義年
　国立公害研究所が発足　　　　　　1974.3.15
大淀町立病院
　転院を断られ妊婦死亡　　　　　　2006.8.8
岡 玄郷
　東京医学校第1回卒業生　　　　　1876.7月
　第10回国際医学会開催　　　　　　1890.8月
岡 丈庵
　小石川養生所設立　　　　　　　　1722.12.4
緒方 洪庵
　安懐堂設立　　　　　　　　　1829（この年）
　適塾設立　　　　　　　　　　1838（この年）
　『扶氏経験遺訓』刊行　　　　　　1857.7月
　コレラ流行　　　　　　　　　　　1858.7月
　除痘館の種痘を官許　　　　　1858（この年）
　緒方洪庵が奥医師に　　　　　　　1862.8.21
　医学所と改称　　　　　　　　　　1863.2.24
緒方 知三郎
　第16回帝国学士院賞　　　　　　　1926.5.16
　第34回帝国学士院恩賜賞　　　　　1944.5.10
緒方 正規
　医学博士が誕生　　　　　　　　　1888.5.7
　国家医学講習科設置　　　　　　　1889.12.14
　赤痢流行　　　　　　　　　　1892（この年）
　鼠の蚤によるペスト菌媒介を発見　1897.5月
　ペスト患者が発生　　　　　　　　1899.11.5
岡田 昌春
　温知社設立　　　　　　　　　　　1879.3.11
岡田 善雄
　第70回日本学士院恩賜賞　　　　　1980.6.11
岡田 和一郎
　東京医学会設立　　　　　　　　　1885.12.20
　同仁会設立　　　　　　　　　　　1902.6.12
岡見 京子
　初の女子医科大生　　　　　　　　1884.12月

岡山医学専門学校
「文部省直轄諸学校官制」改正	1901.4.1
「専門学校令」公布	1903.3.27
「官立医科大学官制」公布	1922.3.31

岡山医科大学
| 「官立医科大学官制」公布 | 1922.3.31 |

岡山県
| 「済世顧問設置規程」公布 | 1917.5.12 |
| ドクターヘリ導入促進事業を実施 | 2001.4.1 |

岡山県立病院
| ベリー来日 | 1872.5.27 |

岡山大学
森永ヒ素ミルク中毒事件	1955.8.24
イタイイタイ病の原因物質	1967.4.5
日本初の生体肺移植申請	1997.6.23

岡山大学病院
がんの遺伝子治療実施へ	1996.12.2
日本初の生体部分肺移植実施	1998.10.28
国内初の肺がん遺伝子治療開始	1999.3.2

岡山藩医学館
| ロイトル来日 | 1870.6.23 |

岡山労災病院
| 岡山で「O-157」集団感染 | 1997.6.25 |

小河 滋次郎
| 「方面委員規程」公布 | 1918.10.7 |

小川 笙船
小川笙船、目安箱に貧民対策を投書	1722.1.21
小石川養生所設立	1722.12.4
『赤ひげ診療譚』刊行	1959（この年）

沖中 重雄
| 特定疾患対策懇談会が発足 | 1972.6.12 |

沖中 重雄
| 第51回日本学士院恩賜賞 | 1961.5.12 |
| 特定疾患対策懇談会が発足 | 1972.6.12 |

荻野 吟子
| 女性の医術開業試験合格第1号 | 1884.9月 |
| 女性公許登録医師が誕生 | 1885.3月 |

荻野 台州
| 疫病流行 | 1788.2月 |

大給 恒
| 博愛社設立 | 1877.5.1 |

小口 忠太
| 第23回帝国学士院賞 | 1933.5.11 |

お駒風邪
| お駒風邪流行 | 1776.2月 |

尾崎 将也
| テレビドラマ「梅ちゃん先生」放送開始 | 2012.4.2 |

『幼々精義』
| 『幼々精義』刊行 | 1843（この年）|

小沢 栄太郎
| 映画「白い巨塔」公開 | 1966.10.15 |

小沢 辰男
| プライマリ・ケアについて意見書 | 1978.3.2 |
| 健康保険制度等の改正案諮問 | 1978.4.7 |

お七風邪
| お七風邪流行 | 1802.2月 |

尾高 朝雄
| ペニシリン・ショック死事件 | 1956.5.15 |

お玉ヶ池種痘所
『銃創瑣言』刊行	1854.8月
種痘館設立を出願	1857.8月
種痘館設立	1858.5.7

落合 英二
| 第34回帝国学士院恩賜賞 | 1944.5.10 |

乙酉会
| 乙酉会設立 | 1885（この年）|
| 第1回日本医学会開催 | 1890.4.1 |

小野 蘭山
| 『本草綱目啓蒙』刊行 | 1803（この年）|

小幡 英之助
| 小幡英之助が歯科医を開業 | 1875（この年）|

帯広畜産大学
| 牛乳からダイオキシン | 1998.4.2 |

汚物掃除法
| 「汚物掃除法」・「下水道法」公布 | 1900.3.7 |

汚物掃除法施行規則
| 「汚物掃除法」・「下水道法」公布 | 1900.3.7 |

覚せい剤
| 覚せい剤製造の全面的中止 | 1949.10.27 |
| 覚せい剤問題対策推進本部設置 | 1955.1.28 |

覚せい剤取締法
| 「覚せい剤取締法」を公布 | 1951.6.30 |
| 「覚せい剤取締法」改正法を公布 | 1973.10.15 |

覚せい剤問題対策推進本部
| 覚せい剤問題対策推進本部設置 | 1955.1.28 |

『和蘭医事問答』
| 『和蘭医事問答』刊行 | 1795（この年）|

オランダ海軍病院
| メーエルとヨングが来日 | 1866（この年）|

オランダ商館
シーボルト来日	1823.8.11
牛痘種痘法に失敗	1839（この年）
天然痘流行	1847（この年）
モーニッケ来日	1848.6.15
牛痘種痘法に成功	1849.7月
ファン・デン・ブルック来日	1853.6.28

オリザニン
| オリザニン抽出 | 1910（この年）|

温泉
温泉調査	1873.7.3
鉱泉を発見	1884.7.2

温泉治療学研究所
温泉治療学研究所設置	1931.11.2

温泉治療学研究所官制
温泉治療学研究所設置	1931.11.2

温泉法
「温泉法」を公布	1948.7.10

『温知医談』
温知社設立	1879.3.11

温知社
温知社設立	1879.3.11
温知社が解散	1887.1.20

女髪結取締規則
「理髪営業取締規則」公布	1901.3.6

【か】

海外諸港ヨル来ル船舶ニ対シ検疫施行方
「海外諸港ヨル来ル船舶ニ対シ検疫施行方」公布	1891.6.22

仮医学校
仮医学校設立	1869.11月
大阪・長崎の医学校・病院を移管	1870.2.28

回帰熱
回帰熱流行	1895(この年)
「検疫法」改正法を公布	1970.5.16

海軍監獄条例
「海軍病院条例」・「海軍監獄条例」公布	1897.9.24

海軍軍医学校
「海軍軍医学校条例」公布	1897.10.22

海軍軍医学校令
「海軍軍医学校条例」公布	1897.10.22

海軍軍医寮
アンダーソン来日	1873.10.11

海軍省
ホイーラー来日	1870(この年)
「海軍省官制」改正	1897.3.31

海軍省官制
「海軍省官制」改正	1897.3.31

海軍省横浜造船所
ヴィダル来日	1873.1月

海軍伝習所
長崎養生所設立	1861.7.1

海軍病院
ホイーラー来日	1870(この年)
アンダーソン来日	1873.10.11

海軍病院条例
「海軍病院条例」・「海軍監獄条例」公布	1897.9.24

海軍療養所
海軍療養所設立	1867(この年)

開港規則
「開港規則」公布	1898.7.8

海港検疫所
門司港に海港検疫所設置	1900.3.27

海港検疫所官制
「海港検疫所官制」公布	1899.4.13
「港務部設置ノ件」公布	1902.3.28

海港検疫法
「海港検疫法」公布	1899.2.14
「検疫法」の公布	1951.6.6

海港検疫法施行規則
「海港検疫法」公布	1899.2.14

海港虎列刺病伝染予防規則
「海港虎列刺病伝染予防規則」制定	1879.7.14
「検疫停船規則」布告	1879.7.21

外国医師
外国医師の臨床に関係する運用を見直し	2011.2.10

外国医師等が行う臨床修練に係る医師法第十七条等の特例等に関する法律施行規則の一部を改正する省令
外国医師の臨床に関係する運用を見直し	2011.2.10

外国軍用艦船等に関する検疫法特例
外国軍用艦船の検疫法特例	1952.6.18

外国人看護師
FTA合意、外国人看護師ら受け入れへ	2004.11.29
EPA締結、外国人看護師と介護福祉士の受け入れ枠を発表	2006.9.9
外国人看護師等受入れへ	2008.11.6
外国人看護師誕生	2010.3.26

『介護経営白書』
『医療白書』刊行開始	1996(この年)

『介護白書』
『介護白書』刊行開始	2004.7月

介護保険
公的介護保険中間報告	1996.1.31
介護保険サービススタート	2000.4.1

介護保険制度
介護保険制度創設	1996.4.22
"要介護認定"の申請スタート	1999.10.1
介護保険制度見直し	1999.11.5

介護保険制度実施推進本部
介護保険サービススタート	2000.4.1

介護保険法
- 「介護保険法」成立　1997.12.9
- 介護保険サービススタート　2000.4.1
- コムスンに立ち入り検査　2006.12.26

回春病院
- 回春病院設立　1895.11.12
- 癩予防相談会開催　1905.11.6

回春病院癩研究所
- 回春病院癩研究所設立　1918（この年）

海水浴場の規制・水質基準
- 海水浴場の規制・水質基準　1969.6.27

開成学校
- 開成学校設立　1868.9.12
- 大学校設立　1869.6.15
- 大学東校と改称　1869.12.17

開成所
- 開成所と改称　1863.8.29
- 開成学校設立　1868.9.12

『解体新書』
- 『ターヘル・アナトミア』翻訳開始　1771.3.4
- 『解体新書』刊行　1774.8月
- 『蘭学事始』完成　1815（この年）

『解体約図』
- 『ターヘル・アナトミア』翻訳開始　1771.3.4
- 『解体新書』刊行　1774.8月

蛔虫
- サントニンの蛔虫駆除作用を発見　1920.4月

甲斐町施薬所
- 医書を講釈　1842（この年）

海堂 尊
- 心臓手術をめぐる医療ミステリー、ベストセラーに　2006.2月
- テレビドラマ「チーム・バチスタの栄光」放送開始　2008.10.14

解剖
- 人体解剖を実施　1754.閏2月
- 『蔵志』刊行　1759（この年）
- 『漫遊雑記』刊行　1764（この年）
- 『ターヘル・アナトミア』翻訳開始　1771.3.4
- 『解体新書』刊行　1774.8月
- 木骨を製作　1791（この年）
- 西洋医学所と改称　1861.10.28
- 和泉橋医学所で人体解剖　1869.5.23
- 屍体解剖を許可　1869.8月
- 屍体解剖制度が確立　1870.9.20
- 粟田口解剖場で屍体解剖　1873.2.15

海洋汚染防止法
- 公害関係14法律が公布　1970.12.25

科学技術省
- ヒトゲノム研究の検討委員会設置　2000.8.10

科学技術庁
- 放射線医学総合研究所を設置　1957.6.29
- 阿賀野川水銀中毒事件　1964.5月
- 「がん克服新10カ年総合戦略」発表　1994.8.23

化学及血清療法研究所
- 薬害エイズ訴訟で和解成立　1996.3.14

化学物質過敏症
- 化学物質過敏症訴訟　2006.8.31

化学物質管理
- 厚生労働省、化学物質管理のあり方について報告　2004.5.27

化学物質の審査及び製造等の規制に関する法律の一部を改正する法律
- 「化審法」改正が公布　2003.5.28

化学療法研究会
- 化学療法研究会設立　1938（この年）

香川 玄悦
- 『産論』刊行　1766（この年）

学位令
- 「学位令」公布　1887.5.21
- 医学博士が誕生　1888.5.7
- 「学位令」改正　1898.12.10
- 薬学博士が誕生　1899.3.27

架空手術
- 生活保護者を利用し架空手術、理事長ら逮捕　2009.7.1

学園
- 医師学問所設立　1795（この年）

学術研究会議
- 「学術研究会議官制」公布　1920.8.26

学術研究会議官制
- 「学術研究会議官制」公布　1920.8.26

学術審議会
- 遺伝子治療関するガイドライン発表　1994.2.9

各省官制
- 「各省官制」公布　1886.2.27

学制
- 各医学校が改称　1872.8.3

学生生徒児童身体検査規定
- 「学校身体検査規定」制定　1937.1.27

学生生徒児童身体検査規程
- 「学生生徒児童身体検査規程」制定　1920.7.27

学生生徒身体検査規程
- 「学生生徒身体検査規程」制定　1897.3.15
- 「学生生徒身体検査規程」制定　1900.3.26

学生生徒の活力検査に関する訓令
- 「学生生徒身体検査規程」制定　1897.3.15

楽善会
- 東京訓盲院が業務開始　1880.1.5

各庁技術工芸者就業上死傷手当内規
　「各庁技術工芸者就業上死傷手当内
　　規」公布　　　　　　　　　　1879.2.1
角膜及び腎臓の移植に関する法律
　「角膜及腎臓の移植に関する法律」成
　　立　　　　　　　　　　　　1979.12.18
角膜及び腎臓の移植に関する法律
　「角膜及腎臓の移植に関する法律」成
　　立　　　　　　　　　　　　1979.12.18
学問所
　昌平学校設立　　　　　　　　1868.6.29
霍乱
　霍乱流行　　　　　　　　1830 (この年)
各寮に傭使する職工及び役夫の死傷賑恤
規則
　「各寮に傭使する職工及び役夫の死傷
　　賑恤規則」公布　　　　　　　1873.7.5
仮軍事病院
　ウィリス来日　　　　　　　　　1861.4.3
　軍陣病院設立　　　　　　　　1868.4.17
　シドール来日　　　　　　　1868 (この年)
鹿児島医学校
　ウィリス来日　　　　　　　　　1861.4.3
　ウィリスが鹿児島医学校に着任　1869.12.12
鹿児島大学医学部倫理委員会
　「受精卵遺伝病診断」で承認　　1999.1.28
笠原 良策
　牛痘苗を輸入　　　　　　　1846 (この年)
笠間藩
　博采館設立　　　　　　　　1823 (この年)
下肢切断手術
　下肢切断手術　　　　　　　1857 (この年)
　クロロホルム麻酔を使用　　　　1861.6.3
　ヘボンが下肢切断手術　　　　　1867.9月
下士兵卒家族救助令
　「下士兵卒家族救助令」公布　　　1904.4.4
　「軍事救護法」公布　　　　　　1917.7.20
樫村 清徳
　『脚気論』刊行　　　　　　　　1878.9月
柏木 幸助
　検温器を製作　　　　　　　　1883.11月
化審法
　「化審法」改正が公布　　　　　2003.5.28
風邪
　江戸で風邪流行　　　　　　　　1733.7月
　天然痘・風邪流行　　　　　　　1744.1月
　風邪流行　　　　　　　　　　1747.10月
　疫病流行　　　　　　　　　　　1769.1月
　お駒風邪流行　　　　　　　　　1776.2月
　風邪流行　　　　　　　　　　　1781.9月
　疫病流行　　　　　　　　　　　1783.4月

　風邪流行　　　　　　　　1801 (この年)
　お七風邪流行　　　　　　　　　1802.2月
　ネンコロ風邪流行　　　　　　　1808.8月
　風邪流行　　　　　　　　　　　1811.4月
　ダンボ風邪流行　　　　　　　　1821.2月
　麻疹・薩摩風邪流行　　　　1824 (この年)
　風邪流行　　　　　　　　　　　1831.3月
　琉球風邪流行　　　　　　　　1832.10.28
　風邪流行　　　　　　　　　　1850.12月
　アメリカ風邪流行　　　　　　　1854.1月
　麻疹・風邪流行　　　　　　　1860.閏3月
　風邪・熱病流行　　　　　　　　1867.9月
風邪薬によるショック死事件
　食品添加物の規格基準改定　　　1962.2.13
火葬
　火葬を禁止　　　　　　　　　1873.7.18
家族介護
　条件付きで「家族介護」にも報酬　1999.9.20
片倉 鶴陵
　『産科発蒙』刊行　　　　　　1793 (この年)
片山 国嘉
　国家医学講習科設置　　　　　1889.12.14
　同仁会設立　　　　　　　　　1902.6.12
家畜飼育
　人口稠密地での家畜飼育を制限　　1874.1.9
家畜伝染病予防法
　「家畜伝染病予防法」公布　　　1922.4.10
　「狂犬病予防法」を公布　　　　1950.8.26
脚気
　脚気病の実態調査　　　　　　　1877.12.8
　脚気病調査を建議　　　　　　　1905.2.26
　「臨時脚気病調査会官制」公布　　1908.6.1
　オリザニン抽出　　　　　　1910 (この年)
　ビタミンの脚気治療を確認　　1933 (この年)
　『国民栄養白書』を発表　　　　　1958.3.8
『脚気新論』
　『脚気論』刊行　　　　　　　　1878.9月
脚気病院
　脚気病院設立　　　　　　　　1878.7.10
　脚気病院廃止　　　　　　　　　1882.6月
『脚気論』
　『脚気論』刊行　　　　　　　　1878.9月
学校安全会
　「日本学校健康会法」成立　　　1982.6.15
学校医
　学校医の公務災害補償法　　　　1957.5.31
学校医職務規程
　「学校医職務規程」公布　　　　1898.2.26
　「学校医職務規程」「学校歯科医職務
　　規程」制定　　　　　　　　　1932.2.1

- 341 -

学校医制度
　「学校医職務規程」公布　　　　1898.2.26
学校医ノ資格及職務ニ関スル規程
　「学校医ノ資格及職務ニ関スル規程」
　　制定　　　　　　　　　　　　1920.2.21
　「学校医職務規程」「学校歯科医職務
　　規程」制定　　　　　　　　　1932.2.1
学校医幼稚園医及青年訓練所医令
　「学校医幼稚園医及青年訓練所医令」
　　公布　　　　　　　　　　　　1929.3.19
学校衛生
　「学校清潔方法」を発す　　　　1897.1.11
　学校衛生課設置　　　　　　　　1900.4.4
　学校衛生事務に関して通達　　　1920.4.9
学校衛生会
　学校衛生会設置　　　　　　　1916.11.11
学校衛生技師
　「地方学校衛生職員制」公布　　1924.6.10
学校衛生事項取調嘱託
　学校衛生事項取調嘱託設置　　　1891.9.23
学校衛生調査会
　「学校衛生調査会官制」公布　　　1922.5.4
学校衛生調査会官制
　「学校衛生調査会官制」公布　　　1922.5.4
学校衛生統計調査規則
　学校衛生統計調査規則規定　　　1948.6.4
学校看護婦
　学校看護婦講習会　　　　　　　1924.3月
　学校看護婦の設置を省令　　　1929.10.29
学校給食
　学校給食に関し訓令　　　　　　1932.8.20
学校給食奨励規程
　「学校給食奨励規程」制定　　　1940.4.30
学校給食法
　「学校給食法」を公布　　　　　 1954.6.3
学校給食臨時施設方法
　欠食児童20万人　　　　　　　　1932.7.23
学校教育法
　「学校教育法」改正が公布　　　2004.5.21
　薬学教育6年制が開始　　　　　　2006.4.1
学校歯科医及幼稚園歯科医令
　「学校歯科医及幼稚園歯科医令」公布
　　　　　　　　　　　　　　　　1931.6.23
学校歯科医職務規程
　「学校医職務規程」「学校歯科医職務
　　規程」制定　　　　　　　　　1932.2.1
学校身体検査規則
　結核検診の徹底へ　　　　　1942（この年）
学校身体検査規程
　「学校身体検査規程」制定　　　1937.1.27
　「学校身体検査規程」制定　　　1944.5.17

学校身体検査規程を制定　　　　　1949.3.19
学校清潔方法
　「学校清潔方法」を発す　　　　1897.1.11
　「学校清潔方法」訓令　　　　　1948.4.14
学校伝染病予防規程
　「学校伝染病予防規程」制定　　1919.8.29
　「学校伝染病予防規程」改正　　　1924.9.9
学校伝染病予防及消毒方法
　「学校伝染病予防及消毒方法」制定　1898.9.28
　「学校伝染病予防規程」制定　　1919.8.29
学校保健
　「学校清潔方法」訓令　　　　　1948.4.14
学校保健会
　「日本学校健康会法」成立　　　1982.6.15
学校保健統計調査
　子どもの視力、悪化　　　　　　1994.1.4
学校保健法
　「学校保健法」を公布　　　　　1958.4.10
　「学校保健法」などについて通達　1958.8.12
　文部省、学校健康診断の見直しを実
　　施　　　　　　　　　　　　　1994.12.8
学校保健法施行令
　「学校保健法施行令」改正が公布・施
　　行　　　　　　　　　　　　　2004.4.1
勝沼 精蔵
　第16回帝国学士院賞　　　　　 1926.5.16
桂 太郎
　癌研究会設立　　　　　　　　　 1908.4.2
　『済生勅語』を発す　　　　　　1911.2.11
　恩賜財団済生会設立　　　　　　1911.5.30
桂川 甫賢
　コレラ流行　　　　　　　　1832（この年）
桂田 富士郎
　日本住血吸虫発見　　　　　　　1904.8.13
　第8回帝国学士院賞　　　　　　1918.5.12
家庭医
　家庭医に関する懇談会が設置　　 1985.6.4
　家庭医についての提言　　　　　1986.11.6
『家庭医学叢書』
　『家庭医学叢書』刊行開始　 1915（この年）
家庭薬（売薬改称）処方整理実施要綱
　「家庭薬（売薬改称）処方整理実施要
　　綱」制定　　　　　　　　　　1944.8.30
家庭薬生産統制会社
　家庭薬生産統制会社設立　　　　1944.3.29
家庭養護婦
　家庭養護婦派遣事業を開始　　　1956.4月
家庭用品安全対策室
　家庭用品安全対策室を新設　　　 1973.8.1
家庭用品に含まれる劇物の定量方法及び容

器又は、被包の試験方法を定める省令
　劇物の定量方法などを定める省令　1972.5.25
加藤 元一
　第17回帝国学士院賞　1927.5.20
加藤 シヅエ
　サンガー夫人来日　1922.3.10
加藤 時次郎
　実費診療所設立　1911.9.5
加藤病院
　実費診療所設立　1911.9.5
カドミウム
　イタイイタイ病の原因　1963.12.18
　イタイイタイ病は鉱毒　1967.12.7
　イタイイタイ病の総合研究　1989.4.8
カドミウム汚染
　カドミウム汚染対策　1969.3.28
　カドミウム汚染米の暫定許容基準　1970.7.26
カトリック元町教会
　メルメ、シモンズ夫妻が来日　1859.11.2
ガードン、ジョン
　山中伸弥教授、ノーベル生理学・医学賞受賞　2012.10.8
神奈川県
　ホイーラー来日　1870（この年）
　コレラ流行　1877.8月
　神奈川県に臨時防疫職員設置　1903.11.7
　ドクターヘリ導入促進事業を実施　2001.4.1
神奈川県立病院
　恩賜財団済生会設立　1911.5.30
神奈川施療所
　ヘボン来日　1859.9.22
　神奈川施療所設立　1861（この年）
金沢医学館
　スロイス来日　1871.4.2
　ホルトルマン来日　1875.7.29
金沢医学校
　ローレツ来日　1874.11.26
金沢医学専門学校
　「文部省直轄諸学校官制」改正　1901.4.1
　「専門学校令」公布　1903.3.27
　「官立医科大学官制」改正　1923.3.31
金沢医科大学
　「官立医科大学官制」改正　1923.3.31
　脳死判定に疑問　1989.6.16
　イタイイタイ病健康被害続く　1998.8月
金沢大学
　イタイイタイ病研究会設置　1963.6.15
金沢藩
　各地で医学校設立　1792（この年）
　金沢藩医学館に病院設立　1870.12月

金沢藩医学館
　金沢藩医学館に病院設立　1870.12月
カナダメソジスト教会
　マクドナルド来日　1874.6.30
カナマイシン
　カナマイシンが保険薬に指定　1961.1.1
鐘淵化学工業
　カネミ油症訴訟　1969.2.1
　カネミ事件で製造元にも間接責任　1977.10.5
　カネミ油症訴訟で和解成立　1987.3.20
金原 寅作
　金原医籍店創業　1875.1.25
金原医籍店
　金原医籍店創業　1875.1.25
金原出版
　金原医籍店創業　1875.1.25
金原商店
　金原医籍店創業　1875.1.25
カネミ倉庫
　カネミ油症事件が発生　1968.10.4
　カネミ油症・刑事訴訟　1968.11.29
　カネミ油症事件で判決　1978.3.10
カネミ油症
　カネミ油症事件が発生　1968.10.4
　カネミ油症原因発表　1968.11.1
　カネミ油症・刑事訴訟　1968.11.29
　カネミ油症訴訟　1969.2.1
　カネミ油症で患者死亡　1969.7月
　カネミ油症事件で損害賠償請求　1970.11.16
　カネミ油症・母乳からPCB検出　1972.2.5
　カネミ事件で製造元にも間接責任　1977.10.5
　カネミ油症事件で判決　1978.3.10
　食品公害で初めて国の責任を認める　1984.3.16
　カネミ油症訴訟で和解成立　1987.3.20
株式会社の医療参入
　医療分野などへの株式会社参入など断念　2002.12.12
　自由診療に限り株式会社の医療参入を認める　2003.2.27
『神様のカルテ』
　地域医療の現場を描いた小説刊行　2009.9月
『神の汚れた手』
　『神の汚れた手』刊行　1979.12月
神鞭 知常
　足尾鉱毒事件で請願　1897.3.3
神山復生病院
　神山復生病院設立　1889.5.16
加山 雄三
　映画「赤ひげ」公開　1965.4.3
仮免状
　仮免状下附の条件に関し通知　1884.6月

- 343 -

花柳病 → 性病も見よ
花柳病予防法
　「花柳病予防法」公布　　　　　1927.4.5
　「花柳病予防法特例」制定　　　1945.11.22
過労死
　研修医の過労死初認定　　　　　2002.2.25
川上 為次郎
　『歯科医学史』刊行　　　　　1931（この年）
川上 元治郎
　『国家医学』創刊　　　　　　1892（この年）
川口 有美子
　ALS介護の記録刊行　　　　　　2009.12月
川崎医科大学
　ドクターヘリ導入促進事業を実施　2001.4.1
川崎公害訴訟
　川崎公害訴訟　　　　　　　　　1982.3.18
川崎市
　川崎市大気汚染公害認定　　　　1969.11.12
川崎病
　川崎病流行　　　　　　　　　1982（この年）
　順天堂大チーム、川崎病は細菌が関
　　与と発表　　　　　　　　　　2009.11.17
川路 聖謨
　種痘館設立　　　　　　　　　　1858.5.7
河内 全節
　温知社設立　　　　　　　　　　1879.3.11
川村 麟也
　第14回帝国学士院恩賜賞　　　　1924.6.8
がん
　人工がん発生に成功　　　　　1916（この年）
　日本対ガン協会を設立　　　　　1958.7.28
　国立がんセンターの活動を描くノン
　　フィクション刊行　　　　　　1979.6月
　"丸山ワクチン"有効性なし　　　1981.8.14
　"がん"が死亡原因1位に　　　1981（この年）
　対ガン10ヶ年総合戦略決定　　　1983.6.7
　がん細胞を殺す遺伝子の分離に成功　1988.8.15
　がん研究進む　　　　　　　　　1990.7.3
　がん抑制遺伝子を解明　　　　　1991.3.12
　丸山ワクチン、白血球減少抑制剤と
　　して製造承認　　　　　　　　1991.6.5
　逸見政孝、自身のがんを公表　　1993.9.6
　インターフェロンで自殺者　　　1994.3.22
　「がん克服新10カ年総合戦略」発表　1994.8.23
　医師が書いた「がん治療法等への批
　　判本」がベストセラー　　　　1996.3.30
　がんの遺伝子治療実施へ　　　　1996.12.2
　日本初のがんの遺伝子治療始まる　1998.10.5
　厚生労働省、がん対策推進本部を発
　　足　　　　　　　　　　　　　2005.5.11

厚生労働省、「がん対策推進アクショ
　ンプラン2005」を策定　　　　2005.8.25
「がん対策基本法」施行　　　　　2007.4.1
政府、「がん対策推進基本計画」を閣
　議決定　　　　　　　　　　　　2007.6.15
血液のがん治療薬にサリドマイド販
　売承認　　　　　　　　　　　　2008.10.16
イレッサ薬害訴訟で判決明暗　　　2011.2.25
第2期がん対策推進基本計画案、発表　2012.3.1
病気腎移植、先進医療に認定せず　2012.8.23
がん生存率公表　　　　　　　　　2012.10.22
菅 直人
　公的介護保険中間報告　　　　　1996.1.31
　エイズ感染、国の責任認める　　1996.2.9
　薬害エイズ二次感染者も医療費無料
　　へ　　　　　　　　　　　　　1996.3.26
　O-157を伝染病指定　　　　　　1996.8.6
　肝炎集団訴訟、和解合意　　　　2011.6.28
簡易生命表
　簡易生命表を公表　　　　　　　1961.11.14
　長寿国日本　　　　　　　　　　1978.7.1
　日本人長寿世界一　　　　　　　1984.6.30
簡易保険健康相談所規則
　「簡易保険健康相談所規則」制定　1922.9.8
簡易保険・郵便年金福祉事業法
　「簡易保険・郵便年金福祉事業法」　1962.3.31
肝炎 ⇔ 薬害肝炎をも見よ
　ライシャワー米大使刺傷事件　　1964.3.24
　B型肝炎ワクチン製造を承認　　　1984.10.30
　インターフェロンβ承認　　　　1986.9.2
　C型肝炎ウイルス発見　　　　　1989.1月
　病院で肝炎集団感染　　　　　　1989.1月
　医療廃棄物処理ガイドラインを策定　1989.11.6
　インターフェロンで自殺者　　　1994.3.22
　C型肝炎ウイルス撮影　　　　　1994.3月
　人工透析で肝炎　　　　　　　　1994.10.3
　B型肝炎治療薬で副作用　　　　1995.4.7
　治験終了後に患者死亡　　　　　1997.2.13
　新型ウイルス遺伝子発見　　　　1998.2.8
　C型肝炎ウイルスの発がん促進遺伝
　　子発見　　　　　　　　　　　1998.9.1
　「肝炎対策に関する有識者会議」最終
　　報告書がまとまる　　　　　　2001.3.30
　非加熱製剤投与された非血友病患者、
　　52%が肝炎に感染　　　　　　2002.3.6
　薬害肝炎、国に対応の遅れ　　　2002.4.4
　薬害肝炎問題で集団提訴　　　　2002.10.21
　非加熱血液製剤、感染検査すり抜け
　　が判明　　　　　　　　　　　2003.7.29
　イノシシ等の生食で、E型肝炎に感染
　　　　　　　　　　　　　　　　2003.7.31
　輸血で劇症肝炎を発症し、死亡　　2003.8.1

B型肝炎訴訟、国の責任を認める	2004.1.16	**環境衛生金融公庫法**	
豚レバーを食べ、E型肝炎	2004.11.27	「環境衛生金融公庫法」を公布	1967.8.19
フィブリノゲン納入先を公表	2004.12.9	**官業共済組合**	
厚生労働省、C型肝炎対策等について		健康保険代行の官業共済組合を指定	
取りまとめ	2005.8.2		1926.12.28
B型肝炎、国に賠償命令	2006.6.16	**環境再生保全機構**	
薬害C型肝炎、国・企業に責任	2006.6.21	「石綿健康被害救済法」が成立	2006.2.10
薬害C型肝炎九州訴訟、原告勝訴	2006.8.30	アスベスト(石綿)「中皮腫」認定	2006.7.11
薬害肝炎、血液製剤「クリスマシン」		**環境省**	
についても賠償責任を認める	2007.3.23	環境省、水俣病で新たな救済策を発	
福田康夫首相、議員立法による薬害		表	2005.4.7
肝炎一律救済を	2007.12.23	**環境庁**	
「薬害肝炎救済法」公布・施行	2008.1.16	土呂久鉱山ヒ素汚染	1933(この年)
B型肝炎損害賠償提訴	2008.3.28	環境庁が発足	1971.7.1
薬害C型肝炎問題で薬剤使用施設公		水俣病認定で県の棄却処分取消	1971.7.7
表	2008.4.11	水俣病患者認定	1971.10.6
採血針の使い回し判明	2008.5.21	水銀等汚染対策推進会議を設置	1973.6.14
薬害C型肝炎訴訟、和解	2008.9.28	新潟水俣病認定患者	1975.9月
薬害C型肝炎訴訟、国と和解	2009.3.17	水俣病対策推進を回答	1977.7.1
「肝炎対策基本法」が成立	2009.11.30	経団連、「公害健康被害補償法」見直	
肝炎集団訴訟、和解協議開始	2010.5.14	し要求	1984.10.1
肝炎対策推進協議会の会合開催	2010.6.17	イタイイタイ病不認定患者	1988.4月
肝炎集団訴訟、和解合意	2011.6.28	水俣病総合対策実施要領	1992.4.30
新「肝炎研究10カ年計画」開始	2012.4.1	イタイイタイ病患者認定を緩和	1993.4.28
C型肝炎新薬に副作用	2012.5.8	公害医療機関の療養規程改正	1994.9.28
第1回日本肝炎デー	2012.7.28	水俣病慰霊式に環境庁長官・チッソ	
肝炎研究連絡協議会		社長も出席	1996.5.1
C型肝炎ウイルス発見	1989.1月	ダイオキシン摂取量	1996.5.29
肝炎対策基本法		「光害」対策ガイドラインまとまる	1996.9.19
「肝炎対策基本法」が成立	2009.11.30	ダイオキシン摂取量	1999.1.28
肝炎対策推進協議会の会合開催	2010.6.17	**『環境白書』**	
肝炎対策推進協議会		初の『環境白書』を承認	1972.5.26
肝炎対策推進協議会の会合開催	2010.6.17	**環境ホルモン**	
肝炎対策に関する有識者会議		化学物質「環境ホルモン」が生物異	
「肝炎対策に関する有識者会議」最終		変に影響	1998.4.28
報告書がまとまる	2001.3.30	環境ホルモン調査	2000.10.31
『ガン回廊の朝』		**癌研究会**	
国立がんセンターの活動を描くノン		癌研究会設立	1908.4.2
フィクション刊行	1979.6月	**がん研究会有明病院**	
『眼科新書』		がん研有明病院、特定機能病院に	2011.10.1
『泰西眼科全書』刊行	1799(この年)	**癌研究会癌研究所**	
感化法		癌研究所設立	1934.5月
「少年教護法」公布	1933.5.5	がん研究進む	1990.7.3
がん患者取り違え手術		がん抑制遺伝子を解明	1991.3.12
がん患者取り違え手術	2000.8.3	乳がんの原因遺伝子発見	1992.3.15
眼球斡旋		**看護**	
眼球斡旋者の開業許可基準	1963.6.28	厚生労働省「新たな看護のあり方に	
環境衛生監視員設置要綱		関する検討会」報告書まとまる	2003.3.24
環境衛生監視員設置要綱決定	1948.9.30	**看護学教育**	
環境衛生金融公庫		「大学における看護実践能力の育成の	
「環境衛生金融公庫法」を公布	1967.8.19	充実に向けて」を報告	2002.3.26

「看護実践能力育成の充実に向けた大
　学卒業時の到達目標」を報告　2004.3.26
看護基礎教育の充実に関する検討会
　厚生労働省、看護基礎教育の充実に
　　関して報告　　　　　　　　2007.4.20
看護規則
　「看護規則」一部改正　　　　1949.9.21
看護教育
　看護法を講義　　　　　　　1884.10.17
看護記録開示
　看護記録の開示に関するガイドライ
　　ン作成　　　　　　　　　　2000.5.26
監獄医
　「看守及監獄傭人分掌例」を発す　1889.6.26
　「監獄官制」公布　　　　　　1903.3.20
監獄医協議会
　第1回監獄医協議会開催　　　1893.4月
監獄衛生官制度
　「司法省官制」改正　　　　　1921.6.3
監獄官制
　「監獄官制」公布　　　　　　1903.3.20
監獄則
　「監獄則」制定　　　　　　　1881.9.19
　「監獄法」公布　　　　　　　1908.3.28
監獄則施行規則
　「監獄則施行規則」制定　　　1889.7.16
監獄法
　「監獄法」公布　　　　　　　1908.3.28
看護系大学設立支援
　公立看護系大学・短大の設立に財政
　　支援決定　　　　　　　　　1992.1.18
看護師
　看護婦留学の第1号　　　　　1887.7.23
　特志看護婦来日　　　　　　　1904.4.22
　国立病院の看護婦の勤務時間省令　1950.1.9
　看護婦の勤務時間は週44時間　1953.12月
　看護婦の週44時間勤務確立　　1961.8.1
　看護婦の勤務体制を二八体制に　1965.8.13
　看護婦育成等に関して提言　　1987.4.28
　看護系人材養成についての報告を公
　　表　　　　　　　　　　　　2009.8.18
　看護師試験で外国人受験者に配慮　2011.2.20
看護師教育
　厚生労働省、看護基礎教育の充実に
　　関して報告　　　　　　　　2007.4.20
看護師不足
　看護職員不足対策に関する決議　1969.6月
　看護婦不足の見通し　　　　　1974.1.28
　看護師の増員要求スト　　　　1990.11.9

看護師免許
　看護師学校養成所通信制2年課程を創
　　設　　　　　　　　　　　　2004.4.1
『看護白書』
　『看護白書』刊行開始　　　　2008.10月
看護婦　→　看護師も見よ
看護婦学校
　初の看護婦学校設立　　　　　1885（この年）
　「私立看護婦学校養成所指定標準」制
　　定　　　　　　　　　　　　1915.8.28
看護婦規則
　「看護婦規則」制定　　　　　1900.7.1
　「看護婦規則」公布　　　　　1915.6.30
　「国民医療法施行令」公布　　1942.10.28
看護婦教育所
　看護婦教育所設置　　　　　　1886.2月
看護婦条約
　「看護婦条約」採択、日本は棄権　1977.6.21
看護婦無料派遣
　大阪慈善看護婦会設立　　　　1908.1月
看護婦免許
　「看護規則」一部改正　　　　1949.9.21
看護婦養成所
　桜井女学校看護婦養成所設立　1886.11月
関西医科大学付属病院
　研修医の過労死初認定　　　　2002.2.25
　最高裁、「研修医は労働者」と認める　2005.6.3
幹細胞
　幹細胞で心筋再生　　　　　　2010.7.1
関西連合医会
　関西連合医会設立　　　　　　1899（この年）
　関西連合医会が「医師法案」決定　1902.9.12
　帝国連合医会設立　　　　　　1903.3.10
患者サービスの在り方に関する懇談会
　患者サービスの在り方に関する懇談
　　会設置　　　　　　　　　　1988.1.14
　患者サービスの在り方に関する懇談
　　会、ガイドラインを設置　　1989.5.12
患者調査
　入院患者数、初の減少　　　　1994.12.16
『患者よ、がんと闘うな』
　医師が書いた「がん治療法等への批
　　判本」がベストセラー　　　1996.3.30
看守及監獄傭人分掌例
　「看守及監獄傭人分掌例」を発す　1889.6.26
完全看護
　病院の完全看護、完全給食の実施　1950.9.1
完全給食
　病院の完全看護、完全給食の実施　1950.9.1
感染症サーベイランス
　感染症サーベイランス開始　　1981.7.1

感染症の予防及び感染症の患者に対する医
　療に関する法律
　　「感染症予防法」改正　　　　　　1998.9.25
　　「感染症新法」施行　　　　　　　 1999.4.1
　　SARSの再流行に備え、「感染症法」
　　　の改正　　　　　　　　　　　 2003.10.16
　　耐性菌感染症を五類感染症に追加　2011.1.14
感染症法
　　SARSの再流行に備え、「感染症法」
　　　の改正　　　　　　　　　　　 2003.10.16
　　耐性菌感染症を五類感染症に追加　2011.1.14
感染症予防法
　　「感染症予防法」改正　　　　　　1998.9.25
肝臓がん
　　肝臓がんの人工発生に成功　　　　1932.7月
　　新「肝炎研究10カ年計画」開始　　 2012.4.1
肝臓ジストマ
　　十二指腸虫・肝臓ジストマ発見　　1883.9月
がん対策基本法
　　「がん対策基本法」施行　　　　　 2007.4.1
　　政府、「がん対策推進基本計画」を閣
　　　議決定　　　　　　　　　　　　2007.6.15
がん対策情報センター
　　がん対策情報センターを設置　　　2006.10.1
がん対策推進室
　　厚生労働省、がん対策推進本部を発
　　　足　　　　　　　　　　　　　　2005.5.11
がん対策推進本部
　　厚生労働省、がん対策推進本部を発
　　　足　　　　　　　　　　　　　　2005.5.11
環太平洋経済連携協定
　　TPPにおける医療保険制度の除外を
　　　要請　　　　　　　　　　　　　2011.11.2
関東大震災
　　関東大震災発生　　　　　　　　　1923.9.1
関東労災病院
　　スポーツ整形外科開設　　　　　　1980.6.1
カンバーランド長老教会
　　ヘール来日　　　　　　　　　　　1878.10月
感冒
　　津軽風邪流行　　　　　　　　　　1827.5月
　　感冒・疫病流行　　　　　　1851（この年）
　　流行性感冒流行　　　　　　1919（この年）
　　流行性感冒・コレラ流行　　 1920（この年）
　　流行性感冒が猛威　　　　　　　　1928.1月
　　流感蔓延　　　　　　　　　　　　1931.6月
漢方薬
　　漢方薬でも薬害　　　　　　　　　1996.3.1
がん保険
　　日本初のがん保険を認可　　　　　1974.10.1

『眼目暁解』
　　『人身連骨真形図』作成　　　 1741（この年）
官役職工人夫扶助令
　　「官役職工人夫扶助令」公布　　　 1907.5.10
官役人夫死傷手当規則
　　「官役人夫死傷手当規則」制定　　 1875.4.9
　　「官役職工人夫扶助令」公布　　　 1907.5.10
贋薬販売取締方
　　「贋薬販売取締方」布達　　　　 1874.12.25
　　「薬品取扱規則」布告　　　　　　 1880.1.17
管理栄養士試験
　　第1回管理栄養士試験を実施　　　 1963.11月
官立医学専門学校
　　官立医学専門学校が医科大に昇格　1948.2.10
官立医学専門学校規程
　　「官立医学専門学校規程」制定　　 1907.4.10
　　「官立医学専門学校規程」制定　　 1944.4.5
官立医科大学官制
　　「官立医科大学官制」公布　　　　 1922.3.31
　　「官立医科大学官制」改正　　　　 1923.3.31
官立熊本薬学専門学校
　　私立九州薬学専門学校認可　　　　1910.1.22
官立公立私立病院の種別および公私立病院
　設立伺願書式
　　「官立公立私立病院の種別および公私
　　　立病院設立伺願書式」を達す　　 1876.3.31
官立富山薬学専門学校
　　共立富山薬学校設立　　　　 1893（この年）
　　富山県立薬学専門学校、創設　　　1909.7.17
官吏療治料給与ノ件
　　「官吏療治料給与ノ件」公布　　　 1892.9.27
緩和ケア
　　厚生省、緩和ケア病棟等を承認　　 1990.5.1

【き】

技監制度
　　厚生省に技監制度　　　　　　　　1942.2.1
企業恐喝事件
　　製薬会社を脅迫　　　　　　　　　2000.6.15
企業年金
　　企業年金のあり方を提言　　　　　1982.7.9
企業年金問題懇談会
　　企業年金問題懇談会設置　　　　　1978.3.24
企業年金連合会
　　厚生年金基金連合会が発足　　　　1967.2.10
菊池恵楓園
　　公立癩療養所設立　　　　　　　　1909.4.1

き

危険薬品の不正取引の防止に関する条約
　「危険薬品の不正取引の防止に関する
　　条約」調印　　　　　　　　1936.6.26
義斎 → 薗井東庵を見よ
岸田 吟香
　上海に「精錡水」取次所を設置　1868（この年）
岸本 忠三
　第82回日本学士院恩賜賞　　　1992.6.8
汽車検疫規則
　「汽車検疫規則」・「船舶検疫規則」制
　　定　　　　　　　　　　　　1897.7.19
汽車検疫心得
　「汽車検疫心得」を発す　　　　1890.7.10
　「汽車検疫心得」制定　　　　　1894.7月
規制緩和
　医療分野などへの株式会社参入など
　　断念　　　　　　　　　　　2002.12.12
寄生性吸虫類
　日本産外部寄生性吸虫類の研究を発
　　表　　　　　　　　　　　1895（この年）
寄生虫喀血
　肺ジストマ発見　　　　　　1878（この年）
寄生虫病
　肺・肝の寄生虫病の報告を依頼　1883.4.23
　寄生虫病予防に対し、改良便所等予
　　防に関する研究を開始　　　1915（この年）
寄生虫病予防法
　「寄生虫病予防法」公布　　　　1931.4.2
寄生虫病予防法施行規則
　「寄生虫病予防法施行規則」公布　1932.7.23
貴族院
　「医師会法案」提出　　　　　　1898.12.6
　「癩患者取締ニ関スル建議案」提出　1902.3.6
　「癩予防法案」提出　　　　　　1906.1月
義足手術
　ヘボンが義足手術　　　　　1868（この年）
基礎年金 → 新国民年金法案構想を見よ
北川 乙治郎
　東京医学会設立　　　　　　　1885.12.20
北九州ぜんそく
　北九州ぜんそく　　　　　　　1974.12月
北里 柴三郎
　破傷風菌の培養に成功　　　1889（この年）
　第10回国際医学会開催　　　　1890.8月
　血清療法発見　　　　　　　　1890.12.4
　伝染病研究所設立　　　　　　1892.11.30
　赤痢流行　　　　　　　　　1892（この年）
　北里柴三郎らを香港へ派遣　　1894.5月
　ペスト菌発見　　　　　　　　1894.8.25
　「痘苗製造所官制」・「血清薬院官制」
　　公布　　　　　　　　　　　1896.3.31

　第1回国際癩会議開催　　　　　1897.10月
　「伝染病研究所官制」公布　　　1899.3.31
　ペスト患者が発生　　　　　　1899.11.5
　第1回日本連合医学会開催　　　1902.4.2
　同仁会設立　　　　　　　　　1902.6.12
　帝国連合医会設立　　　　　　1903.3.10
　恩賜財団済生会設立　　　　　1911.5.30
　日本結核予防協会設立　　　　1913.2.11
　伝染病研究所移管　　　　　　1914.10.14
　北里研究所設立　　　　　　　1914.11.5
　大日本医師会設立　　　　　　1916.11.10
　日本医師会設立　　　　　　　1923.11.1
北里研究所
　北里研究所設立　　　　　　　1914.11.5
　北里研究所開所式　　　　　　1915.12.11
喫煙
　「未成年者喫煙禁止法」公布　　1900.3.7
　「たばこ病訴訟」、原告敗訴　　2003.10.21
喫煙禁止運動
　肺がん対策打合せ会議を開催　　1964.1.26
木戸 幸一
　厚生省設置　　　　　　　　　1938.1.11
　現行医薬制度について諮問　　1938.7.11
　国民体力管理制度について諮問　1939.10.3
木下 英一
　協同医書出版社創業　　　　　1946.5.5
木下 季吉
　第13回帝国学士院恩賜賞　　　1923.5.27
木下 正中
　北里柴三郎らを香港へ派遣　　1894.5月
木下 尚江
　田中正造が足尾鉱毒事件で直訴　1901.12.10
キノホルム
　キノホルム剤の発売中止を答申　1970.9.8
　スモン病の原因物質　　　　　1972.3.13
起廃病院
　ハンセン病治療に来日　　　　1883.2.16
木原 玉汝
　第33回帝国学士院恩賜賞　　　1943.5.13
木村 春徳
　木村春徳、施薬・施療に努める　1728.12月
『キャンサー・リサーチ』
　乳がんの原因遺伝子発見　　　1992.3.15
邱 熹
　『弘痘新法全書』刊行　　　　1846（この年）
救急医療
　救急医療対策打合せ会を開催　　1963.7.3
　救急医療の現況調査　　　　　1971.12.12
　医療情報システム開発センター認可　1974.7.15
　たらい回し対策防止　　　　　1976.7.13
　救急医療対策事業実施要綱作成　1977.7.6

救急医療に関する検討が報告	1997.12.11
ドクターヘリ導入促進事業を実施	2001.4.1
「ドクターヘリ法」が成立	2007.6.19
救急医療週間	
救急の日決定	1982.7.20
救急医療体制検討小委員会	
救急救命士制度を提言	1990.12.5
救急医療用ヘリコプター → ドクターヘリを見よ	
救急医療用ヘリコプターを用いた救急医療の確保に関する特別措置法 → ドクターヘリ法を見よ	
救急救命士	
救急救命士制度を提言	1990.12.5
救急救命士の除細動認める	2003.4.1
救急救命士の業務拡大へ	2012.4.6
救急救命室	
アメリカの救急救命室が舞台の医療ドラマ放送開始	1996.4.1
救急救命士の業務のあり方等に関する検討会	
厚生労働省「救急救命士の業務のあり方等に関する検討会」報告書まとまる	2002.12.11
救急救命士法	
「救急救命士法」成立	1991.4.18
救急救命士の業務拡大へ	2012.4.6
救急車	
救急車での活動開始	1936.1.20
『救急摘要』	
『軍陣備要』『救急摘要』刊行	1853(この年)
救急の日	
救急の日決定	1982.7.20
救急病院等を定める省令	
「救急病院等を定める省令」を公布	1964.2.20
救護法	
「救護法」公布	1929.4.2
「医療保護法」公布	1941.3.6
救済事業奨励費	
救済事業奨励費の下付を開始	1909.2.11
救済事業調査会	
「救済事業調査会官制」公布	1918.6.25
「社会事業調査会官制」公布	1921.1.13
救済事業調査会官制	
「救済事業調査会官制」公布	1918.6.25
休日・夜間診療所	
休日・夜間診療所増設計画	1973.10.2
九州医学専門学校	
医学専門学校4校創立	1928(この年)
九州精神神経学会	
メチル水銀の影響で精神遅滞	1976.11.17

九州大学	
カネミ油症原因発表	1968.11.1
心停止後の肝移植	1993.10.22
九州帝国大学医科大学	
「九州帝国大学官制」公布	1911.3.31
九州帝国大学官制	
「九州帝国大学官制」公布	1911.3.31
九州薬学専門学校	
私立九州薬学専門学校認可	1910.1.22
救恤又ハ学芸技術奨励寄附金等ノ保管出納ニ関スル件	
「救恤又ハ学芸技術奨励寄附金等ノ保管出納ニ関スル件」公布	1900.8.3
給食制度	
給食制度の改正	1958.10月
急性灰白髄炎 → ポリオを見よ	
宮中衛生会	
「宮中衛生会規程」制定	1908.2.28
宮中衛生会規程	
「宮中衛生会規程」制定	1908.2.28
牛痘種継所	
牛痘種継所設立	1874.6.24
牛乳	
妊産婦に1日1本の牛乳を支給	1965.7.26
牛乳営業取締規則	
「牛乳営業取締規則」制定	1900.4.7
「牛乳営業取締規則」改正	1933.10.31
牛乳営業取締規則ニ依ル比重及脂肪量ノ検定方法	
「牛乳営業取締規則」制定	1900.4.7
救貧法案	
「救貧法案」提出	1902.3.5
窮民一時救助規則	
「窮民一時救助規則」制定	1875.7.12
窮民恤救申請調査箇条	
「窮民恤救申請調査箇条」制定	1875.7.3
救命救急センター	
24時間体制の救命救急センター整備開始	1976.12月
教育病院群制度	
教育病院群制度検討打合せ会	1973.3.26
教員保養所令	
「教員保養所令」公布	1940.12.14
行革大綱	
行革大綱閣議決定	1984.1.25
迎義塾	
ヴィダル来日	1873.1月
狂牛病 → BSEを見よ	
供給労働者扶助令	
「供給労働者扶助令」公布	1932.1.8

行刑衛生会
行刑衛生会設立　　　　　　　1925.7月
狂犬病
疫病流行　　　　　　　　1732（この年）
狂犬病予防事務を移管　　　　　1928.1.1
狂犬病が多発　　　　　　1950（この年）
狂犬病、36年ぶりの感染者　　2006.11.16
狂犬病予防法
「狂犬病予防法」を公布　　　　1950.8.26
協助会
大日本傷痍軍人会を解散　　　　1946.2.22
行政官
開成学校設立　　　　　　　　　1868.9.12
行政執行法
「行政執行法」公布　　　　　　　1900.6.2
行政庁ヲシテ委嘱ニヨリ恩賜財団済生会ノ事務ヲ施行セシムルノ件
「行政庁ヲシテ委嘱ニヨリ恩賜財団済
生会ノ事務ヲ施行セシムルノ件」
公布　　　　　　　　　　　　　1914.2.20
京都医学校
京都医学校設立　　　　　　1781（この年）
協同医書出版社
協同医書出版社創業　　　　　　1946.5.5
共同通信
iPS細胞臨床応用誤報　　　　　2012.10.11
京都看病婦学校
看護婦教育所設置　　　　　　　1886.2月
京都市
結核療養所設置を命令　　　　　1917.4月
京都司薬場
京都司薬場設置　　　　　　　　1875.2.15
京都司薬場廃止　　　　　　　　1876.8.12
京都市立盲唖院
京都盲唖院設立　　　　　　　　1878.5.24
京都舎密局
粟田口解剖場で屍体解剖　　　　1873.2.15
京都大学
脳死肝移植承認　　　　　　　　1990.2.16
生体肝移植続く　　　　　　　　1990.6.15
初の生体肝再移植　　　　　　　1993.7.21
「AID」遺伝子の重要な役割を発見　2000.9.1
iPS細胞、ウイルス使わず作成　2008.10.9
iPS細胞作成法、欧米でも特許取得　2011.7.11
山中伸弥教授、ノーベル生理学・医
学賞受賞　　　　　　　　　　2012.10.8
京都大学再生医科学研究所
猿から万能細胞作製　　　　　　2000.9.18
ES細胞作製、初承認　　　　　　2002.3.27
iPS細胞、世界で初作製　　　　　2006.8.11
ヒトの皮膚からiPS細胞作成に成功　2007.11.20

京都大学病院
国内初、生体小腸移植実施　　　1996.5.17
世界初、ドミノ移植　　　　　　　1999.7.9
生体肝移植提供者が死亡　　　　2003.5.4
京都帝国大学
京都帝国大学設立　　　　　　　1897.6.22
京都帝国大学福岡医科大学設立　1903.3.25
「結核研究所官制」公布　　　　1941.3.27
京都帝国大学医科大学
京都帝国大学医科大学設立　　　　1899.7.4
京都帝国大学官制
京都帝国大学設立　　　　　　　1897.6.22
京都帝国大学ニ関スル件
京都帝国大学設立　　　　　　　1897.6.22
京都帝国大学福岡医科大学
京都帝国大学福岡医科大学設立　1903.3.25
「九州帝国大学官制」公布　　　1911.3.31
京都府
「医制」の3府先行施行を許可　　1874.3.12
「医制」を達す　　　　　　　　1874.8.18
医務取締設置　　　　　　　　　1874.8.23
「毒薬劇薬取締方」布達　　　　1874.9.19
「贋薬販売取締方」布達　　　1874.12.25
「医務条例」制定　　　　　　　1874.12月
医術開業試験施行について3府に達す
　　　　　　　　　　　　　　1875.2.10
「薬舗試験規則」布達　　　　　1875.3月
「医制」改正　　　　　　　　　1875.5.14
癲狂院設立　　　　　　　　　　1875.7.25
薬舗開業試験実施　　　　　　　1875.7月
「医術開業試験法」を達す　　　1876.1.12
京都盲唖院設立　　　　　　　　1878.5.24
京都府立医学専門学校
「専門学校令」公布　　　　　　1903.3.27
京都府立医科大学・東京慈恵会医科
大学認可　　　　　　　　　　1921.10.19
京都府立医科大学
京都府立医科大学・東京慈恵会医科
大学認可　　　　　　　　　　1921.10.19
幹細胞で心筋再生　　　　　　　2010.7.1
京都府立医学校
「専門学校令」公布　　　　　　1903.3.27
京都府立盲唖院
京都盲唖院設立　　　　　　　　1878.5.24
京都府立療病院
ヨンケル来日　　　　　　　1872（この年）
ショイベ来日　　　　　　　　　1877.10月
京都府療病院
マンスフェルトが精得館教師に　1866.7.14
粟田口解剖場で屍体解剖　　　　1873.2.15

京都盲唖院
京都盲唖院設立　　　　　　　　1878.5.24
京都薬学専門学校
京都薬学専門学校認可　　　　　1919.3.27
教部省
まじない・おはらいを取締　　　1874.6.7
共立女子薬学専門学校
専門学校設立　　　　　　　　　1930.11.26
共立富山薬学校
共立富山薬学校設立　　　　　　1893（この年）
共立病院
共立病院設立　　　　　　　　　1874（この年）
杏林大学
医歯系予備校が裏口入学詐欺　　1979.6.18
杏林堂
吐鳳堂創業　　　　　　　　　　1893.7.3
清川 玄道
温知社設立　　　　　　　　　　1879.3.11
極東熱帯医学大会
第6回極東熱帯医学大会開催　　1925.10.26
拠出制国民年金
拠出制国民年金の加入受付　　　1960.10.1
国民年金保険料の収納事務開始　1961.4.1
拠出制国民年金の支払開始　　　1962.8.1
清野 謙次
生体染色法の研究を発表　　　　1914（この年）
第12回帝国学士院賞　　　　　　1922.5.21
ギルベルト
ハンセン病治療に来日　　　　　1883.2.16
筋萎縮性側索硬化症
ALS介護の記録刊行　　　　　　2009.12月
禁煙
新幹線に禁煙車登場　　　　　　1976.8.20
近畿大学
アスベスト（石綿）健康被害救済　2006.6.28
『緊急医師確保対策』
政府・与党、「緊急医師確保対策」を
とりまとめ　　　　　　　　2007.5.31
近視
「児童生徒及学生ノ近視予防ニ関スル
注意」を発す　　　　　　　1919.10.19
近視予防の啓蒙　　　　　　　　1939.3.25
筋弛緩剤事件
筋弛緩剤事件、無期懲役確定　　2008.2.25
『近世医学』
近世医学社創業　　　　　　　　1914.3.30
近世医学社
近世医学社創業　　　　　　　　1914.3.30

金歯廃止
アメリカ歯科医師会使節団、金歯廃
止を勧告　　　　　　　　　1951.10.30
金芳堂
金芳堂創業　　　　　　　　　　1948.9.27

【く】

区医職務心得施療券及牛痘施種券発行規則
区医制度採用　　　　　　　　　1877.6.7
区医制度
区医制度採用　　　　　　　　　1877.6.7
空気の衛生展覧会
「空気の衛生展覧会」開催　　　1929.11.18
グエン ドク
ベトナムの結合双生児緊急手術　1986.6.19
ベトナム結合双生児の分離手術成功　1988.10.4
グエン ベト
ベトナムの結合双生児緊急手術　1986.6.19
ベトナム結合双生児の分離手術成功　1988.10.4
『苦海浄土―わが水俣病』
『苦海浄土』刊行　　　　　　　1969.1月
鯨ベーコンによる食中毒事件
鯨ベーコンによる食中毒事件　　1962.8.25
楠本 イネ
楠本イネ、医師として開業　　　1871（この年）
『日本医家伝』刊行　　　　　　1971（この年）
薬 → 医薬品も見よ
薬取り違え事故
薬取り違え事故で患者死亡　　　2000.8.11
薬ネット販売
薬ネット販売解禁への動き　　　2012.4.26
宮内省
ミュルレルとホフマンが来日　　1871.7.8
ベルツ来日　　　　　　　　　　1876.6.7
宮内伝染病予防令
「宮内伝染病予防令」制定　　　1908.1.10
久野 寧
第31回帝国学士院恩賜賞　　　　1941.5.13
クボタ
クボタの工場で、アスベスト関連病
により79人が死亡　　　　　2005.6.29
アスベスト訴訟、初の企業責任認定　2012.8.7
隈川 宗悦
海軍療養所設立　　　　　　　　1867（この年）
熊本医学校
マンスフェルトが精得館教師に　1866.7.14

熊本医科大学
　私立熊本医学専門学校認可　　　　1904.2.9
　熊本医科大学設立　　　　　　　　1922.5.25
熊本県
　私立熊本医学専門学校認可　　　　1904.2.9
　水俣病で新救済制度を要望　　　　1977.2.10
熊本県立医学専門学校
　私立熊本医学専門学校認可　　　　1904.2.9
　熊本医科大学設立　　　　　　　　1922.5.25
熊本県立医科大学
　私立熊本医学専門学校認可　　　　1904.2.9
熊本県立熊本医科大学
　私立熊本医学専門学校認可　　　　1904.2.9
　熊本医科大学設立　　　　　　　　1922.5.25
熊本大学
　再春館設立　　　　　　　　　1756（この年）
　私立熊本医学専門学校認可　　　　1904.2.9
　私立九州薬学専門学校認可　　　　1910.1.22
　水俣病の発生　　　　　　　　　　1953.5月
　水俣病医学研究　　　　　　　　　1956.8.24
　水俣病の原因研究　　　　　　　　1957.1月
　水俣病は水銀が原因　　　　　　　1959.7.21
　水俣病原因研究　　　　　　　　　1960.3.25
　水俣病原因物質を正式発表　　　　1963.2.20
　先天性水俣病　　　　　　　　　　1964.6.25
　メチル水銀の影響で精神遅滞　　　1976.11.17
　エイズ、臨床試験延期　　　　　　1997.6.27
熊本大学医学部付属病院
　初のエイズ治療申請　　　　　　　1995.11.9
熊本大学熊本医科大学
　私立熊本医学専門学校認可　　　　1904.2.9
熊本大学熊本薬学専門学校
　私立九州薬学専門学校認可　　　　1910.1.22
クライトン, マイケル
　アメリカの救急救命室が舞台の医療
　　ドラマ放送開始　　　　　　　　1996.4.1
グラクソ・スミスクライン社
　子宮頸がん予防ワクチン承認　　　2009.10.16
クラヤ三星堂
　クラヤ薬品、三星堂、東京医薬品が
　　合併　　　　　　　　　　　　　2000.4.1
クラヤ薬品
　クラヤ薬品、三星堂、東京医薬品が
　　合併　　　　　　　　　　　　　2000.4.1
クリスマシン
　薬害肝炎、血液製剤「クリスマシン」
　　についても賠償責任を認める　　2007.3.23
クリーニング業法
　「クリーニング業法」を公布　　　1950.5.27
　「クリーニング業法」を改正　　　1955.8.10

栗本 庸勝
　日本花柳病予防会設立　　　　　　1905.4.3
栗山 孝庵
　人体解剖を実施　　　　　　　　1754.閏2月
クルーゼ, W.
　赤痢菌発見　　　　　　　　　　　1897.12.25
クルムス, ヨハン・アダム
　『ターヘル・アナトミア』翻訳開始　1771.3.4
　『解体新書』刊行　　　　　　　　1774.8月
呉 建
　第29回帝国学士院恩賜賞　　　　　1939.5.11
呉 秀三
　『精神病学集要』刊行　　　　　　1894.9.14
　精神病患者への拘禁具の強制使用を
　　禁止　　　　　　　　　　1901（この年）
　日本神経学会設立　　　　　　1902（この年）
クロイツフェルト・ヤコブ病
　ヤコブ病の実態調査結果　　　　　1997.4.3
　薬害ヤコブ病訴訟、和解　　　　　2002.3.25
　国内初の変異型クロイツフェルト・
　　ヤコブ病患者を確認　　　　　　2005.2.4
黒髪小学校事件
　黒髪小学校事件　　　　　　　　　1954.4.8
黒澤 明
　映画「赤ひげ」公開　　　　　　　1965.4.3
クロロキン
　薬害防止対策　　　　　　　1967（この年）
　クロロキン薬害訴訟;住友化学工業;科
　　研薬化工;小野薬品工業;吉富製薬　1973.3.4
　クロロキン薬害訴訟　　　　　　　1975.9.21
　クロロキン裁判　　　　　　　　　1975.12.22
　クロロキン訴訟、国・製薬会社・医
　　療機関の過失認める　　　　　　1982.2.1
　クロロキン薬害訴訟、和解　　　　1988.6.6
　クロロキン薬害第二次訴訟、原告敗
　　訴　　　　　　　　　　　　　　1994.9.13
　クロロキン訴訟、国の責任を否定　1995.6.23
クローン
　人間のクローンは禁止　　　　　　1998.7.28
　クローン人間禁止　　　　　　　　2000.11.30
　「クローン技術規制法」が施行　　2001.6.6
　クローン胚作製、認める　　　　　2004.6.23
クローン技術規制法
　「クローン技術規制法」が施行　　2001.6.6
桑原 安治
　脳死シンポジウム開催　　　　　　1983.2.12
軍医学校
　軍医学校設立　　　　　　　　　　1873.8月
軍医学校規則並附録
　軍医学校設立　　　　　　　　　　1873.8月

軍事救護法
「軍事救護法」公布 1917.7.20
「軍事救護法」改正 1937.3.31
軍事救護法施行令
「軍事救護法」公布 1917.7.20
軍事扶助法
「軍事救護法」改正 1937.3.31
軍事保護院
結核療養所を軍事保護院所管へ 1942.11.25
軍事保護院官制
「軍事保護院官制」公布 1939.7.15
軍事保護院駿河療養所
軍事保護院駿河療養所設立 1944.12.15
軍人援護会
戦時国民協助義会を改組、戦災援護会を結成 1945.3.28
『軍陣備要』
『軍陣備要』『救急摘要』刊行 1853（この年）
軍陣病院
ウィリス来日 1861.4.3
軍陣病院設立 1868.4.17
東京府大病院設立 1868.7.20
シドール来日 1868（この年）
軍務官
医学所・昌平学校移管 1868.8.2
医学所移管 1868.11.17
軍務官病院
御親兵病院設立 1868.3.13
訓盲唖院
東京訓盲院が業務開始 1880.1.5
東京盲唖学校と改称 1887.10.5
訓盲社楽善会
フォールズ来日 1874.3月

【け】

"ケア付き住宅"供給システム → シルバーハウジング構想を見よ
慶応義塾
慶応義塾大学設立 1920.2.5
慶応義塾医学科
慶応義塾医学科が授業開始 1919.4.16
慶応義塾大学
慶応義塾大学設立 1920.2.5
男女産み分け 1986.5.31
凍結受精卵、臨床応用承認 1988.2.20
着床前診断申請、初承認 2004.7.23

慶応義塾大学病院
非配偶者間の人工授精、650人が実施 1977（この年）
院内感染で死亡 1996.7.9
恵済院
ベリー来日 1872.5.27
経済企画庁
水俣病対策 1960.1.9
経済産業省
経済産業省、「商店街へのAED（自動体外式除細動器）の整備支援について」公表 2007.3.26
「革新的医薬品・医療機器創出のための5か年戦略」策定 2007.4.26
医療産業研究会の報告書公表 2010.6.30
経済連携協定
EPA締結、外国人看護師と介護福祉士の受け入れ枠を発表 2006.9.9
外国人看護師等受入れへ 2008.11.6
外国人看護師誕生 2010.3.26
看護師試験で外国人受験者に配慮 2011.2.20
警察
衛生事務が警察部の所管に 1893.10.31
入歯歯抜口中療治接骨業の事務を移管 1893.11.1
衛生課設置 1898.10.22
警察医
警察医を配置 1912.3.19
警視庁
デーニツ来日 1873.7.9
「寄セ席取締規則」公布 1877.2.10
「旅人宿規則」公布 1877.2.13
「興業場取締規則」公布 1878.2.5
「市街掃除規則」・「厠囲構造並屎尿汲取規則」制定 1879.1.28
「湯屋取締規則」制定 1879.10.3
「劇場取締規則」制定 1882.2.15
「湯屋取締規則」公布 1890.1.17
精神病患者の取扱に関して公布 1894.4.28
「内務省ニ臨時検疫局設置ノ件」・「庁府県ニ臨時検疫部設置ノ件」公布 1895.4.16
「理髪営業取締規則」公布 1901.3.6
警視庁に臨時防疫職員設置 1903.1.20
警視庁に防疫評議員設置 1905.6.14
警察医を配置 1912.3.19
「売薬部外品営業取締規則」公布 1916.4.13
医歯系予備校が裏口入学詐欺 1979.6.18
警視庁消防部
救急車での活動開始 1936.1.20
経団連 → 日本経済団体連合会を見よ
けい肺及び外傷性せき髄障害にかんする特

別保護法
外傷性せき髄障害への特別保護法 1955.7.29
刑務所収容者
「収容者健康診査規程」を発す 1925.5.7
刑務所伝染病予防心得
「刑務所伝染病予防心得」を発す 1925.3.30
けいれん
テレビアニメ画面でけいれん 1997.12.16
敬老年金
岩手県久慈市等で敬老年金支給 1956.4.1
劇場取締規則
「劇場取締規則」制定 1882.2.15
下水道
下水道を敷設 1884（この年）
市街の清掃に関し調令 1886.12.3
下水道整備緊急措置法
「下水道整備緊急措置法」を公布 1967.6.21
下水道法
「汚物掃除法」・「下水道法」公布 1900.3.7
血液銀行
日赤初の血液銀行を開設 1952.4.10
血液製剤
血液製剤によるエイズ感染 1983（この年）
血友病患者エイズ感染 1988.2.12
エイズ感染者数、発表 1988.8.31
血友病の医療費を公費負担に 1989.7.24
薬害エイズ損害賠償提訴 1989.10.27
薬害エイズ問題で医師を告発 1994.4.4
薬害エイズ訴訟原告側、和解勧告を
　求める 1995.8.21
血友病患者らと和解交渉へ 1995.10.6
血友病以外の患者にも薬害エイズ 1995.11.28
薬害エイズ調査プロジェクト設置 1996.1.23
エイズ感染、国の責任認める 1996.2.9
薬害エイズ訴訟で和解成立 1996.3.14
薬害エイズ、製薬会社トップを逮捕 1996.9.19
薬害エイズ問題、厚生省幹部も逮捕 1996.10.4
「肝炎対策に関する有識者会議」最終
　報告書がまとまる 2001.3.30
非加熱製剤投与された非血友病患者、
　52%が肝炎に感染 2002.3.6
薬害肝炎で新事実 2002.3.20
薬害肝炎、国に対応の遅れ 2002.4.4
「薬事法」等一部改正法が公布 2002.7.30
薬害肝炎問題で集団提訴 2002.10.21
非加熱血液製剤、感染検査すり抜け
　が判明 2003.7.29
フィブリノゲン納入先を公表 2004.12.9
薬害C型肝炎九州訴訟、原告勝訴 2006.8.30
薬害肝炎、血液製剤「クリスマシン」
　についても賠償責任を認める 2007.3.23

薬害C型肝炎問題で薬剤使用施設公
　表 2008.4.11
薬害エイズ訴訟、最後の原告が和解 2011.5.16
結核
須磨浦療病院設立 1889.8.12
ツベルクリンが到着 1891.3月
「肺結核予防ニ関スル件」公布 1904.2.4
日本白十字会設立 1911.2月
「女工と結核」発表 1913.10.25
「肺結核療養所ノ設置及国庫補助ニ関
　スル法律」公布 1914.3.31
市立肺結核療養所設置を命令 1915.7.20
農村結核予防に関して諮問 1928（この年）
東京市立大塚健康相談所開設 1931.6.1
結核予防について答申 1934.2.27
エックス線間接撮影法発見 1936（この年）
「国立結核療養所官制」 1937.6.23
化学療法研究会設立 1938（この年）
厚生省、農村での結核予防へ 1939.8月
保健所に小児結核予防所併設 1940（この年）
石川県結核特別対策実施 1941.6月
結核検診の徹底へ 1942（この年）
結核予防対策を答申 1943.1.16
結核死亡率過去最高に 1943（この年）
肺結核に合成樹脂充填術を発表 1947.2.6
結核対策強化に関する覚書発令 1947.3.17
ストレプトマイシン国内製造許可 1950.10.28
結核対策本部を設置 1950.11.16
保健所の整備と結核病床新設 1951.2.11
結核が死因の2位に下がった 1951（この年）
結核医療への公費拡大 1952.1.11
結核死亡半減記念式典 1952.5.28
ヒドラジッド投与患者死亡 1952.7.5
結核実態調査結果 1954.3.13
結核対策強化要綱を発表 1954.9.4
無料結核検診を実施 1957.4.1
カナマイシンが保険薬に指定 1961.1.1
沖縄の結核患者300名を受入 1963（この年）
小中学校の結核X線集団検診廃止 1992.7.14
結核患者増加で緊急事態宣言 1999.7.26
厚生科学審議会感染症分科会結核部
　会が「結核対策の包括的見直しに
　関する提言」 2002.3.20
「結核に関する特定感染症予防方針」
　改正 2011.5.16
結核研究所
「結核研究所官制」公布 1941.3.27
結核研究所官制
「結核研究所官制」公布 1941.3.27
結核死亡者数全国調査
第1回肺結核死亡者数全国調査 1899（この年）

結核石油療法
結核石油療法 1934(この年)
結核対策本部
結核対策本部を設置 1950.11.16
結核対策本部設置要綱
結核対策本部設置要綱 1950.9.27
結核対策要綱
結核対策要綱閣議決定 1942.8.21
結核予防会
結核予防会設立 1939.4.28
結核予防国民運動
第1回結核予防国民運動振興会週間 1936.10.20
結核予防相談所
結核予防相談所開設へ 1932.2.24
結核予防法
「結核予防法」公布 1919.3.27
「結核予防法」改正 1937.4.5
「結核予防法」を全面改正 1951.3.31
「結核予防法」を改正 1955.8.1
「結核予防法」を一部改正 1961.5.26
ツベルクリン反応検査・BCG再接種
が廃止 2003.4.1
「結核予防法」改正が施行 2005.4.1
結核療養施設
日本医療団の解散を閣議決定 1947.1.24
結核療養所
結核療養所設置を命令 1917.4月
結核療養所を軍事保護院所管へ 1942.11.25
結核療養所が国に移管 1947.4.1
結合双生児
ベトナムの結合双生児緊急手術 1986.6.19
ベトナム結合双生児の分離手術成功 1988.10.4
欠食児童
児童栄養週間実施 1931.6月
欠食児童20万人 1932.7.23
血清薬院
「痘苗製造所官制」・「血清薬院官制」
公布 1896.3.31
痘苗製造所・血清薬院移管 1905.4.1
血清薬院官制
「痘苗製造所官制」・「血清薬院官制」
公布 1896.3.31
血清療法
血清療法発見 1890.12.4
ジフテリア血清療法を開始 1894.12月
血友病
血友病の医療費を公費負担に 1989.7.24
解熱剤
幼児の大腿四頭筋短縮症が多発 1973.10.5

ゲフィチニブ
肺がん薬「ゲフィチニブ」で副作用
死 2002.10.15
肺がん薬「ゲフィチニブ」副作用死
が100人を超える 2002.12.19
ケプロン
エルドリッジ来日 1871(この年)
ゲールツ, アントン・ヨハネス・コルネリス
京都司薬場設置 1875.2.15
京都司薬場廃止 1876.8.12
「日本薬局方」制定を委任 1880.11.5
検疫
「海外諸港ヨル来ル船舶ニ対シ検疫施
行方」公布 1891.6.22
「海港検疫法」公布 1899.2.14
「海港検疫所官制」公布 1899.4.13
門司港に海港検疫所設置 1900.3.27
「庁府県ニ臨時検疫官ヲ置クノ件」公
布 1900.3.31
「港務部設置ノ件」公布 1902.3.28
検疫委員設置規則
「検疫委員設置規則」制定 1897.6.5
検疫執行規定
「検疫執行規定」を公布 1953.5.2
検疫所
検疫所を移管 1941.12.15
検疫所を厚生省に移管 1946.9.30
検疫所官制
検疫所を厚生省に移管 1946.9.30
検疫停船規則
「検疫停船規則」布告 1879.7.21
検疫法
「検疫法」の公布 1951.6.6
「検疫執行規定」を公布 1953.5.2
「検疫法」改正法を公布 1956.4.11
「検疫法」改正法を公布 1970.5.16
嫌煙権確立をめざす人びとの会
嫌煙権の会が結成 1978.2.18
検温器
検温器を製作 1883.11月
献血 → 出張採血を見よ
健康運動指導士
健康運動指導士を認定 1988.1.22
健康診断
文部省、学校健康診断の見直しを実
施 1994.12.8
健康づくり
国民の健康体力増強対策 1964.12.8
健康のための食生活を答申 1985.5.16
運動指導者養成について意見書 1987.8.27

厚生労働省、「健康づくりのための運
　動指針2006」を策定　　　　2006.7.19
「新健康フロンティア戦略賢人会議」、
　新健康フロンティア戦略取りまと
　め　　　　　　　　　　　　2007.4.18
健康づくり振興財団
　健康づくり振興財団設立認可　　1978.5.1
健康スポーツ医
　健康スポーツ医制度実施要項を通知　1991.4.22
健康増進運動
　全国に健康増進運動展開　　　1929.3.1
健康増進指導
　健康増進指導に関する指針を通知　1986.6.17
健康増進法
　保健機能食品制度の施行　　　2001.4.1
　医療制度改革関連法案が成立　　2002.7.26
　「健康増進法」改正が公布　　2003.5.30
健康相談所
　健康相談所設置　　　　　　　1934.10.1
健康体力増強対策
　国民の健康体力増強対策　　　1964.12.8
健康調査
　学生生徒の健康調査結果　　　1959.10.19
健康日本21
　生活習慣病予防についての策定公表　1997.7.30
　「健康日本21」改正　　　　2008.4.1
　「健康日本21」最終評価を公表　2011.10.13
健康白書
　日教組、健康白書『子どもの骨折増
　　加原因を探る』発表　　　　1982.10.4
健康被害救済
　アスベスト（石綿）健康被害救済　2006.2.10
　アスベスト（石綿）健康被害救済　2006.3.2
健康保険
　「農商務省官制」改正　　　　1920.8.24
　「社会局官制」公布　　　　　1922.11.1
　日本医師会と診療契約　　　　1926.11.4
　健康保険代行の官業共済組合を指定
　　　　　　　　　　　　　　1926.12.28
　公立病院と診療契約交渉を開始
　　　　　　　　　　　　　1926（この年）
　健康保険診療契約　　　　　　1927.5月
　歯科診療方針制定　　　　　　1931.11.4
　柔道整復術と健康保険で協定　1936（この年）
　点数単価方式を採用　　　　　1943.4.1
　健康保険の保険料率告示　　　1947.6.5
　自由労働者ら、健康適用を申請　1952.8.19
　入院費保険などを認可申請　　1963.3.13
　政府管掌健保18億円の赤字　　1963.3.22
　健保、成人病予防検診実施　　1964.4月
　政管健保の保険利率引上げ　　1974.11.14

健保制度改正案を諮問　　　　1984.1.27
企業の健康保険、過去最高の赤字　1995.9.27
政管健保11年振りの黒字　　　2004.8.5
健康保険医療企画調査会
　健康保険医療企画調査会発足　1938.9月
健康保険医療養担当規定改定
　健康保険医療養担当規定改定告示　1954.1.28
健康保険組合
　健康保険組合設立を認可　　　1926.12.29
　健保組合の積極的育成　　　　1958.2.11
健康保険組合連合会
　健康保険組合連合会設立　　　1943.5.5
　「社会保険診療報酬支払基金法」公布
　　　　　　　　　　　　　　1948.7.10
　「老人保健法」改正へ　　　　1990.12.13
　健康保険組合連合会、過去最高の赤
　　字　　　　　　　　　　　　1995.9.8
健康保険健康相談所
　健康保険健康相談所設置　　　1937.3.11
健康保険健署
　「健康保険健署官制」廃止　　1929.7.31
健康保険健署官制
　「健康保険健署官制」廃止　　1929.7.31
健康保険署官制
　「健康保険署官制」公布　　　1926.8.7
健康保険審議会
　「健康保険法」改正法を公布　1949.4.30
健康保険診療方針
　「健康保険診療方針」制定　　1928.12.4
健康保険制度
　健康保険制度等の改正案諮問　1978.4.7
　健康保険制度等の改正案要綱に批判
　　的な答申　　　　　　　　　1978.5.13
健康保険に関する行政事務簡素化のための
　施行令
　健康保険に関する行政事務簡素化　1945.6.16
健康保険の保健施設方針
　「健康保険の保健施設方針」を指示　1927.4.30
健康保険反対闘争
　健康保険反対闘争　　　　　　1926.11月
健康保険附加給付規程
　哺育手当の支給を規程　　　　1944.10.13
健康保険法
　「健康保険法」公布　　　　　1922.4.22
　内務省社会局に健康保険部設置　1923.6.1
　「健康保険法」改正　　　　　1926.3.29
　「健康保険法」全面施行　　　1927.1.1
　「健康保険法」中改正法公布　1942.2.21
　「健康保険法」改正公布　　　1944.2.16
　「健康保険法」改正法を公布　1947.4.1

「社会保険診療報酬支払基金法」公布	
	1948.7.10
「健康保険法」改正法を公布	1949.4.30
「健康保険法」改正法を公布	1950.12.22
全国保険医総辞退を決議	1956.2.20
「健康保険法」等改正法公布	1966.4.28
「健康保険法」改正要綱を諮問	1971.1.12
「健康保険法」改正案を提出	1971.2.17
医療保険各法の改正案要綱を諮問	1972.2.5
健康法改正問題で意見書を提出	1972.12.26
「健康保険法」等改正法を公布	1973.9.26
「健康保険法」等改正法公布	1977.12.16
「健康保険法」等改正案継続審議	1978.12.12
「健康保険法」等改正法公布	1980.12.10
「健康保険法」等改正法公布	1984.8.14
「健康保険法」改正	1992.3.27
「健康保険法」改正	1994.6.29
医療保険負担割合引き上げへ	1997.6.16
患者の窓口負担引き上げ	1997.9.1
医療制度改革関連法案が成立	2002.7.26
「健康保険法」改正が公布	2006.6.21

健康保険法及び船員保険法の臨時特例に関する法律

健康保険法特例に関する法律公布	1967.8.24

健康保険法施行令

「健康保険法施行令」公布	1926.6.30
「健康保険法施行令」改正	1946.4.1
「健康保険法施行令」を改正	1947.6.17

健康保険保険医療養担当規程

「健康保険保険医療養担当規程」告示	
	1943.3.12

健康保険療養所

「国立健康保険療養所官制」公布	1943.1.18

言語聴覚士法

言語聴覚士規定が成立	1997.12.12

原子爆弾調査委員会

原子爆弾調査委員会、被爆者の調査研究開始	1947.3月

原子爆弾被爆者に対する援護に関する法律 → 被爆者援護法を見よ

原子爆弾被爆者に対する特別措置に関する法律 → 原爆特別措置法を見よ

原子爆弾被爆者の医療等に関する法律 → 原爆医療法を見よ

原子爆弾被爆者の医療等に関する法律及び原子爆弾被爆者に対する特別措置に関する法律 → 原爆医療法を見よ

研修医

研修医の過労死初認定	2002.2.25
最高裁、「研修医は労働者」と認める	2005.6.3

研修登録医制度

国立大学病院の研修登録医制度発足を決定	1989.6.1

建設省

シルバーハウジング構想	1986.4.30

限地開業医制度

限地開業医制度の範囲を厳正化	1898.4月

建築物における衛生的環境の確保に関する法律

建築物の衛生的環境確保	1970.4.14

検梅

長崎で検梅	1860（この年）
祇園に療病館設立	1870.7月

検黴

横浜で遊女の検黴	1867.9月

原爆医療法

被爆者手帳の交付、医療の給付	1957.3.31
原爆被害者に対する特別措置	1974.6.17

原爆症

広島被爆	1945.8.6
長崎被爆	1945.8.9
原爆症を指摘	1945.12.9
原爆症認定基準緩和	2006.5.12
原爆症認定訴訟	2006.8.4
原爆症訴訟、認定却下取り消し	2008.5.28
「原爆症救済法」成立、集団訴訟解決へ	2009.12.1
原爆症、新たな認定	2011.7.5

原爆症救済法

「原爆症救済法」成立、集団訴訟解決へ	2009.12.1

原爆対策に関する連絡協議会

原爆対策に関する連絡協議会設置	1954.6.18

原爆特別措置法

被爆者手帳の交付、医療の給付	1957.3.31

『顕微鏡』

東京顕微鏡検査所設立	1891.4.1

顕微授精

顕微授精承認	1990.11.15
顕微授精承認	1991.11.30
国内初の顕微授精ベビー	1992.4.7
精巣精子で出産	1995.10.26

健保共済改悪反対中央連絡会議

国民医療対策大綱	1969.4.10

健保連 → 健康保険組合連合会を見よ

健民指導地区

健民指導地区設置	1942.12.23

県立静岡病院

マクドナルド来日	1874.6.30

【こ】

小池 正直
　第10回国際医学会開催　　　　　　1890.8月
小石川薬園
　小石川養生所設立　　　　　　　　1722.12.4
小石川養生所
　小石川養生所設立　　　　　　　　1722.12.4
　「療養所養病令」発布　　　　　　1723.2月
　小石川養生所の入所対象者を拡大　1725.10月
　小石川養生所の収容人員を増加
　　　　　　　　　　　　　　1729（この年）
　小石川養生所の収容人員を削減　　1733.12月
　小石川養生所を修理　　　　　　　1789.7.28
　小石川養生所改革案を答申　　　　1793.8月
　小石川養生所の入所手続きを簡素化
　　　　　　　　　　　　　　　　　1839.10月
　小石川養生所を改革　　　　　　　1843.3.15
　小石川養生所、多紀家の預かりに　1865.9月
　種痘所と改称　　　　　　　　　　1868.8.15
　『赤ひげ診療譚』刊行　　　　1959（この年）
児泉 梅吉
　日本のハンセン病治療医、インドへ
　　　　　　　　　　　　　　1888（この年）
小泉 栄次郎
　『日本医薬随筆集成』刊行　　1929（この年）
　『日本漢方医薬変遷史』刊行　1934（この年）
小泉 純一郎
　水俣病50年慰霊式　　　　　　　　2006.5.1
　EPA締結、外国人看護師と介護福祉
　　士の受け入れ枠を発表　　　　　2006.9.9
『弘医月報』
　『中外医事新報』創刊　　　　　　1880.1月
光害 → 光害（ひかりがい）を見よ
公害
　厚生大臣、公害対策構想を表明　　1965.1.16
　経団連、公害政策への意見を発表　1966.10.5
　公害行政の一元化を提言　　　　　1967.6.21
公害医療
　公害医療機関の療養規程改正　　　1994.9.28
公害救済法
　「公害救済法」公布　　　　　　　1969.12.15
公害健康被害の補償等に関する法律 → 公害
　健康被害補償法を見よ
公害健康被害補償法
　「公害健康被害補償法」成立　　　1973.1月
　経団連、「公害健康被害補償法」見直
　　し要求　　　　　　　　　　　　1984.10.1

公害審議会
　「公害審議会令」を公布　　　　　1965.6.30
　公害に関する基本的施策を中間報告　1966.8.4
公害審議会令
　「公害審議会令」を公布　　　　　1965.6.30
公害対策基本法
　「公害対策基本法」を公布　　　　1967.8.3
　公害関係14法律が公布　　　　　　1970.12.25
公害対策全国連絡会議
　公害対策全国連絡会議を結成　　　1968.5.15
公害等調整委員会
　チッソと水俣病新認定患者の調停成
　　立　　　　　　　　　　　　　　1973.4.27
公害に係る健康被害の救済に関する特別措
　置法 → 公害救済法を見よ
公害に関する基本的施策
　公害に関する基本的施策を中間報告　1966.8.4
公害の影響による疾病の指定に関する検討
　委員会
　水俣病の病名定義　　　　　　　　1969.12.17
『公害白書』
　初の『公害白書』を発表　　　　　1969.5.23
公害被害者全国大会
　初の公害被害者全国大会　　　　　1969.11.26
公害病
　水俣・阿賀野川の公害病を認定　　1968.9.26
　イタイイタイ病の公害病認定　　　1968.11.1
　東京全域が公害病指定地域　　　　1971.12.2
　公害病認定患者の医療費負担　　　1972.1.25
　公害病認定患者の医療費負担　　　1972.8.23
　中学生以下の公害病初認定　　　　1972.11.1
　公害病認定患者　　　　　　　　　1977.10月
　公害病認定患者　　　　　　　　　1982.9月
　公害病認定患者　　　　　　　　　1982.11.1
公害紛争処理
　公害紛争処理機関を設置　　　　　1970.11.1
公害紛争処理法
　「公害紛争処理法」を公布　　　　1970.6.1
公害防止事業団
　厚生大臣、公害対策構想を表明　　1965.1.16
公害防止事業団法
　「公害防止事業団法」を公布　　　1965.6.1
公害防止事業費事業者負担法
　公害関係14法律が公布　　　　　　1970.12.25
公害防止審議会
　厚生大臣、公害対策構想を表明　　1965.1.16
公害メーデー
　初の公害メーデー　　　　　　　　1970.11.29
光化学スモッグ
　東京都杉並区で光化学スモッグ　　1970.7.18

光化学スモッグの原因は自動車	1972.10.3	抗酸菌病研究所		
高額医療費貸付事業		抗酸菌病研究所設置	1941.12.16	
政府管掌健保の高額医療費貸付事業		『公衆衛生』		
開始	1985.4.6	大日本私立衛生会設立	1883.2.18	
高カロリー輸液		公衆衛生院		
高カロリー輸液で意識障害	1997.6.23	「厚生科学研究所官制」公布	1940.12.5	
皇漢医道御用掛		「公衆衛生院官制」を公布	1946.5.1	
皇漢医道御用掛設置	1870.10.25	公衆衛生院官制		
抗がん剤		「公衆衛生院官制」公布	1938.3.29	
抗がん剤"丸山ワクチン"申請	1976.11.29	「公衆衛生院官制」を公布	1946.5.1	
抗がん剤副作用死	1987.5.22	公衆衛生院養成訓練規定		
抗がん剤副作用死	1987.9.26	按摩及び鍼灸営業取締規則特例	1946.6.19	
ソリブジン薬害事件	1993.11.24	「麻薬取締規則」を制定	1946.6.19	
ソリブジン薬害で業務停止処分	1994.9.1	公衆衛生修学資金貸与法		
医師が書いた「がん治療法等への批		「公衆衛生修学資金貸与法」を公布	1957.4.15	
判本」がベストセラー	1996.3.30	公衆衛生審議会		
白血病抗がん剤で副作用	1997.10.20	エイズ対策委員会設置	1992.2.13	
抗がん剤副作用救済、見送り	2012.8.10	小中学校の結核X線集団検診廃止	1992.7.14	
抗がん剤等による健康被害の救済に関する		地域保健への取り組み指示	1994.11.1	
検討会		公衆衛生対策		
抗がん剤副作用救済、見送り	2012.8.10	公衆衛生対策に関する覚書発表	1945.9.22	
後期高齢者医療制度		公衆浴場		
後期高齢者医療制度、保険料上限を		公衆浴場の水質等に関する基準	1963.10.23	
年間50万円に	2007.8.7	公衆浴場法		
後期高齢者医療制度開始	2008.4.1	「興行場法」ほかを公布	1948.7.12	
後期高齢者医療制度廃止表明	2009.9.17	工場危害予防及衛生規則		
興業場取締規則		「工場危害予防及衛生規則」制定	1929.6.20	
「興行場取締規則」公布	1878.2.5	工場就業時間制限令		
興行場法		「工場就業時間制限令」公布	1939.3.31	
「興行場法」ほかを公布	1948.7.12	公娼制度		
鉱業条例		「娼妓取締規則」制定	1900.10.2	
「鉱業条例」公布	1890.9.26	GHQ、公娼廃止を命令	1946.1.21	
「鉱業法」公布	1905.3.8	工場排水等の規制に関する法律		
鉱業法		水質保全・工場排水に関する規制	1958.12.25	
「鉱業法」公布	1905.3.8	工場法		
公共用水域の水質の保全に関する法律		「工場法」公布	1911.3.29	
水質保全・工場排水に関する規制	1958.12.25	「工場法」施行	1916.9.1	
抗菌製剤		「工場法」改正	1923.3.30	
精神神経用剤の再評価結果	1973.11.21	女性・年少者の深夜業禁止	1929.3.28	
抗菌性物質製剤検定規則		工場法施行規則		
「抗菌性物質製剤検定規則」制定	1950.9.22	結核検診の徹底へ	1942(この年)	
航空検疫規則		工場労働者最低年齢法		
「航空検疫規則」公布	1927.8.5	「工場法」改正	1923.3.30	
口腔保健支援センター		厚生科学会議		
「歯科口腔保健法」公布	2011.8.10	遺伝子治療でガイドライン作成	1993.4.15	
『恍惚の人』		厚生科学研究所官制		
『恍惚の人』刊行	1972.6月	「厚生科学研究所官制」公布	1940.12.5	
上坂 熊勝		厚生科学研究所		
第3回帝国学士院恩賜賞	1913.7.5	「人口問題研究所官制」公布	1939.8.25	
講座制		「厚生科学研究所官制」公布	1940.12.5	
講座制を導入	1893.8.11			

厚生科学研究所設置　　　　　1942.11.1
厚生科学研究補助金
　厚生科学研究補助金扱が厚生省に　1951.4月
厚生科学審議会
　予防接種見直しの提言　　　　2010.2.19
厚生科学審議会感染症部会
　鳥インフルエンザに対する警戒を延
　　長　　　　　　　　　　　　2007.4.27
厚生科学審議会感染症分科会結核部会
　厚生科学審議会感染症分科会結核部
　　会が「結核対策の包括的見直しに
　　関する提言」　　　　　　　2002.3.20
厚生科学審議会疾病対策部会リウマチ・アレルギー対策委員会
　厚生科学審議会疾病対策部会リウマ
　　チ・アレルギー対策委員会報告書
　　をまとめる　　　　　　　　2005.10.31
好生館
　好生館設立　　　　　　　　1834 (この年)
　明倫館内に医学校設立　　　1840 (この年)
厚生行政機構改正
　厚生行政機構改正指示　　　　 1946.5.11
『厚生行政年次報告書』
　第1回『厚生白書』を発表　　　1956.10.5
合成樹脂充填術
　肺結核に合成樹脂充填術を発表　1947.2.6
厚生省
　保健社会省設置を決定　　　　　1937.7.9
　厚生省設置正式決定　　　　　 1937.12.29
　厚生省設置　　　　　　　　　 1938.1.11
　「傷兵保護院官制」公布　　　　 1938.4.18
　厚生省予防局結核課設置　　　　 1939.4.1
　厚生省、農村での結核予防へ　　 1939.8月
　体力章検定実施　　　　　　　 1939.10.1
　厚生省体力局火災で類焼　　　　 1940.6.20
　国立癩療養所発足　　　　　　 1941.7.1
　保健技師学校・講習所の規則　　 1941.7.16
　「厚生省官制」改正施行　　　　 1941.8.1
　「国民徴用扶助規則」制定　　　 1941.12.22
　「医療関係者徴用扶助規則」制定　1942.1.19
　厚生省に技監制度　　　　　　 1942.2.1
　「妊産婦手帳規程」公布　　　　 1942.7.13
　厚生科学研究所設置　　　　　 1942.11.1
　厚生省組織変更　　　　　　　 1942.11.1
　厚生省組織改組　　　　　　　 1943.11.1
　衛生局防空課設置　　　　　　 1944.3.7
　「保健婦養成所指定規定」を制定　1945.6.27
　軍関係の医療品を厚生省に引継　　1945.8.21
　戦争処理のための厚生省顧問設置　1945.9.24
　「厚生省官制」改正・公布・施行　1945.10.27
　塩酸ヂアセチルモルヒネ所有禁止　1945.11.20

　「医療局官制」を公布　　　　　 1945.12.1
　社会局に物資課を設置　　　　　 1946.1.12
　保険局に国民保険課を設置　　　 1946.1.26
　健民局、保護院を廃止　　　　　 1946.2.8
　「引揚援護院官制」を公布　　　　1946.3.13
　児童保護等の応急措置実施を通達　1946.4.16
　「公衆衛生院官制」を公布　　　　1946.5.1
　検疫所を厚生省に移管　　　　　 1946.9.30
　第1回医師国家試験を実施　　　 1946.11.1
　「厚生省官制」等を改正、公布　　1946.11.5
　医務局出張所を設置　　　　　　 1946.12.27
　「厚生省官制」を改正　　　　　 1947.3.19
　厚生省医務局に麻薬課を新設　　 1947.4.2
　「埋火葬の認許可に関する件」制定 1947.4.15
　「飲食物営業取締規則」を制定　　1947.5.2
　労働省を設置　　　　　　　　　 1947.9.1
　「保健婦助産婦看護婦養成所指定規
　　則」　　　　　　　　　　　　 1947.11.4
　厚生省、母子手帳の配布を開始　 1948.5.12
　医務局に管理課を設置　　　　　 1948.5.13
　「厚生省官制」改正　　　　　　 1948.7.14
　母子衛生対策要綱実施　　　　　 1948.9.15
　厚生省、ペニシリン使用方針決定　1949.2月
　「厚生省設置法」公布　　　　　 1949.5.31
　医薬品広告基準を通知　　　　　 1949.6.14
　衛生統計部を設置　　　　　　　 1949.8.7
　覚せい剤製造の全面的中止　　　 1949.10.27
　国立病院の看護婦の勤務時間省令　1950.1.9
　「抗菌性物質製剤検定規則」制定　1950.9.22
　公衆衛生局に結核予防課　　　　 1950.9.26
　ストレプトマイシン国内製造許可　1950.10.28
　結核対策本部を設置　　　　　　 1950.11.16
　「結核予防法」を全面改正　　　 1951.3.31
　厚生科学研究補助金扱が厚生省に　1951.4月
　アメリカ歯科医師会使節団、金歯廃
　　止を勧告　　　　　　　　　　 1951.10.30
　厚生省、新医療費単価を告示　　 1951.12.8
　国立精神衛生研究所設置　　　　 1952.1.1
　結核医療への公費拡大　　　　　 1952.1.11
　BCGの有効無害を再確認　　　　 1952.1.18
　肢体不自由児の実態調査　　　　 1952.3.1
　医薬品配給規則を廃止　　　　　 1952.3.28
　全国の無医町村調査を実施　　　 1952.7.31
　自由労働者、健保適用を申請　　 1952.8.19
　「検疫執行規定」を公布　　　　 1953.5.2
　「インフルエンザ予防接種施行心得」
　　告示　　　　　　　　　　　　 1953.5.9
　「らい予防法」の公布　　　　　 1953.8.15
　薬価基準の改正　　　　　　　　 1953.8月
　国民健康調査を実施　　　　　　 1953.11.1
　医師・歯科医師の全国一斉調査　 1953.12.31
　「生活保護法」の医療扶助入退院基準 1954.5.8

― 360 ―

精神衛生実態調査を実施	1954.7.1
結核対策強化要綱を発表	1954.9.4
新医療費体系構想を発表	1954.9.30
薬剤師大会、医薬分業実施を決議	1954.11.29
インフルエンザ全国的流行	1955.2.4
森永ヒ素ミルク中毒事件	1955.8.24
国際児童福祉連合に加盟	1956.1.1
へき地医療対策を実施	1956.4.1
水俣病患者を発見	1956.5.1
ペニシリン・ショック死事件	1956.5.15
医療保障委員を設置	1956.7.9
在院精神障害者実施調査	1956.7.15
社会保障生活実態調査を実施	1956.8月
第1回『厚生白書』を発表	1956.10.5
医療保障基礎調査結果	1956.11月
水道行政の取扱閣議決定	1957.1.18
国民皆保険4ヶ年計画大要	1957.2.10
無料結核検診を実施	1957.4.1
人口の自然増が100万人を割る	1957.4.26
厚生省は国民医療費を公表	1957.4月
アジア風邪が猛威を振るう	1957.5.28
診療点数1点を10円に固定	1957.8.31
医療費の8.5%引上げ了承	1958.1.18
健保組合の積極的育成	1958.2.11
『国民栄養白書』を発表	1958.3.8
社会保険診療報酬の点数改正	1958.6.30
医療社会事業の業務指針	1958.7.28
「学校保健法」などについて通達	1958.8.12
小児マヒ患者2000名を超す	1958.8.21
公的医療機関整備5カ年計画	1958.12.6
医療制度調査会を設置	1959.4月
国民年金審議会を設置	1959.6.1
無医地区に診療所を開設	1959.7.2
戦後最大の赤痢発生	1959.7.3
悪性新生物実態調査結果	1959.9.5
厚生省も有機水銀説を断定	1959.10.6
水俣病対策	1960.1.9
保険医使用医薬品・価格表を告示	1960.5.18
東南アジアへの医療協力	1960.8.29
不良医薬品の一斉検査	1960.9.29
ポリオ予防接種の対策要綱	1960.10.6
小児マヒワクチンの予防接種計画	1960.12.14
病院経営管理改善懇談会を設置	1960.12.16
脳卒中予防特別対策	1960（この年）
琉球政府の要請で医療協力	1961.1.22
生物学的製剤製造規定	1961.2.1
小児マヒワクチンを緊急輸入	1961.3.7
重症心身障害児の療育研究を委託	1961.4月
少年少女に睡眠薬遊びが流行	1961.4月
小児マヒ生ワクチン緊急輸入と大量投与	1961.6.21
看護婦の週44時間勤務確立	1961.8.1
簡易生命表を公表	1961.11.14
ジフテリアの流行	1962.1.16
食品添加物の規格基準改定	1962.2.13
コレラ防疫対策実施要網	1962.3.13
欧州でサリドマイド薬禍	1962.5.17
辺地医療対策5カ年計画	1962.5.30
台湾バナナの輸入を禁止	1962.7.31
無医村解消第二次5カ年計画	1962.10.6
医療監視要綱を制定	1962.10.18
第1回国民生活実態調査を実施	1962.11.1
制限診療の大幅緩和推進	1962.11.5
薬価基準改正を告示	1962.12.28
医薬品安全対策特別部会を設置	1963.3.8
厚生省に歯科衛生課、看護課新設	1963.4.1
初の『児童福祉白書』を発表	1963.5.4
サリドマイド奇形児の研究班発足	1963.5.29
高齢者実態調査を実施	1963.6.1
眼球斡旋者の開業許可基準	1963.6.28
精神衛生実態調査を実施	1963.7.1
救急医療対策打合せ会を開催	1963.7.3
国立病院・療養所数の削減を発表	1963.8.6
薬局の新設を制限	1963.9.3
公衆浴場の水質等に関する基準	1963.10.23
肺がん対策打合せ会議を開催	1964.1.26
「救急病院等を定める省令」を公布	1964.2.20
厚生省に公害課などを新設	1964.4.1
児童手当準備委員会を設置	1964.5.1
阿賀野川水銀中毒事件	1964.5月
公私病院が入院料の差額徴収	1964.7.6
「社会保障研究所法」を公布	1964.7.7
医薬品の適正広告基準	1964.8.10
アンプル入り風邪薬で死者	1965.2.15
阿賀野川水銀中毒事件	1965.6.14
新潟県の有機水銀中毒原因結論	1965.7.1
妊産婦に1日1本の牛乳を支給	1965.7.26
病院会計準則を制定	1965.10.15
医療保険基本問題対策員会を設置	1965.11.12
重症身障者総合収容施設を建設	1966.3.26
フッ化物歯面局所塗布実施要領	1966.5.2
生活環境整備新5カ年計画	1966.8.27
食品添加物の規格基準改正を告示	1966.10.4
医薬品副作用調査会が発足	1966.12.1
初の原爆被爆者実態調査	1967.2.4
医薬品副作用モニター制度	1967.3.1
イタイイタイ病の原因物質	1967.4.5
厚生省に公害部を新設	1967.6.20
イタイイタイ病調査研究班発足	1967.6月
「公害対策基本法」を公布	1967.8.3
新医薬品の副作用報告制度	1967.9.13
イタイイタイ病は鉱毒	1967.12.7
カドミウム汚染対策	1969.3.28
重度障害者に日用品を支給	1969.5.27

海水浴場の規制・水質基準	1969.6.27
DDTなど新規製造許可一部中止	1969.7.10
医療保険制度の改正試案	1969.8.14
特老ホーム不足、運営改善を勧告	1969.9.8
らい調査会を発足	1969.10.3
人工甘味料チクロの使用禁止	1969.10.29
初の公害被害者全国大会	1969.11.26
水俣病の病名定義	1969.12.17
種痘ワクチン接種中止	1970.6.19
カドミウム汚染米の暫定許容基準	1970.7.26
キノホルム剤の発売中止を答申	1970.9.8
厚生行政の長期構想を発表	1970.9.28
無医地区調査を実施	1971.1.30
中医協、圓城寺次郎会長再選	1971.2.18
シンナー等の乱用防止を指示	1971.3.26
環境庁が発足	1971.7.1
精神薄弱児施設入所者実態調査	1971.7.1
医薬品再評価を答申	1971.7.7
過疎地域保健指導事業の実施	1971.10.21
医薬品の副作用報告範囲拡大	1971.11.15
救急医療の現況調査	1971.12.12
臓器移植懇談会、中間報告	1971.12.17
ニセ医師事件続発	1972.1.19
「医療基本法」案発表	1972.1.25
軽費老人ホーム設置運営要綱	1972.2.26
劇物の定量方法などを定める省令	1972.5.25
特定疾患対策室を新設	1972.7.1
医療システム開発調査室を設置	1972.10.2
難病対策要綱をまとめる	1972.10.2
GMPの骨子まとめる	1973.1.26
厚生行政でプロジェクトチーム	1973.3.2
医薬品情報検索システムを開発	1973.3.24
離島における保健指導事業の実施	1973.4.12
医薬品等の試験検査体制の整備	1973.4.17
冷凍食品の規格基準を設定	1973.4.28
食品・医薬品事故救済制度化	1973.5.17
診療報酬請求事務の簡素化	1973.6.8
水銀等汚染対策推進会議を設置	1973.6.14
乳児健康診査制度創設	1973.6.18
築地市場の魚から水銀を検出	1973.6.21
医事紛争に関する研究会	1973.7.9
身体障害者福祉モデル都市	1973.7.26
医療システム開発調査室を新設	1973.8.1
家庭用品安全対策室を新設	1973.8.1
医療情報システムを整備検討会	1973.8.4
休日・夜間診療所増設計画	1973.10.2
産業廃棄物処理問題懇談会を発足	1973.11.1
看護婦不足の見通し	1974.1.28
デイケアを診療報酬で点数化	1974.2.1
厚生省情報企画課を設置	1974.4.15
統計調査部を統計情報部に改組	1974.4.15
母乳PCB	1974.6月
医療情報システム開発センター認可	1974.7.15
合成殺菌剤AF2を発がん性容疑	1974.8.22
小児慢性特定疾患治療研究事業	1974.9.1
全国サリドマイド訴訟原告和解	1974.10.13
政管健保の保険利率引上げ	1974.11.14
日本薬剤師会、政府の政策遅れに反発	1975.2.24
発がん性容疑でウレタン混入注射液の生産・販売中止	1975.7.24
歯科診療は保険と自由の二本建て	1976.7.27
レセプト一本化へ	1976.8.2
抗がん剤 "丸山ワクチン" 申請	1976.11.29
都市型特養構想発表	1977.3月
医師国家試験出題基準を作成	1977.4.9
医薬分業実態調査発表	1977.5.18
国立循環器病センター設置	1977.6.1
1歳半健診制度新設	1977.6.24
救急医療対策事業実施要綱作成	1977.7.6
薬害救済に関する法案大綱発表	1977.12.2
厚生省、医療費引き上げ	1977.12.22
差額ベッド代と付添看護料の廃止	1978.1.28
プライマリ・ケアについて意見書	1978.3.2
寝たきり老人短期保護事業設置	1978.4月
健康づくり振興財団設立認可	1978.5.1
長寿国日本	1978.7.1
薬局モニター制度発足	1978.8.21
プライマリ・ケア臨床研修指導医海外留学制度発足	1979.1.11
日本人の食生活は欧米型に	1979.12.27
原爆被爆者二世健診開始	1980.2月
差額ベッド問題で私大病院への指導強化	1980.2月
身体障害者数10年で1.5倍	1980.2月
医療費通知実施	1980.7.1
種痘を予防接種から削除	1980.7.31
「医薬品の製造管理及び品質管理規則」制定	1980.8.16
老人保健医療制度第一次試案発表	1980.9.7
医療行政を見直す委員会設置	1980.9.30
ベビーホテル一斉点検	1981.2月
「老人保健法」大筋で合意の答申	1981.4.25
医療費の引き上げと薬価基準の引き下げ実施	1981.6.1
感染症サーベイランス開始	1981.7.1
医薬品の試験実施適正基準を制定	1982.3.31
新薬薬価算定についての報告書まとまる	1982.7.8
救急の日決定	1982.7.20
歯科在宅当番医制を発足	1982.9.8
国民医療費適正化総合対策推進本部を設置	1982.10.1
新薬申請データ捏造発覚	1982.11.20

エイズ調査研究班発足	1983.6.12	C型肝炎ウイルス発見	1989.1月
薬害エイズで第1回会合	1983.6.13	医療ソーシャルワーカー業務指針検討会を開催	1989.2.17
適正医師数の新しい目標を策定	1983.7.13	「新看護婦需給見通し」通知	1989.5.19
レセプト機械化基本構想を発表	1983.7.21	末期医療について報告	1989.6.16
薬品の国家検定で不正	1983.9.7	血友病の医療費を公費負担に	1989.7.24
厚生省の年金改革案基本的に了承	1984.1.25	医療廃棄物処理ガイドラインを策定	1989.11.6
精神衛生実態調査結果発表	1984.2.1	医療施設調査・病院報告を発表	1989.11.10
医師数に関する検討委員会設置	1984.5.18	老人性痴呆症の患者約60万人に	
歯科医師数に関する検討委員会設置	1984.5.29		1989（この年）
辛子蓮根で食中毒	1984.6月	今後の医療供給体制について発表	1990.1.19
衛生部局の組織再編	1984.7.1	診療報酬引き上げ	1990.4.1
国立病院・療養所の統廃合などを審議	1984.10.5	骨髄バンクの設置を提案	1990.4.26
B型肝炎ワクチン製造を承認	1984.10.30	厚生省、緩和ケア病棟等を承認	1990.5.1
不正防止のための顧問医師団を設置	1984.10.31	保健医療福祉マンパワー対策本部設置	1990.8.12
医師数が目標数大幅突破	1984（この年）	丸山ワクチン治験延長	1990.11.14
日本人初のエイズ患者	1985.3.22	救急救命士制度を提言	1990.12.5
国立病院・療養所再編成合理化の基本指針策定	1985.3.28	「老人保健法」改正	1990.12.13
国立病院・療養所中間施設に関する懇談会設置	1985.4.24	MRSAによる院内感染多発	1991.2月
家庭医に関する懇談会が設置	1985.6.4	丸山ワクチン、白血球減少抑制剤として製造承認	1991.6.5
"心の健康づくり"推進	1985.6.18	症例報告捏造	1991.8.9
国立病院・療養所を削減	1986.1.9	歯科医師国家試験問題漏洩容疑で教授逮捕	1992.1.16
"老人保健施設"の創設へ	1986.1.10	エイズの新薬承認	1992.6.3
医療計画策定指針（仮称）を各県に送付	1986.1.30	「医療法」改正	1992.6.18
医療関連ビジネス調査室新設	1986.3.20	小中学校の結核X線集団検診廃止	1992.7.14
シルバーハウジング構想	1986.4.30	エイズ検査、無料へ	1992.8.21
輸入食品を放射能検査	1986.5.1	MRSA対策発表	1993.1.20
国が生保・損保に申し入れ	1986.5.13	『エイズリポート』創刊	1993.2.25
健康増進指導に関する指針を通知	1986.6.17	老人医療費が6兆円超え	1993.3.9
企業年金現新設	1986.7.1	遺伝子治療でガイドライン作成	1993.4.15
医療経営の近代化・安定化に関する懇談会設置	1986.7.23	MMR摂取中止	1993.4.27
国民医療総合対策本部設置	1987.1.14	イタイイタイ病患者認定を緩和	1993.4.28
日本初の女性エイズ患者	1987.1.17	国民医療費が21兆円超え	1993.6.18
国民医療費推計調査結果まとまる	1987.6.21	末期医療での延命治療の中止	1993.8.4
末期医療のケアの在り方に関する検討会設置	1987.7.30	病院機能評価基本問題検討会設置	1993.9.8
地域保健将来構想検討会設置	1987.9.18	ソリブジン薬害事件	1993.11.24
患者サービスの在り方に関する懇談会設置	1988.1.14	丸山ワクチン治験延長	1993.12.6
健康運動指導士を認定	1988.1.22	遺伝子治療関するガイドライン発表	1994.2.9
大学病院問題協議会、第1回会合開催	1988.5.18	インターフェロンで自殺者	1994.3.22
国民医療費、17兆円突破	1988.6.11	文部省、薬学教育の改善を提言	1994.7.9
「看護職員需給計画」通知	1988.7.21	「がん克服新10カ年総合戦略」発表	1994.8.23
エイズ感染者数、発表	1988.8.31	遺伝子治療実施計画を申請	
在宅介護・入浴サービスのガイドライン通知	1988.9.16	ソリブジン薬害で業務停止処分	1994.9.1
保健医療機関指定取り消し発表	1988.12.22	国民医療費、1人あたり20万円突破	1994.9.25
		わが国初の遺伝子治療計画	1995.2.13
		「腎臓移植ネットワーク」スタート	1995.3.31
		医療をメインにした『厚生白書』を発表	1995.5.23
		1993年度医療費過去最高額	1995.6.22

過去最高の医療費総額と伸び率	1995.8.12
初のエイズ治療申請	1995.11.9
血友病以外の患者にも薬害エイズ	1995.11.28
「らい予防法」廃止へ	1995.12.8
エイズ感染、国の責任認める	1996.2.9
エイズで参考人招致	1996.2.17
漢方薬でも薬害	1996.3.1
ダイオキシン摂取量	1996.5.29
O-157を伝染病指定	1996.8.6
薬害エイズで研究班班長逮捕	1996.8.29
薬害エイズ問題、厚生省幹部も逮捕	1996.10.4
がんの遺伝子治療実施へ	1996.12.2
薬害エイズ初公判、無罪主張	1997.3.10
ヤコブ病の実態調査結果	1997.4.3
高カロリー輸液で意識障害	1997.6.23
臍帯血バンク設置へ	1997.6.23
レセプト、本人要求で開示	1997.6.25
エイズ、臨床試験延期	1997.6.27
出生前診断、初の実態調査	1997.10.11
白血病抗がん剤で副作用	1997.10.20
丸山ワクチン、治験延長	1998.3.25
母乳からダイオキシン検出	1998.4.7
乳幼児の突然死原因調査結果	1998.6.1
年金制度改革案まとまる	1998.10.28
インフルエンザ大流行	1998 (この年)
日本型参照薬価制導入へ	1999.1.7
バイアグラ、スピード承認	1999.1.25
ダイオキシン摂取量	1999.1.28
日本型参照薬価制導入断念	1999.4.13
カルテの電子保存承認	1999.4.22
低用量ピル解禁	1999.6.2
カルテ開示法先送り	1999.7.1
「2000年問題」危機管理計画モデルを策定	1999.7.9
医療費過去最高記録	1999.7.15
結核患者増加で緊急事態宣言	1999.7.26
脳死判定中止	1999.9.5
脳死判定マニュアル作成	1999.9.14
高齢者保健福祉のさらなる充実を図るプラン発表	1999.12.19
介護保険サービススタート	2000.4.1
ヒトゲノム研究の検討委員会設置	2000.8.10
医療ミス増加で責任者を招集	2000.9.13
「厚生労働省」の設置	2001.1.6
『厚生労働白書』を発表	2001.9月
薬害肝炎、国に対応の遅れ	2002.4.4
厚生労働省、薬害肝炎で最終調査報告書を発表	2002.8.29
薬害エイズ、元厚生省課長の有罪確定	2008.3.3

厚生省官制
「厚生省官制」改正施行	1941.8.1
厚生省組織変更	1942.11.1
厚生省組織改組	1943.11.1
「厚生省官制」改正・公布・施行	1945.10.27
「厚生省官制」等を改正、公布	1946.11.5
「厚生省官制」を改正	1947.3.19
「厚生省官制」改正	1948.7.14

厚生省研究所官制
厚生科学研究所設置	1942.11.1
「公衆衛生院官制」を公布	1946.5.1

厚生省設置法
「厚生省設置法」公布	1949.5.31

好生堂
各地で医学校設立	1792 (この年)
明倫館内に医学校設立	1840 (この年)

高精度検査すり抜け
輸血で劇症肝炎を発症し、死亡	2003.8.1
輸血による初のHIV感染	2003.12.29

公正取引委員会
公取委、医薬品大手に立ち入り検査	1981.11.10

厚生年金基金連合会
厚生年金基金連合会が発足	1967.2.10

厚生年金制度
厚生年金基金制度の創設	1965.6.1
厚生年金保険制度改正案を建議	1972.10.17
厚生年金制度抜本的見直し	1981.11.12

厚生年金保険法
「社会保険診療報酬支払基金法」公布	1948.7.10
「厚生年金保険法」の一部改正	1950.3.31
「厚生年金保険法」を公布	1954.5.19
厚生年金基金制度の創設	1965.6.1
厚生年金基金連合会が発足	1967.2.10
「厚生年金保険法」等改正法を公布	1973.9.26

『厚生白書』
第1回『厚生白書』を発表	1956.10.5
医療をメインにした『厚生白書』を発表	1995.5.23
『厚生労働白書』を発表	2001.9月

抗生物質療法
抗生物質療法の基準採用	1953.4.1

厚生労働省
「厚生労働省」の設置	2001.1.6
「肝炎対策に関する有識者会議」最終報告書がまとまる	2001.3.30
ドクターヘリ導入促進事業を実施	2001.4.1
遺伝子組換え食品の安全性審査を義務化	2001.4.1
保健機能食品制度の施行	2001.4.1
「医療安全対策検討会議」の設置	2001.5.18

厚生労働省、「災害医療体制のあり方に関する検討会」の報告書まとまる 2001.6.29
狂牛病発生 2001.9.10
厚生労働省、医療制度改革試案公表 2001.9.25
厚生労働省、「医薬品情報提供のあり方に関する懇談会」最終報告をまとめる 2001.9.27
『厚生労働白書』を発表 2001.9月
肉骨粉、全面禁止へ 2001.10.1
厚生労働省、「これからの医業経営の在り方に関する検討会」の設置 2001.10.29
「医療制度改革大綱」がまとまる 2001.11.29
「ハンセン病問題対策協議会における確認事項」合意 2001.12.25
厚生労働省、「保健医療分野の情報化にむけてのグランドデザイン」を策定 2001.12.26
非加熱製剤投与された非血友病患者、52％が肝炎に感染 2002.3.6
厚生労働省、医療制度改革推進本部を設置 2002.3.8
医療事故、実態を公表 2002.4.23
厚生労働省、薬害肝炎で最終調査報告書を発表 2002.8.29
厚生労働省、「医薬品産業ビジョン」を公表 2002.8.30
厚生労働省「新たな看護のあり方に関する検討会」が中間報告 2002.9.6
厚生労働省、すべての病院に安全管理で4項目を義務づけ 2002.10.1
ウエストナイル熱、四類感染症に指定 2002.11.1
厚生労働省「救急救命士の業務のあり方等に関する検討会」報告書まとめ 2002.12.11
厚生労働省「自殺防止対策有識者懇談会」報告書まとまる 2002.12.12
肺がん薬「ゲフィチニブ」副作用死が100人を超える 2002.12.19
イレッサ副作用死 2002.12.25
兄弟姉妹の精卵子提供、認めず 2003.3.13
厚生労働省「新たな看護のあり方に関する検討会」報告書まとまる 2003.3.24
厚生労働省「これからの医業経営の在り方に関する検討会」報告書まとまる 2003.3.26
厚生労働省、「医療機器産業ビジョン」を策定 2003.3.30
救急救命士の除細動認める 2003.4.1
厚生労働省、「医療安全支援センター」の設置を推進 2003.4.1
不妊治療ルール最終報告 2003.4.10

厚生労働省、「医療提供体制の改革のビジョン（案）」を公表 2003.4.30
厚生労働省、「診療に関する情報提供の在り方に関する検討会」報告書まとまる 2003.6.10
厚生労働省、「老人医療費の伸びを適正化するための指針」を策定・告示 2003.9.11
厚生労働省、「ヒヤリ・ハット事例」の収集を開始 2003.10.1
アメリカ産牛肉禁輸 2003.12.26
厚生労働省「心の健康問題の正しい理解のための普及啓発検討会」報告書まとまる 2004.3.25
独立行政法人国立病院機構が発足 2004.4.1
厚生労働省、化学物質管理のあり方について報告 2004.5.27
医療費総額が減少 2004.8.3
概算医療費が過去最高 2004.8.16
厚生労働省「医療・介護関係事業者における個人情報の適切な取扱いのためのガイドライン」取りまとめ 2004.12.24
厚生労働省、「未承認薬使用問題検討会議」が発足 2005.1.24
国内初の変異型クロイツフェルト・ヤコブ病患者を確認 2005.2.4
厚生労働省「医療情報システムの安全管理に関するガイドライン」を施行 2005.4.1
厚生労働省、がん対策推進本部を発足 2005.5.11
日本脳炎の予防接種中止 2005.5.30
厚生労働省医療安全対策検討会議「今後の医療安全対策について」取りまとめ 2005.6.8
厚生労働省、C型肝炎対策等について取りまとめ 2005.8.2
国民医療費が過去最高に 2005.8.23
厚生労働省、「がん対策推進アクションプラン2005」を策定 2005.8.25
西ナイル熱患者、国内で初確認 2005.10.3
厚生労働省、「医療制度構造改革試案」を公表 2005.10.19
厚生労働省、「喘息死ゼロ作戦」を実施 2006.4.1
診療報酬改定 2006.4.1
H5N1亜型インフルエンザ、指定感染症に 2006.6.2
厚生労働省、「健康づくりのための運動指針2006」を策定 2006.7.19
概算国民医療費、過去最高に 2006.7.26
厚生労働省「医師の需給に関する検討会」報告書まとまる 2006.7.28

70歳以上の重症患者、食費・居住費
　について負担免除　　　　　　2006.8.9
医学部定員、計110人増が決定　　2006.8.31
厚生労働省「医療ニーズの高い医療
　機器等の早期導入に関する検討会」
　発足　　　　　　　　　　　　2006.10.26
狂犬病、36年ぶりの感染者　　　2006.11.16
ノロウイルスによる食中毒による患
　者数、2005年の5倍以上　　　　2006.12.22
中医協、医療保険のリハビリ日数緩
　和を答申　　　　　　　　　　2007.3.14
「タミフル」、10代への投与中止へ　2007.3.20
厚生労働省、医師等資格確認検索シ
　ステムを開設　　　　　　　　2007.4.1
厚生労働省、看護基礎教育の充実に
　関して報告　　　　　　　　　2007.4.20
厚生労働省、「診療行為に関連した死
　亡に係る死因究明等の在り方に関
　する検討会」を設置　　　　　2007.4.20
「革新的医薬品・医療機器創出のため
　の5か年戦略」策定　　　　　　2007.4.26
鳥インフルエンザに対する警戒を延
　長　　　　　　　　　　　　　2007.4.27
病気腎移植、原則禁止へ　　　　2007.7.12
厚生労働省「医療施設体系のあり方
　に関する検討会」が「これまでの
　議論を踏まえた整理」を公表　2007.7.18
後期高齢者医療制度、保険料上限を
　年間50万円に　　　　　　　　2007.8.7
国民医療費、3年連続で過去最高を更
　新　　　　　　　　　　　　　2007.8.24
厚生労働省、「後発医薬品の安心使用
　促進アクションプログラム」を策
　定　　　　　　　　　　　　　2007.10.15
中医協、後発医薬品の使用促進を了
　承　　　　　　　　　　　　　2007.12.14
医師と事務職員等との役割分担の推
　進について通知　　　　　　　2007.12.28
ドクターヘリ導入　　　　　　　2008.4.1
高度医療評価制度創設　　　　　2008.4.1
薬害C型肝炎問題で薬剤使用施設公
　表　　　　　　　　　　　　　2008.4.11
採血針の使い回し判明　　　　　2008.5.21
医療事故調査委員会設置へ　　　2008.6.13
薬剤師国家試験制度について検討　2008.7.8
新型インフルエンザ対策開始　　2008.7.29
血液のがん治療薬にサリドマイド販
　売承認　　　　　　　　　　　2008.10.16
病院受け入れ拒否問題で懇談会設置　2008.11.5
外国人看護師等受入れへ　　　　2008.11.6
多剤耐性菌集団感染、4人死亡　　2009.1.23
再生医療に関する検討会を設置　2009.4.6
新型インフルエンザ世界的に流行　2009.4.27

処方せんの記載方法、統一へ　　2009.5.25
日本脳炎予防接種再開　　　　　2009.6.2
タミフル服用で異常行動リスク　2009.6.16
「らい予防法による被害者の名誉回復
　及び追悼の日」定める　　　　2009.6.22
チーム医療に関する検討会を設置　2009.8.28
子宮頸がん予防ワクチン承認　　2009.10.16
うつ病患者、初めて100万人超す　2009.12.3
統合医療プロジェクトチームの会合
　開催　　　　　　　　　　　　2010.2.5
受動喫煙対策進む　　　　　　　2010.2月
特定看護師制度化検討へ　　　　2010.3.23
外国人看護師誕生　　　　　　　2010.3.26
新型インフルエンザ終息宣言　　2010.3.31
新薬試験データ改竄で業務停止　2010.4.13
肝炎対策推進協議会の会合開催　2010.6.17
医師不足の実態発表　　　　　　2010.9.29
耐性菌感染症を五類感染症に追加　2011.1.14
外国医師の臨床に関係する運用を見
　直し　　　　　　　　　　　　2011.2.10
「結核に関する特定感染症予防方針」
　改正　　　　　　　　　　　　2011.5.16
HTLV-1対策推進　　　　　　　2011.7.5
国民医療費概況を公表　　　　　2011.9.29
「健康日本21」最終評価を公表　　2011.10.13
エイズ指針改正　　　　　　　　2012.1.19
第2期がん対策推進基本計画案、発表　2012.3.1
医療ミス繰り返した医師、戒告処分　2012.3.5
牛生レバー、提供禁止　　　　　2012.7.1
印刷会社従業員に胆管がん多発　2012.7.10
新型インフルエンザワクチン流通改
　善で報告　　　　　　　　　　2012.7.30
抗がん剤副作用救済、見送り　　2012.8.10
病気腎移植、先進医療に認定せず　2012.8.23
医療費、最高を更新　　　　　　2012.8.24
厚生労働省設置法
　「厚生労働省」の設置　　　　　2001.1.6
『厚生労働白書』
　『厚生労働白書』を発表　　　　2001.9月
鉱泉取調条項
　「鉱泉取調条項」制定　　　　　1883.7.23
構造改革特区推進本部
　自由診療に限り株式会社の医療参入
　　を認める　　　　　　　　　2003.2.27
講談社
　全50巻からなる『医科学大事典』刊
　　行　　　　　　　　　　　　1982.3.10
高知赤十字病院
　日本初の脳死移植実施　　　　1999.2.28
公的医療機関整備5カ年計画
　公的医療機関整備5カ年計画　　1958.12.6

公的年金制度
　公的年金制度の一元化について最終
　　報告　　　　　　　　　　　1995.7.26
公的病院の規制基準告示
　公的病院の規制基準告示　　　1964.3.25
後天性免疫不全症候群 → エイズを見よ
後天性免疫不全症候群の予防に関する法律
　→ エイズ予防法を見よ
高度安全実験室
　ウイルス学研究のための高度安全実
　　験室完成　　　　　　　　　1981.3月
高度医療評価制度
　高度医療評価制度創設　　　　2008.4.1
高等学校令
　「高等学校令」公布　　　　　1894.6.25
弘道館
　弘道館設立　　　　　　1838（この年）
『弘痘新法全書』
　『弘痘新法全書』刊行　　1846（この年）
高等中学校
　高等中学校に医学部を設置　　1887.8.19
鉱毒調査委員会
　「鉱毒調査委員会官制」公布　1902.3.17
鉱毒調査委員会官制
　「鉱毒調査委員会官制」公布　1902.3.17
高度専門医療に関する研究等を行う独立行
　政法人に関する法律
　国立がん研究センターなどを独立行
　　政法人化　　　　　　　　　2010.4.1
公取委 → 公正取引委員会を見よ
後発医薬品
　厚生労働省、「後発医薬品の安心使用
　　促進アクションプログラム」を策
　　定　　　　　　　　　　　2007.10.15
　中医協、後発医薬品の使用促進を了
　　承　　　　　　　　　　　2007.12.14
工部省
　パーセルが工部省雇医に　　　1871.4月
　「各寮に傭使する職工及び役夫の死傷
　　賑恤規則」公布　　　　　　1873.7.5
交付税負担
　食品衛生監視員の費用交付税負担　1955.4.1
鉱夫労役扶助規則
　「鉱夫労役扶助規則」改正　　1928.9.1
鉱夫労災法
　「鉱夫労災法」公布　　　　　1926.7.1
神戸女子薬学専門学校
　神戸女子薬学専門学校認可　　1932.3.31
神戸病院
　ヘーデンが新潟病院に着任　　1874.11月

港務部設置ノ件
　「港務部設置ノ件」公布　　　1902.3.28
康楽病院
　癌研究所設立　　　　　　　　1934.5月
公立学校ニ学校医ヲ置クノ件
　「公立学校ニ学校医ヲ置クノ件」公布
　　　　　　　　　　　　　　　1898.1.12
公立学校の学校医の公務災害補償に関する
　法律
　学校医の公務災害補償法　　　1957.5.31
公立小学校教員疾病療治料給与に関する
　準則
　「公立小学校教員疾病療治料給与に関
　　する準則」制定　　　　　　1915.4.8
公立私立歯科医学校指定規則
　「公立私立歯科医学校指定規則」制定
　　　　　　　　　　　　　　　1906.10.30
公立癩療養所
　公立癩療養所設立　　　　　　1909.4.1
　国立癩療養所発足　　　　　　1941.7.1
公立療養所
　「道府県癩患者療養所設置区域ニ関ス
　　ル件」公布　　　　　　　　1907.7.22
小売薬業整備要綱
　医薬品の生産、小売の統制　　1943.10.23
行旅死亡人取扱規則
　「行旅死亡人取扱規則」制定　1882.9.30
　「行旅病人及行旅死亡人取扱法」制定
　　　　　　　　　　　　　　　1899.3.29
行旅人規則
　「行旅死亡人取扱規則」制定　1882.9.30
行旅病人及行旅死亡人取扱法
　「行旅病人及行旅死亡人取扱法」制定
　　　　　　　　　　　　　　　1899.3.29
行旅病人、行旅死亡人及同伴者ノ救護並取
　扱ニ関スル件
　「行旅病人、行旅死亡人及同伴者ノ救
　　護並取扱ニ関スル件」公布　1899.6.19
高齢化
　日本の高齢化急速に進んでいる　1984.6.20
高齢者介護
　『恍惚の人』刊行　　　　　　1972.6月
高齢者実態調査
　高齢者実態調査を実施　　　　1963.6.1
高齢者対策企画推進本部
　"人生80年時代"へ社会保障整備　1986.4.8
高齢者保健福祉
　高齢者保健福祉のさらなる充実を図
　　るプラン発表　　　　　　　1999.12.19
古賀 良彦
　エックス線間接撮影法発見　1936（この年）

− 367 −

小金井 良精
医学博士が誕生 1888.5.7
小金井児童学園
小金井児童学園が開設 1956.5.1
国際医学会
第10回国際医学会開催 1890.8月
第8回万国衛生会議開催 1894（この年）
国際胃がん情報センター
国際胃がん情報センター設置 1970.10.1
国際移植学会
国際移植学会世界会議、日本で開催 1994.8.28
国際衛生条約
「国際衛生条約」署名 1926.6月
国際衛生条約批准 1935.10.3
国際疾病センター
国際疾病センターを設置 2004.10.1
国際児童福祉連合
国際児童福祉連合に加盟 1956.1.1
国際赤十字
日本赤十字社と改称 1887.5.20
国際赤十字条約
「ジュネーブ条約」に加入 1886.6.5
国際免疫学会議
国際免疫学会議が開催 1983.8.21
国際癩会議
第1回国際癩会議開催 1897.10月
国際労働機関
「看護婦条約」採択、日本は棄権 1977.6.21
『獄舎報告書』
ベリー来日 1872.5.27
国政医学会
国政医学会設立 1887.3月
『国政医学会雑誌』
国政医学会設立 1887.3月
国勢調査
国勢調査実施 1960.10.1
国勢調査、沖縄を含めて実施 1970.10.1
克誠堂
克誠堂創業 1914.5.1
克誠堂出版
克誠堂創業 1914.5.1
国民医療
国民医療のあり方を考える会議開催 1996.7.26
国民医療総合政策会議
国民医療のあり方を考える会議開催 1996.7.26
国民医療総合対策本部
国民医療総合対策本部設置 1987.1.14
国民医療対策大綱
国民医療対策大綱 1969.4.10

『国民医療年鑑』
『国民医療年鑑』刊行開始 1964（この年）
国民医療のあり方を考える会議
国民医療のあり方を考える会議開催 1996.7.26
国民医療費
厚生省は国民医療費を公表 1957.4月
国民医療費適正化総合対策推進本部
　を設置 1982.10.1
国民医療費推計調査結果まとまる 1987.6.21
国民医療費、17兆円突破 1988.6.11
国民医療費が21兆円超え 1993.6.18
国民医療費、1人あたり20万円突破 1994.9.25
1993年度医療費過去最高額 1995.6.22
医療費過去最高記録 1999.7.15
医療費総額が減少 2004.8.3
国民医療費が過去最高に 2005.8.23
概算国民医療費、過去最高に 2006.7.26
国民医療費、3年連続で過去最高を更
　新 2007.8.24
国民医療費概況を公表 2011.9.29
国民医療法
「国民医療法」公布 1942.2.25
「保健婦規則」を制定、公布 1945.4.31
国民医療法施行規則
「国民医療法施行令」公布 1942.10.28
「国民医療法施行規則」改正・公布 1943.12.1
国民医療法施行令
「国民医療法施行令」公布 1942.10.28
「国民医療法施行令」を改正 1946.8.30
国民医療法施行令特例法
「国民医療法施行令特例法」を公布 1948.7.20
国民衛生対策
国民衛生対策について上申 1943.8.24
国民栄養調査
日本人の食生活は欧米型に 1979.12.27
『国民栄養白書』
『国民栄養白書』を発表 1958.3.8
国民皆年金体制
「国民年金法」を公布 1959.4.16
国民皆保険
国民健康保険、全国に普及 1961.4.1
国民皆保険体制
「国民健康保険法」を公布 1958.12.27
国民皆保険4ヶ年計画
国民皆保険4ヶ年計画大要 1957.2.10
国民健康調査
国民健康調査を実施 1953.11.1
国民健康保険
国民健康保険施行効果発表 1941.3.30
東京都に国民健康保険実施 1959.12.1
国民健康保険、全国に普及 1961.4.1

国保、世帯主の給付率7割に　1963.10.1
国民健康保険の医療費、伸び率鈍化　2007.7.2
国民健康保険委員会
　「社会保険審査会規程」公布　1941.6.21
国民健康保険委員会規程
　国民健康保険法に関する諸規則公布　1938.6.22
国民健康保険医療給付費
　国保医療給付費の国庫負担　1953.7.31
国民健康保険運営協議会令
　「国民健康保険運営協議会令」を公布　1948.8.9
国民健康保険国庫補助金交付規則
　国民健康保険法に関する諸規則公布　1938.6.22
国民健康保険再建整備資金貸付法
　国民健康保険、長期資金貸付制度　1952.5.20
国民健康保険税
　国民健康保険税を創設　1951.3.31
国民健康保険制度
　国民健康保険制度要綱案　1934.7月
国民健康保険中央会
　国民健康保険中央会を設立　1958.12.31
　国民健康保険の医療費、伸び率鈍化　2007.7.2
国民健康保険法
　「国民健康保険法」公布　1938.4.1
　国民健康保険法に関する諸規則公布　1938.6.22
　「国民健康保険法」中改正法公布　1942.2.21
　「国民健康保険法」一部改正　1948.6.30
　「国民健康保険法」を公布　1958.12.27
　「国民健康保険法」改正法を公布　1962.3.31
　「国民健康保険法」改正法を公布　1967.12.8
国民食糧栄養対策審議会
　国民食糧栄養対策審議会を設置　1947.3.6
国民食糧及び栄養対策審議会官制
　国民食糧栄養対策審議会を設置　1947.3.6
国民生活実態調査
　第1回国民生活実態調査を実施　1962.11.1
国民体力管理制度
　「国民体力管理制度調査会官制」公布
　　　　　　　　　　　　　　　　　1938.12.6
　国民体力管理制度について諮問　1939.10.3
国民体力管理制度調査会
　「国民体力審議会官制」公布　1939.7.28
国民体力管理制度調査会官制
　「国民体力管理制度調査会官制」公布
　　　　　　　　　　　　　　　　　1938.12.6
国民体力審議会
　「国民体力審議会官制」公布　1939.7.28
　国民体力管理制度について諮問　1939.10.3
　「国民優生法」案要綱について答申　1939.12.27
国民体力審議会官制
　「国民体力審議会官制」公布　1939.7.28

国民体力法
　「国民体力法」公布　1940.4.8
　「国民体力法」改正　1942.2.21
国民徴用扶助規則
　「国民徴用扶助規則」制定　1941.12.22
国民徴用令
　「国民徴用令」公布　1939.7.8
国民年金
　岩手県久慈市等で敬老年金支給　1956.4.1
　社会保障生活実態調査を実施　1956.8月
　国民年金制度検討試案要綱　1958.3.26
　国民年金制度に関する基本方策　1958.6.14
　拠出制国民年金の加入受付　1960.10.1
　国民年金積立金の運用　1960.12.22
　国民年金保険料の収納事務開始　1961.4.1
　拠出制国民年金の支払開始　1962.8.1
　国民年金制度の改善案　1968.6.5
　国民年金改正案の取りまとめ　1972.10.18
　高齢化社会に対応する制度改革を諮
　　問　1983.11.28
国民年金審議会
　国民年金審議会を設置　1959.6.1
　国民年金積立金の運用　1960.12.22
　国民年金制度の改善案　1968.6.5
　国民年金改正案の取りまとめ　1972.10.18
国民年金法
　「国民年金法」を公布　1959.4.16
　「国民年金法」改正法を公布　1962.4.28
　「国民年金法」等改正法公布　1985.5.1
　「国民年金法」改正　1999.3.31
　「国民年金法」改正施行　2000.4.1
国民年金法等の一部を改正する法律
　「国民年金法」改正施行　2000.4.1
『国民の栄養白書』
　『医療白書』刊行開始　1996（この年）
国民保健指導方策要綱
　国民保健指導方策要綱決定　1942.6.20
国民保健体操
　ラジオ体操始まる　1928.11.1
国民優生法
　「国民優生法」案要綱について答申　1939.12.27
　「国民優生法」公布　1940.5.1
　「優生保護法」公布　1948.7.15
国民労務手帳法
　「国民労務手帳法」公布　1941.3.7
国立医薬品食品衛生研究所医薬品医療機器
　審査センター
　独立行政法人医薬品医療機器総合機
　　構が設立　2004.4.1
国立衛生院
　「国立衛生院官制」を公布　1946.4.2

― 369 ―

国立衛生院官制
　「国立衛生院官制」を公布　　1946.4.2
国立衛生試験場
　司薬場設置　　1874.3.27
国立栄養研究所
　「栄養研究所官制」公布　　1920.9.17
国立栄養研究所官制
　結核療養所が国に移管　　1947.4.1
国立学校設置法
　2医療技術短期大学が廃止　　1999.3.31
国立感化院令
　少年教護院を設置　　1934.9.29
国立がん研究センター
　国立がん研究センターなどを独立行
　　政法人化　　2010.4.1
国立感染症研究所
　C型肝炎ウイルスの発がん促進遺伝
　　子発見　　1998.9.1
国立がんセンター
　国立がんセンターを設置　　1962.1.1
　国際胃がん情報センター設置　　1970.10.1
　国立がんセンターの活動を描くノン
　　フィクション刊行　　1979.6月
　臨床開発センターの設置　　2005.10.1
　がん対策情報センターを設置　　2006.10.1
国立結核保養所
　国立結核保養所を移管　　1940.2.22
国立結核療養所官制
　「国立結核療養所官制」　　1937.6.23
国立健康保険療養所官制
　「国立健康保険療養所官制」公布　　1943.1.18
国立公害研究所
　国立公害研究所が発足　　1974.3.15
国立高度専門医療センター
　独立行政法人国立病院機構が発足　　2004.4.1
国立光明寮
　国立光明寮を改称　　1964.6.1
国立国際医療センター
　国際疾病センターを設置　　2004.10.1
国立重度身体障害者センター
　身体障害者指導所を名称変更　　1964.4.1
国立循環器病センター
　国立循環器病センター設置　　1977.6.1
　胎児母体外手術に成功　　1990.8.2
　転院を断られ妊婦死亡　　2006.8.8
国立障害者リハビリテーションセンター
　国立ろうあ者更生指導所設置　　1958.3.1
国立小児病院
　全国初の小児専門病院　　1964.3.21

国立少年教護院官制
　少年教護院を設置　　1934.9.29
国立視力障害センター
　国立光明寮を改称　　1964.6.1
国立身体障害者更生指導所
　身体障害者指導所を名称変更　　1964.4.1
国立身体障害者リハビリテーションセ
　ンター
　国立身体障害者リハビリテーション
　　センター設立　　1979.7.1
国立身体障害センター
　身体障害者指導所を名称変更　　1964.4.1
国立精神衛生研究所
　国立精神衛生研究所設置　　1952.1.1
国立精神神経センター
　老化現象抑制遺伝子発見　　1997.11.6
国立世田谷病院
　全国初の小児専門病院　　1964.3.21
国立大学医学部長会議
　医学部の入学定員について検討　　2010.12.22
国立多摩研究所　→　国立らい研究所を見よ
国立長寿医療センター
　国立長寿医療センターを設置　　2004.3.1
国立聴力言語障害センター
　身体障害者指導所を名称変更　　1964.4.1
国立東京第一病院
　日本初の人間ドックが始まる　　1954.7月
国立ハンセン病療養所
　ハンセン病訴訟、国控訴断念　　2001.5.11
　「ハンセン病問題対策協議会における
　　確認事項」合意　　2001.12.25
国立病院
　国立病院の整理を閣議決定　　1952.1.29
国立病院機構
　独立行政法人国立病院機構が発足　　2004.4.1
国立病院特別会計法
　「国立病院特別会計法」改正法を公布
　　　　　　　　　　　　　　　　1968.4.27
国立病院・療養所
　国立病院・療養所数の削減を発表　　1963.8.6
　国立病院・療養所問題懇談会、施策
　　を提言　　1978.12.20
　行革大綱閣議決定　　1984.1.25
　国立病院・療養所の統廃合などを審
　　議　　1984.10.5
　国立病院・療養所再編成問題等懇談
　　会が意見書　　1985.2.1
　国立病院・療養所再編成合理化の基
　　本指針策定　　1985.3.28
　国立病院・療養所中間施設に関する
　　懇談会設置　　1985.4.24

国立病院・療養所を削減	1986.1.9	心の健康づくり	
独立行政法人国立病院機構が発足	2004.4.1	"心の健康づくり"推進	1985.6.18

国立病院・療養所勤務看護婦及び助産婦の勤務時間に関する省令
    国立病院の看護婦の勤務時間省令　1950.1.9

国立病院・療養所再編成問題等懇談会
    国立病院・療養所の統廃合などを審
    議　　　　　　　　　　　　　1984.10.5
    国立病院・療養所再編成問題等懇談
    会が意見書　　　　　　　　　1985.2.1

国立病院・療養所問題懇談会
    国立病院・療養所問題懇談会、施策
    を提言　　　　　　　　　　1978.12.20

国立保養所
    身体障害者指導所を名称変更　1964.4.1

国立水俣病研究センター
    国立水俣病研究センター設立　1978.10.1
    国立水俣病研究センター　　　1986.9.24
    国立水俣病総合研究センター　1996.7.1

国立水俣病総合研究センター
    国立水俣病研究センター設立　1978.10.1
    国立水俣病総合研究センター　1996.7.1

国立予防衛生研究所
    ウイルス学研究のための高度安全実
    験室完成　　　　　　　　　　1981.3月
    C型肝炎ウイルス発見　　　　　1989.1月

国立らい研究所
    国立らい研究所を開設　　　　　1955.7.1

国立癩診療所官制
    「国立癩診療所官制」公布　　1927.10.11

国立癩療養所
    国立癩療養所開所　　　　　1930.11.20
    名称を長島愛生園に　　　　　1931.3.3
    国立癩療養所発足　　　　　　　1941.7.1

国立療養所
    国立療養所の診療報酬告示　　1952.6.23
    国立療養所の付添廃止　　　　1955.2.15
    国立療養所にリハビリ学院開校　1963.5.1

国立療養所全国患者同盟
    日本国立私立療養所患者同盟結成　1948.3.31

国立療養所中部病院
    国立長寿医療センターを設置　2004.3.1

国立療養所東京病院
    エイズ専門病棟オープン　　　1995.7.10

国立ろうあ者更生指導所
    国立ろうあ者更生指導所設置　1958.3.1
    身体障害者指導所を名称変更　1964.4.1

『酷烈弁』
    コレラ流行　　　　　　1832（この年）

『孤高のメス—外科医当麻鉄彦』
    『メスよ輝け!!』連載開始　1989（この年）

心の健康づくり
    "心の健康づくり"推進　　　　1985.6.18

心の健康問題の正しい理解のための普及啓発検討会
    厚生労働省「心の健康問題の正しい
    理解のための普及啓発検討会」報
    告書まとまる　　　　　　　2004.3.25

小島養生所
    長崎養生所設立　　　　　　　1861.7.1
    長崎養生所、種痘の官許を得る　1862.2.15
    ボードウィン来日　　　　　　　1862.9.6
    ポンペ帰国　　　　　　　　　1862.9.10
    精得館と改称　　　　　　　　　1865.4月

個人情報
    厚生労働省「医療・介護関係事業者
    における個人情報の適切な取扱い
    のためのガイドライン」取りまと
    め　　　　　　　　　　　　2004.12.24

御親兵病院
    御親兵病院設立　　　　　　　1868.3.13

五代 五兵衛
    私立大阪盲唖院設立　　　　　1900.9.11

古武 弥四郎
    第23回帝国学士院賞　　　　　1933.5.11

小立 鉦四郎
    南江堂創業　　　　　　　　　1879.4月

『国家医学』
    『国家医学』創刊　　　　1892（この年）

国家医学会
    「女工と結核」発表　　　　1913.10.25

国家医学講習科
    国家医学講習科設置　　　　1889.12.14

骨格模型
    木骨を製作　　　　　　　1791（この年）

国家検定で不正
    薬品の国家検定で不正　　　　　1983.9.7

国家公務員共済組合法
    「国家公務員共済組合法」を公布　1948.6.20

国家総動員法
    「医療関係者職業能力申告令」公布　1938.8.23

骨髄バンク
    骨髄バンクの設置を提案　　　1990.4.26
    骨髄バンク始動　　　　　　　1991.12月
    骨髄バンク、初の移植　　　　1993.1.28

骨折
    日教組、健康白書『子どもの骨折増
    加原因を探る』発表　　　　　1982.10.4

コッホ, ハインリヒ・ヘルマン・ロベルト
    破傷風菌の培養に成功　　1889（この年）
    血清療法発見　　　　　　　　1890.12.4
    コッホ薬液の使用を制限　　　1891.2.19

コッホ来日	1908.6.12	顧問医師団		
コッホ薬液		不正防止のための顧問医師団を設置		
コッホ薬液の使用を制限	1891.2.19			1984.10.31
後藤 舜吉		小山 肆成		
水俣病慰霊式に環境庁長官・チッソ		『弘痘新法全書』刊行	1846（この年）	
社長も出席	1996.5.1	雇用促進事業団法		
後藤 昌文		「雇用促進事業団法」を公布	1961.6.6	
ハンセン病治療に来日	1883.2.16	コランジル		
後藤 新平		心臓薬コランジルの副作用	1969.11.27	
「疾病ノ保険法」発表	1892.12.24	コール，ジョン・メリー		
「医師会法案」諮問	1897（この年）	徒労院設立	1898.10.19	
五島 清太郎		ゴルテル，J.de		
日本産外部寄生性吸虫類の研究を発		『西説内科撰要』刊行	1792（この年）	
表	1895（この年）	コルバン，ウィリアム・W.		
第3回帝国学士院恩賜賞	1913.7.5	コルバン来日	1898.1.1	
後藤 法子		これからの医業経営の在り方に関する検		
テレビドラマ「チーム・バチスタの		討会		
栄光」放送開始	2008.10.14	厚生労働省、「これからの医業経営の		
子どもの健康実態		在り方に関する検討会」の設置	2001.10.29	
日教組「子どもの健康実態」調査結		コレラ		
果発表	1980.5.4	三日コロリ流行	1822（この年）	
こどもの国協会		コレラ流行	1832（この年）	
「こどもの国協会法」を公布	1966.7.20	コレラ流行	1858.7月	
こどもの国協会法		麻疹・風邪流行	1860.閏3月	
「こどもの国協会法」を公布	1966.7.20	麻疹・コレラ流行	1862（この年）	
『子どもの骨折増加原因を探る』		コレラ流行	1863.7月	
日教組、健康白書『子どもの骨折増		「虎列刺病予防法心得」制定	1877.8.27	
加原因を探る』発表	1982.10.4	コレラ流行	1877.8月	
こどもホスピス病院		製氷検査布達	1878.9.20	
こどもホスピス誕生	2012.11.1	コレラ流行	1879.3.14	
ゴードン，マーキス・ラファイエット		中央衛生会設置	1879.7.22	
ゴードン来日	1872.9月	「伝染病予防規則」制定	1880.7.9	
『このミステリーがすごい！』		コレラ流行	1882.5.29	
心臓手術をめぐる医療ミステリー、		東京検疫局設置	1882.7.17	
ベストセラーに	2006.2月	伝染病流行	1885（この年）	
小林 純		コレラ・天然痘・腸チフス流行	1886.4月	
イタイイタイ病の原因物質	1967.4.5	コレラ流行	1890.6月	
小林 鉄夫		コレラ・赤痢・腸チフス流行	1895（この年）	
金芳堂創業	1948.9.27	コレラ流行	1916.7.27	
小林 恒		流行性感冒・コレラ流行	1920（この年）	
脚気病院設立	1878.7.10	コレラ流行	1922（この年）	
駒込病院		広東からの引揚船にコレラ発生	1946.4.5	
本所病院設立	1879.8.15	コレラ防疫対策実施要綱	1962.3.13	
ごみ焼却場		台湾バナナの輸入を禁止	1962.7.31	
ごみ焼却場からダイオキシン	1983.11.18	コレラ菌汚染	1978.3.27	
牛乳からダイオキシン	1998.4.2	国内感染のコレラ発生	1978.11.4	
ごみ焼却場周辺住民から高濃度ダイ		集団コレラ発生	1989.9月	
オキシン検出	1998.6.4	『コレラの世界史』		
コムスン		『コレラの世界史』刊行	1994.4.30	
コムスンに立ち入り検査	2006.12.26	虎列刺病予防仮規則		
		コレラ流行	1879.3.14	

- 372 -

「虎列刺病予防仮規則」制定	1879.6.27	災害医療体制のあり方に関する検討会	
「虎列刺病予防仮規則」制定	1879.8.25	厚生労働省、「災害医療体制のあり方に関する検討会」の報告書まとまる	2001.6.29

虎列刺病予防法心得
　「虎列刺病予防法心得」制定　　　1877.8.27
虎列刺病流行地方ヨリ来ル船舶検査規則
　「虎列刺病流行地方ヨリ来ル船舶検査
　　規則」布告　　　　　　　　　1882.6.23
虎列刺病流行ノ地ヨリ古着襤褸ヲ他ノ健康地方ニ輸送スルヲ禁スルノ件
　「虎列刺病流行ノ地ヨリ古着襤褸ヲ他
　　ノ健康地方ニ輸送スルヲ禁スルノ
　　件」布達　　　　　　　　　　　1886.9.1
『コレラ病論』
　コレラ流行　　　　　　　　　　1858.7月
『虎狼痢治準』
　コレラ流行　　　　　　　　　　1858.7月
今 裕
　第24回帝国学士院賞　　　　　　1934.5.11
混合診療
　いわゆる「混合診療」問題に係る基
　　本的合意　　　　　　　　　　2004.12.15
　混合診療禁止は違法　　　　　　2007.11.7
近藤 次繁
　臨床外科学会結成　　　　　1937（この年）
近藤 平三郎
　第18回帝国学士院賞　　　　　　1928.4.14
近藤 誠
　医師が書いた「がん治療法等への批
　　判本」がベストセラー　　　　　1996.3.30

【さ】

『サイエンス』
　がん抑制遺伝子を解明　　　　　1991.3.12
　臓器移植の拒絶反応抑制療法発表　1992.2.28
災害医療
　磐梯山が噴火　　　　　　　　　1888.7.15
　濃尾大地震が発生　　　　　　　1891.10.28
　関東大震災発生　　　　　　　　　1923.9.1
　阪神淡路大震災発生で戦後最大の被
　　害　　　　　　　　　　　　　1995.1.17
　厚生労働省、「災害医療体制のあり方
　　に関する検討会」の報告書まとま
　　る　　　　　　　　　　　　　2001.6.29
　東日本大震災発生、大規模な医療支
　　援　　　　　　　　　　　　　2011.3.11
災害救助法
　「災害救助法」を公布　　　　　1947.10.18
災害対策基本法
　「災害対策基本法」を公布　　　1961.11.15
災害派遣医療チーム
　東日本大震災発生、大規模な医療支
　　援　　　　　　　　　　　　　2011.3.11
『細菌学雑誌』
　赤痢菌発見　　　　　　　　　1897.12.25
細菌学的予防治療品及び診断品取締規則
　「動物用医薬品等取締規則」制定　1948.10.8
採血及び供血あつせん業取締法
　採血・供血斡旋業取締法公布　　1956.6.25
西郷 隆盛
　ウィリスが鹿児島医学校に着任　1869.12.12
再春館
　再春館設立　　　　　　　　1756（この年）
采真館
　采真館設立　　　　　　　　1784（この年）
再生医療
　ヒトの皮膚からiPS細胞作成に成功
　　　　　　　　　　　　　　　2007.11.20
　再生医療に関する検討会を設置　　2009.4.6
　幹細胞で心筋再生　　　　　　　　2010.7.1
　iPS細胞作成法、欧米でも特許取得　2011.7.11
　山中伸弥教授、ノーベル生理学・医
　　学賞受賞　　　　　　　　　　2012.10.8
再生医療における制度的枠組みに関する検討会
　再生医療に関する検討会を設置　　2009.4.6
済生会
　『済生勅語』を発す　　　　　　　1911.2.11
　恩賜財団済生会設立　　　　　　1911.5.30
　「行政庁ヲシテ委嘱ニヨリ恩賜財団済
　　生会ノ事務ヲ施行セシムルノ件」
　　公布　　　　　　　　　　　　1914.2.20
　済生会が訪問看護婦事業を開始
　　　　　　　　　　　　　　1923（この年）
済生会病院
　済生会病院設立　　　　　　　　1916.5.30
済生学舎
　済生学舎が開校　　　　　　　　　1876.4月
　東京女医学校設立　　　　　　　1900.12.5
　済生学舎が廃校　　　　　　　　　1903.8.31
済世顧問設置規程
　「済世顧問設置規程」公布　　　　1917.5.12

『済生勅語』
　『済生勅語』を発す　　　　　　　1911.2.11
再生不良性貧血
　特定疾患対策懇談会が発足　　　　1972.6.12
臍帯血バンク
　臍帯血バンク設置へ　　　　　　　1997.6.23
在宅医療
　在宅医療に関する報告書公表　　　1997.6.27
在宅介護
　在宅介護・入浴サービスのガイドラ
　　イン通知　　　　　　　　　　　1988.9.16
埼玉医科大学
　埼玉医大、性転換手術を認める　　1996.7.2
埼玉医科大学総合医療センター
　国内初の性転換手術　　　　　　　1998.10.16
埼玉医大
　医歯系予備校が裏口入学詐欺　　　1979.6.18
埼玉県赤十字センター
　廃血処理業者が家宅捜索　　　　　1995.9.28
斎藤 邦吉
　児童手当制度の創設再審議　　　　1970.3.10
　医療費再値上げを諮問　　　　　　1974.9.7
　医薬品の効能書を薬理作用重視に改
　　正　　　　　　　　　　　　　　1980.9.2
　斎藤厚生相辞任　　　　　　　　　1980.9.19
斉藤 寿雄
　「癩患者取締ニ関スル建議案」提出　1902.3.6
財務省
　医学部定員、計110人増が決定　　 2006.8.31
左院
　「医制」の3府先行施行を決議　　　1874.3.7
堺市学校給食協会
　「O-157」で給食協会常務自殺　　　1996.11.3
榊 俶
　精神病学教室設置　　　　　　　　1886.12.3
坂口 憲二
　テレビドラマ「医龍─Team Medical
　　Dragon─」放送開始　　　　　　2006.4.13
坂口 康蔵
　日本初の人間ドックが始まる　　　1954.7月
差額徴収
　公私病院が入院料の差額徴収　　　1964.7.6
　法外な治療費請求が増加　　　　　1975.3.13
　歯科診療は保険と自由の二本建て　1976.7.27
　差額ベッド代と付添看護料の廃止　1978.1.28
差額ベッド
　差額ベッド代と付添看護料の廃止　1978.1.28
　差額ベッド問題で私大病院への指導
　　強化　　　　　　　　　　　　　1980.2月
佐賀県立病院好生館
　好生館設立　　　　　　　　　　　1834（この年）

佐賀公立病院
　デーニッツ来日　　　　　　　　　1873.7.9
酒田 忠用
　人体解剖を実施　　　　　　　　　1754.閏2月
佐賀藩
　好生館設立　　　　　　　　　　　1834（この年）
　モーニッケ来日　　　　　　　　　1848.6.15
相良 知安
　岩佐純・相良知安が医学校取調御用
　　掛に　　　　　　　　　　　　　1869.1.22
　ドイツ医学採用　　　　　　　　　1869.2.12
　文部省に医務局設置　　　　　　　1873.3.23
桜井 錠二
　「学術研究会議官制」公布　　　　　1920.8.26
櫻井 よしこ
　薬害エイズ裁判を追ったノンフィク
　　ション刊行　　　　　　　　　　1994.8月
　薬害エイズ報道、最高裁判決で新潮
　　社敗訴　　　　　　　　　　　　2005.6.16
桜井女学校
　初の女子医科大生　　　　　　　　1884.12月
　看護婦教育所設置　　　　　　　　1886.2月
　桜井女学校看護婦養成所設立　　　1886.11月
佐倉順天堂
　和田塾設立　　　　　　　　　　　1838（この年）
　順天堂設立　　　　　　　　　　　1843（この年）
　順天堂医院設立　　　　　　　　　1873.2月
佐倉藩
　各地で医学校設立　　　　　　　　1792（この年）
佐々木 隆興
　第14回帝国学士院恩賜賞　　　　　1924.6.8
　肝臓がんの人工発生に成功　　　　1932.7月
　第26回帝国学士院恩賜賞　　　　　1936.6.1
佐々木 中沢
　コレラ流行　　　　　　　　　　　1832（この年）
佐々木 東洋
　脚気病院設立　　　　　　　　　　1878.7.10
　乙酉会設立　　　　　　　　　　　1885（この年）
佐々木 政吉
　医学博士が誕生　　　　　　　　　1888.5.7
笹ヶ谷公害病
　笹ヶ谷公害病　　　　　　　　　　1974.5.4
佐多 愛彦
　竹尾結核研究所設立　　　　　　　1915.11.1
札幌医科大学
　日本初の心臓移植手術　　　　　　1968.8.8
　日本初の脳死移植実施　　　　　　1999.2.28
薩摩風邪
　麻疹・薩摩風邪流行　　　　　　　1824（この年）
佐藤 栄作
　医師会の医療保険制度改革案　　　1971.7.28

佐藤 運雄
日本医師会、日本歯科医師会発足　1947.11.1
佐藤 慶
『白い巨塔』刊行　1965.7月
テレビドラマ「白い巨塔」放送開始　1967.4.8
佐藤 三吉
日本外科学会設立　1898（この年）
佐藤 尚中
大学東校と改称　1869.12.17
博愛社設立　1872（この年）
医学会社設立　1875.4.11
佐藤 進
人血糸状虫発見　1877（この年）
医学博士が誕生　1888.5.7
ドイツ初の日本人医学博士　1888（この年）
大日本医会設立　1893.4月
佐藤 泰然
和田塾設立　1838（この年）
順天堂設立　1843（この年）
佐野 常民
博愛社設立　1877.5.1
「中央衛生会職制及事務章程」・「地方衛生会規則」を達す　1879.12.27
大日本私立衛生会設立　1883.2.18
サムス
医薬分業問題で公開状発表　1950.7.10
サリドマイド
欧州でサリドマイド薬禍　1962.5.17
サリドマイド薬害　1962.7.21
サリドマイド製品回収　1962.9.13
医薬品安全対策特別部会を設置　1963.3.8
サリドマイド奇形児の研究班発足　1963.5.29
サリドマイド被害家族初提訴　1963.6.17
サリドマイド薬害訴訟　1964.12.10
サリドマイド禍の責任　1968.5.7
サリドマイド薬害訴訟　1973.12.14
全国サリドマイド訴訟原告和解　1974.10.13
血液のがん治療薬にサリドマイド販売承認　2008.10.16
サルバルサン
サルバルサン発見　1910.4.19
サルモネラ菌
大福餅中毒事件　1936（この年）
沢田 美喜
児童養護施設を設立　1947.2月
沢村 田之助
ヘボンが下肢切断手術　1867.9月
ヘボンが義足手術　1868（この年）
サンガー, マーガレット・ヒギンズ
サンガー夫人来日　1922.3.10

産科医療補償制度
産科医療補償制度の概要固まる　2008.1.23
産科医療補償制度がスタート　2009.1.1
『産科発蒙』
『産科発蒙』刊行　1793（この年）
三共
三共、粉飾決算　1973.1.17
製薬会社合併　2005.2.25
製薬会社合併　2005.9.28
産業安全研究所
厚生科学研究所設置　1942.11.1
産業組合法
「産業組合法」公布　1900.3.7
医療利用組合が誕生　1922（この年）
産業廃棄物処理問題懇談会
産業廃棄物処理問題懇談会を発足　1973.11.1
サンケイ新聞社
東京写真記者協会賞　1973.11.30
3歳児健康診査
3歳児健康診査、新生児訪問指導　1961.6.19
3歳児歯科健康診査
3歳児歯科健康診査　1961.6.19
産児制限運動
サンガー夫人来日　1922.3.10
三種混合ワクチン
三種混合ワクチンが完成　1963.9.4
酸素治療タンク爆発
病院で酸素治療タンク爆発　1996.2.21
サンダース, エリザベス
児童養護施設を設立　1947.2月
参天製薬
製薬会社を脅迫　2000.6.15
サンド社
千葉県で臓器移植研究開始　1982.4月
サントニン
サントニンの蛔虫駆除作用を発見　1920.4月
産婆 → 助産師も見よ
産婆規則
「産婆規則」公布　1899.7.19
「産婆規則」改正　1910.5.5
産婆教授所
産婆教授所設置　1876.9.14
産婆試験規則
「産婆試験規則」・「産婆名簿登録規則」公布　1899.9.6
産婆の売薬世話及び堕胎等の取締
「産婆の売薬世話及び堕胎等の取締」布達　1868.12.24

産婆名簿登録規則
　「産婆試験規則」・「産婆名簿登録規
　　則」公布　　　　　　　　　　1899.9.6
産婦人科荻野医院
　女性の医術開業試験合格第1号　　1884.9月
　女性公許登録医師が誕生　　　　1885.3月
『産論』
　『産論』刊行　　　　　　　1766 (この年)

【し】

厠囲構造並屎尿汲取規則
　「市街掃除規則」・「厠囲構造並屎尿汲
　　取規則」制定　　　　　　　1879.1.28
死因不明死体の死因調査に関する件
　死因不明死体の死因調査の件制定　1947.1.17
歯苑社
　歯苑社創業　　　　　　　　　1921.1.1
塩田 順庵
　函館病院設立　　　　　　　1861 (この年)
塩田 広重
　「医療局官制」を公布　　　　　1945.12.1
歯科
　小幡英之助が歯科医を開業　1875 (この年)
　入歯歯抜口中療治接骨業の事務を移
　　管　　　　　　　　　　　　1893.11.1
　歯科講座設置　　　　　　　　1902.3.21
　フッ化物歯面局所塗布実施要領　1966.5.2
志賀 潔
　赤痢菌発見　　　　　　　　1897.12.25
歯科医学会
　歯科医学会設立　　　　　　　1902.1.25
『歯科医学会会報』
　歯科医学会設立　　　　　　　1902.1.25
『歯科医学史』
　『歯科医学史』刊行　　　　1931 (この年)
歯科医師会規則
　「歯科医師会規則」公布　　　　1920.4.1
歯科医師会ニ医師会規則ヲ適用スル件
　「医師会規則」制定　　　　　1906.11.17
歯科医師会令
　「歯科医師会令」公布　　　　　1926.3.18
歯科医師数
　歯科医師数に関する検討委員会設置　1984.5.29
歯科医師国家試験
　第1回歯科医師国家試験を実施　　1947.4.1
　「国民医療法施行令特例法」を公布　1948.7.20

歯科医師国家試験問題漏洩容疑で教
　　授逮捕　　　　　　　　　　1992.1.16
歯科医師国家試験委員会官制
　「国民医療法施行令」を改正　　1946.8.30
歯科医師国家試験審議会官制
　「国民医療法施行令」を改正　　1946.8.30
歯科医師国家試験予備試験の受験資格の特
　例に関する法律
　歯科医師予備試験の受験資格特例　1950.8.24
歯科医師試験
　医師などの試験事務を内務省へ移管　1929.4.1
歯科医師試験委員会官制
　「医師試験委員会官制」・「歯科医師試験
　　委員官制」公布　　　　　　1916.9.22
歯科医師試験規則
　「歯科医師試験規則」公布　　　1913.9.19
歯科医師需給
　歯科医師需給に関する検討委員会が
　　中間提言　　　　　　　　1984.12.19
歯科医師法
　「医師法」・「歯科医師法」公布　　1906.5.2
　「医師法」・「歯科医師法」改正　　1909.7.17
　「歯科医師法」第二次改正　　　　1916.9.9
　「歯科医師法」改正　　　　　　1925.4.14
　「歯科医師法」一部改正　　　　　1933.4.5
　「国民医療法施行令」公布　　　1942.10.28
　「医師法」、「歯科医師法」を公布　1948.7.30
　「医師法」、「歯科医師法」改正法公布　1949.5.14
　「医師法」、「歯科医師法」の改正　1951.6.14
　「歯科医師法」改正　　　　　　1953.8.10
　医薬分業の延期を決定　　　　　1954.12.8
　「歯科医師法」改正　　　　　　1996.6.21
　厚生労働省、医師等資格確認検索シ
　　ステムを開設　　　　　　　2007.4.1
歯科医師法施行規則
　「医師法施行規則」・「歯科医師法施行
　　規則」公布　　　　　　　　1906.9.3
　「医師法施行規則」・「歯科医師法施行
　　規則」改正　　　　　　　　1919.9.25
歯科医師法施行令
　「医師法施行令」などを公布　　　1953.12.8
歯科医師法第一条第三号ノ資格ニ関スル件
　「歯科医師法第一条第三号ノ資格ニ関
　　スル件」公布　　　　　　　1926.3.18
歯科医師法の一部を改正する法律
　「歯科医師法」改正　　　　　　1996.6.21
歯科医師免許
　「歯科医師法第一条第三号ノ資格ニ関
　　スル件」公布　　　　　　　1926.3.18
　メキシコとの医師免許相互主義破棄
　　　　　　　　　　　　　1928 (この年)

朝鮮・台湾の医師に国内法特例　1946.1.23
歯科医師予備試験
　歯科医師予備試験の受験資格特例　1950.8.24
　歯科医師予備試験の特例法改正　1952.6.13
市街掃除規則
　「市街掃除規則」・「厠囲構造並屎尿汲
　　取規則」制定　1879.1.28
歯科衛生士法
　「保健婦助産婦看護婦法」などを公布
　　1948.7.30
　「歯科衛生士法」を改正　1955.8.16
歯科技工法
　「歯科技工法」を制定　1955.8.16
歯科口腔保健の推進に関する法律
　「歯科口腔保健法」公布　2011.8.10
歯科口腔保健法
　「歯科口腔保健法」公布　2011.8.10
歯科在宅当番医制
　歯科在宅当番医制を発足　1982.9.8
歯科診療所取締規則
　「診療所取締規則」制定　1933.10.4
歯科診療方針
　歯科診療方針制定　1931.11.4
歯科保健問題懇談会
　歯科保健問題懇談会が発足　1971.10.11
絲漢堂
　絲漢堂設立　1795（この年）
史輝出版
　健康食品「アガリクス」本で、出版
　　者役員ら6人が逮捕　2005.10.5
子宮頸がん予防ワクチン
　子宮頸がん予防ワクチン承認　2009.10.16
　子宮頸がん予防ワクチンで死亡　2011.7.30
慈恵成医会
　エルドリッジ来日　1871（この年）
試験管ベビー
　初の試験管ベビー　1983.3.13
試験問題漏洩
　歯科医師国家試験問題漏洩容疑で教
　　授逮捕　1992.1.16
死後生殖
　東京地裁、死後生殖の女児の認知請
　　求を棄却　2005.9.29
自殺防止対策有識者懇談会
　厚生労働省「自殺防止対策有識者懇
　　談会」報告書まとまる　2002.12.12
『時事新報』
　「売薬印紙税規則」制定　1882.10.27
賤機舎
　マクドナルド来日　1874.6.30

自然死法
　日本医師会、尊厳死を容認　1992.3.18
死体解剖保存法
　「死体解剖保存法」公布　1949.6.10
肢体不自由児
　肢体不自由児の実態調査　1952.3.1
下谷牛痘種継所
　下谷牛痘種継所移管　1888.11月
自治医科大学
　辺地医師養成医科大学を創設　1970.12.29
　自治医科大学開学　1972.4.1
　新型ウイルス遺伝子発見　1998.2.8
　『地域医療白書』刊行開始　2002.3月
自治省
　救急の日決定　1982.7.20
　公立看護系大学・短大の設立に財政
　　支援決定　1992.1.18
『七新薬』
　『七新薬』刊行　1862.1月
7人委員会
　厚生大臣諮問機関、7人委員会設置　1955.4.26
市町村職員共済組合法
　「市町村職員共済組合法」を公布　1954.7.1
　「地方公務員共済組合法」を公布　1962.9.8
自治労 → 全日本自治団体労働組合を見よ
シックハウス症候群
　発がんリスクを認定　2003.1.22
　厚生労働省、化学物質管理のあり方
　　について報告　2004.5.27
失神
　テレビアニメ画面でけいれん　1997.12.16
実費診療所
　実費診療所設立　1911.9.5
疾病保険
　日本初の疾病保険　1976.2.1
疾病保険法
　「疾病ノ保険法」発表　1892.12.24
児童栄養週間
　児童栄養週間実施　1931.6月
児童虐待防止法
　「児童虐待防止法」公布　1933.4.1
自動車排気ガス規制
　自動車排気ガス規制　1973.5.1
児童生徒及学生ノ近視予防ニ関スル注意
　「児童生徒及学生ノ近視予防ニ関スル
　　注意」を発す　1919.10.19
自動体外式除細動器 → AEDを見よ
児童手当
　「児童扶養手当法」案一部改正を答申
　　1962.1.18

児童手当審議会
児童手当審議会 1969.6月
児童手当制度の創設再審議 1970.3.10
児童手当制度
児童手当制度の創設再審議 1970.3.10
児童手当調査委員会
児童手当調査委員会を設置 1964.5.1
児童手当法
「児童手当法」を公布 1971.5.27
『児童福祉白書』
初の『児童福祉白書』を発表 1963.5.4
児童福祉法
「児童福祉法」を公布 1947.12.12
厚生省、母子手帳の配布を開始 1948.5.12
「児童福祉法」改正法公布 1950.5.30
「児童福祉法」の改正 1952.7.1
「身体障害者法」、「児童福祉法」改正 1953.3.31
「児童福祉法」改正法を公布 1954.3.31
3歳児健康診査、新生児訪問指導 1961.6.19
児童扶養手当法
「児童扶養手当法」案一部改正を答申 1962.1.18
児童保護
児童保護等の応急措置実施を通達 1946.4.16
児童保護相談所
児童保護等の応急措置実施を通達 1946.4.16
児童養護施設
児童養護施設を設立 1947.2月
シドール, ジョセフ・バウアー
ニュートン来日 1867(この年)
シドール来日 1868(この年)
品川区
代理出産、出生届認める 2006.9.29
視能訓練士法
「視能訓練士法」を公布 1971.5.20
篠原 幸一
脳死シンポジウム開催 1983.2.12
司馬 凌海
『七新薬』刊行 1862.1月
柴咲 コウ
テレビドラマ「Dr.コトー診療所」放送開始 2003.7.3
柴田 承桂
「日本薬局方」制定を委任 1880.11.5
師範学校ノ規定改正ニ付注意事項
「師範学校ノ規定改正ニ付注意事項」通知 1907.4.17
渋沢 栄一
癩予防相談会開催 1905.11.6
癌研究会設立 1908.4.2
中央慈善協会設立 1908.10.7

癩予防協会を改称 1952.6.13
ジフテリア
ジフテリア流行 1878(この年)
「伝染病予防規則」制定 1880.7.9
血清療法発見 1890.12.4
ジフテリア血清療法を開始 1894.12月
「痘苗製造所官制」・「血清院官制」公布 1896.3.31
ジフテリア毒素の精製に成功 1927(この年)
広東からの引揚船にコレラ発生 1946.4.5
ジフテリアの流行 1962.1.16
三種混合ワクチンが完成 1963.9.4
ジフテリア血清売下規則
「ジフテリア血清売下規則」制定 1896.6.30
ジフテリア注射禍事件
ジフテリア注射禍事件発生 1948.11.16
実布垤利亜予防法心得
ジフテリア流行 1878(この年)
自閉症児親の会全国協議会
自閉症児親の会が発足 1967.2.26
脂肪欠乏症
脾疳が脂肪欠乏症であることを発表 1896.4.20
死亡者統計調査
死因別死亡者統計調査 1889(この年)
司法省
監獄事務を移管 1900.7月
「収容者健康診査規程」を発す 1925.5.7
司法省官制
「司法省官制」改正 1921.6.3
死亡診断書
外国人医者の死亡診断書が有効に 1880.8.12
死亡診断書、死体検案書、死産証書、死胎検案書記載事項ノ件
「死亡診断書、死体検案書、死産証書、死胎検案書記載事項ノ件」公布 1900.9.3
シーボルト, フィリップ・フランツ・バルタザール・フォン
シーボルト来日 1823.8.11
伊東玄朴が開業 1839(この年)
楠本イネ、医師として開業 1871(この年)
『シーボルト研究』刊行 1938(この年)
『シーボルト研究』
『シーボルト研究』刊行 1938(この年)
島薗 順次郎
第16回帝国学士院賞 1926.5.16
ビタミンの脚気治療を確認 1933(この年)
島田療育園 → 日本心身障害児協会を見よ
島根医科大学
初の生体肝移植 1989.11.13
脳死肝移植承認 1990.2.16

清水 多栄
　第28回帝国学士院賞　　　　　1938.5.13
自民党
　日本薬剤師会、政府の政策遅れに反
　発　　　　　　　　　　　　　1975.2.24
　医歯系予備校が裏口入学詐欺　1979.6.18
　脳死・生命倫理及び臓器移植問題に
　関する調査会を設置　　　　　1988.3.10
　年金制度改革案まとまる　　　1998.10.28
　日本型参照薬価制導入断念　　1999.4.13
　中医協人事、日医枠ゼロに　　2009.10.26
自民党医療基本問題調査会起草小委員会
　国民医療対策大綱　　　　　　1969.4.10
シモンズ, デュアン・B.
　メルメ、シモンズ夫妻が来日　1859.11.2
シモンズ夫妻
　メルメ、シモンズ夫妻が来日　1859.11.2
シャウプ, カール
　シャウプ勧告、社会保障税を勧告　1949.9.15
シャウプ勧告
　シャウプ勧告、社会保障税を勧告　1949.9.15
社会医療法人
　社会医療法人申請開始　　　　2008.4.1
社会局官制
　「社会局官制」公布　　　　　1922.11.1
社会局保険部出張所
　内務省社会局保険部設置　　　1926.4.21
社会事業
　不況と社会事業　　　　　　　1930（この年）
社会事業調査会
　「救済事業調査会官制」公布　1918.6.25
　「社会事業調査会官制」公布　1921.1.13
社会事業調査会官制
　「社会事業調査会官制」公布　1921.1.13
社会事業法
　「社会事業法」公布　　　　　1938.4.1
社会政策審議会
　社会政策審議会設置　　　　　1929.7.19
社会政策審議会官制
　社会政策審議会設置　　　　　1929.7.19
社会局
　「社会局官制」公布　　　　　1922.11.1
社会福祉・医療事業団法
　「社会福祉・医療事業団法」公布　1984.8.14
社会福祉協議会
　戦時国民協助義会を改組、戦災援護
　会を結成　　　　　　　　　　1945.3.28
社会福祉士及び介護福祉士法
　「社会福祉士及び介護福祉士法」公布
　　　　　　　　　　　　　　　1987.5.26

社会福祉事業振興会法
　「社会福祉事業振興会法」を公布　1953.8.19
社会福祉事業法
　「社会福祉事業法」を公布　　1951.3.29
　「社会福祉法」成立　　　　　2000.5.29
社会福祉法
　「社会福祉法」成立　　　　　2000.5.29
社会保険
　点数表の不合理是正を厚生大臣に要
　望　　　　　　　　　　　　　1954.7.5
　保険医、点数引き下げに対し一斉休
　診　　　　　　　　　　　　　1954.7.15
　第二次臨時行政調査会の第一次答申　1981.8.4
　高齢化社会に対応する制度改革を諮
　問　　　　　　　　　　　　　1983.11.28
社会保険医療協議会
　社会保険審査官・審議会設置　1950.3.31
社会保険関係機構
　社会保険関係機構の一元化案　1953.10.13
社会保険協会
　「社会保険診療報酬支払基金法」公布
　　　　　　　　　　　　　　　1948.7.10
社会保険事務
　地方庁の社会保険事務を内政部に　1945.12.24
社会保険審議会
　社会保険審査官・審議会設置　1950.3.31
　社会保険審議会、診療費値上げ反対
　　　　　　　　　　　　　　　1957.12.23
　医療保険の前提について建議　1970.10.31
　「健康保険法」改正要綱を諮問　1971.1.12
　医療保険各法の改正案要綱を諮問　1972.2.5
　厚生年金保険制度改正案を建議　1972.10.17
　健保法改正問題で意見書を提出　1972.12.26
社会保険審議会、社会保険医療協議会、社
　会保険審査官及び社会保険審査会の設置
　に関する法律
　社会保険審査官・審議会設置　1950.3.31
社会保険審査会
　「社会保険審査会規程」公布　1941.6.21
　社会保険審査官・審議会設置　1950.3.31
社会保険審査会規程
　「社会保険審査会規程」公布　1941.6.21
社会保険審査官
　社会保険審査官・審議会設置　1950.3.31
社会保険審査官及び社会保険審査会法
　社会保険審査官・審査会法の公布　1953.8.14
社会保険診療協議会
　社会保険審査官・審議会設置　1950.3.31
社会保険診療報酬課税
　社会保険診療報酬課税特例に措置　1976.4.2

- 379 -

社会保険診療報酬算定協議会
社会保険診療報酬算定協議会設置　1944.5.1
社会保険診療報酬支払基金法
「社会保険診療報酬支払基金法」公布
　　　　　　　　　　　　　　　1948.7.10
社会保険診療報酬請求書審査委員会規定
「社会保険診療報酬請求書審査委員会
　規定」公布　　　　　　　　　1948.12.23
社会保険制度審議会
第1回社会保険制度審議会総会　　1949.5.19
社会保険制度調査会
社会保険制度要綱を答申　　　　1947.10.9
「社会保障制度審議会設置法」公布　1948.12.23
社会保険制度調査会官制
「社会保険制度調査会官制」を公布　1946.3.28
社会保険中央診療報酬算定協議会
社会保険中央診療報酬算定協議会開
　催　　　　　　　　　　　　　1948.1.16
社会保険庁
医師会、社会保険庁新設に反対　1962.2.28
医療費通知実施　　　　　　　　1980.7.1
社会保険調査会
「社会保険調査会官制」公布　　1935.7.27
「保険院保険制度調査会官制」公布　1938.11.7
社会保険調査会官制
「社会保険調査会官制」を公布　1935.7.27
社会保険福祉協会
民間医療保険のあり方　　　　　1985.12.20
社会保険労務士法
「社会保険労務士法」を公布　　1968.6.3
社会保障改革協議会
「医療制度改革大綱」がまとまる　2001.11.29
社会保障研究所
「社会保障研究所法」を公布　　1964.7.7
社会保障研究所法
「社会保障研究所法」を公布　　1964.7.7
社会保障税
シャウプ勧告、社会保障税を勧告　1949.9.15
社会保障制度
社会保障制度に関する勧告　　　1950.10.16
社会保障制度推進に関する勧告　1951.10.20
社会保障見直し論にクギ　　　　1975.12.1
社会保障制度等報告書まとまる　1982.5.29
社会保障制度審議会
社会保障制度要綱を作成　　　　1950.6.12
社会保障制度に関する勧告　　　1950.10.16
社会保障制度推進に関する勧告　1951.10.20
年金制度の整備改革を勧告　　　1953.12.10
医療保障制度に関し勧告　　　　1956.11.8
国民年金制度に関する基本方策　1958.6.14

「児童扶養手当法」案一部改正を答申
　　　　　　　　　　　　　　　1962.1.18
「石炭鉱業年金基金法」の制定で答申　1967.6.1
公害行政の一元化を提言　　　　1967.6.21
医療保険制度に対する意見書　　1970.12.19
「健康保険法」改正要綱を諮問　1971.1.12
医療保険各法の改正案要綱を諮問　1972.2.5
「医療基本法」案に批判的な答申　1972.5.9
国の医療政策が不明確と答申　　1981.4.10
老人福祉のあり方で提言　　　　1985.1.24
社会保障制度審議会設置法
「社会保障制度審議会設置法」公布　1948.12.23
社会保障制度要綱
社会保障制度要綱を答申　　　　1947.10.9
社会保障制度要綱を作成　　　　1950.6.12
社会保障長期計画懇親会
看護婦不足の見通し　　　　　　1974.1.28
社会保障長期計画懇談会
社会保障長期計画懇談会発足　　1973.5.7
社会保障連絡会議
社会保障連絡会議を結成　　　　1956.1.24
司薬場
司薬場設置　　　　　　　　　　1874.3.27
「毒薬劇薬取締方」布達　　　　1874.9.19
『ジャーナル・オブ・バイオロジカル・ケミストリー』
アルツハイマーの原因酵素を特定　2000.6.2
集英社
『メスよ輝け!!』連載開始　　　1989（この年）
『Jin―仁―』連載開始　　　　2000（この年）
獣疫予防法
「獣疫予防法」公布　　　　　　1896.3.29
「家畜伝染病予防法」公布　　　1922.4.10
『週刊少年チャンピオン』
手塚治虫『ブラック・ジャック』連
　載開始　　　　　　　　　　　1973.11月
週刊日本医事新報
日本医事新報社創業　　　　　　1921.2.5
『週刊ヤングサンデー』
『Dr.コトー診療所』連載開始　2000（この年）
習慣流産
日産婦、習慣流産について着床前診
　断を認める　　　　　　　　　2006.2.18
衆議院
田中正造が質問書提出　　　　　1891.12.18
伝染病研究所への国庫補助を建議　1893.1月
「医師会法案」提出　　　　　　1898.12.6
第1回癩患者実態調査　　　　　1900.12月
田中正造が足尾鉱毒事件で直訴　1901.12.10
「癩患者取締ニ関スル建議案」提出　1902.3.6
「癩予防法案」提出　　　　　　1906.1月

— 380 —

週休2日制
　世界の週休2日制実施状況　　　1973.1.13
従軍看護婦
　日清戦争が勃発　　　　　　　　1894.8.1
周産期医療と救急医療の確保と連携に関する懇談会
　病院受け入れ拒否問題で懇談会設置　2008.11.5
集治監仮留監官制
　「監獄官制」公布　　　　　　　1903.3.20
重症急性呼吸器症候群 → SARSを見よ
重症筋無力症
　特定疾患対策懇談会が発足　　　1972.6.12
重症心身障害
　重症心身障害児の療育研究を委託　1961.4月
重症心身障害者総合収容施設
　重症心身障害者総合収容施設を建設　1966.3.26
聚精堂
　吐鳳堂創業　　　　　　　　　　1893.7.3
十全会病院グループ
　医療法人のあり方を巡り論議　　1979.3.1
十全館
　会津藩、医学館設立　　　1801（この年）
十全病院
　ブッケマ来日　　　　　　　1871（この年）
『銃創瑣言』
　『銃創瑣言』刊行　　　　　　　1854.8月
集団一酸化炭素中毒症
　三井鉱山三池炭鉱の爆発事故　　1963.12.13
柔道整復営業法
　「柔道整復営業法」の特例に関する法律　　　　　　　　　　　　　1948.7.16
柔道整復師法
　柔道整復師法、X線技師法改正　1953.1.20
　「柔道整復師法」を公布　　　　1970.4.14
柔道整復術
　柔道整復術と健康保険で協定　1936（この年）
柔道整復術営業取締規則
　「柔道整復術営業取締規則」制定　1946.12.29
柔道整復等営業取締法
　「柔道整復等営業取締法」を公布　1947.12.20
柔道整復等営業法
　「柔道整復師学校養成所認定規則」制定　　　　　　　　　　　　　1948.4.7
　柔道整復師等営業を身分法に　　1951.4.1
　医業類似行為の特例期限撤廃　　1964.6.30
重度障害者
　重度障害者に日用品を支給　　　1969.5.27
重度精神薄弱児扶養手当法
　「重度精神薄弱児扶養手当法」を公布　1964.7.2

獣肉・山羊乳販売業ノ取締規則
　「獣肉・山羊乳販売業ノ取締規則」制定　　　　　　　　　　　　　1900.7.23
十二指腸虫
　十二指腸虫・肝臓ジストマ発見　1883.9月
自由貿易協定
　FTA合意、外国人看護師ら受け入れへ　　　　　　　　　　　　　2004.11.29
　EPA締結、外国人看護師と介護福祉士の受け入れ枠を発表　　2006.9.9
収容者健康診査規程
　「収容者健康診査規程」を発す　1925.5.7
手術用腱線
　手術用腱線発明　　　　　　1877（この年）
受精卵提供
　日産婦、受精卵提供を認めず　　2002.6.15
受精卵取り違え移植
　受精卵取り違え移植　　　　　　2000.5.12
恤救規則
　「恤救規則」制定　　　　　　　1874.12.8
　「窮民恤救申請調査箇条」制定　1875.7.3
出生前診断
　出生前診断、初の実態調査　　　1997.10.11
　出生前診断、カウンセリング必須　2012.8.31
出張採血
　日赤、出張採血を開始　　　　　1965.5.11
出張巡回診療
　農山村への出張巡回診療　　　　1932.8.20
種痘
　種痘が伝わる　　　　　　　1744（この年）
　李仁山が種痘を実施　　　　1746（この年）
　牛痘種痘法を実践　　　　　1824（この年）
　牛痘種痘法に失敗　　　　　1839（この年）
　牛痘苗を輸入　　　　　　　1846（この年）
　『弘痘新法全書』刊行　　　1846（この年）
　天然痘流行　　　　　　　　1847（この年）
　牛痘種痘法に成功　　　　　　　1849.7月
　除痘館の種痘を官許　　　　1858（この年）
　種痘を指示　　　　　　　　　　1860.7.13
　西洋医学所と改称　　　　　　　1861.10.28
　長崎養生所、種痘の官許を得る　1862.2.15
　ニュートン来日　　　　　　1867（この年）
　シドール来日　　　　　　　1868（この年）
　種痘の普及方を示達　　　　　　1870.4.24
　種痘医師免許が地方官限りに　　1872.9.19
　牛痘種継所設立　　　　　　　　1874.6.24
　「天然痘予防規則」制定　　　　1876.5.18
　下谷牛痘種継所移管　　　　　　1888.11月
　「痘苗製造所官制」・「血清薬院官制」公布　　　　　　　　　　　1896.3.31
　ジェンナー種痘発明百年記念式典　1896.5.14

乳児集団種痘量誤認	1969.10.8
種痘ワクチン接種中止	1970.6.19
種痘を予防接種から削除	1980.7.31

種痘医規則
「種痘医規則」制定	1876.4.12
「種痘医規則」改正	1880.9.15
「種痘規則」制定	1885.11.9

種痘館
『銃創瑣言』刊行	1854.8月
種痘館設立を出願	1857.8月
種痘館設立	1858.5.7
種痘を指示	1860.7.13
種痘館公営化	1860.10.14
大学東校に種痘館設立	1870.3月
東校に種痘局を設置	1871.11.10

種痘規則
「種痘規則」布達	1874.10.7
「種痘医規則」制定	1876.4.12
「種痘規則」制定	1885.11.9

受動喫煙
受動喫煙対策進む	2010.2月

種痘所
『銃創瑣言』刊行	1854.8月
種痘館設立	1858.5.7
種痘館公営化	1860.10.14
西洋医学所と改称	1861.10.28
種痘所と改称	1868.8.15

種痘局
東校に種痘局を設置	1871.11.10

種痘法
「種痘法」公布	1909.4.14

首都高速道路公団
川崎公害訴訟	1982.3.18

ジュネーブ条約
「ジュネーブ条約」に加入	1886.6.5
日本赤十字社と改称	1887.5.20

シュルツェ, エミール
シュルツェ来日	1874.12.20

准看護婦
初の准看護婦全国大会開催	1971.5.8

順天堂
順天堂設立	1843（この年）

順天堂医院
博愛社設立	1872（この年）
順天堂医院設立	1873.2月

順天堂大学
和田塾設立	1838（この年）
順天堂設立	1843（この年）
順天堂医院設立	1873.2月
がん細胞を殺す遺伝子の分離に成功	1988.8.15

順天堂大チーム、川崎病は細菌が関与と発表	2009.11.17
天皇が冠動脈バイパス手術	2012.2.18

ショイベ, H.B.
ショイベ来日	1877.10月

傷痍軍人
傷痍軍人救済範囲を拡大	1934.3.26
「傷兵保護院官制」公布	1938.4.18
軍事保護院駿河療養所設立	1944.12.15

傷痍軍人委員会
傷痍軍人委員会等廃止	1941.3.29

傷痍軍人医療委員会
傷痍軍人医療委員会設置	1939.7.28

傷痍軍人保護対策審議会
「傷痍軍人保護対策審議会官制」	1938.1.15

傷痍軍人保護対策審議会官制
「傷痍軍人保護対策審議会官制」	1938.1.15

傷痍軍人療養所
結核療養所を軍事保護院所管へ	1942.11.25

障害者基本法
「障害者基本法」成立	1993.12.3

障害者プラン
「障害者プラン」決定、大幅に改革	1995.12.19

小学館
『Dr.コトー診療所』連載開始	2000（この年）
『医龍—Team Medical Dragon—』連載開始	2002（この年）

小学校
小学校における体育および衛生に関して調令	1894.9.1

小学校令
「盲学校及聾唖学校令」公布	1923.8.28

娼妓黴毒検査方法
「娼妓黴毒検査方法」を達す	1876.4.5

娼妓取締規則
「娼妓取締規則」制定	1900.10.2

娼妓病院
娼妓病院設置	1910.7.14

焼却炉
ダイオキシン調査で小・中学校焼却炉が中止	1997.10.30

上下水道
上下水道敷設促進を建議	1887.6.30

常食調査
全国常食調査実施	1934.11.18

象先堂
伊東玄朴が開業	1839（この年）

商店法
「商店法」公布	1938.3.26

小児救急医療
総務省「小児医療に関する行政評価・
監視」結果に基づく勧告　　　2007.9.12
小児結核予防所
保健所に小児結核予防所併設　1940(この年)
『小児諸病鑑法治全集』
『幼々精義』刊行　　　　　　1843(この年)
『小児病棟』
テレビドラマ「小児病棟」放送　1980.12.3
小児保健所指針
小児保健所指針を答申　　　　　1926.7.9
小児マヒ → ポリオも見よ
小児マヒ治療センター
日本初の小児マヒ治療センター　1960.2.20
小児慢性特定疾患
小児慢性特定疾患治療研究事業　1974.9.1
小児用肺炎球菌ワクチン
同時接種ワクチン再開　　　　　2011.4.1
少年教護院
少年教護院を設置　　　　　　　1934.9.29
少年教護法
「少年教護法」公布　　　　　　1933.5.5
傷病兵救護
「廃兵院法」公布　　　　　　　1906.4.7
「軍事救護法」公布　　　　　　1917.7.20
「廃兵院官制」公布　　　　　　1923.3.31
傷兵院官制
「傷兵院法」を廃止する勅令を公布　1946.5.13
傷兵院法
傷痍軍人救護範囲を拡大　　　　1934.3.26
「傷兵院法」を廃止する勅令を公布　1946.5.13
昌平学校
昌平学校設立　　　　　　　　　1868.6.29
医学所・昌平学校移管　　　　　1868.8.2
医学所移管　　　　　　　　　　1868.12.25
医学校兼病院が昌平学校管下に　1869.5.10
大学校設立　　　　　　　　　　1869.6.15
昌平黌
昌平学校設立　　　　　　　　　1868.6.29
昌平坂学問所
洋書調所と改称　　　　　　　　1862.5.18
昌平学校設立　　　　　　　　　1868.6.29
傷兵保護院
「傷兵保護院官制」公布　　　　1938.4.18
「軍事保護院官制」公布　　　　1939.7.15
国立結核保養所を移管　　　　　1940.2.22
傷兵保護院官制
「傷兵保護院官制」公布　　　　1938.4.18
消防庁
救急の日決定　　　　　　　　　1982.7.20

病院受け入れ拒否、1万4000人に　2008.3.11
情報通信技術 → ICTを見よ
症例報告捏造
症例報告捏造　　　　　　　　　1991.8.9
昭和医学専門学校
医学専門学校4校創立　　　　　1928(この年)
昭和女子薬学専門学校
専門学校設立　　　　　　　　　1930.11.26
昭和電工
阿賀野川水銀中毒事件　　　　　1964.5月
新潟水銀中毒事件研究班最終報告　1967.4.7
新潟水俣病訴訟　　　　　　　　1967.6.12
新潟水俣病も解決へ　　　　　　1995.11.25
新潟水俣病訴訟で和解　　　　　1996.2.23
水俣病訴訟、和解合意　　　　　2010.3.29
水俣病訴訟、和解成立　　　　　2011.3.3
昭和天皇
老人福祉開発センターを設立　　1974.1.26
昭和天皇の病気をスクープ　　　1987.9.19
昭和天皇、病状悪化　　　　　　1988.9.19
昭和薬品
日本商事と昭和薬品が合併　　　1997.10.1
女教員ノ産前産後ニ於ケル休養ニ関スル件
「女教員ノ産前産後ニ於ケル休養ニ関
スル件」を発す　　　　　　1922.9.18
職員健康保険組合
職員健康保険組合設立認可　　　1939.5月
職員健康保険組合連合会
健康保険組合連合会設立　　　　1943.5.5
職員健康保険制度要綱
「保険院保険制度調査会官制」公布　1938.11.7
職員健康保険法
「職員健康保険法」公布　　　　1939.4.6
職業訓練法
「職業訓練法」を公布　　　　　1969.7.18
嘱託医制度
嘱託医制度を採用　　　　　　　1918(この年)
食中毒
大福餅中毒事件　　　　　　　　1936(この年)
鯨ベーコンによる食中毒事件　　1962.8.25
スズ入り缶ジュースで食中毒事件　1963.8.2
辛子蓮根で食中毒　　　　　　　1984.6月
大阪・堺市小学校で集団食中毒　1996.7.13
「O-157」で給食協会常務自殺　1996.11.3
岡山で「O-157」集団感染　　　1997.6.25
雪印乳業団食中毒事件　　　　　2000.6.27
森永乳業食中毒事件　　　　　　2000.7.12
ノロウイルスによる食中毒による患
者数、2005年の5倍以上　　2006.12.22
焼き肉店で食中毒　　　　　　　2011.4.29
赤痢で食中毒　　　　　　　　　2011.8.31

しょく　　　　　　　　　事項名索引　　　　　　　　日本医療史事典

牛生レバー、提供禁止　　　2012.7.1
食肉衛生検査所
　狂牛病全頭検査を開始　　　2001.10.18
食肉輸入取締規則
　「食肉輸入取締規則」制定　　1927.1.20
職場における労働者の健康確保のための化学物質管理のあり方検討会
　厚生労働省、化学物質管理のあり方
　　について報告　　　　　　　2004.5.27
食品安全委員会
　「食品安全基本法」が公布　　2003.5.30
　BSE対策について中間取りまとめ　2004.9.9
食品安全基本法
　「食品安全基本法」が公布　　2003.5.30
食品衛生
　「飲食物取締法」公布　　　　1900.2.24
食品衛生監視員
　食品衛生監視員を設置　　　　1947.5.3
　食品衛生監視員の費用交付税負担　1955.4.1
食品衛生調査会
　食品衛生法などを公布　　　　1947.12.24
　水俣病の原因物質を厚生大臣に答申
　　　　　　　　　　　　　　　1959.11.12
食品衛生法
　食品衛生法などを公布　　　　1947.12.24
　「食品衛生法」改正法を公布　1957.5.15
　保健機能食品制度の施行　　　2001.4.1
　「食品衛生法」改正が公布　　2003.5.30
食品添加物
　食品添加物の規格基準改正を告示　1966.10.4
食糧営団
　食糧配給公団が発足　　　　　1948.2.20
食糧管理法
　食糧配給公団が発足　　　　　1948.2.20
食糧配給公団
　食糧配給公団が発足　　　　　1948.2.20
　「食料品配給公団解散令」を公布　1950.3.31
女工と結核
　「女工と結核」発表　　　　　1913.10.25
除細動
　厚生労働省「救急救命士の業務のあ
　　り方等に関する検討会」報告書ま
　　とまる　　　　　　　　　　2002.12.11
　救急救命士の除細動認める　　2003.4.1
助産行為
　無資格で助産行為　　　　　　2006.8.24
助産師
　産婆の器械使用を禁止　　　　1878.7.10
　「私立産婆学校、産婆講習所指定規
　　則」制定　　　　　　　　　1912.6.18

看護系人材養成についての報告を公
　表　　　　　　　　　　　　　2009.8.18
助産師教育
　厚生労働省、看護基礎教育の充実に
　　関して報告　　　　　　　　2007.4.20
女子年少者労働基準規則
　「女子年少者労働基準規則」公布　1947.10.31
女性医学博士
　日本初の女性医学博士誕生　　1931（この年）
女性医師
　楠本イネ、医師として開業　　1871（この年）
　女性の医術開業試験合格第1号　1884.9月
　女性公許登録医師が誕生　　　1885.3月
除痘館
　牛痘種痘法に成功　　　　　　1849.7月
　除痘館の種痘を官許　　　　　1858（この年）
処方せん
　処方せんの記載方法、統一へ　2009.5.25
私立医学専門学校指定規則
　「私立医学専門学校指定規則」制定　1905.7.1
私立大阪盲唖院
　私立大阪盲唖院設立　　　　　1900.9.11
私立大阪薬学専門学校
　私立東京薬学専門学校設立　　1917.3.26
私立学校教職員共済組合法
　「私立学校教職員共済組合法」を公布
　　　　　　　　　　　　　　　1953.8.21
私立看護婦学校養成所指定標準
　「私立看護婦学校養成所指定標準」制
　　定　　　　　　　　　　　　1915.8.28
私立九州学院医学部
　私立熊本医学専門学校認可　　1904.2.9
私立九州薬学校
　私立九州薬学専門学校認可　　1910.1.22
私立九州薬学専門学校
　私立九州薬学専門学校認可　　1910.1.22
私立共立歯科医学校
　私立日本歯科医学校認可　　　1909.8.14
私立熊本医学専門学校
　私立熊本医学専門学校認可　　1904.2.9
私立熊本医学校
　私立熊本医学専門学校認可　　1904.2.9
私立熊本薬学校
　私立九州薬学専門学校認可　　1910.1.22
私立産婆学校、産婆講習所指定規則
　「私立産婆学校、産婆講習所指定規
　　則」制定　　　　　　　　　1912.6.18
私立奨進医会
　日本医史学会設立　　　　　　1928.3月
私立東京医学校
　済生学舎が廃校　　　　　　　1903.8.31

- 384 -

私立東京歯科医学専門学校
　「公立私立歯科医学校指定規則」制定
　　　　　　　　　　　　　　1906.10.30
私立東京慈恵医院医学専門学校
　「専門学校令」公布　　　　1903.3.27
私立東京慈恵医院医学校
　「専門学校令」公布　　　　1903.3.27
私立東京女医学校
　私立東京女子医学専門学校認可　1912.3.14
私立東京女子医学専門学校
　私立東京女子医学専門学校認可　1912.3.14
私立東京薬学専門学校
　私立東京薬学専門学校設立　1917.3.26
市立富山薬業学校
　共立富山薬学校設立　　1893（この年）
私立日本医学専門学校
　済生学舎が廃校　　　　　　1903.8.31
　私立日本医学専門学校認可　1912.7.11
私立日本医学校
　済生学舎が廃校　　　　　　1903.8.31
私立日本歯科医学校
　私立日本歯科医学校認可　　1909.8.14
私立病院産院規程
　「私立病院産院規程」制定　　1899.7.20
私立保健婦学校保健婦講習所規則
　保健婦学校・講習所の規則　　1941.7.16
私立保健婦養成所指定規則
　「保健婦養成所指定規定」を制定　1945.6.27
私立薬学専門学校指定規則
　「私立薬学専門学校指定規則」制定　1910.7.1
シルバーハウジング構想
　シルバーハウジング構想　　1986.4.30
『白い巨塔』
　『白い巨塔』刊行　　　　　　1965.7月
　映画「白い巨塔」公開　　1966.10.15
　テレビドラマ「白い巨塔」放送開始　1967.4.8
『Jin―仁―』
　『Jin―仁―』連載開始　　2000（この年）
　テレビドラマ「Jin―仁―」放送開始
　　　　　　　　　　　　　　2009.10.11
新型インフルエンザ
　政府「新型インフルエンザ対策行動
　　計画」を策定　　　　　　2005.11.14
　鳥インフルエンザ、人へ感染　2005.11.16
　H5N1亜型インフルエンザ、指定感染
　　症に　　　　　　　　　　2006.6.2
　「タミフル」、10代への投与中止へ　2007.3.20
　鳥インフルエンザに対する警戒を延
　　長　　　　　　　　　　　2007.4.27
　新型インフルエンザ対策開始　2008.7.29
　新型インフルエンザ行動計画を全面
　　改定　　　　　　　　　　2008.11.28
　新型インフルエンザ世界的に流行　2009.4.27
　新型インフルエンザワクチン接種開
　　始　　　　　　　　　　　2009.10.19
　新型インフルエンザ終息宣言　2010.3.31
　「新型インフルエンザ対策法」公布　2011.7.22
　インフルエンザウイルスの構造解明　2012.1.24
　「新型インフルエンザ等対策特別措置
　　法」公布　　　　　　　　2012.5.11
　新型インフルエンザワクチン流通改
　　善で報告　　　　　　　　2012.7.30
新型インフルエンザ対策法
　「新型インフルエンザ対策法」公布　2011.7.22
新型インフルエンザ等対策特別措置法
　「新型インフルエンザ等対策特別措置
　　法」公布　　　　　　　　2012.5.11
新型肺炎　→　SARSを見よ
人家稠密ノ地ニ於テ牛豚類豢養禁止ノ件
　「人家稠密ノ地ニ於テ牛豚類豢養禁止
　　ノ件」　　　　　　　　　1873.5.15
鍼灸術営業取締規則
　「鍼灸術営業取締規則」布達　1885.9.10
新宮　涼閣
　コレラ流行　　　　　　　　1858.7月
新宮　涼民
　コレラ流行　　　　　　　　1858.7月
『神経学雑誌』
　日本神経学会設立　　　1902（この年）
人血糸状虫
　人血糸状虫発見　　　　1877（この年）
新健康フロンティア戦略賢人会議
　「新健康フロンティア戦略賢人会議」、
　　新健康フロンティア戦略取りまと
　　め　　　　　　　　　　　2007.4.18
人口
　人口調節の必要を強調　　　1954.8.24
　人口の自然増が100万人を割る　1957.4.26
　東京都人口1000万人　　　　1962.2.1
　日本の総人口が1億人を突破　1966.3.31
　65歳以上が総人口の10.5％　1986.9.14
人工甘味質取締規則
　「人工甘味質取締規則」制定　1901.10.16
人工授精
　非配偶者間の人工授精、650人が実施
　　　　　　　　　　　　1977（この年）
人口食料問題調査会
　人口食料問題調査会設置　　1927.7.7
人口政策確立要綱
　「人口政策確立要綱」閣議決定　1941.1.22

人口多機能幹細胞 → iPS細胞を見よ
人口動態調査令
「人口動態調査令」公布 1922.11.1
『人口白書』
第1回『人口白書』を発表 1959.6.14
人口問題研究会
人口問題研究会設立 1933.10月
人口問題研究所官制
「人口問題研究所官制」公布 1939.8.25
「公衆衛生院官制」を公布 1946.5.1
人口問題研究所
「人口問題研究所官制」公布 1939.8.25
厚生科学研究所設置 1942.11.1
人口問題審議会
人口問題審議会設置 1949.8.1
人口調節の必要を強調 1954.8.24
第1回『人口白書』を発表 1959.6.14
清国及ビ香港ニ於テ流行スル伝染病ニ対シ船舶検疫施行ノ件
「清国及ビ香港ニ於テ流行スル伝染病ニ対シ船舶検疫施行ノ件」公布 1894.5.26
新国民年金法案構想
新国民年金法案構想(基礎年金)発表 1975.11.6
『壬午天行病説』
コレラ流行 1832(この年)
人材育成
文部省21世紀医学医療懇談会、医療分野への人材受け入れについて提言 1996.6.13
文部省21世紀医学医療懇談会、介護人材の育成を提言 1997.2.21
新三種混合ワクチン
MMR摂取中止 1993.4.27
MMR禍、国・製造元の責任認める 2003.3.13
人事院
医療職・看護職の給与の改定を勧告 1991.8.7
信州大学
C型肝炎ウイルス発見 1989.1月
生体肝移植続く 1990.6.15
鍼術灸術営業差許方
「鍼術灸術営業差許方」を達す 1885.3.25
鍼術灸術営業取締規則
「按摩術営業取締規則」・「鍼術灸術営業取締規則」制定 1911.8.14
『人身窮理』
『人身窮理』刊行 1857(この年)
心身障害児対策連絡会議
心身障害児対策連絡会議を設置 1966.7.29
心身障害者対策基本法
「心身障害者対策基本法」を公布 1970.5.21

「障害者基本法」成立 1993.12.3
心身障害者の村(コロニー)
重症身障者総合収容施設を建設 1966.3.26
心身障害者福祉協会
「心身障害者福祉協会法」を公布 1970.5.4
心身障害者福祉協会法
「心身障害者福祉協会法」を公布 1970.5.4
『人身連骨真形図』
『人身連骨真形図』作成 1741(この年)
新生児集中治療施設
新生児集中治療施設開設 1977.5.1
新生児訪問指導
3歳児健康診査、新生児訪問指導 1961.6.19
人生80年時代
"人生80年時代"へ社会保障整備 1986.4.8
心臓移植
日本初の心臓移植手術 1968.8.8
腎臓移植
臓器売買明るみ 1984.11.13
「腎臓移植ネットワーク」スタート 1995.3.31
腎臓移植普及会
腎臓バンクを設置 1977.6月
腎臓がん
腎臓がんに遺伝子治療 1996.8.6
心臓手術
心臓ペースメーカー手術5000人超 1982(この年)
心臓手術をめぐる医療ミステリー、ベストセラーに 2006.2月
テレビドラマ「チーム・バチスタの栄光」放送開始 2008.10.14
天皇が冠動脈バイパス手術 2012.2.18
腎臓バンク
腎臓バンクを設置 1977.6月
身体障害者
国鉄に身体障害者運賃割引規定 1952.4.8
身障者の雇用促進に関する答申 1967.7.28
身体障害者福祉モデル都市 1973.7.26
身体障害者数10年で1.5倍 1980.2月
身体障害者福祉の方策を答申 1982.3.29
身体障害者実態調査結果がまとまる 1987.11.4
身体障害者雇用審議会
身障者の雇用促進に関する答申 1967.7.28
身体障害者雇用促進法
「身体障害者雇用促進法」を公布 1960.7.25
身体障害者福祉法
「身体障害者福祉法」を公布 1949.12.26
「身体障害者福祉法」改正法公布 1972.7.1
身体障害者法
「身体障害者法」、「児童福祉法」改正 1953.3.31

身体障害者旅客運賃割引規定
　国鉄に身体障害者運賃割引規定　　1952.4.8
診断群分類包括評価制度
　DPC制度の導入　　2003.4.1
診断と治療社
　近世医学社創業　　1914.3.30
新潮社
　薬害エイズ報道、最高裁判決で新潮
　　社敗訴　　2005.6.16
新日本窒素肥料
　水俣病の原因研究　　1957.1月
　厚生省も有機水銀説を断定　　1959.10.6
　水俣病原因物質を正式発表　　1963.2.20
新日本窒素肥料附属病院
　水俣病患者を発見　　1956.5.1
　水俣病医学研究　　1956.8.24
　胎児性水俣病判明　　1958.2.7
　水俣病は水銀が原因　　1959.7.21
じん肺法
　「じん肺法」を公布　　1960.3.31
新橋堂書店
　『家庭医学叢書』刊行開始　　1915 (この年)
新薬試験データ改竄
　新薬試験データ改竄で業務停止　　2010.4.13
新薬申請データ捏造
　新薬申請データ捏造発覚　　1982.11.20
診療エックス線技師法
　「診療エックス線技師法」を公布　　1951.5.11
　柔道整復師法、X線技師法改正　　1953.1.20
診療関連死
　厚生労働省、「診療行為に関連した死
　　亡に係る死因究明等の在り方に関
　　する検討会」を設置　　2007.4.20
診療契約
　日本医師会と診療契約　　1926.11.4
　日本歯科医師会と診療契約　　1926.12.26
　公立病院と診療契約交渉を開始
　　　　　　　　　　　　1926 (この年)
　健康保険診療契約　　1927.5月
診療行為に関連した死亡に係る死因究明等
の在り方に関する検討会
　厚生労働省、「診療行為に関連した死
　　亡に係る死因究明等の在り方に関
　　する検討会」を設置　　2007.4.20
診療情報開示
　カルテ開示を法制化　　1998.6.18
　診療情報開示に応じる　　1999.1.12
　カルテの電子保存承認　　1999.4.22
　カルテ開示法先送り　　1999.7.1
診療所取締規則
　病院等の取締規則制定　　1927.9.10

「診療所取締規則」制定　　1933.10.4
診療所における同一患者の収容時間の制限
に関する医療法の特例に関する法律
　同一患者の収容時間の制限　　1951.11.2
診療費
　社会保険審議会、診療費値上げ反対
　　　　　　　　　　　　1957.12.23
診療点数
　ストマイ等診療点数引き下げ　　1954.7.1
　点数表の不合理是正を厚生大臣に要
　　望　　1954.7.5
　保険医、点数引き下げに対し一斉休
　　診　　1954.7.15
　診療点数1点を10円に固定　　1957.8.31
診療に関する情報提供の在り方に関する検
討会
　厚生労働省、「診療に関する情報提供
　　の在り方に関する検討会」報告書
　　まとまる　　2003.6.10
診療報酬
　点数単価方式を採用　　1943.4.1
　医薬分業に関する診療費算定　　1951.1.24
　国立療養所の診療報酬告示　　1952.6.23
　社会保険診療報酬の点数改正　　1958.6.30
　診療報酬スライド制導入問題　　1973.3.26
　診療報酬請求事務の簡素化　　1973.6.8
　デイケアを診療報酬で点数化　　1974.2.1
　診療報酬引き上げ　　1990.4.1
　中医協、診療報酬引き上げ承認　　1992.2.14
　診療報酬改定　　1993.9.24
　国民医療費、1人あたり20万円突破　　1994.9.25
　診療報酬「本体」1.3%引下げを決定
　　　　　　　　　　　　2001.12.17
　診療報酬改定　　2002.4.1
　「医療保険制度体系および診療報酬体
　　系に関する基本方針」が閣議決定　　2003.3.28
　DPC制度の導入　　2003.4.1
　診療報酬、1%引き下げ　　2003.12.18
　診療報酬改定　　2004.4.1
　診療報酬改定　　2006.4.1
　国民健康保険の医療費、伸び率鈍化　　2007.7.2
　診療報酬本体部分引き上げを決定　　2007.12.18
　診療報酬、10年ぶりのプラス改定　　2010.4.1
　診療報酬改定　　2012.2.10
診療報酬明細書 → レセプトを見よ
診療用エックス線装置取締規則
　「診療用エックス線装置取締規則」　　1937.8.2

【す】

水銀汚染
　築地市場の魚から水銀を検出　　1973.6.21
水銀等汚染対策推進会議
　水銀等汚染対策推進会議を設置　1973.6.14
水産庁
　水俣病対策　　　　　　　　　　1960.1.9
水質汚濁防止法
　公害関係14法律が公布　　　　　1970.12.25
水痘
　麻疹・水痘患者の出仕を禁止　　1754.2月
水道
　大阪市水道が竣工　　　　　　　1895.10月
水道行政
　水道行政の取扱閣議決定　　　　1957.1.18
水道条例
　「水道条例」公布　　　　　　　1890.2.13
　大阪市水道が竣工　　　　　　　1895.10月
　「水道条例」改正　　　　　　　1911.3.29
　「水道条例」改正　　　　　　　1921.4.8
水道法
　「水道法」を公布　　　　　　　1957.6.15
水難救護法
　「水難救護法」公布　　　　　　1899.3.28
睡眠障害
　「光害」対策ガイドラインまとまる　1996.9.19
睡眠病
　コッホ来日　　　　　　　　　　1908.6.12
睡眠薬
　少年少女に睡眠薬遊びが流行　　1961.4月
水利組合条例
　「水利組合法」公布　　　　　　1908.4.13
水利組合法
　「水利組合法」公布　　　　　　1908.4.13
スウェーデン体操
　スウェーデン体操採用方針を決定　1905.11月
枢密院
　保健社会省設置を決定　　　　　1937.7.9
菅 之芳
　「文部省直轄諸学校官制」改正　1901.4.1
すかいらーく
　赤痢で食中毒　　　　　　　　　2011.8.31
菅沢 重彦
　第33回帝国学士院恩賜賞　　　　1943.5.13
スカッダー, D.
　スカッダー来日　　　　　　　　1885（この年）

菅沼 メリー
　アメリカ人女医に開業免許　　　1893（この年）
杉田 玄郷
　『泰西眼科全書』刊行　　　　　1799（この年）
杉田 玄端
　医学会社設立　　　　　　　　　1875.4.11
杉田 玄白
　『ターヘル・アナトミア』翻訳開始　1771.3.4
　『解体新書』刊行　　　　　　　1774.8月
　『和蘭医事問答』刊行　　　　　1795（この年）
　『蘭学事始』完成　　　　　　　1815（この年）
　『瘍医新書』刊行　　　　　　　1825（この年）
杉田 成卿
　モーニッケ来日　　　　　　　　1848.6.15
　蕃書調所設立　　　　　　　　　1856.2.11
杉田 伯元
　『和蘭医事問答』刊行　　　　　1795（この年）
杉田 立卿
　『瘍科新選』刊行　　　　　　　1830（この年）
杉並病
　杉並病が話題に　　　　　　　　1998.4月
　杉並病で不燃ごみ工程代替案　　2000.1.17
　杉並病の健康相談　　　　　　　2000.2.8
　杉並病被害住民への補償を決定　2000.3.31
　杉並病の因果関係を認める裁定　2002.6.26
杉村 隆
　第66回日本学士院恩賜賞　　　　1976.6.7
数寄屋橋教会
　田中正造が足尾鉱毒事件で直訴　1901.12.10
杉山産婦人科医院
　女児産み分けの実施が判明　　　1993.2月
スクリバ, ユリウス
　スクリバ来日　　　　　　　　　1881.6.5
スコットランド一致長老教会
　フォールズ来日　　　　　　　　1874.3月
健やか親子21
　国民運動計画「健やか親子21」を開始　2001.1.1
鈴木 梅四郎
　実費診療所設立　　　　　　　　1911.9.5
鈴木 梅太郎
　オリザニン抽出　　　　　　　　1910（この年）
　第14回帝国学士院恩賜賞　　　　1924.6.8
鈴木 万次郎
　大日本医会設立　　　　　　　　1893.4月
鈴木 稔
　日本住血吸虫の中間宿主を発見　1913（この年）
スズキ医院
　国内初の顕微授精ベビー　　　　1992.4.7

− 388 −

スズケン
　スズケンと秋山愛生舘が合併　　　1998.4.1
ステロイド
　厚生労働省、「喘息死ゼロ作戦」を実
　　施　　　　　　　　　　　　　　2006.4.1
ストライキ
　東京医労連、待遇改善でスト　　1960.11.1
　病院経営管理改善懇談会を設置　1960.12.16
　医療費値上げをめぐり一斉休診　 1961.2.19
　東大医学部生、登録医制度に反対し
　　スト　　　　　　　　　　　　1968.1.29
　年金統一ストを全国一斉に行う　 1973.4.17
　看護師の増員要求スト　　　　　1990.11.9
ストレプトマイシン
　ストレプトマイシン国内生産確保　1949.9.22
　ストレプトマイシン国内製造許可　1950.10.28
　ストマイ等診療点数引き下げ　　　1954.7.1
　ストレプトマイシン系治療薬障害　1978.9.25
　ストレプトマイシン薬害訴訟　　　1981.4.23
『スーパージャンプ』
　『Jin―仁―』連載開始　　　2000（この年）
スペイン風邪
　スペイン風邪流行　　　　　　1918（この年）
スペースシャトル
　宇宙医学実験実施　　　　　　　　1991.6.5
スポーツ整形外科
　スポーツ整形外科開設　　　　　　1980.6.1
スポーツドクター
　スポーツドクター認定　　　　　　1983.1.16
須磨浦療病院
　須磨浦療病院設立　　　　　　　　1889.8.12
スミス、ユージン
　水俣病報道写真　　　　　　　　　1971.9.10
スミソニアン・インスティテュート
　野口英世に研究費2000ドル　　1902（この年）
住友金属鉱山
　土呂久鉱山ヒ素汚染　　　　　1933（この年）
　土呂久鉱害訴訟　　　　　　　　1975.12.27
スモッグ
　東京にスモッグ問題化　　　　　　1962.12月
スモン
　スモン病発生　　　　　　　　1955（この年）
　病名スモンと命名　　　　　　　　1964.5.7
　キノホルム剤の発売中止を答申　　1970.9.8
　スモン患者、東京地裁に初提訴　　1971.5.28
　スモン病の原因物質　　　　　　　1972.3.13
　特定疾患対策懇談会が発足　　　　1972.6.12
　難病対策要綱をまとめる　　　　　1972.10.2
　スモン訴訟で初の和解成立　　　1977.10.29
　スモン訴訟で原告勝訴　　　　　　1978.3.1
　スモン訴訟、原告勝訴　　　　　　1978.8.3

　スモン薬害訴訟　　　　　　　　　1979.2.15
　田辺製薬が和解　　　　　　　　　1979.5.16
　スモン和解交渉合意　　　　　　　1979.9.15
　スモン薬害訴訟　　　　　　　　1981.12.23
スモン調査研究協議会
　スモン病の原因物質　　　　　　　1972.3.13
駿河台日大病院
　日本初の脳死肺移植　　　　　　　2000.3.29
スロイス
　スロイス来日　　　　　　　　　　1871.4.2
スロイス, P.J.A.
　スロイス来日　　　　　　　　　　1871.4.2
　ホルトルマン来日　　　　　　　　1875.7.29
諏訪マタニティークリニック
　国内初の代理出産　　　　　　　　2001.5.18
　50代が孫を代理出産　　　　　　2006.10.14

【せ】

成医会
　ホイトニー来日　　　　　　　1875（この年）
成医会講習所
　成医会講習所設立　　　　　　　　1881.5.1
『西医日用方』
　『西医日用方』刊行　　　　　1864（この年）
正院
　薬剤取調之方法を上申　　　　　　1873.5.20
製菓衛生師法
　「製菓衛生師法」を公布　　　　　1966.7.4
生活環境施設整備緊急措置法
　「生活環境施設整備緊急措置法」公布
　　　　　　　　　　　　　　　　1963.12.24
生活環境整備新5カ年計画
　生活環境整備新5カ年計画　　　　1966.8.27
生活困窮者緊急生活援護要綱
　生活困窮者緊急生活援護要綱　　　1946.4.1
生活習慣病
　生活習慣病予防についての策定公表 1997.7.30
生活保護法
　「生活保護法」を公布　　　　　　1946.9.9
　「生活保護法」による医療施設を指定 1947.3.5
　「生活保護法」を公布　　　　　　1950.5.4
　「生活保護法」による診療方針告示　1950.8.5
　「生活保護法」による医療機関告示　1950.8.23
　「生活保護法」の医療扶助入退院基準　1954.5.8
税関官制
　「税関官制」改正　　　　　　　　1924.12.20

制限診療
　日本医師会、制限診療の撤廃要望　　1960.8.18
　制限診療の大幅緩和推進　　　　　　1962.11.5
聖三一孤女学院
　濃尾大地震が発生　　　　　　　　　1891.10.28
誠之館
　誠之館設立　　　　　　　　　1854（この年）
躋寿館
　躋寿館設立　　　　　　　　　　　　1765.5月
　躋寿館で百日教育　　　　　　　1784（この年）
　医学館に改称　　　　　　　　　　　1791.10月
青少年雇入制限令
　「青少年雇入制限令」公布　　　　　1940.2.1
生殖補助医療部会
　兄弟姉妹の精卵子提供、認めず　　　2003.3.13
精神医学
　精神病学教室設置　　　　　　　　　1886.12.3
精神衛生
　精神衛生患者の保安処分　　　　　　1969.1.23
精神衛生実態調査
　精神衛生実態調査を実施　　　　　　1954.7.1
　精神衛生実態調査を実施　　　　　　1963.7.1
　精神衛生実態調査結果発表　　　　　1984.2.1
精神衛生審議会
　精神衛生審議会、中間答申　　　　　1964.7.25
精神衛生法
　ライシャワー米大使刺傷事件　　　　1964.3.24
　精神衛生審議会、中間答申　　　　　1964.7.25
　「精神衛生法」改正法を公布　　　　1965.6.30
　「精神衛生法」改正法公布　　　　　1987.9.26
精神科作業療法
　デイケアを診療報酬で点数化　　　　1974.2.1
精神科デイケア
　デイケアを診療報酬で点数化　　　　1974.2.1
精神疾患
　精神病患者への拘禁具の強制使用を
　　禁止　　　　　　　　　　　1901（この年）
　精神病調査票作成義務化　　　　　　1909.12.28
　精神病者全国調査　　　　　　　　　1917.6.30
　在院精神障害者実施調査　　　　　　1956.7.15
　厚生労働省「心の健康問題の正しい
　　理解のための普及啓発検討会」報
　　告書まとまる　　　　　　　　　　2004.3.25
精神神経用剤
　精神神経用剤の再評価結果　　　　　1973.11.21
成人T細胞白血病
　HTLV-1対策推進　　　　　　　　　　2011.7.5
精神薄弱児（者）
　精神薄弱児施設入所者実態調査　　　1971.7.1
精神薄弱者福祉法
　「精神薄弱者福祉法」を公布　　　　1960.3.31

　「精神薄弱者福祉法」改正法を公布　1967.8.19
精神病院
　官公立精神病院設立を建議　　　　　1911.3.22
　精神病院で日常的に暴行　　　　　　1984.3.14
精神病院法
　「精神病院法」公布　　　　　　　　1919.3.27
精神病院法施行規則
　「精神病院法施行令」・「精神病院法施
　　行規則」公布　　　　　　　　　　1923.6.30
精神病院法施行令
　「精神病院法施行令」・「精神病院法施
　　行規則」公布　　　　　　　　　　1923.6.30
『精神病学集要』
　『精神病学集要』刊行　　　　　　　1894.9.14
精神病隔離室
　精神病隔離室設置　　　　　　1880（この年）
精神病患者の届出ニ関スル件
　精神病患者の取扱に関して公布　　　1894.4.28
精神病者監護ニ関スル件
　「精神病者監護法」公布　　　　　　1900.3.10
精神病者監護法
　「精神病者監護法」公布　　　　　　1900.3.10
精神病者取扱心得
　精神病者の取扱に関して公布　　　　1894.4.28
成人病予防検診
　健保、成人病予防検診実施　　　　　1964.4月
精神保健及び精神障害者福祉に関する法律
　→　精神保健福祉法を見よ
精神保健福祉法
　「精神保健法」改正　　　　　　　　1993.6.11
　「精神保健福祉法」改正　　　　　　1995.7.1
精神保健法
　「精神保健法」を公布　　　　　　　1950.5.1
　「精神衛生法」改正法公布　　　　　1987.9.26
　「精神保健法」改正　　　　　　　　1993.6.11
『西説内科撰要』
　『西説内科撰要』刊行　　　　　1792（この年）
清掃
　市街の清掃に関し訓令　　　　　　　1886.12.3
清掃法
　「清掃法」の公布　　　　　　　　　1954.4.22
生体肝移植
　初の生体肝移植　　　　　　　　　　1989.11.13
　生体肝移植続く　　　　　　　　　　1990.6.15
　初の成人間の生体肝移植　　　　　　1991.6.4
　初の生体肝再移植　　　　　　　　　1993.7.21
　生体肝移植提供者が死亡　　　　　　2003.5.4
生体小腸移植
　国内初、生体小腸移植実施　　　　　1996.5.17

生体腎移植
　臓器売買容疑で初の摘発　　　　　2006.10.13
生体染色法
　生体染色法の研究を発表　　　　1914（この年）
生体肺移植
　日本初の生体肺移植申請　　　　　1997.6.23
　日本初の生体部分肺移植実施　　　1998.10.28
性転換手術
　埼玉医大、性転換手術を認める　　1996.7.2
　性転換手術容認　　　　　　　　　1997.5.28
　国内初の性転換手術　　　　　　　1998.10.16
性同一性障害
　埼玉医大、性転換手術を認める　　1996.7.2
　性転換手術容認　　　　　　　　　1997.5.28
　国内初の性転換手術　　　　　　　1998.10.16
精得館
　精得館と改称　　　　　　　　　　1865.4月
　マンスフェルトが精得館教師に　　1866.7.14
　長崎府医学校・病院と改称　　　　1868.10.17
青年医師連合
　青年医師連合、インターン制度に反
　　対　　　　　　　　　　　　　　1967.3.12
聖バルナバ病院
　ラニング来日　　　　　　　　　　1873.7月
　私立のらい療養所が解散　　　　1941（この年）
性病
　「行政執行法」公布　　　　　　　1900.6.2
　性病対策を開始　　　　　　　　1900（この年）
　「花柳病予防法」公布　　　　　　1927.4.5
　「花柳病予防法特例」制定　　　　1945.11.22
　山形県上ノ山温泉で性病感染　　1949（この年）
　性病予防週間始まる　　　　　　1949（この年）
『性病学』
　『性病学』刊行　　　　　　　　　1923.1.24
性病予防法
　「性病予防法」を公布　　　　　　1948.7.15
　「感染症新法」施行　　　　　　　1999.4.1
政府職員共済組合令
　「政府職員共済組合令」公布　　　1940.12.2
生物学的製剤
　生物学的製剤製造規定　　　　　　1961.2.1
生物学的製剤製造規則
　「生物学的製剤製造規則」公布　　1949.2.21
聖マリアンナ医大
　信仰による輸血拒否で児童死亡　　1985.6.6
舎密局
　ハラタマ来日　　　　　　　　　　1866.3.3
生命と倫理に関する懇談会
　厚生大臣の私的勉強会が発足　　　1983.4.13
生命保険協会
　入院費保険などを認可申請　　　　1963.3.13

　国が生保・損保に申し入れ　　　　1986.5.13
生命倫理
　男女産み分け　　　　　　　　　　1986.5.31
　立花隆『脳死』刊行　　　　　　　1986.10月
　脳死・生命倫理及び臓器移植問題に
　　関する調査会を設置　　　　　　1988.3.10
生命倫理学会
　生命倫理学会、発足　　　　　　　1988.11.23
生命倫理研究会
　生命倫理学会、発足　　　　　　　1988.11.23
製薬会社汚職事件
　製薬会社汚職事件で逮捕　　　　　1996.11.21
製薬学教場
　製薬学教場設置　　　　　　　　　1873.7.3
製薬監理官事務所
　製薬監理官事務所設立　　　　　　1944.9.1
製薬免許手続
　「製薬免許手続」を達す　　　　　1876.5.8
製薬用阿片売下ニ関スル件
　「製薬用阿片売下ニ関スル件」公布　1917.8.14
西洋医学所
　種痘館設立　　　　　　　　　　　1858.5.7
　西洋医学所と改称　　　　　　　　1861.10.28
　緒方洪庵が奥医師に　　　　　　　1862.8.21
　医学所と改称　　　　　　　　　　1863.2.24
西洋医学取締
　蘭学取締り　　　　　　　　　　　1840.5月
　西洋医学研究禁止　　　　　　　1848（この年）
　「蘭書翻訳取締令」　　　　　　　1849.9.26
西洋医学ノ所長ヲ採用ス
　「西洋医学ノ所長ヲ採用ス」布告　1868.3.7
『西洋医学史』
　『西洋医学史』刊行　　　　　　1929（この年）
『西洋医学歴史』
　『西洋医学歴史』刊行　　　　　1936（この年）
西洋医術採用方
　「西洋医術採用方」を公許　　　　1868.3.8
西洋医法採用方
　「西洋医法採用方」建白　　　　　1868.2月
生理
　生理時の体操の取り扱いについて訓
　　令　　　　　　　　　　　　　　1900.3.26
清涼飲料水営業取締規則
　「清涼飲料水営業取締規則」公布　1900.6.5
聖隷浜松病院
　新生児集中治療施設開設　　　　　1977.5.1
　聖隷浜松病院、脳死患者の治療は中
　　止と発表　　　　　　　　　　　1990.8.7
聖隷福祉事業団
　日本初のホスピス誕生　　　　　　1981.4月

せ

聖隷三方原病院
　日本初のホスピス誕生　　　　　1981.4月
聖路加病院
　スクリバ来日　　　　　　　　　1881.6.5
『世界医学史』
　『世界医学史』刊行　　　　1928（この年）
世界医師会
　武見太郎が、世界医師会会長に　1975.10.6
　坪井日医会長が、世界医師会会長に 2000.10.6
世界肝炎連盟
　第1回日本肝炎デー　　　　　　2012.7.28
世界精神保健連盟
　世界精神保健連盟の世界会議開催　1993.8.23
世界保健機関
　世界保健機関（WHO）に加盟　　1951.5.16
　WHOより未熟児保育器を寄贈　　1954.1月
　国際胃がん情報センター設置　　1970.10.1
　国立水俣病研究センター　　　　1986.9.24
　WHO、SARSで警告　　　　　　2003.3.12
　SARSは新種ウイルス　　　　　　2003.4.8
　政府「新型インフルエンザ対策行動
　　計画」を策定　　　　　　　 2005.11.14
　新型インフルエンザ世界的に流行　2009.4.27
　新型インフルエンザ終息宣言　　2010.3.31
　第1回日本肝炎デー　　　　　　2012.7.28
赤十字国際会議
　第15回赤十字国際会議開催　1934（この年）
脊髄症
　HTLV-1対策推進　　　　　　　　2011.7.5
石炭鉱業審議会
　石炭労働者特別年金制度を答申　 1967.5.8
石炭鉱業年金基金法
　「石炭鉱業年金基金法」の制定で答申 1967.6.1
　「石炭鉱業年金基金法」を公布　 1967.8.16
石炭労働者特別年金
　石炭労働者特別年金制度を答申　 1967.5.8
石綿 → アスベストも見よ
石綿肺
　アスベスト第一陣訴訟、国の責任否
　　定　　　　　　　　　　　　 2011.8.25
　アスベスト第二陣訴訟、国の責任認
　　定　　　　　　　　　　　　 2012.3.28
赤痢
　天然痘・赤痢流行　　　　1746（この年）
　赤痢・疫痢流行　　　　　1819（この年）
　赤痢流行　　　　　　　　　　　1829.6月
　赤痢など流行　　　　　　1841（この年）
　「伝染病予防規則」制定　　　　 1880.7.9
　伝染病流行　　　　　　　1885（この年）
　赤痢流行　　　　　　　　1892（この年）
　天然痘・赤痢流行　　　　1893（この年）

　赤痢・天然痘流行　　　　1894（この年）
　コレラ・赤痢・腸チフス流行　1895（この年）
　赤痢・腸チフス流行　　　1896（この年）
　赤痢菌発見　　　　　　　　　1897.12.25
　赤痢・天然痘・腸チフス流行　1897（この年）
　川崎で赤痢が流行　　　　1935（この年）
　大牟田市で赤痢流行　　　　　　1937.9.1
　戦後最大の赤痢発生　　　　　　1959.7.3
　千葉大学腸チフス事件　　　　　1966.4.7
　赤痢で食中毒　　　　　　　　 2011.8.31
セジュイック、ヘンリー・N.M.
　セジュイックが横浜梅毒病院長に　1871.6.21
　ヒルが横浜梅毒病医院長に　　　1872.1月
世田谷乳児院
　WHOより未熟児保育器を寄贈　　1954.1月
『説得―エホバの証人と輸血拒否事件』
　輸血拒否事件をめぐるノンフィク
　　ション刊行　　　　　　　　1988.12月
セラチア菌
　院内感染で死者　　　　　　　　2000.7.3
ゼリア新薬工業
　丸山ワクチン治験延長　　　　1990.11.14
　丸山ワクチン治験延長　　　　 1993.12.6
　丸山ワクチン、治験延長　　　 1998.3.25
セリウス
　『銃創瑣言』刊行　　　　　　　1854.8月
『セル』
　「AID」遺伝子の重要な役割を発見　2000.9.1
　iPS細胞、世界で初作製　　　　 2006.8.11
全医労
　社会保障連絡会議を結成　　　　1956.1.24
船員ノ最低年齢及健康証明書ニ関スル法律
　「工場法」改正　　　　　　　　1923.3.30
船員保険
　船員保険等を地方庁に移管　　　1943.3.31
船員保険法
　「船員保険法」公布　　　　　　 1939.4.6
　「船員保険法」改正公布、遺族年金の
　　創設　　　　　　　　　　　 1945.2.19
　「社会保険診療報酬支払基金法」公布
　　　　　　　　　　　　　　　 1948.7.10
　「船員保険法」改正法を公布　　 1965.6.1
全がん協 → 全国がん（成人病）センター協議会
　を見よ
全国医師大会
　全国医師大会開催　　　　　　　1936.7.6
　全国医師大会、新医療費反対デモ 1954.11.25
全国医薬品原料配給統制会
　全国医薬品原料配給統制会設立　1938.12月
全国がん（成人病）センター協議会
　がん生存率公表　　　　　　　2012.10.22

全国公私病院連盟
　全国病院団体連合発足　　　　1993.9.15
全国国民健康保険団体中央会
　国民健康保険中央会を設立　　　1958.12.31
全国社会福祉協議会
　中央社会福祉協議会設立　　　　1951.1.11
全国社会福祉協議会連合会
　中央社会福祉協議会設立　　　　1951.1.11
全国進行性筋委縮症親の会
　全国進行性筋委縮症親の会発足　1964.3.5
全国スモンの会
　初の公害被害者全国大会　　　　1969.11.26
全国精神衛生大会
　第1回全国精神衛生大会を開催　1953.11.24
全国病院団体連合
　全国病院団体連合発足　　　　　1993.9.15
全国保育事業大会
　第1回全国保育事業大会を開催　1952.7.15
全国有床診療所連絡協議会
　全国有床診療所連絡協議会、設立　1988.2.6
全国立病院職員組合
　全国立病院職員組合が結成　　　1946.12.14
全国老人保健施設協会
　『介護白書』刊行開始　　　　　2004.7月
戦災援護会
　戦時国民協助義会を改組、戦災援護
　　会を結成　　　　　　　　　　1945.3.28
戦時国民協助義会
　戦時国民協助義会を改組、戦災援護
　　会を結成　　　　　　　　　　1945.3.28
戦時災害保護法
　「戦時災害保護法」公布　　　　1942.2.25
戦時中医薬品ヲ輸出セントスル者ノ内務大臣ノ許可ヲ受クベキ件
　「戦時中医薬品ヲ輸出セントスル者ノ
　　内務大臣ノ許可ヲ受クベキ件」制
　　定　　　　　　　　　　　　　1914.8.27
全社協　→　全国社会福祉協議会連合会を見よ
戦時薬局方
　「戦時薬局方」公布　　　　　　1939.8.23
戦傷病者戦没者遺族等援護法
　「戦傷病者戦没者遺族等援護法」公布
　　　　　　　　　　　　　　　　1952.4.30
戦傷病者特別援護法
　「戦傷病者特別援護法」公布　　1963.8.3
全身性エリテマトーデス・サルコイドージス
　特定疾患対策懇談会が発足　　　1972.6.12
全生病院
　公立癩療養所設立　　　　　　　1909.4.1

喘息死ゼロ作戦
　厚生労働省、「喘息死ゼロ作戦」を実
　　施　　　　　　　　　　　　　2006.4.1
仙台医学専門学校
　「文部省直轄諸学校官制」改正　1901.4.1
　「専門学校令」公布　　　　　　1903.3.27
船中の鼠駆除の件
　「船中の鼠駆除の件」を達す　　1899.11.22
先天性免疫不全症
　わが国初の遺伝子治療計画　　　1995.2.13
　日本初の遺伝子治療スタート　　1995.8.1
　日本初の遺伝子治療成功と発表　1997.8.4
セント・トーマス病院
　看護婦留学の第1号　　　　　　1887.7.23
全日病　→　全日本病院協会を見よ
全日本患者生活擁護同盟
　日本国立私立療養所患者同盟結成　1948.3.31
全日本自治団体労働組合
　国と千葉県にたらい回しの責任追及　1976.2月
全日本病院協会
　日本民間病院連絡協議会発足　　1993.4.28
　医療事故再発防止で声明　　　　2000.3.14
　病院協会が団体協議会を発足　　2000.7.28
全日本方面委員連盟
　財団法人全日本方面委員連盟へ　1937.3.29
全日本民生委員連盟
　中央社会福祉協議会設立　　　　1951.1.11
船舶検疫規則
　「汽車検疫規則」・「船舶検疫規則」制
　　定　　　　　　　　　　　　　1897.7.19
全病　→　全国立病院職員組合を見よ
専門医制度調査会
　専門医制度調査会が発足　　　　1958.1.11
専門学校令
　「専門学校令」公布　　　　　　1903.3.27
　私立熊本医学専門学校認可　　　1904.2.9
　東京歯科医学専門学校認可　　　1907.9.13
　富山県立薬学専門学校、創設　　1909.7.17
　富山県立薬学専門学校認可　　　1909.7.17
　私立日本歯科医学校認可　　　　1909.8.14
　私立九州薬学専門学校認可　　　1910.1.22
　私立東京女子医学専門学校認可　1912.3.14
　私立日本医学専門学校認可　　　1912.7.11
　京都薬学専門学校認可　　　　　1919.3.27
　大阪女子高等医学専門学校認可　1928.7.3
　専門学校令　　　　　　　　　　1930.11.26
　神戸女子薬学専門学校認可　　　1932.3.31
染料医薬品製造奨励法
　「染料医薬品製造奨励法」公布　1915.6.21

【そ】

騒音・排ガス公害
　国にも道路公害の責任　　　　　　1995.7.7
総看護婦長制度
　国立病院に総看護婦長制度　　　　1950.9.21
臓器移植
　日本初の心臓移植手術　　　　　　1968.8.8
　「臓器移植法」案の骨子まとまる　1968.9.11
　臓器移植懇談会、中間報告　　　　1971.12.17
　千葉県で臓器移植研究開始　　　　1982.4月
　立花隆『脳死』刊行　　　　　　　1986.10月
　日本医師会、脳死臓器移植を答申　1988.1.12
　大学医学部の臓器移植申請続出　　1988.1.20
　脳死・生命倫理及び臓器移植問題に
　　関する調査会を設置　　　　　　1988.3.10
　海外渡航臓器移植が続出　　　　　1988.6.16
　生命倫理学会、発足　　　　　　　1988.11.23
　脳死肝移植承認　　　　　　　　　1990.2.16
　脳死臨調、初会合開催　　　　　　1990.3.28
　日弁連、「脳死と臓器移植に関する意
　　見」公表　　　　　　　　　　　1990.7.13
　阪大臓器移植を承認　　　　　　　1990.8.11
　臓器移植についての公聴会開催　　1990.11.21
　初の成人間の生体肝移植　　　　　1991.6.4
　脳死臨調、脳死を人の死と認める　1991.6.14
　脳死臨調、世論調査発表　　　　　1991.10.15
　脳死臨調、脳死を人の死と認める最
　　終答申　　　　　　　　　　　　1992.1.22
　臓器移植の拒絶反応抑制療法発表　1992.2.28
　尊厳死からの腎臓移植　　　　　　1992.10.16
　心停止後の肝移植　　　　　　　　1993.10.22
　「臓器移植法」案、国会へ提出　　1994.4.12
　国際移植学会世界会議、日本で開催　1994.8.28
　臓器移植で倫理指針　　　　　　　1994.11.24
　国内初、生体小腸移植実施　　　　1996.5.17
　脳死者からの臓器移植、移植学会が
　　独自実施へ　　　　　　　　　　1996.9.28
　脳死移植時代へ　　　　　　　　　1997.6.17
　日本初の生体肺移植申請　　　　　1997.6.23
　施行前でも脳死移植適法　　　　　1998.3.31
　日本初の生体部分肺移植実施　　　1998.10.28
　成立後1年以上、脳死移植ゼロ　　1998（この年）
　日本初の脳死移植実施　　　　　　1999.2.28
　日本初の脳死肺移植　　　　　　　2000.3.29
　海外での子ども臓器移植増加　　　2000（この年）
　生体肝移植提供者が死亡　　　　　2003.5.4
　初の親族優先臓器提供　　　　　　2010.5.22

　改正「臓器移植法」、全面施行　　2010.7.17
　初の家族承認のみの臓器移植　　　2010.8.9
　脳死判定、健康保険証で　　　　　2011.2.5
　初の子どもからの脳死臓器提供　　2011.4.12
　臓器売買で医師ら逮捕　　　　　　2011.6.23
　初の幼児からの脳死臓器提供　　　2012.6.15
　病気腎移植、先進医療に認定せず　2012.8.23
臓器移植法
　「臓器移植法」案の骨子まとまる　1968.9.11
　日本医師会、脳死臓器移植を答申　1988.1.12
　「臓器移植法」案、国会へ提出　　1994.4.12
　「腎臓移植ネットワーク」スタート　1995.3.31
　脳死者からの臓器移植、移植学会が
　　独自実施へ　　　　　　　　　　1996.9.28
　脳死移植時代へ　　　　　　　　　1997.6.17
　施行前でも脳死移植適法　　　　　1998.3.31
　成立後1年以上、脳死移植ゼロ　　1998（この年）
　日本初の脳死移植実施　　　　　　1999.2.28
　脳死判定中止　　　　　　　　　　1999.9.5
　臓器売買容疑で初の摘発　　　　　2006.10.1
　改正「臓器移植法」成立　　　　　2009.7.13
　初の親族優先臓器提供　　　　　　2010.5.22
　改正「臓器移植法」、全面施行　　2010.7.17
　初の家族承認のみの臓器移植　　　2010.8.9
　脳死判定、健康保険証で　　　　　2011.2.5
　初の子どもからの脳死臓器提供　　2011.4.12
　臓器売買で医師ら逮捕　　　　　　2011.6.23
　初の幼児からの脳死臓器提供　　　2012.6.15
臓器移植法案制定準備委員会
　「臓器移植法」案の骨子まとまる　1968.9.11
臓器移植法研究会
　「臓器移植法」案の骨子まとまる　1968.9.11
臓器売買
　臓器売買明るみ　　　　　　　　　1984.11.13
　海外渡航臓器移植が続出　　　　　1988.6.16
　国際移植学会世界会議、日本で開催　1994.8.28
　臓器移植で倫理指針　　　　　　　1994.11.24
　臓器売買容疑で初の摘発　　　　　2006.10.1
　臓器売買で医師ら逮捕　　　　　　2011.6.23
総合科学技術会議生命倫理専門調査会
　クローン胚作製、認める　　　　　2004.6.23
総合規制改革会議
　医療分野などへの株式会社参入など
　　断念　　　　　　　　　　　　　2002.12.12
『蔵志』
　『蔵志』刊行　　　　　　　1759（この年）
掃除監視吏員の組織権限
　「汚物掃除法」・「下水道法」公布　1900.3.7
『創傷篇』
　『銃創瑣言』刊行　　　　　　　　1854.8月

総評 → 日本労働組合総評議会を見よ
『増補重訂内科撰要』
　『西説内科撰要』刊行　　　　1792（この年）
総務省
　総務省「電波の医用機器等への影響
　　に関する調査」の結果を公表　　2002.7.2
　総務省、「医療分野におけるICTの利
　　活用に関する検討会」報告書まと
　　まる　　　　　　　　　　　　2006.4.18
　医学部定員、計110人増が決定　　2006.8.31
　総務省「小児医療に関する行政評価・
　　監視」結果に基づく勧告　　　　2007.9.12
総務庁
　65歳以上が総人口の10.5％　　　1986.9.14
総理府
　麻薬対策推進本部を設置　　　　1962.10.16
　体力づくり国民会議が発足　　　1965.3.26
　心身障害児対策連絡会議を設置　1966.7.29
　公害紛争処理機関を設置　　　　1970.11.1
ソークワクチン
　小児マヒの法定伝染病指定要請　1957.11.6
鼠咬症スピロヘータ感染症
　鼠咬症スピロヘータ発見　　　1915（この年）
租税特別措置法
　「租税特別措置法」改正法の公布　1954.12.15
外島保養院
　ヘール来日　　　　　　　　　　1878.10月
　公立癩療養所設立　　　　　　　1909.4.1
曽野 綾子
　『神の汚れた手』刊行　　　　　1979.12月
園井 東庵
　義斎、施薬に努める　　　　　1779（この年）
園田 直
　サリドマイド禍の責任　　　　　1968.5.7
　斎藤厚生相辞任　　　　　　　　1980.9.19
　老人保健法案要綱を諮問　　　　1981.3.10
　医療法改正案要綱を諮問　　　　1981.3.11
　「老人保健法」大筋で合意の答申　1981.4.25
ソリブジン
　ソリブジン薬害事件　　　　　　1993.11.24
　ソリブジン薬害　　　　　　　　1994.6.15
　ソリブジン薬害で業務停止処分　1994.9.1
尊厳死 ⇔ 安楽死をも見よ
　日本医師会、尊厳死を容認　　　1992.3.18
　尊厳死からの腎臓移植　　　　　1992.10.16
　日本学術会議、尊厳死容認　　　1994.5.26
　植物状態にも尊厳死を　　　　　1997.8.8

【た】

体育運動行政
　体育運動行政を一元化　　　　　1928.5.4
体育運動審議会
　「国民体力審議会官制」公布　　1939.7.28
体育研究所官制
　「体育研究所官制」公布　　　　1924.10.25
体育研究所
　「体育研究所官制」公布　　　　1924.10.25
　運動医事相談部設置　　　　　　1933.11月
体育調査会
　「体育調査会規程」制定　　　　1941.9.11
体育調査会規程
　「体育調査会規程」制定　　　　1941.9.11
体位向上
　国民の体位向上に関する具体策　1937.11.10
第一高等学校
　「高等学校令」公布　　　　　　1894.6.25
　「文部省直轄諸学校官制」改正　1901.4.1
第一高等中学校医学部
　高等中学校に医学部を設置　　　1887.8.19
第一三共
　製薬会社合併　　　　　　　　　2005.9.28
第一製薬
　製薬会社合併　　　　　　　　　2005.2.25
　製薬会社合併　　　　　　　　　2005.9.28
第一大学区医学校
　各医学校が改称　　　　　　　　1872.8.3
　製薬学教場設置　　　　　　　　1873.7.3
　東京医学校と改称　　　　　　　1874.5.7
ダイオキシン
　カネミ油症事件が発生　　　　　1968.10.4
　ごみ焼却場からダイオキシン　　1983.11.18
　ダイオキシン摂取量　　　　　　1984.5.23
　母乳からダイオキシン検出　　　1986.1月
　ダイオキシン摂取量　　　　　　1996.5.29
　ダイオキシン調査で小・中学校焼却
　　炉が中止　　　　　　　　　　1997.10.30
　ダイオキシン対策　　　　　　　1998.1.19
　牛乳からダイオキシン　　　　　1998.4.2
　母乳からダイオキシン検出　　　1998.4.7
　ごみ焼却場周辺住民から高濃度ダイ
　　オキシン検出　　　　　　　　1998.6.4
　ダイオキシン摂取量　　　　　　1999.1.28
　ダイオキシン対策関係閣僚会議　1999.3.30
　「ダイオキシン類対策特別措置法」公
　　布　　　　　　　　　　　　　1999.7.16

厚生労働省、化学物質管理のあり方
　について報告 2004.5.27
ダイオキシン対策関係閣僚会議
　ダイオキシン対策関係閣僚会議 1999.3.30
ダイオキシン排出抑制対策検討会
　ダイオキシン摂取量 1996.5.29
ダイオキシン類対策特別措置法
　「ダイオキシン類対策特別措置法」公
　布 1999.7.16
ダイオキシン類リスク評価検討会
　ダイオキシン摂取量 1996.5.29
体温計 → 検温器を見よ
体外受精
　初の試験管ベビー 1983.3.13
　凍結受精卵、臨床応用承認 1988.2.20
　凍結保存の受精卵で妊娠、出産 1995.8.3
　アメリカで体外受精の胎児、死産 1996.2.4
　HIV除去精子で体外受精成功 2001.8.14
　夫の生前の凍結精子で出産 2002.6.25
　凍結精子での出生、親子関係を認め
　る 2004.7.16
　東京地裁、死後生殖の女児の認知請
　求を棄却 2005.9.29
　凍結精子で死後生殖、父子と認めず 2006.9.4
大学
　大学東校と改称 1869.12.17
　大阪・長崎の医学校・病院を移管 1870.2.28
　皇漢医道御用掛設置 1870.10.25
大学教授の収賄
　大学教授の収賄が判明 1983.7.19
大学校
　大学校設立 1869.6.15
　大学東校と改称 1869.12.17
大学校官制
　大学校設立 1869.6.15
大学設置基準
　中教審、医学部の定員増員について
　答申 2009.10.27
大学定員
　中教審、医学部の定員増員について
　答申 2009.10.27
大学東校
　メルメ、シモンズ夫妻が来日 1859.11.2
　医学校兼病院と改称 1869.2月
　大学東校と改称 1869.12.17
　ドイツ医学教師を雇い入れ 1870.2.14
　大学東校に種痘館設立 1870.3月
　屍体解剖制度が確立 1870.9.20
　売薬取締局設置 1870.12.7
　ミュルレルとホフマンが来日 1871.7.8
　東校と改称 1871.7.21

大学東校種痘館規則
　大学東校に種痘館設立 1870.3月
大学等へ死体交付に関する法律
　「大学等へ死体交付に関する法律」 1947.9.22
大学南校
　大学東校と改称 1869.12.17
大学病院問題協議会
　大学病院問題協議会、第1回会合開催 1988.5.18
大学紛争
　東大医学部生、登録医制度に反対し
　スト 1968.1.29
大学令
　大阪医科大学認可 1919.11.22
　慶応義塾大学設立 1920.2.5
　愛知県立愛知医科大学設立 1920.6.18
　京都府立医科大学・東京慈恵会医科
　大学認可 1921.10.19
　満洲医科大学設立 1922.3.31
　熊本医科大学設立 1922.5.25
　日本医科大学設立 1926.2.5
対ガン10ヶ年総合戦略
　対ガン10ヶ年総合戦略決定 1983.6.7
大気汚染
　「空気の衛生展覧会」開催 1929.11.18
　川崎市大気汚染公害認定 1969.11.12
　川崎の公害病で初めて患者死亡 1970.11.12
　名古屋南部大気汚染公害病 1973.11.30
　ぜんそく患者急増 1974.3月
　公害病認定患者増加 1974（この年）
　東京都大気汚染公害病認定 1977.11月
大気汚染学会
　アスベスト（石綿）公害 1983.11月
大気汚染防止法
　「大気汚染防止法」を公布 1968.6.10
第五高等学校
　「高等学校令」公布 1894.6.25
　「文部省直轄諸学校官制」改正 1901.4.1
第五高等中学校医学部
　高等中学校に医学部を設置 1887.8.19
第五福竜丸
　ビキニ沖で第五福竜丸被爆 1954.3.1
　原爆対策に関する連絡協議会設置 1954.6.18
第三高等学校
　「高等学校令」公布 1894.6.25
　「文部省直轄諸学校官制」改正 1901.4.1
第三高等中学校医学部
　高等中学校に医学部を設置 1887.8.19
胎児母体外手術
　胎児母体外手術に成功 1990.8.2

大正製薬
　製薬会社合併　　　　　　　　　2001.9.17
大正天皇
　大正天皇の病状放送　　　　　　1926.12.15
大成館
　大成館設立　　　　　　　1846（この年）
『泰西眼科全書』
　『泰西眼科全書』刊行　　　1799（この年）
耐性菌
　MRSAによる院内感染多発　　　　1991.2月
　多剤耐性菌集団感染、4人死亡　　2009.1.23
　多剤耐性菌で院内感染　　　　　　2010.9.3
　耐性菌感染症を五類感染症に追加　2011.1.14
『泰西熱病論』
　吉田長淑が開業　　　　　　1812（この年）
『泰西名医伝』
　箕作阮甫が死去　　　　　　　　　1863.6.17
大政翼賛会
　結核予防対策を答申　　　　　　　1943.1.16
　国民衛生対策について上申　　　　1943.8.24
体操遊戯調査会
　スウェーデン体操採用方針を決定　1905.11月
大腿四頭筋短縮症
　幼児の大腿四頭筋短縮症が多発　　1973.10.5
　大腿四頭筋短縮症集団発生　　　　1974.7月
　大腿四頭筋短縮症患者多数発見　　1974.8月
　大腿四頭筋短縮症　　　　　　　　1974.10月
　大腿四頭筋短縮症患者　　　　　　1975.10.4
第二高等学校
　「高等学校令」公布　　　　　　　1894.6.25
　「文部省直轄諸学校官制」改正　　1901.4.1
第二高等中学校医学部
　高等中学校に医学部を設置　　　　1887.8.19
大日本医会
　大日本医会設立　　　　　　　　　1893.4月
　「医士法案」提出　　　　　　　　1897.3月
　「医師会法案」提出　　　　　　　1898.12.6
大日本医師会
　大日本医師会設立　　　　　　　1916.11.10
　日本医師会設立　　　　　　　　　1923.11.1
大日本歯科医会
　大日本歯科医会設立　　　　　　1903.11.27
大日本傷痍軍人会
　大日本傷痍軍人会結成　　　　　　1936.2.2
　大日本傷痍軍人会を解散　　　　　1946.2.22
大日本私立衛生会
　大日本私立衛生会設立　　　　　　1883.2.18
　下谷牛痘種継所移管　　　　　　　1888.11月
　伝染病研究所設立　　　　　　　1892.11.30
　「疾病ノ保険法」発表　　　　　1892.12.24
　「伝染病研究所官制」公布　　　　1899.3.31

『大日本私立衛生会雑誌』
　大日本私立衛生会設立　　　　　　1883.2.18
大日本製薬
　サリドマイド薬害　　　　　　　　1962.7.21
　サリドマイド製品回収　　　　　　1962.9.13
　サリドマイド薬害訴訟　　　　　1964.12.10
大日本体育協会
　日本厚生協会設立　　　　　　　　1938.4月
大日本帝国憲法
　「日本国憲法」を公布　　　　　　1946.11.3
大病院
　医学校兼病院と改称　　　　　　　1869.2月
大福餅中毒事件
　大福餅中毒事件　　　　　　1936（この年）
大麻取締法
　「麻薬取締法」ほかを公布　　　　1948.7.10
第四高等学校
　「高等学校令」公布　　　　　　　1894.6.25
　「文部省直轄諸学校官制」改正　　1901.4.1
第四高等中学校医学部
　高等中学校に医学部を設置　　　　1887.8.19
第四大学区医学校
　各医学校が改称　　　　　　　　　1872.8.3
代理出産
　国内初の代理出産　　　　　　　　2001.5.18
　日産婦、「代理出産」認めず　　　2002.2.23
　アメリカでの代理出産、親子関係を
　　認めず　　　　　　　　　　　2003.10.22
　代理出産、出生届認める　　　　　2006.9.29
　50代が孫を代理出産　　　　　　2006.10.14
　最高裁、本人卵子の代理出産でも母
　　子関係を認めず　　　　　　　　2007.3.23
体力検査
　「国民体力法」改正　　　　　　　1942.2.21
体力章検定
　体力章検定実施　　　　　　　　　1939.10.1
体力づくり国民会議
　体力づくり国民会議が発足　　　　1965.3.26
体力調査
　国民の体力調査について建議　　　1937.5.6
体力手帳
　「国民体力法」公布　　　　　　　1940.4.8
第六大学区医学校
　各医学校が改称　　　　　　　　　1872.8.3
高木 逸磨
　鼠咬症スピロヘータ発見　　1915（この年）
　第19回帝国学士院賞　　　　　　1929.4.26
高木 兼寛
　「日本薬局方」制定を委任　　　　1880.11.5
　成医会講習所設立　　　　　　　　1881.5.1
　看護法を講義　　　　　　　　　1884.10.17

初の看護婦学校設立	1885 (この年)
東京医会設立	1886 (この年)
医学博士が誕生	1888.5.7
大日本医会設立	1893.4月
『日本医家伝』刊行	1971 (この年)

高木 友枝
「痘苗製造所官制」・「血清薬院官制」公布	1896.3.31
第1回国際癩会議開催	1897.10月

高階 筑前介常由
「西洋医法採用方」建白	1868.2月

高田 延彦
代理出産、出生届認める	2006.9.29

高橋 明
日本医師会、日本歯科医師会発足	1947.11.1

高橋 克己
第14回帝国学士院恩賜賞	1924.6.8

高橋 信次
第67回日本学士院恩賜賞	1977.6.13

高松 凌雲
大日本医会設立	1893.4月

高峰 譲吉
アドレナリン抽出	1900 (この年)
第1回日本連合医学会開催	1902.4.2
第2回帝国学士院恩賜賞	1912.5.12

高山 路爛
『メスよ輝け!!』連載開始	1989 (この年)

高山歯科医学院
東京歯科医学専門学校認可	1907.9.13

多紀 安院
小石川養生所、多紀家の預かりに	1865.9月

多紀 安元
躋寿館設立	1765.5月

多紀 安叔
小石川養生所、多紀家の預かりに	1865.9月

多紀 元堅
『医心方』校注・模写公刊	1854 (この年)

多紀 元真
小石川養生所改革案を答申	1793.8月

滝乃川学園
濃尾大地震が発生	1891.10.28

田口 和美
医学博士が誕生	1888.5.7
第1回日本連合医学会開催	1902.4.2

竹内 一夫
脳死シンポジウム開催	1983.2.12

竹岡 友三
『医家人名辞書』編纂	1931 (この年)

竹尾結核研究所
竹尾結核研究所設立	1915.11.1

武田薬品
スモン訴訟で初の和解成立	1977.10.29

竹内 玄同
伊東玄朴・戸塚静海が奥医師に	1858.7.3

建部 清庵
『和蘭医事問答』刊行	1795 (この年)

武見 太郎
中医協、医療費値上げを答申	1961.7.7
医師会の医療保険制度改革案	1971.7.28
武見太郎が、世界医師会会長に	1975.10.6
医薬品の効能書を薬理作用重視に改正	1980.9.2
全50巻からなる『医科学大事典』刊行	1982.3.10
武見太郎日本医師会会長引退	1982.4.1

田子 一民
内務省地方局に救護課設置	1917.8.25

太政官
「医業取締及ビ医学ノ奨励ニ関する布告」	1868.12.7
「産婆の売薬世話及び堕胎等の取締」布達	1868.12.24
「医制」を研究	1873.6.15
「医制」草案完成	1873.12.27
「医制」施行方について伺う	1874.3.2
「医制」の3府先行施行を許可	1874.3.12
「恤救規則」制定	1874.12.8
「贋薬販売取締方」布達	1874.12.25
「悪病流行ノ節貧困ノ者処分概則」公布	1875.4.8
火葬禁止を廃止	1875.5.23
「毒薬劇薬取扱規則」布達	1877.2.19
「薬用阿片売買並製造規則」布告	1878.8.9
「各庁技術工芸者就業上死傷手当内規」公布	1879.2.1
「虎列刺病予防仮規則」制定	1879.6.27
「海港虎列刺病伝染予防規則」制定	1879.7.14
「検疫停船規則」布達	1879.7.21
「虎列刺病予防仮規則」制定	1879.8.25
「中央衛生会職制及事務章程」・「地方衛生会規則」を達す	1879.12.27
「薬品取扱規則」布告	1880.1.17
「伝染病予防規則」制定	1880.7.9
「流行病アル節貧民救療費支弁方」を達す	1881.4.19
「監獄則」制定	1881.9.19
「医学校卒業生試験ヲ要セス医術開業免状下附」を達す	1882.2.17
「虎列刺病流行地方ヨリ来ル船舶検査規則」布告	1882.6.23
「医師医業ニ関スル犯罪及不正ノ行為処分ニ関スル件」布告	1882.8.11

「行旅死亡人取扱規則」制定 1882.9.30
「売薬印紙税規則」制定 1882.10.27
「医術開業試験規則」・「医師免許規
　則」制定 1883.10.23
「種痘規則」制定 1885.11.9
「官役職工人夫扶助令」公布 1907.5.10
「監獄法」公布 1908.3.28
田代 四郎助
　第14回帝国学士院恩賜賞 1924.6.8
田代 正
　「文部省直轄諸学校官制」改正 1901.4.1
多田 貞一郎
　東京医学会設立 1885.12.20
堕胎
　堕胎を禁止 1793.7月
　「産婆の売薬世話及び堕胎等の取締」
　　布達 1868.12.24
堕胎禁止令
　「堕胎禁止令」発布 1842.11月
立花 隆
　立花隆『脳死』刊行 1986.10月
立川 涼
　ごみ焼却場からダイオキシン 1983.11.18
脱疽
　下肢切断手術 1857（この年）
　クロロホルム麻酔を使用 1861.6.3
　ヘボンが下肢切断手術 1867.9月
田中 正造
　田中正造が質問書提出 1891.12.18
　田中正造が足尾鉱毒事件で直訴 1901.12.10
田中 不二麿
　長與専斎・田中不二麿らが渡欧 1871.11.12
田中 正巳
　新国民年金法案構想（基礎年金）発表
　　 1975.11.6
田中 増蔵
　吐鳳堂創業 1893.7.3
田中 祐吉
　『明治大正日本医学史』刊行 1927（この年）
田辺製薬
　スモン訴訟で初の和解成立 1977.10.29
　田辺製薬が和解 1979.5.16
　製薬会社合併 2001.9.17
田辺三菱製薬
　大阪高裁、薬害肝炎大阪訴訟で和解
　　を勧告 2007.11.7
　薬害C型肝炎訴訟、和解 2008.9.28
　新薬試験データ改竄で業務停止 2010.4.13
谷口 維紹
　免疫調節物質の遺伝子構造を解明 1983.3.24

谷口 腆二
　鼠咬症スピロヘータ発見 1915（この年）
　第19回帝国学士院賞 1929.4.26
たばこ
　たばこのニコチン・タール含有量 1969.11.22
　「たばこ病訴訟」、原告敗訴 2003.10.21
煙草専売法
　「煙草専売法」公布 1904.4.1
田原 淳
　田原結節発見 1908.1.16
　第4回帝国学士院恩賜賞 1914.7.5
『ターヘル・アナトミア』
　『ターヘル・アナトミア』翻訳開始 1771.3.4
　『解体新書』刊行 1774.8月
　『蘭学事始』完成 1815（この年）
タミフル
　「タミフル」、10代への投与中止へ 2007.3.20
　新型インフルエンザ行動計画を全面
　　改定 2008.11.28
　タミフル服用で異常行動リスク 2009.6.16
田宮 二郎
　『白い巨塔』刊行 1965.7月
　映画「白い巨塔」公開 1966.10.15
田村 憲造
　第33回帝国学士院恩賜賞 1943.5.13
田村 直臣
　田中正造が足尾鉱毒事件で直訴 1901.12.10
たらい回し
　国と千葉県にたらい回しの責任追及 1976.2月
　たらい回し対策防止 1976.7.13
　転院を断られ妊婦死亡 2006.8.8
田原 良純
　第11回帝国学士院恩賜賞 1921.5.22
田原結節
　田原結節発見 1908.1.16
胆管がん
　印刷会社従業員に胆管がん多発 2012.7.10
談合
　公取委、医薬品大手に立ち入り検査
　　 1981.11.10
丹波 康頼
　『医心方』校注・模写公刊 1854（この年）
　『医心方』復刻が完成 1860（この年）
ダンポ風邪
　ダンポ風邪流行 1821.2月

【ち】

地域医療
へき地医療対策を実施	1956.4.1
無医地区に診療所を開設	1959.7.2
辺地医療対策5カ年計画	1962.5.30
無医村解消第二次5カ年計画	1962.10.6
辺地医師養成医科大学を創設	1970.12.29
無医地区調査を実施	1971.1.30
過疎地域保健指導事業の実施	1971.10.21
離島における保健指導事業の実施	1973.4.12
医療情報システム開発センター認可	1974.7.15
国立病院・療養所問題懇談会、施策を提言	1978.12.20
医療問題基本提言書を提出	1982.3.17
地域医療計画発表	1989.3.31
国立大学病院の研修登録医制度発足を決定	1989.6.1
『地域医療白書』刊行開始	2002.3月
総務省、「地域医療の確保と自治体病院のあり方等に関する検討会」報告書まとまる	2004.11.30
文部科学省「医学教育の改善・充実に関する調査研究協力者会議」最終報告	2007.3.28
社会医療法人申請開始	2008.4.1
病院診療休止	2008.10.1
地域医療の現場を描いた小説刊行	2009.9月
東日本大震災発生、大規模な医療支援	2011.3.11
病院経営引き継ぎで混乱	2012.4.1

地域医療振興協会
病院経営引き継ぎで混乱	2012.4.1

地域医療に関する関係省庁連絡会議
地域医療に関する関係省庁連絡会議、「へき地を含む地域における医師の確保等の推進について」報告	2004.2.26
地域医療に関する関係省庁連絡会議、「医師確保総合対策」を取りまとめ	2005.8.11

地域医療の確保と自治体病院のあり方等に関する検討会
総務省、「地域医療の確保と自治体病院のあり方等に関する検討会」報告書まとまる	2004.11.30

『地域医療白書』
『地域医療白書』刊行開始	2002.3月

地域保健
地域保健への取り組み指示	1994.11.1

地域保健医療
地域保健医療計画策定	1974.8月

地域保健法
「地域保健法」成立	1994.6.22
地域保健への取り組み指示	1994.11.1

チェルノブイリ原発事故
輸入食品を放射能検査	1986.5.1

畜牛結核病予防法
「畜牛結核病予防法」公布	1901.4.13

畜犬取締規則
「畜犬取締規則」公布	1903.4.28

地区駐在防疫事務所
地区駐在防疫事務所を設置	1949.6.1

チクロ
人工甘味料チクロの使用禁止	1969.10.29

チッソ
熊本水俣病訴訟	1969.6.14
水俣病で一部患者が補償交渉妥結	1970.5.27
チッソと水俣病新認定患者の調停成立	1973.4.27
水俣病補償交渉で合意調印	1973.7.9
熊本水俣病刑事訴訟	1975.3.14
水俣病第三次訴訟提訴	1980.5.21
水俣病関西訴訟提訴	1982.10.27
水俣病東京訴訟で和解勧告	1990.9.28
水俣病訴訟、行政責任を否定	1992.2.7
水俣病被害者ら、訴訟の取り下げ決定	1996.4.28
水俣病慰霊式に環境庁長官・チッソ社長も出席	1996.5.1
水俣病終息との認識	2006.1.22
水俣病訴訟、和解合意	2010.3.29
水俣病訴訟、和解成立	2011.3.3

千葉医学専門学校
「文部省直轄諸学校官制」改正	1901.4.1
「専門学校令」公布	1903.3.27
「官立医科大学官制」改正	1923.3.31

千葉医科大学
「官立医科大学官制」改正	1923.3.31

千葉大学
共立病院設立	1874 (この年)
千葉県で臓器移植研究開始	1982.4月
医療機器納入汚職発覚	1991.2.14

千葉大学医学部付属病院
千葉大学腸チフス事件	1966.4.7

千葉大学腸チフス事件
千葉大学腸チフス事件	1966.4.7

地方医労協
東京医労連、待遇改善でスト	1960.11.1

地方引揚援護局官制
「地方引揚援護局官制」を公布	1945.11.27

地方衛生
　地方衛生を内政部に移管　　　　　1942.11.1
地方衛生会
　コレラ流行　　　　　　　　　　　1879.3.14
　「中央衛生会職制及事務章程」・「地方
　　衛生会規則」を達す　　　　　　1879.12.27
地方衛生会規則
　「中央衛生会職制及事務章程」・「地方
　　衛生会規則」を達す　　　　　　1879.12.27
　「地方衛生会規則」公布　　　　　1891.8.18
地方学校衛生職員制
　「地方学校衛生職員制」公布　　　1924.6.10
地方官官制
　「地方官官制」公布　　　　　　　1886.7.20
　衛生事務が内務部第3課の所管に　1890.10.11
　衛生事務が警察部の所管に　　　　1893.10.31
　「地方官官制」改正　　　　　　　1926.6.4
　地方衛生を内政部に移管　　　　　1942.11.1
　「地方官官制」を改正　　　　　　1946.11.18
地方公務員共済組合法
　「地方公務員共済組合法」を公布　1962.9.8
地方税法
　国民健康保険税を創設　　　　　　1951.3.31
地方庁
　地方庁に衛生担当吏員設置　　　　1878.5.28
　「売薬規則」改正　　　　　　　　1878.9.19
　医籍編制を開始　　　　　　　　　1884.1.21
　「港務部設置ノ件」公布　　　　　1902.3.28
　「健康保健署官制」廃止　　　　　1929.7.31
チーム医療
　チーム医療に関する検討会を設置　2009.8.28
チーム医療の推進に関する検討会
　チーム医療に関する検討会を設置　2009.8.28
　特定看護師制度化検討へ　　　　　2010.3.23
『チーム・バチスタの栄光』
　心臓手術をめぐる医療ミステリー、
　　ベストセラーに　　　　　　　　2006.2月
　テレビドラマ「チーム・バチスタの
　　栄光」放送開始　　　　　　　　2008.10.14
着床前診断
　「受精卵診断」条件付きで承認　　1998.6.27
　「受精卵遺伝病診断」で承認　　　1999.1.28
　無申請で着床前診断を実施　　　　2004.2.3
　着床前診断申請、初承認　　　　　2004.7.23
　日産婦、習慣流産について着床前診
　　断を認める　　　　　　　　　　2006.2.18
着色料
　「有害性着色料取締規則」制定　　1900.4.17
中医協 → 中央社会保険医療協議会を見よ
中央医書出版社
　中央医書出版社創業　　　　　　　1947.7.1

中央衛生会
　コレラ流行　　　　　　　　　　　1879.3.14
　「検疫停船規則」布告　　　　　　1879.7.21
　中央衛生会設置　　　　　　　　　1879.7.22
　「中央衛生会職制及事務章程」・「地方
　　衛生会規則」を達す　　　　　　1879.12.27
　「日本薬局方」制定を委任　　　　1880.11.5
　肺・肝の寄生虫病の報告を依頼　　1883.4.23
　上下水道敷設促進を建議　　　　　1887.6.30
　コッホ薬液の使用を制限　　　　　1891.2.19
　「医師会法案」諮問　　　　　1897（この年）
　ペスト患者が発生　　　　　　　　1899.11.5
中央衛生会官制
　「中央衛生会官制」公布　　　　　1886.11.6
中央衛生会議
　アンダーソン来日　　　　　　　　1873.10.11
中央衛生会職制
　「中央衛生会官制」公布　　　　　1886.11.6
中央衛生会職制及事務章程
　「中央衛生会職制及事務章程」・「地方
　　衛生会規則」を達す　　　　　　1879.12.27
中央環境審議会
　発がんリスクを認定　　　　　　　2003.1.22
　アスベスト（石綿）健康被害救済　2006.3.2
中央教育審議会
　中教審、医学部の定員増員について
　　答申　　　　　　　　　　　　　2009.10.27
中央公害審査委員会
　公害紛争処理機関を設置　　　　　1970.11.1
中央公害対策審議会
　水俣病問題専門委員会設置　　　　1991.1.22
　水俣病関係住民に療養費　　　　　1991.11.26
中央慈善協会
　中央慈善協会設立　　　　　　　　1908.10.7
中央児童福祉審議会母子保健対策特別部会
　母子間のPCB汚染調査　　　　　　1972.12.27
中央社会事業協会
　中央慈善協会設立　　　　　　　　1908.10.7
中央社会福祉協議会
　中央社会福祉協議会設立　　　　　1951.1.11
中央社会福祉審議会
　養護老人ホーム等の設置運営基準　1966.1.28
中央社会保険医療協議会
　抗生物質療法の基準採用　　　　　1953.4.1
　中医協、医療費値上げを答申　　　1961.7.7
　医療費基本問題研究員の設置　　　1963.5.1
　中医協、圓城寺次郎会長再選　　　1971.2.18
　診療報酬スライド制導入問題　　　1973.3.26
　医療費再値上げを諮問　　　　　　1974.9.7
　中医協、医療費値上げ決定　　　　1976.3.27

薬価基準算定方式等の検討について
　答申　　　　　　　　　　　　　　1982.9.18
日本医師会、中医協の医療経済実態
　調査に協力せず　　　　　　　　1990.9.23
薬価基準算定方式改定　　　　　　1991.5.31
中医協、診療報酬引き上げ承認　　1992.2.14
診療報酬改定　　　　　　　　　　1993.9.24
中医協、「7対1入院基本料」について
　建議　　　　　　　　　　　　　2007.1.31
中医協、医療保険のリハビリ日数緩
　和を答申　　　　　　　　　　　2007.3.14
中医協、後発医薬品の使用促進を了
　承　　　　　　　　　　　　　　2007.12.14
中医協人事、日医枠ゼロに　　　　2009.10.26
診療報酬改定　　　　　　　　　　2012.2.10
中央社会保障推進協議会
　公害対策全国連絡会議を結成　　1968.5.15
中央社保協　→　中央社会保障推進協議会を見よ
中央精神衛生審議会
　精神衛生患者の保安処分　　　　1969.1.23
中央福祉審議会
　緊急に実施すべき老人対策答申　1970.1.7
中央薬事審議会
　医薬品安全対策特別部会を設置　1963.3.8
　アンプル入り風邪薬禁止を答申　1965.5.7
　麻疹ワクチンをKL法に統一　　　1968.3.16
　キノホルム剤の発売中止を答申　1970.9.8
　医薬品再評価を答申　　　　　　1971.7.7
　精神神経用剤の再評価結果　　　1973.11.21
　"丸山ワクチン"有効性なし　　　　1981.8.14
　インターフェロンβ承認　　　　1986.9.2
　丸山ワクチン治験延長　　　　　1990.11.14
　丸山ワクチン、白血球減少抑制剤と
　　して製造承認　　　　　　　　1991.6.5
　エイズの新薬承認　　　　　　　1992.6.3
　ソリブジン薬害事件　　　　　　1993.11.24
　低用量ピル解禁　　　　　　　　1999.6.2
中央薬事審議会令
　「薬事法施行令」などを公布　　　1961.1.26
中外医学社
　中外医学社創業　　　　　　　　1952.9.25
『中外医事新報』
　『中外医事新報』創刊　　　　　　1880.1月
　脾疳が脂肪欠乏症であることを発表 1896.4.20
中外医事新報社
　『中外医事新報』創刊　　　　　　1880.1月
中外製薬
　「タミフル」、10代への投与中止へ　2007.3.20
中間施設
　中間施設に関する懇談会が中間報告 1985.8.2

中教審　→　中央教育審議会を見よ
中共引揚者のための医師等の免許及び特例
　に関する法律
　引揚者の医師などの免許特例　　1953.8.10
中国医薬工業公司
　製薬会社で日中合弁事業　　　　1980.8.2
中国衛生省
　鳥インフルエンザ、人へ感染　　2005.11.16
中国大塚有限公司
　製薬会社で日中合弁事業　　　　1980.8.2
中山書店
　中山書店創業　　　　　　　　　1948.6.23
注射液溶解補助剤被害
　注射液溶解補助剤被害　　　　　1975（この年）
中東支援医療先遣隊
　中東支援医療先遣隊、サウジアラビ
　　アへ　　　　　　　　　　　　1990.9.18
中皮腫
　クボタの工場で、アスベスト関連病
　　により79人が死亡　　　　　　2005.6.29
　アスベスト健康被害　　　　　　2005.7.5
　アスベスト（石綿）健康被害救済　2006.6.28
　アスベスト（石綿）「中皮腫」認定　2006.7.11
　アスベスト第一陣訴訟、国の責任否
　　定　　　　　　　　　　　　　2011.8.25
中立労連
　年金メーデーを開催　　　　　　1972.11.9
『聴胸器用法略説』
　モーニッケ来日　　　　　　　　1848.6.15
調査研究協力者会議
　文部省、薬学教育の改善を提言　1994.7.9
銚子市立総合病院
　病院診療休止　　　　　　　　　2008.10.1
長寿医療制度　→　後期高齢者医療制度を見よ
長州藩
　明倫館内に医学校設立　　　　　1840（この年）
長寿世界一
　日本人長寿世界一　　　　　　　1984.6.30
長春病院
　テイラー来日　　　　　　　　　1874.1.1
朝鮮総督又ハ台湾総督ノ医師免許又ハ歯科
　医師免許ヲ受ケタル者ニ付テノ国民医療
　法施行令ノ特例ニ関スル件
　朝鮮・台湾の医師に国内法特例　1946.1.23
町村衛生事務条項
　「府県衛生課事務条項」・「町村衛生事
　　務条項」を達す　　　　　　　1879.12.27
腸チフス
　疫病流行　　　　　　　　　　　1772.4月
　疫病流行　　　　　　　　　　　1788.2月
　疫病流行　　　　　　　　　　　1816（この年）

疫病流行	1817（この年）
風邪・熱病流行	1867.9月
「伝染病予防規則」制定	1880.7.9
伝染病流行	1885（この年）
コレラ・天然痘・腸チフス流行	1886.4月
コレラ・赤痢・腸チフス流行	1895（この年）
赤痢・腸チフス流行	1896（この年）
赤痢・天然痘・腸チフス流行	1897（この年）
千葉大学腸チフス事件	1966.4.7
「予防接種法」改正法を公布	1970.6.1

庁府県衛生職員制

「庁府県衛生職員制」制定	1921.11.12

庁府県ニ臨時検疫官ヲ置クノ件

「庁府県ニ臨時検疫官ヲ置クノ件」公布	1900.3.31

庁府県ニ臨時検疫部設置ノ件

「内務省ニ臨時検疫局設置ノ件」・「庁府県ニ臨時検疫部設置ノ件」公布	1895.4.16

調理師法

「調理師法」を公布	1958.5.10

鎮将府

医学所移管	1868.9.12

【つ】

通算年金

通算年金制度創設関係法公布	1961.11.1

通算年金制度を創設するための関係法律の一部を改正する法律

通算年金制度創設関係法公布	1961.11.1

通商産業省

厚生省も有機水銀説を断定	1959.10.6
水俣病対策	1960.1.9
阿賀野川水銀中毒事件	1964.5月
PCB使用禁止を通達	1972.3.21
水銀等汚染対策推進会議を設置	1973.6.14
医療情報システム開発センター認可	1974.7.15
ヒトゲノム研究の検討委員会設置	2000.8.10

津軽風邪

津軽風邪流行	1827.5月

築地病院

フォールズ来日	1874.3月

付添看護

差額ベッド代と付添看護料の廃止	1978.1.28
付添看護廃止へ	1991.11.26
「健康保健法」改正	1994.6.29
国民医療費、1人あたり20万円突破	1994.9.25

付添婦

国立療養所の付添廃止	1955.2.15

筑波大学

日本初のがんの遺伝子治療始まる	1998.10.5

筑波大学附属病院

がん患者取り違え手術	2000.8.3

ツーズー病院

ベトナムの結合双生児緊急手術	1986.6.19

ツツガムシ病

ツツガムシ病の病原体命名	1928（この年）

椿 忠雄

有機水銀中毒症の疑いで診察	1965.1.18

津藩

有造館設立	1820（この年）

ツベルクリン

ツベルクリンが到着	1891.3月
「畜牛結核病予防法」公布	1901.4.13
「国民体力法」公布	1940.4.8
ツベルクリン接種ミス	1979.5月
ツベルクリン反応検査・BCG再接種が廃止	2003.4.1
「結核予防法」改正が施行	2005.4.1

坪井 栄孝

日本医師会会長に坪井栄孝	1996.4.1
坪井日医会長が、世界医師会会長に	2000.10.6

坪井 次郎

第8回万国衛生会議開催	1894（この年）
京都帝国大学医科大学設立	1899.7.4

坪井 信長

『医事雑誌』創刊	1873（この年）

坪井 信道

安懐堂設立	1829（この年）

爪切り事件

「爪切り事件」で元看護師無罪	2010.9.16

鶴崎 平三郎

須磨浦療病院設立	1889.8.12

ツルー女史

桜井女学校看護婦養成所設立	1886.11月

鶴見大学

歯科医師国家試験問題漏洩容疑で教授逮捕	1992.1.16

『ツレがうつになりまして。』

うつ病の夫とのエッセー漫画、ベストセラーに	2006.3月

【て】

帝王切開死

帝王切開死無罪判決	2008.8.20

帝京大学
　医療ミス報道に判決　1998.6.19
帝京大学病院
　多剤耐性菌で院内感染　2010.9.3
ティーゲル, ヨハン・エルンスト
　ティーゲル来日　1877.1.20
帝国医会
　帝国医会設立　1890.4.15
帝国学士院恩賜賞
　『日本医学史』刊行　1904.10.23
　第2回帝国学士院恩賜賞　1912.5.12
　第3回帝国学士院恩賜賞　1913.7.5
　第4回帝国学士院恩賜賞　1914.7.5
　第5回帝国学士院恩賜賞　1915.7.15
　第6回帝国学士院恩賜賞　1916.7.2
　第11回帝国学士院恩賜賞　1921.5.22
　第13回帝国学士院恩賜賞　1923.5.27
　第14回帝国学士院恩賜賞　1924.6.8
　第20回帝国学士院恩賜賞　1930.5.30
　肝臓がんの人工発生に成功　1932.7月
　第26回帝国学士院恩賜賞　1936.6.1
　第29回帝国学士院恩賜賞　1939.5.11
　第31回帝国学士院恩賜賞　1941.5.13
　第33回帝国学士院恩賜賞　1943.5.13
　第34回帝国学士院恩賜賞　1944.5.10
帝国学士院賞
　アドレナリン抽出　1900（この年）
　第2回帝国学士院恩賜賞　1912.5.12
　第3回帝国学士院恩賜賞　1913.7.5
　第5回帝国学士院恩賜賞　1915.7.15
　第7回帝国学士院賞　1917.7.1
　第8回帝国学士院賞　1918.5.12
　第9回帝国学士院賞　1919.5.25
　第11回帝国学士院恩賜賞　1921.5.22
　第12回帝国学士院賞　1922.5.21
　第14回帝国学士院恩賜賞　1924.6.8
　第16回帝国学士院賞　1926.5.16
　第17回帝国学士院賞　1927.5.20
　第18回帝国学士院賞　1928.4.14
　第19回帝国学士院賞　1929.4.26
　第21回帝国学士院賞　1931.5.14
　第22回帝国学士院賞　1932.5.10
　第23回帝国学士院賞　1933.5.11
　第24回帝国学士院賞　1934.5.11
　第26回帝国学士院恩賜賞　1936.6.1
　第28回帝国学士院賞　1938.5.13
　第31回帝国学士院恩賜賞　1941.5.13
　第33回帝国学士院恩賜賞　1943.5.13
　第34回帝国学士院恩賜賞　1944.5.10
　第35回帝国学士院賞　1945.6.12
　第36回帝国学士院賞　1946.6.13

帝国看護婦協会
　帝国看護婦協会設立　1929.3.16
帝国議会
　「医師免許規則」改正法案を否決　1895.2.6
　「医士法案」提出　1897.3月
　「医師会法案」提出　1898.12.6
　田中正造が足尾鉱毒事件で直訴　1901.12.10
　「癩患者取締ニ関スル建議案」提出　1902.3.6
　脚気病調査を建議　1905.2.26
　「癩予防法案」提出　1906.1月
　「脚気及び伝染病予防法に関する質
　　問」提出　1908.2.27
　官公立精神病院設立を建議　1911.3.22
帝国経済会議社会部
　「社会事業調査会官制」公布　1921.1.13
帝国大学
　帝国大学医科大学と改称　1886.3.2
　「痘苗製造所官制」・「血清薬院官制」
　　公布　1896.3.31
　京都帝国大学設立　1897.6.22
帝国大学医科大学
　帝国大学医科大学と改称　1886.3.2
　帝国大学医科大学の修学年限が4ヶ年
　　に　1886.4.23
　精神病学教室設置　1886.12.3
　磐梯山が噴火　1888.7.15
　東京医学会設立　1888（この年）
　国家医学講習科設置　1889.12.14
　ツベルクリンが到着　1891.3月
　法医学と改称　1891.10.10
　濃尾大地震が発生　1891.10.28
　講座制を導入　1893.8.11
帝国大学医科大学附属病院看護婦養成所
　帝国大学医科大学附属病院看護婦養
　　成所設置　1887.10月
帝国大学改称ノ件
　京都帝国大学設立　1897.6.22
『帝国大学紀要 医科』
　『帝国大学紀要 医科』創刊　1887（この年）
『帝国大学紀要 理科』
　日本産外部寄生性吸虫類の研究を発
　　表　1895（この年）
帝国大学令
　帝国大学医科大学と改称　1886.3.2
　講座制を導入　1893.8.11
　「専門学校令」公布　1903.3.27
帝国鉄道庁現業員ノ共済組合ニ関スル件
　「帝国鉄道庁職員救済組合規則」制定
　　　1907.4.22
帝国鉄道庁職員救済組合規則
　「帝国鉄道庁職員救済組合規則」制定
　　　1907.4.22

帝国連合医会
帝国連合医会設立	1903.3.10
帝国連合医会が「医師法案」発表	1904.11月

帝三製薬
薬品の国家検定で不正	1983.9.7

逓信省
「帝国鉄道庁職員救済組合規則」制定	1907.4.22
嘱託医制度を採用	1918（この年）
検疫所を移管	1941.12.15

ディッセ, J.H.V.
ディッセ来日	1880.2月

貞明皇后
癩予防協会設立	1931.3.8
癩予防協会を改称	1952.6.13

低用量経口避妊薬
低用量ピル解禁	1999.6.2

テイラー, ウォレス
テイラー来日	1874.1.1

適塾 → 適々斉塾を見よ

適々斉塾
適塾設立	1838（この年）

手塚 治虫
手塚治虫『ブラック・ジャック』連載開始	1973.11月

テストウィド
神山復生病院設立	1889.5.16

鉄道寮
ホイーラー来日	1870（この年）

鉄の肺
アメリカより鉄の肺1基を寄贈	1952.2.14

デーニツ, フリードリヒ・カール・ウィルヘルム
デーニツ来日	1873.7.9

転院
転院を断られ妊婦死亡	2006.8.8

てんかん
てんかん患者の運転、緩和と罰則の提言	2012.10.10

癲狂院
癲狂院設立	1875.7.25

癲狂室
癲狂室設置	1879.7.25

デング熱
長崎でデング熱流行	1942（この年）

電子メール配信
地方紙が介護・福祉情報配信	2000.5.1

伝染牛疫予防法並斃死後処置
「伝染牛疫予防法並斃死後処置」制定	1876.3.7

伝染病研究所
伝染病研究所設立	1892.11.30
伝染病研究所への国庫補助を建議	1893.1月
伝染病研究所に国庫補助	1893.3月
ジフテリア血清療法を開始	1894.12月
「痘苗製造所官制」・「血清薬院官制」公布	1896.3.31
「伝染病研究所官制」公布	1899.3.31
痘苗製造所・血清薬院移管	1905.4.1
伝染病研究所移管	1914.10.14
北里研究所設立	1914.11.5
伝染病研究所が東京帝国大学の附置に	1916.4.1

伝染病研究所官制
「伝染病研究所官制」公布	1899.3.31

伝染病研究所痘苗血清等販売規程
「伝染病研究所痘苗血清等販売規程」制定	1915.9.14

伝染病届出規則
「伝染病届出規則」を制定	1947.3.5
「伝染病予防法」改正法を公布	1954.6.1

伝染病予防規則
「伝染病予防規則」制定	1880.7.9
「伝染病予防心得書」を達す	1880.9.10
「伝染病予防規則」改正	1880.12.14

伝染病予防心得書
「伝染病予防心得書」を達す	1880.9.10
「伝染病予防心得書」廃止	1890.10.11

伝染病予防上必要ノ諸費ニ関スル件
「伝染病予防上必要ノ諸費ニ関スル件」公布	1894.2.7

伝染病予防調査会
小児マヒの法定伝染病指定要請	1957.11.6

伝染病予防ノタメ物件輸入禁止ニ関スル件
ペスト対策の3法令を達す	1899.11.18

伝染病予防法
「伝染病予防法」公布	1897.4.1
「伝染病予防法」改正	1905.3.13
「伝染病予防法」改正	1922.4.11
日本脳炎を「伝染病予防法」に適用	1946.7.9
「伝染病予防法」改正法を公布	1954.6.1
「感染症新法」施行	1999.4.1

伝染病予防法ニ依ル清潔方法並消毒方法
「伝染病予防法ニ依ル清潔方法並消毒方法」公布	1897.5.6

伝染病予防法ニ依ル手当金ニ関スル件
「伝染病予防法ニ依ル手当金ニ関スル件」公布	1903.6.29

天然痘
江戸で天然痘流行	1728.2.1
天然痘流行	1735.12月

天然痘流行	1736.2月
天然痘流行	1740.1月
天然痘・風邪流行	1744.1月
天然痘・赤痢流行	1746 (この年)
天然痘患者の出仕を禁止	1750 (この年)
天然痘患者の出仕を禁止	1778.1月
天然痘流行	1838.10月
天然痘流行	1847 (この年)
天然痘流行	1874.7月
「伝染病予防規則」制定	1880.7.9
コレラ・天然痘・腸チフス流行	1886.4月
天然痘流行	1892.1月
天然痘・赤痢流行	1893 (この年)
赤痢・天然痘流行	1894 (この年)
赤痢・天然痘・腸チフス流行	1897 (この年)
天然痘流行	1908 (この年)
天然痘予防のため中国からの輸入を制限	1928.3.24
天然痘流行	1928.4月
広東からの引揚船にコレラ発生	1946.4.5

天然痘予防仮規則
天然痘流行	1874.7月

天然痘予防規則
「天然痘予防規則」制定	1876.5.18
「種痘規則」制定	1885.11.9

天皇明仁
天皇が冠動脈バイパス手術	2012.2.18

【と】

ドイツ医学
ドイツ医学採用	1869.2.12

ドイツ医学会
野口英世に研究費2000ドル	1902 (この年)

東海大学
医師による安楽死発覚	1991.5.14
安楽死事件で有罪判決	1995.3.28
ドクターヘリ導入促進事業を実施	2001.4.1

東京医会
東京医会設立	1886 (この年)
帝国連合医会設立	1903.3.10

東京医学会
東京医学会設立	1885.12.20
東京医学会設立	1888 (この年)
医学雑誌を整備	1937 (この年)

『東京医学会雑誌』
鼠の蚤によるペスト菌媒介を発見	1897.5月

東京医学校
ウィリス来日	1861.4.3
東京医学校と改称	1874.5.7
長崎医学校廃校	1874.11.27
シュルツェ来日	1874.12.20
東京医学校に別科を設置	1875.5月
ベルツ来日	1876.6.7
東京医学校第1回卒業生	1876.7月
東京医学校移転	1876.11.27
ティーゲル来日	1877.1.20
東京大学医学部設立	1877.4.12

東京医学専門学校
東京医学専門学校設立	1918.4月

東京医科歯科大学
大学教授の収賄が判明	1983.7.19

東京医科大学
東京医科大、教授33人、医学博士学位謝礼金受け取る	2009.2.4

『東京医事新誌』
ワイル病原体発見	1914 (この年)

東京医術開業試験附属病院
医術開業試験場設立	1897.8月

東京医薬品
クラヤ薬品、三星堂、東京医薬品が合併	2000.4.1

東京医労連 → 東京地方医療労働組合連合会を見よ

東京衛生試験所
「衛生試験所官制」公布	1887.6.1
横浜衛生試験所廃止	1913.6.13

東京オリンピック
東京オリンピック開催	1964.10.10
東京パラリンピック開催	1964.11.8
国民の健康体力増強対策	1964.12.8

東京開成学校
東京大学医学部設立	1877.4.12

『東京化学会誌』
オリザニン抽出	1910 (この年)

東京訓盲院
東京訓盲院が業務開始	1880.1.5

東京警視庁
「売淫罰則」制定	1876.1.27
警察医を配置	1912.3.19

東京検疫局
東京検疫局設置	1882.7.17

東京顕微鏡院
東京顕微鏡検査所設立	1891.4.1

東京顕微鏡検査所
東京顕微鏡検査所設立	1891.4.1

東京鉱山監督所
足尾鉱毒事件で請願	1897.3.3

東京厚生年金病院
東京厚生年金病院が開院	1952.10.22

東京高等歯科医学校
 東京高等歯科医学校設立　　　　　1928.10月
東京市衛生試験所
 「空気の衛生展覧会」開催　　　　1929.11.18
東京歯科医学院
 東京歯科医学専門学校認可　　　　1907.9.13
東京歯科医学専門学校
 東京歯科医学専門学校認可　　　　1907.9.13
東京歯科大学
 東京歯科医学専門学校認可　　　　1907.9.13
 凍結受精卵、臨床応用承認　　　　1988.2.20
東京慈恵医院
 看護婦留学の第1号　　　　　　　　1887.7.23
東京慈恵会医院医学専門学校
 京都府立医科大学・東京慈恵会医科
 大学認可　　　　　　　　　　　　1921.10.19
東京慈恵会医科大学
 成医会講習所設立　　　　　　　　1881.5.1
 京都府立医科大学・東京慈恵会医科
 大学認可　　　　　　　　　　　　1921.10.19
東京慈恵会医科大学病院
 スポーツ整形外科開設　　　　　　1980.6.1
東京試験所
 衛生局試験所と改称　　　　　　　1883.5.5
 「衛生試験所官制」公布　　　　　　1887.6.1
東京司薬場
 ブラッハが東京司薬場に着任　　　1876.11月
 長崎司薬場が開場　　　　　　　　1877.10.19
 衛生局試験所と改称　　　　　　　1883.5.5
東京写真記者協会賞
 東京写真記者協会賞　　　　　　　1973.11.30
東京女医学校
 東京女医学校設立　　　　　　　　1900.12.5
東京女子医学専門学校
 東京女医学校設立　　　　　　　　1900.12.5
東京女子医科大学
 東京女医学校設立　　　　　　　　1900.12.5
 初の成人間の生体肝移植　　　　　1991.6.4
東京女子医科大学病院
 厚生労働省、すべての病院に安全管
 理で4項目を義務づけ　　　　　　2002.10.1
東京女子薬学専門学校
 専門学校設立　　　　　　　　　　1930.11.26
東京市立大塚健康相談所
 東京市立大塚健康相談所開設　　　1931.6.1
東京市立結核療養所
 大阪市立刀根山療養所設立　　　　1917.5月
東京ゼミナール
 医歯系予備校が裏口入学詐欺　　　1979.6.18

東京大学
 種痘館設立　　　　　　　　　　　1858.5.7
 医学校兼病院と改称　　　　　　　1869.2月
 製薬学教場設置　　　　　　　　　1873.7.3
 ヘーデンが新潟病院に着任　　　　1874.11月
 シュルツェ来日　　　　　　　　　1874.12.20
 ホイトニー来日　　　　　　　1875（この年）
 東京大学医学部設立　　　　　　　1877.4.12
 長崎司薬場が開場　　　　　　　　1877.10.19
 人血糸状虫発見　　　　　　　1877（この年）
 ディッセ来日　　　　　　　　　　1880.2月
 スクリバ来日　　　　　　　　　　1881.6.5
 帝国大学医科大学と改称　　　　　1886.3.2
 東大医学部生、登録医制度に反対し
 スト　　　　　　　　　　　　　　1968.1.29
 阪大臓器移植を承認　　　　　　　1990.8.11
 C型肝炎ウイルスの発がん促進遺伝
 子発見　　　　　　　　　　　　　1998.9.1
 糖尿病や肥満を抑える動物実験に成
 功　　　　　　　　　　　　　　　2000.6.12
 白血病治療の手法を開発　　　　　2000.8.3
 天皇が冠動脈バイパス手術　　　　2012.2.18
東京大学医科学研究所
 伝染病研究所移管　　　　　　　　1914.10.14
 脳死肝移植承認　　　　　　　　　1990.2.16
 日本初のがんの遺伝子治療始まる　1998.10.5
 インフルエンザウイルスの構造解明　2012.1.24
東京大学医科学研究所付属病院
 各種がんに遺伝子治療　　　　　　1996.8.6
 がんの遺伝子治療実施へ　　　　　1996.12.2
 「エホバの証人」輸血裁判で勝訴　　1998.2.9
東京大学医学部第一医院
 脚気病院廃止　　　　　　　　　　1882.6月
東京大学医学部付属病院
 動脈硬化発症に関わる遺伝子を発見　1990.2.8
 臓器移植の拒絶反応抑制療法発表　1992.2.28
 アメリカで体外授精の胎児、死産　1996.2.4
 天皇が冠動脈バイパス手術　　　　2012.2.18
東京大学医学部予科
 東京大学医学部予科、予備門に合併　1882.6.15
東京大学脳研究所
 有機水銀中毒症の疑いで診察　　　1965.1.18
東京大学予備門
 東京大学医学部予科、予備門に合併　1882.6.15
東京地方医療労働組合連合会
 東京医労連、待遇改善でスト　　　1960.11.1
東京帝国大学
 京都帝国大学設立　　　　　　　　1897.6.22
 精神病患者への拘束具の強制使用を
 禁止　　　　　　　　　　　　1901（この年）
 伝染病研究所移管　　　　　　　　1914.10.14

伝染病研究所が東京帝国大学の附属
　　に　　　　　　　　　　　　　　1916.4.1
東京帝国大学医科大学
　歯科講座設置　　　　　　　　　1902.3.21
『東京帝国大学医科大学紀要』
　人工がん発生に成功　　　　　1916（この年）
東京帝国大学学生救護団
　東京帝国大学セツルメント設立　1924.6.10
東京帝国大学官制
　京都帝国大学設立　　　　　　　1897.6.22
東京帝国大学セツルメント
　東京帝国大学セツルメント設立　1924.6.10
東京電力
　川崎公害訴訟　　　　　　　　　1982.3.18
東京都
　東京都大気汚染公害病認定　　　1977.11月
　C型肝炎ウイルス撮影　　　　　1994.3月
　同意ないHIV検査、違法　　　　2003.5.28
東京痘苗製造所
　「痘苗売下規則」公布　　　　　1896.7.11
東京都公害研究所
　アスベスト（石綿）公害　　　　1983.11月
東京都公害防止条例
　「東京都公害防止条例」公布　　1969.7.2
東京都立松沢病院
　癲狂室設置　　　　　　　　　　1879.7.25
東京都養育院附属病院
　日本初の老人病院開院　　　　　1972.6.1
東京都立大学研究グループ
　アルツハイマーの原因酵素を特定　2000.6.2
東京都立広尾病院
　「異状死体の届出義務」適用、合憲　2004.4.13
『東京日日新聞』
　全国に健康増進運動展開　　　　1929.3.1
東京廃兵院
　「廃兵院法」公布　　　　　　　1906.4.7
東京パラリンピック
　東京パラリンピック開催　　　　1964.11.8
東京府
　医学所・昌平学校移管　　　　　1868.8.2
　医学所移管　　　　　　　　　　1868.9.12
　開成学校設立　　　　　　　　　1868.9.12
　医学所移管　　　　　　　　　　1868.11.17
　医学所移管　　　　　　　　　　1868.12.25
　「医制」の3府先行施行を許可　　1874.3.12
　天然痘流行　　　　　　　　　　1874.7月
　医務取締設置　　　　　　　　　1874.8.23
　「毒薬劇薬取締方」布達　　　　1874.9.19
　「贋薬販売取締方」布達　　　　1874.12.25
　医術開業試験施行について3府に達す
　　　　　　　　　　　　　　　　1875.2.10

　「医制」改正　　　　　　　　　1875.5.14
　「薬舗開業試験施行ノ件」を達す　1875.12.28
　「医術開業試験法」を達す　　　1876.1.12
　産婆教授所設置　　　　　　　　1876.9.14
　区医制度採用　　　　　　　　　1877.6.7
　医師薬舗の兼業を禁止　　　　　1878.6.29
　脚気病院設立　　　　　　　　　1878.7.10
　「医業取締規則」制定　　　　　1878.12.20
　癲狂室設置　　　　　　　　　　1879.7.25
　本所病院設立　　　　　　　　　1879.8.15
　「鍼灸術営業取締規則」布達　　1885.9.10
　「薬種商営業規則」布達　　　　1886.2.25
　衛生事務が警察部の所管に　　　1893.10.31
　「私立病院産院規程」制定　　　1899.7.20
　鼠を買い上げ　　　　　　　　　1900.1.15
　「看護婦規則」制定　　　　　　1900.7.1
東京府市立病院並産院設立規則
　「東京府私立病院並産院設立規則」制
　　定　　　　　　　　　　　　　1891.10.19
東京府私立病院並産院設立規則
　「東京府私立病院並産院設立規則」制
　　定　　　　　　　　　　　　　1891.10.19
東京府巣鴨病院
　癲狂室設置　　　　　　　　　　1879.7.25
　精神病患者への拘禁具の強制使用を
　　禁止　　　　　　　　　1901（この年）
東京府大病院
　東京府大病院設立　　　　　　　1868.7.20
東京府癲狂院
　癲狂室設置　　　　　　　　　　1879.7.25
東京府病院
　ブッケマ来日　　　　　　1871（この年）
　産婆教授所設置　　　　　　　　1876.9.14
東京盲唖学校
　東京訓盲院が業務開始　　　　　1880.1.5
　東京盲唖学校と改称　　　　　　1887.10.5
　文部省立東京盲学校が開校　　　1909.4.7
東京薬学会
　日本薬学会設立　　　　　　　　1881.12月
東京聾唖学校
　文部省立東京盲学校が開校　　　1909.4.7
凍結受精卵
　凍結受精卵、臨床応用承認　　　1988.2.20
　凍結保存の受精卵で妊娠、出産　1995.8.3
凍結精子
　夫の生前の凍結精子で出産　　　2002.6.25
　凍結精子での出生、親子関係を認め
　　る　　　　　　　　　　　　　2004.7.16
　東京地裁、死後生殖の女児の認知請
　　求を棄却　　　　　　　　　　2005.9.29
　凍結精子で死後生殖、父子と認めず　2006.9.4

東校
東校と改称	1871.7.21
東校に種痘局を設置	1871.11.10
各医学校が改称	1872.8.3
デーニツ来日	1873.7.9

統合医療
統合医療プロジェクトチームの会合
　開催　　　　　　　　　　　　　2010.2.5

同志社
ゴードン来日	1872.9月
同志社、医科大新設を検討	2012.11.30

同志社病院
ベリー来日	1872.5.27
ゴードン来日	1872.9月

同仁会
同仁会設立　　　　　　　　　　　1902.6.12

同仁会耳原総合病院
院内感染で死者　　　　　　　　　　2000.7.3

痘瘡予防のため、檻褸、古綿、古著類、古敷物類を支那より輸入することを得さる件
天然痘予防のため中国からの輸入を
　制限　　　　　　　　　　　　　1928.3.24

東大紛争
東大医学部生、登録医制度に反対し
　スト　　　　　　　　　　　　　1968.1.29

糖尿病
糖尿病や肥満を抑える動物実験に成
　功　　　　　　　　　　　　　　2000.6.12

痘苗及血清其他細菌学的予防治療品製造取締規則
「痘苗及血清其他細菌学的予防治療品
　製造取締規則」制定　　　　　　1903.6.24

痘苗製造所官制
「痘苗製造所官制」・「血清薬院官制」
　公布　　　　　　　　　　　　　1896.3.31

痘苗製造所
「痘苗製造所官制」・「血清薬院官制」	
公布	1896.3.31
痘苗製造所・血清薬院移管	1905.4.1

痘苗売下規則
「痘苗売下規則」公布	1896.7.11
大阪痘苗製造所設置	1896.10.26

藤楓協会
癩予防協会設立	1931.3.8
癩予防協会を改称	1952.6.13

道府県癩患者療養所設置区域ニ関スル件
「道府県癩患者療養所設置区域ニス
　ル件」公布　　　　　　　　　　1907.7.22

動物用医薬品等取締規則
「動物用医薬品等取締規則」制定　1948.10.8

同胞援護会
戦時国民協助義会を改組、戦災援護	
会を結成	1945.3.28
中央社会福祉協議会設立	1951.1.11

東邦大学
胎児の遺伝子診断を申請　　　　　1988.7.13

同朋大学
イタイイタイ病の原因　　　　　　1963.12.18

東北大学
初の試験管ベビー　　　　　　　　1983.3.13

東北大学加齢医学研究所病院
日本初の脳死肺移植　　　　　　　2000.3.29

東北帝国大学
東北帝国大学に医科大学設置	1915.7.14
抗酸菌病研究所設置	1941.12.16

動脈硬化
動脈硬化発症に関わる遺伝子を発見　1990.2.8

『東洋学芸雑誌』
レントゲン装置を輸入　　　1896（この年）

登録医制度
東大医学部生、登録医制度に反対し
　スト　　　　　　　　　　　　　1968.1.29

道路公害
国にも道路公害の責任　　　　　　1995.7.7

道路交通法
てんかん患者の運転、緩和と罰則の
　提言　　　　　　　　　　　　　2012.10.10

遠田 澄庵
伊東玄朴・戸塚静海が奥医師に	1858.7.3
脚気病院設立	1878.7.10

遠山 椿吉
東京顕微鏡検査所設立　　　　　　1891.4.1

徳川 家定
伊東玄朴・戸塚静海が奥医師に　　1858.7.3

徳川 吉宗
小川笙船、目安箱に貧民対策を投書	1722.1.21
『普救類方』頒布	1730.2月

徳島藩
医師学問所設立　　　　　　1795（この年）

特殊飲食店営業取締規則
「特殊飲食店営業取締規則」公布　1933.1.21

徳洲会病院
年中無休・24時間診療の病院建設を
　許可　　　　　　　　　　　　　1979.4.9

特殊学級
「師範学校ノ規定改正ニ付注意事項」
　通知　　　　　　　　　　　　　1907.4.17

徳書院
各地で医学校設立　　　　　1792（この年）

独占禁止法
　病院開設・ベッド数制限は「独占禁
　　止法」違反　　　　　　　　1980.5.13
　医師会の規則や協定、「独禁法」違反
　　の恐れ　　　　　　　　　　1981.8.7
『Dr.コトー診療所』
　『Dr.コトー診療所』連載開始　2000(この年)
　テレビドラマ「Dr.コトー診療所」放
　　送開始　　　　　　　　　　2003.7.3
ドクターヘリ
　ドクターヘリ導入促進事業を実施　2001.4.1
　「ドクターヘリ法」が成立　　　2007.6.19
　ドクターヘリ導入　　　　　　2008.4.1
ドクターヘリ法
　「ドクターヘリ法」が成立　　　2007.6.19
特定医薬品検定規定
　「特定医薬品検定規定」を制定　　1949.9.6
特定看護師
　特定看護師制度化検討へ　　　　2010.3.23
特定健診・保健指導
　メタボ健診開始　　　　　　　　2008.4.1
特定疾患対策懇談会
　特定疾患対策懇談会が発足　　　1972.6.12
特定疾患対策室
　特定疾患対策室を新設　　　　　1972.7.1
特定フィブリノゲン製剤及び特定血液凝固
　第Ⅸ因子製剤によるC型肝炎感染被害者
　を救済するための給付金の支給に関する
　特別措置法 → 薬害肝炎救済法を見よ
特定B型肝炎ウイルス感染者給付金等の支
　給に関する特別措置法 → B型肝炎特別措置
　法を見よ
毒物劇物営業取締規則
　「毒物劇物営業取締規則」制定　　1912.5.10
毒物劇物営業取締法
　「毒物劇物営業取締法」を公布　　1947.12.18
特別未帰還者給与法
　「特別未帰還者給与法」を公布　　1948.12.29
特別養護老人ホーム
　養護老人ホーム等の設置運営基準　1966.1.28
　特老ホーム不足、運営改善を勧告　1969.9.8
　都市型特養構想発表　　　　　　1977.3月
　老人福祉のあり方で提言　　　　1985.1.24
　保健医療福祉マンパワー対策本部設
　　置　　　　　　　　　　　　1990.8.12
毒薬劇薬取扱規則
　「毒薬劇薬取扱規則」布達　　　1877.2.19
毒薬劇薬取締規則
　「薬品取扱規則」布告　　　　　1880.1.17
毒薬劇薬取締方
　「毒薬劇薬取締方」布達　　　　1874.9.19

独立行政法人年金・健康保険福祉施設整理
　機構法
　年金・健康保険福祉施設整理機構設
　　立　　　　　　　　　　　　2005.6.22
特例許可老人病院入院医療管理料
　診療報酬引き上げ　　　　　　　1990.4.1
屠場ノ構造設備標準
　「屠場ノ構造設備標準」制定　　　1906.6.27
屠場法
　「屠場法」公布　　　　　　　　1906.4.11
　「と畜場法」を公布　　　　　　1953.8.1
屠場法施行規則
　「屠場法」公布　　　　　　　　1906.4.11
土石採取場安全及衛生規則
　「土石採取場安全及衛生規則」公布　1934.5.3
戸田 伊豆守
　除痘館の種痘を官許　　　　1858(この年)
屠畜検査員
　屠畜検査員設置　　　　　　　　1906.6.26
屠畜検査心得
　「屠畜検査心得」公布　　　　　1913.5.14
と畜場法
　「と畜場法」を公布　　　　　　1953.8.1
戸塚 静海
　伊東玄朴が開業　　　　　1839(この年)
　『銃創瑣言』刊行　　　　　　　1854.8月
　種痘館設立を出願　　　　　　1857.8月
　種痘館設立　　　　　　　　　1858.5.7
　伊東玄朴・戸塚静海が奥医師に　1858.7.3
戸塚 文海
　「日本薬局方」制定を委任　　　1880.11.5
　看護法を講義　　　　　　　　1884.10.17
　東京医会設立　　　　　　1886(この年)
独禁法
　医師会の規則や協定、「独禁法」違反
　　の恐れ　　　　　　　　　　1981.8.7
鳥取大学
　2医療技術短期大学が廃止　　　1999.3.31
利根川 進
　免疫グロブリン可変部の遺伝子単離
　　に成功　　　　　　　　　　1977.8月
　T細胞の受容体のα鎖遺伝子構造を解
　　明　　　　　　　　　　　　1984.6.28
　利根川進教授、日本人初のノーベル
　　生理学・医学賞　　　　　　1987.10.12
ドバルス
　大阪司薬場設置　　　　　　　　1875.3.24
土肥 慶蔵
　第1回国際癩会議開催　　　　　1897.10月
　日本花柳病予防会設立　　　　　1905.4.3
　『性病学』刊行　　　　　　　　1923.1.24

第17回帝国学士院賞　　　　1927.5.20
吐鳳堂
　吐鳳堂創業　　　　　　　　1893.7.3
富岡製糸工場
　ヴィダル来日　　　　　　　1873.1月
富里病院
　MRSAによる院内感染深刻化　1992.12.16
冨田 雅次
　第26回帝国学士院恩賜賞　　　1936.6.1
富永 孟
　『世界医学史』刊行　　　　1928（この年）
ドミノ肝移植
　世界初、ドミノ肝移植　　　　1999.7.9
巴陵 宣祐
　『医学思想史』刊行　　　　1938（この年）
外山 亀太郎
　第5回帝国学士院恩賜賞　　　1915.7.15
富山医科薬科大学
　共立富山薬学校設立　　　　1893（この年）
　イタイイタイ病健康被害続く　　1998.8月
富山化学
　薬品の国家検定で不正　　　　1983.9.7
富山県
　イタイイタイ病研究会設置　　　1963.6.15
　イタイイタイ病不認定患者　　　1988.4月
富山県医学会
　イタイイタイ病の原因発表　　　1957.12.1
富山県立薬学専門学校
　共立富山薬学校設立　　　　1893（この年）
　富山県立薬学専門学校、創設　1909.7.17
　富山県立薬学専門学校認可　　1909.7.17
富山県立薬業学校
　共立富山薬学校設立　　　　1893（この年）
　富山県立薬学専門学校認可　　1909.7.17
富山市
　共立富山薬学校設立　　　　1893（この年）
富山市立薬学校
　共立富山薬学校設立　　　　1893（この年）
富山大学
　共立富山薬学校設立　　　　1893（この年）
　富山県立薬学専門学校、創設　1909.7.17
富山大学病院
　初の幼児からの脳死臓器提供　2012.6.15
豊橋市医師会
　病院開設・ベッド数制限は「独占禁
　　止法」違反　　　　　　　　1980.5.13
トラホーム
　日本トラホーム予防協会設立　1914.12月
トラホーム予防法
　「トラホーム予防法」公布　　　1919.3.27

鳥インフルエンザ
　鳥インフルエンザ、人へ感染　2005.11.16
　H5N1亜型インフルエンザ、指定感染
　　症に　　　　　　　　　　2006.6.2
　鳥インフルエンザに対する警戒を延
　　長　　　　　　　　　　　2007.4.27
取り違え手術
　患者取り違えて手術　　　　　1999.1.11
都立広尾病院
　患者取り違えて手術　　　　　1999.1.11
徒労院
　徒労院設立　　　　　　　　1898.10.19
土呂久鉱害
　土呂久鉱山ヒ素汚染　　　　1933（この年）
　土呂久鉱害訴訟　　　　　　1975.12.27
ドワルス, B.W.
　大阪司薬場設置　　　　　　1875.3.24
トンネルじん肺訴訟
　トンネルじん肺訴訟　　　　　1999.7.8

【な】

『内科学』
　『内科学』刊行完結　　　　1936（この年）
内閣印刷局
　健康保険代行の官業共済組合を指定
　　　　　　　　　　　　　　1926.12.28
内閣書記局
　「医制」廃止時期について照会　1890.10月
内閣府
　「食品安全基本法」が公布　　2003.5.30
『内科病論』
　ベルツ来日　　　　　　　　1876.6.7
内臓脂肪症候群　→ メタボリックシンドローム
　を見よ
ナイチンゲール, フローレンス
　「看護の日」「看護週間」制定　　1991.5.12
内服薬処方せんの記載方法の在り方に関す
る検討会
　処方せんの記載方法、統一へ　2009.5.25
内分泌かく乱物質　→ 環境ホルモンを見よ
内務省
　衛生局移管　　　　　　　　1875.6.28
　「窮民恤救申請調査箇条」制定　1875.7.3
　「薬舗開業試験施行ノ件」を達す　1875.12.28
　「医術開業試験法」を達す　　1876.1.12
　「悪病流行医員派出ノ節施治患者等届
　　出方」を達す　　　　　　1876.2.5
　「疫牛処分仮条例」制定　　　1876.2.29

− 411 −

「伝染牛疫予防法並斃死後処置」制定 1876.3.7
「官立公立私立病院の種別および公私
　立病院設立伺願書式」を達す 1876.3.31
「娼妓黴毒検査方法」を達す 1876.4.5
「種痘医規則」制定 1876.4.12
「製薬免許手続」を達す 1876.5.8
「天然痘予防規則」制定 1876.5.18
「医術ヲ以ツテ奉職スル者ハ試験ヲ須
　ヒス免状交付」制定 1877.8.16
「虎列刺病予防法心得」制定 1877.8.27
コレラ流行 1877.8月
長崎司薬場が開場 1877.10.19
脚気病院の実態調査 1877.12.8
『衛生局年報』創刊 1877.12月
「アニリン其他鉱属製ノ絵具染料ヲ以
　テ飲食物ニ着色スルモノノ取締方」
　を達す 1878.4.18
「飲料水注意法」を達す 1878.5月
脚気病院設立 1878.7.10
製氷検査布達 1878.9.20
「売薬検査心得書」制定 1878.11.17
ジフテリア流行 1878（この年）
「医師試験規則」制定 1879.2.24
中央衛生会設置 1879.7.22
「府県衛生課事務条項」・「町村衛生事
　務条項」を達す 1879.12.27
衛生事務年報、衛生統計の報告を命
　ず 1880.7月
「伝染病予防心得書」を達す 1880.9.10
「日本薬局方」制定を委任 1880.11.5
避病院存廃を調査 1880.11.10
「医師試験規則中修業履歴書ハ三年以
　上修業ノ実跡ヲ明記スルモノニ非
　レバ試験セス」を達す 1882.2.28
開業医子弟に無試験開業許可 1882.3.2
まじない・おはらいを禁止 1882.7.10
保健課・医事課を設置 1883.1月
「府県連合衛生会規則」制定 1883.3.31
衛生局試験所と改称 1883.5.5
医籍編制を開始 1884.1.21
「入歯歯抜口中療治接骨営業者取締
　方」を達す 1885.3.23
「各省官制」公布 1886.2.27
「虎列刺病流行ノ地ヨリ古着艦褸ヲ他
　ノ健康地方ニ輸送スルヲ禁スルノ
　件」布達 1886.9.1
市街の清掃に関し訓令 1886.12.3
「衛生試験所官制」公布 1887.6.1
下谷牛痘種継所移転 1888.11月
「看守及監獄傭人分掌例」を発す 1889.6.26
「薬品監視員巡視施行及費用支弁方
　並ニ証票雛形」を発す 1889.9.26
「汽車検疫心得」を発す 1890.7.10

「医制」廃止時期について照会 1890.10月
コッホ薬液の使用を制限 1891.2.19
保健課と改称 1893.11.9
「内務省ニ臨時検疫局設置ノ件」・「庁
　府県ニ臨時検疫部設置ノ件」公布 1895.4.16
医術開業試験場設立 1897.8月
防疫課設置 1897.10.25
「医師会法案」諮問 1897（この年）
「伝染病研究所官制」公布 1899.3.31
「海港検疫所官制」公布 1899.4.13
工場衛生について訓令 1899.6月
「日本薬局方調査会官制」公布 1900.3.30
「獣肉・山羊乳販売業ノ取締規則」制
　定 1900.7.23
監獄事務を移管 1900.7月
第1回癩患者実態調査 1900.12月
「医術開業試験委員官制」・「薬剤師試
　験委員官制」改正 1903.3.20
「按摩術鍼術又ハ灸術学校若ハ同講習
　所ノ指定標準ノ件」制定 1911.12.24
「防疫職員官制」公布 1912.4.30
「屠畜検査心得」公布 1913.5.14
伝染病研究所移管 1914.10.14
市立肺結核療養所設置を命じる 1915.7.20
寄生虫病予防に対し、改良便所等予
　防に関する研究を開始 1915（この年）
内務省地方局に救護課設置 1917.8.25
農村衛生調査 1918.7月
内務省改組 1919.12.24
「栄養研究所官制」公布 1920.9.17
ムシ歯デー実施 1920.11.5
「流行性感冒ノ予防要綱」を発す 1921.1.6
内務省に予防課設置 1921.7.1
サンガー夫人来日 1922.3.10
「社会局官制」公布 1922.11.1
「廃兵院官制」公布 1923.3.31
内務省社会局に健康保険部設置 1923.6.1
内務省改組 1924.12.20
『医制五十年史』刊行 1925.3.31
内務省社会局保険部設置 1926.4.21
医師などの試験事務を内務省へ移管 1929.4.1
「健康保健署官制」廃止 1929.7.31
結核予防相談所開設へ 1932.2.24
農業衛生思想啓発について通知 1932.3月
全国常食調査実施 1934.11.18
医療制度調査会設置 1934.11月
らい病20年根絶計画決定 1936.2.15
健康保険健康相談所設置 1937.3.11
「診療用エックス線装置取締規則」 1937.8.2

『内務省衛生局雑誌』

『内務省衛生局雑誌』創刊 1876.5.8

- 412 -

内務省官制
「内務省官制」改正　　　　　　　　1920.8.24
内務省ニ臨時検疫局設置ノ件
「内務省ニ臨時検疫局設置ノ件」・「庁
府県ニ臨時検疫部設置ノ件」公布　1895.4.16
内務省令
大阪痘苗製造所設置　　　　　　1896.10.26
「ペスト菌取扱取締規則」公布　　1901.12.25
永井 明
『医龍―Team Medical Dragon―』連
載開始　　　　　　　　　　2002（この年）
テレビドラマ「医龍―Team Medical
Dragon―」放送開始　　　　　2006.4.13
永井 幸一郎
鳳鳴堂書店創業　　　　　　　　1923.10月
長井 長義
日本薬学会設立　　　　　　　　1881.12月
エフェドリン抽出　　　　　　　　1892.2.26
永井 潜
日本民族衛生学会設立　　　　　　1930.11.30
永井 秀一
永井書店創業　　　　　　　　　1946.10.25
永井 道雄
脳死臨調、初会合開催　　　　　　1990.3.28
永井書店
永井書店創業　　　　　　　　　1946.10.25
中泉 正徳
レントゲン集光照射法考案　　1936（この年）
長尾 精一
「文部省直轄諸学校官制」改正　　　1901.4.1
長岡 護美
同仁会設立　　　　　　　　　　　1902.6.12
中川 五郎治
牛痘種痘法を実践　　　　　　1824（この年）
『日本医家伝』刊行　　　　　1971（この年）
中川 淳庵
『ターヘル・アナトミア』翻訳開始　1771.3.4
中川 淡斎
『西医日用方』刊行　　　　　1864（この年）
長崎医学校
レーウェンが長崎医学校教授に　　1870.12.25
各医学校が改称　　　　　　　　　1872.8.3
長崎医学校廃校　　　　　　　　1874.11.27
長崎医学専門学校
「文部省直轄諸学校官制」改正　　　1901.4.1
「専門学校令」公布　　　　　　　1903.3.27
「官立医科大学官制」改正　　　　1923.3.31
長崎医学場
長崎医学校廃校　　　　　　　　1874.11.27

長崎医科大学
「官立医科大学官制」改正　　　　1923.3.31
長崎県
コレラ流行　　　　　　　　　　　1877.8月
長崎県医学校・病院
大阪・長崎の医学校・病院を移管　1870.2.28
長與専斎・田中不二麿らが渡欧　　1871.11.12
長崎県病院
長崎県病院移管　　　　　　　　1871.11.14
長崎県立長崎病院兼医学校
ブッケマ来日　　　　　　　　1871（この年）
長崎司薬場
京都司薬場廃止　　　　　　　　　1876.8.12
長崎司薬場が開場　　　　　　　1877.10.19
長崎司薬場廃止　　　　　　　　　1881.7.22
長崎大学
ポンペ来日　　　　　　　　　　　1857.8.5
イタイイタイ病健康被害続く　　　　1998.8月
長崎鎮台
種痘が伝わる　　　　　　　　1744（この年）
長崎病院
長崎医学校廃校　　　　　　　　1874.11.27
長崎病院医学校
フォック来日　　　　　　　　1877（この年）
長崎府
長崎府医学校・病院と改称　　　　1868.10.17
長崎府医学校・病院
長崎府医学校・病院と改称　　　　1868.10.17
長崎養生所
ポンペ来日　　　　　　　　　　　1857.8.5
長崎養生所設立決定　　　　　　　1860.4.8
長崎養生所設立　　　　　　　　　1861.7.1
長崎養生所、種痘の官許を得る　　1862.2.15
ボードウィン来日　　　　　　　　1862.9.6
ポンペ帰国　　　　　　　　　　　1862.9.10
精得館と改称　　　　　　　　　　1865.4月
長島愛生園
国立癩療養所開所　　　　　　　1930.11.20
名称を長島愛生園に　　　　　　　1931.3.3
長島愛生園で騒擾事件　　　　　　1936.8.13
らい患者のための高校開校　　　　1955.9.16
永末 英一
永末書店創業　　　　　　　　　　1950.2.1
永末書店
永末書店創業　　　　　　　　　　1950.2.1
中曽根 康弘
老人福祉のあり方で提言　　　　　1985.1.24
中谷 美紀
テレビドラマ「Jin―仁―」放送開始
　　　　　　　　　　　　　　　2009.10.11

長妻 昭
　後期高齢者医療制度廃止表明　　　2009.9.17
　中医協人事、日医枠ゼロに　　　　2009.10.26
永富 独嘯菴
　『漫遊雑記』刊行　　　　　　　　1764（この年）
中西 重忠
　第87回日本学士院恩賜賞　　　　　1997.7.7
長野 泰一
　第71回日本学士院恩賜賞　　　　　1981.6.10
中浜 東一郎
　十二指腸虫・肝臓ジストマ発見　　1883.9月
　ペスト患者が発生　　　　　　　　1899.11.5
永松 東海
　「日本薬局方」制定を委任　　　　1880.11.5
仲村 トオル
　テレビドラマ「チーム・バチスタの
　　栄光」放送開始　　　　　　　　2008.10.14
中山 三郎平
　中山書店創業　　　　　　　　　　1948.6.23
長與 称吉
　癌研究会設立　　　　　　　　　　1908.4.2
長與 専斎
　長崎府医学校・病院と改称　　　　1868.10.17
　長與専斎・田中不二麿らが渡欧　　1871.11.12
　東京医学校と改称　　　　　　　　1874.5.7
　医学会社設立　　　　　　　　　　1875.4.11
　東京大学医学部設立　　　　　　　1877.4.12
　「日本薬局方」制定を委任　　　　1880.11.5
　大日本私立衛生会設立　　　　　　1883.2.18
　乙酉会設立　　　　　　　　　　　1885（この年）
　東京医会設立　　　　　　　　　　1886（この年）
　第1回日本医学会開催　　　　　　 1890.4.1
　大日本医会設立　　　　　　　　　1893.4月
長與 又郎
　ツツガムシ病の病原体命名　　　　1928（この年）
名古屋市
　結核療養所設置を命令　　　　　　1917.4月
　名古屋南部大気汚染公害病　　　　1973.11.30
名古屋大学
　受精卵で性別判定　　　　　　　　1992.4.6
　脳腫瘍の遺伝子治療を承認　　　　2000.1.7
名古屋大学付属病院
　脳腫瘍に遺伝子治療　　　　　　　1997.10.14
名古屋南部公害訴訟
　名古屋南部大公害訴訟　　　　　　2000.11.27
那須 セイ
　看護婦留学の第1号　　　　　　　 1887.7.23
夏川 草介
　地域医療の現場を描いた小説刊行　2009.9月

7対1入院基本料
　中医協、「7対1入院基本料」について
　　建議　　　　　　　　　　　　　2007.1.31
何レノ薬局方ニモ記載セサル薬品又ハ製剤取締ニ関スル件
　「何レノ薬局方ニモ記載セサル薬品又
　　ハ製剤取締ニ関スル件」制定　　1907.12.11
鍋かぶり病
　鍋かぶり病流行　　　　　　　　　1730（この年）
鍋島 斉正
　天然痘流行　　　　　　　　　　　1847（この年）
生鴉片取扱規則
　「販売鴉片烟律」・「生鴉片取扱規則」
　　布達　　　　　　　　　　　　　1870.8.9
　「薬用阿片売買並製造規則」布告　1878.8.9
奈良県食品衛生検査所
　鶏肉から抗生物質が効かない菌検出　1998.2.13
楢林 建三郎
　牛痘種痘法に成功　　　　　　　　1849.7月
楢林 宗建
　シーボルト来日　　　　　　　　　1823.8.11
　大成館設立　　　　　　　　　　　1846（この年）
　天然痘流行　　　　　　　　　　　1847（この年）
　牛痘種痘法に成功　　　　　　　　1849.7月
鳴瀧塾
　シーボルト来日　　　　　　　　　1823.8.11
　伊東玄朴が開業　　　　　　　　　1839（この年）
成宮 周
　第96回日本学士院恩賜賞　　　　　2006.7.3
南江堂
　南江堂創業　　　　　　　　　　　1879.4月
南山堂
　『南山堂医学大辞典』刊行　　　　1954（この年）
『南山堂医学大辞典』
　『南山堂医学大辞典』刊行　　　　1954（この年）
難治性肝炎
　特定疾患対策懇談会が発足　　　　1972.6.12
難病対策要綱
　難病対策要綱をまとめる　　　　　1972.10.2
南満医学堂
　満洲医科大学設立　　　　　　　　1922.3.31

【に】

新潟医学教場
　ヴィダル来日　　　　　　　　　　1873.1月
新潟医学専門学校
　「官立医科大学官制」公布　　　　1922.3.31

新潟医科大学
　「官立医科大学官制」公布　　　1922.3.31
新潟教会
　スカッダー来日　　　　　　1885（この年）
新潟県
　新潟県の有機水銀中毒原因結論　1965.7.1
新潟県保健所
　新潟水俣病一斉検診　　　　　1966.6.14
新潟県立新潟医学校
　スカッダー来日　　　　　　1885（この年）
新潟女学校
　スカッダー来日　　　　　　1885（この年）
新潟第一基督教会
　スカッダー来日　　　　　　1885（この年）
新潟大学
　阿賀野川水銀中毒事件　　　　1964.5月
　新潟水俣病一斉検診　　　　　1966.6.14
　心臓薬コランジルの副作用　　1969.11.27
　遺伝子治療承認　　　　　　　1994.1.25
　2医療技術短期大学が廃止　　　1999.3.31
　HIV除去精子で体外受精成功　　2001.8.14
新潟病院
　ヘーデンが新潟病院に着任　　1874.11月
　フォック来日　　　　　　　1877（この年）
新潟病院医学所
　ホルトルマン来日　　　　　　1875.7.29
新潟水俣病
　阿賀野川水銀中毒事件　　　　1964.5月
　有機水銀中毒症の疑いで診察　1965.1.18
　阿賀野川水銀中毒事件　　　　1965.6.14
　新潟県の有機水銀中毒原因結論　1965.7.1
　新潟水俣病患者会結成　　　　1965.12.23
　新潟水俣病一斉検診　　　　　1966.6.14
　新潟水銀中毒事件研究班最終報告　1967.4.7
　新潟水俣病訴訟　　　　　　　1967.6.12
　公害対策全国連絡会議を結成　1968.5.15
　水俣・阿賀野川の公害病を認定　1968.9.26
　水俣病の病名定義　　　　　　1969.12.17
　新潟水俣病認定患者　　　　　1975.9月
　新潟水俣病認定患者　　　　　1977.9月
　水俣病訴訟、行政責任を否定　1992.2.7
　新潟水俣病も解決へ　　　　　1995.11.25
　新潟水俣病訴訟で和解　　　　1996.2.23
　水俣病訴訟、和解合意　　　　2010.3.29
　水俣病訴訟、和解成立　　　　2011.3.3
新潟水俣病阿賀野患者会
　水俣病訴訟、和解合意　　　　2010.3.29
　水俣病訴訟、和解成立　　　　2011.3.3
新潟水俣病共闘会議
　新潟水俣病も解決へ　　　　　1995.11.25

新潟水俣病被害者の会
　新潟水俣病患者会結成　　　　1965.12.23
肉骨粉
　狂牛病発生　　　　　　　　　2001.9.10
　肉骨粉、全面禁止へ　　　　　2001.10.1
西川 正治
　第7回帝国学士院賞　　　　　　1917.7.1
西ナイル熱
　西ナイル熱患者、国内で初確認　2005.10.3
西村 庚子
　日本初の女性医学博士誕生　　1931（この年）
21世紀医学医療懇談会
　文部省21世紀医学医療懇談会、医療
　　分野への人材受け入れについて提
　　言　　　　　　　　　　　　1996.6.13
　文部省21世紀医学医療懇談会、介護
　　人材の育成を提言　　　　　1997.2.21
21世紀における国民健康づくり運動 → 健康
　日本21を見よ
二種混合ワクチン
　混合ワクチンで2歳児死亡　　　1997.9.24
西淀川公害訴訟
　西淀川公害訴訟　　　　　　　1978.4.20
偽医師
　ニセ医師事件続発　　　　　　1972.1.19
　健診偽医師逮捕　　　　　　　2012.9.25
2000年問題
　「2000年問題」危機管理計画モデルを
　　策定　　　　　　　　　　　1999.7.9
ニチアス
　アスベスト健康被害　　　　　2005.7.5
日医 → 日本医師会を見よ
日医総研 → 日本医師会総合政策研究機構を
　見よ
日独文化協会
　『シーボルト研究』刊行　　　1938（この年）
日病 → 日本病院会を見よ
日米医学委員会
　日米医学委員会設置　　　　　1965.4.18
日米医学協力会議
　日米医学協力会議開催　　　　1965.10.4
日弁連 → 日本弁護士連合会を見よ
日露戦争
　「下士兵卒家族救助令」公布　　1904.4.4
日韓基本条約
　「日韓基本条約」に署名　　　　1965.6.22
日患同盟
　日本国立私立療養所患者同盟結成　1948.3.31

日教組 → 日本教職員組合を見よ
日経連 → 日本経営者団体連盟を見よ
『日講記聞』
　『日講記聞』創刊　　　　　　　　1869.12月
日産婦 → 日本産科婦人科学会を見よ
日習堂
　安懐堂設立　　　　　　　　1829（この年）
『日新医学』
　日新医学社創業　　　　　　　　　1911.9月
日新医学社
　日新医学社創業　　　　　　　　　1911.9月
日新館
　会津藩、医学館設立　　　　1801（この年）
日清戦争
　日清戦争が勃発　　　　　　　　　1894.8.1
日赤 → 日本赤十字社を見よ
日本アイバンク協会
　初の親族優先臓器提供　　　　　2010.5.22
日本医学会
　第1回日本医学会開催　　　　　　1890.4.1
　日本医学会総会開幕　　　　　　　1995.4.7
　日本医学会総会が開催　　　　　　1999.4.2
日本医学教育学会
　『医学教育白書』刊行開始　　　　1978.7月
日本医学雑誌
　歯苑社創業　　　　　　　　　　　1921.1.1
『日本医学史』
　ホイトニー来日　　　　　　1875（この年）
　『日本医学史』刊行　　　　　　 1904.10.23
　第2回帝国学士院恩賜賞　　　　 1912.5.12
『日本医学史綱要』
　『日本医学史綱要』刊行　　1933（この年）
日本医学専門学校
　済生学舎が廃校　　　　　　　　　1903.8.31
　日本医科大学設立　　　　　　　　1926.2.5
日本医科大学
　済生学舎が廃校　　　　　　　　　1903.8.31
　日本医科大学設立　　　　　　　　1926.2.5
　抗がん剤"丸山ワクチン"申請　1976.11.29
『日本医家伝』
　『日本医家伝』刊行　　　　1971（この年）
日本胃癌学会
　胃がん治療ガイドライン作成　　2000.2.18
日本医業経営コンサルタント協会
　日本医業経営コンサルタント協会、
　　設立　　　　　　　　　　　　1990.11.1
日本医師会
　大日本医師会設立　　　　　　 1916.11.10
　「医師法」第四次改正　　　　　　1923.3.19
　日本医師会設立　　　　　　　　1923.11.1

日本医師会と診療契約　　　　　　1926.11.4
国民の体位向上に関する具体策　 1937.11.10
医療制度改善策について発表　　　 1939.9.8
「国民医療法」公布　　　　　　　 1942.2.25
日本医師会解散　　　　　　　　　1942.11.6
日本医師会設立　　　　　　　　　1943.1.28
日本医師会、日本歯科医師会発足　1947.11.1
厚生省、新医療費単価を告示　　　1951.12.8
点数表の不合理是正を厚生大臣に要
　望　　　　　　　　　　　　　　　1954.7.5
社会保障連絡会議を結成　　　　　1956.1.24
全国保険医総辞退を決議　　　　　1956.2.20
日本医師会、制限診療の撤廃要望　1960.8.18
医療費値上げをめぐり一斉休診　　1961.2.19
中医協、医療費値上げを答申　　　 1961.7.7
医師会、社会保険庁新設に反対　　1962.2.28
『国民医療年鑑』刊行開始　　1964（この年）
国民医療対策大綱　　　　　　　　1969.4.10
日医、医療費値上げ要求　　　　　 1969.7.5
中医協、圓城寺次郎会長再選　　　1971.2.18
医師賠償責任保険制度の創設　　　1973.3.10
武見太郎、世界医師会会長に　　　1975.10.6
医療保険制度改革構想発表　　　　1978.8.15
武見太郎日本医師会会長引退　　　 1982.4.1
日本医師会、脳死臓器移植を答申　1988.1.12
日本医師会、医大定員削減を提言　 1989.5.2
日本医師会、「「説明と同意」につい
　ての報告」発表　　　　　　　　1990.1.16
日本医師会、中医協の医療経済実態
　調査に協力せず　　　　　　　　1990.9.23
健康スポーツ医制度実施要項を通知 1991.4.22
日本医師会、尊厳死を容認　　　　1992.3.18
日本医師会会長に坪井栄孝　　　　 1996.4.1
日本医師会がシンクタンクを創設　1997.4.11
診療情報開示に応じる　　　　　　1999.1.12
日本型参照薬価制導入断念　　　　1999.4.13
カルテ開示法先送り　　　　　　　 1999.7.1
医療事故再発防止で声明　　　　　2000.3.14
坪井日医会長が、世界医師会会長に 2000.10.6
中医協人事、日医枠ゼロに　　　 2009.10.26
東日本大震災発生、大規模な医療支
　援　　　　　　　　　　　　　　 2011.3.11
TPPにおける医療保険制度の除外を
　要請　　　　　　　　　　　　　 2011.11.2
日本医療小説大賞創設　　　　　　2012.6.13
日本医師会総合政策研究機構
　日本医師会がシンクタンクを創設　1997.4.11
　「医療のグランドデザイン」を発表　2000.4.4
日本医史学会
　日本医史学会設立　　　　　　　　1928.3月
『日本医事週報』
　『国家医学』創刊　　　　　　1892（この年）

『日本医事新報』
日本医事新報社創業　　　　　　　1921.2.5
日本医事新報社
日本医事新報社創業　　　　　　　1921.2.5
日本移植会
脳死臨調、脳死を人の死と認める　1991.6.14
日本移植学会
脳死シンポジウム開催　　　　　　1983.2.12
臓器移植で倫理指針　　　　　　　1994.11.24
脳死者からの臓器移植、移植学会が
　独自実施へ　　　　　　　　　　1996.9.28
日本医書出版
金原医籍店創業　　　　　　　　　1875.1.25
吐鳳堂創業　　　　　　　　　　　1893.7.3
克誠堂創業　　　　　　　　　　　1914.5.1
歯苑社創業　　　　　　　　　　　1921.1.1
『日本医薬随筆集成』
『日本医薬随筆集成』刊行　　　1929（この年）
日本医薬品生産統制
日本医薬品生産統制株式会社設立　1941.7.19
日本医薬品配給統制
日本医薬品配給統制株式会社設立　1941.7.27
日本医療安全調査機構
日本医療安全調査機構、発足　　　2010.4.1
日本医療機能評価機構
日本医療機能評価機構が本格始動　1997.4.1
日本医療機能評価機構、病院機能評
　価の結果を公開　　　　　　　　2002.9.1
厚生労働省、「ヒヤリ・ハット事例」
　の収集を開始　　　　　　　　　2003.10.1
産科医療補償制度の概要固まる　　2008.1.23
日本医療小説大賞
日本医療小説大賞創設　　　　　　2012.6.13
日本医療団
「国民医療法」公布　　　　　　　1942.2.25
「日本医療団令」公布　　　　　　1942.4.16
日本医療団の解散を閣議決定　　　1947.1.24
日本医療団解散等に関する法律　　1947.10.31
日本医療団令
「日本医療団令」公布　　　　　　1942.4.16
日本医療法人協会
日本民間病院連絡協議会発足　　　1993.4.28
病院協会が団体協議会を発足　　　2000.7.28
日本医療労働組合連合会
看護師の増員要求スト　　　　　　1990.11.9
日本うつ病学会
初のうつ病治療指針　　　　　　　2012.7.26
日本衛生会
大日本私立衛生会設立　　　　　　1883.2.18
日本衛生学会
日本衛生学会設立　　　　　　　　1904.4月

水俣病と男児出生率　　　　　　　1999.3.24
『日本衛生学会雑誌』
日本衛生学会設立　　　　　　　　1904.4月
日本化学工業
六価クロム汚染問題化　　　　　　1975.7.16
日本学校健康会
「日本学校健康会法」成立　　　　1982.6.15
日本学校健康会法
「日本学校健康会法」成立　　　　1982.6.15
日本学士院恩賜賞
第43回日本学士院恩賜賞　　　　　1953.5.12
第51回日本学士院恩賜賞　　　　　1961.5.12
第62回日本学士院恩賜賞　　　　　1972.5.27
第64回日本学士院恩賜賞　　　　　1974.6.10
第66回日本学士院恩賜賞　　　　　1976.6.7
第67回日本学士院恩賜賞　　　　　1977.6.13
第70回日本学士院恩賜賞　　　　　1980.6.11
第71回日本学士院恩賜賞　　　　　1981.6.10
第76回日本学士院恩賜賞　　　　　1986.6.9
第79回日本学士院恩賜賞　　　　　1989.6.12
第82回日本学士院恩賜賞　　　　　1992.6.8
第86回日本学士院恩賜賞　　　　　1996.6.10
第87回日本学士院恩賜賞　　　　　1997.7.7
第96回日本学士院恩賜賞　　　　　2006.7.3
第97回日本学士院恩賜賞　　　　　2007.6.11
第100回日本学士院恩賜賞　　　　 2010.6.21
日本学術会議
インターン制度について意見書　　1964.10.13
日本学術会議、尊厳死容認　　　　1994.5.26
日本学術協会
日本学術協会設立　　　　　　　　1925.10.30
『日本学術協会報告』
日本学術協会設立　　　　　　　　1925.10.30
日本学術振興会
国民の体力調査について建議　　　1937.5.6
BCGの総合研究に着手　　　　　　1937.9月
BCG接種有効と発表　　　　　　　1943.3.31
日本花柳病予防会
日本花柳病予防会設立　　　　　　1905.4.3
「日本性病予防協会」設立　　　1921（この年）
日本花柳病予防会
日本花柳病予防会設立　　　　　　1903.9月
日本看護協会
日本産婆看護婦保健婦協会が発足　1946.11.23
日本助産婦看護婦保健婦協会設立　1947.6.5
日本助産婦会を設立　　　　　　　1955.1.29
初の准看護婦全国大会開催　　　　1971.5.8
看護記録の開示に関するガイドライ
　ン作成　　　　　　　　　　　　2000.5.26
『看護白書』刊行開始　　　　　　2008.10月

日本感染症学会
　多剤耐性菌で院内感染　　　　　　2010.9.3
日本肝臓学会
　C型肝炎新薬に副作用　　　　　　2012.5.8
『日本漢方医薬変遷史』
　『日本漢方医薬変遷史』刊行　1934（この年）
日本寄生虫病予防会
　財団法人日本寄生虫病予防会設立　1957.7.2
日本救急医学会
　日本救急医学会、脳死・脳蘇生研究
　　会開催　　　　　　　　　　　1988.6.17
日本教職員組合
　日教組「子どもの健康実態」調査結
　　果発表　　　　　　　　　　　1980.5.4
　日教組、健康白書『子どもの骨折増
　　加原因を探る』発表　　　　　1982.10.4
日本筋ジストロフィー協会
　全国進行性筋委縮症親の会発足　1964.3.5
日本勤労者住宅協会
　日本勤労者住宅協会設立　　　　1967.3.29
日本経営者団体連盟
　保険医、点数引き下げに対し一斉休
　　診　　　　　　　　　　　　　1954.7.15
　日経連、保険医問題で政府の妥協戒
　　める　　　　　　　　　　　　1971.6.18
　「老人保健法」改正へ　　　　　1990.12.13
日本経済団体連合会
　経団連、公害政策への意見を発表　1966.10.5
　国民医療対策大綱　　　　　　　1969.4.10
　経団連、「公害健康被害補償法」見直
　　し要求　　　　　　　　　　　1984.10.1
日本外科学会
　日本外科学会設立　　　　　1898（この年）
日本血液学会
　日本血液学会結成　　　　　1937（この年）
日本血液銀行協会
　売血の中止を決定　　　　　　　1967.1.12
日本結核病学会
　日本結核病学会設立　　　　　　1923.4.3
日本結核予防協会
　日本結核予防協会設立　　　　　1913.2.11
　村松晴嵐荘設立　　　　　　　　1935.10.19
　結核予防会設立　　　　　　　　1939.4.28
日本ケミファ
　新薬申請データ捏造発覚　　　　1982.11.20
日本鋼管
　川崎公害訴訟　　　　　　　　　1982.3.18
日本公衆衛生学会
　大日本私立衛生会設立　　　　　1883.2.18
日本公衆衛生協会
　大日本私立衛生会設立　　　　　1883.2.18

イタイイタイ病調査研究班発足　1967.6月
日本厚生協会
　日本厚生協会設立　　　　　　　1938.4月
日本坑法
　「鉱業条例」公布　　　　　　　1890.9.26
日本国憲法
　「日本国憲法」を公布　　　　　1946.11.3
日本国際社会保障協会
　日本国際社会保障協会が発足　　1964.4.1
日本国立私立療養所患者同盟
　日本国立私立療養所患者同盟結成　1948.3.31
日本産科婦人科学会
　顕微授精承認　　　　　　　　　1991.11.30
　国内初の顕微授精ベビー　　　　1992.4.7
　非配偶者間人工授精ガイドラインま
　　とめる　　　　　　　　　　　1996.11.3
　「受精卵診断」条件付きで承認　1998.6.27
　日産婦、「代理出産」認めず　　2002.2.23
　日産婦、受精卵提供を認めず　　2002.6.15
　着床前診断申請、初承認　　　　2004.7.23
　日産婦、習慣流産について着床前診
　　断を認める　　　　　　　　　2006.2.18
　出生前診断、カウンセリング必須　2012.8.31
日本産児調節連盟
　日本産児調節連盟結成　　　　　1931.1月
日本産婆会
　日本産婆会設立　　　　　　　　1927.5.12
日本産婆看護婦保健婦協会
　日本産婆看護婦保健婦協会が発足　1946.11.23
日本産婦人科学会
　凍結受精卵、臨床応用承認　　　1988.2.20
日本歯科医会
　日本歯科医会設立　　　　　　　1896.11.28
日本歯科医学専門学校
　私立日本歯科医学校認可　　　　1909.8.14
日本歯科医師会
　大日本歯科医会設立　　　　　　1903.11.27
　ムシ歯デー実施　　　　　　　　1920.11.5
　「歯科医師法」改正　　　　　　1925.4.14
　日本歯科医師会設立　　　　　　1926.11.10
　日本歯科医師会と診療契約　　　1926.12.26
　日本歯科医師会設立　　　　　　1943.1.28
　日本医師会、日本歯科医師会発足　1947.11.1
　医師会、社会保険庁新設に反対　1962.2.28
　TPPにおける医療保険制度の除外を
　　要請　　　　　　　　　　　　2011.11.2
日本歯科大学
　私立日本歯科医学校認可　　　　1909.8.14
日本耳鼻咽喉科医会
　日本耳鼻咽喉科医会結成　　1937（この年）

日本自閉症協会
　自閉症児親の会が発足　1967.2.26
『日本社会衛生年鑑』
　『日本社会衛生年鑑』刊行開始　1920（この年）
日本社会事業協会
　中央社会福祉協議会設立　1951.1.11
日本社会事業大学
　日本社会事業大学を開学　1958.3.25
日本住血吸虫
　日本住血吸虫発見　1904.8.13
　日本住血吸虫の中間宿主を発見
　　　　　　　　　　　　1913（この年）
日本女医会
　日本女医会設立　1902.4月
日本消化器学会
　MRSAによる院内感染多発　1991.2月
日本商事
　ソリブジン薬害で業務停止処分　1994.9.1
　日本商事と昭和薬品が合併　1997.10.1
　副作用情報は、インサイダー情報　1999.2.16
日本小児医事出版社
　日本小児医事出版社創業　1952.10.29
『日本植物誌』
　シーボルト来日　1823.8.11
日本助産婦会
　日本助産婦会を設立　1955.1.29
日本助産婦看護婦保健婦協会
　日本助産婦看護婦保健婦協会設立　1947.6.5
日本神経学会
　日本神経学会設立　1902（この年）
日本心身障害児協会
　重症心身障害児の療育研究を委託　1961.4月
日本腎臓移植ネットワーク
　「腎臓移植ネットワーク」スタート　1995.3.31
日本精神衛生協会
　日本精神衛生協会設立　1930（この年）
日本精神神経学会
　日本神経学会設立　1902（この年）
　保安処分制度に反対決議　1971.8月
　性転換手術容認　1997.5.28
日本精神病院協会
　日本民間病院連絡協議会発足　1993.4.28
　病院協会が団体協議会を発足　2000.7.28
日本性病予防協会
　日本花柳病予防会設立　1905.4.3
　「日本性病予防協会」設立　1921（この年）
日本赤十字血液センター
　日赤、出張採血を開始　1965.5.11
日本赤十字社
　博愛社設立　1877.5.1

　日本赤十字社と改称　1887.5.20
　磐梯山が噴火　1888.7.15
　日清戦争が勃発　1894.8.1
　「日本赤十字社条例」公布　1901.12.3
　日赤が満州に看護婦派遣　1931.11.28
　「生活保護法」による医療施設を指定　1947.3.5
　「日本赤十字社法」の公布　1952.8.14
　東京医労連、待遇改善でスト　1960.11.1
　ベトナムの結合双生児緊急手術　1986.6.19
　ベトナム結合双生児の分離手術成功　1988.10.4
　非加熱血液製剤、感染検査すり抜け
　　が判明　2003.7.29
　東日本大震災発生、大規模な医療支
　　援　2011.3.11
日本赤十字社医療センター
　博愛社病院設立　1886.10.30
日本赤十字社条例
　「日本赤十字社条例」公布　1901.12.3
日本赤十字社中央病院
　博愛社病院設立　1886.10.30
　日赤初の血液銀行を開設　1952.4.10
日本赤十字社病院
　博愛社病院設立　1886.10.30
　原子爆弾調査委員会、被爆者の調査
　　研究開始　1947.3月
　WHOより未熟児保育器を寄贈　1954.1月
　ベトナムの結合双生児緊急手術　1986.6.19
日本赤十字社法
　「日本赤十字社法」の公布　1952.8.14
日本臓器移植ネットワーク
　日本初の脳死移植実施　1999.2.28
　初の家族承認のみの臓器移植　2010.8.9
日本臓器製薬
　薬害エイズ訴訟で和解成立　1996.3.14
日本損害保険協会
　国が生保・損保に申し入れ　1986.5.13
日本体育・学校健康センター法
　「日本体育・学校健康センター法」可
　　決成立　1985.11.29
日本体育協会
　スポーツドクター認定　1983.1.16
日本大学
　医歯系予備校が裏口入学詐欺　1979.6.18
　病院経営引き継ぎで混乱　2012.4.1
日本大学附属板橋病院
　薬取り違え事故で患者死亡　2000.8.11
日本対ガン協会
　日本対ガン協会を設立　1958.7.28
日本たばこ産業
　「たばこ病訴訟」、原告敗訴　2003.10.21

日本チバガイギー
スモン訴訟で初の和解成立 1977.10.29
日本中央結核予防会
農村結核予防に関して諮問 1928（この年）
日本鉄道建設公団
トンネルじん肺訴訟 1999.7.8
日本てんかん学会
てんかん患者の運転、緩和と罰則の提言 2012.10.10
『日本動物誌』
シーボルト来日 1823.8.11
日本特殊工業
廃血処理業者が家宅捜索 1995.9.28
日本トラホーム予防協会
日本トラホーム予防協会設立 1914.12月
日本内科学会
病名スモンと命名 1964.5.7
『日本内科学会雑誌』
サントニンの蛔虫駆除作用を発見 1920.4月
日本脳炎
日本脳炎を「伝染病予防法」に適用 1946.7.9
「伝染病予防法」改正法を公布 1954.6.1
日本脳炎の予防接種中止 2005.5.30
日本脳炎予防接種再開 2009.6.2
日本農芸化学会
牛乳からダイオキシン 1998.4.2
日本脳死・脳蘇生学会
日本救急医学会、脳死・脳蘇生研究会開催 1988.6.17
日本バイテック
廃血処理業者が家宅捜索 1995.9.28
日本白十字会
日本白十字会設立 1911.2月
日本ビー・エス・エス社
薬害ヤコブ病訴訟、和解 2002.3.25
日本病院会
日本病院協会創立総会 1951.6.24
全国病院団体連合発足 1993.9.15
医療事故再発防止で声明 2000.3.14
病院協会が団体協議会を発足 2000.7.28
日本病院協会
日本病院協会創立総会 1951.6.24
日本病院協会、医療制度改革試案 1966.3.12
日本広島原爆病院
日本広島原爆病院が開院 1956.9.20
日本不妊学会
顕微授精承認 1990.11.15
日本弁護士連合会
日弁連、「脳死と臓器移植に関する意見書」公表 1990.7.13
日弁連、脳死反対を公表 1992.3.13

日本放射線技師会
日本放射線技師会を設立 1947.7月
日本放射線技術学会
日本放射線技術学会結成 1942.11.16
日本放送協会
結核予防相談所開設へ 1932.2.24
アメリカの救急救命室が舞台の医療ドラマ放送開始 1996.4.1
臨界事故での被曝治療のドキュメンタリー番組放送 2001.5.13
卵子老化の番組放送 2012.2.14
日本保健会
大日本私立衛生会設立 1883.2.18
日本保健婦協会
日本保健婦協会設立 1941.11.29
日本民間病院連絡協議会
日本民間病院連絡協議会発足 1993.4.28
日本民族衛生学会
日本民族衛生学会設立 1930.11.30
『日本薬園史の研究』
『日本薬園史の研究』刊行 1930（この年）
日本薬学会
日本薬学会設立 1881.12月
日本薬剤師会が設立 1948.10.25
日本薬局法
「日本薬局方」制定を委任 1880.11.5
日本薬剤師会
日本薬学会設立 1881.12月
日本薬剤師会設立 1893.6.11
日本薬剤師会設立 1909.9.21
日本薬剤師会設立 1926.11.16
日本薬剤師会と薬剤支給契約 1926.12.17
日本薬剤師会設立 1943.12.10
日本薬剤師協会が設立 1948.10.25
医師会、社会保険庁新設に反対 1962.2.28
日本薬剤師会、政府の政策遅れに反発 1975.2.24
TPPにおける医療保険制度の除外を要請 2011.11.2
日本薬剤師協会
日本薬学会設立 1881.12月
日本薬剤師協会が設立 1948.10.25
日本薬剤師連合会
日本薬剤師連合会設立 1890.4.7
日本薬剤師会設立 1893.6.11
日本薬局方
ブッケマ来日 1871（この年）
ヘーデンが新潟病院に着任 1874.11月
「日本薬局方」制定を委任 1880.11.5
「日本薬局方」草案が完成 1885.3月
「日本薬局方」制定 1886.6.25

「日本薬局方」調査委員会設置	1888.4月		医学部の入学定員について検討	2010.12.22
改正「日本薬局方」公布	1891.5.20		同志社、医科大新設を検討	2012.11.30
第三次改正「日本薬局方」公布	1906.7.2	**乳がん**		
第四次改正「日本薬局方」公布	1920.12.15		華岡青洲が誕生	1760.10.23
第5改正「日本薬局方」公布	1932.6.25		全身麻酔手術に成功	1804.10.13
「戦時薬局方」公布	1939.8.23		がん研究進む	1990.7.3
「日本薬局方」調査委員会			乳がんの原因遺伝子発見	1992.3.15
「日本薬局方」調査委員会設置	1888.4月	**乳児健康診査**		
日本薬局方調査委員会			乳児健康診査制度創設	1973.6.18
「日本薬局方」調査委員会設置	1888.4月	**乳幼児突然死症候群**		
日本薬局方調査会			原因不明の乳幼児突然死を扱ったノンフィクション刊行	1997.4月
「日本薬局方調査会官制」公布	1900.3.30		乳幼児の突然死原因調査結果	1998.6.1
「日本薬局方調査会官制」改正	1906.3.31	**ニュートン、ジョージ・ブルース**		
日本薬局方調査会官制			横浜で遊女の検黴	1867.9月
「日本薬局方調査会官制」公布	1900.3.30		ニュートン来日	1867(この年)
「日本薬局方調査会官制」改正	1906.3.31		シドール来日	1868(この年)
「日本薬局方調査会官制」公布	1935.9.21		セジュイックが横浜梅毒病院長に	1871.6.21
日本癩学会		**丹羽 正伯**		
日本癩学会創設	1928.9.24		『普救類方』頒布	1730.2月
日本らい学会		**人間ドック**		
「らい予防法」廃止へ	1995.12.8		日本初の人間ドックが始まる	1954.7月
日本連合医学会		**妊産婦手帳**		
第1回日本連合医学会開催	1902.4.2		「妊産婦手帳規程」公布	1942.7.13
日本連合医師会			厚生省、母子手帳の配布を開始	1948.5.12
日本連合医師会設立	1914.3月	**妊産婦手帳規程**		
日本連合歯科医会			「妊産婦手帳規程」公布	1942.7.13
大日本歯科医会設立	1903.11.27	**人参座**		
日本連合歯科医師会			唐人参座設置	1735(この年)
大日本歯科医会設立	1903.11.27		人参座設立	1764(この年)
日本歯科医師会設立	1926.11.10	**認知症**		
日本老人学会			『恍惚の人』刊行	1972.6月
第1回日本老人学会開催	1959.11.7		痴呆性老人対策に関する報告書提出	1987.8.26
日本労働組合総評議会			老人性痴呆症の原因発見	1988.2.11
社会保障連絡会議を結成	1956.1.24		老人性痴呆症の患者約60万人に	1989(この年)
公害対策全国連絡会議を結成	1968.5.15			
国民健康対策大綱	1969.4.10			
年金メーデーを開催	1972.11.9			
国と千葉県にたらい回しの責任追及	1976.2月		**【ぬ】**	
日本労働組合総連合会				
「老人保健法」改正へ	1990.12.13	**額賀 福志郎**		
日本労働組合評議会			診療報酬本体部分引き上げを決定	2007.12.18
健康保険反対闘争	1926.11月			
日本ロシュ			**【ね】**	
日本ロシュ設立	1932(この年)			
入院医療				
入院医療のあり方に関する報告	1998.7.3	**『ネイチャー』**		
入院医療の定額払い方式の試行	1998.11.1		免疫調節物質の遺伝子構造を解明	1983.3.24
入学定員				
日本医師会、医大定員削減を提言	1989.5.2			
医学部入学定員増加	2008.4.1			
医学部入学定員増加を発表	2009.7.17			

T細胞の受容体のα鎖遺伝子構造を解
　明　　　　　　　　　　　　　　1984.6.28
　動脈硬化発症に関わる遺伝子を発見　1990.2.8
　老化現象抑制遺伝子発見　　　　1997.11.6
　白血病治療の手法を開発　　　　　2000.8.3
『ネイチャーコミュニケーションズ』
　インフルエンザウイルスの構造解明　2012.1.24
『ネイチャー・メディシン』
　C型肝炎ウイルスの発がん促進遺伝
　　子発見　　　　　　　　　　　　1998.9.1
寧楽書房
　寧楽書房創業　　　　　　　　　1946.4.23
根来 東淑
　『人身連骨真形図』作成　　　1741（この年）
鼠駆除ノ為メ燐及亜砒酸使用ノ件
　「鼠駆除ノ為メ燐及亜砒酸使用ノ件」
　　を達す　　　　　　　　　　　　1900.6.4
鼠取蠅取薬
　鼠取蠅取薬の売買禁止　　　　　　1872.5.3
ネーダー，ラルフ
　アメリカの公害追放運動家来日　　1971.1.12
寝たきり老人
　寝たきり老人短期保護事業設置　　1978.4月
熱中症
　熱中症で死亡　　　　　　　　　1990.7.18
　猛暑で事故や熱中症　　　　　　2003.8.24
　熱中症で5万人搬送　　　　　2010（この年）
熱病
　風邪・熱病流行　　　　　　　　　1867.9月
ねむの木学園
　初の25時間テレビで福祉を訴え　　1975.3.21
練馬区
　病院経営引き継ぎで混乱　　　　　2012.4.1
練馬光が丘病院
　病院経営引き継ぎで混乱　　　　　2012.4.1
年金・健康保険福祉施設整理機構
　年金・健康保険福祉施設整理機構設
　　立　　　　　　　　　　　　　2005.6.22
年金制度
　年金制度の整備改革を勧告　　　1953.12.10
　年金統一ストを全国一斉に行う　　1973.4.17
　年金制度の官民格差問題　　　　　1977.6.20
　年金制度改革を提言　　　　　　　1979.4.18
　厚生省の年金改革案基本的に了承　1984.1.25
　年金制度改革案まとまる　　　　1998.10.28
年金福祉事業団法
　通算年金制度創設関係法公布　　　1961.11.1
年金メーデー
　年金メーデーを開催　　　　　　1972.11.9
ネンコロ風邪
　ネンコロ風邪流行　　　　　　　　1808.8月

年中無休・24時間診療
　年中無休・24時間診療の病院建設を
　　許可　　　　　　　　　　　　　1979.4.9

【の】

脳溢血
　結核が死因の2位に下がった　　1951（この年）
農業衛生思想
　農業衛生思想啓発について通知　　1932.3月
農業者年金基金法
　「農業者年金基金法」を公布　　　1970.5.20
農山漁村貧困者救済費
　農山村への出張巡回診療　　　　1932.8.20
『脳死』
　立花隆『脳死』刊行　　　　　　1986.10月
脳死
　脳死シンポジウム開催　　　　　1983.2.12
　立花隆『脳死』刊行　　　　　　1986.10月
　日本医師会、脳死臓器移植を答申　1988.1.12
　大学医学部の臓器移植申請続出　　1988.1.20
　脳死・生命倫理及び臓器移植問題に
　　関する調査会を設置　　　　　　1988.3.10
　生命倫理学会、発足　　　　　　1988.11.23
　脳死判定に疑問　　　　　　　　　1989.6.16
　脳死肝移植承認　　　　　　　　　1990.2.16
　脳死臨調、初会合開催　　　　　　1990.3.28
　日弁連、「脳死と臓器移植に関する意
　　見書」公表　　　　　　　　　　1990.7.13
　聖隷浜松病院、脳死患者の治療は中
　　止と発表　　　　　　　　　　　1990.8.7
　臓器移植についての公聴会開催　1990.11.21
　初の成人間の生体肝移植　　　　　1991.6.4
　脳死臨調、脳死を人の死と認める　1991.6.14
　脳死臨調、世論調査発表　　　　1991.10.15
　脳死臨調、脳死を人の死と認める最
　　終答申　　　　　　　　　　　　1992.1.22
　日弁連、脳死反対を公表　　　　　1992.3.13
　「臓器移植法」案、国会へ提出　　1994.4.12
　脳死者からの臓器移植、移植学会が
　　独自実施へ　　　　　　　　　　1996.9.28
　脳死移植時代へ　　　　　　　　　1997.6.17
　施行前でも脳死移植適法　　　　　1998.3.31
　成立後1年以上、脳死移植ゼロ　1998（この年）
　日本初の脳死移植実施　　　　　　1999.2.28
　脳死判定中止　　　　　　　　　　1999.9.5
　脳死判定マニュアル作成　　　　　1999.9.14
　日本初の脳死肺移植　　　　　　　2000.3.29
　改正「臓器移植法」成立　　　　　2009.7.13

改正「臓器移植法」、全面施行　2010.7.17
初の家族承認のみの臓器移植　2010.8.9
脳死判定、健康保険証で　2011.2.5
初の子どもからの脳死臓器提供　2011.4.12
初の幼児からの脳死臓器提供　2012.6.15
脳死及び臓器移植に関する各党協議会
「臓器移植法」案、国会へ提出　1994.4.12
『脳死再論』
立花隆『脳死』刊行　1986.10月
脳死・脳蘇生研究会
日本救急医学会、脳死・脳蘇生研究会開催　1988.6.17
脳死肺移植
日本初の脳死肺移植　2000.3.29
脳腫瘍
脳腫瘍に遺伝子治療　1997.10.14
脳腫瘍の遺伝子治療を承認　2000.1.7
農商務省
足尾鉱毒事件で請願　1897.3.3
「社会局官制」公布　1922.11.1
農商務省官制
「農商務省官制」改正　1920.8.24
脳死臨調
日本医師会、脳死臓器移植を答申　1988.1.12
脳死臨調、発足　1989.12.1
脳死臨調、初会合開催　1990.3.28
臓器移植についての公聴会開催　1990.11.21
脳死臨調、脳死を人の死と認める　1991.6.14
脳死臨調、世論調査発表　1991.10.15
脳死臨調、脳死を人の死と認める最終答申　1992.1.22
『脳死臨調批判』
立花隆『脳死』刊行　1986.10月
脳卒中
脳卒中予防特別対策　1960（この年）
農村衛生調査
農村衛生調査　1918.7月
濃尾大地震
濃尾大地震が発生　1891.10.28
脳膜炎
流行性脳膜炎流行　1919（この年）
農用地の土壌の汚染防止等に関する法律
公害関係14法律が公布　1970.12.25
農林水産省
狂牛病発生　2001.9.10
乃木坂 太郎
『医龍―Team Medical Dragon―』連載開始　2002（この年）
テレビドラマ「医龍―Team Medical Dragon―」放送開始　2006.4.13

野口 英世
野口英世に研究費2000ドル　1902（この年）
梅毒スピロヘータの純粋培養に成功　1911.7.8
第5回帝国学士院恩賜賞　1915.7.15
ノット，グレース
回春病院設立　1895.11.12
ノーベル賞
利根川進教授、日本人初のノーベル生理学・医学賞　1987.10.12
山中伸弥教授、ノーベル生理学・医学賞受賞　2012.10.8
ノロウイルス
ノロウイルスによる食中毒による患者数、2005年の5倍以上　2006.12.22
ノロウイルス、特養で集団感染　2009.1.11
ノロウイルスによる院内感染　2012.12.23

【は】

唄 孝一
脳死シンポジウム開催　1983.2.12
バイアグラ
バイアグラ、スピード承認　1999.1.25
売淫罰則
「売淫罰則」制定　1876.1.27
バイエル薬品
薬害エイズ訴訟で和解成立　1996.3.14
ばい煙防止条例
「ばい煙防止条例」を制定　1955.10月
肺がん
肺がん対策打合せ会議を開催　1964.1.26
六価クロム汚染問題化　1975.7.16
国内初の肺がん遺伝子治療開始　1999.3.2
がん患者取り違え手術　2000.8.3
肺がん薬「ゲフィニチブ」で副作用死　2002.10.15
肺がん薬「ゲフィニチブ」副作用死が100人を超える　2002.12.19
クボタの工場で、アスベスト関連病により79人が死亡　2005.6.29
アスベスト健康被害　2005.7.5
がん生存率公表　2012.10.22
廃棄物処理施設整備緊急措置法
「廃棄物処理施設整備緊急措置法」公布　1972.6.23
廃棄物処理法
公害関係14法律が公布　1970.12.25
「廃棄物処理法」改正　1992.7.4
廃血処理業者が家宅捜索　1995.9.28

廃棄物の処理及び清掃に関する法律 → 廃棄
　物処理法を見よ
売血
　売血の中止を決定　　　　　　　　1967.1.12
肺結核予防ニ関スル件
　「肺結核予防ニ関スル件」公布　　1904.2.4
　「結核予防法」公布　　　　　　　1919.3.27
肺結核予防令
　「肺結核予防ニ関スル件」公布　　1904.2.4
肺結核療養所
　市立肺結核療養所設置を命令　　　1915.7.20
肺結核療養所ノ設置及国庫補助ニ関スル
法律
　「肺結核療養所ノ設置及国庫補助ニ関
　　スル法律」公布　　　　　　　　1914.3.31
　「結核予防法」公布　　　　　　　1919.3.27
廃血処理
　廃血処理業者が家宅捜索　　　　　1995.9.28
ばい煙の排出の規制等に関する法律
　ばい煙の排出の規制に関する法律　1962.6.2
拝志 よしね
　看護婦留学の第1号　　　　　　　1887.7.23
肺ジストマ
　肺ジストマ発見　　　　　　　1878（この年）
売春防止法
　「売春防止法」を公布　　　　　　1956.5.24
胚性肝細胞 → ES細胞を見よ
梅毒
　ヒルが横浜梅毒病医院長に　　　　1872.1月
　ローレンソンが梅毒病医院長に
　　　　　　　　　　　　　　　1878（この年）
　サルバルサン発見　　　　　　　　1910.4.19
　梅毒スピロヘータの純粋培養に成功　1911.7.8
梅毒病院
　ヒルが横浜梅毒病医院長に　　　　1872.1月
　ローレンソンが梅毒病医院長に
　　　　　　　　　　　　　　　1878（この年）
肺病
　肺病調査　　　　　　　　　　1882（この年）
バイファ
　新薬試験データ改竄で業務停止　　2010.4.13
廃兵院
　「廃兵院法」公布　　　　　　　　1906.4.7
廃兵院官制
　「廃兵院官制」公布　　　　　　　1923.3.31
廃兵院条例
　「廃兵院法」公布　　　　　　　　1906.4.7
廃兵院処務規程
　「廃兵院官制」公布　　　　　　　1923.3.31

廃兵院法
　「廃兵院法」公布　　　　　　　　1906.4.7
　傷痍軍人救済範囲を拡大　　　　　1934.3.26
売薬印紙税規則
　「売薬印紙税規則」制定　　　　　1882.10.27
売薬規則
　「売薬規則」布告　　　　　　　　1877.1.20
　「売薬規則」改正　　　　　　　　1878.9.19
　「売薬法」公布　　　　　　　　　1914.3.31
売薬検査心得
　「売薬検査心得」制定　　　　　　1886.3.19
売薬検査心得書
　「売薬検査心得書」制定　　　　　1878.11.17
売薬税法
　「売薬税法」公布　　　　　　　　1905.5.6
売薬取締
　売薬取締局設置　　　　　　　　　1870.12.7
売薬取締規則
　「売薬取締規則」布達　　　　　　1870.12.23
　「売薬取締規則」廃止　　　　　　1872.7.17
売薬部外品営業取締規則
　「売薬部外品営業取締規則」公布　1916.4.13
売薬部外品取締規則
　「売薬部外品取締規則」制定　　　1932.7.22
売薬部外品ノ免許手数料等ニ関スル件
　「売薬部外品ノ免許手数料等ニ関スル
　　件」公布　　　　　　　　　　　1910.5.5
売薬法
　「売薬法」公布　　　　　　　　　1914.3.31
排卵誘発剤
　五つ子誕生　　　　　　　　　　　1976.1.31
『蠅の帝国』
　日本医療小説大賞創設　　　　　　2012.6.13
萩野 昇
　神通川流域の奇病　　　　　　　　1946.3月
　イタイイタイ病の原因発表　　　　1957.12.1
　イタイイタイ病は公害と発表　　　1961.6.24
萩原 三圭
　初の医学留学生　　　　　　　1868（この年）
萩原 タケ
　フローレンス・ナイチンゲール記章
　　を受章　　　　　　　　　　　　1920.4.1
萩原 昇
　イタイイタイ病の原因物質　　　　1967.4.5
博愛社
　博愛社設立　　　　　　　　　1872（この年）
　博愛社設立　　　　　　　　　　　1877.5.1
　博愛社病院設立　　　　　　　　　1886.10.30
　日本赤十字社と改称　　　　　　　1887.5.20

- 424 -

博愛社病院
　博愛社病院設立　　　　　　　　1886.10.30
ハーグ阿片条約
　「万国阿片条約」締結　　　　　　1912.1.23
　「モルヒネコカイン及其ノ塩類ノ取締
　　ニ関スル件」制定　　　　　　　1920.12.6
博済館
　博済館設立　　　　　　　　　1787（この年）
博采館
　博采館設立　　　　　　　　　1823（この年）
博士
　「学位令」公布　　　　　　　　　1887.5.21
　医学博士が誕生　　　　　　　　　1888.5.7
　「学位令」改正　　　　　　　　　1898.12.10
バクスター
　薬害エイズ訴訟　　　　　　　　　1989.5.8
　薬害エイズ訴訟で和解成立　　　　1996.3.14
白内障手術の無料化
　緊急に実施すべき老人対策答申　　1970.1.7
白ろう病
　白ろう病認定　　　　　　　　　　1965.5月
　白ろう病認定患者　　　　　　　　1976.10.19
函館医学校
　エルドリッジ来日　　　　　　1871（この年）
函館病院
　函館病院設立　　　　　　　　1861（この年）
　エルドリッジ来日　　　　　　1871（この年）
橋本 綱常
　医学博士が誕生　　　　　　　　　1888.5.7
橋本 曇斎
　絲漢堂設立　　　　　　　　　1795（この年）
橋本 龍太郎
　国立病院・療養所問題懇談会、施策
　　を提言　　　　　　　　　　　　1978.12.20
　年金制度改革を提言　　　　　　　1979.4.18
　老人保健医療制度創設案発表　　　1979.10.19
　エイズ感染、国の責任認める　　　1996.2.9
破傷風
　破傷風菌の培養に成功　　　　1889（この年）
　血清療法発見　　　　　　　　　　1890.12.4
　三種混合ワクチンが完成　　　　　1963.9.4
長谷川 泰
　済生学舎が開校　　　　　　　　　1876.4月
　東京医会設立　　　　　　　　1886（この年）
　国政医学会設立　　　　　　　　　1887.3月
　伝染病研究所への国庫補助を建議　1893.1月
　大日本医会設立　　　　　　　　　1893.4月
パーセル, テオバルト・アンドリュー
　パーセルが工部省雇医に　　　　　1871.4月

バーゼル免疫学研究所
　免疫グロブリン可変部の遺伝子単離
　　に成功　　　　　　　　　　　　1977.8月
畑 黄山
　京都医学校設立　　　　　　　1781（この年）
秦 佐八郎
　サルバルサン発見　　　　　　　　1910.4.19
葉煙草専売法
　「葉煙草専売法」施行　　　　　　1898.1.1
八王子事件
　八王子事件　　　　　　　　　1929（この年）
　八王子事件大審院判決　　　　1934（この年）
八王子相互診療組合診療所
　八王子事件　　　　　　　　　1929（この年）
発がん性
　自動車の排気ガスに発がん性物質　1965.9.9
　人工甘味料チクロの使用禁止　　　1969.10.29
　合成殺菌剤AF2を発がん性容疑　　1974.8.22
　発がん性容疑でウレタン混入注射液
　　の生産・販売中止　　　　　　　1975.7.24
　アスベスト（石綿）公害　　　　　1983.11月
　エイズ、臨床試験延期　　　　　　1997.6.27
　母乳からダイオキシン検出　　　　1998.4.7
　C型肝炎ウイルスの発がん促進遺伝
　　子発見　　　　　　　　　　　　1998.9.1
　発がんリスクを認定　　　　　　　2003.1.22
　iPS細胞、ウイルス使わず作成　　2008.10.9
白血病
　原爆症を指摘　　　　　　　　　　1945.12.9
　被爆者二世白血病連続死　　　1969（この年）
　骨髄バンクの設置を提案　　　　　1990.4.26
　骨髄バンク、初の移植　　　　　　1993.1.28
　臍帯血バンク設置へ　　　　　　　1997.6.23
　白血病抗がん剤で副作用　　　　　1997.10.20
　白血病治療の手法を開発　　　　　2000.8.3
発疹チフス
　「伝染病予防規則」制定　　　　　1880.7.9
　発疹チフス流行　　　　　　　1892（この年）
　発疹チフス・ペスト流行　　　　　1914.2月
　広東からの引揚船にコレラ発生　　1946.4.5
　「検疫法」改正法を公布　　　　　1970.5.16
鳩山 由紀夫
　水俣病問題で首相が謝罪　　　　　2010.5.1
花岡 堅而
　武見太郎日本医師会会長引退　　　1982.4.1
華岡 青洲
　華岡青洲が誕生　　　　　　　　　1760.10.23
　『漫遊雑記』刊行　　　　　　1764（この年）
　吉益東洞が死去　　　　　　　　　1773.9.25
　全身麻酔手術に成功　　　　　　　1804.10.13
　『華岡青洲の妻』刊行　　　　　　1967.2月

華岡 直道
　華岡青洲が誕生　　　　　　　　　1760.10.23
『華岡青洲の妻』
　『華岡青洲の妻』刊行　　　　　　　　1967.2月
帚木 蓬生
　日本医療小説大賞創設　　　　　　　2012.6.13
ハフキルヘルド
　ハンセン病治療に来日　　　　　　　1883.2.16
浜口 御幸
　浜口首相狙撃事件を機に輸血が普及　1930.5月
浜口首相狙撃事件
　浜口首相狙撃事件を機に輸血が普及　1930.5月
バーム, テオバルト・アドリアン
　バーム来日　　　　　　　　　　1874（この年）
バーム病院
　バーム来日　　　　　　　　　　1874（この年）
　スカッダー来日　　　　　　　　1885（この年）
早坂 暁
　テレビドラマ「小児病棟」放送　　　1980.12.3
林 市蔵
　「方面委員規程」公布　　　　　　　1918.10.7
林 紀
　『脚気論』刊行　　　　　　　　　　1878.9月
　「日本薬局方」制定を委任　　　　　1880.11.5
林 研海
　伊東玄伯らがオランダ留学　　　　　1862.9.11
林 宏司
　テレビドラマ「医龍―Team Medical
　　Dragon―」放送開始　　　　　　2006.4.13
林 洞海
　牛痘種痘法に失敗　　　　　　　1839（この年）
林 春雄
　化学療法研究会設立　　　　　　1938（この年）
林 義郎
　老人保健拠出金について答申　　　　1983.2.25
　厚生大臣の私的勉強会が発足　　　　1983.4.13
　医療保険制度を抜本的改定　　　　　1983.8.18
　高齢化社会に対応する制度改革を諮
　　問　　　　　　　　　　　　　　1983.11.28
林 良適
　小石川養生所設立　　　　　　　　　1722.12.4
　『普救類方』頒布　　　　　　　　　1730.2月
林原生物化学研究所
　インターフェロン生産施設が完成　　1981.1.30
原田 貞吉
　『中外医事新報』創刊　　　　　　　1880.1月
原田 正純
　先天性水俣病　　　　　　　　　　　1964.6.25
ハラタマ, G.K.
　ハラタマ来日　　　　　　　　　　　1866.3.3

パラチフス
　パラチフスを指定伝染病に追加　　　1911.7.21
　「伝染病予防法」改正　　　　　　　1922.4.11
　「予防接種法」改正法を公布　　　　1970.6.1
針治療
　日本の針治療にドイツが注目　　1887（この年）
万国阿片委員会
　万国阿片委員会に参加　　　　　　　1909.2.1
万国阿片条約
　「万国阿片条約」締結　　　　　　　1912.1.23
　「モルヒネコカイン及其ノ塩類ノ取締
　　ニ関スル件」制定　　　　　　　　1920.12.6
万国衛生会議
　第8回万国衛生会議開催　　　　1894（この年）
万国結核予防会議
　万国結核予防会議開催　　　　　1899（この年）
万国女医会
　万国女医会に参加　　　　　　　1919（この年）
バンコマイシン耐性腸球菌
　鶏肉から抗生物質が効かない菌検出　1998.2.13
犯罪者矯正
　行刑衛生会設立　　　　　　　　　　1925.7月
蕃書調所
　蕃書調所設立　　　　　　　　　　　1856.2.11
　蕃書調所開校　　　　　　　　　　　1857.1.18
　洋書調所と改称　　　　　　　　　　1862.5.18
　箕作阮甫が死去　　　　　　　　　　1863.6.17
阪神淡路大震災
　阪神淡路大震災発生で戦後最大の被
　　害　　　　　　　　　　　　　　　1995.1.17
阪神高速道路公団
　西淀川公害訴訟　　　　　　　　　　1978.4.20
　尼崎公害訴訟　　　　　　　　　　　1988.12.26
ハンセン病
　ハンセン病治療に来日　　　　　　　1883.2.16
　日本のハンセン病治療医、インドへ
　　　　　　　　　　　　　　　　1888（この年）
　神山復生病院設立　　　　　　　　　1889.5.16
　慰廃園設立　　　　　　　　　　　　1894.10.13
　回春病院設立　　　　　　　　　　　1895.11.12
　第1回国際癩会議開催　　　　　　　1897.10月
　徒労院設立　　　　　　　　　　　　1898.10.19
　第1回癩患者実態調査　　　　　　　1900.12月
　「癩患者取締ニ関スル建議案」提出　1902.3.6
　癩予防相談会開催　　　　　　　　　1905.11.6
　「癩予防法案」提出　　　　　　　　1906.1月
　「癩予防法」公布　　　　　　　　　1907.3.19
　「法律第11号施行規則」制定　　　　1907.7.20
　「道府県癩患者療養所設置区域ニ関ス
　　ル件」公布　　　　　　　　　　　1907.7.22
　公立癩療養所設立　　　　　　　　　1909.4.1

― 426 ―

「癩予防法」一部改正	1916.3.10
回春病院癩研究所設立	1918(この年)
「国立癩診療所官制」公布	1927.10.11
日本癩学会創設	1928.9.24
「癩予防法」改正	1929.3.28
ハンセン病の研究を開始	1929.4.10
国立癩療養所開所	1930.11.20
名称を長島愛生園に	1931.3.3
「癩予防法」改正	1931.4.2
阪大微生物研究所設立	1934.9.17
らい病20年根絶計画決定	1936.2.15
長島愛生園で騒擾事件	1936.8.13
本妙寺らい部落解散	1940.7月
国立癩療養所発足	1941.7.1
私立のらい療養所が解散	1941(この年)
軍事保護院駿河療養所設立	1944.12.15
癩予防協会を改称	1952.6.13
「らい予防法」の公布	1953.8.15
黒髪小学校事件	1954.4.8
国立らい研究所を開設	1955.7.1
らい患者のための高校開校	1955.9.16
らい調査会を発足	1969.10.3
「らい予防法」廃止へ	1995.12.8
「らい予防法」の廃止	1996.4.1
ハンセン病訴訟、国控訴断念	2001.5.11
「ハンセン病補償法」が公布・施行	2001.6.22
「ハンセン病問題対策協議会における確認事項」合意	2001.12.25
独立行政法人国立病院機構が発足	2004.4.1
ハンセン病施設、114体の胎児標本を保管	2005.1.27
ハンセン病問題、最終検証報告	2005.3.1
「ハンセン病療養所入所者等に対する補償金の支給等に関する法律」が施行	2006.2.10
「ハンセン病問題基本法」公布	2008.6.18
「らい予防法による被害者の名誉回復及び追悼の日」定める	2009.6.22

ハンセン病補償法
　「ハンセン病補償法」が公布・施行　2001.6.22
ハンセン病問題基本法
　「ハンセン病問題基本法」公布　2008.6.18
ハンセン病問題対策協議会
　「ハンセン病問題対策協議会における
　　確認事項」合意　2001.12.25
ハンセン病問題に関する検証会議
　ハンセン病施設、114体の胎児標本を
　　保管　2005.1.27
　ハンセン病問題、最終検証報告　2005.3.1
ハンセン病問題の解決の促進に関する法律
　→ ハンセン病問題基本法を見よ
ハンセン病療養所入所者等に対する補償金
　の支給等に関する法律
　「ハンセン病補償法」が公布・施行　2001.6.22
　「ハンセン病療養所入所者等に対する
　　補償金の支給等に関する法律」が
　　施行　2006.2.10
　「らい予防法による被害者の名誉回復
　　及び追悼の日」定める　2009.6.22
汎太平洋リハビリテーション会議
　汎太平洋リハビリテーション会議　1965.4.13
万能細胞 → ES細胞、iPS細胞を見よ
販売鴉片烟律
　「販売鴉片烟律」・「生鴉片取扱規則」
　　布達　1870.8.9

【ひ】

東日本大震災
　東日本大震災発生、大規模な医療支
　　援　2011.3.11
東病院
　ノロウイルスによる院内感染　2012.12.23
光害(ひかりがい)
　「光害」対策ガイドラインまとまる　1996.9.19
脾疳
　脾疳が脂肪欠乏症であることを発表　1896.4.20
引揚援護院官制
　「引揚援護院官制」を公布　1946.3.13
ひきつけ
　テレビアニメ画面でけいれん　1997.12.16
備荒貯蓄法
　「罹災救助基金法」公布　1899.3.22
土方 久元
　「日本薬局方」制定を委任　1880.11.5
『ビジネスジャンプ』
　『メスが輝け!!』連載開始　1989(この年)
ヒ素中毒
　土呂久鉱山ヒ素汚染　1933(この年)
　森永ヒ素ミルク中毒事件　1955.8.24
　土呂久鉱害訴訟　1975.12.27
鼻中隔穿孔
　六価クロム汚染問題化　1975.7.16
『ビッグコミックオリジナル』
　『Dr.コトー診療所』連載開始　2000(この年)
『ビッグコミックスペリオール』
　『医龍―Team Medical Dragon―』連
　　載開始　2002(この年)
ヒトクローン技術規制法
　クローン人間禁止　2000.11.30

ヒトゲノム研究
ゲノムプロジェクト発足　　　2000.5.18
ヒトゲノム研究の検討委員会設置　2000.8.10
ヒトT細胞
T細胞の受容体のα鎖遺伝子構造を解明　　　　　　　　　　　　　　1984.6.28
HTLV-1対策推進　　　　　　2011.7.5
ヒトに関するクローン技術等の規制に関する法律
「クローン技術規制法」が施行　　2001.6.6
人の健康に係る公害犯罪の処罰に関する法律
公害関係14法律が公布　　　　1970.12.25
ヒドラジッド
ヒドラジッド投与患者死亡　　　1952.7.5
避妊薬
避妊薬の製造許可　　　　1949 (この年)
日沼 頼夫
第79回日本学士院恩賜賞　　　1989.6.12
非配偶者間人工授精
非配偶者間人工授精ガイドラインまとめる　　　　　　　　　　1996.11.3
被曝
琉球大病院で被曝事故　　　　1998.6.30
国内初の臨界事故発生、作業員ら被曝　　　　　　　　　　　1999.9.30
臨界事故での被曝治療のドキュメンタリー番組放送　　　　　　　2001.5.13
被爆
広島被爆　　　　　　　　　　1945.8.6
長崎被爆　　　　　　　　　　1945.8.9
原子爆弾調査委員会、被爆者の調査研究開始　　　　　　　　　　1947.3月
ビキニ沖で第五福竜丸被爆　　　1954.3.1
被爆者手帳の交付、医療の給付　1957.3.31
初の原爆被爆者実態調査　　　1967.2.4
原爆被害者に対する特別措置　　1974.6.17
被爆者援護法
被爆者手帳の交付、医療の給付　1957.3.31
被爆者二世
被爆者二世白血病連続死　　1969 (この年)
原爆被爆者二世健診開始　　　　1980.2月
避病院
コレラ流行　　　　　　　　　1879.3.14
本所病院設立　　　　　　　　1879.8.15
避病院存廃を調査　　　　　　1880.11.10
皮膚炎
六価クロム汚染問題化　　　　　1975.7.16
ビー・ブラウン社
薬害ヤコブ病訴訟、和解　　　　2002.3.25

ヒブワクチン
同時接種ワクチン再開　　　　　2011.4.1
『ヒポクラテスたち』
映画「ヒポクラテスたち」公開　1980.11.22
肥満
糖尿病や肥満を抑える動物実験に成功　　　　　　　　　　　　2000.6.12
百日教育
躋寿館で百日教育　　　　1784 (この年)
医学館に改称　　　　　　　　1791.10月
百日咳
三種混合ワクチンが完成　　　　1963.9.4
百日ぜきワクチン禍事件
百日ぜきワクチン禍事件発生　1948 (この年)
日雇労働者健康保険法
「日雇労働者健康保険法」の公布　1953.8.14
日雇労働者健保改正法公布　　　1954.3.31
日向サンパーク温泉
レジオネラ菌感染、6人が死亡　2002.8.11
病院
病院の全国一斉臨時総点検　　　1980.9.20
病院医院其ノ他診療所治療所ノ広告ニ関スル件
「病院医院其ノ他診療所治療所ノ広告ニ関スル件」制定　　　　　　1909.7.17
病院受け入れ拒否
病院受け入れ拒否、1万4000人に　2008.3.11
病院受け入れ拒否問題で懇談会設置　2008.11.5
病院会計準則
病院会計準則を制定　　　　　1965.10.15
病院開設
病院開設・ベッド数制限は「独占禁止法」違反　　　　　　　　　1980.5.13
病院管理研究所
「厚生省設置法」公布　　　　　1949.5.31
病院機能評価
日本医療機能評価機構、病院機能評価の結果を公開　　　　　　　2002.9.1
病院機能評価基本問題検討会
病院機能評価基本問題検討会設置　1993.9.8
病院給食
全国の病院に病院給食を導入　　1949.5.1
病院経営管理指導要領
医療監視要綱を制定　　　　　1962.10.18
病院産院取締規則
病院等の取締規則制定　　　　　1927.9.10
病院不足
東京写真記者協会賞　　　　　1973.11.30
病院分類要綱
医療監視要綱を制定　　　　　1962.10.18

病気腎移植
　宇和島徳洲会病院、病気腎移植も　2006.11.2
　病気腎移植、原則禁止へ　2007.7.12
　病気腎移植、先進医療に認定せず　2012.8.23
兵庫県
　コレラ流行　1877.8月
　大阪府・兵庫県に臨時防疫職員設置
　　　　　　　　　　　　　　　1905.11.30
病囚
　病囚を非人宿に置くことを禁止　1759.8月
病床数
　必要一般病床算定数値を全国統一　1979.2.13
　医療計画作成に係る重要事項で答申　1986.8.25
氷雪営業取締規則
　「氷雪営業取締規則」制定　1900.7.3
病人栄養
　病人の栄養所要量を決定　1949.1.26
病人栄養に関する協議会
　病人の栄養所要量を決定　1949.1.26
兵部省病院
　御親兵病院設立　1868.3.13
平井 毓太郎
　第22回帝国学士院賞　1932.5.10
平井 金三郎
　第36回帝国学士院賞　1946.6.13
平田 東助
　恩賜財団済生会設立　1911.5.30
平田市立病院
　植物状態にも尊厳死を　1997.8.8
平野 元良
　『軍陣備要』『救急摘要』刊行　1853（この年）
ピル → 低用量経口避妊薬を見よ
ヒル, ジョージ・B.
　ヒルが横浜梅毒病医院長に　1872.1月
　ローレンソンが梅毒病院長に
　　　　　　　　　　　　　　1878（この年）
広川 源治
　広川書店創業　1926.1.1
広川書店
　広川書店創業　1926.1.1
広島大学付属病院
　初の成人間の生体肝移植　1991.6.4
広瀬 元恭
　安懐堂設立　1829（この年）
　『人身窮理』刊行　1857（この年）
弘田 長
　下谷牛痘種継所移管　1888.11月
ヒロポン禍問題
　覚せい剤製造の全面的中止　1949.10.27

琵琶湖富栄養化防止条例
　滋賀県、リンを含む家庭用合成洗剤
　　使用禁止　1979.10.16
貧民救助労働者及借地人保護ニ関スル建議案
　「救貧法案」提出　1902.3.5
貧民対策
　小川笙船、目安箱に貧民対策を投書　1722.1.21

【ふ】

ファイザー製薬
　バイアグラ、スピード承認　1999.1.25
ファン・デン・ブルック, ヤン・カレル
　ファン・デン・ブルック来日　1853.6.28
フィブリノゲン
　薬害肝炎で新事実　2002.3.20
　薬害肝炎、国に対応の遅れ　2002.4.4
　薬害肝炎問題で集団提訴　2002.10.21
　フィブリノゲン納入先を公表　2004.12.9
　薬害C型肝炎、国・企業に責任　2006.6.21
　薬害C型肝炎九州訴訟、原告勝訴　2006.8.30
　薬害肝炎、血液製剤「クリスマシン」
　　についても賠償責任を認める　2007.3.23
　「薬害肝炎救済法」公布・施行　2008.1.16
フィラデルフフィア医科大学
　野口英世に研究費2000ドル　1902（この年）
風疹
　風疹流行　1835.12月
　風疹大流行　1976.2月
　風疹予防接種義務化　1977.7.22
　風疹流行　1980（この年）
　風疹流行　1981（この年）
　高二生に麻疹・風疹の予防接種を　2011.5.20
風俗上取締ヲ要スル稼業ヲ為ス者及行政執行法第三条ノ患者ノ治療設備ニ関スル件
　娼妓病院設置　1910.7.14
フェルベック, グイド・ヘルマン・フリドリン
　フルベッキ来日　1859.10.13
フォック, コルネリス・ヘンドリクス・マティウス
　フォック来日　1877（この年）
フォールズ, ヘンリー
　フォールズ来日　1874.3月
深川診療所
　恩賜財団済生会設立　1911.5.30

- 429 -

不活化ワクチン
　ポリオ、不活化ワクチン接種開始　2012.9.1
『普救類方』
　『普救類方』頒布　1730.2月
『福岡医事新誌』
　『中外医事新報』創刊　1880.1月
福岡県立病院
　京都帝国大学福岡医科大学設立　1903.3.25
福岡大学病院
　多剤耐性菌集団感染、4人死亡　2009.1.23
福岡藩
　采真館設立　1784（この年）
副作用
　ペニシリン・ショック死事件　1956.5.15
　医薬品副作用モニター制度　1967.3.1
　新医薬品の副作用報告制度　1967.9.13
　心臓薬コランジルの副作用　1969.11.27
　医薬品の副作用報告範囲拡大　1971.11.15
　幼児の大腿四頭筋短縮症が多発　1973.10.5
　薬害防止へ薬事2法案　1979.2.28
　「医薬品副作用被害救済基金法」「薬
　　事法」公布　1979.10.1
　医薬品副作用　1981（この年）
　医薬品副作用死　1982（この年）
　薬害死亡者　1983（この年）
　医薬品副作用死　1985.9月
　医薬品副作用死　1986.9月
　抗がん剤副作用死　1987.5.22
　抗がん剤副作用死　1987.9.26
　B型肝炎治療薬で副作用　1995.4.7
　高カロリー輸液で意識障害　1997.6.23
　白血病抗がん剤で副作用　1997.10.20
　副作用情報は、インサイダー情報　1999.2.16
　肺がん薬「ゲフィチニブ」で副作用
　　死　2002.10.15
　脳梗塞薬「エダラボン」で副作用死
　　　2002.10.28
　肺がん薬「ゲフィチニブ」副作用死
　　が100人を超える　2002.12.19
　イレッサ副作用死　2002.12.25
福沢 諭吉
　「売薬印紙税規則」制定　1882.10.27
福島県立大野病院
　帝王切開死無罪判決　2008.8.20
福田 康夫
　福田康夫首相、議員立法による薬害
　　肝炎一律救済を　2007.12.23
福山藩
　誠之館設立　1854（この年）

府県衛生課事務条項
　「府県衛生課事務条項」・「町村衛生事
　　務条項」を達す　1879.12.27
府県連合衛生会規則
　「府県連合衛生会規則」制定　1883.3.31
富士川 游
　ホイトニー来日　1875（この年）
　『日本医学史』刊行　1904.10.23
　第2回帝国学士院恩賜賞　1912.5.12
　『日本医学史綱要』刊行　1933（この年）
『扶氏経験遺訓』
　『扶氏経験遺訓』刊行　1857.7月
藤実 人華
　近世医学社創業　1914.3.30
藤沢薬品工業
　薬品の国家検定で不正　1983.9.7
　製薬会社合併　2004.2.24
藤田保健衛生大学病院
　脳死判定中止　1999.9.5
フジテレビ
　医療ミス報道に判決　1998.6.19
藤浪 鑑
　日本住血吸虫発見　1904.8.13
　第8回帝国学士院賞　1918.5.12
富士見産婦人科病院
　無免許診療で逮捕　1980.9.11
　富士見産婦人科病院事件、有罪確定　1990.3.8
伏見宮貞愛親王
　恩賜財団済生会設立　1911.5.30
婦女に売淫させた者等の処遇に関する勅令
　婦女に売淫させた者への処罰　1947.1.15
布施 現之助
　第11回帝国学士院恩賜賞　1921.5.22
二木 謙三
　鼠咬症スピロヘータ発見　1915（この年）
　第19回帝国学士院賞　1929.4.26
二の丸製薬所
　クロロホルム麻酔を使用　1861.6.3
フッ化物歯面局所塗布
　フッ化物歯面局所塗布実施要領　1966.5.2
ブッケマ，T.W.
　ブッケマ来日　1871（この年）
不妊治療
　凍結受精卵、臨床応用承認　1988.2.20
　顕微授精承認　1990.11.15
　顕微授精承認　1991.11.30
　国内初の顕微授精ベビー　1992.4.7
　凍結保存の受精卵で妊娠、出産　1995.8.3
　精巣精子で出産　1995.10.26
　非配偶者間人工授精ガイドラインま
　　とめる　1996.11.3

受精卵取り違え移植	2000.5.12	フレンケル	
夫の生前の凍結精子で出産	2002.6.25	フレンケル来日	1908.8月
兄弟姉妹の精卵子提供、認めず	2003.3.13	浮浪児根絶緊急対策要綱	
不妊治療ルール最終報告	2003.4.10	浮浪児の収容保護の徹底	1948.9.7
凍結精子での出生、親子関係を認める	2004.7.16	プロパゲルマニウム	
東京地裁、死後生殖の女児の認知請求を棄却	2005.9.29	B型肝炎治療薬で副作用	1995.4.7
凍結精子で死後生殖、父子と認めず	2006.9.4	フローレンス・ナイチンゲール記章	
卵子老化の番組放送	2012.2.14	フローレンス・ナイチンゲール記章を受章	1920.4.1
フーヘランド，C.W.		豊後岡藩	
『幼々精義』刊行	1843（この年）	博済館設立	1787（この年）
『扶氏経験遺訓』刊行	1857.7月	分析究理所	
プライマリ・ケア		ハラタマ来日	1866.3.3
プライマリ・ケアについて意見書	1978.3.2		
プライマリ・ケア臨床研修指導医海外留学制度発足	1979.1.11	## 【ヘ】	
医療問題基本提言書を提出	1982.3.17		
『ブラック・ジャック』		へい獣処理場等に関する法律	
手塚治虫『ブラック・ジャック』連載開始	1973.11月	「へい獣処理場等に関する法律」公布	1948.7.12
ブラッハ，P.C.		ペスト	
ブラッハが東京司薬場に着任	1876.11月	「清国及ビ香港ニ於テ流行スル伝染病ニ対シ船舶検疫施行ノ件」公布	1894.5.26
フランス国教授ロベルト・コッホ氏ノ発明ニ係ル結核治療液ハ衛生試験所検査ヲ得スシテ販売授与スルコトヲ得ス		北里柴三郎らを香港へ派遣	1894.5月
		ペスト菌発見	1894.8.25
コッホ薬液の使用を制限	1891.2.19	船員がペストにより横浜で死亡	1896.3.31
府立大阪病院		鼠の蚤によるペスト菌媒介を発見	1897.5月
エルメレンス来日	1870.6月	「海港検疫法」公布	1899.2.14
古井 喜実		ペスト患者が発生	1899.11.5
中医協、医療費値上げを答申	1961.7.7	ペスト対策の3法令を達す	1899.11.18
古市 公威		「臨時ペスト予防事務局官制」公布	1899.12.13
「学術研究会議官制」公布	1920.8.26	鼠を買い上げ	1900.1.15
古尾谷 雅人		「臨時ペスト予防事務局官制」公布	1900.12.13
映画「ヒポクラテスたち」公開	1980.11.22	「ペスト菌取扱取締規則」公布	1901.12.25
古河 市兵衛		ペストが発生	1902.10.6
足尾鉱毒事件で請願	1897.3.3	警視庁に臨時防疫職員設置	1903.1.20
古河 太四郎		「臨時ペスト予防事務局官制ハ之ヲ廃止ス」公布	1903.7.29
京都盲唖院設立	1878.5.24	神奈川県に臨時防疫職員設置	1903.11.7
古手町種痘所		「伝染病予防法」改正	1905.3.13
除痘館の種痘を官許	1858（この年）	ペスト流行	1905（この年）
古畑 種基		「ペスト菌検査法指針」制定	1913.12月
第33回帝国学士院恩賜賞	1943.5.13	発疹チフス・ペスト流行	1914.2月
フルベッキ，ガイド		ペスト流行	1922（この年）
フルベッキ来日	1859.10.13	ペスト菌検査法指針	
ふれあい福祉協会		「ペスト菌検査法指針」制定	1913.12月
癩予防協会設立	1931.3.8	ペスト菌取扱取締規則	
フレミング，アレクサンダー		「ペスト菌取扱取締規則」公布	1901.12.25
ペニシリン発見	1928（この年）	ペスト予防ノタメ家鼠駆除ノ件	
ブレンク		ペスト対策の3法令を達す	1899.11.18
『瘍科新選』刊行	1830（この年）		

ペスト予防ノタメ輸入禁止ノ物件
　ペスト対策の3法令を達す　　　1899.11.18
ベーチェット病
　特定疾患対策懇談会が発足　　　1972.6.12
　難病対策要綱をまとめる　　　　1972.10.2
ベッド増床制限
　病院開設・ベッド数制限は「独占禁
　　止法」違反　　　　　　　　　1980.5.13
ヘーデン, ウィルヘムス・フウベツス・ファン・デル
　ヘーデンが新潟病院に着任　　　1874.11月
ペニシリン
　ペニシリン発見　　　　　　　1928（この年）
　厚生省, ペニシリン使用方針決定　1949.2月
　ストマイ等診療点数引き下げ　　1954.7.1
ペニシリン・ショック死事件
　ペニシリン・ショック死事件　　1956.5.15
ベネシス
　薬害C型肝炎訴訟, 和解　　　　2008.9.28
蛇毒
　野口英世に研究費2000ドル　　1902（この年）
ベビーホテル
　ベビーホテル一斉点検　　　　　1981.2月
ヘボン, ジェームス・カーティス
　ヘボン来日　　　　　　　　　　1859.9.22
　神奈川施療所設立　　　　　　1861（この年）
　ヘボン塾設立　　　　　　　　　1862.12.29
　ヘボンが下肢切断手術　　　　　1867.9月
　ヘボンが義足手術　　　　　　1868（この年）
　上海に「精錡水」取次所を設置　1868（この年）
ヘボン塾
　ヘボン来日　　　　　　　　　　1859.9.22
　ヘボン塾設立　　　　　　　　　1862.12.29
ベリー, ジョン・カッティング
　ベリー来日　　　　　　　　　　1872.5.27
ベーリング, エミール・アドルフ・フォン
　破傷風菌の培養に成功　　　　1889（この年）
　血清療法発見　　　　　　　　　1890.12.4
ヘール, アレクサンダー・D.
　ヘール来日　　　　　　　　　　1878.10月
ヘルスケア総合政策研究所
　『医療白書』刊行開始　　　　1996（この年）
ヘールツ → ゲールツを見よ
ベルツ, エルヴィン・フォン
　ベルツ来日　　　　　　　　　　1876.6.7
　人血糸状虫発見　　　　　　　1877（この年）
　肺ジストマ発見　　　　　　　1878（この年）
　肺・肝の寄生虫病の報告を依頼　1883.4.23
　十二指腸虫・肝臓ジストマ発見　1883.9月

ベルリン大学
　破傷風菌の培養に成功　　　　1889（この年）
　血清療法発見　　　　　　　　　1890.12.4
ペンシルバニア女子医科大学
　初の女子医科大生　　　　　　　1884.12月
ペンシルバニア大学
　ホイトニー来日　　　　　　　1875（この年）
辺地医療振興法
　無医地区に診療所を開設　　　　1959.7.2
辺地医療対策5カ年計画
　辺地医療対策5カ年計画　　　　1962.5.30

【ほ】

保安処分
　保安処分制度に反対決議　　　　1971.8月
哺育手当
　哺育手当の支給を規程　　　　　1944.10.13
ホイトニー, ウィリス・ノートン
　ホイトニー来日　　　　　　　1875（この年）
ホイーラー, エドウィン
　ホイーラー来日　　　　　　　1870（この年）
法医学
　法医学と改称　　　　　　　　　1891.10.10
防疫職員官制
　「防疫職員官制」公布　　　　　1912.4.30
防疫評議員
　警視庁に防疫評議員設置　　　　1905.6.14
防空従事者扶助令
　「防空従事者扶助令」公布　　　1941.12.17
放射線医学総合研究所
　放射線医学総合研究所を設置　　1957.6.29
放射線影響研究所
　放射線影響研究所発足　　　　　1975.4.1
放射線療法
　日本放射線技師会を設立　　　　1947.7月
『暴瀉病予防法』
　コレラ流行　　　　　　　　　　1858.7月
報酬協定
　医師会の規則や協定,「独禁法」違反
　　の恐れ　　　　　　　　　　　1981.8.7
法制局
　足尾鉱毒事件で請願　　　　　　1897.3.3
報徳会宇都宮病院
　精神病院で日常的に暴行　　　　1984.3.14
法務省
　日本の総人口が1億人を突破　　1966.3.31

アメリカでの代理出産、親子関係を認めず	2003.10.22	保健衛生調査会官制	
		「保健衛生調査会官制」公布	1916.6.28
鳳鳴堂書店		保健館	
鳳鳴堂書店創業	1923.10月	保健館開設	1935.1.1
方面委員規程		保健機能食品	
「済世顧問設置規程」公布	1917.5.12	保健機能食品制度の施行	2001.4.1
「方面委員規程」公布	1918.10.7	保健師	
方面委員令		済生会が訪問看護婦事業を開始	
「方面委員令」公布	1936.11.14		1923（この年）
訪問看護婦事業		看護系人材養成についての報告を公表	
済生会が訪問看護婦事業を開始			2009.8.18
	1923（この年）	保健師教育	
北越学館		厚生労働省、看護基礎教育の充実に関して報告	
スカッダー来日	1885（この年）		2007.4.20
『ポケットモンスター』		保健師助産師看護師法	
テレビアニメ画面でけいれん	1997.12.16	無資格で助産行為	2006.8.24
保険医		保健指導	
保険医、点数引き下げに対し一斉休診		保健指導網の確立に向け通達	1941.11.29
	1954.7.15	過疎地域保健指導事業の実施	1971.10.21
全国保険医総辞退を決議	1956.2.20	離島における保健指導事業の実施	1973.4.12
日経連、保険医問題で政府の妥協戒める		保健社会省案	
	1971.6.18	陸軍省、保健社会省案を提出	1937.6.15
医師会の医療保険制度改革案	1971.7.28	保健社会省設置を決定	1937.7.9
保険医及び保険薬剤師の指定に関する件		保健所	
「保険医及び保険薬剤師の指定に関する件」公布		一宮保健所開設	1938.4.1
	1943.2.2	保健指導網の確立に向け通達	1941.11.29
保険医制度		国民保健指導方策要綱決定	1942.6.20
「健康保険保険医療養担当規程」告示		保健所網が完成	1944.10.1
	1943.3.12	保健所拡充に関する覚書を発令	1947.4.7
保険医療機関及び保険薬局の指定並びに保険医及び保険薬剤師の登録に関する政令		東京都杉並区に保健所を設置	1948.3月
		保健所の整備と結核病床新設	1951.2.11
保健機関、薬局、保険医の登録	1957.4.30	保健所問題懇談会基調報告提出	1972.7.20
保険医療費		保健所法	
過去最高の医療費総額と伸び率	1995.8.12	「保健所法」公布	1937.4.5
保険医療福祉マンパワー対策本部		「保健所法」による国庫補助の件制定	
保健医療福祉マンパワー対策本部設置			1937.4.14
	1990.8.12	「保健所法」を改正、公布	1947.9.5
保健医療分野の情報化		「地域保健法」成立	1994.6.22
厚生労働省、「保健医療分野の情報化にむけてのグランドデザイン」を策定		保健所法施行令	
		「保健所法施行令」改正	1948.4.2
	2001.12.26	保健所問題懇談会	
保健院社会保険局		保健所問題懇談会基調報告提出	1972.7.20
健康保険医療企画調査会発足	1938.9月	保健体育審議会令	
保険院保険制度調査会官制		「保健体育審議会令」公布	1949.7.5
「保険院保険制度調査会官制」公布	1938.11.7	保健婦 → 保健師も見よ	
保健衛生調査会		保健婦学校	
「保健衛生調査会官制」公布	1916.6.28	保健婦学校・講習所の規則	1941.7.16
精神病者全国調査	1917.6.30	保健婦規則	
小児保健所指針を答申	1926.7.9	「保健婦規則」公布	1941.7.10
保健衛生調査会設立	1933.1.21	「国民医療法施行令」公布	1942.10.28
結核予防について答申	1934.2.27	「保健婦規則」を制定、公布	1945.4.31

ほけん

保健婦助産婦看護婦学校養成所指定規則
　保健婦助産婦看護婦学校指定規則　1951.8.10
保健婦助産婦看護婦学校養成所指定規定
　保健婦等の養成所規定制定　1949.5.20
保健婦助産婦看護婦法
　「保健婦助産婦看護婦法」などを公布
　　　　　　　　　　　　　　　1948.7.30
　「保健婦助産婦看護婦法」改正法公布
　　　　　　　　　　　　　　　1951.4.14
　「保健婦助産婦看護婦法」が改正施行　2002.3.1
保健婦助産婦看護婦法施行令
　「医師法施行令」などを公布　1953.12.8
保健婦助産婦看護婦養成所指定規則
　「保健婦助産婦看護婦養成所指定規
　　則」　　　　　　　　　　　1947.11.4
保健婦助産婦看護婦令
　「保健婦助産婦看護婦令」の公布　1947.7.3
保健婦養成所指定規定
　「保健婦養成所指定規定」を制定　1945.6.27
歩行障害
　幼児の大腿四頭筋短縮症が多発　1973.10.5
母子愛育会
　母子愛育会設立　　　　　　　1934.3.13
母子衛生対策要綱
　母子衛生対策要綱実施　　　　1948.9.15
母子栄養食品支給
　妊産婦に1日1本の牛乳を支給　1965.7.26
母子手帳
　厚生省、母子手帳の配布を開始　1948.5.12
星野 良悦
　木骨を製作　　　　　　1791（この年）
母子福祉法
　「母子福祉法」を公布　　　　1964.7.1
母子保健
　母子愛育会設立　　　　　　　1934.3.13
　総務省「小児医療に関する行政評価・
　　監視」結果に基づく勧告　　2007.9.12
母子保健法
　「医療保護法」公布　　　　　1941.3.6
母子保護法
　「母子保護法」公布　　　　　1937.3.31
ホスピス
　日本初のホスピス誕生　　　　1981.4月
　厚生省、緩和ケア病棟等を承認　1990.5.1
　こどもホスピス誕生　　　　　2012.11.1
細川 重賢
　再春館設立　　　　　　1756（この年）
細川 潤次郎
　「日本薬局方」制定を委任　　1880.11.5

細川 貂々
　うつ病の夫とのエッセー漫画、ベス
　　トセラーに　　　　　　　　2006.3月
細川 一
　水俣病医学研究　　　　　　　1956.8.24
　胎児性水俣病判明　　　　　　1958.2.7
　新潟県の有機水銀中毒原因結論　1965.7.1
細谷 省吾
　ジフテリア毒素の精製に成功　1927（この年）
『蛍の航跡』
　日本医療小説大賞創設　　　　2012.6.13
墓地
　墓地新設を制限　　　　　　　1873.10.23
墓地及埋葬取締規則
　「墓地及埋葬取締規則」・「墓地及埋葬
　　取締規則違背者ハ違警罪ヲ以テ処
　　分」公布　　　　　　　　　1884.10.4
墓地埋葬に関する法律
　「墓地埋葬に関する法律」公布　1948.5.31
北海道旧土人保護法 → アイヌを見よ
北海道大学
　サリドマイド薬害　　　　　　1962.7.21
　遺伝子治療実施計画を申請　　1994.8.31
　北大で医師名義貸しが発覚　　2003.8.13
北海道大学医学部付属病院
　わが国初の遺伝子治療計画　　1995.2.13
　日本初の遺伝子治療スタート　1995.8.1
　日本初の遺伝子治療成功と発表　1997.8.4
堀田 正睦
　和田塾設立　　　　　　1838（この年）
　順天堂設立　　　　　　1843（この年）
ボツリヌス菌
　辛子蓮根で食中毒　　　　　　1984.6月
**ボードウィン, アントニウス・フランシス
カス**
　ボードウィン来日　　　　　　1862.9.6
　ポンペ帰国　　　　　　　　　1862.9.10
　マンスフェルトが精得館教師に　1866.7.14
　浪華仮病院設立　　　　　　　1869.2.17
　エルメレンス来日　　　　　　1870.6月
　ブッケマ来日　　　　　　1871（この年）
母乳
　母乳PCB　　　　　　　　　　1974.6月
　母乳からダイオキシン検出　　1986.1月
　母乳からダイオキシン検出　　1998.4.7
ホフマン, テオドール・エデュアルト
　ミュルレルとホフマンが来日　1871.7.8
　デーニツ来日　　　　　　　　1873.7.9

- 434 -

ホフレル → ホイーラーを見よ		長崎で検梅	1860（この年）
ホームヘルパー		『七新薬』刊行	1862.1月
保健医療福祉マンパワー対策本部設置	1990.8.12	ボードウィン来日	1862.9.6
		ポンペ帰国	1862.9.10
堀内 素堂		本間 棗軒	
『幼々精義』刊行	1843（この年）	下肢切断手術	1857（この年）
堀江 道元		本妙寺らい部落	
種痘が伝わる	1744（この年）	本妙寺らい部落解散	1940.7月

【ま】

ポリオ			
関西で小児マヒ流行	1938（この年）		
小児マヒの法定伝染病指定要請	1957.11.6		
小児マヒ患者2000名を超す	1958.8.21	毎日出版文化賞	
日本初の小児マヒ治療センター	1960.2.20	立花隆『脳死』刊行	1986.10月
北海道で小児マヒ大流行	1960.9.6	毎日新聞社	
ポリオ予防接種の対策要綱	1960.10.6	薬害エイズ報道、名誉棄損で毎日が	
小児マヒワクチンの予防接種計画	1960.12.14	勝訴	2003.3.31
小児マヒワクチンを緊急輸入	1961.3.7	前野 良沢	
「予防接種法」改正法を公布	1961.3.28	『ターヘル・アナトミア』翻訳開始	1771.3.4
小児マヒ生ワクチン緊急輸入と大量投与	1961.6.21	『日本医家伝』刊行	1971（この年）
九州7県に小児マヒ流行	1961.6月	マギー	
国産小児マヒワクチンが完成	1964.2.8	特志看護婦来日	1904.4.22
ポリオ、不活化ワクチン接種開始	2012.9.1	マクドナルド, デビッドソン	
堀北 真希		マクドナルド来日	1874.6.30
テレビドラマ「梅ちゃん先生」放送開始	2012.4.2	マサチューセッツ工科大学	
		T細胞の受容体のα鎖遺伝子構造を解明	1984.6.28
堀病院		利根川進教授、日本人初のノーベル生理学・医学賞	1987.10.12
無資格で助産行為	2006.8.24	まじない・おはらい	
ホルトルマン, A.C.		まじない・おはらいを取締	1874.6.7
ホルトルマン来日	1875.7.29	まじない・おはらいを禁止	1882.7.10
ホルン		真島 隆輔	
『ホルン産科書』刊行	1830（この年）	『西洋医学史』刊行	1929（この年）
『訶倫（ホルン）産科書』		真島 利民	
『ホルン産科書』刊行	1830（この年）	癲狂院設立	1875.7.25
本庶 佑		真下 俊一	
第86回日本学士院恩賜賞	1996.6.10	第35回帝国学士院賞	1945.6.12
本所診療所		麻疹	
恩賜財団済生会設立	1911.5.30	麻疹流行	1730.11.26
本所病院		麻疹流行	1753（この年）
本所病院設立	1879.8.15	麻疹・水痘患者の出仕を禁止	1754.2月
『本草綱目啓蒙』		麻疹流行	1776.3月
『本草綱目啓蒙』刊行	1803（この年）	麻疹流行	1803.4月
本田 忠夫		麻疹・薩摩風邪流行	1824（この年）
癌研究会設立	1908.4.2	麻疹流行	1836.7月
ボン大学		麻疹流行	1859.4月
赤痢菌発見	1897.12.25	麻疹・風邪流行	1860.閏3月
ポンペ・ファン・メールデルフォールト, ヨハネス・リディウス・カタリヌス		麻疹・コレラ流行	1862（この年）
ポンペ来日	1857.8.5	麻疹流行	1885.2月
コレラ流行	1858.7月		
長崎養生所設立決定	1860.4.8		

ましん　　　　　　　　　　　　　事項名索引　　　　　　　　　　日本医療史事典

麻疹予防接種追加　　　　　　1978.7.28
　高二生に麻疹・風疹の予防接種を　2011.5.20
『麻疹心得草』
　麻疹・コレラ流行　　　　1862（この年）
『麻疹養生法』
　麻疹・コレラ流行　　　　1862（この年）
麻疹ワクチン
　麻疹ワクチンをKL法に統一　　1968.3.16
麻酔
　華岡青洲が誕生　　　　　　1760.10.23
　全身麻酔手術に成功　　　　1804.10.13
　クロロホルム麻酔を使用　　　1861.6.3
増岡 博之
　国立病院・療養所再編成問題等懇談
　　会が意見書　　　　　　　　1985.2.1
舛添 要一
　診療報酬本体部分引き上げを決定　2007.12.18
マッカーサー, ダグラス
　シャウプ勧告、社会保障税を勧告　1949.9.15
末期医療
　末期医療のケアの在り方に関する検
　　討会設置　　　　　　　　1987.7.30
　末期医療について報告　　　　1989.6.16
　日本医師会、尊厳死を容認　　1992.3.18
　末期医療での延命治療の中止　　1993.8.4
　エイズ専門病棟オープン　　　1995.7.10
　植物状態にも尊厳死を　　　　1997.8.8
　延命措置中止により、末期医療の高
　　齢患者7名が死亡　　　　　2006.3.25
末期医療に関するケアのあり方検討会
　末期医療について報告　　　　1989.6.16
末期医療に関する国民の意識調査等検討委
　員会
　末期医療での延命治療の中止　　1993.8.4
マックアルパイン
　胎児性水俣病判明　　　　　　1958.2.7
松ケ丘保養園
　公立癩療養所設立　　　　　　1909.4.1
松平 春嶽
　牛痘苗を輸入　　　　　　1846（この年）
松村診療所
　アダムズ来日　　　　　　　1874.11.26
松本 良順
　ポンペ来日　　　　　　　　　1857.8.5
　長崎養生所設立決定　　　　　1860.4.8
　長崎で検梅　　　　　　　1860（この年）
　医学所と改称　　　　　　　　1863.2.24
　『養生法』刊行　　　　　　1864（この年）
　蘭疇医院設立　　　　　　1870（この年）
　医学会社設立　　　　　　　　1875.4.11
　「日本薬局方」制定を委任　　1880.11.5

東京医会設立　　　　　　　1886（この年）
松山 基範
　第22回帝国学士院賞　　　　　1932.5.10
間部 詮勝
　コレラ流行　　　　　　　　　1858.7月
麻薬
　「モルヒネコカイン及其ノ塩類ノ取締
　　ニ関スル件」制定　　　　　1920.12.6
　「国際麻薬統制サミット2002」が東京
　　で開催　　　　　　　　　　2002.4.23
麻薬対策推進本部
　麻薬対策推進本部を設置　　　1962.10.16
麻薬取締規則
　「麻薬取締規則」制定　　　　1930.5.19
　「麻薬取締規則」を制定　　　　1946.6.19
麻薬取締法
　「麻薬取締法」ほかを公布　　　1948.7.10
麻薬の製造制限及び分配取締に関する条約
　麻薬の製造・分配に関する条約に署
　　名　　　　　　　　　　　　1931.7.13
真弓 忠
　新型ウイルス遺伝子発見　　　　1998.2.8
丸山 千里
　抗がん剤"丸山ワクチン"申請　1976.11.29
丸山ワクチン
　抗がん剤"丸山ワクチン"申請　1976.11.29
　"丸山ワクチン"有効性なし　　　1981.8.14
　丸山ワクチン治験延長　　　　1990.11.14
　丸山ワクチン、白血球減少抑制剤と
　　して製造承認　　　　　　　　1991.6.5
　丸山ワクチン治験延長　　　　1993.12.6
　丸山ワクチン、治験延長　　　　1998.3.25
満洲医科大学
　満洲医科大学設立　　　　　　1922.3.31
マンスフェルト
　マンスフェルトが精得館教師に　1866.7.14
マンスフェルト, コンスタント・ゲオルグ・
　ファン
　マンスフェルトが精得館教師に　1866.7.14
　長崎府医学校・病院と改称　　1868.10.17
『漫遊雑記』
　『漫遊雑記』刊行　　　　　1764（この年）
マンロー, ニール・ゴードン
　マンロー来日　　　　　　　1891（この年）

【み】

見市 雅俊
　『コレラの世界史』刊行　　　　1994.4.30

- 436 -

三浦 謹之助
　日本神経学会設立　　　　　　1902（この年）
　サントニンの蛔虫駆除作用を発見　1920.4月
三浦 省軒
　東京医学校第1回卒業生　　　　1876.7月
三浦 道斉
　医書を講釈　　　　　　　　　1842（この年）
三木 武夫
　社会保障見直し論にクギ　　　　1975.12.1
三國 連太郎
　『恍惚の人』刊行　　　　　　　1972.6月
ミサワ化学
　健康食品「アガリクス」本で、出版
　　者役員ら6人が逮捕　　　　　2005.10.5
未熟児保育器
　WHOより未熟児保育器を寄贈　　1954.1月
未熟児網膜症
　未熟児網膜症訴訟、審理差し戻し　1995.6.9
未承認薬
　いわゆる「混合診療」問題に係る基
　　本的合意　　　　　　　　　2004.12.15
　厚生労働省、「未承認薬使用問題検討
　　会議」が発足　　　　　　　2005.1.24
未承認薬使用問題検討会議
　厚生労働省、「未承認薬使用問題検討
　　会議」が発足　　　　　　　2005.1.24
未承認薬不正事件
　保健医療機関指定取り消し発表　1988.12.22
水野 忠邦
　医学館、困窮病者に施薬　　　　1842.10.23
水野 敏之丞
　レントゲン装置を輸入　　　　1896（この年）
未成年者飲酒禁止法
　「未成年者飲酒禁止法」公布　　1922.3.30
未成年者喫煙禁止法
　「未成年者喫煙禁止法」公布　　1900.3.7
未成年者禁酒法案
　「未成年者禁酒法案」提出　　　1901.1.29
三井金属鉱業
　イタイイタイ病の原因発表　　　1957.12.1
　イタイイタイ病実地調査　　　　1960.7月
　イタイイタイ病の原因　　　　　1963.12.18
　イタイイタイ病の原因物質　　　1967.4.5
　イタイイタイ病は鉱毒　　　　　1967.12.7
　イタイイタイ病患者、富山地裁に提
　　訴　　　　　　　　　　　　1968.3.9
　富山イタイイタイ病判決　　　　1971.6.30
　イタイイタイ病補償で合意　　　1973.2.24
三井組
　共立病院設立　　　　　　　　1874（この年）

三井鉱山三池炭鉱の爆発事故
　三井鉱山三池炭鉱の爆発事故　　1963.12.13
三井報公会
　化学療法研究会設立　　　　　1938（この年）
箕作 阮甫
　蕃書調所設立　　　　　　　　1856.2.11
　箕作阮甫が死去　　　　　　　1863.6.17
ミッチェル
　野口英世に研究費2000ドル　　1902（この年）
三菱ウェルファーマ
　脳梗塞薬「エダラボン」で副作用死
　　　　　　　　　　　　　　2002.10.28
三菱化成生命科学研究所
　アルツハイマー症発症に関わる酵素
　　を発見　　　　　　　　　　1991.12.12
　アルツハイマー症研究に進展　　1993.8.15
三星堂
　クラヤ薬品、三星堂、東京医薬品が
　　合併　　　　　　　　　　　2000.4.1
水戸藩
　弘道館設立　　　　　　　　　1838（この年）
ミドリ十字
　保健医療機関指定取り消し発表　1988.12.22
　薬害エイズ訴訟　　　　　　　1989.5.8
　薬害エイズ訴訟で和解成立　　　1996.3.14
　薬害エイズ、製薬会社トップを逮捕　1996.9.19
　ミドリ十字社長、起訴事実認める　1997.3.10
　エイズ、臨床試験延期　　　　　1997.6.27
　薬害肝炎、国に対応の遅れ　　　2002.4.4
　厚生労働省、薬害肝炎で最終調査報
　　告書を発表　　　　　　　　2002.8.29
　仙台地裁、薬害肝炎で国の責任を認
　　めず　　　　　　　　　　　2007.9.7
　薬害C型肝炎問題で薬剤使用施設公
　　表　　　　　　　　　　　　2008.4.11
　薬害C型肝炎訴訟、和解　　　　2008.9.28
　新薬試験データ改竄で業務停止　2010.4.13
『ミナマタ』
　水俣病報道写真　　　　　　　1971.9.10
水俣奇病対策委員会
　水俣病患者を発見　　　　　　1956.5.1
水俣病
　水俣病の発生　　　　　　　　1953.5月
　水俣病患者を発見　　　　　　1956.5.1
　水俣病医学研究　　　　　　　1956.8.24
　水俣病の原因研究　　　　　　1957.1月
　胎児性水俣病判明　　　　　　1958.2.7
　水俣病は水銀が原因　　　　　1959.7.21
　厚生省も有機水銀説を断定　　　1959.10.6
　水俣病の原因物質を厚生大臣に答申
　　　　　　　　　　　　　　1959.11.12
　水俣病患者診査協議会　　　　1959.12.25

水俣病見舞金契約	1959.12.30	水俣病終息との認識	2006.1.22
水俣病対策	1960.1.9	水俣病50年慰霊式	2006.5.1
水俣病原因研究	1960.3.25	水俣病患者調査	2006.12.7
水俣病原因物質を正式発表	1963.2.20	「水俣病被害者救済法」成立	2009.7.8
先天性水俣病	1964.6.25	水俣病訴訟、和解合意	2010.3.29
公害対策全国連絡会議を結成	1968.5.15	水俣病問題で首相が謝罪	2010.5.1
『苦海浄土』刊行	1969.1月	水俣病訴訟、和解成立	2011.3.3
熊本水俣病訴訟	1969.6.14	水俣病認定の逆転判決	2012.2.27
水俣病の病名定義	1969.12.17	水俣病、行政認定されず	2012.4.12
水俣病で一部患者が補償交渉妥結	1970.5.27	水俣病救済申請締切	2012.7.31

水俣病患者家庭互助会
　水俣病で一部患者が補償交渉妥結　　1970.5.27

再審査で水俣病認定	1971.4.22
水俣病認定で県の棄却処分取消	1971.7.7

水俣病患者互助会
　水俣病見舞金契約　　　　　　　　　1959.12.30

水俣病報道写真	1971.9.10
水俣病患者認定	1971.10.6

水俣病患者診査協議会
　水俣病患者診査協議会　　　　　　　1959.12.25

水俣病第二次訴訟提訴	1973.1.20

水俣病不知火患者会
水俣病訴訟、和解合意	2010.3.29
水俣病訴訟、和解成立	2011.3.3

チッソと水俣病新認定患者の調停成立　　　　　　　　　　　　　　　　1973.4.27

水俣病補償交渉で合意調印	1973.7.9
熊本水俣病刑事訴訟	1975.3.14
水俣病認定	1976.6月

水俣病資料館
　水俣病資料館が開館　　　　　　　　1993.1.13

水俣病全国連　→　水俣病被害者・弁護団全国連絡会議を見よ

メチル水銀の影響で精神遅滞	1976.11.17
水俣病で新救済制度を要望	1977.2.10

水俣病関係閣僚会議で患者救済見直し　　　　　　　　　　　　　　　　1977.3.28

水俣病総合調査研究連絡協議会
　水俣病対策　　　　　　　　　　　　1960.1.9

水俣病対策推進を回答	1977.7.1

水俣病対策関係閣僚会議
　水俣病関係閣僚会議で患者救済見直し　　　　　　　　　　　　　　　1977.3.28
　水俣病最終解決施策　　　　　　　　1995.12.15

国立水俣病研究センター設立	1978.10.1
水俣病認定業務促進	1978.11.15
水俣病第三次訴訟提訴	1980.5.21
水俣病関西訴訟提訴	1982.10.27
水俣病認定申請の期限延長	1984.5.8
国立水俣病研究センター	1986.9.24
水俣病東京訴訟で和解勧告	1990.9.28
水俣病問題専門委員会設置	1991.1.22
水俣病関係住民に療養費	1991.11.26
水俣病訴訟、行政責任を否定	1992.2.7
水俣病総合対策実施要領	1992.4.30
水俣病資料館が開館	1993.1.13
水俣病問題対策会議	1995.2.23

水俣病の認定業務の促進に関する臨時措置法
　水俣病認定業務促進　　　　　　　　1978.11.15
　水俣病認定申請の期限延長　　　　　1984.5.8

水俣病の認定業務の促進に関する臨時措置法施行令
　水俣病認定業務促進　　　　　　　　1978.11.15

水俣病被害者救済法
　「水俣病被害者救済法」成立　　　　2009.7.8
　水俣病問題で首相が謝罪　　　　　　2010.5.1
　水俣病救済申請締切　　　　　　　　2012.7.31

水俣病未認定患者の救済案を連立与党が正式提案　　　　　　　　　　　1995.6.21

「水俣」最終解決案まとまる	1995.9.28
水俣病最終解決施策	1995.12.15
水俣病総合対策医療事業	1996.1.22

水俣病被害者の救済及び水俣病問題の解決に関する特別措置法　→　水俣病被害者救済法を見よ

水俣病被害者・弁護団全国連絡会議
　「水俣」最終解決案まとまる　　　　1995.9.28
　水俣病被害者ら、訴訟の取り下げ決定　　　　　　　　　　　　　　　1996.4.28

水俣病被害者ら、訴訟の取り下げ決定　　　　　　　　　　　　　　　　1996.4.28

水俣病問題専門委員会
　水俣病問題専門委員会設置　　　　　1991.1.22

水俣病慰霊式に環境庁長官・チッソ社長も出席　　　　　　　　　　　1996.5.1

水俣病問題対策会議
　水俣病問題対策会議　　　　　　　　1995.2.23

国立水俣病総合研究センター	1996.7.1
水俣病と男児出生率	1999.3.24
環境省、水俣病で新たな救済策を発表	2005.4.7
水俣病懇談会	2005.5.11

水俣病問題に係る懇談会			民生委員法	
水俣病懇談会	2005.5.11		「民生委員法」を公布	1948.7.20
南多摩郡医師会			民病協 → 日本民間病院連絡協議会を見よ	
八王子事件	1929（この年）			
南満洲鉄道株式会社ノ設置スル南満医学堂ニ関スル件			【む】	
満洲医科大学設立	1922.3.31			
三船 敏郎			無医村解消第二次5カ年計画	
『赤ひげ診療譚』刊行	1959（この年）		無医村解消第二次5カ年計画	1962.10.6
映画「赤ひげ」公開	1965.4.3		無医地区	
耳の日			全国の無医町村調査を実施	1952.7.31
耳の日を制定	1956.3.3		へき地医療対策を実施	1956.4.1
宮入 慶之助			無医地区に診療所を開設	1959.7.2
日本住血吸虫の中間宿主を発見			無医地区調査を実施	1971.1.30
	1913（この年）		過疎地域保健指導事業の実施	1971.10.21
宮城 音弥			離島における保健指導事業の実施	1973.4.12
脳死シンポジウム開催	1983.2.12		向井 亜紀	
宮城 まり子			代理出産、出生届認める	2006.9.29
初の25時間テレビで福祉を訴え	1975.3.21		最高裁、本人卵子の代理出産でも母子関係を認めず	2007.3.23
三宅 鉱一			武蔵野日赤病院	
日本精神衛生協会設立	1930（この年）		日本初の小児マヒ治療センター	1960.2.20
三宅 立益			無資格	
医書を講釈	1842（この年）		無資格で助産行為	2006.8.24
三宅 速			無試験開業許可	
第21回帝国学士院賞	1931.5.14		開業医子弟に無試験開業許可	1882.3.2
三宅 秀			ムシ歯デー	
医学会社設立	1875.4.11		ムシ歯デー実施	1920.11.5
帝国大学医科大学と改称	1886.3.2		武藤 亀吉	
医学博士が誕生	1888.5.7		中央医書出版社創業	1947.7.1
三宅 元達			無免許診療	
医書を講釈	1842（この年）		無免許診療で逮捕	1980.9.11
宮下 創平			村井 見朴	
日本型参照薬価制導入へ	1999.1.7		再春館設立	1756（この年）
宮田 重雄			村上 もとか	
ジフテリア毒素の精製に成功	1927（この年）		『Jin―仁―』連載開始	2000（この年）
宮本 叔			テレビドラマ「Jin―仁―」放送開始	
北里柴三郎らを香港へ派遣	1894.5月			2009.10.11
ミュルレル, ベンヤミン・カール・レオポルト			村松晴嵐荘	
ミュルレルとホフマンが来日	1871.7.8		村松晴嵐荘設立	1935.10.19
デーニツ来日	1873.7.9		「国立結核療養所官制」	1937.6.23
ミレニアム・ゲノム・プロジェクト			結核療養所を軍事保護院所管へ	1942.11.25
ゲノムプロジェクト発足	2000.5.18		村山 富市	
民間医療保険			水俣病未認定患者の救済案を連立与党が正式提案	1995.6.21
民間医療保険のあり方	1985.12.20			
民間保険			「障害者プラン」決定、大幅に改革	1995.12.19
国が生保・損保に申し入れ	1986.5.13			
民主党				
後期高齢者医療制度廃止表明	2009.9.17			

【め】

明義堂
　明義堂設立　　　　　　　　1843（この年）
明治医会
　明治医会設立　　　　　　　　1899（この年）
　帝国連合医会が「医師法案」発表　1904.11月
明治学院
　ヘボン来日　　　　　　　　　1859.9.22
　ヘボン塾設立　　　　　　　　1862.12.29
明治政府
　「西洋医学ノ所長ヲ採用ス」布告　1868.3.7
　「西洋医術採用方」を公許　　　1868.3.8
　御親兵病院設立　　　　　　　1868.3.13
　阿片の有害性を諭告　　　　　1868.閏4.19
　医学所設立　　　　　　　　　1868.6.26
　昌平学校設立　　　　　　　　1868.6.29
　西洋医を官軍に派遣　　　　　1868.8.20
　開成学校設立　　　　　　　　1868.9.12
　「医業取締及ビ医学ノ奨励ニ関する布
　　告」　　　　　　　　　　　1868.12.7
　ドイツ医学採用　　　　　　　1869.2.12
　ウィリスが鹿児島医学校に着任　1869.12.12
　種痘の普及方を示達　　　　　1870.4.24
　コレラ流行　　　　　　　　　1879.3.14
明治生命保険会社
　明治生命保険会社設立　　　　1881.7.8
『明治大正日本医学史』
　『明治大正日本医学史』刊行　　1927（この年）
明治天皇
　田中正造が足尾鉱毒事件で直訴　1901.12.10
　「済生勅諭」を発す　　　　　　1911.2.11
明治44年勅令第230号 → 南満洲鉄道株式会
　社ノ設置スル南満医学堂ニ関スル件を見よ
明倫館
　明倫館内に医学校設立　　　　1840（この年）
明倫堂
　各地で医学校設立　　　　　　1792（この年）
メーエル, A. デ
　メーエルとヨングが来日　　　1866（この年）
目薬
　上海に「精錡水」取次所を設置　1868（この年）
メヂカルフレンド社
　メヂカルフレンド社創業　　　1947.12.28
『メスよ輝け!!』
　『メスよ輝け!!』連載開始　　　1989（この年）

メタボリックシンドローム
　メタボ健診開始　　　　　　　2008.4.1
メチシリン耐性黄色ブドウ球菌
　MRSAによる院内感染多発　　　1991.2月
　MRSAによる院内感染深刻化　　1992.12.16
　MRSA対策発表　　　　　　　　1993.1.20
　新生児68人がMRSAに感染　　　2002.8.16
メチルアルコホル（木精）取締規則
　「メチルアルコホル（木精）取締規則」
　　制定　　　　　　　　　　　1912.5.28
メディカルスクール
　文部省21世紀医学医療懇談会、医療
　　分野への人材受け入れについて提
　　言　　　　　　　　　　　　1996.6.13
**メルメ・カション, ウジェーヌ・エマニュ
エル**
　メルメ、シモンズ夫妻が来日　　1859.11.2
免疫学
　国際免疫学会議が開催　　　　1983.8.21
免疫グロブリン可変部の遺伝子単離
　免疫グロブリン可変部の遺伝子単離
　　に成功　　　　　　　　　　1977.8月
免疫調節物質
　免疫調節物質の遺伝子構造を解明　1983.3.24

【も】

盲学校及聾唖学校令
　「盲学校及聾唖学校令」公布　　1923.8.28
門司港に海港検疫所
　門司港に海港検疫所設置　　　1900.3.27
モスト
　『銃創瑣言』刊行　　　　　　　1854.8月
**モーニッケ, オットー・ゴットリープ・ヨ
ハン**
　モーニッケ来日　　　　　　　1848.6.15
桃井 かおり
　テレビドラマ「小児病棟」放送　1980.12.3
森 有礼
　「中央衛生会職制及事務章程」・「地方
　　衛生会規則」を達す　　　　1879.12.27
森 徳次郎
　「社会保険制度調査会官制」を公布　1946.3.28
森 正道
　脾疳が脂肪欠乏症であることを発表　1896.4.20
森 立之
　温知社設立　　　　　　　　　1879.3.11
森 林太郎
　「臨時脚気病調査会官制」公布　1908.6.1

陸軍軍医団設立	1909（この年）
森井 忠良	
血友病患者らと和解交渉へ	1995.10.6
盛岡藩	
明義堂設立	1843（この年）
森繁 久彌	
『恍惚の人』刊行	1972.6月
森下 元晴	
医療問題基本提言書を提出	1982.3.17
森下 佳子	
テレビドラマ「Jin―仁―」放送開始	
	2009.10.11
森永乳業	
森永ヒ素ミルク中毒事件	1955.8.24
森永ヒ素ミルク中毒で原因認める	1970.6.15
森永ヒ素ミルク中毒被害者、提訴	1972.4.10
森永ヒ素ミルク中毒民事訴訟	1973.4.10
森永乳業食中毒事件	2000.7.12
森永乳業食中毒事件	
森永乳業食中毒事件	2000.7.12
森永ヒ素ミルク中毒事件	
森永ヒ素ミルク中毒事件	1955.8.24
「食品衛生法」改正法を公布	1957.5.15
森永ヒ素ミルク中毒で原因認める	1970.6.15
森永ヒ素ミルク中毒被害者、提訴	1972.4.10
森永ヒ素ミルク中毒民事訴訟	1973.4.10
森永ヒ素ミルク被災者同盟全国協議会	
森永ヒ素ミルク中毒事件	1955.8.24
モルヒネ	
塩酸ヂアセチルモルヒネ所有禁止	1945.11.20
モルヒネ及びその注射器密輸入取締方	
「モルヒネ及びその注射器密輸入取締方」制定	1909.3.11
モルヒネコカイン及其ノ塩類ノ取締ニ関スル件	
「モルヒネコカイン及其ノ塩類ノ取締ニ関スル件」制定	1920.12.6
文部科学省	
「大学における看護実践能力の育成の充実に向けて」を報告	2002.3.26
「21世紀における医学・歯学教育の改善方策について―学部教育の再構築のために」を報告	2002.3.27
ES細胞作製、初承認	2002.3.27
文部科学省の「遺伝子治療臨床研究に関する指針」が施行	2002.4.1
北大で医師名義貸しが発覚	2003.8.13
「看護実践能力育成の充実に向けた大学卒業時の到達目標」を報告	2004.3.26
医学部定員、計110人増が決定	2006.8.31
文部科学省「医学教育の改善・充実に関する調査研究協力者会議」最終報告	2007.3.28
「革新的医薬品・医療機器創出のための5か年戦略」策定	2007.4.26
医学部入学定員増加を発表	2009.7.17
看護系人材養成についての報告を公表	2009.8.18
医学部の入学定員について検討	2010.12.22
文部省	
ミュルレルとホフマンが来日	1871.7.8
東校と改称	1871.7.21
長与専斎・田中不二麿らが渡欧	1871.11.12
長崎県病院移管	1871.11.14
文部省に医務課設置	1872.2.11
文部省に医務局設置	1873.3.23
薬剤取調之方法を上申	1873.5.20
「医制」を研究	1873.6.15
温泉調査	1873.7.3
「医制」草案完成	1873.12.27
「医制」施行方について伺う	1874.3.2
牛痘種継所設立	1874.6.24
医務取締設置	1874.8.23
「毒薬劇薬取締方」布達	1874.9.19
「種痘規則」布達	1874.10.7
医術開業試験施行について3府に達す	1875.2.10
京都司薬場設置	1875.2.15
大阪司薬場設置	1875.3.24
「薬舗試験規則」布達	1875.3月
「医制」改正	1875.5.14
衛生局移管	1875.6.28
東京訓盲院が業務開始	1880.1.5
「医学校通則」制定	1882.5.27
「薬学校通則」制定	1882.7.18
高等中学校に医学部を設置	1887.8.19
医学博士が誕生	1888.5.7
学校衛生事項取調嘱託設置	1891.9.23
小学校における体育および衛生に関して訓令	1894.9.1
「文部省ニ学校衛生顧問及学校衛生主事ヲ置クノ件」公布	1896.5.8
「学校清潔方法」を発す	1897.1.11
「学生生徒身体検査規程」制定	1897.3.15
「学校医職務規程」公布	1898.2.26
「学校伝染病予防及消毒方法」制定	1898.9.28
生理時の体操の取り扱いについて訓令	1900.3.26
学校衛生課設置	1900.4.4
「文部省直轄諸学校官制」改正	1901.4.1
「医術開業試験委員官制」・「薬剤師試験委員官制」改正	1903.3.20
「専門学校令」公布	1903.3.27

「私立医学専門学校指定規則」制定	1905.7.1	遺伝子治療実施計画を申請	1994.8.31
「公立私立歯科医学校指定規則」制定		文部省、学校健康診断の見直しを実	
	1906.10.30	施	1994.12.8
「官立医学専門学校規程」制定	1907.4.10	初のエイズ治療申請	1995.11.9
「師範学校ノ規定改正ニ付注意事項」		文部省21世紀医学医療懇談会、医療	
通知	1907.4.17	分野への人材受け入れについて提	
「私立薬学専門学校指定規則」制定	1910.7.1	言	1996.6.13
「薬学校通則」廃止	1911.5.19	がんの遺伝子治療実施へ	1996.12.2
「臨時医術開業試験規定」制定	1913.4.9	文部省21世紀医学医療懇談会、介護	
「医師試験規則」公布	1913.9.19	人材の育成を提言	1997.2.21
「歯科医師試験規則」公布	1913.9.19	ダイオキシン調査で小・中学校焼却	
「薬剤師試験規則」公布	1913.9.19	炉が中止	1997.10.30
伝染病研究所移管	1914.10.14	人間のクローンは禁止	1998.7.28
「公立小学校教員疾病治料給与に関		脳腫瘍の遺伝子治療を承認	2000.1.7
する準則」制定	1915.4.8	ヒトゲノム研究の検討委員会設置	2000.8.10
「伝染病研究所痘苗血清等販売規程」		**文部省官制**	
制定	1915.9.14	「文部省官制」改正	1916.6.15
「文部省官制」改正	1916.6.15	**文部省直轄諸学校官制**	
学校衛生会設置	1916.11.11	「文部省直轄諸学校官制」改正	1901.4.1
「学校伝染病予防規程」制定	1919.8.29	**文部省ニ学校衛生顧問及学校衛生主事ヲ置**	
「児童生徒及学生ノ近視予防ニ関スル		**クノ件**	
注意」を発す	1919.10.19	「文部省ニ学校衛生顧問及学校衛生主	
「学校医ノ資格及職務ニ関スル規程」		事ヲ置クノ件」公布	1896.5.8
制定	1920.2.21	**文部省立東京盲学校**	
学校衛生事務に関して通達	1920.4.9	文部省立東京盲学校が開校	1909.4.7
「学生生徒児童身体検査規程」制定	1920.7.27		
文部省に学校衛生課設置	1921.6.23		
「学校衛生調査会官制」公布	1922.5.4	**【や】**	
「女教員ノ産前産後ニ於ケル休養ニ関			
スル件」を発す	1922.9.18	**焼肉酒家えびす**	
学校看護婦講習会	1924.3月	焼き肉店で食中毒	2011.4.29
「学校伝染病予防規程」改正	1924.9.9	**焼場取扱方**	
「体育研究所官制」公布	1924.10.25	火葬禁止を廃止	1875.5.23
体育運動行政を一元化	1928.5.4	**薬害**	
医師などの試験事務を内務省へ移管	1929.4.1	薬害救済に関する法案大綱発表	1977.12.2
学校看護婦の設置を省令	1929.10.29	薬害防止へ薬事2法案	1979.2.28
欠食児童20万人	1932.7.23	漢方薬でも薬害	1996.3.1
学校給食に関し訓令	1932.8.20	**薬害エイズ**	
運動医事相談部設置	1933.11月	薬害エイズで第1回会合	1983.6.13
文部省体育局設置	1941.1.8	薬害エイズ訴訟	1989.5.8
「体育調査会規程」制定	1941.9.11	薬害エイズ損害賠償提訴	1989.10.27
学校身体検査規定を制定	1949.3.19	薬害エイズ問題で医師を告発	1994.4.4
厚生科学研究補助金扱が厚生省に	1951.4月	薬害エイズ裁判を追ったノンフィク	
「学校保健法」などについて通達	1958.8.12	ション刊行	1994.8月
学生生徒の健康調査結果	1959.10.19	薬害エイズ訴訟原告側、和解勧告を	
医師養成計画を発表	1971.3.26	求める	1995.8.21
医師不足解消策	1972.9.1	血友病患者らと和解交渉へ	1995.10.6
国立大学病院の研修登録医制度発足		血友病以外の患者にも薬害エイズ	1995.11.28
を決定	1989.6.1	薬害エイズ調査プロジェクト設置	1996.1.23
エイズ予防の取り組み	1992.10.14	エイズ感染、国の責任認める	1996.2.9
子どもの視力、悪化	1994.1.4	エイズで参考人招致	1996.2.17
文部省、薬学教育の改善を提言	1994.7.9		
「がん克服新10カ年総合戦略」発表	1994.8.23		

薬害エイズ訴訟で和解成立 1996.3.14
薬害エイズ二次感染者も医療費無料
　へ 1996.3.26
薬害エイズで研究班班長逮捕 1996.8.29
薬害エイズ、製薬会社トップを逮捕 1996.9.19
薬害エイズ問題、厚生省幹部も逮捕 1996.10.4
「薬害エイズ国際会議」開会 1996.11.2
ミドリ十字社長、起訴事実認める 1997.3.10
薬害エイズ初公判、無罪主張 1997.3.10
薬害エイズ第4ルートで和解勧告 1997.3.10
薬害エイズ報道、名誉棄損で毎日が
　勝訴 2003.3.31
薬害エイズ事件、被告死去 2005.4.25
薬害エイズ報道、最高裁判決で新潮
　社敗訴 2005.6.16
薬害エイズ、元厚生省課長の有罪確
　定 2008.3.3
薬害エイズ訴訟、最後の原告が和解 2011.5.16
薬害肝炎
　薬害肝炎で新事実 2002.3.20
　薬害肝炎、国に対応の遅れ 2002.4.4
　厚生労働省、薬害肝炎で最終調査報
　　告書を発表 2002.8.29
　薬害肝炎問題で集団提訴 2002.10.21
　薬害C型肝炎、国・企業に責任 2006.6.21
　薬害C型肝炎九州訴訟、原告勝訴 2006.8.30
　薬害肝炎、血液製剤「クリスマシン」
　　についても賠償責任を認める 2007.3.23
　仙台地裁、薬害肝炎で国の責任を認
　　めず 2007.9.7
　大阪高裁、薬害肝炎大阪訴訟で和解
　　を勧告 2007.11.7
　福田康夫首相、議員立法による薬害
　　肝炎一律救済を 2007.12.23
　薬害C型肝炎問題で薬剤使用施設公
　　表 2008.4.11
　薬害C型肝炎訴訟、和解 2008.9.28
　薬害C型肝炎訴訟、国と和解 2009.3.17
薬害肝炎救済法
　「薬害肝炎救済法」公布・施行 2008.1.16
薬学科
　「官立医学専門学校規程」制定 1907.4.10
薬学教育
　文部省、薬学教育の改善を提言 1994.7.9
　「薬学教育の充実・改善について」最
　　終報告 2004.2.12
　薬学教育6年制が開始 2006.4.1
薬学教育の改善・充実に関する調査研究協
　力者会議
　「薬学教育の充実・改善について」最
　　終報告 2004.2.12

薬学校通則
　「薬学校通則」制定 1882.7.18
　「薬学校通則」廃止 1911.5.19
『薬学雑誌』
　日本薬学会設立 1881.12月
　エフェドリン抽出 1892.2.26
薬学博士
　薬学博士が誕生 1899.3.27
薬救の方法
　薬救の方法を公布 1837.8月
薬業整備
　薬業整備に関する方針 1941.12.11
薬剤師
　薬剤師国家試験制度について検討 2008.7.8
薬剤師会令
　「薬剤師会令」公布 1926.3.18
　「薬剤師会令」公布 1943.10.6
薬剤師国家試験出題制度検討会
　薬剤師国家試験制度について検討 2008.7.8
薬剤師試験
　医師などの試験事務を内務省へ移管 1929.4.1
薬剤師試験委員官制
　「医術開業試験委員官制」・「薬剤師試
　　験委員官制」公布 1896.4.7
　「医術開業試験委員官制」・「薬剤師試
　　験委員官制」改正 1903.3.20
薬剤師試験委員組織権限
　「薬剤師試験委員組織権限」公布 1894.6.25
　「医術開業試験委員官制」・「薬剤師試
　　験委員官制」公布 1896.4.7
薬剤師試験規則
　「薬剤師試験規則」・「薬品巡視規則」
　　制定 1889.3.27
　「薬剤師試験規則」公布 1913.9.19
薬剤師試験審議会令
　「薬事法施行令」などを公布 1961.1.26
薬剤師大会
　薬剤師大会、医薬分業実施を決議 1954.11.29
薬剤師法
　「薬剤師法」公布 1925.4.14
　「薬剤師法第二条第二項第三号ノ資格
　　ニ関スル件」公布 1926.3.18
　医薬分業の延期を決定 1954.12.8
　「薬事法」、「薬剤師法」を公布 1960.8.10
　薬学教育6年制が開始 2006.4.1
薬剤師法施行令
　「薬事法施行令」などを公布 1961.1.26
薬剤取調之方法
　薬剤取調之方法を上申 1873.5.20

- 443 -

薬剤費
高齢者の薬代、一部負担免除措置施
行　　　　　　　　　　　　　　1999.7.1
薬事監視員制度
「薬事法」を公布　　　　　　　1948.7.29
薬事・食品衛生審議会
牛生レバー、提供禁止　　　　　2012.7.1
薬事法
「薬事法」公布　　　　　　　　1943.3.12
「薬剤師会令」公布　　　　　　1943.10.6
「薬事法」を公布　　　　　　　1948.7.29
「薬事法」の監査制度再検討勧告　1956.5.21
「薬事法」、「薬剤師法」を公布　1960.8.10
「薬事法」改正法を公布　　　　1963.7.12
薬局の新設を制限　　　　　　　1963.9.3
薬局適正配置条項、違憲と判断　1975.4.30
「薬事法」改正法が公布　　　　1975.6.13
薬害防止へ薬事2法案　　　　　1979.2.28
「医薬品副作用被害救済基金法」「薬
　事法」公布　　　　　　　　　1979.10.1
初のエイズ治療申請　　　　　　1995.11.9
「薬事法」改正　　　　　　　　1996.6.18
「薬事法」等一部改正法が公布　2002.7.30
「薬事法」改正が公布　　　　　2006.6.14
改正「薬事法」施行。大衆薬の店頭
　販売可能に　　　　　　　　　2009.6.1
薬事法施行規則
医薬品の登録販売者拡大　　　　2008.1.31
薬事法施行令
「薬事法施行令」などを公布　　1961.1.26
薬種商営業規則
「薬種商営業規則」布達　　　　1886.2.25
薬種問屋の制
薬種問屋の制を制定　　　　1729（この年）
薬種料
医学館の薬種料を増額　　　　　1796.10月
『薬徴』
吉益東洞が死去　　　　　　　　1773.9.25
薬品 → 医薬品も見よ
薬品営業並薬品取扱規則
「薬律」公布　　　　　　　　　1889.3.16
「薬品営業並薬品取扱規則追加法律」
　公布　　　　　　　　　　　　1892.6.28
「薬品営業並薬品取扱規則」改正　1907.4.10
「私立薬学専門学校指定規則」制定　1910.7.1
薬品指定毒薬劇薬設定　　　　　1932.6.27
薬品監視員巡視施行及費用等支弁並ニ証票雛形
「薬品監視員巡視施行及費用等支弁
　並ニ証票雛形」を発す　　　　1889.9.26

薬品巡視規則
「薬剤師試験規則」・「薬品巡視規則」
　制定　　　　　　　　　　　　1889.3.27
薬品取扱規則
「薬品取扱規則」布告　　　　　1880.1.17
「薬律」公布　　　　　　　　　1889.3.16
薬品又ハ其原料品ノ買入又ハ売渡ニ関スル随意契約ノ件
「薬品又ハ其原料品ノ買入又ハ売渡ニ
　関スル随意契約ノ件」公布　　1916.3.31
薬舗開業試験
薬舗開業試験実施　　　　　　　1875.7月
「薬舗開業試験施行ノ件」を達す　1875.12.28
薬舗試験規則
「薬舗試験規則」布達　　　　　1875.3月
薬用阿片売買並製造規則
「薬用阿片売買並製造規則」布告　1878.8.9
「阿片法」公布　　　　　　　　1897.3.30
薬律
「薬律」公布　　　　　　　　　1889.3.16
「薬品営業並薬品取扱規則」改正　1907.4.10
ヤコブ病 → クロイツフェルト・ヤコブ病を見よ
薬価
保険医使用医薬品・価格表を告示　1960.5.18
薬価基準算定方式改定　　　　　1991.5.31
日本型参照薬価制導入へ　　　　1999.1.7
日本型参照薬価制度導入断念　　1999.4.13
薬価基準
薬価基準発表　　　　　　　　　1950.10月
薬価基準の改正　　　　　　　　1953.8月
薬価基準改正を告示　　　　　　1962.12.28
薬価基準を全面改正　　　　　　1968.11.30
医療費の引き上げと薬価基準の引き
　下げ実施　　　　　　　　　　1981.6.1
薬価基準算定方式等の検討について
　答申　　　　　　　　　　　　1982.9.18
薬価算定
新薬薬価算定についての報告書まと
　まる　　　　　　　　　　　　1982.7.8
薬局
薬局の新設を制限　　　　　　　1963.9.3
薬局適正配置条項
薬局適正配置条項、違憲と判断　1975.4.30
薬局モニター制度
薬局モニター制度発足　　　　　1978.8.21
薬効問題懇談会
薬効問題懇談会を設置　　　　　1970.8.13
医薬品再評価を答申　　　　　　1971.7.7
雇人口入営業取締規則
「雇人口入営業取締規則」公布　1903.7.13

宿屋営業取締規則
　「宿屋営業取締規則」公布　　　1887.10.13
柳　隆
　種痘が伝わる　　　　　　　　1744（この年）
柳田　邦男
　国立がんセンターの活動を描くノン
　　フィクション刊行　　　　　　1979.6月
山内　豊城
　『養生法』刊行　　　　　　　1864（この年）
山形　仲芸
　「文部省直轄諸学校官制」改正　　1901.4.1
山形県公立病院・医学寮
　ローレツ来日　　　　　　　　　1874.11.26
山形大学
　旭川医大・愛媛大医学部・山形大、
　　医学部開学　　　　　　　　　　1973.11.5
　凍結受精卵、臨床応用承認　　　1988.2.20
山川　健次郎
　レントゲン装置を輸入　　　　1896（この年）
山極　勝三郎
　第8回万国衛生会議開催　　　1894（この年）
　人工がん発生に成功　　　　　1916（この年）
　第9回帝国学士院賞　　　　　　　1919.5.25
山崎　豊子
　『白い巨塔』刊行　　　　　　　　1965.7月
　映画「白い巨塔」公開　　　　　　1966.10.15
　テレビドラマ「白い巨塔」放送開始　1967.4.8
山崎　幹
　「文部省直轄諸学校官制」改正　　1901.4.1
山田　貴敏
　『Dr.コトー診療所』連載開始　2000（この年）
　テレビドラマ「Dr.コトー診療所」放
　　送開始　　　　　　　　　　　　2003.7.3
やまだ　稔彦
　『メスよ輝け!!』連載開始　　　1989（この年）
山田　業広
　温知社設立　　　　　　　　　　1879.3.11
山中　伸弥
　iPS細胞、世界で初作製　　　　　2006.8.11
　ヒトの皮膚からiPS細胞作成に成功　2007.11.20
　iPS細胞、ウイルス使わず作成　　2008.10.9
　第100回日本学士院恩賜賞　　　　2010.6.21
　iPS細胞作成法、欧米でも特許取得　2011.7.11
　山中伸弥教授、ノーベル生理学・医
　　学賞受賞　　　　　　　　　　　2012.10.8
山梨県
　山梨県に臨時防疫職員設置　　　1905.12.29
山根　正次
　「癩予防法案」提出　　　　　　　1906.1月
山之内製薬
　製薬会社合併　　　　　　　　　　2004.2.24

山本　薩夫
　映画「白い巨塔」公開　　　　　　1966.10.15
山本　周五郎
　『赤ひげ診療譚』刊行　　　　1959（この年）
　映画「赤ひげ」公開　　　　　　　1965.4.3
山本　ヤヲ
　フローレンス・ナイチンゲール記章
　　を受章　　　　　　　　　　　　1920.4.1
山本病院
　生活保護者を利用し架空手術、理事
　　長ら逮捕　　　　　　　　　　　2009.7.1
山谷　徳治郎
　『国家医学』創刊　　　　　　1892（この年）
　日新医学社創業　　　　　　　　　1911.9月
　『医事公論』創刊　　　　　　1912（この年）
　『臨床医学』創刊　　　　　　1913（この年）
山脇　東洋
　人体解剖を実施　　　　　　　　1754.閏2月
　『蔵志』刊行　　　　　　　　1759（この年）
　『漫遊雑記』刊行　　　　　　1764（この年）
ヤングマン，ケート
　慰廃園設立　　　　　　　　　　1894.10.13

【ゆ】

湯浅　うめ
　フローレンス・ナイチンゲール記章
　　を受章　　　　　　　　　　　　1920.4.1
有害性着色料取締規則
　「有害性着色料取締規則」制定　　1900.4.17
有害避妊用器具取締規則
　「有害避妊用器具取締規則」制定　1930.12.17
有害物質を含有する家庭用品の規制に関す
る法律
　有害物質を含有する家庭用品規制　1973.10.12
有機水銀
　水俣病の発生　　　　　　　　　　1953.5月
　胎児性水俣病判明　　　　　　　　1958.2.7
　水俣病は水銀が原因　　　　　　　1959.7.21
　厚生省も有機水銀説を断定　　　　1959.10.6
　水俣病の原因物質を厚生大臣に答申
　　　　　　　　　　　　　　　　　1959.11.12
　水俣病原因研究　　　　　　　　　1960.3.25
　水俣病原因物質を正式発表　　　　1963.2.20
　阿賀野川水銀中毒事件　　　　　　1964.5月
　有機水銀中毒症の疑いで診察　　　1965.1.18
　新潟県の有機水銀中毒原因結論　　1965.7.1
有機溶剤
　シンナー等の乱用防止を指示　　　1971.3.26

有志共立東京病院
　看護法を講義　　　　　　　　1884.10.17
　初の看護婦学校設立　　　1885（この年）
　看護婦教育所設置　　　　　　　1886.2月
有床診療所
　全国有床診療所連絡協議会、設立　1988.2.6
優生保護法
　「優生保護法」公布　　　　　　1948.7.15
有造館
　有造館設立　　　　　　　　1820（この年）
有毒飲料物等取締令
　「有毒飲料物等取締令」を制定　　1946.1.30
『逝かない身体―ALS的日常を生きる』
　ALS介護の記録刊行　　　　　　2009.12月
雪印乳業
　雪印乳業集団食中毒事件　　　　2000.6.27
雪印乳業集団食中毒事件
　雪印乳業集団食中毒事件　　　　2000.6.27
輸血
　浜口首相狙撃事件を機に輸血が普及　1930.5月
　輸血に際し、準拠すべき基準　　　1952.6.23
　ライシャワー米大使刺傷事件　　　1964.3.24
輸血拒否
　信仰による輸血拒否で児童死亡　　1985.6.6
　輸血拒否事件をめぐるノンフィク
　　ション刊行　　　　　　　　　1988.12月
　「エホバの証人」輸血裁判で勝訴　1998.2.9
輸入食品放射能検査
　輸入食品を放射能検査　　　　　　1986.5.1
湯屋取締規則
　「湯屋取締規則」制定　　　　　1879.10.3
　「湯屋取締規則」公布　　　　　1890.1.17
『ゆりかごの死―乳幼児突然死症候群
　(SIDS)』
　原因不明の乳幼児突然死を扱ったノ
　　ンフィクション刊行　　　　　　1997.4月

【よ】

養育院
　癲狂室設置　　　　　　　　　　1879.7.25
『瘍医新書』
　『瘍医新書』刊行　　　　　1825（この年）
『瘍科新選』
　『瘍科新選』刊行　　　　　1830（この年）
『養生法』
　『養生法』刊行　　　　　　1864（この年）

洋書調所
　洋書調所と改称　　　　　　　　1862.5.18
　麻疹・コレラ流行　　　　　1862（この年）
　開成所と改称　　　　　　　　　1863.8.29
横浜一般病院
　ホイーラー来日　　　　　　1870（この年）
　エルドリッジ来日　　　　　1871（この年）
横浜衛生試験所
　「衛生試験所官制」公布　　　　　1887.6.1
　横浜衛生試験所廃止　　　　　　1913.6.13
横浜市
　結核療養所設置を命令　　　　　　1917.4月
横浜ジェネラルホスピタル
　マンロー来日　　　　　　　1891（この年）
横浜試験所
　衛生局試験所と改称　　　　　　　1883.5.5
　「衛生試験所官制」公布　　　　　1887.6.1
横浜司薬場
　京都司薬場廃止　　　　　　　　1876.8.12
　衛生局試験所と改称　　　　　　　1883.5.5
横浜十全病院
　メルメ、シモンズ夫妻が来日　　　1859.11.2
　ホイーラー来日　　　　　　1870（この年）
　エルドリッジ来日　　　　　1871（この年）
横浜市立大学
　医療機器納入汚職発覚　　　　　　1991.2.14
横浜市立大学医学部付属病院
　患者取り違えて手術　　　　　　　1999.1.11
横浜梅毒病院
　セジュイックが横浜梅毒病院長に　1871.6.21
　ヒルが横浜梅毒病医院長に　　　　1872.1月
横浜病院
　メルメ、シモンズ夫妻が来日　　　1859.11.2
横浜万治病院
　ヘーデンが新潟病院に着任　　　　1874.11月
横山 フク
　日本助産婦会を設立　　　　　　　1955.1.29
吉岡 金市
　イタイイタイ病実地調査　　　　　1960.7月
　イタイイタイ病の原因　　　　　1963.12.18
吉岡 秀隆
　テレビドラマ「Dr.コトー診療所」放
　　送開始　　　　　　　　　　　　2003.7.3
吉岡 弥生
　東京女医学校設立　　　　　　　1900.12.5
　日本女医会設立　　　　　　　　　1902.4月
芳川 顕正
　「日本薬局方」制定を委任　　　1880.11.5
吉田 長淑
　吉田長淑が開業　　　　　　1812（この年）

吉田 富三
肝臓がんの人工発生に成功　　　1932.7月
第26回帝国学士院恩賜賞　　　1936.6.1
第43回日本学士院恩賜賞　　　1953.5.12
吉田 紀子
テレビドラマ「Dr.コトー診療所」放
送開始　　　　　　　　　　　2003.7.3
吉益 東洞
吉益東洞が死去　　　　　　　1773.9.25
吉村 昭
『日本医家伝』刊行　　　1971（この年）
吉村 徳之
寧楽書房創業　　　　　　　　1946.4.23
寄セ席取締規則
「寄セ席取締規則」公布　　　1877.2.10
四日市ぜんそく
四日市ぜんそくは「公害病」　　1965.5.20
四日市ぜんそく患者、6社を提訴　1967.9.1
公害対策全国連絡会議を結成　　1968.5.15
四日市ぜんそくで医療費給付開始　1970.2.1
淀川キリスト教病院
こどもホスピス誕生　　　　　2012.11.1
米窪 満亮
労働省を設置　　　　　　　　　1947.9.1
米沢藩
各地で医学校設立　　　　1792（この年）
予防衛生研究所官制
「予防衛生研究所官制」を公布　1947.5.21
予防接種
「インフルエンザ予防接種施行心得」
告示　　　　　　　　　　　1953.5.9
ポリオ予防接種の対策要綱　　1960.10.6
小児マヒワクチンの予防接種計画 1960.12.14
ジフテリアの流行　　　　　　1962.1.16
三種混合ワクチンが完成　　　　1963.9.4
麻疹ワクチンをKL法に統一　　1968.3.16
予防接種事故遺族、損害賠償請求　1968.3月
種痘ワクチン接種中止　　　　　1970.6.19
予防接種死亡事件で医師の過失を認
める　　　　　　　　　1976（この年）
風疹予防接種義務化　　　　　　1977.7.22
ツベルクリン接種ミス　　　　　1979.5月
種痘を予防接種から削除　　　　1980.7.31
予防接種禍訴訟で国に責任を認定
　　　　　　　　　　　1984（この年）
インフルエンザ予防注射任意接種へ　1987.8.6
予防接種被害訴訟、国側に過失あり
との判決　　　　　　　　　1992.12.18
MMR摂取中止　　　　　　　　1993.4.27
予防接種被害訴訟、九州でも国側に
過失ありとの判決　　　　　1993.8.10
予防接種被害訴訟、大阪でも国側に
過失ありとの判決　　　　　1994.3.16
MMR禍、国・製造元の責任認める 2003.3.13
日本脳炎の予防接種中止　　　　2005.5.30
B型肝炎損害賠償提訴　　　　　2008.3.28
新型インフルエンザ対策開始　　2008.7.29
日本脳炎予防接種再開　　　　　2009.6.2
新型インフルエンザワクチン接種開
始　　　　　　　　　　　2009.10.19
予防接種見直しの提言　　　　　2010.2.19
肝炎集団訴訟、和解協議開始　　2010.5.14
同時接種ワクチン再開　　　　　2011.4.1
高二生に麻疹・風疹の予防接種を　2011.5.20
肝炎集団訴訟、和解合意　　　　2011.6.28
「新型インフルエンザ対策法」公布 2011.7.22
子宮頸がん予防ワクチンで死亡　2011.7.30
ポリオ、不活化ワクチン接種開始　2012.9.1
予防接種実施規則
ポリオ、不活化ワクチン接種開始　2012.9.1
予防接種法
「予防接種法」を公布　　　　　1948.6.30
「予防接種法」による国庫負担の特例
　　　　　　　　　　　　　1950.5.30
「結核予防法」を全面改正　　　1951.3.31
「予防接種法」改正法を公布　　1958.4.17
「予防接種法」改正法を公布　　1961.3.28
「予防接種法」改正法を公布　　　1970.6.1
「予防接種法」改正法公布　　　1976.6.19
麻疹予防接種追加　　　　　　　1978.7.28
改正「予防接種法」が公布・施行　2001.11.7
高二生に麻疹・風疹の予防接種を　2011.5.20
予防接種法及び新型インフルエンザ予防接種による健康被害の救済等に関する特別措置法 → 新型インフルエンザ対策法を見よ
予防接種法施行令
風疹予防接種義務化　　　　　　1977.7.22
高二生に麻疹・風疹の予防接種を　2011.5.20
読売女性ヒューマン・ドキュメンタリー
テレビドラマ「小児病棟」放送　1980.12.3
読売新聞
iPS細胞臨床応用誤報　　　　2012.10.11
4エチル鉛
「4エチル鉛危害防止規則」を制定　1951.5.1
ヨング, C.G.デ
メーエルとヨングが来日　　1866（この年）
ヨンケル・フォン・ランゲック, F.A.
ヨンケル来日　　　　　　1872（この年）
癲狂院設立　　　　　　　　　1875.7.25
四病院団体協議会
日本民間病院連絡協議会発足　　1993.4.28
病院協会が団体協議会を発足　　2000.7.28

外国人看護師誕生	2010.3.26	蘭馨堂		
四病協 → 四病院団体協議会を見よ		吉田長淑が開業	1812（この年）	
		蘭書翻訳取締令		
【ら】		「蘭書翻訳取締令」	1849.9.26	
		伊東玄朴・戸塚静海が奥医師に	1858.7.3	
		「蘭書翻訳取締令」解除	1858.7.6	
らい → ハンセン病も見よ		蘭疇医院		
癩患者取締ニ関スル建議案		蘭疇医院設立	1870（この年）	
「癩患者取締ニ関スル建議案」提出	1902.3.6			
ライシャワー, エドウィン・O.		【り】		
ライシャワー米大使刺傷事件	1964.3.24			
ライシャワー米大使刺傷事件		李 仁山		
ライシャワー米大使刺傷事件	1964.3.24	種痘が伝わる	1744（この年）	
らい調査会		李仁山が種痘を実施	1746（この年）	
らい調査会を発足	1969.10.3	リウマチ		
らい病20年根絶計画		厚生科学審議会疾病対策部会リウマ		
らい病20年根絶計画決定	1936.2.15	チ・アレルギー対策委員会報告書		
癩予防協会		をまとめる	2005.10.31	
癩予防協会設立	1931.3.8	理学療法士及び作業療法士法		
癩予防協会を改称	1952.6.13	「理学療法士及び作業療法士法」を公		
癩予防相談会		布	1965.6.29	
癩予防相談会開催	1905.11.6	理学療法士法など改正法公布	1971.4.1	
らい予防法		陸軍		
「らい予防法」の公布	1953.8.15	『脚気論』刊行	1878.9月	
「らい予防法」廃止へ	1995.12.8	脚気病調査を建議	1905.2.26	
「らい予防法」の廃止	1996.4.1	陸軍軍医学会		
ハンセン病問題、最終検証報告	2005.3.1	陸軍軍医団設立	1909（この年）	
癩予防法		陸軍軍医学舎		
癩予防相談会開催	1905.11.6	ブッケマ来日	1871（この年）	
「癩予防法」公布	1907.3.19	「陸軍軍医学校条例」公布	1888.12.28	
「法律第11号施行規則」制定	1907.7.20	陸軍軍医学校条例		
「癩予防法」一部改正	1916.3.10	「陸軍軍医学校条例」公布	1888.12.28	
「癩予防法」改正	1929.3.28	陸軍軍医条例		
「癩予防法」改正	1931.4.2	「陸軍軍医条例」制定	1875.1.23	
「らい予防法」廃止へ	1995.12.8	陸軍軍医団		
癩予防法案		陸軍軍医団設立	1909（この年）	
「癩予防法案」提出	1906.1月	陸軍軍医病会		
らい療養所		濃尾大地震が発生	1891.10.28	
私立のらい療養所が解散	1941（この年）	陸軍省		
ラジオ体操		軍医学校設立	1873.8月	
ラジオ体操始まる	1928.11.1	「臨時脚気病調査会官制」公布	1908.6.1	
ラッサ熱		「廃兵院官制」公布	1923.3.31	
日本人初のラッサ熱感染者	1987.8.15	陸軍省、衛生省案を提出	1937.5.14	
ラニング, ヘンリー		陸軍省、保健社会省案を提出	1937.6.15	
ラニング来日	1873.7月	陸軍伝染病予防規則		
『蘭学事始』		「陸軍伝染病予防規則」制定	1906.12.3	
『蘭学事始』完成	1815（この年）	「陸軍伝染病予防規則」制定	1924.3.31	
ランガルト, アレクサンドル		罹災救助基金法		
「日本薬局方」制定を委任	1880.11.5	「罹災救助基金法」公布	1899.3.22	

リシュール			癩病院	
牛痘種痘法に失敗	1839 (この年)		癩狂院設立	1875.7.25
リデル, ハンナ			療養所養病令	
回春病院設立	1895.11.12		「療養所養病令」発布	1723.2月
癩予防相談会開催	1905.11.6		療養の給付及び公費負担医療に関する費用	
離島医療			の請求に関する省令等	
限地開業医制度の範囲を厳正化	1898.4月		レセプト一本化へ	1976.8.2
『Dr.コトー診療所』連載開始	2000 (この年)		療養病床	
テレビドラマ「Dr.コトー診療所」放送開始	2003.7.3		70歳以上の重症患者、食費・居住費について負担免除	2006.8.9
リード女史			旅館業法	
看護法を講義	1884.10.17		「興行場法」ほかを公布	1948.7.12
理髪営業取締規則			旅人宿規則	
「理髪営業取締規則」公布	1901.3.6		「旅人宿規則」公布	1877.2.13
リハビリテーション			臨界事故	
中医協、医療保険のリハビリ日数緩和を答申	2007.3.14		国内初の臨界事故発生、作業員ら被曝	1999.9.30
リハビリテーション学院			臨界事故での被曝治療のドキュメンタリー番組放送	2001.5.13
国立療養所にリハビリ学院開校	1963.5.1		臨時医術開業試験規定	
留学			「臨時医術開業試験規定」制定	1913.4.9
伊東玄伯らがオランダ留学	1862.9.11		臨時医薬制度調査会	
初の医学留学生	1868 (この年)		臨時医薬制度調査会等を設置	1950.7.18
長與専斎・田中不二麿らが渡欧	1871.11.12		臨時医療保険審議会	
初の女子医科大生	1884.12月		医療保険事務費等国庫負担を答申	1952.12.23
看護婦留学の第1号	1887.7.23		臨時海港検疫所官制	
ドイツ初の日本人医学博士	1888 (この年)		「臨時海港検疫所官制」公布	1900.3.28
野口英世に研究費2000ドル	1902 (この年)		臨時脚気病調査会	
琉球風邪			「臨時脚気病調査会官制」公布	1908.6.1
琉球風邪流行	1832.10.28		臨時脚気病調査会官制	
琉球政府			「臨時脚気病調査会官制」公布	1908.6.1
琉球政府の要請で医療協力	1961.1.22		臨時脚気病調査会規則	
琉球大学			「臨時脚気病調査会官制」公布	1908.6.1
琉球大学に医学部開設	1979.3.31		『臨時脚気病調査報告』	
琉球大学病院			「臨時脚気病調査会官制」公布	1908.6.1
琉球大病院で被曝事故	1998.6.30		臨時軍事援護部	
流行性感冒ノ予防要綱			「軍事保護院官制」公布	1939.7.15
「流行性感冒ノ予防要綱」を発す	1921.1.6		臨時検疫局官制	
流行性脳脊髄膜炎			「臨時検疫局官制」公布	1897.6.4
「伝染病予防法」改正	1922.4.11		臨時検疫職員設置	1898.10.22
流行病アル節貧民救療費支弁方			「臨時検疫局官制」制定	1900.6.15
「流行病アル節貧民救療費支弁方」を達す	1881.4.19		臨時検疫職員	
療育研究			臨時検疫職員設置	1898.10.22
重症心身障害児の療育研究を委託	1961.4月		臨時検疫局	
良質な医療を提供する体制の確立を図るための医療法等の一部を改正する法律			「内務省ニ臨時検疫局設置ノ件」・「庁府県ニ臨時検疫部設置ノ件」公布	1895.4.16
「医療法」改正が公布	2006.6.21		臨時震災救護事務局官制	
理容師法			関東大震災発生	1923.9.1
食品衛生法などを公布	1947.12.24		臨時診療報酬調査会	
理容術営業取締規則			臨時医薬制度調査会等を設置	1950.7.18
「理容術営業取締規則」公布	1930.7.3			

臨時脳死及び臓器移植調査会 → 脳死臨調を見よ
臨時脳死及び臓器移植調査会設置法
　脳死臨調、発足　　　　　　　1989.12.1
臨時ペスト予防事務局官制
　「臨時ペスト予防事務局官制」公布 1899.12.13
　「臨時ペスト予防事務局官制」公布 1900.12.13
臨時ペスト予防事務局官制ハ之ヲ廃止ス
　「臨時ペスト予防事務局官制」公布 1900.12.13
　「臨時ペスト予防事務局官制ハ之ヲ廃
　　止ス」公布　　　　　　　　1903.7.29
臨時防疫職員
　警視庁に臨時防疫職員設置　　1903.1.20
　神奈川県に臨時防疫職員設置　1903.11.7
　大阪府・兵庫県に臨時防疫職員設置
　　　　　　　　　　　　　　　1905.11.30
　山梨県に臨時防疫職員設置　　1905.12.29
臨時薬業調査委員会
　臨時薬業調査委員会設置　　　1914.12.4
『臨床医学』
　『臨床医学』創刊　　　　　　1913（この年）
臨床開発センター
　臨床開発センターの設置　　　2005.10.1
臨床外科学会
　臨床外科学会結成　　　　　　1937（この年）
臨床検査技師、衛生検査技師等に関する法律
　「臨床検査技師、衛生検査技師等に関
　　する法律」改正法公布　　　1980.12.6
臨床検査技師制度
　「衛生検査技師法」改正法を公布 1970.5.21
臨床研修
　卒後2年臨床研修を義務付け　1999.2.10
　医師の臨床研修、義務化　　　2004.4.1
　歯科医師の臨床研修必修化　　2006.4.1
臨床工学技師法
　「臨床工学技師法」公布　　　1987.6.2

【る】

『類聚方』
　吉益東洞が死去　　　　　　　1773.9.25

【れ】

冷凍食品の規格基準
　冷凍食品の規格基準を設定　　1973.4.28

レーウェン・バン・ドイベンボーデ, ウィレム・カレル・モーリッツ
　レーウェンが長崎医学校教授に　1870.12.25
レジオネラ菌
　院内感染で死亡　　　　　　　1996.7.9
　レジオネラ菌感染、6人が死亡 2002.8.11
レセプト
　レセプト一本化へ　　　　　　1976.8.2
　レセプト機械化基本構想を発表 1983.7.21
　レセプト、本人要求で開示　　1997.6.25
連合 → 日本労働組合総連合会を見よ
連合軍総司令部
　公衆衛生対策に関する覚書発表 1945.9.22
　救済福祉に関する計画書を提出 1945.12.31
　GHQ、公娼廃止を命令　　　　1946.1.21
　厚生行政機構改正指示　　　　1946.5.11
　「日本国憲法」を公布　　　　1946.11.3
　結核対策強化に関する覚書発令 1947.3.17
　保健所拡充に関する覚書を発令 1947.4.7
　アメリカの社会保障制度調査団来日 1947.8.7
　アメリカ社会保障制度調査団の報告
　　書　　　　　　　　　　　　1948.7.13
　社会保障制度要綱を作成　　　1950.6.12
　医薬分業問題で公開状発表　　1950.7.10
レントゲン, ヴィルヘルム・コンラート
　レントゲン装置を輸入　　　　1896（この年）
レントゲン集光照射法
　レントゲン集光照射法考案　　1936（この年）
レントゲン装置
　レントゲン装置を輸入　　　　1896（この年）

【ろ】

ロイトル, F.J.A.デ
　ロイトル来日　　　　　　　　1870.6.23
浪華仮病院
　ボードウィン来日　　　　　　1862.9.6
　浪華仮病院設立　　　　　　　1869.2.17
　大阪・長崎の医学校・病院を移管 1870.2.28
老化現象抑制遺伝子
　老化現象抑制遺伝子発見　　　1997.11.6
労災保険法
　「労災保険法」改正法を公布　1968.4.1
老死或ハ尋常病死禽獣ハ其皮ヲ剥取及骨肉ヲ培養ニ用フルヲ許ス
　「老死或ハ尋常病死禽獣ハ其皮ヲ剥取
　　及骨肉ヲ培養ニ用フルヲ許ス」布
　　告　　　　　　　　　　　　1873.3.2

老人医療
　老人医療について中間報告　　　1987.6.26
老人医療ガイドライン作成検討委員会
　老人医療ガイドライン作成検討委員
　　会、設置　　　　　　　　　　1989.1.26
老人医療費
　老人医療費無料化実施　　　　　1969.12.1
　老人医療費無料の対象を65歳に　1973.7.1
　老人医療費無料化制度存続希望　1977.8.6
　厚生労働省、「老人医療費の伸びを適
　　正化するための指針」を策定・告
　　示　　　　　　　　　　　　　2003.9.11
老人精神病棟
　老人精神病棟に関する意見提出　1980.3.6
老人性痴呆症　→　認知症を見よ
老人対策
　緊急に実施すべき老人対策答申　1970.1.7
老人病院
　日本初の老人病院開院　　　　　1972.6.1
老人福祉
　老人福祉のあり方で提言　　　　1985.1.24
老人福祉開発センター
　老人福祉開発センターを設立　　1974.1.26
老人福祉法
　「老人福祉法」案要綱試案を発表　1961.10月
　「老人福祉法」を公布　　　　　1963.7.11
　「老人福祉法」改正法を公布　　1972.6.23
老人訪問看護制度
　老人訪問看護制度開始　　　　　1992.4.1
老人保健医療制度
　老人保健医療制度創設案発表　　1979.10.19
　老人保健医療制度第一次試案発表　1980.9.7
老人保健拠出金
　老人保健拠出金について答申　　1983.2.25
老人保健施設
　"老人保健施設"の創設へ　　　　1986.1.10
老人保健審議会
　付添看護廃止へ　　　　　　　　1991.11.26
老人保健制度
　老人保健制度の見直し意見　　　1985.7.18
老人保健福祉協議会
　公的介護保険中間報告　　　　　1996.1.31
老人保健法
　老人保健法案要綱を諮問　　　　1981.3.10
　「老人保健法」大筋で合意の答申　1981.4.25
　「老人保健法」公布　　　　　　1982.8.17
　"老人保健施設"の創設へ　　　　1986.1.10
　「老人保健法」改正法公布　　　1986.12.22
　「老人保健法」改正へ　　　　　1990.12.13
　「老人保健法」改正　　　　　　1991.9.27
　老人訪問看護制度開始　　　　　1992.4.1
　患者の窓口負担引き上げ　　　　1997.9.1
老人ホーム
　養護老人ホーム等の設置運営基準　1966.1.28
　緊急に実施すべき老人対策答申　1970.1.7
　軽費老人ホーム設置運営要綱　　1972.2.26
労働安全衛生法
　「労働安全衛生法」を公布　　　1972.6.8
労働関係調整法
　「労働関係調整法」を公布　　　1946.9.27
労働基準法
　「労働基準法」を公布　　　　　1947.4.7
労働組合
　社会政策審議会設置　　　　　　1929.7.19
労働災害扶助責任保険法
　「労働基準法」を公布　　　　　1947.4.7
労働者災害責任保険審査会
　「社会保険審査会規程」公布　　1941.6.21
労働者災害扶助責任保険
　船員保険等を地方庁に移管　　　1943.3.31
労働者災害扶助責任保険法
　労働者災害扶助に関する2法　　1931.4.2
労働者災害扶助法
　労働者災害扶助に関する2法　　1931.4.2
労働者災害補償保険法
　「労働基準法」を公布　　　　　1947.4.7
労働者職業病に関する条約
　職業病補償に関する条約批准　　1928.11.8
労働者年金保険法
　「労働者年金保険法」公布　　　1941.3.11
　「労働者年金保険法」中改正法公布　1944.2.16
労働者年金保険法の一部を改正する法律
　「労働者年金保険法」中改正法公布　1944.2.16
労働省
　土呂久鉱山ヒ素汚染　　　　　　1933(この年)
　労働省設置を閣議決定　　　　　1946.5.28
　労働省を設置　　　　　　　　　1947.9.1
　ダイオキシン対策　　　　　　　1998.1.19
　「厚生労働省」の設置　　　　　2001.1.6
労働福祉協会
　労働福祉協会を設立　　　　　　1953.6.27
労働保健調査会
　「社会保険調査会官制」公布　　1935.7.27
老齢者扶養控除
　緊急に実施すべき老人対策答申　1970.1.7
老齢福祉対策推進要綱
　老齢福祉対策推進要綱　　　　　1971.3.18
6年生大学医学部
　6年生大学医学部が発足　　　　1955.4.1
六価クロム汚染
　六価クロム汚染問題化　　　　　1975.7.16

― 451 ―

ローレツ, アルブレヒト・フォン
　ローレツ来日　　　　　　　　1874.11.26
　精神病隔離室設置　　　　　1880（この年）
ローレンソン, リチャード・C.P.
　ローレンソンが梅毒病医院長に
　　　　　　　　　　　　　　　1878（この年）

【わ】

ワイル病
　ワイル病原体発見　　　　　1914（この年）
『わが国の大学医学部（医科大学）白書』
　『わが国の大学医学部（医科大学）白
　　書』刊行開始　　　　　　1993（この年）
若松の権内
　若松の権内を表彰　　　　　1748（この年）
和歌山藩
　各地で医学校設立　　　　　1792（この年）
ワクチン
　ワクチン等の国家買い上げ　1949（この年）
早稲田大学
　慶応義塾大学設立　　　　　　　1920.2.5
和田 寿郎
　日本初の心臓移植手術　　　　　1968.8.8
『私を抱いてそしてキスして―エイズ患者と過した一年の壮絶記録』
　エイズ患者と暮らした日々を綴った
　　ノンフィクション刊行　　　　1990.11月
和田塾
　和田塾設立　　　　　　　　1838（この年）
　順天堂設立　　　　　　　　1843（この年）
渡部 恒三
　厚生省の年金改革案基本的に了承　1984.1.25
　健保制度改正案を諮問　　　　　1984.1.27
　日本の高齢化急速に進んでいる　　1984.6.20
渡辺 美智雄
　"一億国民総健康づくり"提唱　　1977.8.5
ワンデル, ウィリアム
　アメリカの社会保障制度調査団来日　1947.8.7

【ABC】

ABCC
　放射線影響研究所発足　　　　　1975.4.1

ADA欠損症　→　先天性免疫不全症を見よ
AED
　経済産業省、「商店街へのAED（自動
　　体外式除細動器）の整備支援につい
　　て」公表　　　　　　　　　　2007.3.26
AID　→　非配偶者間人工授精を見よ
AID遺伝子
　「AID」遺伝子の重要な役割を発見　2000.9.1
ALS　→　筋萎縮性側索硬化症を見よ
『Anatomische Tabellen』
　『ターヘル・アナトミア』翻訳開始　1771.3.4
　『解体新書』刊行　　　　　　　　1774.8月
ATL　→　成人T細胞白血病を見よ
B型肝炎　→　肝炎も見よ
B型肝炎特別措置法
　肝炎集団訴訟、和解合意　　　　2011.6.28
BCG
　BCGの総合研究に着手　　　　　1937.9月
　子供にBCG接種　　　　　　　　1942.4.1
　BCG接種有効と発表　　　　　　1943.3.31
　BCGの有効無害を再確認　　　　1952.1.18
　ツベルクリン反応検査・BCG再接種
　　が廃止　　　　　　　　　　　　2003.4.1
　「結核予防法」改正が施行　　　　2005.4.1
BHC
　DDTなど新規製造許可一部中止　1969.7.10
BSE
　BSE防止へイギリス産牛肉加工食品
　　の輸入禁止　　　　　　　　　1996.3.27
　狂牛病発生　　　　　　　　　　2001.9.10
　肉骨粉、全面禁止へ　　　　　　2001.10.1
　狂牛病全頭検査を開始　　　　　2001.10.18
　アメリカ産牛肉禁輸　　　　　　2003.12.26
　BSE対策について中間取りまとめ　2004.9.9
　国内初の変異型クロイツフェルト・
　　ヤコブ病患者を確認　　　　　　2005.2.4
BSE対策特別措置法
　狂牛病発生　　　　　　　　　　2001.9.10
C型肝炎　→　肝炎を見よ
DDT
　広東からの引揚船にコレラ発生　　1946.4.5
　DDTなど新規製造許可一部中止　1969.7.10
『Deutsch. med. Wochschr.』
　血清療法発見　　　　　　　　　1890.12.4
DMAT　→　災害派遣医療チームを見よ
『Doktrina de morbis oculorum』
　『泰西眼科全書』刊行　　　　　1799（この年）
DPC制度　→　診断群分類包括評価制度を見よ
E型肝炎　→　肝炎を見よ
『Enchiridion Medicum（医学必携）』
　『扶氏経験遺訓』刊行　　　　　　1857.7月

EPA → 経済連携協定を見よ
『ER 緊急救命室』
　アメリカの救急救命室が舞台の医療
　　ドラマ放送開始　　　　　　　1996.4.1
ES細胞
　「万能細胞」の研究容認　　　　2000.2.2
　猿から万能細胞作製　　　　　 2000.9.18
　ES細胞作製、初承認　　　　　2002.3.27
FTA → 自由貿易協定を見よ
GCP → Good Clinical Practiceを見よ
GHQ → 連合軍総司令部を見よ
GLP → 医薬品の安全性試験の実施に関する基
　　準を見よ
Good Clinical Practice
　GCPが施行　　　　　　　　　 1997.4.1
HAM → 脊髄症を見よ
HIV → エイズを見よ
HTLV-1
　HTLV-1対策推進　　　　　　　2011.7.5
ICT
　総務省、「医療分野におけるICTの利
　　活用に関する検討会」報告書まと
　　まる　　　　　　　　　　　 2006.4.18
ILO → 国際労働機関を見よ
iPS細胞
　iPS細胞、世界で初作製　　　　 2006.8.11
　ヒトの皮膚からiPS細胞作成に成功　2007.11.20
　iPS細胞、ウイルス使わず作成　 2008.10.9
　iPS細胞作成法、欧米でも特許取得　2011.7.11
　山中伸弥教授、ノーベル生理学・医
　　学賞受賞　　　　　　　　　 2012.10.8
　iPS細胞臨床応用誤報　　　　 2012.10.11
JCO
　国内初の臨界事故発生、作業員ら被
　　曝　　　　　　　　　　　　 1999.9.30
　臨界事故での被曝治療のドキュメン
　　タリー番組放送　　　　　　 2001.5.13
JISSA → 日本国際社会保障協会を見よ
『Jour, Exper,Med』
　鼠咬症スピロヘータ発見　　　 1915(この年)
『Jour.Amer.Med.Ass.』
　梅毒スピロヘータの純粋培養に成功　1911.7.8
MMR → 新三種混合ワクチンも見よ
MMR接種禍
　MMR接種禍、国の責任が確定　 2006.4.20
MRSA → メチシリン耐性黄色ブドウ球菌を
　　見よ
MSW → 医療ソーシャルワーカーを見よ
NASA → アメリカ航空宇宙局を見よ
NBC
　アメリカの救急救命室が舞台の医療
　　ドラマ放送開始　　　　　　　1996.4.1

NHK → 日本放送協会を見よ
NICU → 新生児集中治療施設を見よ
NIH → アメリカ国立衛生研究所を見よ
『Notes on the History of Medical
　Progress in Japan』
　ホイトニー来日　　　　　　　 1875(この年)
O-111
　焼き肉店で食中毒　　　　　　 2011.4.29
O-157
　O-157集団感染　　　　　　　　1990.10月
　大阪・堺市小学校で集団食中毒　 1996.7.13
　O-157を伝染病指定　　　　　　 1996.8.6
　「O-157」で給食協会常務自殺　 1996.11.3
　岡山で「O-157」集団感染　　　 1997.6.25
　焼き肉店で食中毒　　　　　　 2011.4.29
　高齢者施設でO-157集団感染　　 2012.8.14
PCB
　カネミ油症事件が発生　　　　 1968.10.4
　カネミ油症原因発表　　　　　 1968.11.1
　カネミ油症で患者死亡　　　　　1969.7月
　カネミ油症・母乳からPCB検出　　1972.2.5
　PCB使用禁止を通達　　　　　　1972.3.21
　母子間のPCB汚染調査　　　　 1972.12.27
Plenk, V.
　『泰西眼科全書』刊行　　　　 1799(この年)
RERF → 放射線影響研究所を見よ
SARS
　WHO、SARSで警告　　　　　　 2003.3.12
　SARSは新種ウイルス　　　　　　2003.4.8
　SARSの再流行に備え、「感染症法」
　　の改正　　　　　　　　　　2003.10.16
SIDS → 乳幼児突然死症候群を見よ
TPP → 環太平洋経済連携協定を見よ
TTウイルス
　新型ウイルス遺伝子発見　　　　1998.2.8
VRE → バンコマイシン耐性腸球菌を見よ
WFMH → 世界精神保健連盟を見よ
WHO → 世界保健機関を見よ

日本医療史事典
―トピックス 1722-2012

2013 年 9 月 25 日　第 1 刷発行

編　集／日外アソシエーツ編集部
発行者／大高利夫
発　行／日外アソシエーツ株式会社
　　　　〒143-8550 東京都大田区大森北 1-23-8 第 3 下川ビル
　　　　電話 (03)3763-5241(代表)　FAX(03)3764-0845
　　　　URL http://www.nichigai.co.jp/
発売元／株式会社紀伊國屋書店
　　　　〒163-8636 東京都新宿区新宿 3-17-7
　　　　電話 (03)3354-0131(代表)
　　　　ホールセール部(営業)　電話 (03)6910-0519

　　　　電算漢字処理／日外アソシエーツ株式会社
　　　　印刷・製本／光写真印刷株式会社

　　　　不許複製・禁無断転載　　《中性紙H-三菱書籍用紙イエロー使用》
　　　　〈落丁・乱丁本はお取り替えいたします〉
　　　　ISBN978-4-8169-2431-6　　**Printed in Japan,2013**

本書はディジタルデータでご利用いただくことが
できます。詳細はお問い合わせください。

医療問題の本全情報
2003-2012
A5・990頁　定価29,400円（本体28,000円）　2012.10刊
1996-2003
A5・780頁　定価27,300円（本体26,000円）　2004.1刊
45/96
A5・840頁　定価17,640円（本体16,800円）　1996.11刊

医療問題に関する図書の目録。医療行政、地域医療、生命倫理、臓器移植など幅広く収録。「事項名索引」付き。

統計図表レファレンス事典　医療・介護・福祉
A5・430頁　定価9,975円（本体9,500円）　2013.2刊

1997～2010年に国内で刊行された白書などに、医療・介護・福祉に関する表やグラフなどの形式の統計図表がどこにどんなタイトルで掲載されているかを、キーワードから調べられる索引。白書・年鑑・統計集385種から7,708点を収録。

福祉・介護 レファレンスブック
A5・340頁　定価8,400円（本体8,000円）　2010.10刊

1990～2009年に刊行された、福祉・介護に関する参考図書の目録。「ハンドブック」「年鑑・白書」「法令集」「名簿」「事典」「雑誌目次総覧」「統計集」など1,815点を収録。全てに目次・内容情報を記載。「書名」「著編者名」「事項名」の各索引付き。

最新科学賞事典2008-2012
Ⅰ 理学・工学
A5・970頁　定価14,910円（本体14,200円）　2013.7刊
Ⅱ 医学・薬学・農学・総合領域
A5・550頁　定価14,910円（本体14,200円）　2013.7刊

科学技術にかかわるあらゆる学術・技術賞を網羅した事典。834の賞について、由来・趣旨、選考委員、賞金など賞の概要や受賞者、受賞理由を収録。「受賞者名索引」により、個人の受賞歴（受賞年順）が一覧できる。「主催者名索引」付き。

データベースカンパニー
日外アソシエーツ
〒143-8550　東京都大田区大森北1-23-8
TEL.(03)3763-5241　FAX.(03)3764-0845　http://www.nichigai.co.jp/